대테러의학

Counter-Terrorism Medicine

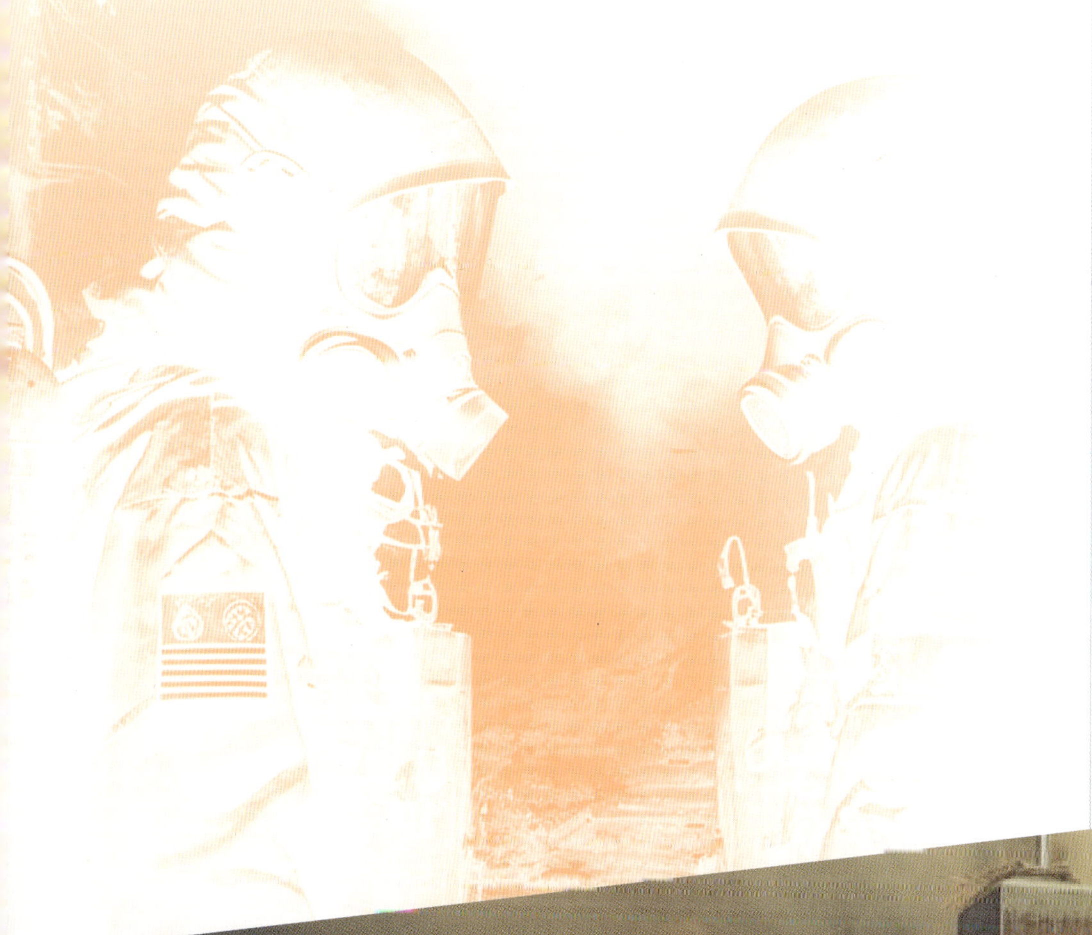

당신은 준비되어 있습니까?

대테러의학(CTM)은 테러 공격 이후 피해자의 의료적 필요를 해결하는 데 중요한 역할을 하기에 국가 안보의 필수 요소라고 할 수 있다.

지음 신희준

대테러의학

첫째판 1쇄 인쇄 | 2024년 5월 31일
첫째판 1쇄 발행 | 2024년 6월 14일

지 은 이 신희준
발 행 인 장주연
출 판 기 획 최준호
출 판 편 집 최다은
표지디자인 김재욱
편집디자인 박찬희
일 러 스 트 김명곤
발 행 처 군자출판사(주)
등록 제4-139호(1991. 6. 24)
본사 (10881) 파주출판단지 경기도 파주시 회동길 338(서패동 474-1)
전화 (031) 943-1888 팩스 (031) 955-9545
www.koonja.co.kr

* 파본은 교환하여 드립니다.
* 검인은 저자와의 합의하에 생략합니다.

ISBN 979-11-7068-133-5

정가 70,000원

대테러의학

Counter-Terrorism Medicine

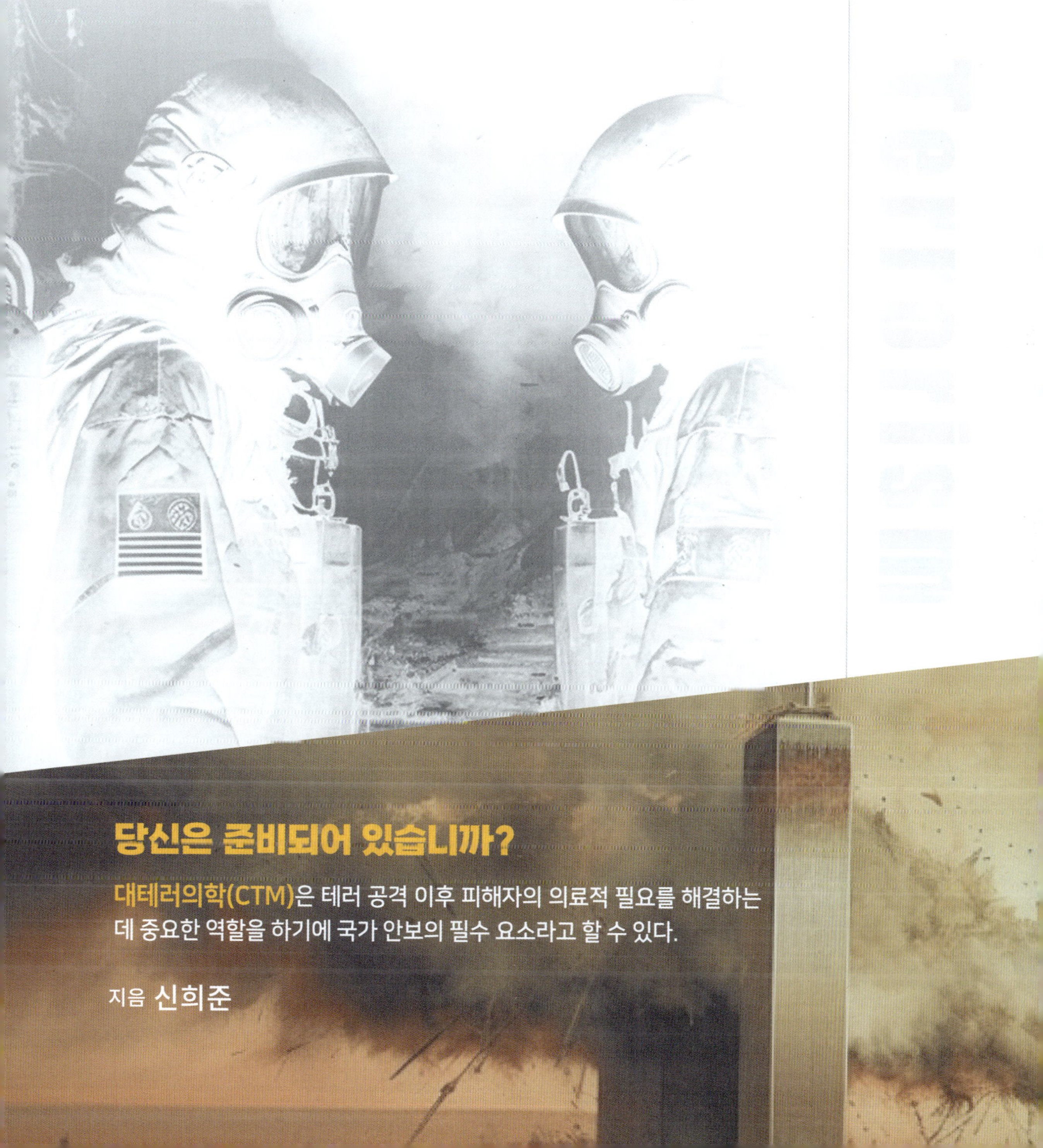

당신은 준비되어 있습니까?

대테러의학(CTM)은 테러 공격 이후 피해자의 의료적 필요를 해결하는 데 중요한 역할을 하기에 국가 안보의 필수 요소라고 할 수 있다.

지음 신희준

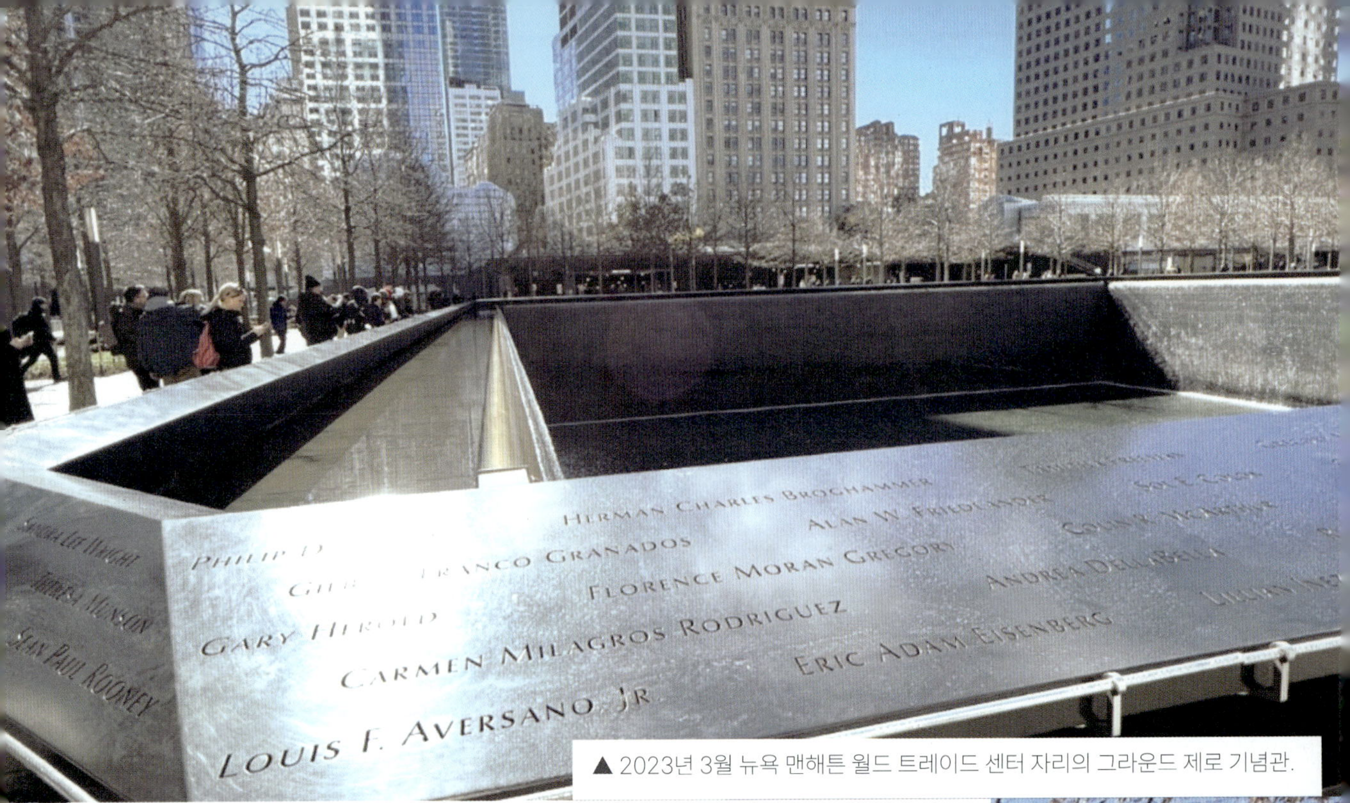

▲ 2023년 3월 뉴욕 맨해튼 월드 트레이드 센터 자리의 그라운드 제로 기념관.

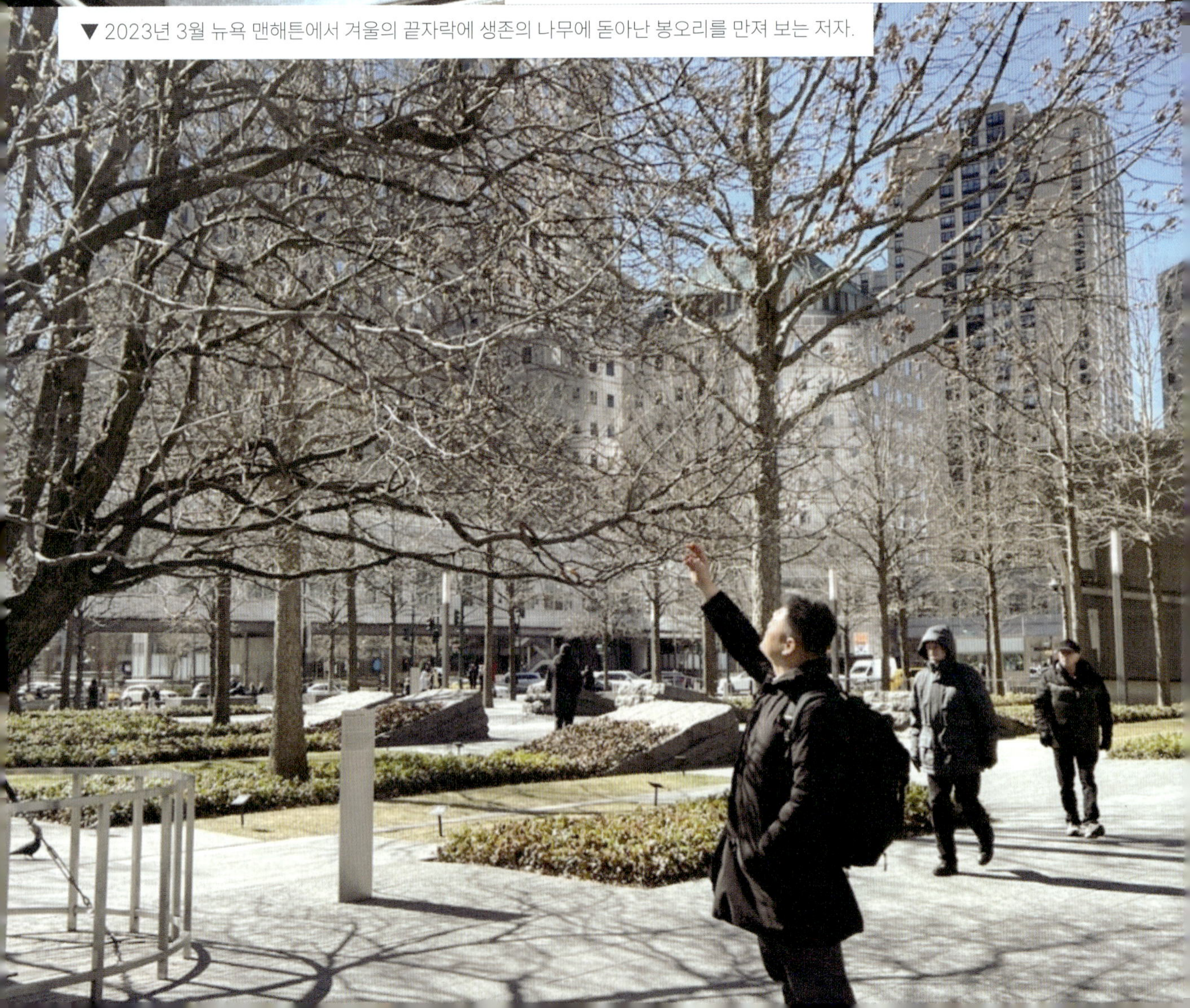

▼ 2023년 3월 뉴욕 맨해튼에서 겨울의 끝자락에 생존의 나무에 돋아난 봉오리를 만져 보는 저자.

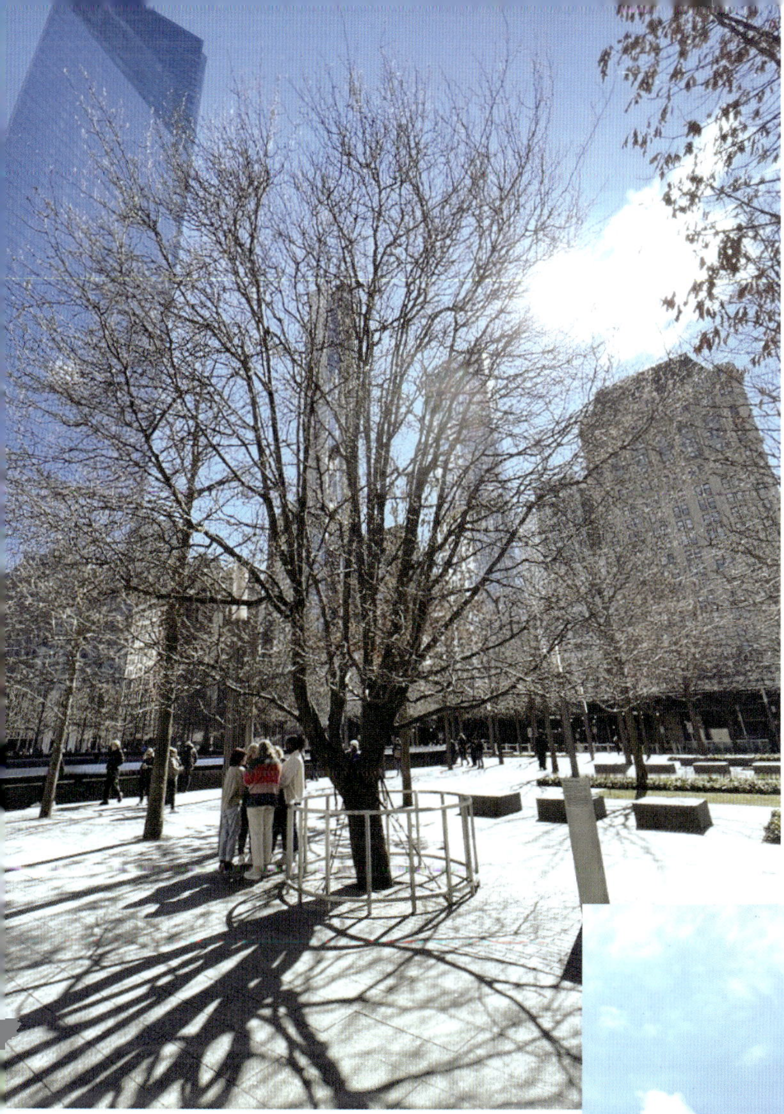

◀ 2001년 9월 11일 테러에도 유일하게 생존했다고 알려진 한 그루의 나무(이름: 생존의 나무). 끔찍한 테러에도 굳건히 버티고 있는 이 나무는 공포와 절망 가운데서도 전 세계에 불굴의 의지와 희망을 보여주는 회복과 생존, 재탄생을 기억하는 살아 있는 상징이 되고 있다.

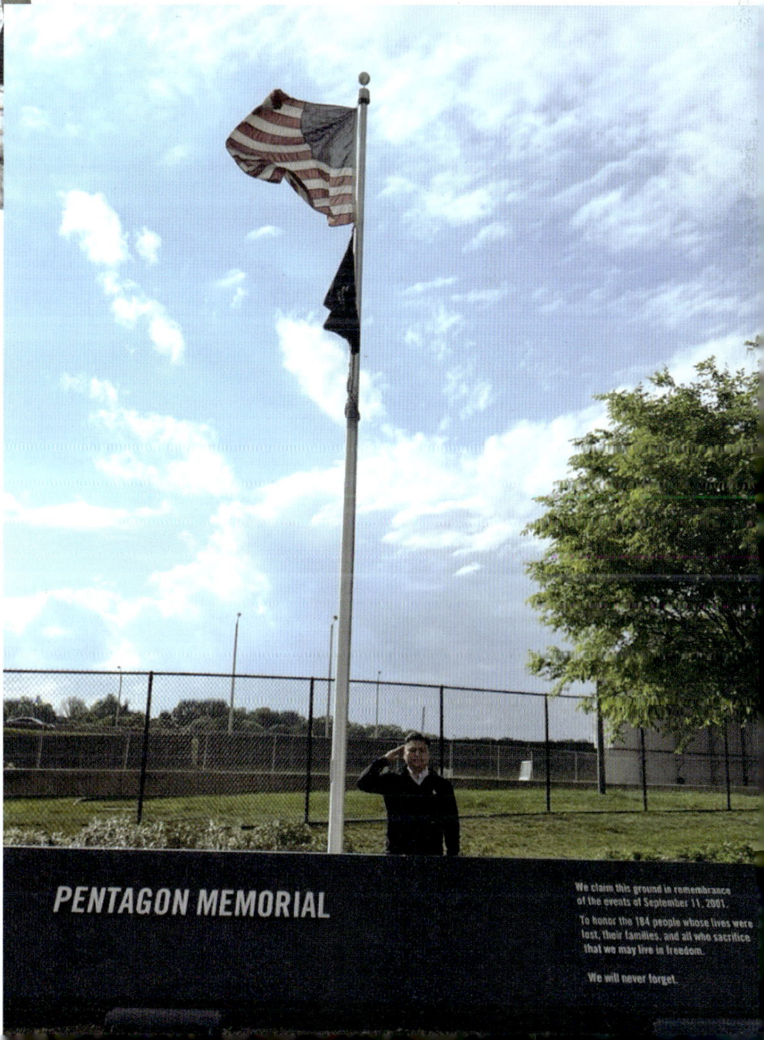
PENTAGON MEMORIAL
We claim this ground in remembrance of the events of September 11, 2001.
To honor the 184 people whose lives were lost, their families, and all who sacrifice that we may live in freedom.
We will never forget.

▶ 2023년 미국 수도 워싱턴 DC의 국방부 펜타곤 메모리얼을 방문한 저자. 저자는 희생자들과 그들의 가족들을 기억하며, 희생하고 수고했던 모든 알려지지 않은 영웅들을 향해 거수경례를 했다.

프롤로그

테러리즘이라는 검은 그림자가 9·11 이후 전 세계로 퍼져 가면서, 우리의 일상에 새로운 위험과 불안을 안겨주었다. 이 변화된 세상에서, 의학의 힘으로 그 위험에 맞서는 것은 단순한 전문가의 의무가 아닌, 사명으로 느껴졌다.

저자는 감사하게도 1년간의 안식년을 맞은 지난 2022-2023년 기간 동안 미국 보스턴 하버드 의과 대학(HMS)에서 연구 전임의와 하버드 의과 대학 교육 병원인 미국 보스턴 베스 이스라엘 디콘네스 의료 센터(BIDMC) 재난의학 펠로쉽(Disaster Medicine Fellowship)에서 재난의학 전임의로 임용되었다. 저자는 이 값진 시간 동안 세계 최고의 재난 전문가 교원들과 전 세계에서 온 다양한 배경의 재난의학 전임의 동료들과 함께 재난의학과 대테러의학을 배우고, 연구하고, 전 세계 다양한 지역의 청중에게 강의하는 값진 경험을 하였다.

저자는 이러한 경험들을 바탕으로 이 위기의 시대에 사람들의 안전을 위해 어떻게 의학이 기여할 수 있는지 탐구하며 대한민국의 독자들을 위하여 『대테러의학』이라는 새로운 영역의 교과서를 집필하게 되었다.

실제 9·11 테러 사태에서 메사추세츠 재난의료지원팀(DMAT) 리더로 활동하였고 현재 전 세계적으로 통용되는 전문 재난의학 교과서인 『Ciottone's Disaster Medicine』의 저자이자 저자의 재난의학 스승인 그레고리 씨오톤은 그의 저서에서 재난의학을 "위기 상황의 의료 처치와 응급 관리의 결혼"이라고 정의하였다. 이 책은 의사뿐만 아니라 재난 연구자, 재난 관리자, 재난 일차 대응자, 구급대, 보건 의료인, 병의원 의료인, 경찰, 군인, 정책입안 공무원, 정치가 및 관심있는 시민 등 재난과 테러의 대비 및 대응에 관여하거나 관심이 있는 모든 사람을 대상으로 한다.

이 책은 테러로부터 생명을 보호하고, 상처받은 이들에게 즉각적인 치료와 장기적인 회복을 돕는 방법에 대한 지침서이다.

이 교과서를 통해, 저자는 재난의료 전문가뿐만 아니라 모든 이에게 테러의 위협 속에서도 희망의 빛을 발견하는 힘을 제공하고자 한다.

우리는 단순히 생존하는 것을 넘어, 함께 보호하고, 지키며, 회복하는 사회를 만들 수 있다는 확신으로 각자의 분야에서 최선을 다하는 전문가들과 그들의 지식과 경험을 바탕으로 더 나은 미래를 위한 새로운 길을 찾아갈 것이다.

이 책이 그 여정의 일부가 되길 바란다.

끝으로 이 교과서를 기획하면서 나에게 썼던 편지를 여러분에게 공유하고자 한다.

나에게 보내는 편지

"지난 세 번의 뉴욕 방문에서 9·11 테러 기념관인 그라운드 제로에 방문하지 못했던 나는, 네 번째 뉴욕 방문 만에 뉴욕에 거주하는 동료의 안내로 손쉽게 이곳에 도착했다.

혼자서는 해낼 수 없던 나였지만, 동료들의 도움으로 문제는 순식간에 해결됐다.

나는 왜 진작 도움을 청하지 않았을까? 이 세상은 혼자 살아가는 곳이 아니다.

나는 여기서 내가 왜 재난의학과 대테러의학 전문가가 되고자 했는지를 다시금 상기하게 된다.

9·11 테러 후에도 무너진 건물 옆에는 굳건하게 서 있는 나무 하나가 있다. 추운 겨울의 끝에서 그 나무의 가지에는 싹이 돋기 시작했다. 나는 그곳에서 희망의 노래를 듣는다.

아무리 힘든 시련이 찾아와도 그 또한 지나갈 것이다. 이제 나는 혼자서는 안 된다는 것을 확신한다.

나 혼자 다른 사람들 앞에 앞서 있지도, 뒤처져 있지도 않을 것이다. 소중한 동료들과 함께 주어진 시간에 감사하며, 조용히 그리고 잠잠히 함께 앞으로 나아갈 것이다."

2023년 3월 8일 어느 따스한 날로 기억되는 뉴욕 맨해튼의 그라운드 제로 기념관에서

저자 신희준

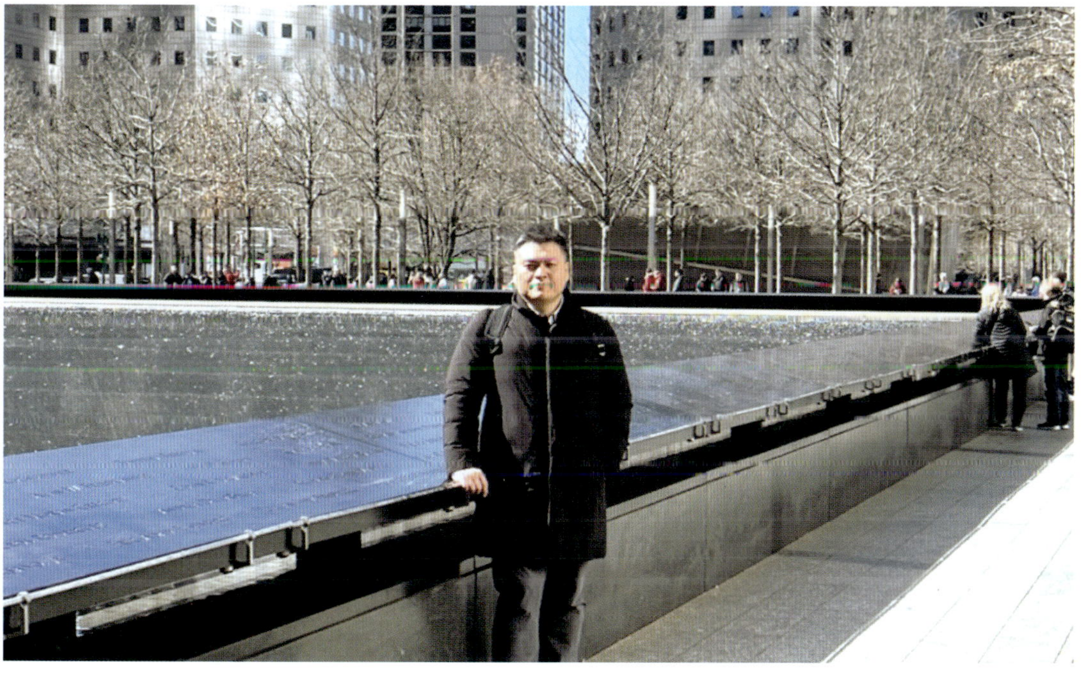

저자 약력

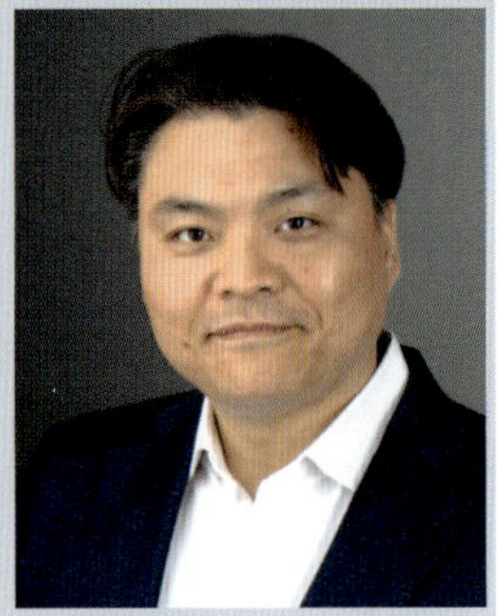

신희준 MD, MS, FIBODM

순천향 재난의학센터 센터장

- 미국 보스턴 베스 이스라엘 디콘네스 의료 센터 재난 의학 펠로우쉽(BIDMC Disaster Medicine Fellowship) 재난 의학 CBRNE 교육 분과 담당 겸임 교원(Adjunct Faculty) (2023. 9-현재)
- 국제 재난 의학 위원회(International Board of Disaster Medicine, IBODM)의 펠로우 (2024. 3-현재)
- 미국 보스턴 베스 이스라엘 디콘네스 의료 센터 재난 의학 펠로우쉽(BIDMC Disaster Medicine Fellowship) 재난 의학 전임의 (2022. 9-2023. 8)
- 순천향(SCH) 재난의학센터 센터장 (2023. 10-현재)
- 신재난의학아카데미 CEO, 설립자 및 디렉터 (2023. 9-현재)
- 미국 보스턴 하버드 의과 대학 연구 전임의 (2022. 9-2023. 8)
- 대한민국 의사 (2003. 3-현재)
- 대한민국 응급의학전문의 (2012. 3-현재)
- 일산백병원 응급의학과 임상 강사 (2012. 3-2013. 5)
- 제주한라병원 응급의학과 진료 과장 (2013. 6-2014. 7)
- 순천향대학교구미병원 응급의학과 조교수 (2014. 8-2016. 2)
- 순천향대학교부천병원 응급의학과 조교수 (2016. 3-2021. 8)
- 순천향대학교부천병원 응급의학과 부교수 (2021. 9-현재)
- 국립중앙응급의료센터 한국형 재난 의료 지원(Korean Disaster Life Support, KDLS) 강사 (2018. 3-2022. 2)
- 국립중앙응급의료센터 한국형 재난 의료 지원(Korean Disaster Life Support, KDLS) 운영 위원 (2021. 2-2022. 2)
- 대한화학손상연구회 이사장 (2021. 11-2023. 1)

- 미국 보스턴 베스 이스라엘 디콘네스 의료 센터 재난 의학 펠로쉽의 CBRNE 특별 관심 그룹 설립자 및 리더 (2022. 11-현재)
- 미국 보스턴 베스 이스라엘 디콘네스 의료 센터 재난 의학 펠로쉽의 대테러의학(CTM) 특별 관심 그룹 멤버 (2022. 9-현재)
- 2023 WADEM Killarney (World Association for Disaster and Emergency Medicine) DISTURBIA (or CBRNE) 워크숍 설립자 및 디렉터 (2023. 5)
- 전 하버드 의과 대학교 재난의료 관심 의대생 그룹 대상 재난의료 교육 강사 (2022. 8)
- 전 미국 조지아 주 아틀란다 VISTA Forge 핵폭발 대응 시나리오 다 기관 합동 종합 훈련 참가자 및 민간 평가자 (2022. 11)
- 전 하버드 인도주의 프로그램 ICRC 및 우크라이나 의료인 대상 재난의학 도상교육 강사 (2022. 12)
- 전 미국 보스턴 터프츠 의과 대학교 병원 재난의학 교육 강사 (2023. 1)
- 전 미국 뉴욕 할렘 의료센터 응급의학 전공의 대상 재난의학 도상교육 강사 (2023. 3)
- 2023년 127회 미국 보스턴 마라톤 재난 의료 자원봉사자 (2023. 4)
- 전 하버드 인도주의 프로그램 ICRC 및 우크라이나 의료인 대상 재난의학 도상교육 강사 (2023. 3-4)
- 하버드 의과 대학에서 개최한 보스턴 EMS 및 Paramedic student 대상의 BIDMC CBRNE 도상훈련 교육 워크숍 설립자 및 디렉터 (2023. 4)
- 2023년 CEMEC 유럽 재난의학 센터 국제 연수 및 2023년 CEMEC CBRNe Disaster & Incident Risk Management Course CBRNe 하버드 의과 대학교 전임의 대표 자격으로 재난의학 강사 교육 활동 (BIDMC Disaster Medicine Fellowship 및 하버드 의과 대학교 전임의 대표 자격으로 산마리노 공화국 주립대학-안보 교육센터, 로마 토르 베르가타 대학-전자공학과 및 안보 및 국방 전망대 CBRNe, 조직과 함께 협력하여 국제 청중을 대표하는 응급관리인력, 응급의료서비스, 소방관, 정부 행정공무원, 보건요원, 법집행, 국군 및 공중 보건 인력 등의 20명의 참가자를 대상으로 CBRNe 행사를 효과적으로 처리하는 데 필요한 기본 지식과 도상훈련 실습을 교육; 2023. 6)
- 2023년 10월 사우디아라비아 수도 리야드에서 사우디아라비아 복지부와 WHO 주최 "제5차 국제 군중집회의학 컨퍼런스"에 구연 강사로 초청받음. "Crowd Disasters and Countermeasures" 섹션에서 2022년 "한국의 이태원 핼로윈 압사 참사"를 주제로 구연 강의
- 2023년 11월 SCH 재난의학센터 센터장 자격으로 심포지엄 개최, 발표 및 보건복지부, 경찰청, 국방부, 병원 대표자, 소방, 감염 재난 전문가들이 패널로 참가한 "대민국의 재난의료체계는 CBRNe 및 테러에 안전한가?"라는 주제의 패널토의에 좌장 역임
- 2023년 12월 필리핀 수도 마닐라에서 개최된 'CBRNe Summit Asia 2023'에서 최초의 한국인 연자로 초청받아 "대한민국의 CBRNe 및 대테러의학 교육" 타이틀로 구연 강의

| 차 례 |

CHAPTER

1

대테러의학이란?

01

대테러의학이란?

유엔의 화학무기금지기구(Organization for the Prohibition of Chemical Weapons, OPCW)는 화학테러와 화학무기 사용을 동일한 범주로 취급하고 있다.[1] 또한, 국제적으로 인간안보와 환경안전을 보호하기 위한 국제적인 협약인 "스톡홀름 협약"에서도 화학테러는 화학재난에 포함되는 것으로 정의되고 있다.[1] 세계 테러 데이터베이스(Global Terrorism Database, GTD)는 국가지원 테러 행위를 포함하지 않고 있으며 테러 공격을 다음의 세 조건을 모두 만족시켜야 하는 것으로 정의한다.[2]

가. 기준 I: 행위는 정치적, 경제적, 종교적 또는 사회적 목적 달성을 목표로 해야 한다.
나. 기준 II: 직접적인 피해자보다 더 많은 청중(들)에게 어떤 다른 메시지를 강요, 협박 또는 전달하려는 의도가 있다는 증거가 있어야 한다.
다. 기준 III: 행동은 합법적인 전쟁 활동의 맥락을 벗어나야 한다. 즉, 행동은 국제 인도법에서 허용하는 범위, 특히 민간인이나 비전투원을 의도적으로 표적으로 삼는 것에 대한 경고 범위를 벗어나야 한다.

대테러의학(Counter Terrorism Medicine, CTM)은 미국 보스턴 Beth Israel Deaconess Medical Center Disaster Medicine Fellowship과 미국 메사추세츠 주 보스턴 하버드 의과 대학의 주도하에 2017년 처음으로 그 용어와 개념이 국제학술지 PDM (Prehospital and Disaster Medicine)에 소개된 재난의학의 하위 전문분야이다.[3]

CTM은 테러 공격이나 관련 재난 상황에서 의료 서비스를 제공하는 데 중점을 둔 의학 분야이다. CTM의 목표는 테러로 인한 의학적 결과를 예방 및 완화하고 피해자의 건강 결과를 최적화하는 데 있다. 대테러의학에는 응급 의학, 외상 의학, 중환자 치료 의학, 감염의학, 영상의학 및 정신건강 의학을 포함한 다양한 의료 전문 분야가 포함된다.

그러나 재난의학을 정의하는 핵심 요소는 위기 상황에서의 의료 처치와 응급 관리의

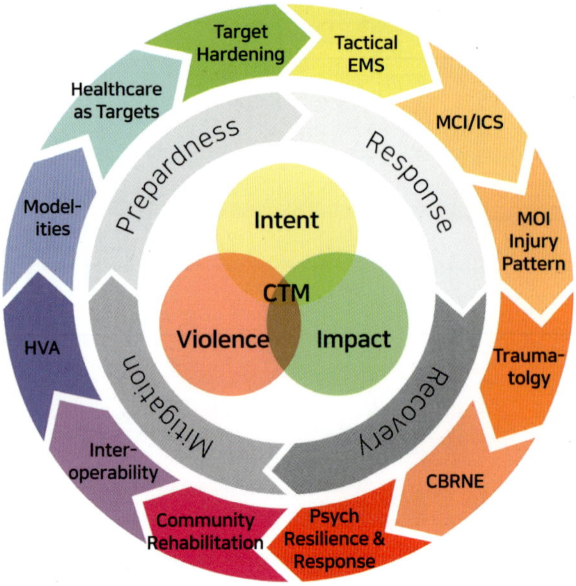

그림 1-1. 대테러의학/재난 의학의 주기.

Ref) Court, M., Edwards, B., Issa, F., Voskanyan, A., & Ciottone, G. (2020). Counter-Terrorism Medicine: Creating a Medical Initiative Mandated by Escalating Asymmetric Attacks. Prehospital and Disaster Medicine, 35(6), 595-598. Doi:10.1017/S1049023X2000103X

결합이다. 성공적인 재난관리를 위해서 이 둘은 같이 가야 하며 따로 분리할 수 없다.

재난의학의 하위 분과로 재난주기에 맞물려 있듯이 CTM의 핵심 원칙에는 의학적인 내용만을 다루는 것이 아니라 신속한 현장 응급 대응, 사상자에 대한 효과적인 분류 및 치료, 법 집행 기관 및 응급 구조대원과의 조정, 잠재적인 건강 위협에 대한 지속적인 감시 및 모니터링이 포함되어 있다.

그러므로 사실상 CTM 교육의 대상은 경찰, 군인, 관련 정책을 결정하고 만드는 고위 국가 공무원, 재난 관리자, 응급의료체계 종사자, 현장 일차 대응자, 정치인 및 병원 의료 종사자 등 테러 재난의 단계에 관여하는 국가 기관 종사자와 민간 의료 대응자를 포함한 모든 직역이다.

CTM 분야의 의료 종사자들은 화학, 생물학, 방사선 및 핵(chemical, biological, radiological, and nuclear, CBRN) 사고는 물론 폭발(explosive) 및 대량 사상자 사건을 포함한 다양한 시나리오에 대응하도록 훈련을 받는다. 그들은 공중 보건 공무원, 응급 관리 요원 및 기타 의료 전문가와 긴밀히 협력하여 테러 관련 건강 위협에 대응하기 위한 포괄적인 계획을 개발하고 구현한다.

전반적으로 CTM은 테러 공격 이후 피해자의 의료적 필요를 해결하는 데 중요한 역할을 하기 때문에 국가 안보의 필수 요소이다. CTM은 재난관리의 단계인 완화, 준비, 대응 및 복구 활동을 통해 의도, 폭력 및 건강 관리 영향의 3요소를 포함하는 이벤트의 대

응에 초점을 맞춘다.[4]

| REFERENCE |

1. 외교부 [인터넷]. [편람] 화학무기 금지협약(CWC) 및 화학무기금지기구(OPCW) 관련 주요 이슈 [cited 2023 April 12]. Available from: https://www.mofa.go.kr/www/brd/m_3989/view.do?seq=304018&srchFr=&amp%3BsrchTo=&amp%3BsrchWord=&amp%3BsrchTp=&amp%3Bmulti_itm_seq=0&amp%3Bitm_seq_1=0&amp%3Bitm_seq_2=0&amp%3Bcompany_cd=&amp%3Bcompany_nm=
2. START.umd.edu [Internet]. Global Terrorism Database (GTD) [cited 2023 April 12]. Available from: https://www.start.umd.edu/data-tools/global-terrorism-database-gtd.
3. Levy A, Ciottone G, Voskanyan A. Counter-Terrorism Medicine: It Is Time. Prehospital and Disaster Medicine. 2017;32(S1), S128-S128. doi:10.1017/S1049023X17003612
4. Court M, Edwards B, Issa F, Voskanyan A, et al. Counter-Terrorism Medicine: Creating a Medical Initiative Mandated by Escalating Asymmetric Attacks. Prehospital and Disaster Medicine. 2020;35(6), 595-8. doi:10.1017/S1049023X2000103X

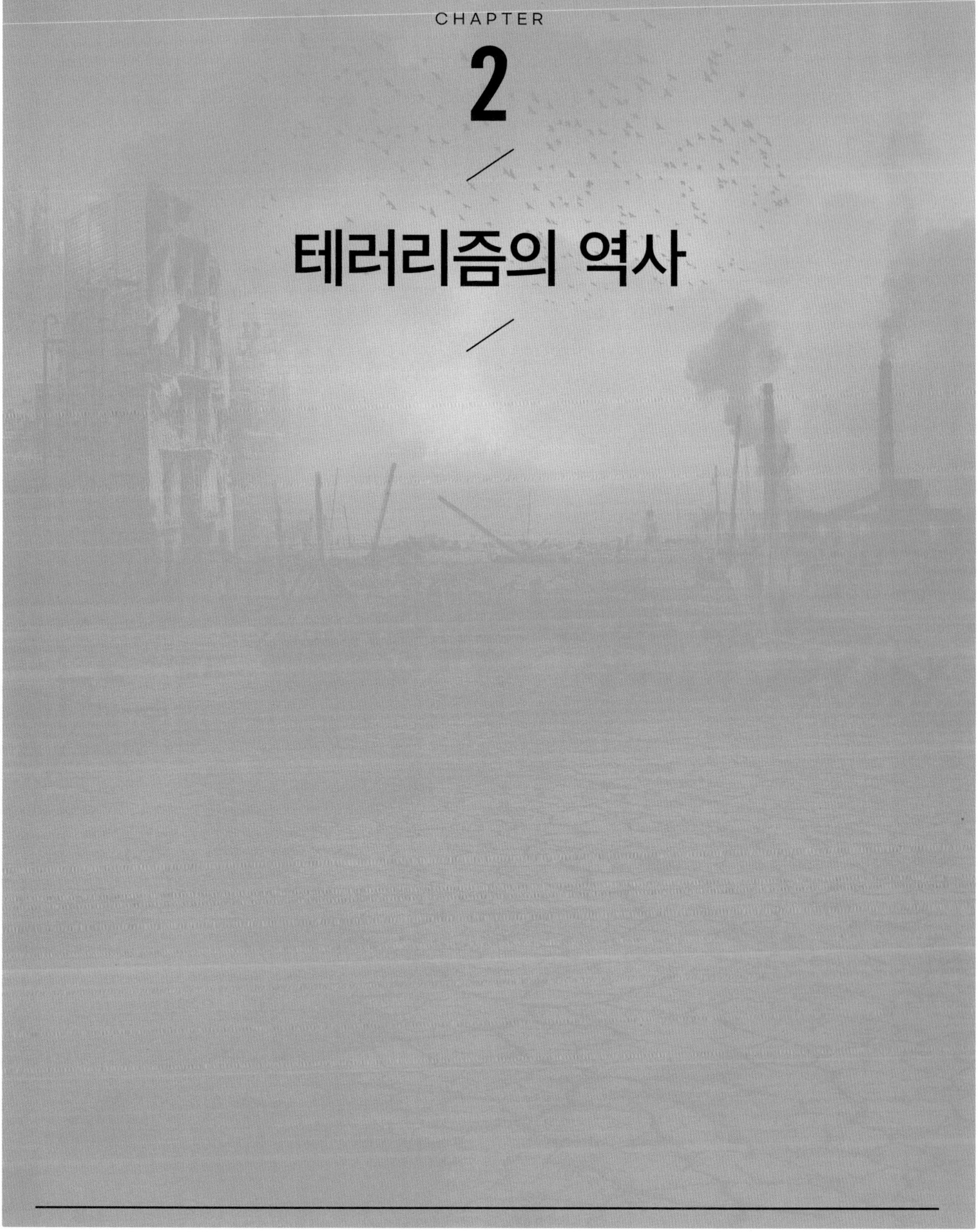

CHAPTER

2

테러리즘의 역사

02

테러리즘의 역사

1) 고대와 중세의 테러리즘

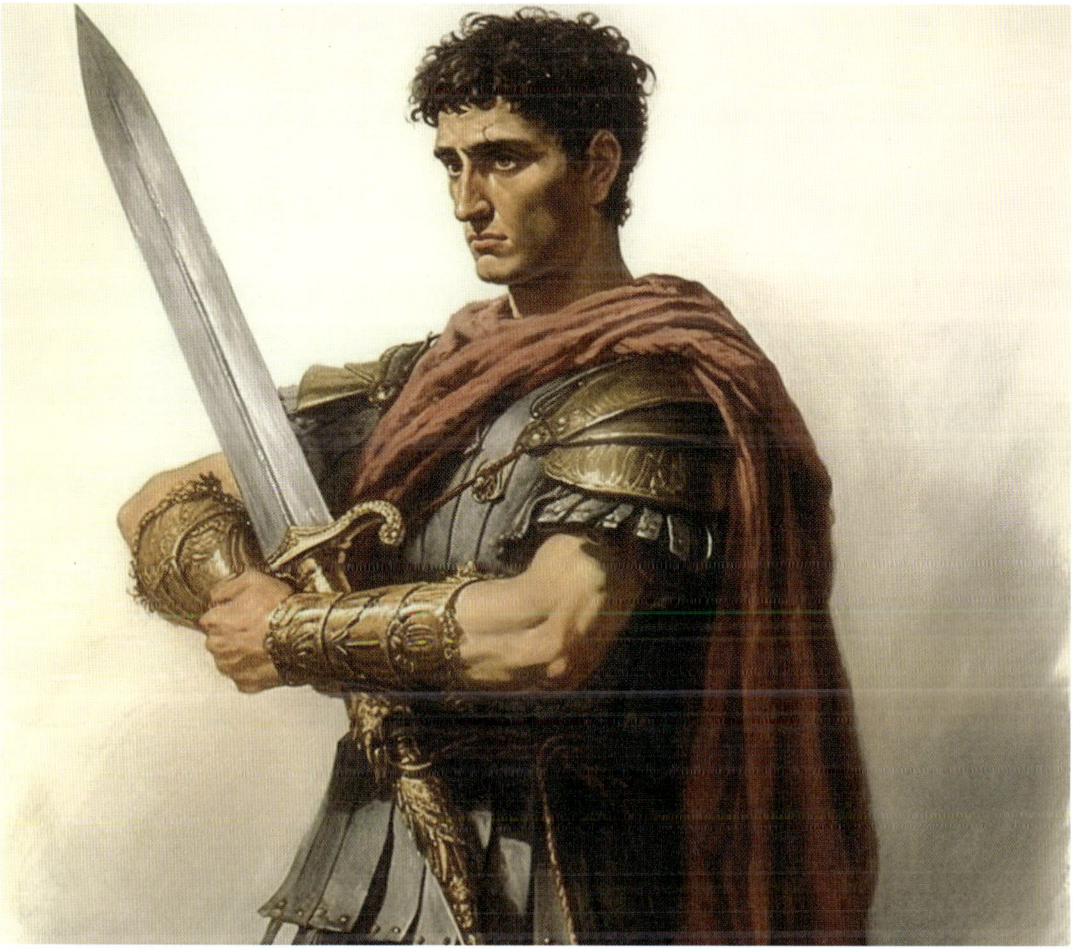

그림 2-1. 고대 로마 시대 시카리이.

테러리즘의 역사는 고대시대로 거슬러 올라갈 수 있다. 테러리즘의 형태와 방법이 시대와 함께 진화해 왔지만, 그 본질인 공포를 통한 목적 달성은 항상 그대로였다. 고대 로마 시대(1세기), 시카리이는 무장집단으로서, 로마 지배하에 있는 유대인 사회에서 로마에 대한 반란을 촉발시켰다(그림 2-1). 그들은 공개적인 장소에서 고위 로마 관리들을 암살함으로써 사회적 불안을 야기했다.[1] 중세 시대의 테러리즘은 종교적 분쟁과 밀접하게 연결되어 있었다. 11세기부터 13세기에 이르는 중세 시대, 이슬람 세계의 해시시인(암살자)은 수많은 정치 및 종교 지도자를 암살하였다.[2] 이들은 테러리즘의 초기 형태로 볼 수 있으며, 그들의 행동은 그들의 종교적, 정치적 목표를 달성하는 수단이었다. 그들의 방식은 물리적인 테러뿐만 아니라 심리적인 테러의 원형이라 할 수 있다.

2) 근대 초기 테러리즘

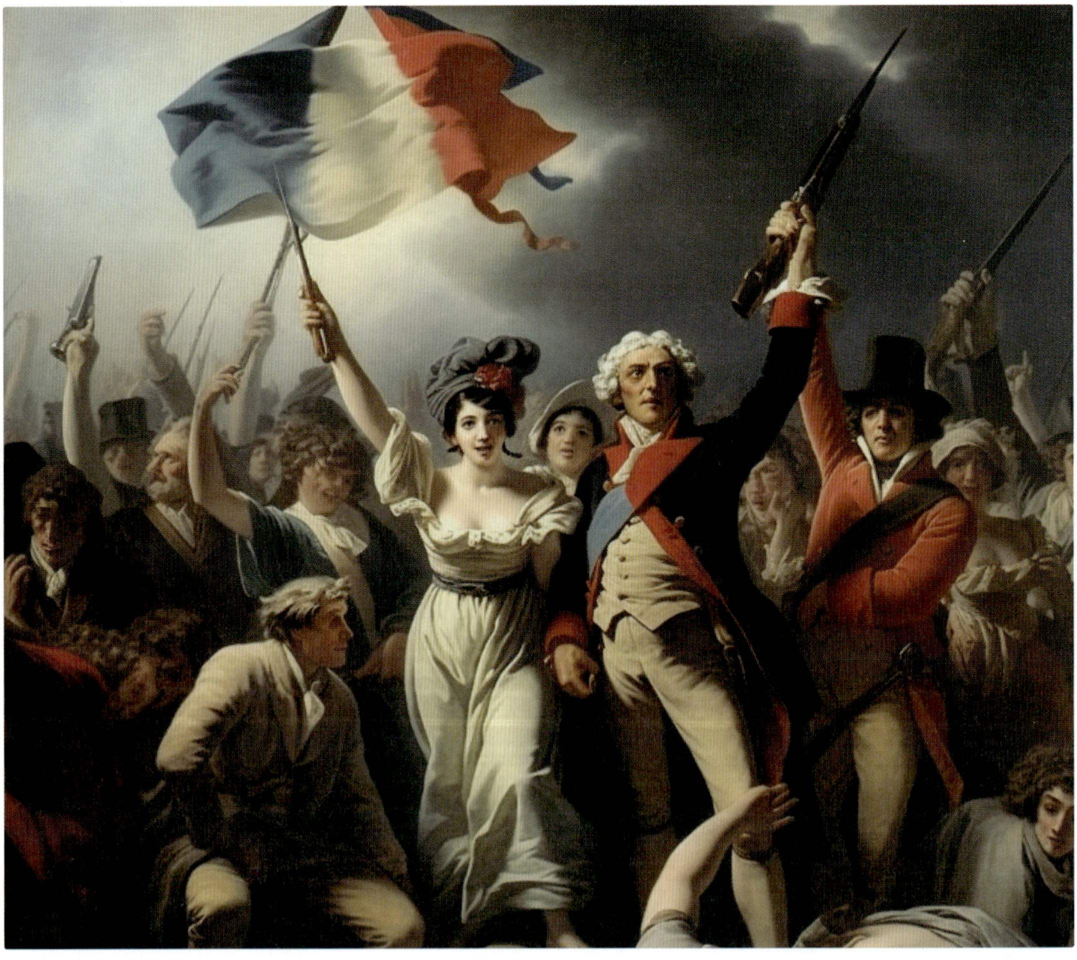

그림 2-2. 1793년 프랑스 혁명.

근대 초기, 테러리즘은 더욱 복잡한 양상을 보여줬다. 혁명, 분리주의, 국가주의 등 다양한 이데올로기가 테러리즘의 배경으로 대두되었다. 1793년 프랑스 혁명 당시, "테러"라는 개념이 처음 등장했다. 이는 혁명을 방해하는 요소를 제거하고 사회를 강제로 변화시키기 위해 사용되었다(그림 2-2).[3]

이 당시의 주요 테러행위는 기관단총과 길로틴을 사용한 대량 처형이었다. 프랑스 혁명 시대의 테러는 정치적 수단으로 사용되었으며, 이는 "테러리즘"이라는 단어의 원점이 되었다.

19세기 말, 아나키즘과 국가주의가 테러리즘의 주된 원인이 되었다. 러시아의 나로드나야 볼라는 1881년 러시아 황제 알렉산드르 2세를 암살했다.[4] 이는 국가의 권위를 훼손하고 사회를 변혁하려는 시도였다.

3) 20세기 테러리즘

20세기의 테러리즘은 두 가지 주요한 변화를 보여줬다.

첫째, 국제적인 차원에서의 활동이 늘어났다.

둘째, 정치적 목표를 달성하기 위해 민간인 대상의 무차별적인 공격이 증가했다.

냉전 시대에는 좌우양극의 이데올로기가 테러리즘의 배경이 되었다. 붉은 군대 집단의 독일 내 테러, 스페인의 분리주의 테러 그룹(Euskadi Ta Askatasuna, ETA), 아일랜드 공화군(Irish Republican Army, IRA) 등이 이 시기 대표적인 테러집단이다. ETA (1959-2018)는 스페인의 분리주의 테러 그룹이며 바스크 지역의 독립을 위해 약 800명을 살해하였다. 이들의 활동은 테러를 이용한 정치적 목표 달성의 한 사례로 볼 수 있다.[5] IRA (1969-1997)는 북아일랜드에서 영국의 지배에 반대하는 집단으로 민간인을 대상으로 한 테러 공격을 수행하였다. "피의 일요일"은 1972년 1월 30일 북아일랜드의 런던 데리에서 아일랜드계의 시위를 신압하러 온 영국군이 시위 중이던 비무장 시민에게 발포하여 14명이 사망하고 15명 이상이 부상당한 사건이다. 사건이 일어난 지역인 데리 시 보그사이드(Bogside)의 지명을 따 보그사이드 학살이라고도 한다(그림 2-3). 이 사건은 그 당시 인기를 잃어 가던 IRA 과격파에게 명분을 제공하여 이들의 활동이 왕성해지는 결과를 초래하였다. 이 이후로도 영국군의 진압이나 소탕작전으로 무고한 북아일랜드 주민들이 죽어 나가고 이로 인하여 유족들이 IRA에 들어가거나 소년병이 되는 결과를 낳았다. 사건 다음 날 더블린에서도 사망자들을 추도하기 위해 모인 시위대가 메리언 광장에 있던 주아일랜드 영국 대사관을 공격해 불태웠다. 분노한 IRA는 필립 마운트배튼의 외숙부인 루이 마운트배튼 백작을 1979년 8월 27일에 폭살하면서 '여왕이여, 너의 숙부가 피투성이로 죽은 모습이 7년 전 북아일랜드의 민간인들 모습이다!'라는 글귀를 남겼다.[6,7]

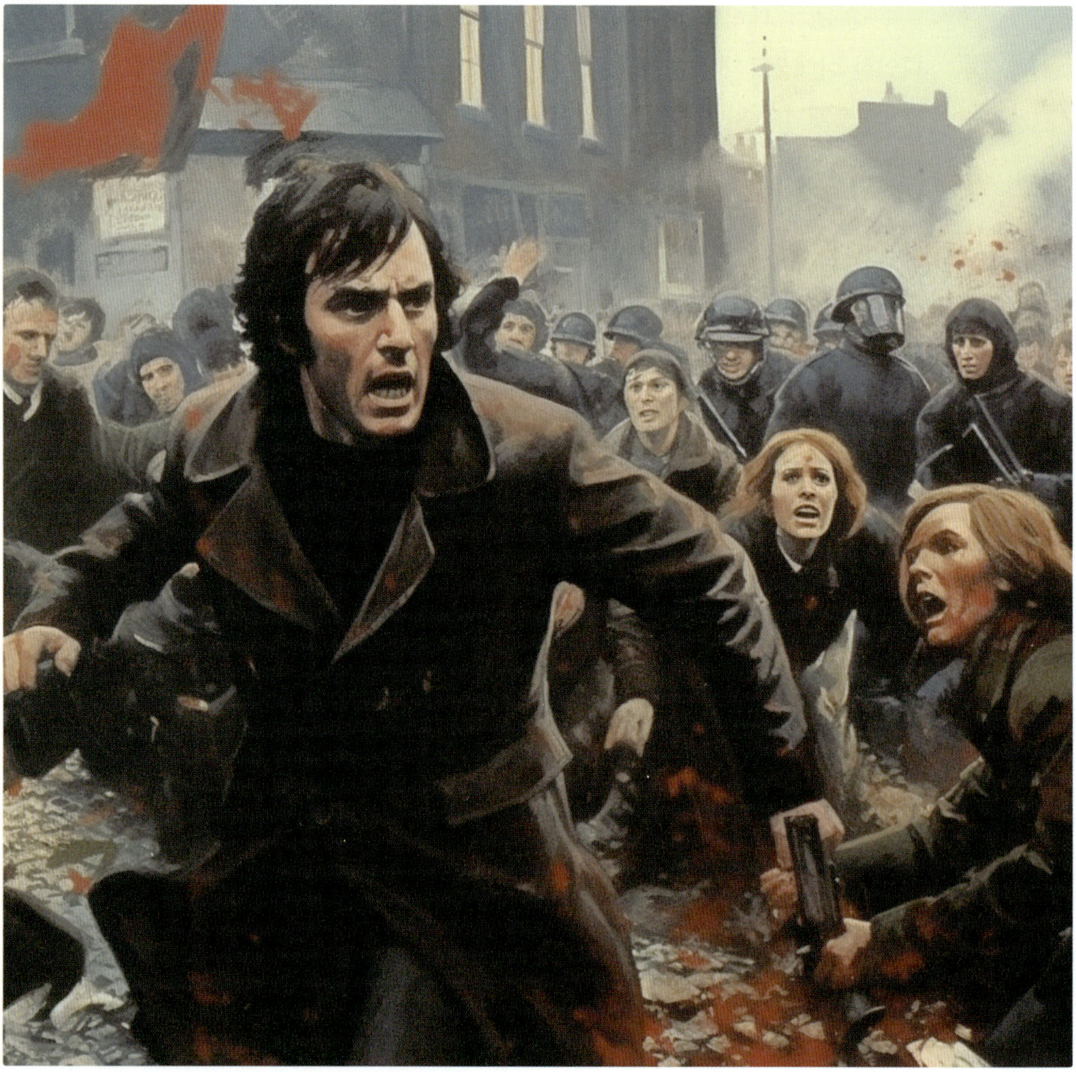

그림 2-3. 1972 아일랜드 "피의 일요일" 사건.

4) 21세기 초기 테러리즘

21세기에 접어들며 테러리즘은 더욱 국제적이고 복잡한 양상을 보였다. 이슬람 극단주의가 테러리즘의 주된 원인이 되었으며, 이는 2001년 9월 11일 미국을 대상으로 한 알카에다의 테러 공격에서 가장 뚜렷하게 나타났다(그림 2-4). 이 공격은 전 세계의 테러리즘 인식을 변화시키며, 국제사회의 안보 문제로 대두되었다. 이 테러로 3,000명 이상이 사망하였고, 이후 미국은 아프가니스탄과 이라크에 군사적인 진격을 시작하였다.[8] 이러한 전쟁은 테러리즘을 억제하는 데 일정한 효과를 보였으나, 반면에 이슬람 세계에서 미국과 그 동맹국에 대한 적대감을 더욱 부추겼다. 스페인 마드리드 기차 폭탄 테러

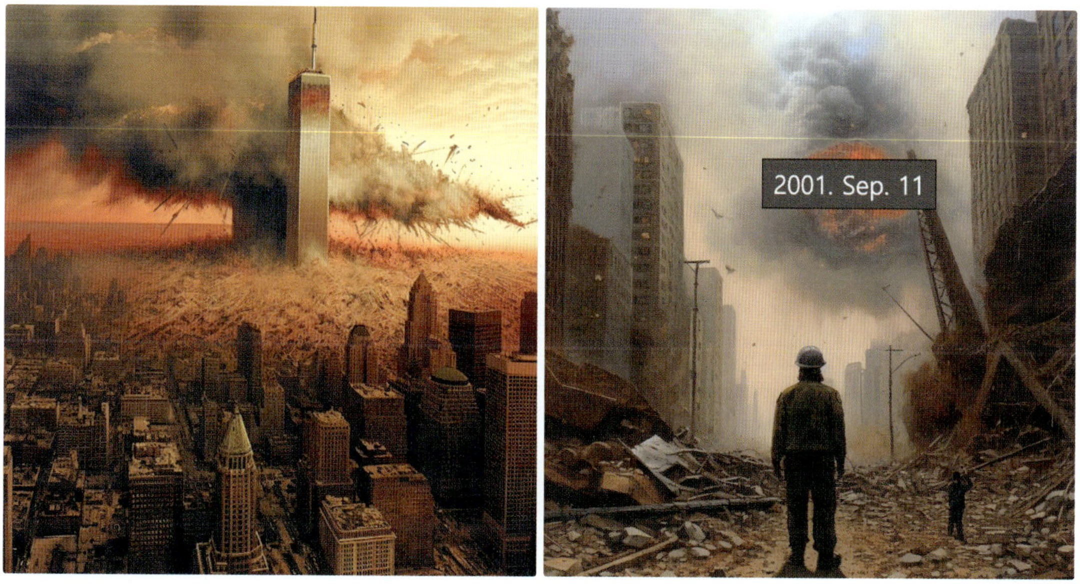

그림 2-4. 2001.9.11 테러와 이후 상황.

(2004)는 알카에다가 스페인 마드리드의 기차를 공격하여 191명이 사망하고, 2,000명 이상이 부상하였다. 이 공격은 스페인의 이라크 전쟁 참여를 비판하는 목적이었다.[9]

5) 현재의 테러리즘

21세기 초반의 테러리즘은 전례 없이 국제적이고, 기술적으로 복잡해졌다. 이슬람 극단주의 테러리즘은 여전히 많은 곳에서 가장 큰 위협이지만, 아나키즘, 국가주의, 분리주의 등 다양한 이념에 기반한 테러집단들 역시 활동하고 있다.

이슬람 극단주의를 주장하는 '이슬람 국가(ISIS, 2013–2019)' 같은 그룹들은 이라크와 시리아에서 큰 영토를 장악하였고 중동에서 세력을 확장하며 전 세계를 공포에 떨게 했다. 이들은 잔인한 테러 행위뿐만 아니라, 소셜 미디어를 통한 홍보 전략으로 전 세계의 주목을 받았다.[10]

기술의 발전은 새로운 형태의 테러리즘인 사이버 테러리즘을 만들어 냈다. 이는 컴퓨터 네트워크와 정보 시스템을 공격하여, 사회와 국가의 기능을 마비시키는 행위를 포함한다. 사이버 테러리즘은 인터넷이 일상생활의 중요한 부분이 된 현대사회에서 매우 심각한 위협이 될 수 있다. 2010년, 이란의 핵 시설을 공격한 스텔스넷 바이러스는 이러한 사이버 테러의 일례이다(그림 2-5).[11] 비록 이를 정확히 발사한 단체는 밝혀지지 않았지만, 그 대상과 복잡성으로 미루어 보아, 국가 차원에서 지원된 것으로 판단되고 있다.[11]

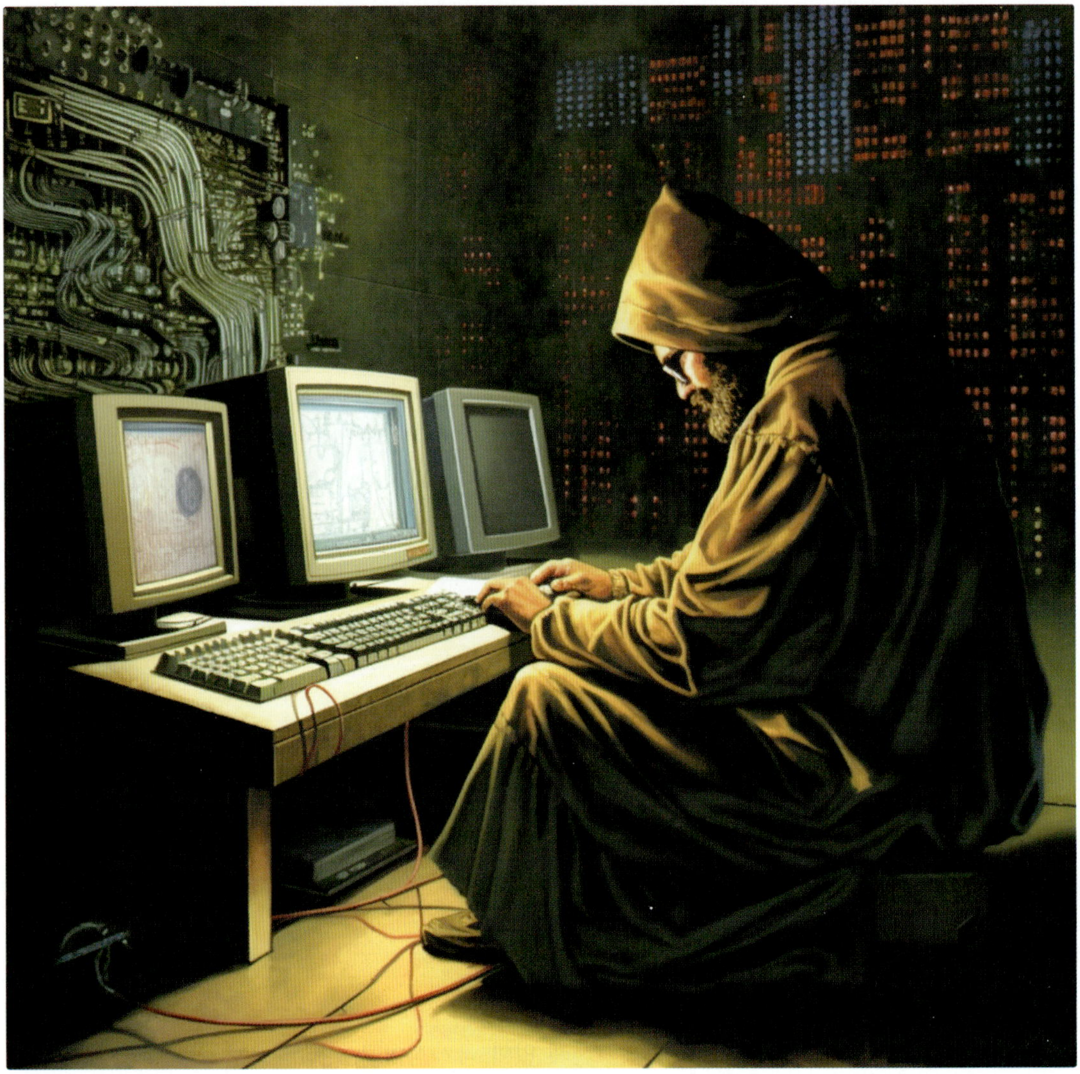

그림 2-5. 2010년, 이란의 핵 시설을 공격한 스텔스넷 바이러스 사이버 테러.

흑인 생명은 소중하다(black lives matter, BLM, 2013-현재) 운동은 흑인에 대한 폭력과 부당한 대우를 비판하는 평화적인 운동이지만, 이에 반대하는 집단들은 때때로 테러와 폭력을 행사하기도 한다. 이는 이데올로기적 분열이 폭력과 테러로 이어질 수 있음을 보여준다.[12]

예를 들어, 2015년 미네소타에서 BLM 운동 참가자들이 시위를 진행하던 중에 일부 반대 집단이 시위대를 공격, 총격을 가해 여러 명이 부상을 입은 사건이 있었다. 또한, BLM 운동에 반대하는 개인이나 집단이 시위 대상이 되는 경우, 그들은 때때로 무장하거나 폭력을 사용하여 시위자들을 위협하거나 공격하기도 했다.[12] 이런 행동들은 "테러리즘"으로 규정될 수 있는데, 그 이유는 이들이 폭력을 사용하고 공포를 조장하여 정치적, 사회적 변화를 방해하려는 목적이 있었기 때문이다. 그러나 이러한 행위는 테러리즘의 전형적인 형태, 즉 계획적이고 조직적인 공격과는 약간 다를 수 있으며, 개별 행위자의 행동이나 소수의 집단에 의한 것일 수 있다. 이는 테러리즘에 대한 정의가 경우에 따라 달라질 수 있음을 보여주는 한 예이다.

지금까지의 테러리즘의 역사를 통해 알 수 있듯이, 이는 복잡한 사회, 정치, 경제적 상황의 산물이며, 이를 이해하고 대응하기 위해서는 이러한 상황들을 포괄적으로 파악해야 한다. 다양한 배경과 동기가 서로 상호작용하여 새로운 형태의 테러리즘을 만들어 내고, 이에 대응하기 위해서는 국제적인 협력과 이해가 절실하게 필요하다.

REFERENCE

1. Reza Aslan. Zealot: The Life and Times of Jesus of Nazareth. Random House; 2013.
2. Bernard Lewis. The Assassins: A Radical Sect in Islam. Phoenix; 2003
3. David Andress. The Terror: The Merciless War for Freedom in Revolutionary France. Farrar, Straus and Giroux; 2005.
4. Franco Venturi. Roots of Revolution: A History of the Populist and Socialist Movements in 19th Century Russia. Univ of Chicago Pr; 1983.
5. Stefan Aust. The Baader Meinhof Complex. Hoffmann und Campe; 1985.
6. Teresa Whitfield. Endgame for ETA: Elusive Peace in the Basque Country. Oxford University Press; 2014.
7. 나무위키[인터넷]. 피의 일요일 사건(북아일랜드) [cited 2023 May 20]. Available from: https://namu.wiki/w/%ED%94%BC%EC%9D%98%20%EC%9D%BC%EC%9A%94%EC%9D%BC%20%EC%82%AC%EA%B1%B4(%EB%B6%81%EC%95%84%EC%9D%BC%EB%9E%9C%EB%93%9C)
8. Lawrence Wright. The Looming Tower: Al-Qaeda and the Road to 9/11. Knopf Doubleday Publishing Group; 2006.
9. IEMed [Internet]. Spain, 11th March and International Terrorism. [cited 2024 May 10] Available from: https://www.iemed.org/publication/spain-11th-march-and-international-terrorism
10. Graeme Wood. The Way of the Strangers: Encounters with the Islamic State. Random House; 2017.
11. Kim Zetter. Countdown to Zero Day: Stuxnet and the Launch of the World's First Digital Weapon. Crown; 2014.
12. Patrisse Khan-Cullors and Asha Bandele. When They Call You a Terrorist: A Black Lives Matter Memoir. St. Martin's Press; 2018.

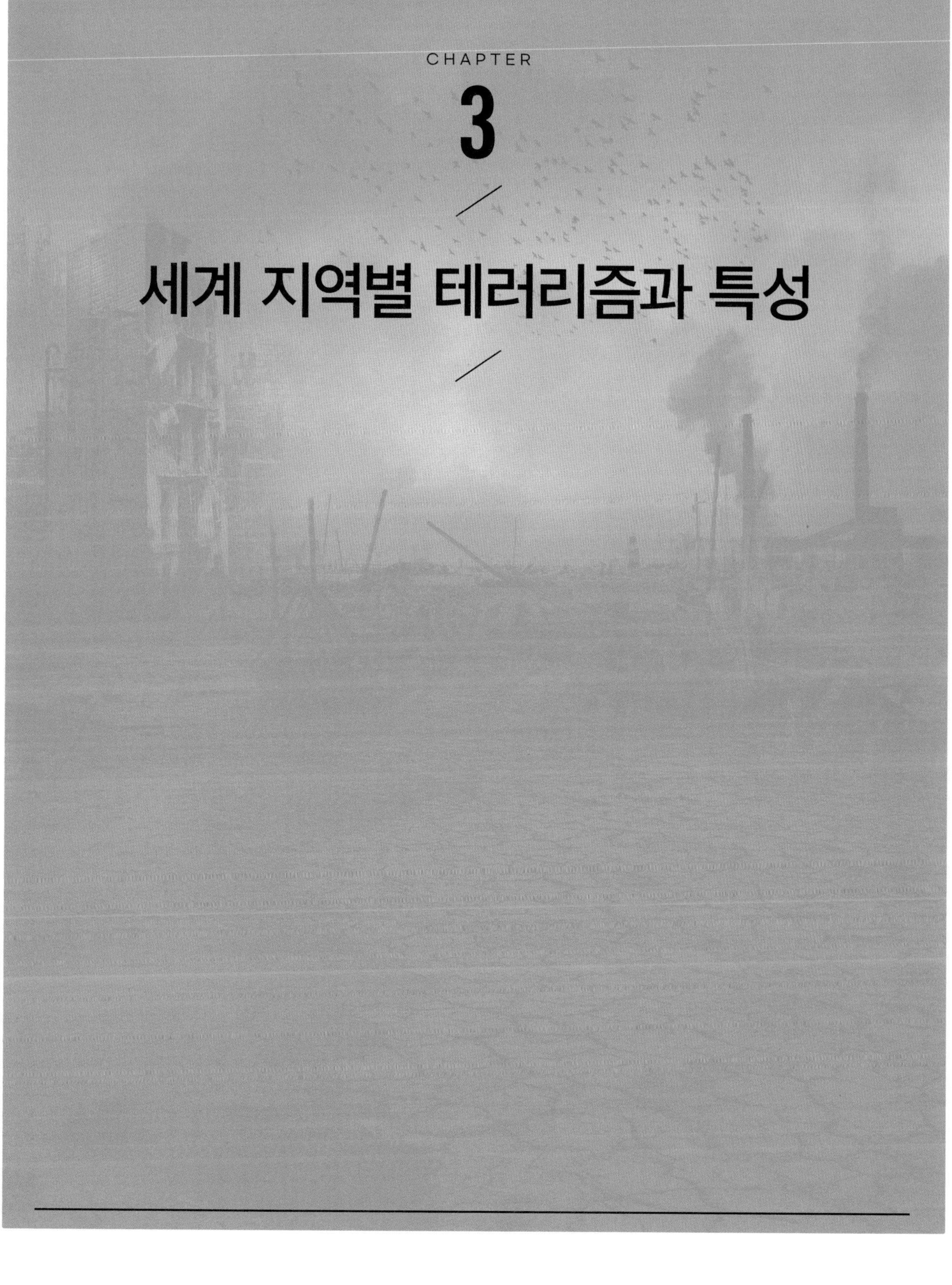

CHAPTER

3

세계 지역별 테러리즘과 특성

03

세계 지역별 테러리즘과 특성

1) 동아시아 테러리즘

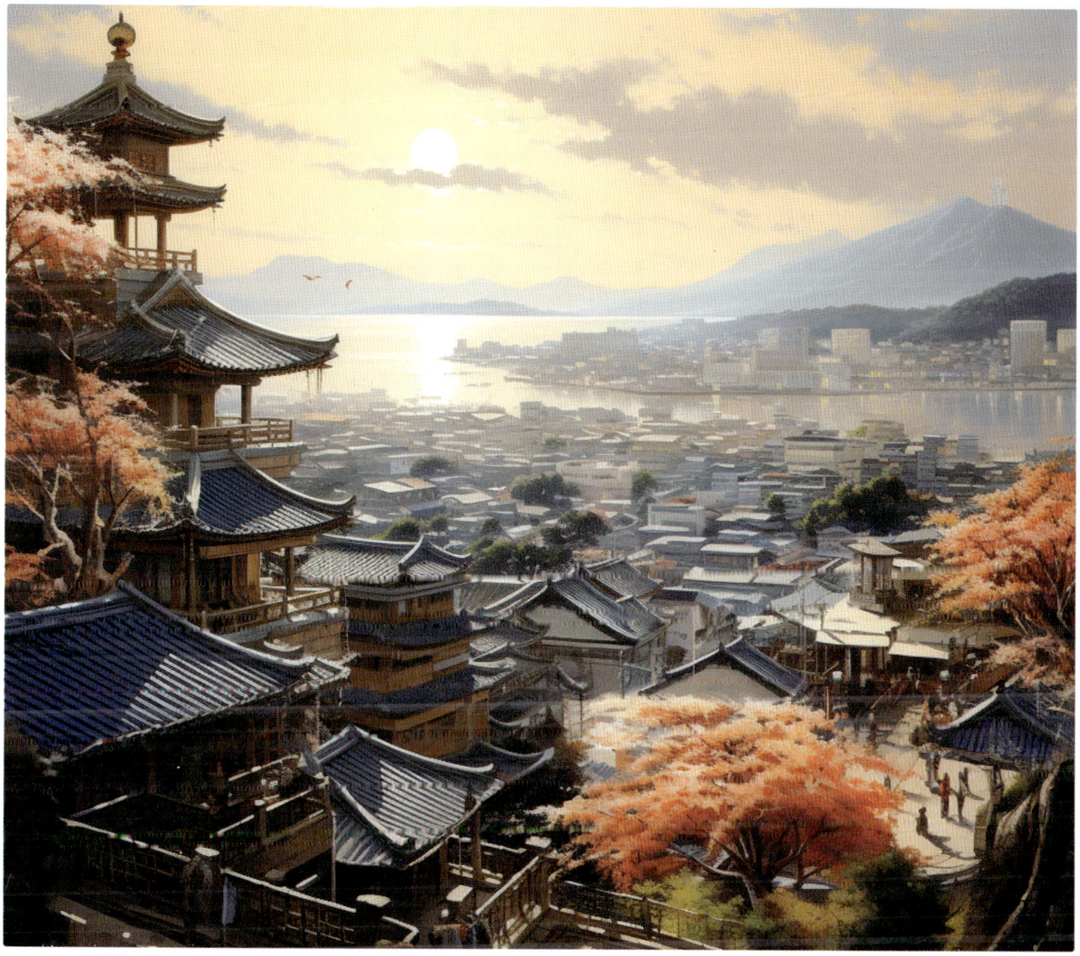

그림 3-1-1. 대한민국의 평화로운 아침.

(1) GTD 빈도 및 세부 통계 분석 (1970-2020)

동아시아는 대한민국, 북한, 싱가포르, 홍콩, 중국, 일본, 대만, 마카오로 구성되어 있다(그림 3-1-1). GTD에 따르면 1970년부터 2020년까지 동아시아에서 779건의 테러 관련 사건이 발생했다(표 3-1-1). 전체적으로 이 공격으로 1,123명이 사망하고 9,061명이 부상당했다(표 3-1-1). 가장 많은 수의 공격이 일본(371건, 47.63%)에서 발생했고 두 번째로 많은 공격이 중국(268건, 34.4%)에서 발생했다. 폭발물은 이 지역에서 가장 많이 사용된 기본 무기 유형(308건, 39.54%)이었고 소이성 무기(260건, 33.38%)가 그 뒤를 이었다(표 3-1-2).[1]

표 3-1-1. 동아시아 국가별 테러 사망자 및 부상자 합계(1970-2020)

변수		총 합계	일본	중국	대만	대한민국	마카오	홍콩	북한
		테러리스트 공격 횟수 = 779	테러리스트 공격 횟수 = 371	테러리스트 공격 횟수 = 268	테러리스트 공격 횟수 = 49	테러리스트 공격 횟수 = 34	테러리스트 공격 횟수 = 32	테러리스트 공격 횟수 = 24	테러리스트 공격 횟수 = 1
사망	사망 유발 공격 건수	740	342	262	49	31	31	24	1
	총 사망자 수	1,123	63	985	58	9	1	4	3
부상	부상 유발 공격 건수	734	344	255	48	31	31	24	1
	총 부상자 수	9,061	7,002	1,724	67	134	45	85	4

Shin et al. 2023. Terrorism-Related Attacks in East Asia from 1970 through 2020. Prehospital and disaster medicine에서 편집 및 재구성

표 3-1-2. 동아시아 테러의 기본 무기 유형별 공격 분류(1970-2020)

기본 무기 유형	공격 횟수	%
폭발물	308	39.54%
소이성 무기	260	33.38%
난투	84	10.78%
미상	43	5.52%
총기류	38	4.88%
화학 무기	17	2.18%
방사선 무기	10	1.28%
탈것(차량 탑재 폭발물, 즉 자동차 또는 트럭 폭탄은 포함하지 않음)	8	1.03%
가짜 무기	4	0.51%
기타	3	0.39%
사보타주 장비	3	0.39%
생물학적 무기	1	0.13%
총	779	100%

Shin et al. Terrorism-Related Attacks in East Asia from 1970 through 2020. Prehospital and disaster medicine. 2023.에서 편집 및 재구성

GTD 자료에 따르면 동아시아에서는 화학테러의 사망 및 손상의 상위 3건 모두 일본에서 발생하였다. 그중에서 가장 많은 피해자 발생시킨 사건은 1995년 옴진리교의 도쿄 지하철 신경작용제 사린 살포 사건이었다. 이 테러로 13명의 사망 환자와 5,500명의 손상 환자가 GTD에 집계되었다(표 3-1-3).[1]

표 3-1-3. 상위 3건의 동아시아 화학테러 사망 및 손상(1970-2020)

순위	날짜와 장소	테러리스트	사망(명)	손상(명)	무기	타겟
1	1995. 3. 20. 일본, 도쿄	옴진리교	13	5,500	사린 화학공격	정부 지하철 시스템
2	1994. 6. 27. 일본, 도쿄	옴진리교	7	500	사린 가스화학공격	개별 시민들과 판사들
3	1995. 4. 19. 일본, 카나가와	미상	0	671	미확인 가스에 의한 화학 공격	철도역

Shin et al. Terrorism-Related Attacks in East Asia from 1970 through 2020. Prehospital and disaster medicine. 2023.에서 편집 및 재구성

폭발물의 공격 횟수는 화학무기의 18배에 달하지만, 연구 결과 무기의 사용 빈도는 사망자 수와 부상자 수에 비례하지 않는 것으로 나타났다(표 3-1-1, 2, 3). 화학 무기 공격은 사망과 부상자 수 합계의 상위 3위를 차지했다(표 3-1-3). 총 사상자가 200명 이상 발생한 단일 사건은 없었다. 단일 사건에서 가장 많은 사상자는 신경 작용제인 사린을 사용한 일본의 옴진리교 공격에서 나왔다. 이 공격은 일본 도쿄의 정부 지하철 시스템을 표적으로 삼았다.[2-5] 테러리스트들은 환기가 제한된 지하철 시스템의 제한된 공간을 이용하여 신경작용제가 흡입 부상을 일으켜 총 사상자를 최대화할 수 있었다.[1] 그 결과 13명이 사망하고 5,500명이 부상당한 세계 역사상 가장 중대한 테러 공격이 되었다.

이처럼 테러 공격에 화학 무기를 사용하는 경우는 드물기는 하지만, 2017년 말레이지아 김정남 살해 사건이나 2018년 러시아 야권 인사 나발니를 향한 노비촉 독살 시도 사건과 같은 개인 암살 시도가 있었다.[6,7]

(2) 병원 전단계 대응

이러한 종류의 테러 관련 공격 분석은 최초 현장 대응지, 응급 의료 서비스 제공자, 병원 기반 제공자 및 정책 입안자에게 도움이 되며 지역별 위험을 이해하고 대비하고 CTM 견지의 관리 계획을 수립하는 데 도움이 된다. 적절한 대테러 관리를 위한 전략적 의사 소통, 모니터링, 계획 및 준비, 교육 및 대응의 중요성을 강조한 연구들도 있었다.[8] 화학 공격 중 발생할 수 있는 사상자 수가 압도적으로 많기 때문에 이해 관계자는 예방 조치를 취해야만 한다. 그리고 그러한 사건에 대한 대응 계획에는 사린과 같은 신경작용제뿐만 아니라 염소나 암모니아를 포함한 자극성 가스 증후군을 생성하는 것과 같은 위험한 산업용 화학물질이 모두 포함되어야 한다.[1,8]

특히 최대한의 빠른 환자 상태 파악과 대응을 위하여 피해자가 표현하는 독성증후

표 3-1-4. 즉각적인 독성증후군 식별과 초기치료를 요하는 화학무기 에이전트 클래스 매칭

초기 독성증후군	에이전트 클래스	초기 치료
축동이 있거나 없는 증가된 분비물 또는 근육효과(다발, 쇠약, 마비)	신경작용제	아트로핀과 프랄리독심을 투여하고 현장에서 긴급 치료 및 오염 제거를 제공한다.
호흡곤란 또는 무호흡, 헐떡임, 허탈, 청색증이 있거나 없는 발작	질식제제	현장에서 시안화물 해독제를 투여하고 긴급 치료를 제공하며 오염 제거를 실시한다.
서맥 또는 무호흡, 진정, 축동	오피오이드 제제	날록손을 투여하고 현장에서 긴급 치료 및 오염 제거를 제공한다.

모든 환자는 언제든지 응급 치료가 필요할 수 있다. 초기 현장 대응자는 안전 제한 사항을 준수하면서 필요할 때 생명을 구하는 치료를 제공해야 한다. 이 표는 화학전 공격의 급성 단계를 위해 설계되었으며 사용된 에이전트 클래스를 신속하게 식별하는 데 사용할 수 있다. 응급 해독제 투여와 현장 제염 후 지지적 치료가 필요한 피해자를 먼저 파악해야 한다.

Ciottone GR. Toxidrome Recognition in Chemical-Weapons Attacks. NEJM Med. 2018;378(17):1611-20. doi: 10.1056/NEJMra1705224. PMID: 29694809. 중에서 부분 편집 및 재구성

군(toxidrome)을 관찰하여 즉시 명백하지 않을 수 있는 갑작스러운 화학 공격을 인식해야 한다(**표 3-1-4**).[1,8,9]

신속한 현장 오염 제거 프로토콜도 중요하다. 미국에서 국가 재난 관리의 일환으로 제시된 제염 시스템인 PRISM (Primary Response Incident Scene Management)을 예로 들 수 있다. 환자의 옷을 벗기고 건조시켜 오염을 제거하도록 설계된 단계, 사다리 파이프로 단시간에 물을 뿌려 다수를 제염하는 단계 및 기술적 오염 제거를 포함하는 단계가 미국 연방 지침에 자세히 설명되어 있다. 효과적인 커뮤니케이션 전략도 실행되어야 한다.[10] PRISM 프로토콜은 이전의 대규모 연구(DOWNPOUR 작전)에서 노출된 머리카락과 피부 부위에서 거의 100%의 오염 제거 효율성을 달성했다.[10] 또한 적절한 개인 물품을 비축하는 것이 중요하다.

노출 후 해독제를 투여하는 시간은 이환율과 사망률의 중요한 지표이기 때문에 병원 전 및 병원 환경에서 보호 장비 및 해독제를 사용하는 것이 좋다.[1,9,10] 또한 이를 위해서는 후속 현장 관리자나 CTM 전문가 컨설트가 필요하다.[8]

(3) 병원 단계 대응

재난 위험 관리 주기는 완화, 준비, 대응 및 복구의 4단계로 구성된다.[11-14] 재난 대응 측면에서 기존의 외상성 대량사고(MCI) 상황에서는 주로 의료자원 제공자에 의한 신체적 상해 정도 평가를 기반으로 효율적인 자원 배분을 위해 환자 중증도 분류 및 치료 우선순위화를 추진하고 있다.[15]

그러나 기존의 외상성 MCI와 관련된 이전 고려 사항을 포함하여 CBRNE 재난에 해당하는 고유한 상황에서 다른 우려 사항에는 오염 구역 설정, 개인 보호 장비, CBRNE 손상 환자 우선순위 분류, 오염 제거 및 해독 관리(해당되는 경우)가 포함된다.[16-18]

이처럼 CBRNE 재난 또는 MCI로 인해 많은 수의 부상자가 응급실을 방문할 때 빠르

표 3-1-5. 공간, 인력, 물품, 시스템에 따른 병원의 재난대응 체크리스트

범주	질문	예 또는 아니요
공간	응급실 내부에 추가 환자를 수용하기 위해 공간이 확장되었습니까?	예 또는 아니요
	응급실 외부에 추가 환자를 수용하기 위해 공간을 확장했습니까?	예 또는 아니요
	병원에 재난 대비용 병상이 확보되었습니까?	예 또는 아니요
직원	병원 재난 대응 인력(예: 의사 또는 간호사), 행정 인력 또는 보안 인력에 대한 보강이 있었습니까?	예 또는 아니요
	응급실 근무자의 근무 시간 조정이나 근무 재배치가 있었습니까?	예 또는 아니요
공급품	해독제(예: 칼슘 글루카곤)를 포함한 의약품의 보강이 있었습니까?	예 또는 아니요
	CBRNE 재난에 대응하기 위해 병원 재난 대응 요원에게 개인 보호 장비가 제공되었습니까?	예 또는 아니요
	병원의 재난 대응을 위해 위에서 언급한 것 외에 물류의 보강이 있었습니까?	예 또는 아니요
시스템	병원 재난지휘시스템이 운영되고 있었는가?	예 또는 아니요
	재난수요급증으로 지원을 호출하는 프로세스가 있었습니까?	예 또는 아니요
	행정부서는 평소보다 더 많은 환자를 수용하기 위해 재난 관련 조치를 취했습니까?	예 또는 아니요
	일상적인 응급실 환자 분류 외에 재난 분류(예: 다중 사상자 또는 재난에 대비한 START 또는 SALT)가 구현되었습니까?	예 또는 아니요
	병원에 오염 제거 구역이 설정되어 있습니까?	예 또는 아니요
	병원에서 환자의 오염 제거를 수행했습니까?	예 또는 아니요
	급증하는 응급실 환자 테스트 요구를 해결하기 위해 특수 진단 테스트 조치가 구현되었습니까?	예 또는 아니요
	재난 상황에서 수행해야 할 병원 출입구의 통일화 및 관리가 있었는가?	예 또는 아니요

CBRNE 화학, 생물학, 방사선, 핵 및 폭발물

Shin H, Oh SK, Lee HY, et al. Lessons learned from reviewing a hospital's disaster response to the hydrofluoric acid leak in Gumi city in 2012. BMC Emerg Med. 2021에서 재구성

게 증가하는 환자 수요를 적절하게 해결하기 위해 병원이 자체 자원을 어떻게 활용할 것인지 계획하는 것은 재난관리를 위한 필수적 단계이다. 그러한 맥락에서 공간, 인력, 물품, 시스템에 따른 병원의 재난대응 체크리스트는 병원의 화학재난 대비 및 대응을 위한 적절한 가이드라인이 될 수 있다(**표 3-1-5**).[19]

재난 의료 전문가는 효과적인 재난 관리와 관련된 7가지 주요 개념인 1) 기초 및 임상 과학, 2) 모델링 및 시스템 관리, 3) 계획, 4) 대응 및 사고 관리, 5) 복구 및 복원력, 6) 교훈, 7) 지속적인 개신에 따라 CBRNE 사고를 처리하기 위한 통합된 체계적인 접근 방식의 필요성을 인식해야 한다.[12] CBRNE 재난 발생 시 응급실 의사는 진단 검사를 최소화하고 인명 구조 절차에 집중해야 한다.[15,20,21] 또한 실험실 작업자와 방사선 전문의는 중증도에 따라 우선순위를 부여받은 환자의 검사를 우선시해야 한다.[15,20-22] 병원의 재난 대응을 위한 의약품 또는 물품(예: PPE)의 부족 또는 부재를 감지하고 강화하는 시스템을 구현해야 한다.[15,20-22] 또한, 재난 수요 급증으로 인한 자원 부족에 직면했을 때 공급자는 준비, 보존(자원 제한), 대체(기능적으로 동등한 항목으로 교체), 적응(의도하지 않은 목적으로 항목 사용), 재사용(청소 및 소독), 리소스 재할당(마지막 수단으로)과 같은 세부적인 준비

계획을 통해 자원 부족을 파악하고 완화할 수 있으며 공급품을 유지할 수 있다.[1] 리더십 포지션에 있는 응급실 의료 제공자는 위험 취약성 평가를 통해 주변 지역 사회에 대한 위험을 인식하고 가능한 의학적 결과를 이해하고 응급실 직원에게 CBRNE 주제에 관한 교육을 제공해야 한다.[15,21,23,24]

(4) 결론

2022년 글로벌 테러 지수(Global Terrorism Index, GTI)에 따르면 동아시아의 테러 위협은 매우 낮거나 전혀 없다. 중국(67위), 일본(71위), 대만(92위), 대한민국(93위), 북한(93위)은 모두 그들의 평가 체계에서 가장 낮은 티어에 랭크되어 있다.[25] 그러나 2022년 7월 8일에 발생한 전 일본 총리 아베 신조의 암살 사건은 동아시아가 테러 공격으로부터 안전하지 않음을 보여준다.[26] 이런 동아시아의 테러 공격에 대한 기술적 분석은 더 세밀한 위험 취약성 평가 프레임워크를 구축하는 데 도움이 될 것이며, 대테러의학의 완화, 준비, 대응, 복구 계획을 개발하는 데 기여할 것이다.

REFERENCE

1. Shin H, Hertelendy AJ, Hart A, et al. Terrorism-Related Attacks in East Asia from 1970 through 2020. Prehosp Disaster Med. 2023;38(2):232-236. doi: 10.1017/S1049023X23000109. Epub 2023 Jan 30. PMID: 36710412; PMCID: PMC10027485.
2. Sugiyama A, Matsuoka T, Sakamune K, et al. The Tokyo subway sarin attack has long-term effects on survivors: a 10-year study started 5 years after the terrorist incident. PLoS One. 2020;15(6):e0234967.
3. Sakurada K, Ohta H. No promising antidote 25 years after the Tokyo subway sarin attack: a review. Leg Med (Tokyo). 2020;47:101761.
4. Yanagisawa N, Morita H, Nakajima T. Sarin experiences in Japan: acute toxicity and long-term effects. J Neurol Sci. 2006;249(1):76-85.
5. Vale A. What lessons can we learn from the Japanese sarin attacks? Przegl Lek. 2005;62(6):528-32.
6. Steindl D, Boehmerle W, Körner R, et al. Novichok nerve agent poisoning. Lancet. 2021;397(10270):249-52.
7. Bennion BJ, Malfatti MA, Be NA, et al. Development of a CNS-permeable reactivator for nerve agent exposure: an iterative, multi-disciplinary approach. Sci Rep. 2021;11(1):15567.
8. Patel SS, Neylan JH, Bavaro K, et al. Chemical, biological, radiological, nuclear, and explosives (CBRNEs) preparedness for sporting 236 Prehospital and Disaster Medicine event mass gatherings: a systematic review of the literature. Am J Disaster Med. 2022;17(1):57-74.
9. Ciottone GR. Toxidrome recognition in chemical-weapons attacks. N Engl J Med. 2018;378(17):1611-20.
10. Chilcott RP, Larner J, Durrant A, et al. Evaluation of US federal guidelines (Primary Response Incident Scene Management [PRISM]) for mass decontamination of casualties during the initial operational response to a chemical incident. Ann Emerg Med. 2019;73(6):671-84.

11. Halpern P, Goldberg SA, Keng JG, et al. Principles of emergency department facility design for optimal management of mass-casualty incidents. Prehosp Disaster Med. 2012;27(2):204-12. https://doi.org/10.1017/S1049023X12000623

12. Hansoti B, Kellogg DS, Aberle SJ, et al. Preparing emergency physicians for acute disaster response: a review of current training opportunities in the US. Prehosp Disaster Med. 2016;31(6):643-7. https://doi.org/10.1017/S1049023X16000820

13. Sheikhbardsiri H, Raeisi AR, Nekoei-Moghadam M, et al. Surge capacity of hospitals in emergencies and disasters with a preparedness approach: a systematic review. Disaster Med Public Health Prep. 2017;11(5):612-20. https://doi.org/10.1017/dmp.2016.178

14. Zhong S, Clark M, Hou XY, et al. Development of hospital disaster resilience: conceptual framework and potential measurement. Emerg Med J. 2014;31(11):930-8. https://doi.org/10.1136/emermed-2012-202282

15. Hick JL, Hanfling D, Cantrill SV. Allocating scarce resources in disasters: emergency department principles. Ann Emerg Med. 2012;59(3):177-87. https://doi.org/10.1016/j.annemergmed.2011.06.012

16. Kim JA, Yoon SY, Cho SY, et al. Acute health effects of accidental chlorine gas exposure. Ann Occup Environ Med. 2014;26:29.

17. Na JY, Woo KH, Yoon SY, et al. Acute symptoms after a community hydrogen fluoride spill. Ann Occup Environ Med. 2013;25(1):1-2.

18. Yoo SH, Yoon SY, Woo KH, et al. Psychological effects of a disastrous hydrogen fluoride spillage on the local community. Ann Occup Environ Med. 2017;29(1):40. https://doi.org/10.1186/s40557-017-0196-6

19. Shin H, Oh SK, Lee HY, et al. Lessons learned from reviewing a hospital's disaster response to the hydrofluoric acid leak in Gumi city in 2012. BMC Emerg Med. 2021;21(1):34. https://doi.org/10.1186/s12873-021-00427-1

20. Brizio A, Hubert JC, Hennequin B, et al. Swift and low-cost surge in chemical threat response: is it possible? The experience of a French hospital. Disaster Med Public Health Prep. 2018;12(5):649-56. https://doi. org/10.1017/dmp.2017.119

21. Davidson RK, Magalini S, Brattek?s K, et al. Preparedness for chemical crisis situations: experiences from European medical response exercises. Eur Rev Med Pharmacol Sci. 2019;23(3):1239-47.

22. Bajraktarova-Valjakova E, Korunoska-Stevkovska V, Georgieva S, et al. Hydrofluoric acid: burns and systemic toxicity, protective measures, immediate and hospital medical treatment. Open Access Maced J Med Sci. 2018;6(11):2257-69. https://doi. org/10.3889/oamjms.2018.429

23. Campbell P, Trockman SJ, Walker AR. Strengthening hazard vulnerability analysis: results of recent research in Maine. Public Health Rep. 2011;126(2):290-3. https://doi.org/10.1177/003335491112600222

24. Coleman CN, Bader JL, Koerner JF, et al. Chemical, biological, radiological, nuclear, and explosive (CBRNE) science and the CBRNE science medical operations science support expert (CMOSSE). Disaster Med Public Health Prep. 2019;13(5-6):995-1010. https://doi.org/10.1017/dmp.2018.163

25. reliefweb [Internet]. Global Terrorism Index 2022 [cited 2023 July 5]. Available from: https://reliefweb.int/report/world/global-terrorism-index-2022

26. BBC [Internet]. Politics & Security 2022. Editorial. Shinzo Abe's Assassination is Terrorism, a Tragedy That Japan Should Not See Again [cited 2023 July 5]. Available from: https://www.bbc.com/news/world-asia-62094363

2) 미국의 테러리즘

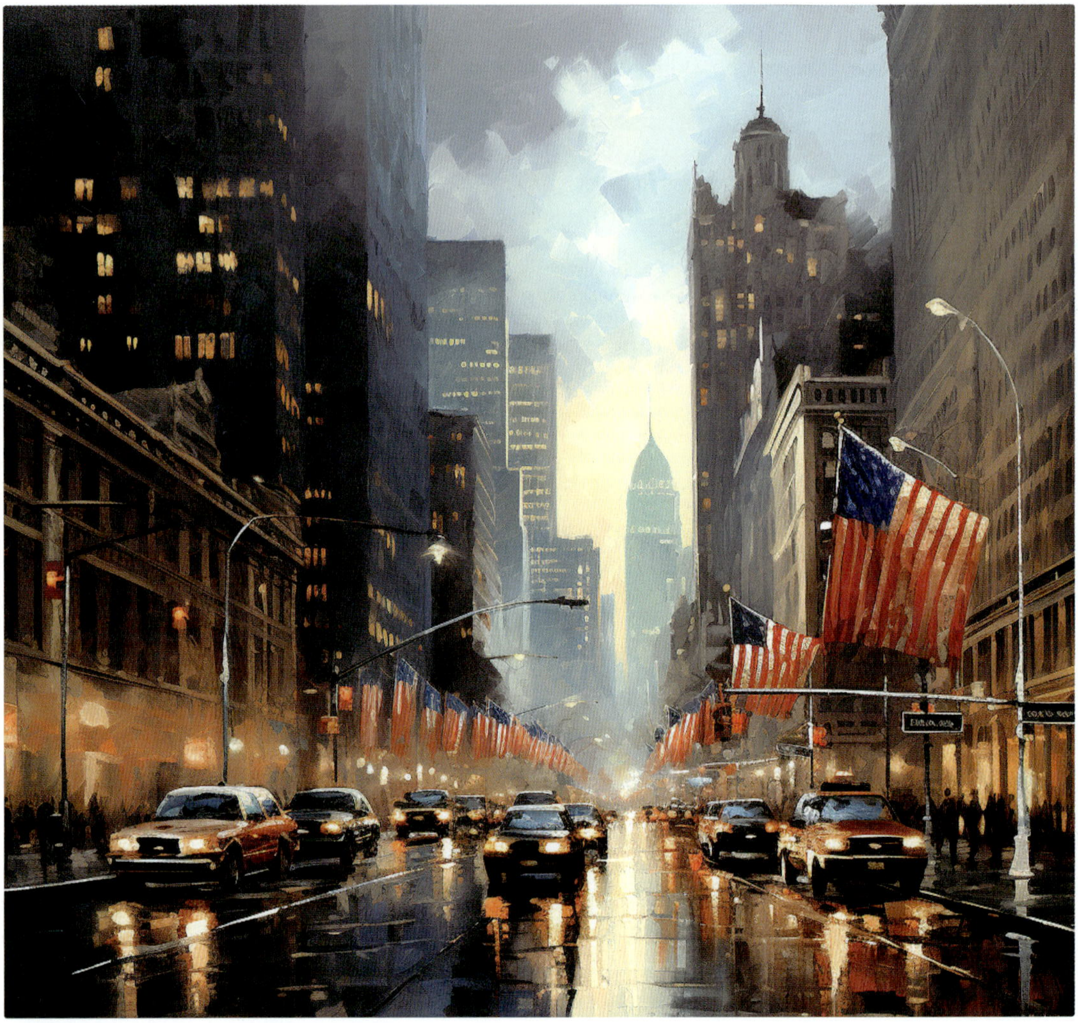

그림 3-2-1. 9·11 테러 직전 미국의 평화로운 도시 풍경.

(1) 배경

테러리즘은 공중보건과 안보에 중대한 도전을 제기하는 글로벌 문제이다. 테러 공격은 심각한 물리적, 심리적 및 사회적 결과를 초래할 수 있다. 대표적인 예로, 지난 2001년 미국 9·11 테러가 전 세계에 미친 영향은 단기적으로나 장기적으로 압도적이었으며, 특히 미국에서 테러에 대한 국가 재난관리의 틀과 규모가 이전과는 비교할 수 없을 만큼 다변화되고 진일보하는 계기가 되었다(그림 3-2-1).[1] 테러리즘의 영향은 직접적인 피해자를 넘어 일반 인구, 의료 시스템 및 공공 건강 인프라에까지 확장된다. 예를 들어, 생물학 테러 행위는 대량 피해자를 초래하고 전문 의료 관리가 필요할 수 있다. 물리적 피해 외에도 테러 공격은 생존자와 목격자들 사이에서 상당한 심리적 스트레스를 초래할 수 있다. 또 다른 중요한 주제는 테러 공격의 위험을 줄이는 데 있어 예방 전략의 역할이다. 이는 테러 위협에 대응하기 위한 준비 및 대응 조치의 중요성을 강조한다. 이에는 잠재적 위협의 조기 탐지를 위한 감시 시스템, 핵 테러 사건에 대한 비상 계획, 환경에 대한 주요 방사능 방출 후의 개인 방사선 모니터링 등이 예로 포함될 수 있다. 그러므로 테러리즘 이벤트에서 사용된 무기, 공격패턴, 장소 빈도, 사망자 및 부상자 집계 등을 통한 각 테러 사건의 분석은 이러한 준비 및 대응 조치를 위하여 필수적이다.

(2) GTD 빈도 및 세부 통계 분석 (1970-2020)

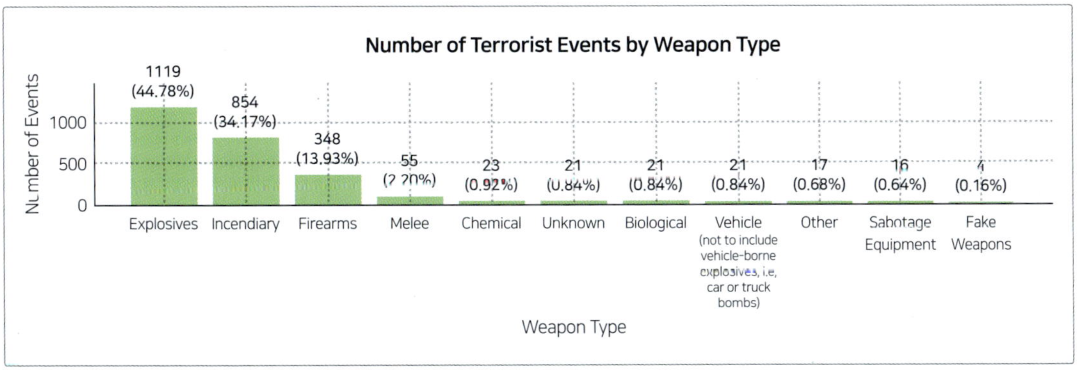

그림 3-2-2. 미국 테러리즘의 무기 타입 1970-2020.
Data Source: GTD 1970-2020

표 3-2-1. 미국 테러리즘의 무기 유형별 사망 및 비치명적 부상의 빈도 1970-2020

무기 유형	사망 n (%)	비치명적 부상 n (%)
생물학	7 (0.19%)	800 (3.07%)
화학	0	52 (0.2%)
폭발물	243 (6.54%)	2,499 (9.6%)
가짜 무기	0	0
총기류	418 (11.26%)	476 (1.83%)
소이성	3 (0.08%)	89 (0.34%)
근접 무기	18 (0.48%)	88 (0.34%)
기타	0	2 (0.01%)
파괴 장비	1 (0.03%)	78 (0.3%)
알 수 없음	7 (0.19%)	0
탈것(차량 내 폭발물 제외)	3,016 (81.23%)	21,951 (84.31%)
총계	3,713 (100%)	26,035 (100%)

표 3-2-2. 미국 테러리즘의 무기 유형에 따른 사건 분류, 사망 및 비치명적 부상, 그리고 관련 비율 1970-2020

무기 유형	테러 이벤트 수 (n)	(%)	사망자 수 (n)	(%)	부상자 수 (n)	(%)	사건당 사망자 비율	사건당 비치명적 부상자 비율
생물학	21	0.84%	7	0.19%	800	3.07%	0.33	38.10
화학	23	0.92%	0	0	52	0.20%	0	2.26
폭발물	1,119	44.78%	243	6.54%	2,499	9.60%	0.22	2.23
가짜 무기	4	0.16%	0	0	0	0	0	0
총기류	348	13.93%	418	11.26%	476	1.83%	1.20	1.37
소이성	854	34.17%	3	0.08%	89	0.34%	0.003	0.10
근접 무기	55	2.2%	18	0.48%	88	0.34%	0.33	1.60
기타	17	0.68%	0	0	2	0.01%	0	0.12
파괴 장비	16	0.64%	1	0.03%	78	0.30%	0.06	4.88
알 수 없음	21	0.84%	7	0.19%	0	0	0.33	0
탈것(차량 내 폭발물 제외)	21	0.84%	3,016	81.23%	21,951	84.31%	143.62	1,045.29
총계	2,499	100%	3,713	100%	26,035	100%	146.10	1,095.94

전체적으로, 1970년부터 2020년까지 기간 동안 총 3,713건의 사건이 기록되었다**(그림 3-2-1, 표 3-2-1)**. 이 중 1,119건(44.78%)은 폭발물을 사용하였으며, 854건(34.17%)은 소이성 무기를 사용한 사건이다**(그림 3-2-1)**. 348건(13.93%)은 총기 무기를 사용한 사건이었으며, 55건(2.2%)은 근접무기만을 사용한 사건이었다**(그림 3-2-1)**. 화학제제를 사용한 사건은 23건(0.92%)이었다**(그림 3-2-1)**. 생물학 제제, 차량 내 폭발물을 제외한 차량 및 알 수 없음이 각각 21건(0.84%)이었다**(그림 3-2-1)**. 기타로 분류된 사건은 17건(0.68%)이었고 파괴 장비에 의한 사건이 16건(0.64%)이었다**(그림 3-2-1)**. 사망과 비치명적 부상이 가장 많았던 무기는 차량 내 폭발물을 제외한 탈것으로 각각 3,016건(81.23%)과 21,951건(84.31%)을 기록하였다**(표 3-2-1)**. 총기류는 418건(11.26%)으로 2번째로 높은 사망의 빈도를 기록하였다**(표 3-2-1)**. 사건당 사망자 및 부상자 비율이 가장 높았던 무기 역시 143.62 및 1045.29를 기록한 차량 내 폭발물을 제외한 탈것이었다**(표 3-2-2)**.

1970년부터 2020년까지 미국 주별 테러 사건은 총 2,499건이었다. 캘리포니아가 570건(22.81%)으로 가장 많았고 그 뒤로 뉴욕이 505건(20.21%)으로 두 번째를 기록했다. 반면 웨스트 버지니아, 알래스카 및 미상에서 각각 1건(0.04%)이 기록되었다**(표 3-2-3)**.

표 3-2-3. 미국 주별 테러 사건 빈도 1970-2020

	미국 주	n (%)		미국 주	n (%)
1	알라바마	14 (0.56%)	27	몬태나	7 (0.28%)
2	알래스카	1 (0.04%)	28	네브래스카	17 (0.68%)
3	애리조나	34 (1.36%)	29	네바다	21 (0.84%)
4	아칸소	8 (0.32%)	30	뉴햄프셔	9 (0.36%)
5	캘리포니아	570 (22.81%)	31	뉴저지	39 (1.56%)
6	콜로라도	37 (1.48%)	32	뉴멕시코	24 (0.96%)
7	커네티컷	16 (0.64%)	33	뉴욕	505 (20.21%)
8	델라웨어	6 (0.24%)	34	노스캐롤라이나	31 (1.24%)
9	워싱턴 D.C.	77 (3.08%)	35	노스다코타	6 (0.24%)
10	플로리다	156 (6.24%)	36	오하이오	43 (1.72%)
11	조지아	38 (1.52%)	37	오클라호마	14 (0.56%)
12	하와이	5 (0.20%)	38	오레곤	66 (2.64%)
13	아이다호	14 (0.56%)	39	펜실베이니아	39 (1.56%)
14	일리노이	104 (4.16%)	40	로드아일랜드	2 (0.08%)
15	인디애나	23 (0.92%)	41	사우스캐롤라이나	10 (0.40%)
16	아이오와	14 (0.56%)	42	사우스다코타	9 (0.36%)
17	캔자스	12 (0.48%)	43	테네시	23 (0.92%)
18	켄터키	5 (0.20%)	44	텍사스	74 (2.96%)
19	루이지애나	26 (1.04%)	45	미확인	1 (0.04%)
20	메인	4 (0.16%)	46	유타	20 (0.80%)
21	메릴랜드	39 (1.56%)	47	버몬트	4 (0.16%)
22	매사추세츠	53 (2.12%)	48	버지니아	36 (1.44%)
23	미시간	43 (1.72%)	49	워싱턴	102 (4.08%)
24	미네소타	25 (1.00%)	50	웨스트버지니아	1 (0.04%)
25	미시시피	10 (0.40%)	51	위스콘신	30 (1.20%)
26	미주리	29 (1.16%)	52	와이오밍	3 (0.12%)
합계		2,499 (100%)			

(3) 고찰

차량 내 폭발물을 제외한 탈것이 압도적으로 많은 사망 및 비치명적 부상을 일으킨 대표적인 사건은 9·11 테러이다.[1] 2001년 9월 11일의 뉴욕시 테러 공격(9·11)은 거의 2,800명의 사망자를 야기하였으며, 그 후 많은 사람들이 건강 문제를 겪었다.[1] 구조 및 복구 작업자들 중에서는 특히 월드 트레이드 센터 현장에 초기에 도착한 사람들이나 긴 기간 동안 근무한 사람들이 다른 노출 그룹보다 호흡기 질환을 더 자주 발생시키는 경향이 있었다.[1] 또한 이 사건으로 인해 외상 후 스트레스 장애를 겪은 사람들 중에서 밝혀진 위험 요인으로는 9·11 현장의 근접성, 로워 맨해튼 지역에서 생활하거나 근무하는 것, 월드 트레이드 센터 현장에서의 구조 또는 복구 작업, 사건과 관련된 배우자의 상실, 그리고 사회적 지원의 부족이 포함되어 있었다.[1]

총기가 무기로 사용된 경우는 사망 빈도에서 2번째를 차지했으나 사실상 9·11 테러의 단발성이지만 강력한 인명 살상을 제외한다면 실제적으로 미국 내 테러 사망의 가장 많은 원인으로 판단할 수 있다. 이는 총기의 높은 치명성을 반영하는 다른 연구와 일치한다.[2] 총기 관련 사건은 고위험의 총기가 일반 대중에게 쉽게 접근 가능한 미국과 같은 국가에서 특히 우려되는 요소이다. 2016년 올랜도 펄스 나이트 클럽 사건(미국 플로리다 주 올랜도)은 공격 소총과 권총을 무장한 단일 가해자가 49명을 살해하고 52명을 부상시키는 사건이었다.[3] 라스베이거스 (미국 네바다 주) 2017년 사건의 분류에 대한 논란은 많았지만, 연방수사국 및 GTD 기준을 충족하지 않았다.[4] 미국의 총기 사건은 호주와 같이 총기 접근이 엄격히 규제되는 국가와는 대조적이다. 2009년부터 2019년 기간 동안 호주에서는 테러와 관련된 총기 사망자가 10명 미만이었다.[5] 호주에서는 시민 비상 의료 서비스의 화기 상해 관리를 위해 Tactical Emergency Casualty Care 같은 교육 과정을 활용한 교육에 점점 더 중점을 두고 있다.[6]

폭발물도 사망의 빈도에서 243건으로 3번째의 높은 순위 및 비 치명적 부상은 2,499건으로 2위의 높은 순위를 차지했다. 2013년 보스턴(미국 매사추세츠 주) 마라톤 폭탄 테러 사건은 두 개의 집에서 만든 폭탄이 폭발하여 264명이 부상을 입었다.[7]

2018년에는 GTD에 의해 분류된 프로 트럼프 극우주의가 등장했으며, 미국 내 다양한 트럼프 대통령 비평가들에 대한 편지 폭탄 위협 사건들과 관련되었다.[8,9] 역사적으로 오래된 백인 우월주의 조직인 쿠클럭스클랜은 지난 10년 동안 꾸준한 감소 추세였지만, 새로운 증오와 극우주의 그룹들은 증가하며 더욱 두드러지고 표명적이며 뻔뻔하며 온라인 및 오프라인 커뮤니티를 통해 연결되어 있다.[10,11]

보건의료 부분은 과거에는 피해자들을 돌보는 데 국한되어 왔다. CTM의 등장은 의도적 대량 사상자의 독특한 보건의료 결과를 완화하고 대비하기 위한 것으로, CTM 전문가들은 또한 보건의료 취약점을 재고하고 새로운 공격 방법에 대한 대응을 계획한다.[12-14] 과거 방법론을 이해하는 것은 중요한 교육 가치를 제공하지만, 정책 결정자들은 새로운 또는 예상치 못한 사건을 예측하는 데 있어서 전망적으로 접근해야 한다. CTM 내의 보건 의료 복잡성은 재난 의학, 대테러, 전술 의학 및 사법 당국 전문가 및 전문가들과의 라운드 테이블 토론이 필요하며, 이는 미래의 테러 사건에 대처하기 위한 효율적이고 조정된 전략을 보장하기 위함이다.[15]

(4) 제한점

GTD는 세계적 사건의 포괄적인 기록이다. 이는 테러리즘 및 테러 대응 연구 및 조치에 관한 국가 협회(National Consortium for the Study of Terrorism and Responses to Terrorism)에서 유지하며, 세계 테러지수(global terrorism index, GTI)와 같은 다른 테러 관련 지표의 기초가 된다. GTD에 완전히 의존하는 것은 다른 일반적인 출처와 확인, 그리고 온라인 검색을 통한 부분적인 완화가 있지만, GTD에 보고되지 않은 사건이 있는 경우 발견 결과의 진실성을 제한할 수 있다. 게다가 부상 및 사망자는 공식 병원 또는 검시관 보고서가 아닌 뉴스 기록과 교차 매칭되었기 때문에 이러한 출처의 완전성과 정확성에 의존한다. 이 고찰은 미국의 테러 공격과 관련된 다양한 측면에 대한 귀중한 통찰력을 제공하지만, 이 분야에서 더 많은 연구가 필요하다는 점을 주의 깊게 고려해야 한다. 효과적인 예방 전략, 최적의 대응 조치 및 테러로 인해 영향을 받는 개인과 커뮤니티에 대한 장기적 영향에 대한 우리의 이해에는 여전히 빈틈이 있다. 테러 공격의 패턴과 특성을 이해하는 것은 효과적인 대테러 전략을 개발하고 의료 대응을 개선하기 위해 중요하다.

(5) 결론

1970년부터 2020년까지의 51년 동안 미국 내에서 2,499건의 테러 사건이 기록되었으며, 이로 인해 3,713명의 사망과 26,035명의 비사망 부상자가 발생했다. 폭발물 무기가 가장 일반적으로 선택된 방법이었으며, 그 다음으로 소이성 무기 및 총기류 공격이 이어졌다. 탈것 사건은 9·11 테러로 인해 현저하게 높은 사망자와 비사망 부상자수에 기여하였다. 국제적 및 미국 국내 테러리즘은 미국 내에서 여전히 위협이 되며, 이로 인해 상당한 의료 영향이 발생할 수 있으며, 이 분석은 미국의 CTM 일차 대응자들에 대한 교육적 요구를 지원할 수 있을 것이다.

REFERENCE

1. Perlman SE, Friedman S, Galea S, et al. Short-term and medium-term health effects of 9/11. Lancet. 2011;378(9794):925-34. doi: 10.1016/S0140-6736(11)60967-7, PMID: 21890057.
2. Tessler RA, Mooney SJ, Witt CE, et al. Use of firearms in terrorist attacks: differencesbetween the United States, Canada, Europe, Australia, and New Zealand. JAMAIntern Med. 2017;177(12):1865-8.
3. National Policing Institute [Internet]. Rescue, response, and resilience: a critical incidentreview of the Orlando public safety response to the attack on the Pulse nightclub [cited 2021 January 17]. Available from: https://www.policefoundation.org/publication/rescue-response-and-resilience-a-critical-incident-review-of-the-orlando-public-safety-response-to-the-attack-on-the-pulse-nightclub/
4. The New Yorker [Internet]. Why We Should Resist Calling the Las Vegas Shooting "Terrorism." [cited 2021 January 17]. Available from: https://www.newyorker.com/news/news-desk/why-we-should-resist-calling-the-las-vegas-shooting-terrorism
5. Tin D, Hart A, Hertelendy A, et al. Terrorism in Australia: a decade of esca-lating deaths and injuries. Prehosp Disaster Med. 2021;36(3):265-9.

6. Callaway DW. Translating tactical combat casualty care lessons learned to the high-threat civilian setting: tactical emergency casualty care and the Hartford Consensus. Wilderness Environ Med. 2017;28(2S):S140-5.

7. Brunner J, Singh AK, Rocha T, et al. Terrorist bombings: foreign bodies from the Boston Marathon bombing. Semin Ultrasound CT MR. 2015;36(1):68-72. doi: 10.1053/j.sult.2014.10.006. Epub 2014 Oct 16. PMID: 25639179.

8. The Washington Post [Internet]. What we know about the 13 pipe bombs sent to prominent Democrats and Trump critics. 2018 [cited 2021 January 17]. Available from: https://www.washingtonpost.com/nation/2018/10/25/bomb-timeline-list-people-targeted-with-packages-devices/

9. USA Today [Internet]. Stanglin D. FBI: another suspicious package addressed to political activist Tom Steyerintercepted. 2018 [cited 2021 January 17]. Available from: https://www.usatoday.com/story/news/2018/11/02/pipe-bomb-mailings-another-suspicious-package-sent-tom-steyer/1861068002/

10. Slate [Internet]. Palmer B. Ku Klux Klan in decline: why did the KKK lose so many chapters in 2010? 2012 [cited 2021 January 11]. Available from: https://slate.com/news-and-politics/2012/03/ku-klux-klan-in-decline-why-did-the-kkk-lose-so-many-chapters-in-2010

11. CSIS Briefs. The Escalating Terrorism Problem in the United States. Center for Strategic and International Studies. 2020 [cited 2021 January 11]. Available from: https://www.csis.org/analysis/escalating-terrorism-problem-united-states

12. Court M, Edwards B, Issa F, et al. Counter-terrorism medicine:creating a medical initiative mandated by escalating asymmetric attacks. PrehospDisaster Med. 2020;35(6):595-8.

13. Kruglanski AW, Gunaratna R, Ellenberg M, et al. Terrorism in time of the pandemic: exploiting mayhem. Glob Secur Heal Sci Policy. 2020;5(1):121-32.

14. Tin D, Hart A, Ciottone GR. Rethinking disaster vulnerabilities. Am J Emerg Med. 2020;S0735-6757(20):30973-6.

15. Tin D, Hart A, Ciottone GR. Hardening hospital defenses as a counter-terrorismmedicine measure. Am J Emerg Med. 2020;S0735-6757(20):30947-55.

3) 서유럽의 테러리즘

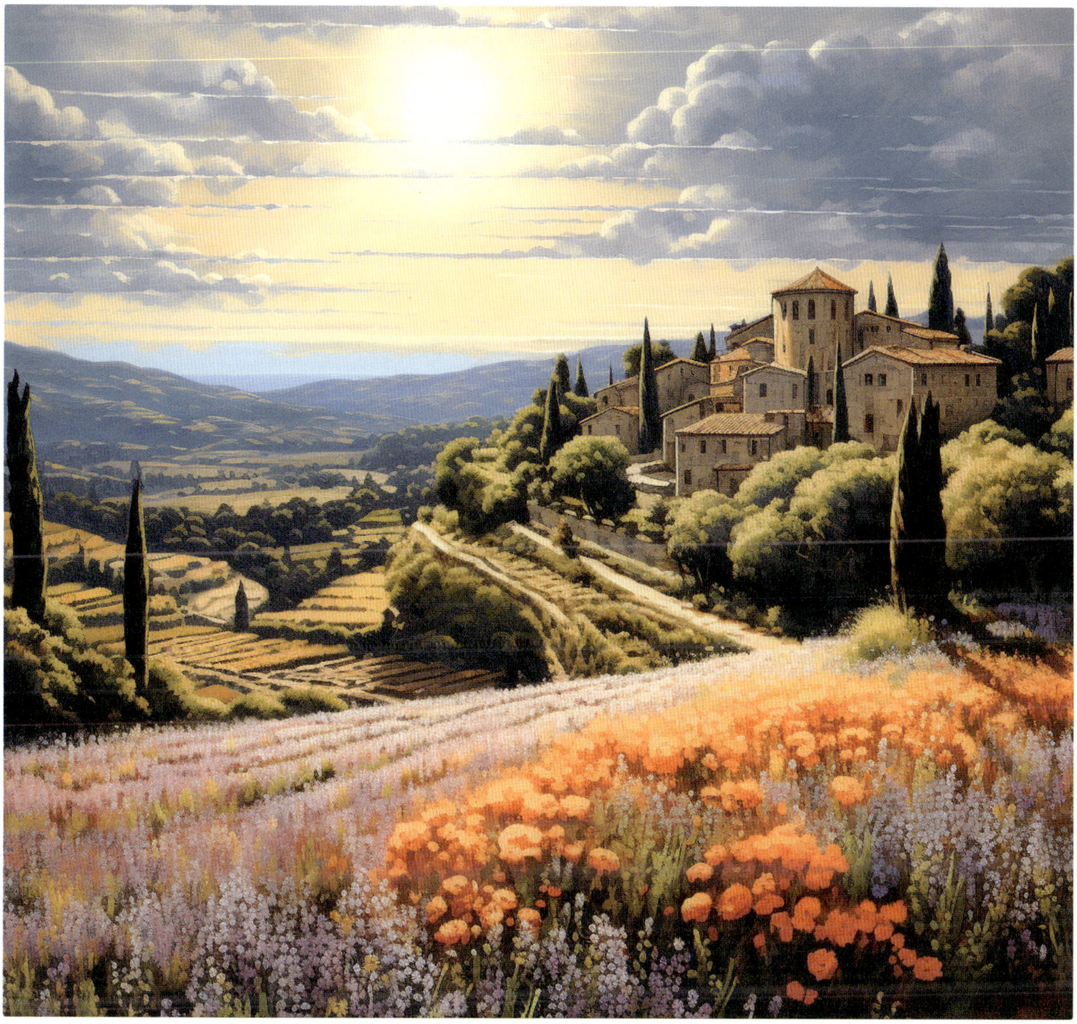

그림 3-3-1. 서유럽의 평화로운 정경.

(1) 배경

세계 테러리즘 데이터베이스 코드 책(GTD Coding Book)에 따르면 서유럽은 안도라, 오스트리아, 벨기에, 키프로스, 덴마크, 핀란드, 프랑스, 독일, 지브롤터, 그리스, 아이슬란드, 아일랜드, 이탈리아, 룩셈부르크, 몰타, 네덜란드, 노르웨이, 포르투갈, 스페인, 스웨덴, 스위스, 영국, 바티칸 시티 및 서독(FRG)으로 분류된다(그림 3-3-1).[1]

현대 테러리즘의 개념은 서양 유럽의 '고대 대륙', 특히 프랑스 혁명 시대에 막시미리앙 드 로브스피에르가 그의 '테러의 시대' 동안 많은 반대자들을 단두대로 보냈을 때에 그 기원을 둔다. 당시 이러한 형태의 국가 테러는 긍정적인 의미로 받아들여졌으며 신

표 3-3-1. 현대 테러리즘의 4가지 파도

파도	촉매	목표	대상	전술	거부 사유
아나키스트 1870-1910년대	느린 정치 개혁, 군주제의 정당성 감소	혁명, 정부 탄압 제거	국가의 대표들	다이너마이트를 이용한 암살, 은행강도	공격적인 국가 반대, 제1차 세계 대전의 시작
민족주의 1920-1960년대	베르사유 평화 조약, 자기 결정 욕구 증가	식민 지배를 없애고 새로운 국가를 만든다	경찰과 군인	게릴라식 뺑소니 공격	달성된 목표, 식민 지배자들은 영토에서 철수
신좌파 1960-1980년대	베트남 전쟁, 냉전 긴장	자본주의 체제의 궤멸	정부들, 미국에서 증가된 포커스	항공기 납치, 유괴, 암살	냉전 종식
종교적 1979-2020년대 (예측)	이란 혁명, 새로운 이슬람 세기 및 소련의 아프가니스탄 침공	세계 이슬람 칼리프의 창조	미국, 이스라엘, 유럽, 대량 교통 체계, 공공 장소	자살 폭탄, 항공기와 차량을 무기로 사용	알려지지 않음

David Rapoport의 "The Four Waves of Modern Terrorism" 2004[2] 및 Erin Walls의 "Waves of modern 테러리즘: 과거 조사 및 미래 예측" 20174에 제시된 정보를 기반으로 함

생 국가를 방어하는 합법적인 수단으로 간주되었다.

오늘날 테러리즘에 대한 일관된 정의는 존재하지 않지만, 테러리즘은 국가와 사회 모두에 대한 적대적 행위로 간주되며, 테러리스트는 국가와 국민의 적으로 여겨진다.

영향력 있는 테러리즘 연구자인 데이비드 라포포트는 대략 현대 국제 테러리즘의 네 시대를 구분하며, 이를 이데올로기/신학, 전략/전술, 그리고 미래에 대한 비전의 공통 특성에 따라 파도로 분류하였다.

'무정부주의 테러리즘'으로 정의되는 첫 번째 파도는 정치 지도자와 군주를 표적으로 삼았으며, '반식민지, 국민주의 테러리즘'으로 정의되는 두 번째 파도는 베르사유 조약 이후에 시작되었다. 세 번째 파도인 '신좌파 테러리즘'은 1960-1989년 사이에 서유럽의 은행가, 국가 및 정부 부서, 그리고 보안 서비스를 표적으로 한 우파 및 좌파 극단주의 그룹을 보여주었다. 그리고 1979년 이후로 나타난 네 번째 '종교' 파도가 있었다.[2,3] (표 3-3-1[2,4]).

라포포트의 파도 이론은 유용한 역사적 모델로 널리 받아들여지지만, 비판과 한계점이 없지는 않다. 테러리스트 그룹의 분류를 거부하는 경우도 여전히 존재한다.[5]

파리 테러(2015년 11월 13일)와 브뤼셀 테러(2016년 3월 22일) 전후의 벨기에 플란더스 지역에서의 자살 통계에 따르면 벨기에 플란더스 지역에서의 자살률은 두 테러 사건 후 모두 증가하였다.[6] 게다가, 파리 테러 후의 증가율이 브뤼셀, 벨기에에서의 테러에 비해 더 높았다.[6] 이는 위협 경험과 대처 가능성의 차이 때문일 수 있다. 또한 2015년 프랑스에서는 자동 소총 발사와 폭발 무기로 인한 테러 공격으로 인해 출혈 쇼크에 처한 민간인 피해자들에 직면했다.[7] 파리와 니스의 공격 이후 프랑스 응급의료체계의 심폐소생술팀은 대량 피해 사건에 대비하기 위해 추가 장비와 교육을 받았다. 그 후 설문 조사 결과 설문에 응답한 209개의 심폐소생술팀에서 공격 후 출혈 쇼크 관리 프로토콜을 사용, 응급의료체계 본부에서 초음파 장비를 사용 및 상지용 탈혈대를 사용함이 공격 후 받은 교육 이후 개선된 점으로 드러났다.[7]

2020년 세계 테러 지수(GTI), 테러 활동에 따라 국가를 순위로 배열한 시스템은, 서양 유럽 국가 중 '매우 높음' 또는 '높음' 영향 영역에는 어떠한 국가도 포함되지 않았다. '중간' 테러 영향 영역에는 영국(30위), 프랑스(38위), 그리스(44위)가 있었다. '낮음' 테러 영향 영역에는 일곱 국가(독일, 벨기에, 이탈리아, 스웨덴, 아일랜드, 스페인, 네덜란드)가 있었으며, '매우 낮음' 영역에는 여섯 국가(핀란드, 덴마크, 노르웨이, 오스드리아, 스위스, 키프로스)가 있었다. '영향 없음' 영역에는 두 국가(아이슬란드와 포르투갈)가 있었다.[8]

테러리즘의 동기와 전략은 복잡하며, 공격의 의학적 후유증은 장기간 지속될 수 있다. 이러한 공격을 완화하는 것은 대테러의학(CTM) 전문가의 핵심 목표 중 하나이지만, 이를 위해서는 보안, 정보, 법 집행 및 다양한 전문가 그룹과의 통합이 필요하다. 이를 통해 견고한 대비 및 대응 계획을 수립할 수 있다.

(2) GTD 빈도 및 세부 통계 분석(1970-2020)

연대별로 본 서유럽의 테러리스트 공격은 1980년대에 4,215건으로 가장 많았고 2000년대에 1,269건으로 가장 적었다. GTD로 10년 단위로 봤을 때 2000년 이전에 비해 2000년대 이후에는 서유럽의 테러리스트 공격은 줄어든 경향을 보였다(그림 3-3-2).

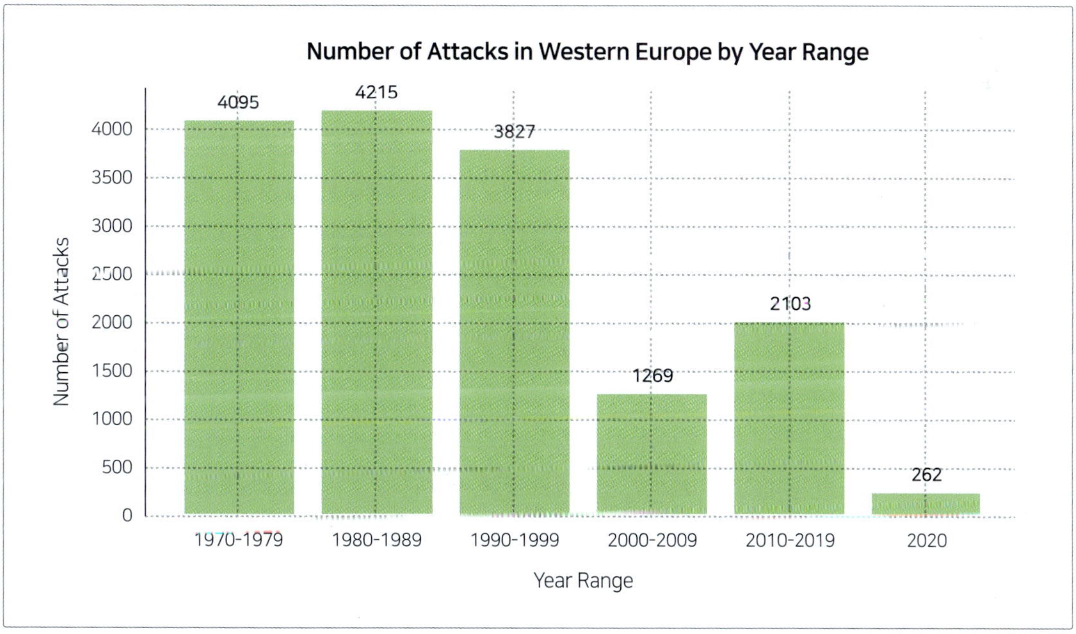

그림 3-3-2. 연대별 서유럽 테러 공격의 빈도.

표 3-3-2. 무기 유형별 사건, 사망, 부상 분석(1970-2020)

무기 유형	사건 횟수 (n)	사건 비율 (%)	사망 (n)	무기 종류별 사망 비율 (%)	손상 (n)	무기 종류별 손상 비율 (%)	사건당 사망	사건당 부상
폭발물	8,268	52.43	2,338	41.38	13,835	78.21	0.28	1.67
소이성	3,243	20.56	74	1.31	554	3.13	0.02	0.17
총기류	3,007	19.07	2,848	50.41	2,207	12.48	0.95	0.73
미상	780	4.95	190	3.36	241	1.36	0.24	0.31
난투	355	2.25	160	2.83	536	3.03	0.45	1.51
화학 무기	43	0.27	6	0.11	95	0.54	0.14	2.21
차나 트럭을 폭탄으로 이용한 경우를 제외한 탈것	26	0.16	34	0.6	208	1.18	1.31	8
기타	23	0.15	0	0	13	0.07	0	0.57
방해공작장비	16	0.1	0	0	0	0	0	0
가짜 무기	6	0.04	0	0	0	0	0	0
생물학 무기	2	0.01	0	0	0	0	0	0
방사능 무기	2	0.01	0	0	0	0	0	0
총계	15,771	100	5,650	100	17,689	100	0.28	1.26

1970년부터 2020년까지 서유럽의 무기 유형별 사건, 사망, 부상 분석에 따르면 폭발물의 공격이 8,268건(52.43%)으로 가장 많았고 생물학무기 및 방사능 무기 공격이 각 2건(0.01%)으로 가장 적었다(**표 3-3-2**). 총기류에 의한 사망은 전체 5,650명 중에서 2,848명(50.41%)으로 가장 많았고 폭발물에 의한 부상은 전체 17,689명 중에서 폭발물에서 13,835명(78.21%)으로 가장 많았다(**표 3-3-1**). 기타, 방해공작장비, 생물학 무기 및 방사능 무기 유형에서는 사망자가 없었고 방해공작장비, 생물학 무기 및 방사능 무기 유형에서도 부상 환자는 없었다(**표 3-3-2**). 차나 트럭을 폭탄으로 이용한 경우를 제외한 탈것이 무기로 사용되었을 때 사건 횟수는 26건(0.16%), 사망 34명(0.6%), 부상의 빈도는 208명(1.18%)으로 무기 유형 중에서 다른 유형과 비교 시 비중은 낮았으나 사건당 사망 및 사건당 부상은 1.31명과 8명으로 무기 유형 중에서 가장 높았다(**표 3-3-2**).

1970년부터 2020년까지 서유럽 나라별로 분석해 봤을 때 영국이 총 15,771건 중에서 사건 발생 4,621건(29.3%), 총 5,650명에서 사망 2,620명(46.37%) 및 총 17,689명 중에서 부상 5,892명(33.31%)의 빈도로 가장 높은 순위를 차지했고 그다음 스페인, 프랑스 순서였다(**표 3-3-3**). 영국은 1970년부터 2019년 기간 동안 총 4,413건의 사건 중 1,829건이 아일랜드 공화국군에 의해 발생했으며, 추가로 828건의 사건이 프로테스탄트 극단주의자, 울스터 지원군, 울스터 자유 전사들, 그리고 아일랜드 공화국 극단주의자 그룹에 의

표 3-3-3. 나라별 사건, 사망, 부상 분석(1970-2020)

나라	사건 (n)	사망 (n)	손상 (n)	나라별 사건 비율 (%)	나라별 사망 비율 (%)	나라별 부상 비율 (%)	나라별 사건당 사망	나라별 사건당 부상
영국	4,621	2,620	5,892	29.3	46.37	33.31	0.57	1.28
스페인	3,038	1,176	4,712	19.26	20.81	26.64	0.39	1.55
프랑스	2,650	527	2,492	16.8	9.33	14.09	0.2	0.94
이탈리아	1,548	414	1,308	9.82	7.33	7.39	0.27	0.84
그리스	1,315	254	723	8.34	4.5	4.09	0.19	0.55
독일	790	95	692	5.01	1.68	3.91	0.12	0.88
서독(FRG)	436	84	697	2.76	1.49	3.94	0.19	1.6
아일랜드	303	95	15	1.92	1.68	0.08	0.31	0.05
네델란드	167	38	71	1.06	0.67	0.4	0.23	0.43
벨기에	147	73	498	0.93	1.29	2.82	0.5	3.39
스웨덴	141	20	78	0.89	0.35	0.44	0.14	0.55
포르투갈	129	31	86	0.82	0.55	0.49	0.24	0.67
오스트리아	128	36	156	0.81	0.64	0.88	0.28	1.22
사이프러스	115	36	37	0.73	0.64	0.21	0.31	0.32
스위스	114	62	83	0.72	1.1	0.47	0.54	0.73
덴마크	44	4	27	0.28	0.07	0.15	0.09	0.61
핀란드	21	2	13	0.13	0.04	0.07	0.1	0.62
몰타	21	4	11	0.13	0.07	0.06	0.19	0.52
노르웨이	21	79	89	0.13	1.4	0.5	3.76	4.24
룩셈부르그	16	0	6	0.1	0	0.03	0	0.38
아이슬란드	4	0	0	0.03	0	0	0	0
바티칸 시티	1	0	3	0.01	0	0.02	0	3
안도라	1	0	0	0.01	0	0	0	0
총계	15,771	5,650	17,680	100	100	100	0.37	1.06

해 발생했다.[9] 이 사건들은 1998년의 성금요일 협정이 체결될 때까지 30여 년 동안 계속된 북아일랜드의 넓은 충돌의 일부였다.[9] 바티칸 시티와 안도라는 각 1건의 사건만 발생하여 가장 낮은 사건 빈도를 보였다(표 3-3-3). 그러나 나라별 사건당 사망과 부상의 경우에는 노르웨이가 3.76명과 4.24명으로 가장 높았으며 이는 69명의 사망자와 60명의 부상자를 발생시킨 우토야 총격 사건의 영향으로 파악된다(표 3-3-3, 4). 이와는 대조적으로 아이슬란드와 안도라에서는 사망자와 부상자가 없었다(표 3-3-3).

표 3-3-4. 21세기 서유럽의 치명적인 테러 공격 20건(2000-2020)

번호	년도	국가	사망자 수	부상자 수	도시	테러단체	공격유형
1	2015	프랑스	93	217	파리	이라크와 레반트의 이슬람 국가(ISIL)	인질극(인질을 볼모로 테러리스트를 방어하는 사건)
2	2016	프랑스	87	433	니스	지하디 영감을 받은 극단주의자	무장 공격
3	2004	스페인	73	450	마드리드	알카에다	폭발/폭탄 테러
4	2011	노르웨이	69	60	우토야	우익 극단주의자	무장 공격
5	2004	스페인	62	450	마드리드	알카에다	폭발/폭탄 테러
6	2004	스페인	37	450	마드리드	알카에다	폭발/폭탄 테러
7	2005	영국	27	340	런던	알카에다	폭발/폭탄 테러
8	2017	영국	23	119	맨체스터	이라크와 레반트의 이슬람 국가(ISIL)	폭발/폭탄 테러
9	2015	프랑스	19	26	파리	이라크와 레반트의 이슬람 국가(ISIL)	무장 공격
10	2004	스페인	19	450	마드리드	알카에다	폭발/폭탄 테러
11	2016	벨기에	18	135	자벤텀 (Zaventem)	이라크와 레반트의 이슬람 국가(ISIL)	폭발/폭탄 테러
12	2016	벨기에	17	135	브뤼셀	이라크와 레반트의 이슬람 국가(ISIL)	폭발/폭탄 테러
13	2015	프랑스	15	26	파리	이라크와 레반트의 이슬람 국가(ISIL)	무장 공격
14	2017	스페인	14	101	바르셀로나	이슬람 극단주의자	무장하지 않은 공격
15	2005	영국	14	110	런던	알카에다	폭발/폭탄 테러
16	2016	독일	12	48	베를린	지하디 영감을 받은 극단주의자	무장하지 않은 공격
17	2015	프랑스	12	12	파리	아라비아 반도안의 알카에다	인질극(인질을 볼모로 테러리스트를 방어하는 사건)
18	2017	영국	11	48	런던	지하디 영감을 받은 극단주의자	무장 공격
19	2016	독일	10	27	뮌헨	반이민 극단주의자	무장 공격
20	2011	노르웨이	8	15	오슬로	우익 극단주의자	폭발/폭탄 테러

1974년부터 2012년까지, 코르시카의 민족주의자 충돌 기간 동안, 코르시카 민족해방전선(FLNC)과 FLNC-역사적 경로는 753건의 공격을 주도하였으며 이는 1970년 이후 2020년까지 프랑스의 모든 공격 2,650건(100%) 대비 28.41%를 차지하였다**(표 3-3-3)**. 이로 인해 13명이 사망하고 96명이 부상하였다. 2010년대 중반부터, 프랑스의 테러 공격은 종교 극단주의 그룹에 의해 주도되었다. 2015년 11월 이슬람국가(ISIL)에 의한 파리 공격과 2016년 지하디에 의해 영감을 받은 니스 트럭 공격은 21세기 서유럽에서 가장

많은 사상자를 낸 두 공격이었다(표 3-3-4).

(3) 고찰

2001년 9월 11일 미국의 테러 공격 직후의 시기는 전 세계 대테러 역사에서 가장 큰 전환점이었다고 할 수 있다. 9·11 공격 이후 전 세계의 관심과 대테러 자원은 극단적 종교적 극단주의로 재편되었다. 2014년에는 테러 사건과 관련 사망자가 최고점에 달했으며, 주로 이라크와 시리아의 ISIL 그리고 나이지리아의 보코 하람에 의해 발생했다.[10] 그러나 지난 10년 동안 서부 내부의 극우 극단주의가 조용하게 급증했으며, 이는 이전에 현지 법 집행 기관과 대테러 기관들이 크게 무시했던 부분이다. 2011년 노르웨이 공격은 폭발물과 총기를 사용하여 77명의 피해자를 낸 사건으로, 많은 사람들에게 서부 국가에서 백인 우월주의 관련 테러의 부활의 시작으로 간주되며, 외로운 늑대 공격자가 얼마나 치명적일 수 있는지에 대한 "개념 증명"을 제공하고, 많은 모방 사건을 부추겼다.[11]

동일 연구 기간 동안의 전 세계적 공격 방법론 추세와 비교하여, 서유럽에서 주요 공격 방식으로 폭발물의 사용은 유사했다(서유럽 52.94% 대 전 세계 48.78%).[12] 총기의 사용은 상대적으로 낮았다(19.31% 대 26.77%). 아마도 그 지역의 엄격한 총기 및 총 소유 규제 때문일 것이다. 화학, 생물, 방사선, 핵(CBRN) 공격 방식의 사용은 증가했지만 여전히 드물었다(0.30% 대 0.20%).[12]

서유럽에서 치명적인 총기 관련 테러 공격이 발생한 후, 현지 국가 당국과 유럽 연합(EU)은 변환된 반자동 무기를 금지하기 위해 무기 지침을 더욱 강화했다.[13] 현재의 유럽 대테러 분야에서의 협력에는 유럽 경찰청(Europol), EU 기관, 그리고 프랑스 리옹에 본부를 둔 국제 범죄 경찰 기구(Interpol)가 포함된다.

2015년 11월 파리에서 발생한 테러 사건과 다른 곳에서의 사건들은 폭력적인 사건이 한 인구의 정신 건강에 어떠한 심각한 영향을 미칠 수 있는지를 우리에게 상기시켰다.[14] 이러한 영향을 치료하는 효과적인 접근법이 존재하긴 하지만,[14] 초기에 위험한 인구를 식별하여 신속하게 그들의 문제를 완화하기 위한 체계적인 시도는 이루어지지 않았다. 사회적 미디어는 재난 중과 이후에 필요한 인구를 식별하는 데 도움이 될 수 있다.[15] 구체적으로, 자동 감정 분석은 이러한 데이터에서 감정적 반응을 추출할 수 있으며,[16] 공간-시간 증상 감시는 질병 발병을 효과적으로 감지할 수 있다.[17] 한 연구는 소셜 미디어 데이터를 기반으로 대규모 트라우마 사건의 감정적 결과에 대한 공간-시간 증상 감시 시스템의 가능성을 조사했다.[18] 2015년 11월 13일 금요일부터 11월 16일 월요일까지 파리에 대한 기본 감정을 트위터에서 추출하는 것을 목표로 하였고, 둘째로, 이러한 기본 감정의 군집을 공간 및 시간에서 감지하려고 했다.[18] 주어진 시간 내에 파리의 트위터 사용자의 기본 감정을 분류했다.[18] 연구진은 재난 후 공격 장소 주변에서 두려움과 슬픔의 군집을 감지했고 재난 후 잠재적인 위협에 대한 주의가 높아진다고 가정했다.[18] 그 결과는 재난 후 2일째인 일요일에 세 개의 공격 장소 주변에서 두려움의 군집을 발견했다(그림 3-3-2).[18] 군집의 시간 프레임은 라 레퍼블리크 광장 인근에서 폭죽 소리가 들렸던 사건과 겹쳤다.[18] 이 사건은 추가적인 잠재적 테러 공격에 대한 소문을 일으키고 일부 패닉을 불러왔다.[19] 사건들이 아직 현지 인구의 의식 속에서 신선할 때, 많은 사람들은 희생자들에게 존경과 슬픔을 보였다.[18] 이 연구는 재난 후의 집중된 감정 반응의 위치를 실시간으로 신호로 감지하는 실증 감시의 잠재력을 보여주는 최초의 보고서였다.[18] 감정 반응의 군집이 공간과 시간에서 기록된 지오태그된 소셜 미디어 데이터를 기반으로 감정 분석과 회고적 공간-시간 군집 탐지의 조합을 사용하여 포착될 수 있다

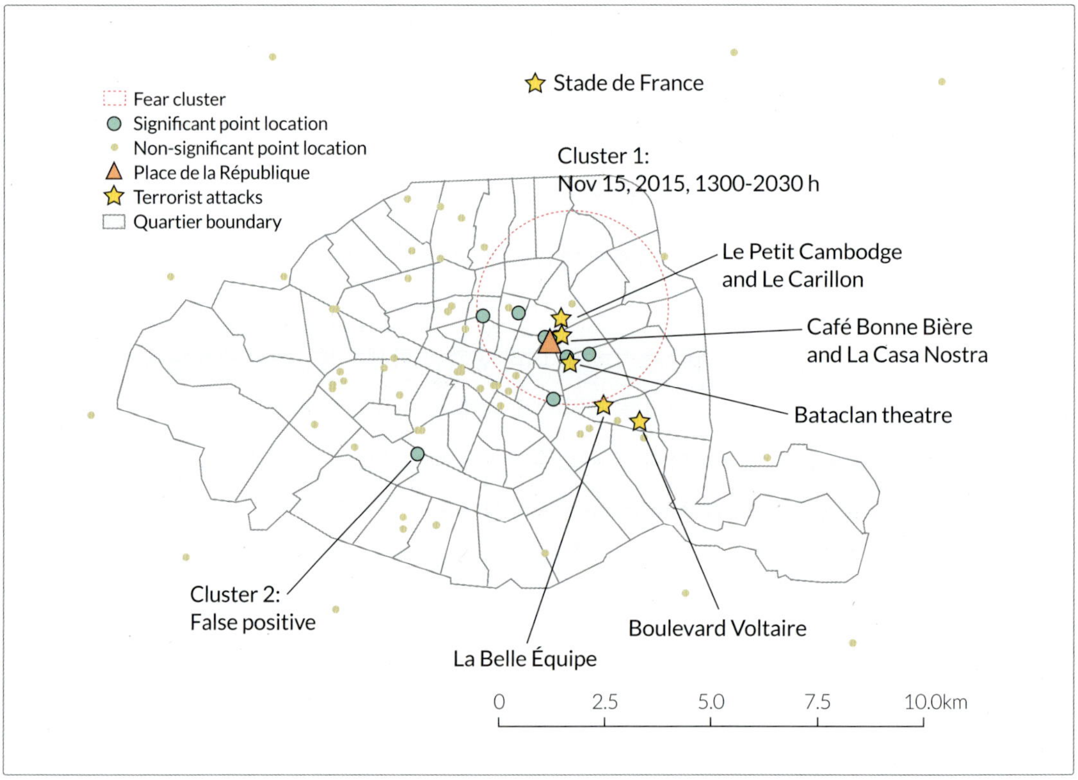

그림 3-3-3. 파리의 테러 공격 후 공포의 군집의 공간적 및 시간적 위치.[18]

Fear cluster, 공포 군집; Significant point location, 유의한 위치 점; Non-significant point location, 유의하지 않은 위치 점; Place de la République, 라 레퍼블리크 광장; Terrorist attacks 테러 공격; Quartier boundary, 지구 경계; Le Petit Cambodge and Le Carillon, 르 페티 캄보주와 르 카릴롱; Stade de France, 스타드 드 프랑스; Café Bonne Bière and La Casa Nostra, 카페 보네 비에르와 라 카사 노스트라; Bataclan theatre, 바타클란 극장; Boulevard Voltaire, 볼테르 대로; La Belle Équipe, 라 벨 에끼프; Cluster 1: Nov 15, 2015, 1300-2030 h, 군집 1: 2015년 11월 15일, 13:00-20:30; Cluster 2: False positive, 군집 2: 잘못된 양성 결과

지도상의 각 점은 Twitter 트윗의 위치를 나타내며, 녹색 점은 통계적으로 유의한 군집에 속하는 트윗을, 회색 점은 어떤 유의한 군집에도 속하지 않는 트윗을 나타낸다. 특히 두 번째 군집은 거짓 양성이었는데, 그것은 "절망적"이라는 단어가 감정으로 분류된 인기 TV 프로그램 「Desperate Housemen」에 관한 같은 사용자의 트윗으로 구성되었기 때문이다. 이러한 트윗들이 상대적으로 좁은 시간 프레임 내에서 동일한 지역에서 발행되었기 때문에, 공간-시간 스캔 통계는 공포의 신호를 확인했다.

는 것을 보여주었다.[18] 다른 연구에서 제안된 바와 같이,[14,20] 초기 감정 반응은 장기적인 정신 건강 요구에도 예측력을 가지고 있다. 이러한 근거로 이 연구는 본 접근법이 시간이 지남에 따른 서비스의 할당에 도움을 줄 수 있을 것으로 주장하였다.[18] 이 방법이 세련되게 개선되고 실시간으로 전망적으로 적용된다면, 이 접근법은 재난 후 감정 반응의 발생 지역을 감지하고, 시간이 지남에 따라 서비스의 할당에 대한 지침을 제공할 수도 있을 것으로 기대된다.[18] 더욱이, 공식적인 감시 인프라가 제한된 국가에서는 이 접근법이 대규모 트라우마를 식별하고 가장 크게 피해를 입은 지역으로의 응급 처치를 안내하는 데 있어 잠재력이 있다.[18]

서유럽에서 최근 발생한 일부 테러 사건들(예: 2015년 11월 파리, 2016년 니스 트럭 공격, 2011년 우토야 대학살, 2004년 마드리드 기차 폭탄 테러)은 일반 무기를 사용하여 공격에 대응하는 데 있어 알려진 문제점을 강조하였다. 그러나 새로운 공격 방법론 사용에 대한 점진적인 이동 가능성이 있다.[21] 드론의 확산과 그것을 CBRN 및 폭발물 전달 플랫폼으로 사용하는 잠재력은 큰 우려사항이다.[22] 게다가, 최근 나탄즈 사이버 해킹은 핵 테러로 규정되었고, 2017년 "워너크라이" 공격과 2021년 아일랜드 건강 시스템에 대한 랜섬웨어 공격과 같은 다른 사이버 사건들은 위기 상태로 확대되었으며, 높은 사망 및 사상 위험을 수반하는 다양한 사이버 취약점을 노출시켰다.[23-27]

건강 관리의 보안은 CTM 전문가들에게 관심사이며, 병원의 방어 강화와 직원, 보안 및 의료 서비스 제공 간의 균형에 대한 논의를 유발하고 있다.[28-30] 또한, 사이버 테러의 위협이 상승하고 있으며, 건강 관리 부문은 여전히 취약하고 매력적인 대상으로 남아 있다.[30,31]

COVID-19 대유행은 생물학적 사건을 대처하기 위한 다기관 간 협력, 위기 리더십, 공중 보건 메시징, 사회적 응집의 중요성을 더욱 강조하였다. CTM 전문가들은 의료계를 넘어서 효과적으로 의도적 사건과 관련된 건강 위험을 완화하기 위해 논의를 확장할 필요성을 인식하고 있다.[32] 또한, 건강 관리 기관, 시설 및 전문가들을 향한 공격은 역사적으로 계속되어 왔지만, 반과학, 반정부, 정치적 동기를 갖는 성향이 급증함에 따라 현대 시대의 건강 관리 종사자들에게 증가된 위험이 있다.[33]

CTM 전문가들은 대테러 동료들과 협력하여 이러한 공격 방법론의 건강 위험을 이해하고 분석하며 완화하는 데 목표를 두고 있다.[33] 의도적인 인공 사건의 동기에 대한 현대의 사회 정치적 복잡성은 지능, 보안, 의료 서비스 간의 국경 간 협력의 중요성을 강조하는데, 이는 테러 공격의 인간적 비용을 완화하기 위함이다.[21,34]

(4) 결론

서유럽의 테러 공격 동향은 시대에 따라 변화하며, 1980년대에 최고점에 달한 4,215건의 테러 사건은 2000년대에는 1,269건으로 크게 감소했다. 무기 유형별로 분석했을 때, 폭발물을 사용한 공격이 가장 많았으며, 특히 총기에 의한 사망과 폭발물에 의한 부상이 두드러졌다.

1970년부터 2020년까지 51년 기간 동안 나라별로 봤을 때 영국이 가장 많은 테러 사건과 피해를 보였으며, 그 이후로는 스페인과 프랑스가 뒤를 이었다. 그러나 2015년 파리와 2016년의 니스 테러 공격은 단일 공격의 관점에서 봤을 때 서유럽에서 발생한 가장 치명적인 사건으로 1, 2위를 기록하며 피해자들의 물리적 피해만 아니라 그 극심한 공포로 인해 정신적 충격과 후유증으로 사회에 큰 파장을 남겼다. 그로 인해 후속 정신건강 분석 연구의 계기가 되기도 하였다. 영국은 아일랜드 공화국군 및 다른 극단주의자 그룹의 활동으로 인해 가장 많은 사건과 피해를 보였으며, 프랑스는 코르시카 민족해방전선과 종교 극단주의 그룹의 공격이 주요 포인트였다.

최근의 사회적 미디어 데이터 분석 기술, 특히 자동 감정 분석과 공간-시간 증상 감시는 테러 공격과 같은 대규모 사건에서 발생하는 사회의 감정적 반응과 질병 발병 추세를 신속하게 감지하는 데 중요한 역할을 할 수 있다. 또한 해가 갈수록 심해지는 사이버 테러의 위협과 그로 인한 건강관리의 취약성으로 인한 위험 노출 증가 역시 CTM 전문가들이 해결을 위해 당면한 문제점들이다.

CTM 전문가들은 이러한 분석을 통해 대테러 동료들과 협력하여 이러한 공격 방법론의 물리적 및 심리적 건강 위험을 이해하고 더욱 신속하고 효과적인 완화, 대비, 대응 및 복구 전략을 마련해야 한다.

REFERENCE

1. GTD (Global Terrorism Database) Codebook (August 2021) [Internet]. [cited 2023 September 8]. Available from: https://www.start.umd.edu/gtd/downloads/Codebook.pdf
2. Rapoport D. The Four Waves of Rebel Terror and September 11. The New Global Terrorism Characteristics, Causes, Control. 2003;8(1):36-52.
3. Historiek [Internet]. Vier golven van terrorisme. [cited 2021 July 22]. Available from: https://historiek.net/vier-golvenvan-terrorisme/47534/.
4. Walls E. Waves of modern terrorism: examining the past and predicting the future. Georgetown University-Graduate School of Arts & Sciences. 2017.
5. Radil SM, Pinos JC. Reexamining the four waves of modern terrorism: a territorial interpretation. Studies in Conflict and Terrorism. 2019.
6. Thiery C, Jost D, Klein I, et al. Advances in prehospital hemorrhagic shock management since Paris' terrorist attacks in 2015: A before-and-after retrospective study. Am J Disaster Med. 2022 Fall;14(4):247-52. doi: 10.5055/ajdm.2021.0408. PMID: 35325460.
7. Van Overmeire R, Gidron Y, Six S, et al. Suicide in Flanders, Belgium, after terrorist attacks. Psychol Health Med. 2022;27(7):1507-13. doi: 10.1080/13548506.2021.1894342. Epub 2021 Mar 1. PMID:

33641527.

8. VISION OF HUMANITY [Internet]. Global Terrorism Index 2020_Measuring the Impact of Terrorism. Institute for Economics & Peace. [cited 2021 April 24]. Available from: http://visionofhumanity.org/reports

9. Tin D, Barten DG, De Cauwer H, et al. Terrorist attacks in Western Europe: a counter-terrorism medicine analysis. Prehosp Disaster Med. 2022;37(1):19-24.

10. The Guardian [Internet]. Terrorist killings up by 80% in 2014, fueling flow of refugees, report says. [cited 2021 July 25]. Available from: https://www.theguardian.com/global-development/2015/nov/17/terrorist-killings-up-by-80-per-cent-2014-fuelling-flow-refugees-global-terrorism-index

11. The New York Times [Internet]. Attacks by White Extremists Are Growing. So Are Their Connections. [cited 2021 July 25]. Available from: https://www.nytimes.com/interactive/2019/04/03/world/white-extremist-terrorism-christchurch.html.

12. Tin D, Margus C, Ciottone GR. Half a century of terrorist attacks: weapons selection, casualty outcomes, and implications for Counter Terrorism Medicine. Prehosp Disaster Med. 2021;36(5):526-30.

13. News European Parliament. Parliament approves revised EU gun law to close security loopholes. [cited 2021 July 24]. Available from: https://www.europarl.europa.eu/news/en/pressroom/20170308IPR65677/parliament-approves-revised-eu-gun-law-to-close-securityloopholes.

14. Goldmann E, Galea S. Mental health consequences of disasters. Annu Rev Public Health. 2014;35:169-83.

15. Houston JB, Hawthorne J, Perreault MF, et al. Social media and disasters: a functional framework for social media use in disaster planning, response, and research. Disasters. 2015;39:1-22.

16. Sykora MD, Jackson TW, O'Brien A. Emotive ontology: extracting fine-grained emotions from terse, informal messages. IADIS Int J Comput Sci Inform Syst. 2013;8:106-18.

17. Nagar R, Yuan Q, Freifeld CC, et al. A case study of the New York city 2012-2013 infl uenza season with daily geocoded Twitter data from temporal and spatiotemporal perspectives. J Med Internet Res. 2014;16:e236.

18. Gruebner O, Sykora M, Lowe SR, et al. Mental health surveillance after the terrorist attacks in Paris. Lancet. 2016;387(10034):2195-6. doi: 10.1016/S0140-6736(16)30602-X. PMID: 27302026.

19. Le Monde [Internet]. Le rassemblement de la place de la R?publique perturb? par un mouvement de panique. [cited 2015 December 15]. Available from: https://www.lemonde.fr/attaques-a-paris/article/2015/11/15/mouvements-de-panique-place-de-la-republique-apres-une-alerte-a-la-fusillade_4810470_4809495.html

20. Bryant RA. Acute stress disorder as a predictor of posttraumatic stress disorder. J Clin Psychiatry. 2010; 72: 233-39.

21. Pepper M, Archer F, Moloney J. Triage in complex, coordinated terrorist attacks. Prehosp Disaster Med. 2019;34(4):442-8.

22. Tin D, Kallenborn Z, Hart A, et al. Rise of the unmanned aerial vehicles: an imminent public health threat mandating Counter Terrorism Medicine preparedness for potential mass casualty attacks. Prehosp Disaster Med. 2021;36(5):636-8.

23. Argaw ST, Bempong NE, Eshaya-Chauvin B, et al. The state of research on cyberattacks against

hospitals and available best practice recommendations: a scoping review. BMC Med Inform Deci Mak. 2019;19(1):10.

24. The Conversation [Internet]. Australian hospitals are under constant cyber-attack. The consequences could be deadly. [cited 2021 January 24]. Available from: https://theconversation.com/australian-hospitals-are-under-constant-cyber-attack-the-consequences-couldbe-deadly-150164
25. ABC News [Internet]. Iran calls Natanz nuclear enrichment site blackout 'nuclear terrorism'. [cited 2021 July 24]. Available from: https://www.abc.net.au/news/2021-04-12/iran-calls-natanz-atomic-siteblackout-nuclear-terrorism/100062156
26. Reuters [Internet]. Irish health service hit by 'very sophisticated' ransomware attack. [cited 2021 July 29]. Available from: https://www.reuters.com/technology/irish-health-service-hit-by-ransomware-attack-vaccine-rollout-unaffected-2021-05-14/
27. Ghafur S, Kristensen S, Honeyford K, et al. A retrospective impact analysis of the WannaCry cyberattack on the NHS. NPJ Digit Med. 2019;2:98.
28. Tin D, Hart A, Ciottone GR. Hardening hospital defenses as a counter-terrorism medicine measure. Am J Emerg Med. 2020;45:667-8.
29. Tin D, Hart A, Ciottone GR. A decade of terrorism in the United States and the emergence of Counter-Terrorism Medicine. Prehosp Disaster Med. 2021;36(4):380-4.
30. De Cauwer H, Somville F, Sabbe M, et al. Hospitals: soft target for terrorism? Prehosp Disaster Med. 2017;32(1):94-100.
31. ABC News [Internet]. Cyberterrorists targeting healthcare systems, critical infrastructure. [cited 2021 July 26]. Available from: https://www.abc.net.au/news/2017-10-23/forget-explosives,-terrorists-are-coming-after-cyber-systems/9076786.
32. Hermeneut [Internet]. White paper on cybercrime and cyberterrorism. [cited 2021 July 26]. Available from: https://www.hermeneut.eu/download/cybercrime-cyberterrorism-healthcare-sector/
33. Tin D. Enhancing medical preparedness to meet the changing threat of terrorism. The Strategist. 2021.
34. Bemelman M. Is there a threat towards medical institutions, and what to do? Chirurgia (Bucur). 2017;112(5):627-9.

4) 동유럽의 테러리즘

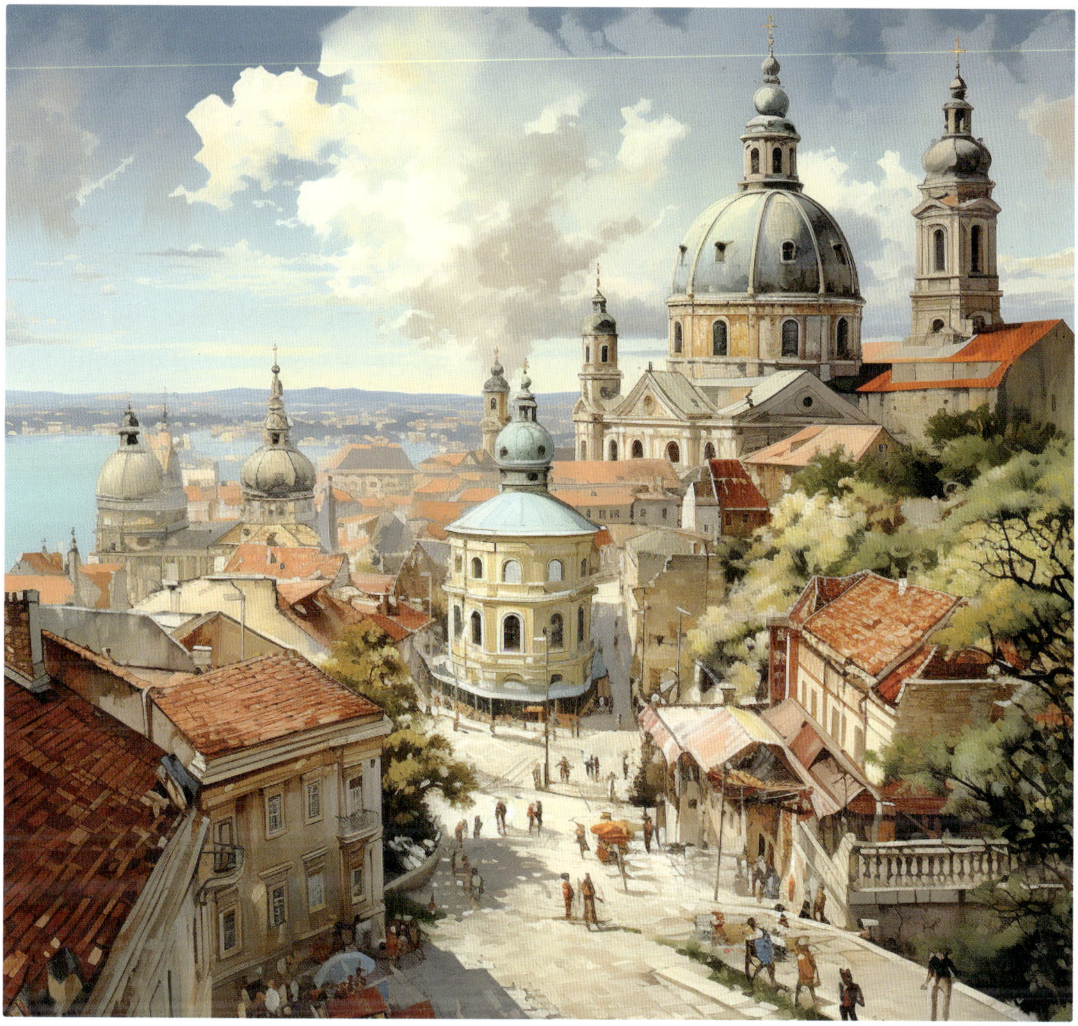

그림 3-4-1. 동유럽의 평화로운 정경.

세계 테러리즘 데이터베이스 코드 책(GTD Coding Book)에 따르면 서유럽은 안도라, 오스트리아, 벨기에, 키프로스, 덴마크, 핀란드, 프랑스, 독일, 지브롤터, 그리스, 아이슬란드, 아일랜드, 이탈리아, 룩셈부르크, 몰타, 네덜란드, 노르웨이, 포르투갈, 스페인, 스웨덴, 스위스, 영국, 바티칸 시티 및 서독(FRG)으로 분류된다(그림 3-4-1).[1]

지난 50여 년 동안 동유럽은 테러 공격이 상대적으로 적었다. 그러나 최근 러시아-우크라이나 간의 충돌이 확대되면서 이 지역에 새로운 주목을 받게 되었고, 전쟁, 충돌, 반란, 테러에 대한 새로운 질문과 우려가 제기되고 있다. 전쟁은 위장된 인도주의적 위기로 묘사되었다.[2] 이는 사회의 구조를 파괴하며 폭력, 테러, 사회적 불평등을 촉진한다.[2,3]

현대 전장의 비선형적이며 확장적인 특성은 군인 및 민간인 사상자의 급증을 초래한다.[2] 군사 무기는 고속 관통 상처로 인한 치명적인 출혈 위험을 증가시키며, 폭발성 무기의 열 및 폭발력 효과로 인한 화상과 다기관 손상이 흔하다.[2,4] 2022년 11월 21일 현재, 유엔 인권 고등판무관 사무국은 우크라이나에서 16,784명의 민간인 사상자와 그중 6,595명의 사망자를 보고하였다.[2,5] 제2차 세계대전 이후 유럽에서 가장 큰 규모의 러시아의 침략과 전투 작전은 우크라이나 전역에서 발생하고 있으며, 여기에는 체르노빌 사이트를 포함하지 않은 15개의 활성 핵 반응기가 공격 또는 방해를 받을 위험에 처해 있다.[6] 또한, 동유럽은 COVID-19로 크게 피해를 입었으며, 이는 본질적으로 취약한 의료 체계에서의 광범위한 취약점을 드러냈다.[6] 우크라이나의 건강 시스템은 이미 러시아와의 장기적인 긴장 관계와 COVID-19 대유행으로 인한 부담을 겪고 있었지만, 적대 행위가 진행됨에 따라 더욱 손상을 입었다.[7] 이는 동유럽 의료 기관이 테러 공격 또는 폭력적인 극단주의 행위로 인한 급증을 흡수하고 관리할 수 있는 능력에 대한 우려를 제기한다.

국제 인도주의 법은 전쟁 시기에 건강 관련 시스템의 중립성을 보호해야 한다고 규정하고 있지만, 세계보건기구는 2022년 11월 15일까지 15개의 우크라이나 지방에서 건강 관련 시설에 대한 544건의 공격을 기록하였다.[2] 군사 행동은 사상자의 대피, 인도적 지원 제공, 기반 시설 피해, 그리고 에너지, 물, 통신, 식품, 그리고 위생을 포함한 필수 서비스의 중단과 같은 장애물을 만들었다.[2] 현재 우크라이나의 거의 모든 병원은 군인 및 민간인 부상자를 치료하고 있으며, 주요 의료 센터조차도 발전기와 내부 무선 통신을 사용하며 깨끗한 물을 비축하고 있다.[2] 비공식 우크라이나 보고서에 따르면, 이러한 시설의 의료 종사자 절반 정도가 피신하거나 전투원 또는 의료진으로 군사 대응에 참여했다.[2]

지속적인 충돌은 급속히 넓은 범위의 인구 이동을 초래한다. 이런 난민들은 임시적이며 종종 과잉이 되는 생활 환경에서 급성 및 악화된 만성 질환의 위험에 처한 여성, 어린이 및 노인들로 구성된다. 이 취약한 집단은 주변의 점점 법이 없는 환경에서 자주 학대, 인권 침해 및 차별을 경험하며 행동 및 외상 후 스트레스 장애가 흔하다. 우크라이나 충돌의 처음 몇 주 동안, 하루에 평균 100,000명의 난민이 폴란드 국경만을 넘어섰으며, 지역 자원을 초과하였다.[2] 유엔 난민 고등판무관에 따르면, 약 6.9백만 명의 사람들이 우크라이나 내부로 이동했으며 7.2백만 명 이상의 사람들이 유럽에서만 난민으로 등록되었다.[7]

이번 챕터에서는 GTD를 바탕으로 1970년부터 2020년까지 동유럽에서 발생한 모든 테러 관련 사망과 부상의 유병률적 설명과 그에 따른 CTM 견지에서의 교훈을 알아보고자 한다.

(1) GTD 빈도 및 세부 통계 분석(1970-2020)

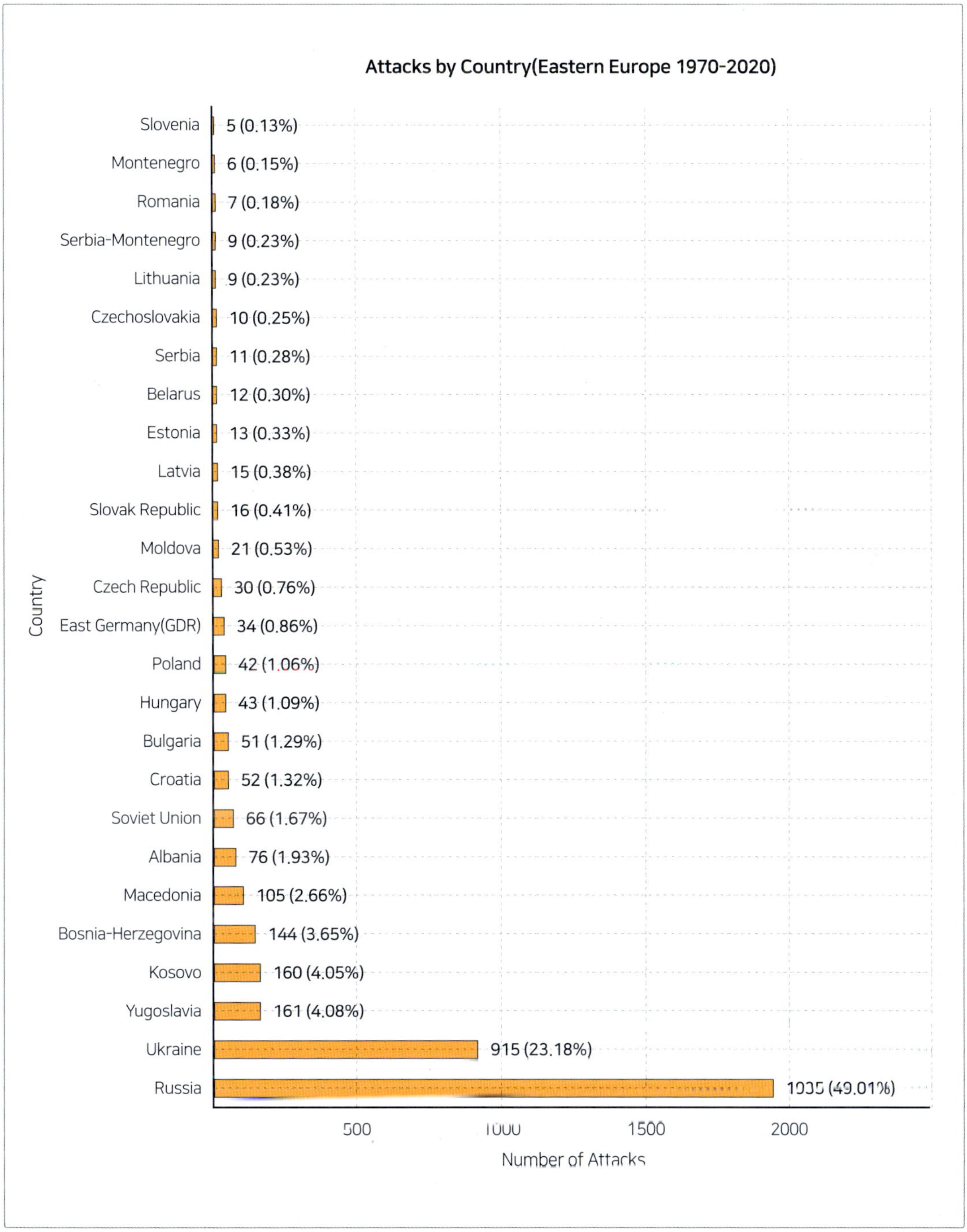

그림 3-4-2. 동유럽의 나라별 테러 공격 빈도(1970-2020).

Albania, 알바니아; Belarus, 벨라루스; Bosnia-Herzegovina, 보스니아 헤르체고비나; Bulgaria, 불가리아; Croatia, 크로아티아; Czech Republic, 체코; Czechoslovakia, 체코슬로바키아; East Germany (GDR), 동독; Estonia, 에스토니아; Hungary, 헝가리; Kosovo, 코소보; Latvia, 라트비아; Lithuania, 리투아니아; Macedonia, 마케도니아; Moldova, 몰도바; Montenegro, 몬테네그로; Poland, 폴란드; Romania, 루마니아; Russia, 러시아; Serbia, 세르비아; Serbia-Montenegro, 세르비아-몬테네그로; Slovak Republic, 슬로바키아; Slovenia, 슬로베니아; Soviet Union, 소비에트 연방; Ukraine, 우크라이나; Yugoslavia, 유고슬라비아

표 3-4-1. 무기 유형별 사건, 사망, 부상 분석(1970-2020)

무기 유형	사건 횟수 (n)	사망 (n)	손상 (n)	사건 비율 (%)	무기 종류별 사망 비율 (%)	무기 종류별 손상 비율 (%)	사건당 사망	사건당 부상
화학무기	11	6	34	0.28	0.11	0.36	0.55	3.09
폭발물	2,331	3,396	8,090	59.04	62.92	84.64	1.46	3.47
가짜 무기	4	0	0	0.1	0	0	0	0
총기류	1,080	1,720	1,219	27.36	31.87	12.75	1.59	1.13
소이성 무기	210	12	33	5.32	0.22	0.35	0.06	0.16
근접 무기	94	35	108	2.38	0.65	1.13	0.37	1.15
기타	4	3	0	0.1	0.06	0	0.75	0
파괴 장비	5	0	0	0.13	0	0	0	0
알 수 없음	208	225	74	5.27	4.17	0.77	1.08	0.36
탈것(자동차나 트럭 폭탄과 같은 차량에 실린 폭발물 제외)	1	0	0	0.03	0	0	0	0
총계	3,948	5,397	9,558	100	100	100	0.59	0.94

표 3-4-2. 타겟 유형에 따른 공격 분석

타겟 유형	공격 횟수	%
민간인 및 재산	820	20.77
경찰	791	20.04
정부(일반)	662	16.77
사업	408	10.33
교통	291	7.37
종교 인사/기관	180	4.56
군대	143	3.62
정부(외교)	135	3.42
기자 & 미디어	133	3.37
미상	120	3.04
유틸리티	82	2.08
교육 기관	56	1.42
비정부 기구	40	1.01
공항 및 항공기	28	0.71
통신	19	0.48
식수 공급	10	0.25
관광객	10	0.25
테러리스트/비국가 민병대	9	0.23
폭력적인 정당	6	0.15
기타	5	0.13
총계	3,948	100

연구 기간 동안 총 3,948건의 테러 공격이 발견되었으며, 이로 인해 5,397명이 사망하고 9,558명이 부상당했다(그림 3-4-2, 표 3-4-1). 이는 사건당 평균 0.59명의 사망자와 0.94명의 부상자를 의미한다(표 3-4-1). 해당 지역에서의 모든 공격 중 49.01%는 러시아에서, 23.18%는 우크라이나에서 발생했다(그림 3-4-2).

테러 공격의 20.77%에서는 일반 시민과 재산이 대상이었으며, 경찰이 20.2%에서 목표로 설정되었다(표 3-4-2). 지역에서의 모든 테러 공격 중 59.04%에서는 폭발물이 가장 일반적으로 사용된 무기 유형이었으며, 27.36%에서는 총기가 사용되었다(표 3-4-1, 그림 3-4-3).

표 3-4-3. 상위 10위의 사상 사고(1970-2020)

순위	년	월	일	장소 (도시)	테러 단체 이름	동기	사망자 수	부상자 수	공격 유형
1	2004	9	1	베슬란	리야두스-살리킨 체첸 순교자의 정찰 및 파괴내내	미상	344	727	폭발/폭탄 테러 (자살 벨트)
2	2014	7	17	흐리보베	도네츠크 인민 공화국		298	0	폭발/폭탄 테리 (지대공 미사일)
3	1991	7	28	글리나	세르비아 극단주의자		180	0	무장 공격
4	2002	10	23	모스크바	특별 목적의 이슬람 연대 (SPIR)-체첸반군	체첸의 이슬람 분리주의 운동에 충성	170		러시아 군대의 극장내 환기구 화학물질살포 및 테러리스트를 향한 총격(모스크바 극장 인질 사건으로 민간인 사망 130명과 테러리스트 사망 40명으로 문헌에 알려짐)[8]
5	1995	6	14		체첸 반군	"제1차 체첸 전쟁"은 체첸 독립파와 러시아 연방 및 러시아와의 합병을 희망하는 체첸 세력 사이에 발생한 내전[9]	121	0	1995년 6월 14일 독자적인 샤밀 바사예프가 이끄는 반군 집단이 군용 트럭에 숨어 스타브로폴 지방의 부됴놉스크로 침투, 병원을 점령한 채 1,500명의 인질을 잡고 이들의 목숨을 볼모로 러시아 고관과의 직접 대면과 평화 협상을 요구하기 시작했다.(부됴놉스크 병원 인실극)
6	1999	9	13	나가티노-사도브니키	체첸 반군	체첸에 대한 러시아의 개입에 대한 보복으로 러시아 시민들을 공격하려는 이도로 추정	118		폭발/폭탄 테러
7	1999	9	9	페차트니키	체첸 반군	체첸에 대한 러시아의 개입에 대한 보복으로 러시아 시민들을 공격하려는 의도로 추정	90	180	폭발/폭탄 테러
8	1999	9	4	부이나크스크	체첸 반군	체첸에 대한 러시아의 개입에 대한 보복으로 추정	64	100	폭발/폭탄 테러
9	1999	3	19	블라디카프카즈	체첸 반군	미상	64	104	폭발/폭탄 테러
10	2003	5	12	즈나멘스코예	체첸 반군	미상	59	197	폭발/폭탄 테러

단일 테러 사건으로 인한 가장 큰 희생자 수는 2004년 러시아에서 기록되었다: 30명 이상의 체첸 및 잉구시 반군이 자살 폭탄 벨트를 착용하고 베슬란 학교를 점거하여 학교 체육관에서 1,200명의 아이들, 부모 및 교사를 인질로 삼았으며, 이 결과 344명이 사망하고 727명이 부상당했다(표 3-4-3). 2014년 우크라이나 상공에서 지표대공 미사일로 말레이시아 항공 MH17편이 격추된 사건은 지역에서 두 번째로 큰 테러 관련 희생자 수를 기록하였으며, 298명이 사망했다(표 3-4-3).

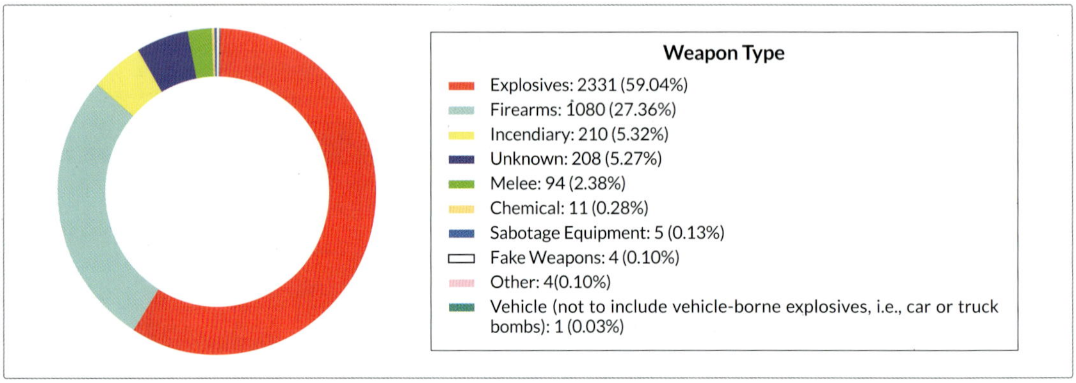

그림 3-4-3. 동유럽의 무기 유형별 공격 빈도 분석(1970-2020).

Weapon Type, 무기 유형; Explosives, 폭발물; Firearms, 총기류; Incendiary, 소이성 무기; Melee, 근접 무기; Chemical, 화학 무기; Sabotage Equipment, 파괴 장비; Vehicle (not to include vehicle-borne explosives, i.e., car or truck bombs), 탈것(차량 폭탄 제외); Fake Weapons, 모조 무기; Other, 기타; Unknown, 알 수 없음

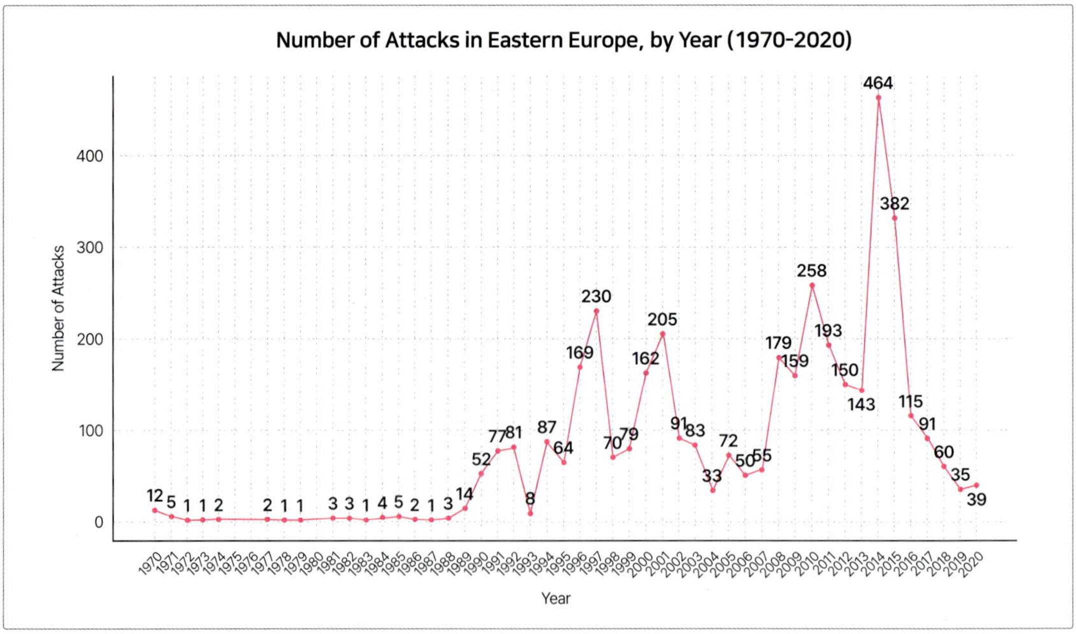

그림 3-4-4. 연도별 동유럽에서의 총 공격 횟수(1970-2020).

2014년의 최고점 이후 테러 공격은 급격히 감소하였으나, 1970년대 이후로는 전반적으로 테러 공격이 증가하는 추세를 보였다(그림 3-4-4).

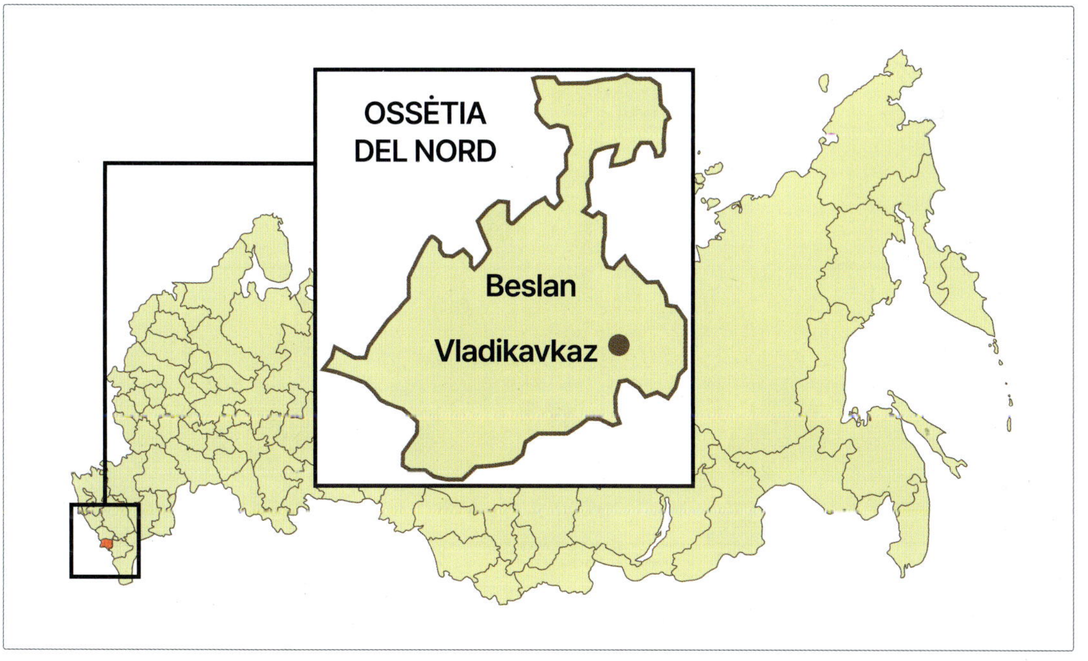

그림 3-4-5. 러시아 베슬란 지역의 지도.

(2) 고찰

동유럽은 서유럽과 중앙아시아 사이에 위치한 세계 지역이다. 비잔틴 문화의 영향과 동방 정교회는 그 지역의 역사에서 중요한 역할을 해 왔다. 실제로, 1054년의 동서 교황 분열은 여러 세기 동안 유럽을 지배한 가톨릭 (그리고 나중에는 프로테스탄트) 서부에 대한 동방 정교회의 문화적 통일과 저항의 원인이 되었다.[10,11]

제2차 세계대전(1939-1945) 후에는 나치 독일로부터 해방된 유럽 국가들이 소련 군에 의해 점령되었고, 1948년까지 동유럽의 모든 국가들이 공산주의 통제 체제를 채택하였다. 미국, 러시아, 그리고 그들의 각각의 동맹국 간의 지정학적 긴장은 40년 이상 지속된 냉전을 초래하였다. 비록 1980년대 후반에 냉전이 끝났지만, 그 후의 어려운 여파는 오늘날까지 계속되고 있다.[10,12] 공산주의 정부에 의해 지배되던 여러 지역에서 국가 통제의 붕괴는 새로운 내전과 민족 간의 충돌을 초래하였다. 이 중 체첸 전쟁, 유고슬라비아 전쟁, 다게스탄 전쟁, 그리고 현재 진행 중인 러-우크라이나 전쟁은 포스트 소련 후 가장 중요한 충돌로 간주된다.[13-15]

다음은 동유럽에서 국가 통제의 붕괴로 인한 새로운 내전과 민족 간의 충돌의 구체

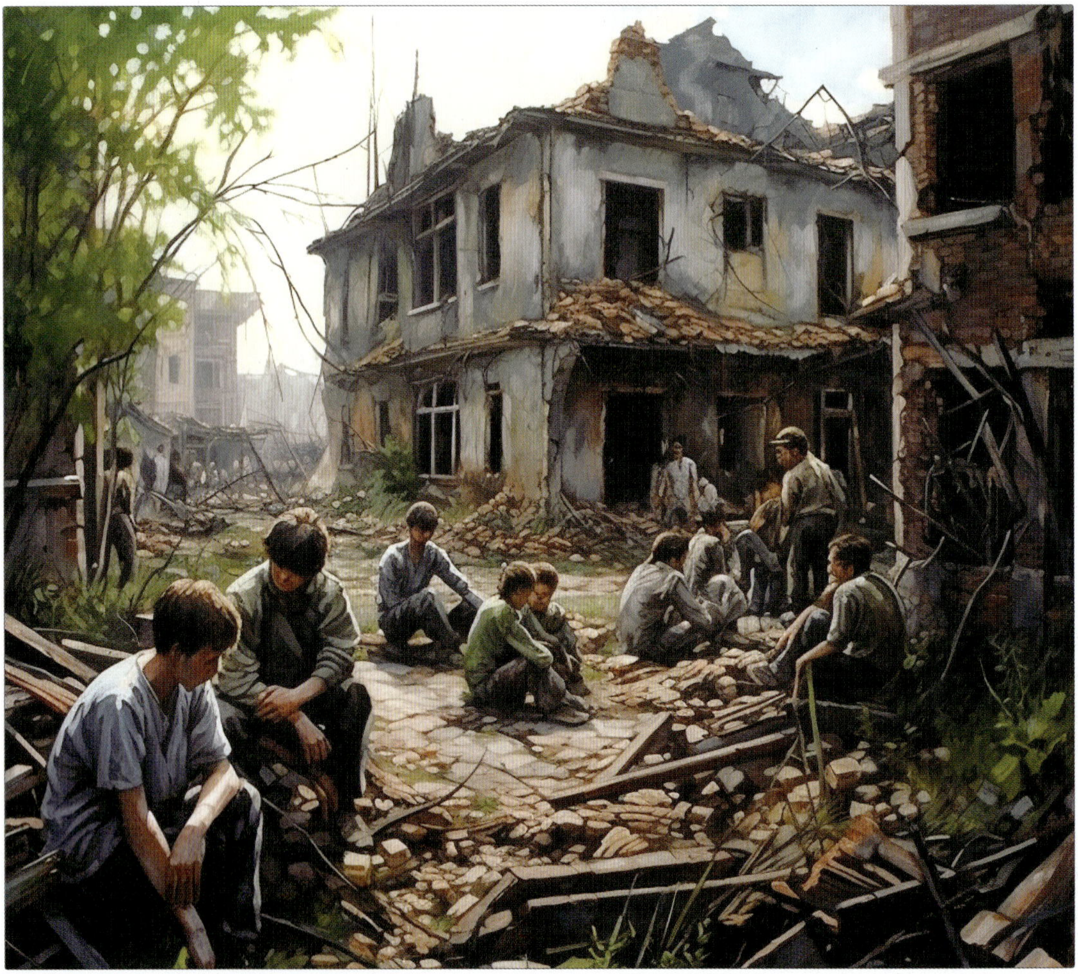

그림 3-4-6. 2004년 9월 1일 베슬란 테러 사건.

적인 예와 그 결과로 인한 세부 사항들이다.

불가리아 공화국은 동남 유럽에서 가장 작은 국가이며 테러 행위에 대한 경험이 거의 없었지만 불가리아에서 테러에 기여한 요인에는 (1) 1944년부터 1989년까지의 공산당의 정부 및 정치 과정 지배, (2) 1983년부터 1987년까지 불가리아 정교도 크리스천 다수와 터키 무슬림 소수 사이의 인종 및 종교 갈등, 그리고 (3) 1990년 공산주의 체제가 끝난 후의 조직된 범죄의 상대적으로 높은 수준이 포함되었다.[16] 2003년의 한 연구에 따르면 불가리아의 재난 구호 시스템의 구조와 기능은 테러 예방뿐만 아니라 테러 관련 사건에 대한 긴급 대응 준비에도 중점을 두었다.[16] 테러 관련 사건에 대한 긴급 대응을 담당하는 재난 구호 시스템 구조의 기관 구성 요소에는 (1) 불가리아 정부, (2) 28개의 지역 지방청을 갖는 민간 보호 국가 기관, (3) 5개의 국립 병원, 28개의 지역 병원 및 28개의 응급 의료 시스템을 갖는 보건부, (4) 핵, 생물 및 화학 무기를 포함한 비전통적인 테러 사건에 대응하는 특수 군사 부대를 갖는 국방부, (5) 28개의 경찰서, 28개의 소방서 및 전문 대테러 부대를 갖는 내무부, 그리고 (6) 불가리아 적십자가 포함되었다.[16] 불가리아에서의 주요 미래의 도전 과제는 정치적 안정, 경제적 번영, 인종 및 종교적 관용 및 조직된 범죄 활동에 대한 더 효과적인 조치를 통한 테러 예방이었다.[16] 그리고 관련 도전 과제는 모든 재난 구호 구성 요소의 준비 수준을 향상시키는 것이었다.[16]

또한 2003년 발간된 한 리뷰 연구는 1995년 10월 크로아티아의 리예카(Rijeka) 도시에서 발생한 테러 공격의 경험을 보여준다.[17] 이 연구는 깁직스러운 테러의 상황에서 응급서비스 체계(EMS)가 어떻게 기능했는지 개요를 제시했다는 의미가 있다.[17] 이 연구는 테러 공격에서 다친 27명의 시민들의 의료 문서를 분석하고 몸에 발생한 상처, 상처의 심각성, 부상의 메커니즘을 설명하였다.[17] 법의학 보고서로부터 테러범이 입은 상처와 피해도 분석되었다.[17] 모든 결과는 전 세계에서의 유사한 사례와 비교되었다. 27명의 부상자 중 3명(11%)이 머리 부상을 입었고, 2명(7%)만이 복부 상처를 입었다.[17] 가장 흔한 부상은 한쪽 이상의 상지 혹은 하지 말단과 관련되었다.[17] 16명(59%)이 상반신이나 하반신 상처 또는 다중 상처의 조합을 가지고 있었다.[17] 테러범의 주요 사망 원인은 가슴과 복부의 폭발 상처로, 여러 내부 장기(주로 신장, 간, 복부, 폐)가 파괴되었다.[17] 게다가, 테러범은 두개골 기저 부위의 골절과 뇌에 대한 다중 부상을 가지고 있었다.[17] 이 결과를 문헌에서의 다른 데이터와 비교할 때, 부상자의 백분율 분포는 많은 폭탄 공격에서 보고된 것과 거의 동일했다.[17] 이 사례에서는 건물의 벽이 많은 시민들을 보호했기 때문에 심각한 부상을 입은 사람이 매우 적었다. 테러범의 시신에 대한 법의학 검사는 폭발 부상의 모든 특성을 보여주었다.[17]

또한 대표적인 테러국가로 알려진 러시아의 경우 소련 붕괴 이후에 그들의 비밀을 알고 있는 인물들에 대해 암살 테러를 자행하였다.[18,19] 2006년 11월 23일, 전 소련 군사 정보관 알렉산더 리트비넨코가 런던 병원에서 사망했다.[18,19] 그는 방사성 물질 폴로늄-210 (210Po)에 고의적으로 중독된 것으로 밝혀졌다.[18,19] 경찰은 이 범죄에 관여한 사람들이 런던의 많은 위치에 210Po를 퍼뜨렸다는 것을 연이어 발견했다.[18,19] 영국 건강 보호 기관(HPA)은 210Po에 노출될 수 있는 많은 사람들에게 연락을 취하고 자발적인 소변 검사를 제공했다.[18,19] 잠재적으로 노출되었다고 판단된 일부는 미국 시민이었으며, HPA는 질병 통제 및 예방 센터(CDC)에 연락하여 도움을 요청했다.[18,19] CDC는 또한 의료 전문가와 주 및 지역 공중 보건 당국자에게 어떻게 대응해야 할지에 대한 지침을 제공하였다.[18,19] 이러한 지침은 방사선 사고에 대응하기 위한 준비 계획에 유용한 교훈을 제시하였다. 이로 인해 리트비넨코와 같은 사건이 미국에서 발생할 경우 미국에서도 유사한 대응이 필요하다는 것이 강조되었다.[18,19] 리트비넨코의 사망은 국제적인 주목을 받았으며, 이러한 종류의 중독 사건에 대비하는 것이 중요하다는 것을 강조되었다.[18,19] 방사선은 그 자체로 위험하지만, 의도적으로 사용될 경우 그 위험성이 더욱 증가한다.[18,19]

이러한 사건은 국가의 보안 및 공중 보건 시스템에 큰 도전을 제기하며, 이에 대비하기 위한 철저한 준비와 대응이 필요하다는 것을 강조되었다.[18,19] 또한, 이러한 사건을 통해, 방사선에 노출된 사람들의 치료 및 관리, 그리고 방사선 사고의 장기적인 영향에 대한 연구의 필요성이 강조되었다.[18,19] 대량 살상 무기(weapon of mass destruction, WMD) 카테고리 중, 방사성 물질 및 열핵 장치는 궁극적으로 치명적인 대량 피해를 가져올 수 있지만, 그중에서도 가장 강조되지 않고 준비가 가장 덜 되어 있다고 간주된다. 거의 절반의 병원에서 핵 테러에 대한 계획이 없다는 연구도 있었다.[20] 심지어 계획이 있을 때에도 그 계획들은 잘 연습되지 않았고, 이러한 계획들은 보건 전문가들에게 잘 알려져 있지 않아, 그들은 환자들에게 조언하거나 보호하는 데 있어 이상적인 위치에 있지 않다.[21] 방사선에 노출된 사람들은 즉각적인 치료뿐만 아니라 장기적인 모니터링과 관리가 필요하며, 이를 위한 시스템 구축이 중요하다는 것이 이 사건을 통해 강조되었다.[18,19] 결론적으로, 리트비넨코의 사망은 방사선 중독에 대한 국제적인 인식을 높이는 계기가 되었으며, 이를 통해 방사선 위험에 대한 국가별 대응 및 준비의 중요성이 강조되었다. 이러한 사건은 미래에도 발생할 수 있으므로, 지속적인 연구와 준비, 그리고 국제적인 협력이 필요하다.

현재 동유럽을 덮친 군사 충돌과 정치적 혼란 속에서, 이 지역은 또한 COVID-19 대유행에 크게 피해를 입었다: 백신 접종을 꺼리는 경향이 상대적으로 높았으며, 그 지역의 의료 시스템은 대유행 이전부터 이미 매우 취약한 상태였다.[6] 2021년 12월 기준으로 동유럽에서의 코로나 바이러스로 인한 사망자 수는 백만 명을 넘어섰으며, 이는 기록된 인프라 붕괴(예: 오래된 인프라와 증가된 산소 요구로 인한 병원 화재 발생률 증가)와 인력 부족, 그리고 소진 등으로 인해 지역의 의료 시스템을 파산의 위기로 몰아넣었다.[22-24] 이는 동유럽의 의료 기관들의 테러 사건, 극단주의 폭력 행위, 그리고 새로운 지역 간 충돌에 대한 대응 능력에 대한 우려를 증폭시킨다.

전 세계적인 공격 방법론과 비교하면, 폭발물을 주요 공격 방식으로 사용하는 것은 동유럽에서 상대적으로 높았다(동유럽 59.04% 대 전 세계 48.8%), 반면 총기 사용은 비슷했다(27.36% 대 26.77%).[25] 비록 GTD에 따르면 동유럽에서의 테러 공격 가해자의 대다수는 "알려지지 않음"으로 나열되었지만, 6%는 체첸 반군에 의해 발생한 것으로 기록되었다. 특히, 이 챕터의 분석에서 사망과 부상의 수가 가장 많았던 베슬란 학교 포위전은 체첸 반군에 의해 실행되었다**(표 3-4-2)**.

Beslan 학교 포위 사건은 대규모 폭발과 총격전으로 끝나 360명 이상의 사람들이 사망했고, 그중 절반이 어린이였다**(그림 3-4-5, 6)**.[26] 사건 3개월 후, 톰 파핏은 란셋(Lancet)과의 인터뷰에서 러시아의 위기 대응과 생존자 및 사망자의 친지들이 어떻게 그들의 트라우마와 조화를 이루었는지에 대해 다음과 같이 보고했다.[26] "올해 9월 3일, 러시아의 북오세티야 공화국 베슬란의 1번 학교를 점령한 무장 괴한들이 1,100명의 학생, 교사, 학

부모를 인질로 잡아 둔 체육관에서 폭탄이 우발적으로 폭발했습니다. 이 폭발은 두 번째 폭발을 일으켰고, 놀란 아이들과 부상당한 아이들은 깨진 창문을 통해 탈출하기 시작했습니다. 바로 그때 무장한 테러범들은 도망치는 인질들을 향해 총을 쐈고, 건물 밖의 보안군들은 총격을 돌렸습니다. 현장에 있던 한 전쟁 기자는 이것이 그가 겪은 것 중에서 "가장 혼란스럽고 끔찍한 일"이라고 나중에 회상했습니다. 인질들 중 많은 사람들이 떨어지는 잔해에 의해 짓눌려 죽었고, 많은 사람들이 총알의 진무로 사망했습니다. 탈출한 사람들은 피와 먼지로 덮여 있었고, 대부분은 충격에 아무 말도 하지 못했습니다. 53시간 동안의 포위 동안 그들은 친구들이 처형당하는 것을 보았으며, 총격을 당할 위협을 받았으며, 음식과 물을 거부당하였으며, 오줌을 마셔야 했으며, 그들이 앉아 있는 곳에서 변을 보았습니다."[26] 톰 파핏의 보고서는 베슬란 학교 포위 사건의 끔찍한 결과와 그 후의 응급 대응에 대한 러시아의 노력을 상세하게 기술하고 있다.[26] 피해자들과 그들의 가족들, 그리고 전체 커뮤니티는 심각한 심리적 충격을 겪었으며, 전문가들의 지원과 지역 사회의 지원이 그들의 회복 과정에 중요한 역할을 하고 있다.[26] 그러나 이러한 종류의 대규모 재난의 영향은 장기간 지속될 수 있으며, 지속적인 지원과 관심이 필요하다는 것을 상기시켜 주었다.[26]

첫 번째와 두 번째 체첸 전쟁은 각각 1991-1996년과 1999-2009년에 발생하였으며, 이는 처음 세 번의 발생 빈도 피크와 일치한다(그림 3-4-4).[27]

이 체첸 전쟁 기간 중에 소아환자의 치료를 위한 원격 의료의 성공적인 사례가 연구로 보고되기도 하였다.[28] 2001년 초, 체첸 공화국의 공공 보건 서비스는 장기간의 대테러 작전으로 인해 혼란에 빠졌다. 소아과 서비스는 거의 존재하지 않았다.[28] 2001년 4월, 'Zashita'의 전 러시아 재난 의학 센터의 어린이 현장 병원이 체첸 공화국의 구데르메스 지역에 투입되었다.[28] 체첸 공화국의 거의 모든 지역에서 많은 부상당하고 아픈 아이들이 어린이 현장 병원의 환자가 되었다.[28] 병원 의사들은 폭발이나 총으로 부상을 입은 아이들에게 응급 처치를 제공해야 했으며, 유전적, 암, 심신신경학적, 심혈관 및 신장 성질의 아이들의 급성 및 만성 질환의 넓은 스펙트럼에서 진단 및 입원 치료를 진행해야 했다.[28] 어린이 현장 병원의 의료진은 자주 동료들, 특히 전문가들로부터의 자문 지원이 필요했다.[28] 그러나 러시아의 다른 지역과의 전화 통신은 매우 품질이 떨어져 참조 센터와 만족스러운 상호 작용을 허용하지 않았다.[28] 이러한 조건하에서 통신 문제는 위성 통신을 사용하여 해결될 수 있었다. [28] 원격 의료 지원을 통해 병원의 의사들은 어린이 현장 병원에서 상당한 수의 피해자들의 치료를 계속할 수 있었다.[28] 의사들은 어려운 경우에 수술 기술에 대한 권장 사항을 받을 수 있는 기회를 갖게 되었다.[28] 따라서 원격 상담은 의료 지원 제공의 품질 향상을 제공하면서 동시에 항공기로 환자를 운송할 필요성을 줄였다.[28]

국제 재난 대응은 1949년 제네바 협약 및 국제 재난 대응 법, 규칙 및 원칙에 따라 형성된 복잡한 협력 패치워크이다.[2] 초기 대응은 지역, 지역 및 국가 정부 기관에게 맡겨져 있으며, 다른 주권 국가들로부터 군사 및 민간 지원 요청이 이어진다. 우크라이나와 주변 국가들은 초기 대응의 대부분을 담당했으며, 유럽 연합은 재난 대응 조정을 위한 공동 표준 운영 절차를 시행했다. 세계 보건 기구, 유엔 인도주의 지원 고등판무관 사무소, 적십자사 및 의사 없는 국경 등 다양한 정부 간 및 비정부 기구들이 중요한 조정 역할을 해 왔다.[2] 세계 각국의 자원봉사자와 민간 기업들도 재정 기여, 여분의 장비 및 물자, SpaceX Starlink에 의한 지속적인 인터넷 접속 제공을 통한 의사소통, 조정, 빠른 지식 교환을 위한 원격 교육 및 원격의료 프로그램으로 달려 왔다.[2] 그러나 2023년 9월 기준으로 진행 중인 러시아의 우크라이나 침공 전쟁에서 일론 머스크가 제공하는 스페이스 X의 스타링크 인공위성 인터넷 서비스가 논란의 쟁점이 되었다.[29] 머스크의 행동에 대해 논란이 일고 있다. 그의 거부로 인해 우크라이나 드론이 러시아 함대 공격을 막지 못했고, 이후 러시아가 민간인을 향한 치명적 공격을 가했다는 주장이 제기됐다.[29] 일부는 그의 행동을 옹호하고, 일부는 그가 전쟁 행위에 가담했다고 비난하고 있다.[29] 월터 아이작슨의 책에 따르면, 머스크는 핵 반응을 우려해 우크라이나의 스타링크 접속을 차단했다고 했다.[29] 일론 머스크는 우크라이나가 크림의 러시아 군항에 스타링크를 활성화하라고 요청했지만 그는 거부했다고 밝혔다.[29] 머스크는 스페이스X가 크림 지역의 스타링크를 처음부터 활성화하지 않았다고 반박했다.[29] 이는 진위여부를 떠나 전시에 위성인터넷 사용의 부정적인 측면을 부각시키는 사건이 되었다.

네 번째 피크는 현재 진행 중인 러-우크라이나 전쟁의 시작과 일치한다(그림 3-4-4). 이 후자의 충돌 중 국제 언론의 주목을 받았던 주요한 공격은 말레이시아 항공 MH17편의 추락이었는데, 이는 지금까지 가장 많은 사망자를 기록한 항공기 격추 사건이다.[30,31]

의료 기관에 대한 공격은 역사적으로는 드물었지만, CTM 전문가들 사이에서는 토론의 중심 주제로 남아 있다.[32] 이전 연구에서는 1970년부터 2019년까지 동유럽에서 응급의료 서비스(EMS)에 대한 4건의 테러 공격(전 세계적인 184건의 공격 중 2%)과 지역 내 병원에 대한 13건의 테러 공격(전 세계적으로 454건의 공격 중 3%)이 발견되었다.[33,34]

러-우크라이나 전쟁 중, 2014년 초부터 2017년까지 우크라이나 돈바스 지역의 병원과 클리닉 중 삼분의 일 이상이 피해를 입거나 파괴되었다.[35]

특히 하이브리드 전쟁은 러시아의 우크라이나 약탈 침공으로 인해 이 글이 쓰여지는 2023년 9월 현재에도 전쟁터에 드러나 있다. 이는 부차(Bucha) 마을 점령 중에 성폭행, 고문, 살인 및 약탈과 같은 민간인에 대한 수많은 범죄로 뚜렷하게 보였으며, 이는 러시아 군사 정책, 지도력 및 명령 지침을 반영하는 것으로 인식되었다.[36] 특히 병원과 의료, 그리고 필수적인 생명 유지 시설에 대한 위협이 우려되었다. 수많은 병원들이 손상되고 파괴되었다. 병원은 전술적 군사 목표가 아니며, 의료 시설과 인원을 표적으로 삼는 것은 전통적인 약속을 무시하고 전 세계 질서를 안정시키기 위해 설립된 여러 협약들을 무시한다. 러시아가 주장하는 우크라이나의 "특별 작전"은 민간인 인구와 민간 인프라에 대한 무기를 사용하는 러시아 군대에 의한 야만 전쟁으로 특징지어진다.[36] 침략자들은 전력, 물 및 의료를 중심으로 한 우크라이나의 미사일 및 드론 공격을 통해 인프라 공격을 통한 목적적인 테러 캠페인을 시작했다.[36] 현재와 미래의 전쟁은 점점 더 민간인 인구를 비탄하게하고 국민과 그들의 정부의 저항 의지를 감소시키는 데 목표를 둘 수 있다.[36] 러시아의 우크라이나 침공은 이러한 하이브리드 전쟁의 사용이 가장 빠른 시기에 국제 공동체, 특히 평화를 사랑하는 중립 국가의 강력한 반응을 얻어야 하며, 그렇지 않으면 미래는 불법적이고 야만적인 군사 충돌이 확장될 것임을 분명하게 보여주고 있다.[36]

2010년에 체첸 분리주의자들은 모스크바 교통 시스템에 대한 자살 폭탄 테러를 수행하였고, 이는 특히 치명적인 조합이었다. ISIL의 2017년 상트페테르부르크 지하철 폭탄 테러와 2022년 초의 러-우크라이나 갈등 확대는 현대 러시아와 주변 지역의 의료 시스템에 대한 우려의 원인이 되었다.[37]

사이버 공격의 잠재적 영향은 특히 우려되는 부분이다. 2017년, 글로벌 NotPetya 사이버 공격은 주로 우크라이나를 대상으로 하였고, 여러 회사와 기관에 영향을 미쳤다. 이에는 여러 우크라이나 및 미국 병원, 미국 제약 회사 Merck, 그리고 우크라이나 핵 발전소가 포함되었다.[38] 더 많은 연구가 필요하긴 하지만, 병원 시스템에 대한 랜섬웨어 공격이 사망률을 높이고 있다는 증거가 점점 늘어나고 있다.[39]

2022년 1월 14일, 사이버 공격은 우크라이나의 여러 정부 웹사이트를 마비시켰다. 이에는 비상 상황에서 인구와 영토 보호를 위한 국가 정책을 수행하는 국가 비상 서비스와 비상 예방 및 대응을 포함하였다.[40]

2012년, Arnold 등은 그들이 "보편적이고 공공적"이라고 부르는 테러의 더 넓은 정의를 제안하였다: "건강을 보호하거나 보호하기 위한 필수 서비스에 대한 폭력의 의도적 사용, 실제 또는 위협적으로, 개인과 그들의 공동체에 부정적인 건강 효과를 초래, 안녕 또는 보안의 손실에서부터 부상, 질병, 또는 사망까지 포함한다"[42]

테러 행위로 나아가는 비국가 무장 단체의 등장에 따라, 국제 적십자위원회(ICRC; 스위스 제네바)는 "법적인 용어로 중요한 차이가 있으며, 무장 갈등은 특정 폭력 행위가 합법적이고 다른 행위는 불법적인 상황이라는 것이다. 반면에 '테러리스트'로 지정된 모든 폭력 행위는 항상 불법적이다"라고 정의하였다.[43]

테러는 국제 인도법을 위반하는 것뿐만 아니라 커뮤니티와 개인에게 파괴적인 영향을 미칠 수 있다. 2021년 10월에 열린 유엔 총회 76차 세션에서는 테러리즘 증가를 완화하기 위한 구체적인 해결책을 추구하는 것의 중요성을 확인했지만, 의료 활동과 같은 인도주의적 행동을 방해하는 그것의 능력도 인정하였다.[44]

셀리 하그리브스는 2004년 란셋 기고에서 체첸에서의 건강 및 인도주의 위기를 "테

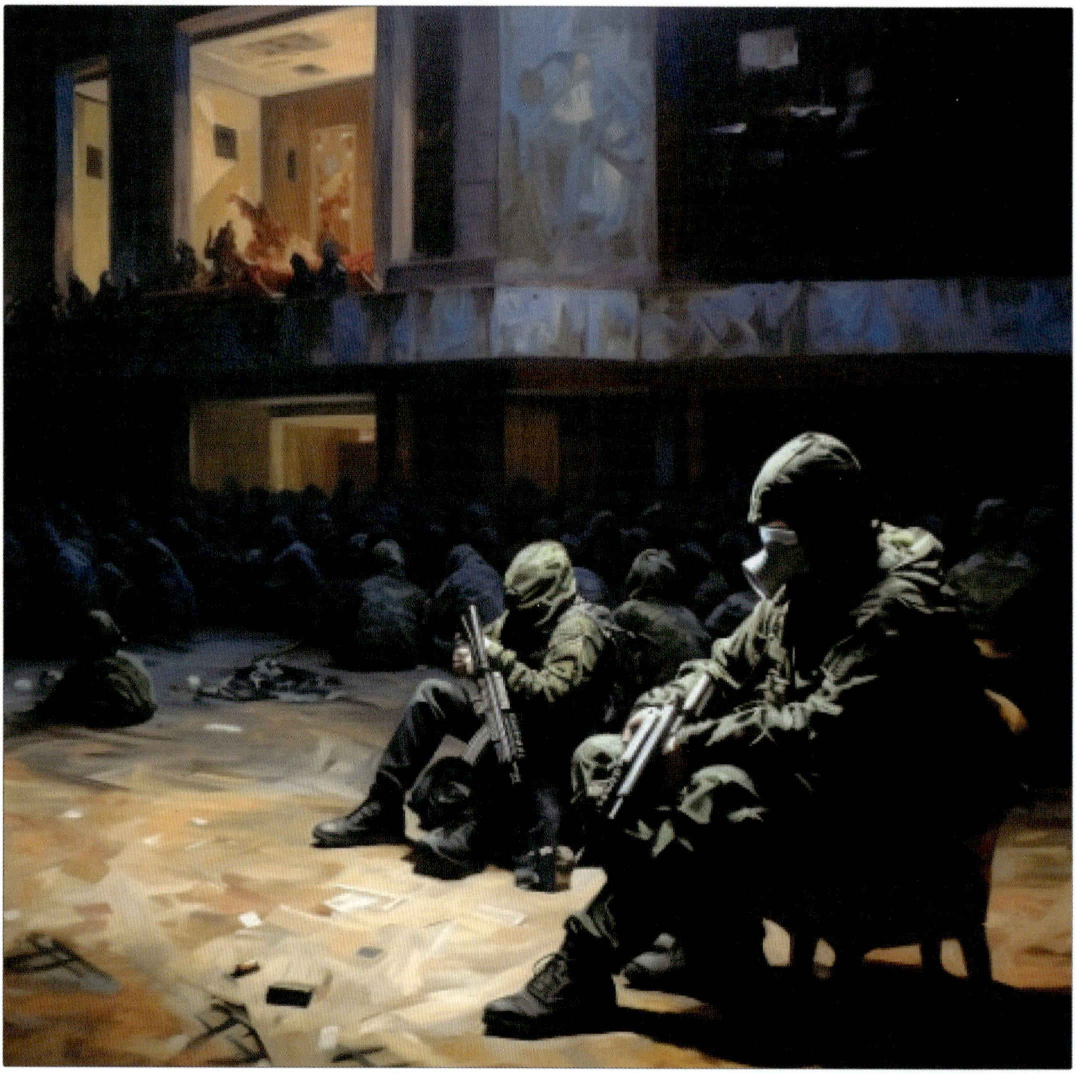

그림 3-4-7. 2002년 모스크바 극장 인질극 사건 당시 미지의 가스를 주입하고 기다리고 있는 러시아 군인들.

러의 정치학"이란 표현으로 소개하였다.[45] 그 내용은 다음과 같다.[45] 러시아의 '정상화' 주장에도 불구하고 체첸에서는 극단적인 폭력, 납치, 암살, 고문 및 정화 작전이 계속되고 있다. 수년간의 전쟁으로 인해 의료 서비스가 혼란에 빠져 있다. 직원들이 도망쳤으며, 남아 있는 직원들은 장비와 개선된 프로토콜에 대한 접근을 갖지 못하고 있다. 구호봉사자의 납치로 인해 국제적인 지원과 조사가 방해되었다. 국경없는의사회(MSF) 본부장은 석방되기 전에 20개월 동안 인질로 잡혀 있었다. 그의 진술은 다음과 같다. "폭력으로 인해 구호 봉사자와 환자들이 안전하게 병원에 도달하는 것이 어렵다. 건강 센터는 너무 위험하다고 판단되어 업무 개시를 피하고 있다. 체첸인 망명자 수천 명이 인구시아에서 체첸으로 강제로 돌아오고 있다. 캠프가 폐쇄될 예정임에도 불구하고 조건이

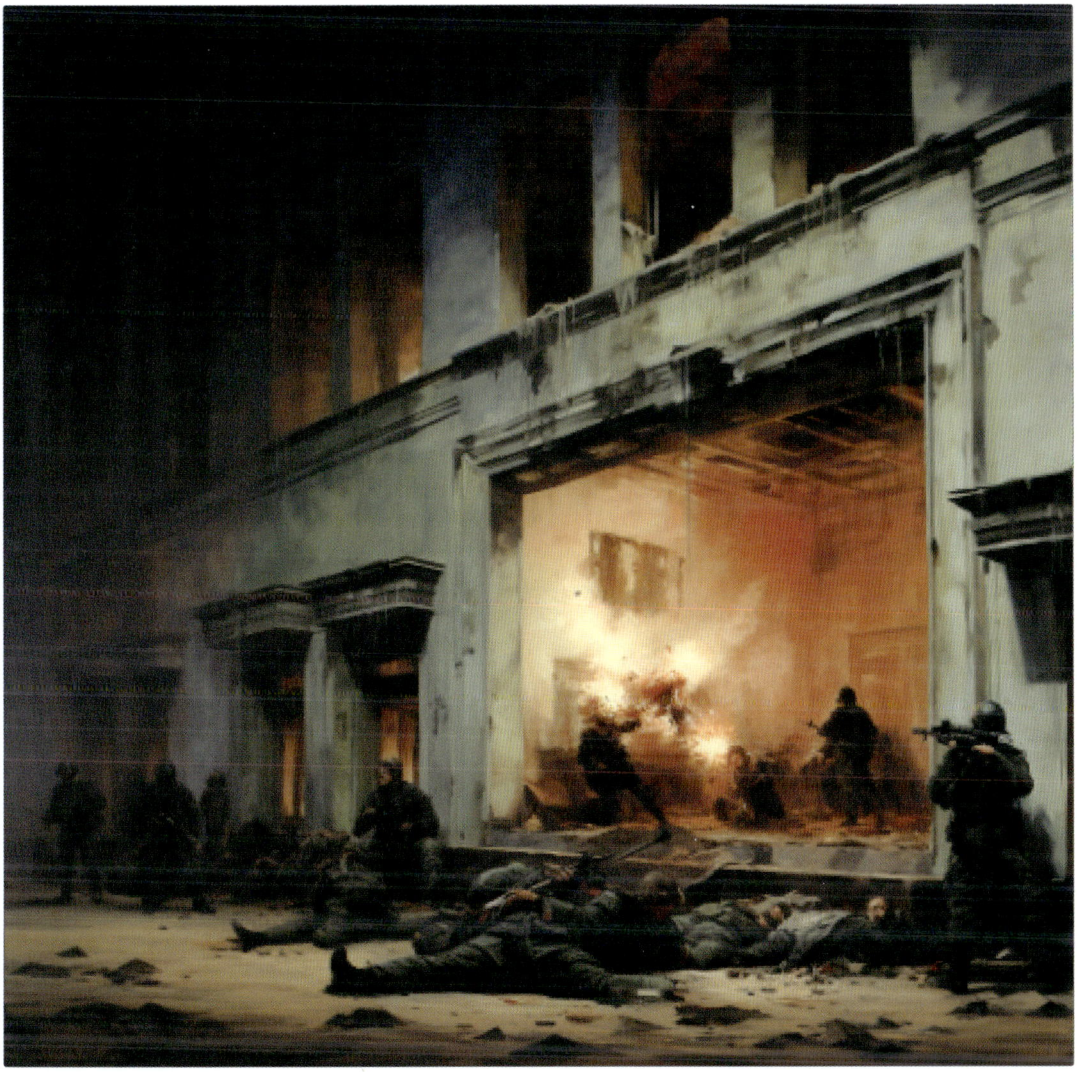

그림 3-4-8. 2002년 모스크바 극장 인질극 사건 시 테러리스트들을 진압하고 있는 러시아 군인들.

열악했다. 난민들은 체첸으로 돌아가는 것을 두려워하지만 위협을 받고 있으며, 전기와 수도가 차단되었다. 캠프로의 구호 지원 접근이 심각하게 제한되고 있었다. 국제 커뮤니티는 체첸에 있는 사람들에게 지원이 도달하도록 해야 하며, 그들이 잊히지 않았다는 것을 다시 확인해야 한다".[45]

마지막으로 1970년부터 2020년 사이의 동유럽 10대 사상 사고 중 4위를 기록한 "2002년 모스크바 극장 인질극 사건"을 살펴보고자 한다(그림 3-4-7, 8). 이 사건은 러시아 군이 비전형적인 방법론의 인질구출 작전을 펼쳤으며 그로 인해 과잉진압 논란을 일으켰던 사건이기도 하다. 2002년 모스크바 극장 인질극 사건은 2002년 10월 23일에서 10월 26일까지 러시아 모스크바에 있는 오페라 극장에서 발생한 인질극 사건이다.[46] 체첸 독립을 주장하는 테러리스트 40명이 극장에 난입하여, 공연을 관람하던 시민 850명을 인질로 억류하자 스페츠나츠가 테러리스트를 모두 사살하고 인질을 구출했다. 이 과정에서 인질 133명 포함 최소 170명이 사망하고 700명 이상이 다쳤다.[46]

이 중 사망한 민간인은 총 131명으로 보고되기도 하였다.[46] 초기 보고서에 따르면, 테러분자를 제압하고 인질을 구출하기 위해 엘리트 스포츠나즈가 "독가스"를 사용했다고 한다.[47] 2002년 10월 23일, 800명 이상의 사람들이 무대 공연을 보러 갔다가 50명의 체첸 반군에게 포로로 잡혔다.[47] 반군들은 그들의 정치적 요구가 충족되지 않으면 극장을 폭발시키겠다고 계속 위협했다.[47] 10월 26일 새벽에 러시아 군대가 극장을 습격했다.[46,47] 군사 공세 약 15분 전에 극장의 환기 시스템을 통해 식별되지 않은 "가스"가 도입되었다.[47] 수백 명의 인질들이 "수면 가스" 중독으로 현지 병원에 옮겨졌다.[47] 현지 보고서에 따르면, "의사들은 무엇이 효과가 있는지 찾기 전에 몇 시간 동안 여러 가지 해독제를 시험했다."[47] 일부 의료진은 피해자들이 사린 또는 VX와 같은 전통적인 화학 교제에 노출되었다고 추정했다.[47] 처음 피해자 중 일부는 아트로핀으로 치료받았는데, 이 치료는 효과가 없었다.[47] 눈의 동공 축소라는 발견이 초기 혼란을 더했을 수 있다.[47] 다른 전문가들은 그 가스가 BZ일 수 있다고 추측했다.[47] BZ는 항콜린성 섬망을 일으키는 무력화 교제다.[47] 서양 대사관 의사들이 일부 인질들을 검사하고 "그들이 노출된 교제는 신경 교제보다 오피에이트와 일관성이 있어 보인다"라고 결론 내렸다.[47] 2명의 모스크바 의사들에 따르면 "많은 환자들이 오피오이드 중독의 전형적인 증상을 보였다: 미세한 동공, 의식 상실, 그리 호흡 저하." 러시아 의사들로부터의 보고서는 나록손이 중독의 효과를 뒤집는 데 성공했다는 것을 지지했다.[47] 러시아 보건부 장관은 사건 4일 후에 "테러리스트를 중립화하기 위해 펜타닐 유도체가 사용되었다"라고 발표했다.[47] 그는 또한 그 가스는 "자체로는 치명적이라고 부를 수 없다"라고 주장했다.[47] 800명의 인질들이 체첸 반군에 의해 곧 죽임을 당하려고 했던 것으로 보인다. 그들을 구하기 위해 러시아 군은 반군을 제압하기 위해 진정제를 사용했다.[46-48] 목적은 아마도 가능한 한 적은 생명의 손실로 극장을 통제하는 것이었을 것이다. 인질들이 소지한 대량의 폭발물을 고려할 때, 전통적인 습격 또는 더 독한 화학 무기의 사용은 사상자 수가 크게 증가했을 수 있다. 이러한 상황에서 "수면 가스" 또는 진정제를 사용하는 것은 최대한 많은 생명을 구하기 위한 새로운 시도였다. 이러한 접근법에 대한 의학적 주의는 부족했다. 러시아 사건의 또 다른 미스터리는 단일 에이전트를 사용했는지 아니면 여러 에이전트의 조합을 사용했는지 여부다.[47] 초기 독일 분석 데이터는 펜타닐 유도체를 사용했다는 러시아의 시인과 함께 할로탄의 증거를 보여주어 1개 이상의 에이전트가 사용되었을 것이라는 것을 시사했다.[47] 이것은 또한 일부 경우에서 naloxone으로 완전한 반전을 얻지 못한 것을 설명할 수도 있지만, 산소 부족 뇌 손상 또한 기여했을 수 있다. 의료진과 군사 계획자들 사이의 더 큰 협력이 권장된다.

일부 요인, 예를 들어, 펜타닐 유도체의 지질 친화성과 노출된 건강 상태, 뿐만 아니라 흡수된 용량에 대한 큰 불확실성을 고려하면, 부주의한 과다복용의 가능성은 더 철저하게 다뤄져야 했다. 아이러니하게도, 오피오이드 중독은 상대적으로 간단하게 치료할 수 있는 중독이다. 구조자들과 의료 팀을 적절한 양의 효과적인 해독제, 예를 들면 날록손(naloxone)과 함께 준비하는 것은 필수적이다. 모스크바 사건은 우리의 화학 전쟁 해독제 저장소의 중요한 구성 요소로 오랫동안 중독 치료를 위한 날록손(naloxone)을 재평가하는 것을 긴급하게 요구한다.[47]

이러한 테러 사건은 필연적으로 직접 및 간접 노출인구에 충격적인 영향을 주고 또한 그러한 의도를 내포하여 계획된다. 이에 관련하여 본 모스크바 극장 테러 사건을 통해 테러의 사회적 결과에 대한 이해를 확장하려고 한 연구도 있었다.[48] 이 연구는 6,000명의 개인에 대한 조사인 러시아 장기 추적 모니터링 조사-고등 경제학교(RLMS-HSE)와 차이의 차이 추정 전략을 사용하여 2002년 모스크바 극장 포위 공격이 러시아 인구의 미래에 대한 자체 보고된 기대치에 미치는 영향을 검토하였다.[48] 그 연구가 담고 있는 내용과 결론은 다음과 같다.[48] "상대적 소득을 포함하여 일련의 사회인구학적 변수를 통제하면 테러의 복지 효과는 복잡하다는 것을 암시하며, 테러 사건의 복지에 대한 순수한 영향이 반드시 부정적이지 않을 수 있다. 이것은 적어도 부분적으로는 테러 사건이 우발적으로 더 의미 있는 대인 관계, 자기에 대한 새로운 견해 및 세계에 대한 새로운 견해를 촉진함으로써 겪게 되는 역경의 결과로서의 긍정적인 심리적 변화를 참조하는 사후 트라우마 성장 이론에 의해 설명될 수 있다. 이것은 테러가 긍정적인 현상이라고 제안하는 것이 아니라, 개인이 평생 가소성을 가지고 있어 역경에서 회복할 수 있다는 것을 의미한다. 따라서 테러리스트의 주요 목표는 완전히 달성될 가능성이 없다".[48]

이 사건은 화학 무기와 관련된 전통적인 위협에 대한 우리의 기존의 이해를 넘어서는 새로운 유형의 위협에 대한 경각심을 촉구한다. 테러리즘의 세계에서, 예기치 않은 위협과 전략은 항상 가능성이 있다. 모스크바 극장 사건은 호흡 마취제와 같은 화학 물질이 현대 전술에서 어떻게 사용될 수 있는지를 명확하게 보여준다.[47] 모스크바의 사건은 또한 대량의 사상자가 예상되는 상황에서의 응급 처치 준비와 대응 능력의 중요성을 강조한다. 비록 이번 사건에서 러시아 응급 대응 시스템이 완벽하게 준비되어 있지 않았더라도, 이와 같은 위기 상황에서는 빠르고 효과적인 응급 처치가 생명을 구하는 데 결정적인 역할을 할 수 있다.[47] 결론적으로, 모스크바 극장 인질 사건은 현대 전쟁과 테러리즘 대응에서 화학 물질의 사용에 대한 새로운 문제와 도전을 제기한다. 이 사건은 국제 공동체에게 화학 물질의 잠재적인 위험과 이에 대비하는 방법을 재검토하고, 이러한 위험에 효과적으로 대응하기 위한 전략과 정책을 개발하는 것의 중요성을 상기시킨다.

(3) 제한점

GTD는 기록된 글로벌 테러 사건의 포괄적인 기록이다. 이는 테러에 대한 대응을 연구하는 국가 컨소시엄에 의해 유지되며, GTI와 같은 다른 테러 관련 측정의 기초이다. GTD에만 전적으로 의존하는 것은 다른 일반적인 출처와의 확인과 다른 온라인 검색을 통해 부분적으로 완화되지만, GTD에 보고되지 않은 사건이 있다면 이는 결과의 정확성을 제한할 수 있다.[6] GTD와 같은 기존 데이터베이스를 데이터 소스로 사용하는 것은 또한 잘못된 코드화 오류나 데이터 입력 오류와 같은 잠재적인 도전을 갖고 있음을 의미한다.[6] 또한 테러라는 용어에 대한 일반적으로 합의된 정의의 부족은 이러한 사건의 라벨링에서 데이터베이스 간의 불일치를 생성할 수 있다. 테러 사건의 명확하고 상세한 문서화는 보고에 대한 제한, 독립적인 확인의 부족, 그리고 특정 정부 출처 내에서의 투명성 부족에 의해 더욱 방해를 받는다. 테러 사건을 보고, 감지, 그리고 조사하기 위한 인프라는 세계의 많은 부분에서 부족하여 사건의 저보고를 초래할 수 있다.[6] 심지어 오늘날에도, 검열은 러시아에서 널리 퍼져 있으며, 2021년 언론 자유 지수에서 180개 국가 중 150위를 차지하고 있다.[41] 다른 낮은 순위의 국가로는 벨라루스(158위)와 불가리아(112위)가 있다.[6]

(4) 결론

1970년부터 2020년까지, 모든 테러 공격 중 2.26%가 동유럽에서 발생하였으며, 총 5,397명이 사망하고 9,558명이 부상을 입었다. 이 중 72.19%는 러시아와 우크라이나에서 발생하였다. 2014년의 최고점 이후 테러 공격은 급격히 감소하였지만, 1970년대 이후로는 전반적으로 공격의 상승 추세를 보이고 있다. 동일한 연구 기간 동안의 전 세계 공격 방법론 추세와 비교해 보면, 폭발물을 주요 공격 방식으로 사용하는 비율이 동유럽에서는 상대적으로 높았다(동유럽 59.04% 대 전 세계 51.43%). 총기 사용 비율은 비슷했다(동유럽 27.36% 대 전 세계 29.95%).

REFERENCE

1. GTD (Global Terrorism Database) Codebook (August 2021) [Internet]. [cited 2023 September 8]. Available from: https://www.start.umd.edu/gtd/downloads/Codebook.pdf
2. Niven AS, Skomro RP, Dziuba D, et al. Supporting Health Care Workers During the Armed Conflict in Ukraine. Chest. 2023;163(6):1365-7. doi: 10.1016/j.chest.2022.12.021. PMID: 37295880.
3. Jain N, Prasad S, Bordeniuc A, et al. European Countries Step-up Humanitarian and Medical Assistance to Ukraine as the Conflict Continues. J Prim Care Community Health. 2022;13:21501319221095358. doi: 10.1177/21501319221095358. PMID: 35465746; PMCID: PMC9036314.
4. Kazmirchuk A, Yarmoliuk Y, Lurin I, et al. Ukraine's Experience with Management of Combat Casualties

Using NATO's Four-Tier "Changing as Needed" Healthcare System. World J Surg. 2022;46(12):2858-62. doi: 10.1007/s00268-022-06718-3. Epub 2022 Sep 7. PMID: 36070013.

5. United Nations Human Rights [Internet]. Ukraine: Civilian Casualty Update 21 November 2022. [cited 2022 November 29]. Available from: https://www.ohchr.org/en/news/2022/11/ukraine-civilian-casualty-update-21-november-2022

6. Tin D, Barten DG, Goniewicz K, et al. An Epidemiological Analysis of Terrorism-Related Attacks in Eastern Europe from 1970 to 2019. Prehosp Disaster Med. 2022;37(4):468-73. doi: 10.1017/S1049023X2200084X. Epub 2022 Jun 2. PMID: 35650676.

7. Romaniuk P, Semigina T. Ukrainian health care system and its chances for successful transition from Soviet legacies. Global Health. 2018;14(1):116. doi: 10.1186/s12992-018-0439-5. PMID: 30470237; PMCID: PMC6260664.

8. Wikipedia [Internet]. Moscow theater hostage crisis. [cited 2023 September 8]. Available from: https://en.wikipedia.org/wiki/Moscow_theater_hostage_crisis.

9. Wikipedia [Internet]. First Chechen War. [cited 2023 September 8]. Available from: https://en.wikipedia.org/wiki/First_Chechen_War.

10. Okey R. Eastern Europe 1740-1985: Feudalism to Communism. 2nd Edition. Minneapolis, Minnesota USA: University of Minnesota Press; 1986.

11. Bideleux R, Jeffries I. A History of Eastern Europe: Crisis and Change. 2nd ed. London, UK: Routledge; 1998.

12. Wikipedia [Internet]. Eastern Europe. [cited 2022 February]. Available from: https://en.wikipedia.org/wiki/Eastern_Europe.

13. Mykhenko V. Causes and consequences of the war in Eastern Ukraine: an economic geography perspective. Europe-Asia Studies. 2020;72(3):528-60.

14. Lynch D. Separatist states and post-Soviet conflicts. International Affairs. 2003;78(4):831-48.

15. Käihkö I. A conventional war: escalation in the war in Donbas, Ukraine. Journal of Slavic Military Studies. 2021;34(1):24-49.

16. Shanduorkov G. Terrorism in Bulgaria. Prehosp Disaster Med. 2003;18(2):66-70. doi: 10.1017/s1049023x00000789. PMID: 15074485.

17. Bradic N, Cuculic D, Jancic E. Terrorism in Croatia. Prehosp Disaster Med. 2003;18(2):88-91. doi: 10.1017/s1049023x00000819. PMID: 15074488.

18. McFee RB, Leikin JB. Death by polonium-210: lessons learned from the murder of former Soviet spy Alexander Litvinenko. Semin Diagn Pathol. 2009;26(1):61-7. doi: 10.1053/j.semdp.2008.12.003. PMID: 19292030.

19. Miller CW, Whitcomb RC, Ansari A, et al. Murder by radiation poisoning: implications for public health. J Environ Health. 2012;74(10):8-13. PMID: 22708201.

20. "Dirty bomb" threat puts spotlight on unprepared EDs: do you have a plan?". ED Manag. 2002;14:97-100.

21. Turai I, Veress K, Günalp B, et al. Medical response to radiation incidents and radionuclear threats. BMJ. 2004;328(7439):568-72. doi: 10.1136/bmj.328.7439.568. PMID: 15001507; PMCID: PMC381053.

22. Wood MH, Hailwood M, Koutelos K. Reducing the risk of oxygen-related fires and explosions in hospitals treating COVID-19 patients. Process Safety and Environmental Protection. 2021;153:278-88.

23. Reuters [Internet]. COVID-19 deaths in Eastern Europe surpass 1 million. [cited 2022 February]. Available from: https://www.reuters.com/world/europe/covid-19-deaths-eastern-europesurpass-1-million-2021-12-30/.

24. Reuters [Internet]. Pandemic rages in Eastern Europe leaving hospitals struggling to cope. Reuters. [cited 2022 February]. Available from: https://www.reuters.com/article/us-health-coronavirus-east europe/pandemic-rages-in-eastern-europe-leaving-hospitals-struggling-to-copeidUSKBN2BG2GY

25. Tin D, Margus C, Ciottone GR. Half-a-century of terrorist attacks: weapons selection, casualty outcomes, and implications for counter-terrorism medicine. Prehosp Disaster Med. 2021;36(5):526-30.

26. Parfitt T. How Beslan's children are learning to cope. Lancet. 2004;364(9450):2009-10. doi: 10.1016/S0140-6736(04)17532-6. PMID: 15593404.

27. Askerov A, Brooks S, Tchantouridze L. Post-Soviet Conflicts: The Thirty Years' Crisis. London, UK: Rowman & Littlefield Publishing Group Inc; 2020.

28. Ehrlich AI, Kobrinsky BA, Petlakh VI, et al. Telemedicine for a Children's Field Hospital in Chechnya. J Telemed Telecare. 2007;13(1):4-6. doi: 10.1258/135763307779701211. PMID: 17288651.

29. BBC News [Internet]. Elon Musk says he withheld Starlink over Crimea to avoid escalation. [cited 2022 September 11]. Available from: https://www.bbc.com/news/world-europe-66752264

30. The Washington Post [Internet]. The evidence that may prove pro-Russian separatists shot down MH17. [cited 2022 February]. Available from: https://www.washingtonpost.com/news/worldviews/wp/2014/07/20/the-evidence-that-may-prove-pro-russian-separatists-shot-down-mh17/

31. New York Times [Internet]. Dutch Inquiry Links Russia to 298 Deaths in Explosion of Jetliner Over Ukraine. [cited 2022 February]. Available from: https://www.nytimes.com/2016/09/29/world/asia/malaysia-air-flight-mh17-russia-ukraine-missile.html.

32. Cavaliere GA, Alfalasi R, Jasani GN, et al. Terrorist attacks against healthcare facilities: a review. Health Secur. 2021;19(5):546-50.

33. Ulmer N, Barten DG, De Cauwer H, et al. Terrorist attacks against hospitals: worldwide trends and attack types. Prehosp Disaster Med. 2022;37(1):25-32.

34. Schmeitz CTJ, Barten DG, van Barneveld KWY, et al. Terrorist attacks against Emergency Medical Services: secondary attacks are an emerging risk. Prehosp Disaster Med. 2022.

35. Ponars Eurasia [Internet]. Attacks on Healthcare Infrastructure in the Donbas: Implications for Ukrainian State Legitimacy. [cited 2022 February]. Available from:https://www.ponarseurasia.org/attackson-healthcare-infrastructure-in-the-donbas-implications-for-ukrainian-state-legitimacy/

36. Baker MS, Baker J, Burkle FM Jr. Russia's Hybrid Warfare in Ukraine Threatens Both Healthcare & Health Protections Provided by International Law. Ann Glob Health. 2023;89(1):3. doi: 10.5334/aogh.4022. PMID: 36743284; PMCID: PMC9881440.

37. Tin D, Barten DG, Cauwer HD, et al. Transport terrorism: a counter-terrorism medicine analysis. Prehosp Disaster Med. 2022;37(2):217-22.

38. Campus Safety [Internet]. Russia's 2017 Cyberattack on Ukraine Seriously Impacted US Hospitals. [cited 2022 February]. Available from: https://www.campussafetymagazine.com/hospital/russias2017-cyberattack-on-ukraine-seriously-impacted-u-s-hospitals/

39. Censinet [Internet]. The Ponemon Institute. Ponemon Research Report: The Impact of Ransomware on Healthcare During COVID-19 and Beyond. [cited 2022 February]. Available from: https://www.

censinet.com/ponemonreport-covid-impact-ransomware/

40. The kyiv independent [Internet]. Major cyberattack hits Ukrainian government websites. [cited 2022 February]. Available from: https://kyivindependent.com/national/major-cyberattack-hits-ukrainiangovernment-websites/

41. Resource centre [Internet]. 2021 World Press Freedom Index. [cited 2022 February]. Available from: https://www.rcmediafreedom.eu/Tools/Monitoring-tools/2021-World-Press-Freedom-Index

42. Arnold JL, Ortenwall P, Birnbaum ML, et al. A proposed universal medical and public health definition of terrorism. Prehosp Disaster Med. 2003;18(2):47-52.

43. ICRC [Internet]. International Humanitarian Law and the Challenges of Contemporary Armed Conflicts. [cited 2022 February]. Available from: https://www.icrc.org/en/document/international-humanitarian-law-and-challenges-contemporary-armed-conflicts?utm_term=&utm_campaign=gu_DSA_GSN_EN_traffic_Alle+Seiten_AOK_2023&utm_source=adwords&utm_medium=ppc&hsa_acc=2458906539&hsa_cam=20202495119&hsa_grp=152583294634&hsa_ad=660057586232&hsa_src=g&hsa_tgt=dsa-19959388920&hsa_kw=&hsa_mt=&hsa_net=adwords&hsa_ver=3&gclid=CjwKCAjw_e2wBhAEEiwAyFFFo6gIIlcVyXJnQgqj1V-MXOHy3gyvA79tQGeDs_f3aVGal5sfkQ1KHhoC60gQAvD_BwE

44. United Nations General Assembly, 76th Session, Sixth Committee Plenary Meeting of Measures to Eliminate International Terrorism; 8 October 2021: International Committee of the Red Cross (ICRC); 2021.

45. Hargreaves S, Cunningham A. The politics of terror. Lancet. 2004;363(9425):1999-2000. doi: 10.1016/S0140-6736(04)16422-2. PMID: 15194267.

46. Wikipedia [Internet]. Moscow theater hostage crisis. [cited 2023 September 15]. Available from: https://en.wikipedia.org/wiki/Moscow_theater_hostage_crisis.

47. Wax PM, Becker CE, Curry SC. Unexpected "gas" casualties in Moscow: a medical toxicology perspective. Ann Emerg Med. 2003;41(5):700-5. doi: 10.1067/mem.2003.148. Erratum in: Ann Emerg Med. 2003 Aug;42(2):265. PMID: 12712038.

48. Vorsina M, Manning M, Fleming CM, et al. The Effect of the Moscow Theatre Siege on Expectations of Well-Being in the Future. J Interpers Violence. 2021;36(1-2):NP335-NP358. doi: 10.1177/0886260517731786. Epub 2017 Oct 3. PMID: 29294936.

5) 중동 및 북아프리카(Middle East and North Africa, MENA)의 테러리즘

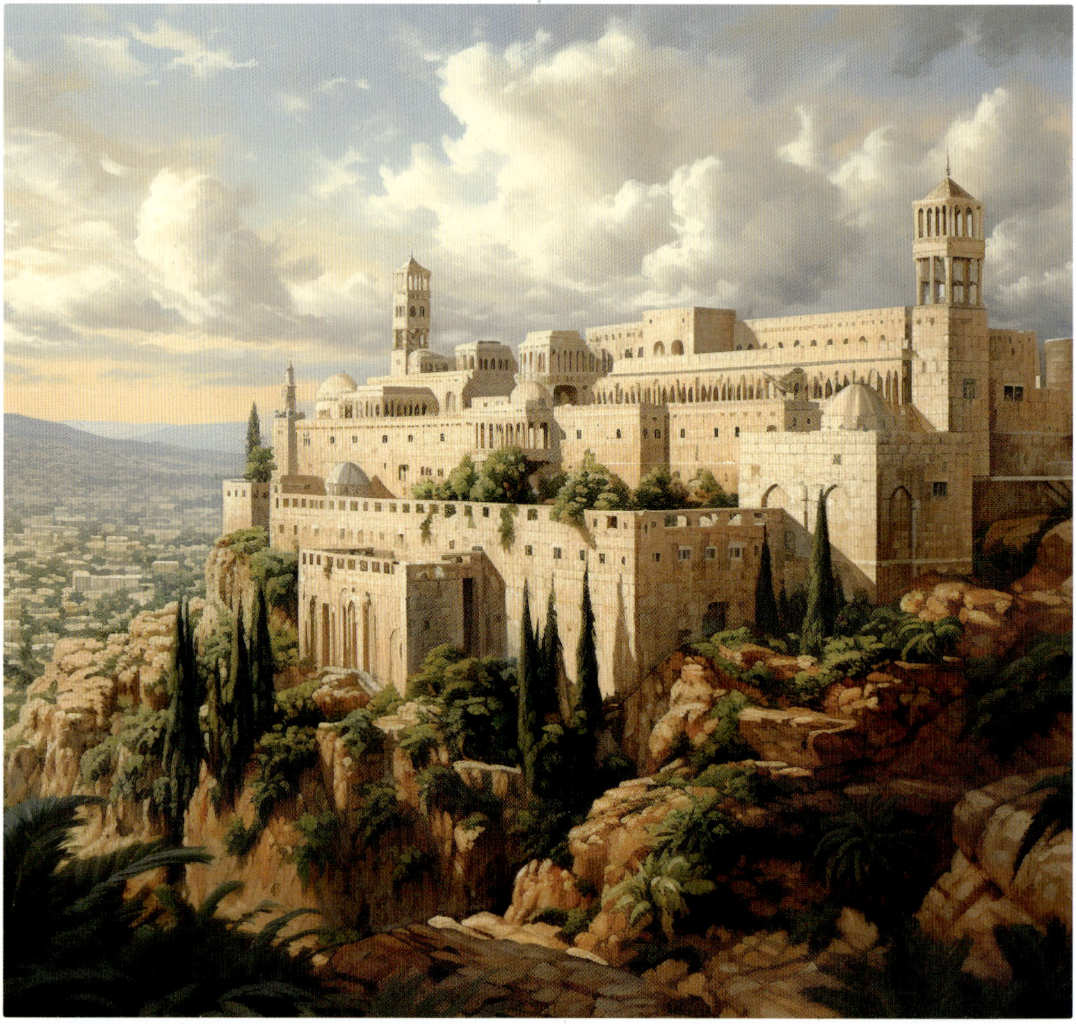

그림 3-5-1. 중동 예루살렘 다윗성의 평화로운 정경.

세계 테러리즘 데이터베이스 코드 책(GTD Coding Book)에 따르면 중동 및 북아프리카(Middle East and North Africa, MENA) 지역은 알제리, 바레인, 이집트, 이란, 이라크, 이스라엘, 요르단, 쿠웨이트, 레바논, 리비아, 모로코, 북예멘, 카타르, 사우디아라비아, 남예멘, 시리아, 튀니지, 터키, 아랍에미리트, 웨스트뱅크 및 가자지구, 서사하라, 예멘으로 분류된다(그림 3-5-1).[1]

MENA 지역은 세계의 많은 부분처럼 테러 활동의 중심지역이었다. 1970년대 이후 전체 테러 공격의 27.4%가 MENA 지역에서 발생하여 46,000건 이상의 공격을 기록하였으며, 이는 세계의 어느 지역보다도 많다.[2,3] 2001년 9월 11일 미국의 공격 이후 "테러와의 전쟁" 캠페인은 주로 남아시아와 중동의 여러 국가에 위치한 극단주의 그룹을 대상으로 하였다. 테러 공격은 건강 관리 서비스의 수요와 공급 모두에 영향을 미칠 수 있으며, 특히 일차 대응자, 병원, 건강 시스템에 독특한 부담을 주게 된다. 더불어, 의료 종사자에 대한 고의적인 부상, 의료 시설의 손상, 그리고 일반적인 정치적 불안정은 지역사회에 상당한 심리사회적 영향을 미칠 수 있으며, 지역에서 의료 종사자의 유출을 초래하여 이미 부담을 겪고 있는 시스템에 더욱 부담을 주게 된다.[4]

이번 장에서는 1970년부터 2020년 사이에 MENA 지역에서 발생한 모든 테러 관련 공격의 유병률에 대한 설명을 제공하는 것을 목표로 한다. 이러한 데이터는 대테러의학(CTM) 교육 프로그램의 개발에 유용하게 활용될 수 있으며, 미래의 잠재적 공격에 대한 통찰력을 제공할 것이다.

(1) GTD 빈도 및 세부 통계 분석(1970-2020)

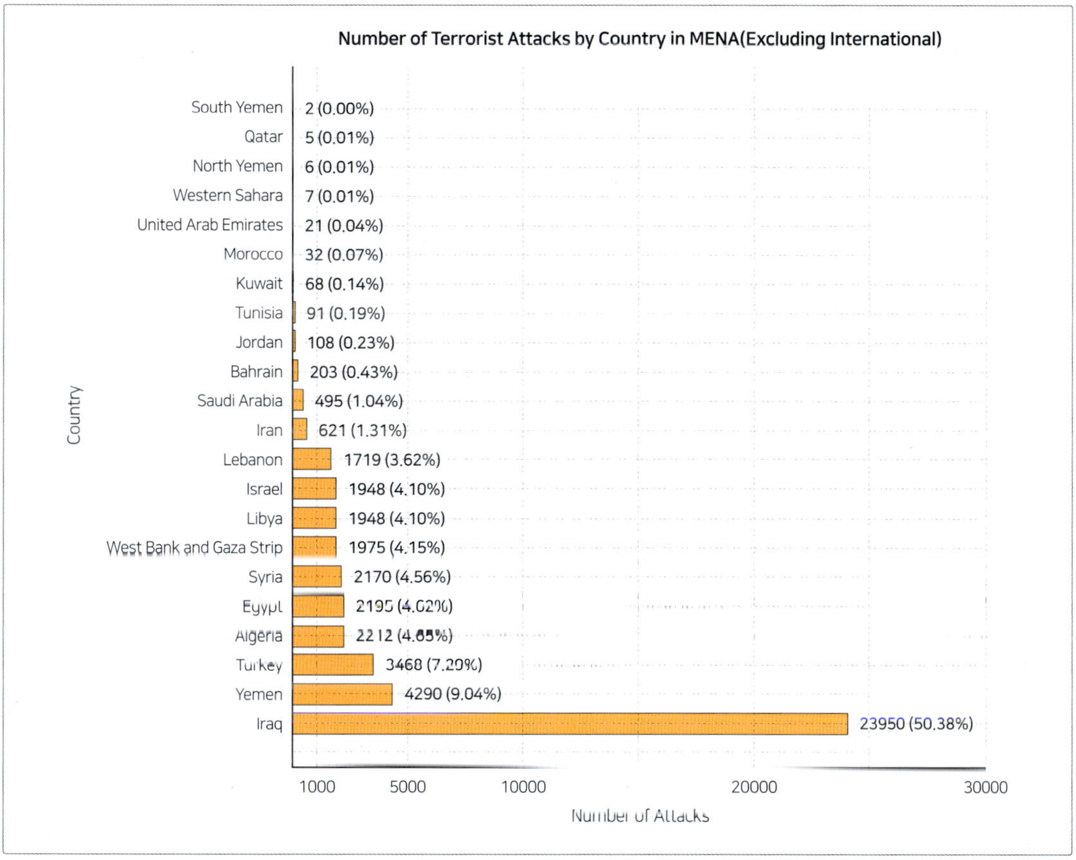

그림 3-5-2. 중동 및 북아프리카의 나라별 테러 공격 빈도(1970-2020).

Algeria: 알제리; Bahrain, 바레인; Egypt, 이집트; Iran, 이란; Iraq, 이라크; Israel, 이스라엘; Jordan, 요르단; Kuwait, 쿠웨이트; Lebanon, 레바논; Libya, 리비아; Morocco, 모로코; North Yemen, 북예멘 (역사적 맥락, 현재는 예멘의 일부); Qatar, 카타르; Saudi Arabia, 사우디아라비아; South Yemen, 남예멘 (역사적 맥락, 현재는 예멘의 일부); Syria, 시리아; Tunisia, 튀니지; Turkey, 터키; United Arab Emirates, 아랍에미리트; West Bank and Gaza Strip, 웨스트뱅크 및 가자지구; Western Sahara, 서사하라; Yemen, 예멘

표 3-5-1. 무기 유형별 사건, 사망, 부상 분석(1970-2020)

무기 유형	사건 횟수 (n)	사망 (n)	손상 (n)	사건 비율 (%)	무기 종류별 사망 비율 (%)	무기 종류별 손상 비율 (%)	사건당 사망	사건당 부상
폭발물	31,252	75,231	181,068	65.74	66.23	90.2	2.41	5.79
총기	10,331	22,344	11,983	21.73	19.67	5.97	2.16	1.16
알 수 없음	3,478	10,420	2,471	7.32	9.17	1.23	3	0.71
소이성 무기	1,239	992	1,382	2.61	0.87	0.69	0.8	1.12
근접 무기	1,078	4,286	1,371	2.27	3.77	0.68	3.98	1.27
화학무기	60	157	2,272	0.13	0.14	1.13	2.62	37.87
탈것(차량 내 폭발물 제외)	46	57	183	0.1	0.05	0.09	1.24	3.98
기타	25	94	3	0.05	0.08	0	3.76	0.12
파괴 장비	25	0	0	0.05	0	0	0	0
가짜 무기	5	0	0	0.01	0	0	0	0
생물학무기	2	2	0	0	0	0	1	0
총계	47,541	113,583	200,733	100	100	100	1.91	4.73

표 3-5-2. 타겟 유형에 따른 공격 분석

타겟 유형	공격 횟수 (n)	%
일반 시민 및 재산	17,731	37.3
경찰	7,310	15.38
정부(일반)	4,509	9.48
사업체	4,496	9.46
알 수 없음	2,534	5.33
군사	1,920	4.04
테러리스트/비국가 민병대	1,672	3.52
종교 인물/기관	1,355	2.85
교통	1,249	2.63
공공 시설	933	1.96
교육 기관	875	1.84
정부(외교)	840	1.77
언론인 및 미디어	774	1.63
폭력적인 정당	328	0.69
공항 및 항공기	324	0.68
비영리 기관	179	0.38
관광객	165	0.35
기타	116	0.24
해양	83	0.17
통신	75	0.16
식수 공급	73	0.15
총계	47,541	100

연구 기간 동안 총 47,541건의 테러 공격이 발견되었으며, 이로 인해 113,583명이 사망하고 200,733명이 부상당했다(그림 3-5-2, 표 3-5-1). 이는 사건당 평균 1.91명의 사망자와 4.73명의 부상자를 의미한다(표 3-5-1). 해당 지역에서의 모든 공격 중 50.38%는 이라크에서, 9.04%는 예멘에서 발생했다(그림 3-5-2).

테러 공격의 37.3%에서는 일반 시민과 재산이 대상이었으며, 경찰이 15.38%에서 목표로 설정되었다(표 3-5-2). 지역에서의 모든 테러 공격 중 65.74%에서는 폭발물이 가장 일반적으로 사용된 무기 유형이었으며, 21.73%에서는 총기가 사용되었다(표 3-5-1, 4).

표 3-5-3. 상위 10위의 사상 사고(1970-2020)

순위	년	월	일	장소 (도시)	테러단체 이름	동기	사망자 수 (n)	부상자 수 (n)	공격유형
1	2014	8	3	신자르	이라크와 레반트의 이슬람 국가(ISIL)	구체적인 동기는 알려져 있지 않음. 그러나, 자료에 따르면 가해자들이 예즈이디 커뮤니티의 구성원들에게 이슬람으로 개종하도록 강요하려고 시도함. 자료는 이 공격이 이라크의 대다수 무슬림과 소수 예즈이디 커뮤니티 사이의 종파 간 폭력의 큰 추세의 일부라고 추측함. 또한, 납치된 예즈이디 여성들이 이슬람으로 강제 개종된 후에 결혼을 위해 팔렸다는 것도 지적됨	953	NA	인질 납치
2	2014	6	10	바두시	이라크와 레반트의 이슬람 국가(ISIL)	구체적인 동기는 알려져 있지 않음. 그러나, 자료에 따르면 이라크와 레반트의 이슬람 국가(ISIL)가 모술을 점령하고 인구를 해방하기 위한 캠페인의 일환으로 감옥을 공격했다고 함	670	0	무장 공격
3	2016	12	10	팔미라	이라크와 레반트의 이슬람 국가(ISIL)	NA	433	NA	인질 납치
4	1978	8	19	아바단	무자헤딘-에 칼크(MEK)	NA	422	0	시설/인프라 공격
5	2014	8	15	코조	이라크와 레반트의 이슬람 국가(ISIL)	구체적인 동기는 알려져 있지 않음. 그러나, 자료에 따르면 예지디 민간인들이 이라크와 레반트의 이슬람 국가(ISIL)의 이슬람으로 개종하라는 요구를 거부했기 때문에 대상이 되었다고 추정. 또한 자료는 이 공격이 이라크의 대다수 무슬림과 소수 예지디 커뮤니티 사이의 종파 간 폭력의 큰 추세의 일부였을 수 있다고 추측	400	NA	인질 납치
6	2016	7	3	바그다드	이라크와 레반트의 이슬람 국가(ISIL)	NA	383	200	폭발/폭탄 테러
7	2017	11	24	알-로다	이슬람 국가의 시나이 지방	예수의 아들 운동은 이 사건에 대한 책임을 주장하고, 이 공격은 기독교 커뮤니티의 구성원을 대상으로 한 공격에 대한 복수로 실행되었다고 밝혔음	311	122	폭발/폭탄 테러
8	2014	7	17	팔미라 지구	이라크와 레반트의 이슬람 국가(ISIL)	NA	310	NA	인질 납치
9	2016	2	7	모술	이라크와 레반트의 이슬람 국가(ISIL)	구체적인 동기는 알려져 있지 않음. 그러나, 자료에 따르면 이라크와 레반트의 이슬람 국가(ISIL)는 해당 피해자들이 당국과 협력했기 때문에 그들을 대상으로 했다고 추정	300	0	인질 납치
10	2015	4	9	카임	이라크와 레반트의 이슬람 국가(ISIL)	NA	300	NA	인질 납치

표 3-5-4. 중동 및 북아프리카의 무기 유형별 공격 빈도 분석(1970-2020)

무기 유형	공격 횟수	비율 (%)
폭발물	31,252	65.74
총기	10,331	21.73
알 수 없음	3,478	7.32
소이성 무기	1,239	2.61
근접 무기	1,078	2.27
화학 무기	60	0.13
탈것(차나 트럭을 이용한 폭탄 제외)	46	0.1
기타	25	0.05
파괴 장비	25	0.05
가짜 무기	5	0.01
생물학적 무기	2	0
총계	47,541	100

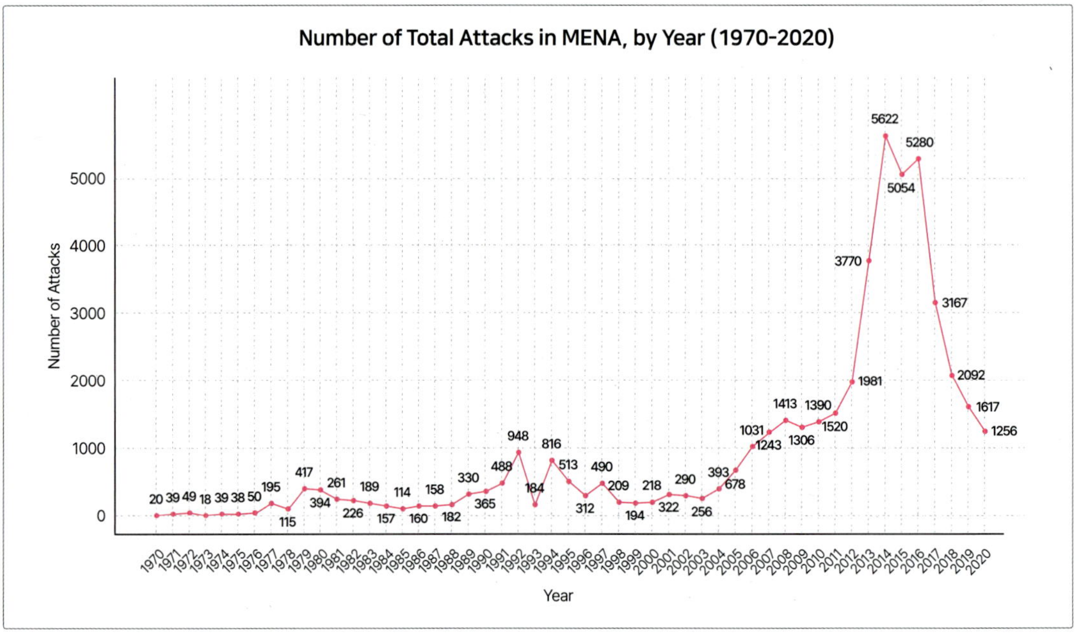

그림 3-5-3. 연도별 MENA 지역 총 공격 횟수(1970-2020).

MENA, Middle East and North Africa; Number of Attacks, 공격 횟수

단일 테러 사건으로 인한 가장 큰 희생자 수는 2014년 이라크 신자에서 기록되었다. 구체적인 동기는 알려져 있지 않으나, 자료에 따르면 가해자들이 예즈이디 커뮤니티의 구성원들에게 이슬람으로 개종하도록 강요하려고 시도하였다. 자료는 이 공격이 이라크의 대다수 무슬림과 소수 예즈이디 커뮤니티 사이의 종파 간 폭력의 큰 추세의 일부

라고 추측하였다. 또한, 납치된 예즈이디 여성들이 이슬람으로 강제 개종된 후에 결혼을 위해 팔렸다는 것도 지적되었다. 그 결과 인질 납치로 953명이 사망하였고 부상자는 집계가 불가하였다(표 3-5-3). 2014년 6월 10일 이라크 바두시에서 이라크와 레반트의 이슬람 국가(ISIL)가 모술을 점령하고 인구를 해방하기 위한 캠페인의 일환으로 감옥을 무장 공격했다. 이 건은 지역에서 두 번째로 큰 테러 관련 희생자 수를 기록하였으며, 그 결과 670명이 사망했다(표 3-5-3).

2014년의 최고점 이후 테러 공격은 급격히 감소하였으나, 1970년대 이후로는 전반적으로 테러 공격이 증가하는 추세를 보였다(그림 3-5-3).

(2) 고찰

중동 및 북아프리카 국가들은 지리적, 정치적 및 문화적 유사성을 기반으로 국제, 경제, 학술 조직들에 의해 역사적으로 단일 MENA 지역으로 묶여 왔다. 그러나 각 국가의 사회정치적 상황, 대테러 체계, 건강 관리 시스템은 독특하므로, CTM 분석에 관한 논의는 각 특정 국가에 개별적으로 이루어져야 한다. 따라서 논의의 여러 개념은 다른 국가들 간의 지정학적 상황의 차이점을 고려하면 보는 MENA 지역에 일반화되지 않을 수 있다.

지난 몇 년 동안 세계적으로 그리고 중동에서 테러 공격이 감소한 추세가 있었으며, 특히 COVID-19 대유행 이후로 그러한 추세가 더욱 강화되었다.[5] 전문가들은 세계가 봉쇄와 제한에서 벗어나면 활동이 급증할 것이라고 예측한다. 서양 국가들은 우익, 백인 우월주의 및 정치적 극단주의 활동에 문제를 겪고 있으며, 중동의 국가들, 예를 들어 이라크와 예멘은 고유한 문제를 겪고 있다: 지속적인 인도주의, 보안 및 정치 위기는 종종 건강 관리 시스템의 악화와 얽혀 있으며, 지역의 의사, 간호사 및 기타 의료 전문가들 사이의 높은 소진률은 가혹한 작업 조건, 스트레스 및 폭력 및 충돌에 노출되어 발생한다.[6-8] 의료 종사자들은 항상 테러 공격에 대한 대응의 최전선에 있었다. 그럼에도 불구하고, 그들에게 미치는 영향은 문헌에서 매우 제한적이었다, 특히 "아랍의 봄"과 그 이후의 사건들 중에서는 그렇다(그림 3-5-4).[9,10] 아랍의 봄은 여러 정부를 불안정하게 만들어 테러 공격이 크게 증가하게 했으며, 오늘날 많은 사람들은 여전히 MENA 지역의 불안정이 종교, 문화 또는 정체성의 차이만이 아니라 권력, 정치 통제 및 사회적 특권에 관한 것이라고 주장하고 있다.[11] 또한 2009년부터 2018년까지 아랍 지역의 글로벌 정신 건강 연구 기여를 조사한 한 연구에서는 다른 의료 및 건강 관련 연구 영역 및 전 세계 나머지 지역과의 격차를 줄이기 위해 아랍지역의 정신 건강 연구에 더 많은 투자가 필요하다고 지적하였다.[12] 이 지역의 인구가 계속해서 전쟁과 테러 등으로 인해 증가하는 트라우마에 직면하게 되면서, 이 분야는 건강관리 분야에서 주요한 위치를 확립할 기회를 얻게 되었으므로 연구자들은 연구 증거를 효과적으로 활용하여 사람들이 그들의 환

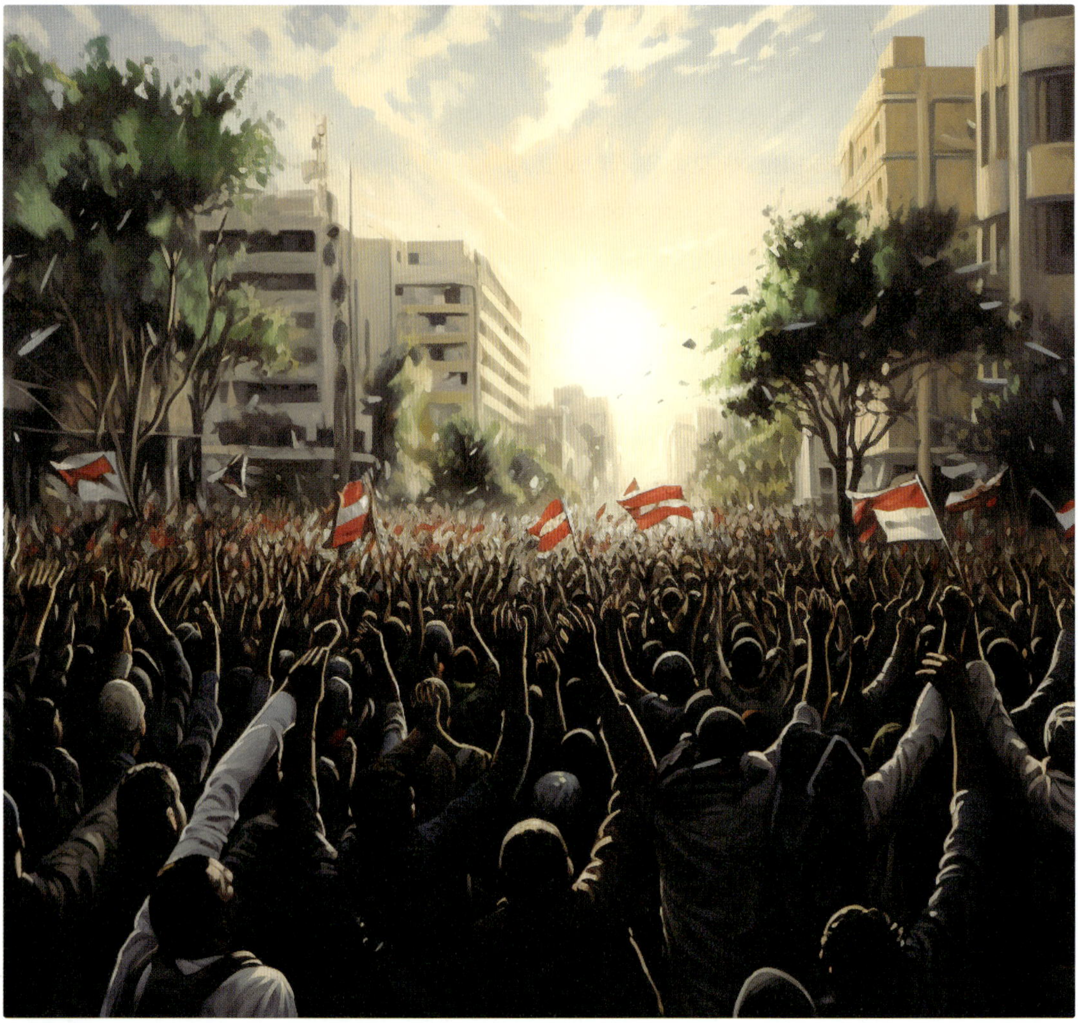

그림 3-5-4. "아랍의 봄" 민주화 항쟁 운동.

경에 다시 참여하고 일상 생활 활동으로 돌아갈 수 있도록 도움을 줄 수 있다고 결론 내렸다.[12]

1970년대, 이라크는 국가의 석유 수출 수익으로 자금을 조달한 무료, 중앙집중적이고 보편적인 건강 관리 시스템을 개발했다. 당시에는 중동에서 가장 좋은 건강 관리 시설 중 일부로 간주되었으며, 도시 인구의 97%와 시골 인구의 71%가 무료 건강 관리에 접근할 수 있었다.[13] 1980년대와 1990년대에는 사담 후세인의 통치하에 이라크의 사회정치적 상황이 크게 악화되었다. 건강 관리 자금 조달이 최우선순위에서 밀려났으며, 종파 간의 충돌 및 ISIL의 부상은 불안과 친테러 독재정권으로 이어졌고, 이로 인해 비정부 조직(NGO)이 대피하고 수천 명의 지역 의료 종사자들이 도망가거나 살해 또는 납치 위험에 처하게 되었다.[14-16] 갤럽 월드 폴(Gallup World Poll) (2014-2015)에서 19개의 아랍

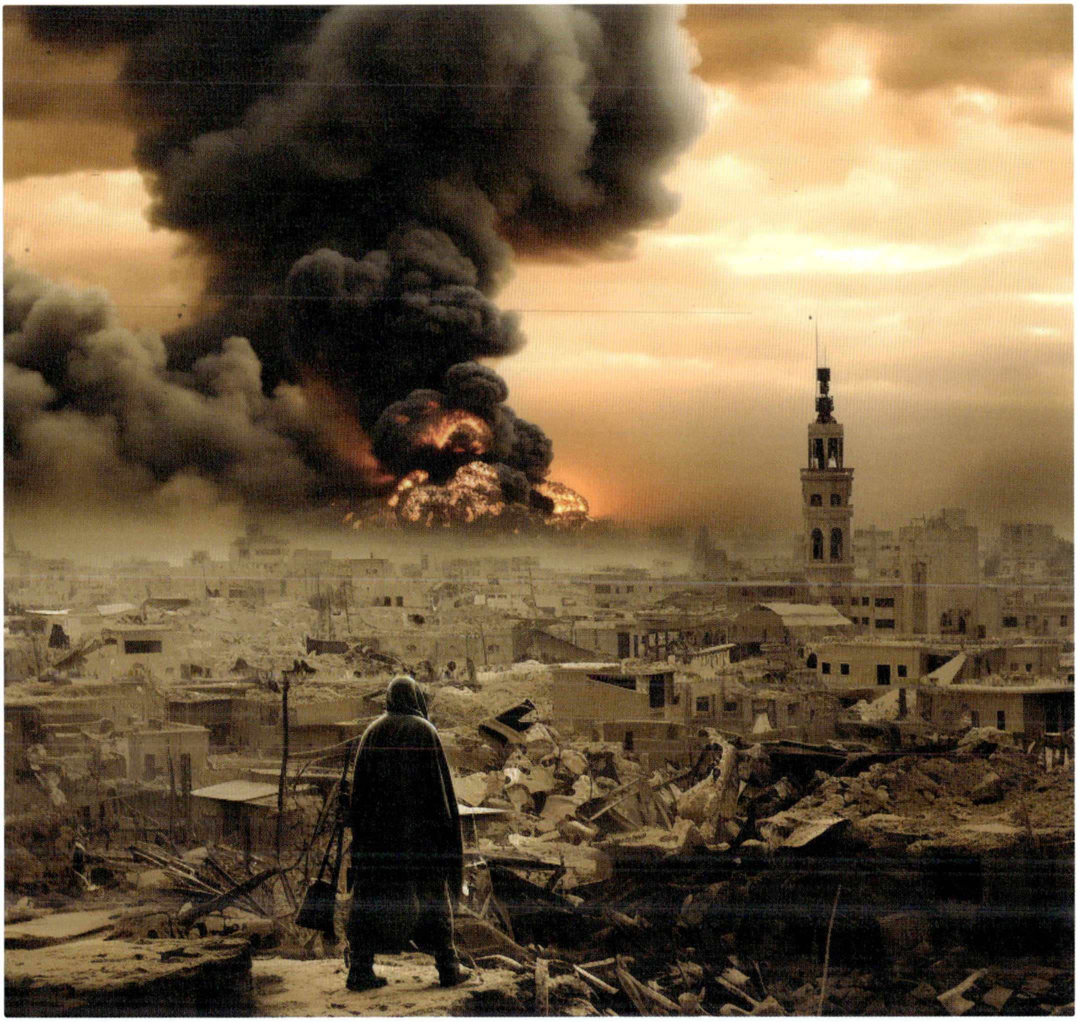

그림 3-5-5. 하마스의 가자지구 및 이스라엘 테러.

국가에 거주하는 15-24세 청소년을 대상으로 데이터를 추출하였다(n = 8,162).[17] 아랍 청소년 중 식량 불안정성의 유병률은 레바논의 3.1%에서 남수단의 91.3% 사이였다.[17] 식량 불안정성(보통 및 심각한 경우)은 생활 평가와 음의 상관 관계가 있었다. 식량 불안정성은 아랍 청소년 복지에 대한 독립적인 위험 요인이다.[17] 이로 인해 청소년 복지를 향상시키기 위한 노력은 식량 안전성 개입을 통해 이루어질 수 있음이 주장되었다.[17] 1929년 영국 위임 기간 동안 아랍인들에 의한 유대인 대학살인 헤브론 대학살 이후로 수천 명의 민간 유대인 성인과 어린이를 살해하는 아랍 테러가 존재해 왔다(그림 3-5-5).[18]

현재 가자의 민주적으로 선출된 지배 기관의 확고한 목표는 이스라엘 국가를 파괴하는 것이다(그림 3-5-5, 6).[19] 하마스는 2000년 이후로 자살 폭탄 테러와 로켓 공격을 단순히 유대인 민간인을 향해 저지르면서 1,000명 이상의 사망자를 냈다.[20] 이 공격에는 유

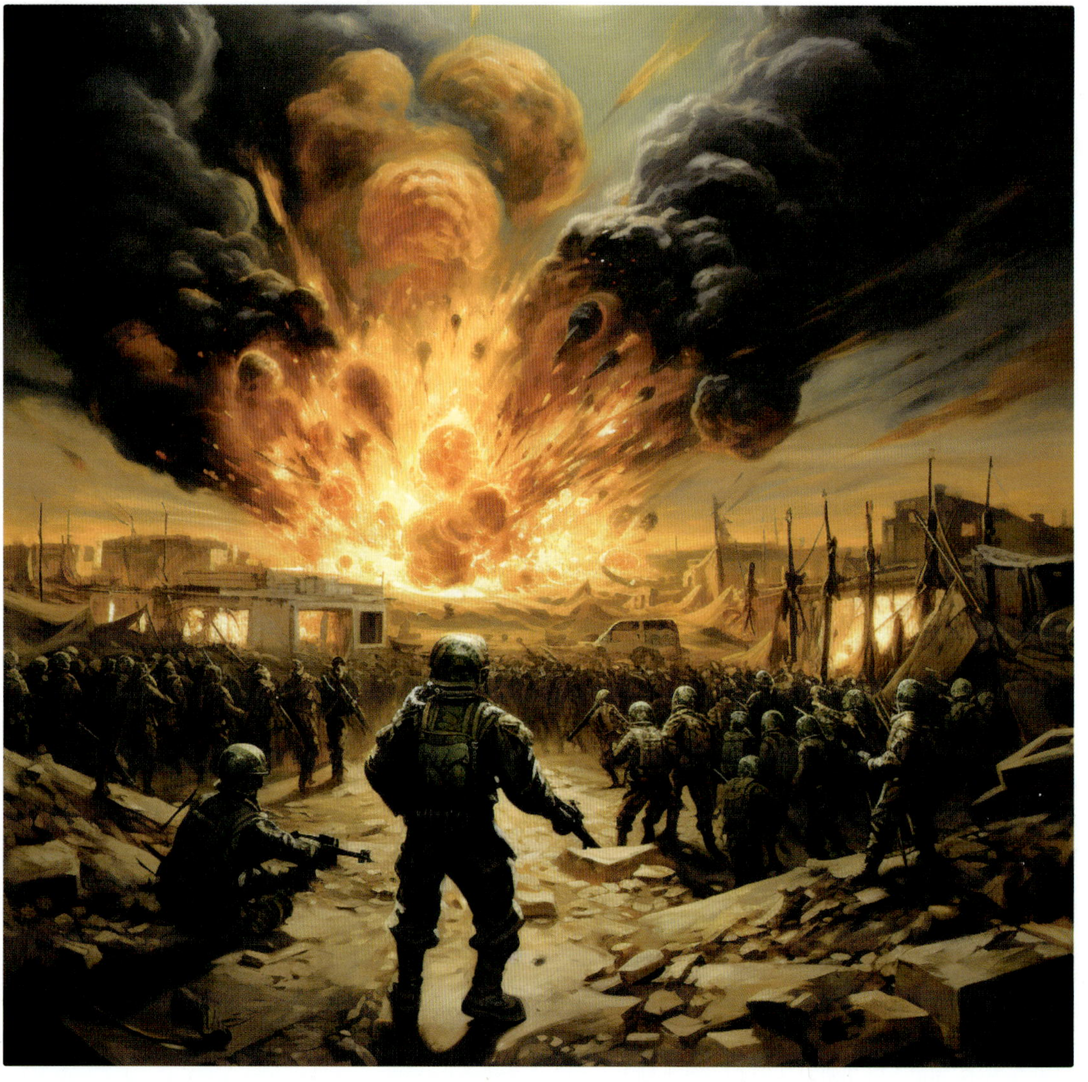

그림 3-5-6. 이스라엘 군의 가자지구 하마스 테러 진압.

대인 학교, 디스코, 결혼식 및 유월절 축제에 대한 공격이 포함되어 있다(그림 3-5-5, 6).[21] 가자와 서안에서의 의료 서비스에 대한 장애물에 대한 슬픈 이야기는 불행하게도 대부분 팔레스타인인들이 의료 시설과 구급차를 사용하여 무기와 테러리스트를 저장하고 운송하는 결과였다.[22] 이것은 서안과 가자에서 발생하는 불법 활동이며, 무고한 아랍인과 유대인의 사망을 초래한 인권 침해의 명백한 위반이었다. 팔레스타인 테러리스트들은 여성과 어린이를 자살 폭탄 테러범으로 사용하였고 그 결과 의료 지원이 필요한 사람들에게 지연을 초래하는 검문소와 보안 장벽이 세워지게 되었다(그림 3-5-7~9).[23] 한 연구는 테러리즘에 참여한 팔레스타인 젊은 여성들과의 인터뷰를 통해 테러리즘을 수행한 동기가 성별을 어기는 선택에 대한 혼합된 개인적 동기, 스릴을 추구하고 의식적인 반항을 포함하여 드러남을 보여주기도 하였다.[24] 이라크의 건강 관리 시스템은 오늘날에도 위기에 처해 있으며, 약물과 인력의 부족으로 지역 평균보다 훨씬 낮은 70세의 평균 수명을 기록하고 있다.[25]

결과적으로 문화적 및 종교적 요인은 대부분의 서양 국가들보다 재난 대응 전략에 다르게 영향을 미칠 수 있다. 예를 들어, 레바논에서는 병원들이 그들의 유입 지역 내에서 우세한 정치 당파를 고려하여 문화 분석을 수행하며, 대립하는 편의 환자와 가족들을 병원 내에서 물리적으로 분리하기 위한 진략을 구축하고 있다.[26] 전쟁에시의 시망률은 전통적으로 "전투 중 사망 및 부상으로 인한 사망"으로 분류된다.[27] 테러 공격의 경우, 전체 사망 중 50%가 "전투 중 사망"으로, 그중 30%는 초기 사망과 관련이 있으며 20%는 손상 후 며칠 또는 몇 주 후에 발생하는 늦은 사망과 관련이 있다.[27] 2022년 10월 26일 수요일 오후 5시 45분에 이란 샤체라그 성지에서 테러 공격이 발생했다.[27] 공격자는 이란의 성지로 불리는 종교지역의 주요 출입구 중 하나로 들어가 칼라시니코프 총으로 사람들을 쏴 13명이 사망하고 20명이 부상당했다.[27] 테러리스트는 경찰에 의해 체포되었으며 이라크와 시리아의 이슬람 국가(ISIS) 테러 집단이 이 살인에 대한 책임을 인정했다. 이러한 이벤트는 사건 관리의 강점을 부각시켜 준다.[27] 2022년의 한 연구는 이 사건을 분석하였다.[27] 사건 관리의 강점은 다음과 같았다.

① 문을 닫고 공격자가 그들의 종교지역의 다른 부분으로 접근하는 것을 제한했다.
② 종교지역과 주변 지역에 폐쇄 회로 카메라 시스템을 사용했다.
③ 응급 의료 직원과 경찰의 신속하고 즉각적인 대응 및 부상자의 빠른 병원 이송이 이뤄졌다.
④ 대량의 부상자를 신속하게 이송하기 위해 버스 구급차를 사용했다.
⑤ 공격 후 1.5분 안에 경찰의 공격팀이 신속하게 대응하고 공격자를 체포했다.

반면에, 사건 관리의 약점은 다음과 같았다.

① 보안 게이트의 부적절한 디자인 및 다중 계층 보안 검사가 부재했다.
② 종교지역의 긴급 대피 계획 또는 프로그램이 없었다.
③ 응답 팀, 경찰, 응급 의료 및 레드 크레센트 직원 간의 통합된 통신 시스템이 부재했다.
④ 금속 또는 위험한 물질을 감지하기 위해 정밀 전자 기기와 센서를 사용하지 않았다.
⑤ 물리적 보안 직원을 위한 개인 보호 장비, 특히 방탄 조끼를 채택하지 않았다.
⑥ 원격 제어 문과 같은 높은 안전 지수를 가진 스마트 안전 문이 부재했다.
⑦ 종교지역의 다양한 부분에서 위험 및 경고 알람 시스템을 제공하지 않았다.

⑧ 테러 공격에 대한 경험이 없고 교육받지 않은 보안 및 서비스 직원이 배치되었다.
⑨ 응급 의료 시스템, 소방서, 레드 크레센트에서 테러 공격에 대응하기 위한 표준 프로토콜을 계획하지 않았다.
⑩ 테러 공격에 대응하는 관련 교육 및 준비가 충분하지 않았다. 이러한 분석을 바탕으로 사전, 테러 도중, 테러 이후의 상황에 대한 계획이 제시되었다.

사전 단계에서는 다음의 사항들이 제시되었다.

① 테러 공격에 대한 국가 대응 계획 준비
② 테러 공격에 대한 전 병원 및 병원 프로토콜을 제공 및 수정
③ 적절한 경고 및 통신 시스템 채택
④ 꾸준한 교육 프로그램을 사용하여 테러 공격 사건에 대한 지식 관리 및 대응 강화
⑤ 세미나, 테이블 탑 연습, 전체 규모의 연습과 같은 형식의 다양한 프로그램 개최
⑥ 공공 및 종교 장소에서의 긴급 대피 프로그램 설계

테러 사건 중에서는 다음이 제시되었다.

① Simple Triage and Rapid Treatment (START) 및 JUMP START (소아용 START)의 분류 시스템을 기반으로 공격 장소에서 신속한 분류 적용
② Prehospital Trauma Life Support (PHTLS) 지침을 기반으로 출혈과 외상 관리를 중지하고 제어하기 위한 신속한 노력
③ 테러 공격에서 구호군에 대한 대응의 안전 고려
④ Advanced Trauma Life Support (ATLS) 치료를 제공하는 병원에 심각한 부상자를 신속하게 이송
⑤ 응답 계획 활성화 및 마련된 프로토콜 및 표준 운영 절차 시행
⑥ 공격 및 통합 명령의 명령 시스템 설정

테러 사후에는 다음의 사항이 제시되었다.

① 반응 보고서 및 개선 계획 작성하여 결점 감지
② 소문을 제어하기 위한 적절한 위험 통신 및 정보 제공
③ 운영에 참여한 직원 및 테러 공격의 다른 생존자의 정신 상태를 추적 및 평가

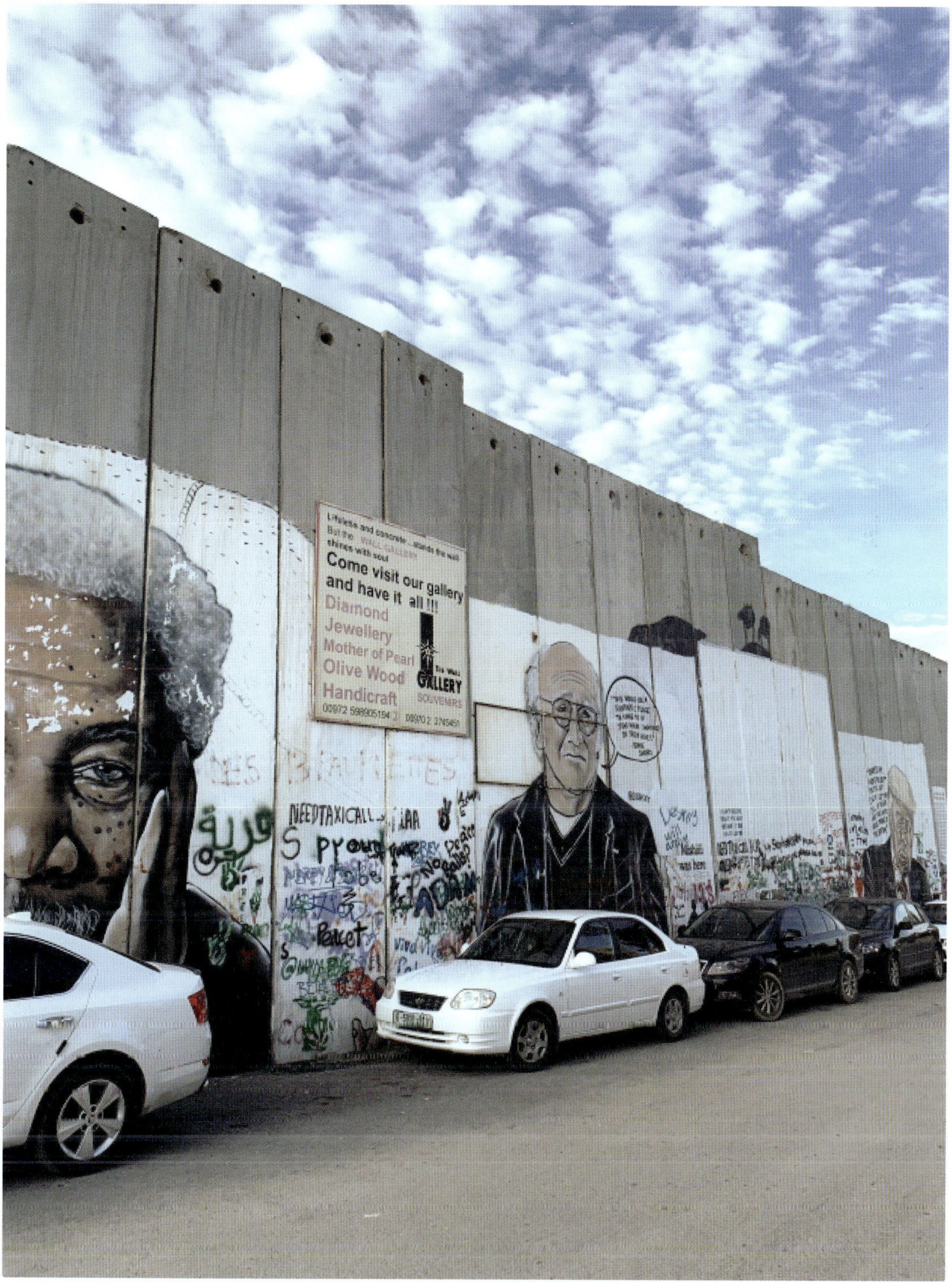

그림 3-5-7. 이스라엘과 팔레스타인 베들레헴 지역을 나누고 있는 보안 장벽 1.

저자가 직접 촬영한 사진 (2020년 1월)

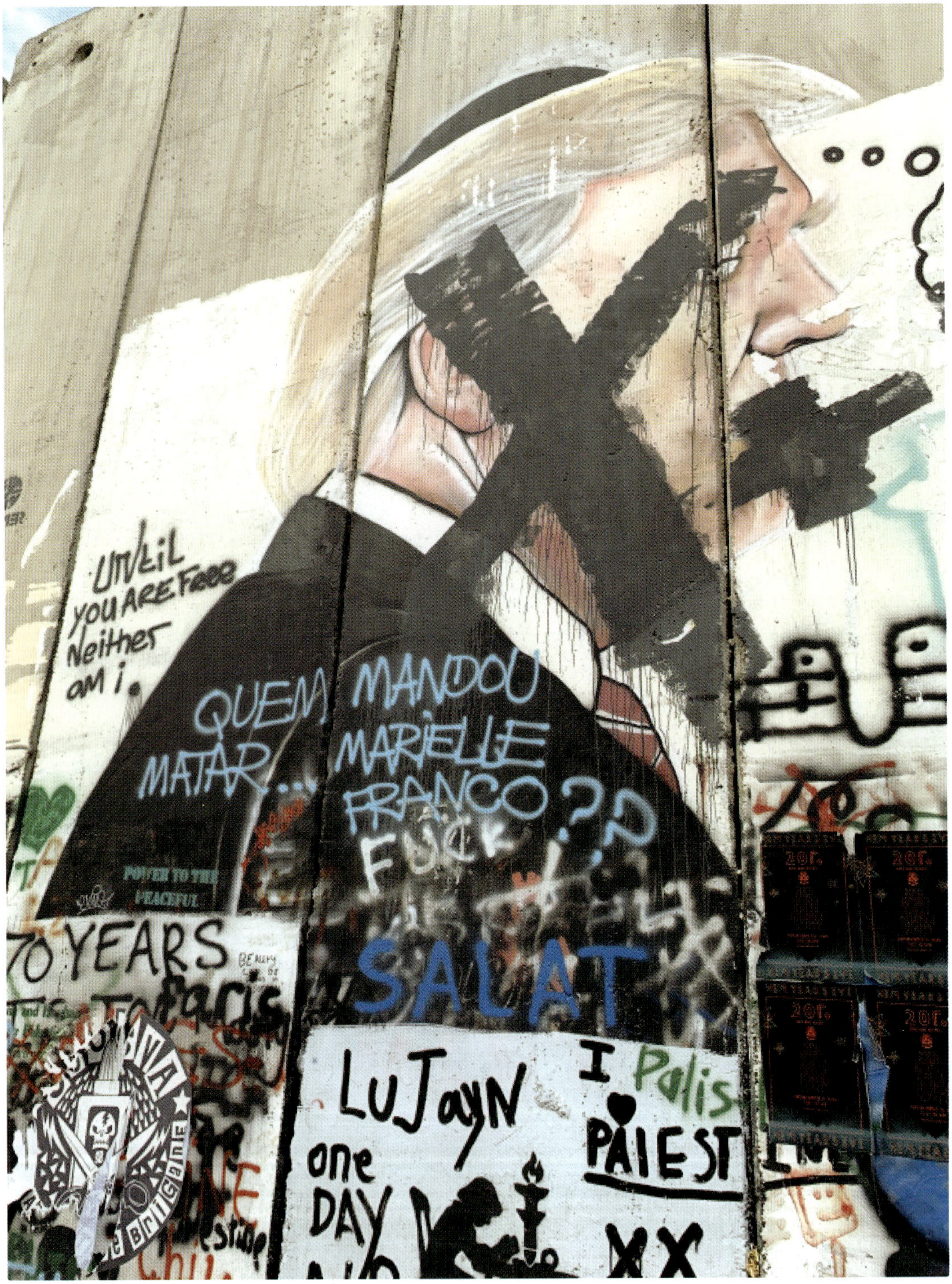
Until you are Free Neither am i
QUEM MANDOU MATAR... MARIELLE FRANCO??
FUCK
POWER TO THE PEACEFUL
70 YEARS
SALAT
LuJayn
one DAY
I ♥ PAlEST
Palis

그림 3-5-8. 이스라엘과 팔레스타인 베들레헴 지역을 나누고 있는 보안 장벽 2.
저자가 직접 촬영한 사진 (2020년 1월)

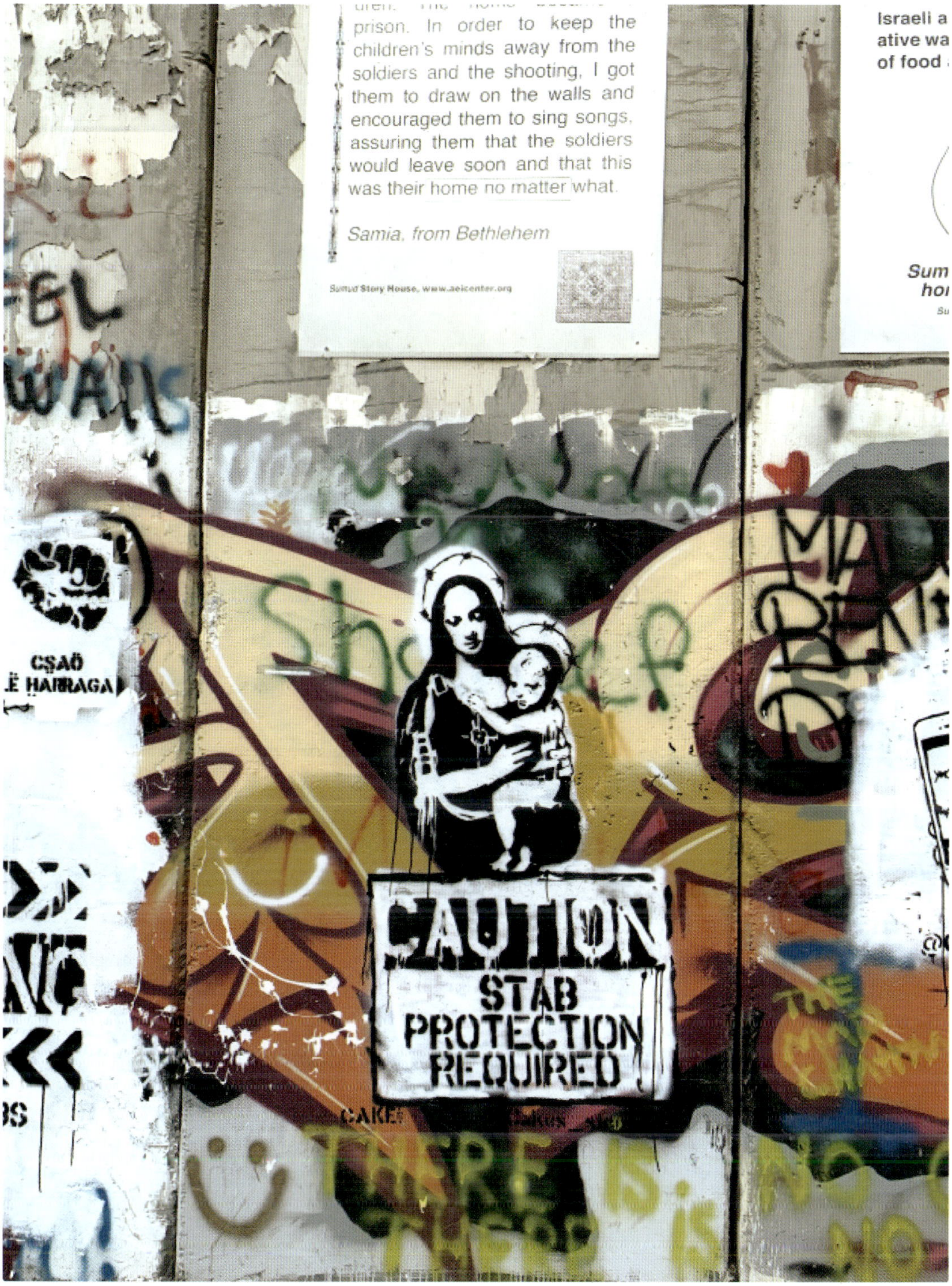
prison. In order to keep the children's minds away from the soldiers and the shooting, I got them to draw on the walls and encouraged them to sing songs, assuring them that the soldiers would leave soon and that this was their home no matter what.
Samia, from Bethlehem
Sumud Story House, www.aeicenter.org
CAUTION
STAB
PROTECTION
REQUIRED
THERE IS NO
THERE IS NO

그림 3-5-9. 이스라엘과 팔레스타인 베들레헴 지역을 나누고 있는 보안 장벽 3.

저자가 직접 촬영한 사진 (2020년 1월)

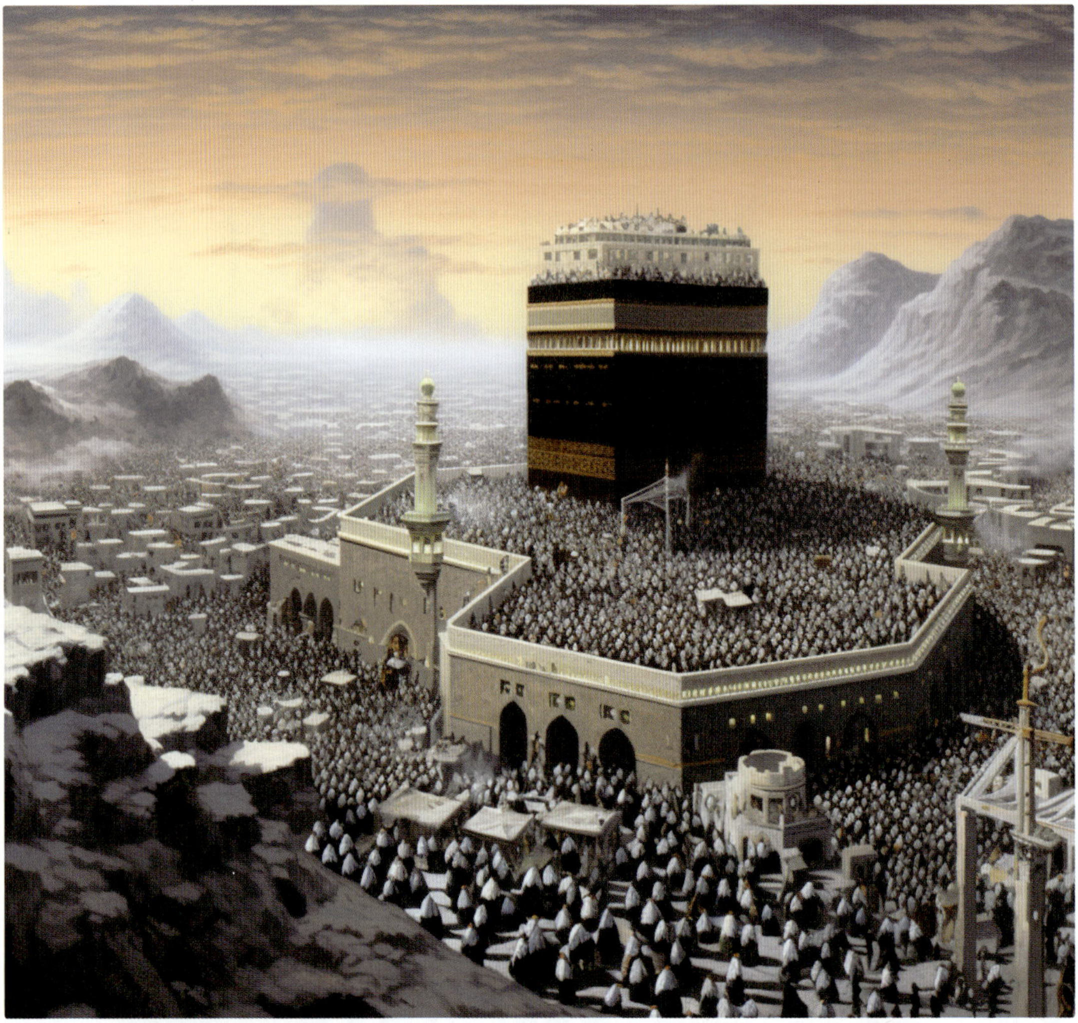

그림 3-5-10. 사우디아라비아 메카의 이슬람 하지 대규모 집회.

이와 같은 모든 준비는 교육을 통해 달성될 것으로 예상된다. 테러 공격에 대응하는 가장 중요한 측면은 프로토콜의 작성 및 기관 간 및 기관 내 섹터의 동기화로, 이는 테러 공격에서의 사망률을 줄이는 데 큰 도움이 될 수 있다.[27] 성별에 기반한 민감성, 특히 성간의 혼합을 둘러싼 것은 취약한 인구 집단에서 급성의료 접근을 지연시킬 수도 있다.[28-31] MENA 지역을 대상으로 했던 한 연구는 연례 하지 행사와 관련하여 77개의 문헌 검토에서 얻은 정보를 사용하였고, 동부 지중해 공공 건강 네트워크(EMPHNET)와 질병 통제 및 예방 센터(CDC)는 10개 국가의 현장 역학 교육 프로그램 및 보건부 중점 지점을 대상으로 대규모 집회 중 공공 건강 감시에 관한 2개의 워크숍을 개발하고 실시하였다 **(그림 3-5-10)**. 그 결과 대규모 집회와 관련된 주요 공공 건강 문제로는 다음과 같은 것들이 지적되었는데 그 예는 감염병(예: 호흡기 질환, 위장관 질환, 식중독), 부상, 교통사고, 열 관

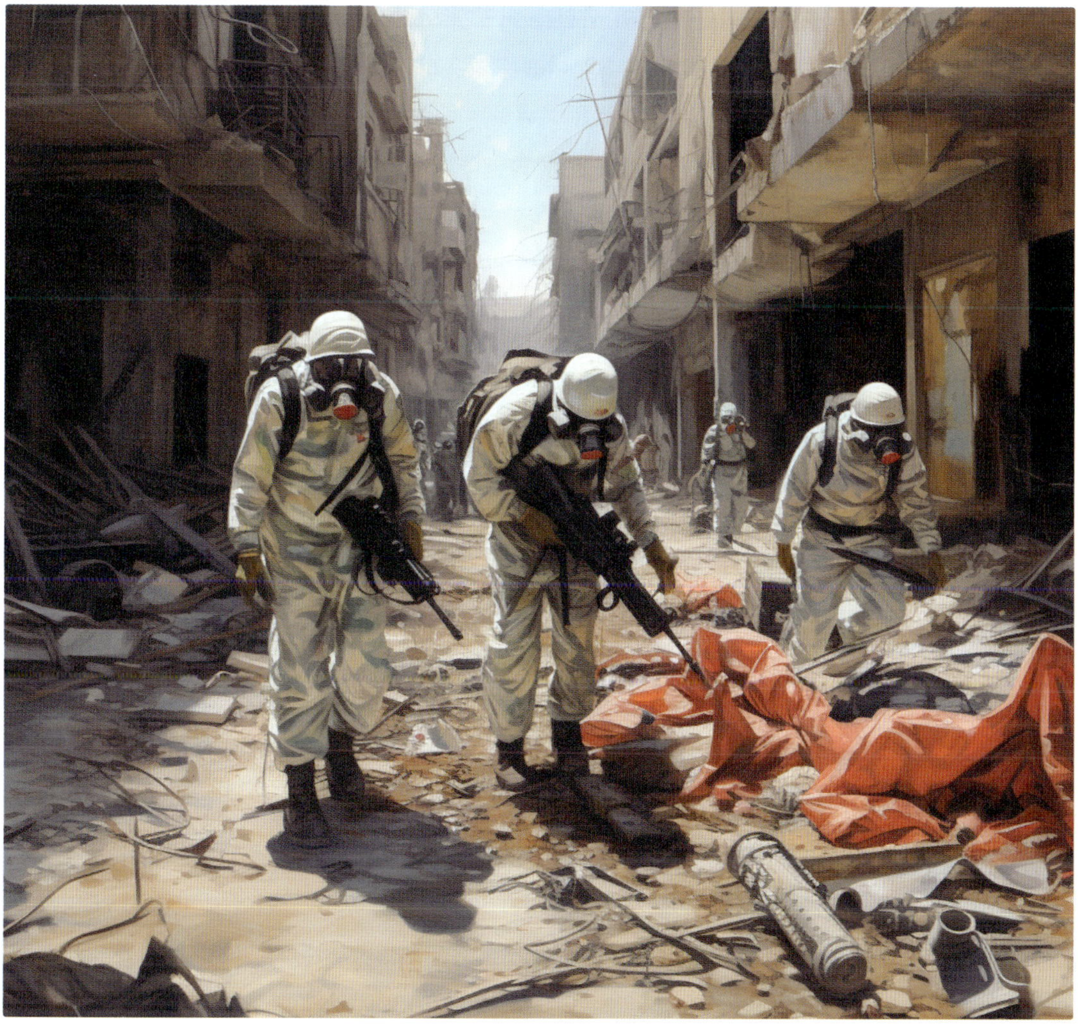

그림 3-5-11. 시리아 미사일 화학 공격.

련 질환, 인중 날림, 비전염성 질환 및 테러이다.[32] 다른 한 연구는 이스라엘의 유대인과 아랍인 사이에서 테러와 범죄에 대한 두 가지 강력한 유형의 공포, 즉 테러에 대한 공포와 범죄에 대한 공포의 결정 요인에 대한 이해를 확장하기 위해 수행되었다. 샘플은 375명의 이스라엘 학생(유대인 191명, 아랍인 184명)으로 구성되었고 다중 회귀를 사용하여 수행되었다. 테러에 대한 공포는 성별(여성이 남성보다 더 많음), 더 높은 자기 테러 노출, 그리고 더 높은 이웃 무질서에 의해 유의하게 예측되었다. 노출에 관한 유일한 상호 작용은 이전의 피해 경험이 오직 테러에 대한 공포만을 예측하며, 그것은 자신이 영향을 받거나 다른 사람의 피해 경험에 노출된 아랍인들 중에서만 발견되었다는 것을 보여주었다. 범죄에 대한 공포는 부문(유대인이 아랍인보다 많음), 성별(여성이 남성보다 더 많음), 더 높은 이웃 무질서, 그리고 더 낮은 사회적 통합에 의해 예측되었다. 이러한 결과는 사람들이 일반적으로 범죄와 테러의 위협을 어떻게 인식하는지, 특히 아랍-유대 문맥에서 어떻게 인식하는지에 대한 더 나은 이해를 제공하였다. 또한 이러한 결과는 지속적인 테러 위협하에서 살아가는 복잡성을 이해하는 데 도움을 주었다.[33]

중동에서의 주요 공격 방법으로서 폭발물과 화기의 사용은 테러 방법론에서의 전 세계적 추세를 따르고 있다.[2] 화학, 생물학, 방사성, 핵(CBRN) 공격은 드물지만, 이 지역에서의 중요한 위협으로 남아 있다. 2013년에는 시리아에서 사린 가스가 사용되어 1,400명의 민간인이 사망하고 수천 명이 심각하게 영향을 받았으며, 2016년에는 이라크에서 황산화물이 담긴 로켓이 발사되었다(그림 3-5-11).[34,35]

2013년 당시 시리아에서 자행된 화학공격 중에서 유황 겨자에 노출된 화학 피해자들의 의료 관리 경험을 공유하려는 2020년의 연구가 있었다(그림 3-5-11).[34] 이 연구는 17명의 오염된 환자의 의료 처리 방안을 보고했다.[34] 위험 지역에서 대피 후, 모든 화학 피해자들은 지정된 중환자실로 이송되어야 했다.[34] 상세한 의료 살균 및 안정화 후, 모든 화학 피해자들로부터 가능한 한 빨리 생물학적 샘플을 수집하여 노출 여부를 확인해야 했다.[34] 환자의 의료 병력 및 현재 증상을 통해 유황 겨자 노출의 임상 진단이 가능했다.[34] 유황겨자(수포제) 피해자들의 의료 관리는 "우수한 간호"에 중점을 두어야 하며, 이에는 통증 및 가려움증의 치료, 수액 및 전해질 보충 치료, 호흡 및 영양 지원이 포함되었다. 향상된 임상 기술에도 불구하고 유황겨자 병변의 치료는 여전히 특정하지 않으며, 증상을 완화하고 감염을 예방하는 것을 목표로 한다. 비록 여러 제한점이 있지만, 현재의 진단 능력과 치료 방법은 유황겨자 피해자들의 의료 관리에 대한 최근의 임상 경험을 공유함으로써 개선될 수 있었다.[34] 2019년 이란에서는 방사선 사고, 원자력 사고, 핵 테러의 경우 병원 응급실을 위한 응급실 준비도 설문지의 설계 및 검증연구를 수행하였다.[36] 그 결과 방사선 및 원자력 사고에 대한 병원 응급실의 준비도는 응급실의 직원, 물품, 구조의 준비도를 필요로 했다.[36] 이를 고려하면 방사선 및 원자력 사고에 적절하게 대응할 수 있으므로 보건복지부 및 응급 조직과 같은 상류 조직은 특정 필수 법률 및 정책을 제정함으로써 병원 응급실이 더욱 준비되도록 의무화해야 한다고 하였다.[36] 비단 의도적인 테러 공격이 아니라 하더라도 2020년 8월 4일 레바논 베이루트 항구에서 화학물질인 암모늄 질소화합물(NH4NO3)의 저장 및 관리 실패로 발생했던 대규모 폭발은 그 지역의 건강관리 체계에 심각한 피해를 입혔다.[37] 건강관리 전문가들이 입은 신체 부상 외에도 폭발은 레바논의 지속적인 사회 경제 위기에 의해 악화된 그들의 정신 건강에 상당한 부담을 가했다.[37] 또한, 연구 결과는 의사소통, 조정 및 인력, 그리고 공급품의 수준에서 병원의 긴급 대응을 저해한 중대한 도전과제를 밝혀냈다. 참가자들은 향후 재난에 효과적으로 대응하기 위해 적절한 분류를 실시하고, 긴급 운영 센터를 정리하며, 야외 치료 텐트를 배치하는 등의 필요성을 촉구하였다.[37] 이로 인해 기존 병원의 긴급 대응 계획을 강화하고 부족한 부분을 해결하기 위한 근거가 생성되었다.[37]

임박한 미래의 테러 공격에서도 신흥 기술의 특징이 될 것으로 예상된다. 이슬람 국가와 후티 반군은 이미 무인 항공 시스템을 정찰 및 공격 작전에 배치하는 데 있어 솜씨와 능력을 보여주었다.[38-40] 이러한 기술의 장거리 범위를 고려하면 훨씬 더 큰 지역사회에 실제 위험이 있으며, 신흥 기술로 인한 예기치 않은 사건에 대처하기 위해 건강 관리 시스템을 준비해야 할 필요가 있다.[39,41]

CTM의 등장은 테러 사건의 점점 복잡해지는 건강 관리 영향에서 파생된 재난 의학의 하위 전문 분야였다. 건강 관리 시스템 및 전문가뿐만 아니라 보안 및 정보 기관도 과거 및 잠재적 미래의 공격 방법론을 인식해야 하며, 특정 공격 방식 및 대상 유형의 독특한 사망 및 부상 패턴을 이해해야 한다. 회고 연구는 엄청난 교육적 혜택을 제공하지만, CTM 전문가들도 앞을 내다보며, 긍정적 유틸리티를 활용하고, 신기술 및 신흥 기술의 해로운 사용을 예상해야 한다.[39,42]

(3) 제한점

GTD는 글로벌 테러 사건의 종합적 기록이다. 이것은 테러리즘 및 대테러리즘 연구 국립 컨소시엄에 의해 유지되며, 글로벌 테러리즘 지수(GTI)와 같은 다른 테러 관련 조치의 기반이 된다. GTD에만 전적으로 의존하는 것은 다른 일반적인 출처와 온라인 검색을 통한 확인으로 부분적으로 완화되지만, GTD에 보고되지 않은 사건이 있으면 발견의 진실성을 제한할 수 있다. GTD와 같은 기존 데이터베이스를 데이터 소스로 사용하는 것은 잠재적으로 잘못된 코딩 오류나 데이터 입력 오류와 같은 도전을 내재하게 한다. 또한 테러리즘이라는 용어에 대한 일관된 정의의 부재는 이러한 사건의 라벨링에서 데이터베이스 간의 불일치를 생성할 수 있다. 테러 사건의 명확하고 자세한 문서화는 보고의 제한, 독립적인 확인의 부재 및 정부 출처 내의 투명성 부재로 인해 더욱 방해받는다.

스페셜 리포트: 2023 이스라엘-하마스 전쟁[43]

2023년 10월 7일, 가자지구의 하마스 주도 팔레스타인 무장세력이 남부 이스라엘에 다각적인 침공을 시작한 후 이스라엘과 무장 충돌이 발생했다. 이스라엘 군은 하마스 무장세력을 제거한 후 가자지구 목표물에 대한 광범위한 공중 폭격 작전을 펼쳤고 이어 대규모 지상 침공을 시작했다. 싸움으로 1,400명 이상의 이스라엘인, 대부분 민간인과 10,000명 이상의 팔레스타인인, 대부분 여성과 아동이 사망했다. 240명 이상의 이스라엘 및 외국인이 인질로 잡혀 가자지구로 끌려갔다.

하마스 주도 공격은 10월 7일 아침에 시작되었으며, 가자지구의 팔레스타인 무장세력이 이스라엘 도시와 키부츠에 5,000개 이상의 로켓을 발사하고 약 3,000명의 팔레스타인 무장세력이 가자-이스라엘 장벽을 돌파했다. 1,000명 이상의 이스라엘 민간인이라임 음악 축제 대학살을 포함한 수십 차례의 대학살로 사망했으며 군사 기지가 공격받았다. 200명 이상의 민간인과 이스라엘 군인이 포로로 잡히거나 납치되어 가자지구로 끌려갔다. 적어도 44개국, 대부분 서방 세계가 민간인에 대한 대학살을 테러로 규정했다. 하마스는 침공이 "알-아크사 모스크의 신성 모독", 가자지구 봉쇄, 이스라엘 정착촌 건설, 서안지구의 팔레스타인인에 대한 이스라엘 정착민의 폭력에 대한 반응으로 이루어졌다고 선언했다.

이스라엘은 10월 8일에 전쟁 상태를 선포했으며, 공격에 대한 대응은 욤 키푸르 전쟁 이후 지역에서 가장 큰 군사적 확대를 보았다. 현재의 적대 행위는 광범위한 이스라엘-팔레스타인 갈등의 일부인 가자-이스라엘 갈등의 다섯 번째 전쟁을 구성한다. 2023년 공세가 시작되기 전 이스라엘-팔레스타인 간 폭력 사태가 고조되어 적어도 247명의 팔레스타인인, 32명의 이스라엘인, 두 명의 외국인이 사망했다. 하마스가 운영하는 가자 보건부에 따르면 11월 6일 기준으로 10,000명 이상의 팔레스타인인이 사망했으며, 그중 79명은 UNRWA 직원이었다. 이스라엘은 충돌 첫 6일 동안 6,000개의 폭탄을 투하했는데, 이는 이슬람 국가와의 전쟁 동안 한 달에 미국 주도 CJTF-OIR이 투하한 폭탄의 거의 두 배에 해당한다.

민간인에 대한 광범위한 살해가 있었고, 인권 단체들과 유엔 특별보고관 패널은 이스라엘과 하마스 양쪽 모두를 전쟁 범죄로 비난했다. 10월 11일 이스라엘이 가자지구에 대한 식량, 물, 전기, 연료 공급을 중단하겠다고 발표한 후 인도주의적 위기에 대한 두려움이 증폭되었다. 이스라엘은 110만 가자 주민들에게 북부 가자를 대피하라고 촉구했으며, 하마스는 주민들에게 자택에 머물라고 요청했고 이스라엘 군에 따르면 남부 가자로 가는 길을 막았다. 유엔은 가자 인구의 70% 이상인 약 150만 명의 팔레스타인인과 20만 명 이상의 이스라엘인이 국내에서 이주했다고 보고했다. 10월 27일 유엔 총회에서는 압도적 다수의 국가들이 즉각적인 인도주의적 휴전을 촉구했다. 10월 28일 이스라엘의 가자 지상 침공이 시작될 때, 구호 기관들은 가자에서 벌어지는 인도주의적 재앙에 대한 경고를 갱신했다. UNICEF 대변인은 "가자가 수천 명의 어린이들의 무덤이 되었고, 다른 모든 사람들에게는 살아있는 지옥이 되었다"고 말했다. 가자에는 식수, 식량, 연료가 심각하게 부족하다. 가자 보건 시스템은 실패하고 있다; 연료와 전력 부족으로 인해 모든 병원의 거의 절반이 서비스를 중단했으며, 의료 용품 부족으로 인해 마취제 없이 절단 수술과 제왕절개 수술이 이루어지고 있다. 전쟁은 휴전 요구, 인질 석방, 이스라엘과 하마스의 행동에 대한 반대를 포함한 다양한 이슈에 집중된 격렬한 전 세계적인 시위로 이어졌다. 특히 가자에서 이스라엘의 행동에 대한 시위는 이라크 전쟁 시위 이후 가장 큰 반전 시위로 묘사되었다.

• 배경

2005년 가자지구에서 이스라엘 철수 이후 가자지구와 이스라엘이 충돌해 왔으며, 이스라엘은 1967년 이래 이 지역을 점령해 왔다. 유엔과 여러 인권 기구는 이스라엘의 실질적인 군사 통제로 인해 가자를 점령 지역으로 계속 분류하고 있다. 하마스가 2006년 팔레스타인 입법 선거에서 승리하고 이후 더 온건한 파타와의 내전을 벌여 최종적으로 승리함으로써 이스라엘과의 긴장이 크게 고조되었다. 이스라엘은 가자의 경제를 황폐화시킨 봉쇄를 부과했다. 국제 인권 단체들은 이 봉쇄를 집단 처벌의 한 형태로 비판했고, 이스라엘은 영토로의 무기 및 이중용도 상품의 유입을 방지하기 위해 필요하다고 방어했다. 봉쇄 이후 이스라엘과 팔레스타인 무장세력 사이에는 여러 충돌과 선제 공격이 있었다. 팔레스타인 정부는 2006년 이후 국가 선거를 실시하지 않았다. 하마스는 국경 벽 아래 터널을 파고 침입 공격을 하고 이스라엘 영토에 로켓을 발사했다. 이것은 여러 충돌로 이어졌고, 전면전으로 확대되었다. 이스라엘은 방어를 위해 아이언 돔 로켓 방어 시스템에 의존하고, 무장세력의 위협을 최소화하기 위해 가자로 표적 공격을 가했다. 2023년 3월 가자와 서안지구 팔레스타인인을 대상으로 한 여론조사에서 다수가 "무장 투쟁", "무장단체 창설", 이스라엘 점령에 대한 인티파다를 지지한다고 나타났다.

• 이스라엘 정치

베냐민 네타냐후는 전쟁 전 수십 년 동안 대부분의 기간 동안 이스라엘의 총리를 역임했으며, 가자지구에서 하마스를 강화하는 정책을 주도한 것에 대해 비판을 받았다. 그는 서안지구의 파타가 통제하는 팔레스타인 정부를 고립시키고 약화시켜 이스라엘에 평화의 파트너가 없다는 것을 이스라엘 국민과 서방 정부에게 보여주기 위해 이를 했다는 비난을 받았다. 이러한 비판은 이스라엘의 전 총리인 에후드 바락과 신 벳 보안 서비스의 전 수장인 유발 디스킨을 포함한 여러 이스라엘 관리들에 의해 제기되었다. 사우디아라비아와 팔레스타인 정부도 이스라엘 정부가 휴전을 유지하는 대가로 하마스에 카타르 돈 기방을 주는 것을 허용한 것에 대해 비판적이있다. 게다가 이스라엘은 최근 몇 년 동안 상대적인 평온을 유지하는 유인책으로 가자지구에서 온 최대 18,000명의 팔레스타인 노동자들이 이스라엘에서 일할 수 있도록 허용했다. 하마스 공격 후 '타임스 오브 이스라엘'의 사설은 네타냐후의 정책이 팔레스타인 정부를 부담으로, 하마스를 자산으로 취급한 것이 "우리 얼굴에 터졌다"고 주장했다.

• 하마스 리더십

하마스는 가자지구를 통치하는 수니파 이슬람 정치 및 군사 조직이다. 유럽연합, 호주, 캐나다, 일본, 파라과이, 영국, 미국은 하마스를 테러 단체로 지정했다. 중국과 러시아를 포함한 다른 나라들은 하마스를 테러 단체로 간주하지 않으며, 2018년에 유엔에서 하마스를 "테러 행위"로 규탄하려는 시도는 실패했다. 라이히만 대학의 팔레스타인 문제 전문가인 마이클 밀스타인에 따르면, 가자지구 하마스의 지도자 야흐야 신와르는 이스라엘을 파괴하는 장기적인 비전에 주로 동기를 느낀다. 2023년 11월 2일, 현재 하마스 의장 이스마일 하니예는 이스라엘이 휴전에 동의하고 가자에 더 많은 원조를 가져오기 위한 인도주의적 통로를 개방하는 경우, 하마스는 "예루살렘을 팔레스타인의 수도로 하는 두 국가 해법에 대한 정치적 협상을 위해 준비가 되어 있다"고 밝혔다.

• 2023년 지역적 긴장 고조

2023년 공격이 있기 전까지, 32명의 이스라엘인과 두 명의 외국인이 팔레스타인 공격으로 사망했으며, 적어도 247명의 팔레스타인인이 이스라엘 군에 의해 살해되었다. 정착민 공격이 증가하면서 수백 명의 팔레스타인인이 피난을 가게 되었고, 예루살렘의 논쟁의 성지인 알-아크사 모스크 주변에서 충돌이 발생했다.

2023년 9월 이스라엘과 하마스 사이의 긴장이 고조되었고, 워싱턴 포스트는 두 세력이 "전쟁 직전에 있다"고 묘사했다. 이스라엘은 청바지 무역품에 숨겨진 폭발물을 발견하고 가자에서의 모든 수출을 중단했다. 이에 대응하여 하마스는 자신의 세력을 최고 경계 상태로 두고 다른 그룹들과 함께 군사 훈련을 실시했으며, 이스라엘 정착촌에 대한 폭풍을 가상으로 실습했다. 하마스는 또한 팔레스타인인들이 이스라엘-가자 장벽에서의 시위를 재개하도록 허용했다. 9월 13일, 국경에서 5명의 팔레스타인인이 사망했다. 워싱턴 포스트에 따르면 팔레스타인인들이 폭발물을 폭파하려 했으나, 알자지라는 팔레스타인 폭발물 공학 부대가 장치를 비활성화하려 했다고 보도했다. 9월 29일, 카타르, 유엔, 이집트는 이스라엘과 가자지구의 하마스 관리들 사이에 폐쇄된 통과 지점을 재개방하고 긴장을 완화하기 위한 합의를 중재했다.

이집트는 공격 며칠 전에 "상황의 폭발이 오고 있으며, 아주 곧 그리고 크게 일어날 것"이라고 이스라엘에 경고했다고 말했다. 이스라엘은 이러한 경고를 받은 적이 없다고 부인했지만, 미국 하원 외교위원회의 마이클 매카울 위원장은 공격 3일 전에 경고가 있었다고 말했다.

• 이란 역할과 이스라엘-사우디 정상화 논의

미국의 정보 보고서에 따르면, 약 500명의 하마스 및 팔레스타인 이슬람 지하드 무장 세력이 이란에서 전문적인 전투 훈련을 받았다. 이 훈련은 이란의 이슬람 혁명 수비대의 외국 작전 부서인 쿠드스 군대의 장교들에 의해 실시되었다. 팔레스타인 고위 관리들과 쿠드스 군대의 수장인 에스마일 카니 준장도 참석했다.

공격 당시 이스라엘과 사우디아라비아는 관계 정상화를 위한 협상을 진행 중이었다. 사우디아라비아의 왕세자 모하메드 빈 살만은 정상화가 "처음으로 실제로 가능하다"

고 말했다. 사우디아라비아 외무부는 “이스라엘의 가자 점령이 계속되면 더 많은 폭력을 유발할 것이라고 반복적으로 경고했다”고 말했다. 2013년 이집트 쿠데타에서 군 장군 압델 파타 엘시시가 대통령 모하메드 모르시를 축출한 이후, 이집트-하마스 관계는 악화되었고, 이집트는 하마스와 이집트 무슬림형제단 간의 관계가 국가 안보 위협이 될 수 있다고 제안했다.

• 역사적 배경

1967년 6일 전쟁 이후 이스라엘이 팔레스타인 영토를 점령하고 있다. 연합통신은 팔레스타인인들이 서안지구에서 끝나지 않는 점령과 가자지구에 대한 숨막히는 봉쇄로 절망하고 있다고 썼다. 여러 인권 단체들, 앰네스티 인터내셔널, 베체렘, 휴먼 라이츠 워치를 포함하여, 이스라엘의 점령을 아파르트헤이트와 비슷하다고 비유했지만, 이러한 특성화는 논쟁의 여지가 있다. 2023년 UNRWA의 가자 통계에 따르면, 가자에 사는 사람들의 81%가 빈곤선 이하에 살고 있으며, 63%가 식량 불안정 상태이고 국제적 도움에 의존하고 있다. 유엔 인도주의 담당 사무소(OCHA)는 2008년부터 2023년 9월까지 이어지는 이스라엘-팔레스타인 갈등에서 약 6,400명의 팔레스타인인과 300명의 이스라엘인이 사망했다고 보고했다.

공격 전에 사우디아라비아는 계속되는 점령으로 인한 “폭발”을 이스라엘에 경고했고, 이집트는 정치적 진전이 없으면 재앙이 일어날 것이라 경고했으며, 팔레스타인 당국자들도 비슷한 경고를 했다. 공격 두 달 전에 요르단의 압둘라 2세 국왕은 팔레스타인인들이 “시민권도, 이동의 자유도 없다”고 한탄했다.

사이먼 티스달은 2023년 상반기 서안지구에서의 이스라엘-팔레스타인 폭력 증가가 전쟁을 예고했다고 주장하고, 네타냐후가 평화 협상을 거부함으로써 불을 지폈다고 말했으며, 팔레스타인인의 권리를 무시했다고 주장했다.

이란 관리들은 수년 동안 가자의 무장세력에 무기를 공급하는 역할에 대해 공개적으로 자랑했으며, 2020년 미국 국무부 보고서에 따르면 이란은 하마스에 매년 1억 달러를 유입한다고 말했다. 인디펜던트의 분석에 따르면, 가자 봉쇄는 팔레스타인인들 사이에 절망을 조성했으며, 이는 하마스가 젊은 팔레스타인 남성들에게 폭력이 유일한 해결책이라고 설득하는 데 이용되었다. 다우드 쿠탑은 팔레스타인인들이 협상이나 비폭력적 불매운동을 통해 갈등을 해결하려는 시도가 실패했다고 썼다. 타임스 오브 이스라엘을 위해 탈 슈나이더는 “수년간 베냐민 네타냐후가 이끄는 여러 정부들은 가자지구와 서안지구 사이의 권력을 분할하는 접근 방식을 취했으며, 이는 팔레스타인 자치정부의 마무드 압바스 대통령을 무릎 꿇게 하고 하마스 테러 단체를 지지하는 움직임을 보였다. 그 아이디어는 압바스 대통령이나 서안지구 팔레스타인 자치정부의 다른 이들이 팔레스타인 국가 설립을 향해 진전하는 것을 막는 것이었다”고 썼다.

하마스는 가자에 대한 봉쇄, 계속되는 정착촌 건설, 이스라엘 정착민의 폭력, 이스라엘과 가자 사이의 이동 제한에 대한 반응으로 공격을 했다고 말했다. 공격 후 미국의 대테러 분석가 브루스 호프만은 1988년 하마스 헌장을 지적하며 하마스가 항상 "대량 학살적" 의도를 가졌으며, "절제, 협상, 평화의 길을 만드는 데에는 의도가 없다"고 주장했다. 텔아비브 대학의 팔레스타인 연구 포럼 책임자이자 이스라엘 군 정보 장교 출신인 마이클 밀스타인은 공격이 "이스라엘을 근절하겠다는 하마스의 장기적 비전의 일부"라고 주장하며, "하마스는 지하드를 포기할 준비가 전혀 되어 있지 않다"고 말했다.

• 사건

가. 팔레스타인 공격. 2023년 10월 7-8일 대략적인 상황

공격은 샤밧 중 유대인의 심하트 토라 축제 동안, 또한 예기치 않은 공격으로 시작된 욤키푸르 전쟁 50주년 다음 날에 일어났다. 2023년 10월 7일 오전 6시 30분경 하마스는 "알-아크사 홍수 작전"이라고 부르는 작전을 시작했다고 발표하며, 20분 안에 가자 지구에서 이스라엘로 5,000여 발의 로켓을 발사했다고 주장했다. 이스라엘 소식통은 가자에서 적어도 3,000개의 발사체가 발사되었다고 보고했다. 로켓 공격으로 적어도 5명이 사망했다. 가자 주변 지역과 게데라, 헤르즐리야, 텔아비브, 애슈켈론 등 샤론 평원의 도시들에서 폭발이 보고되었다. 베에르 쉐바, 예루살렘, 레호보트, 리숀 레지온, 팔마킴 공군 기지에서 공습 사이렌이 울렸다. 하마스는 무장을 촉구하며, 모하메드 데이프 사령관이 "전 세계의 무슬림에게 공격을 시작하라"고 하고 "적을 찾는 곳이라면 어디서든 그들을 죽이라"고 촉구했다.

하마스는 이스라엘 감시 초소를 무력화시키기 위해 공중 드론을 사용하고, 이스라엘로 침투하기 위한 패러글라이더와 오토바이를 사용하는 등의 전술을 사용했다. 팔레스타인 무장 세력은 이스라엘 배들에 발포했으며, 가자 지구 주변 울타리에서 팔레스타인과 이스라엘 방위군 간에 충돌이 발생했다. 저녁에 하마스는 이스라엘로 향한 또 다른 150발의 로켓을 발사했으며, 야브네, 기바타임, 배트 야암, 베이트 다간, 텔아비브, 리숀 레지온에서 폭발이 보고되었다.

동시에 약 3,000명의 하마스 무장 세력이 트럭, 픽업 트럭, 오토바이, 불도저, 고속정, 패러글라이더를 이용해 가자 지구에서 이스라엘로 침입했다. 그들은 케렘 샬롬과 에레즈 검문소를 장악하고 국경 울타리에 다섯 곳의 구멍을 만들었다. 초기 이미지와 비디오는 검은색 전투복을 입은 무장하고 가면을 쓴 무장 세력이 픽업 트럭을 타고 스데로트에 발포하며 수십 명의 이스라엘 민간인과 군인을 살해하는 모습을 보여주었다. 다른 비디오는 이스라엘인들이 포로로 잡히고, 이스라엘 탱크가 불타고, 무장 세력이 이스라엘 군용 차량을 운전하는 모습을 보여주었다.

나. 민간인에 대한 대학살과 공격

무장 세력은 니르 오즈, 베에리, 네티브 하아사라 및 기타 농업 공동체에서 민간인을 살해하고 인질을 잡고 집에 불을 질렀다. 이로 인해 지역 전역에 화재와 연기가 광범위하게 퍼졌다. 카파르 아자 대학살에서 52명의 민간인이, 베에리 대학살에서 108명(키부츠 인구의 10% 손실), 네티브 하아사라 대학살에서 15명이 사망했으며, 이는 이스라엘 역사상 가장 피비린 날로 묘사되고 홀로코스트 이후 최악의 단일 일 대학살로 기록되었다. 스데로트에서 총잡이들은 민간인을 겨냥해 집들을 불태웠다. 오파킴에서는 하마스의 가장 깊은 침공 동안 인질이 잡혔다. 하마스는 이스라엘에 팔레스타인 포로를 석방하도록 강요하기 위해 포로를 잡았다고 말했다. 베에리에서는 하마스 무장 세력이 최대 50명을 인질로 잡았다. 무장 세력과 이스라엘 군 사이의 대치 상황에서 베에리에서 촬영된 비디오는 마을의 거리를 맨발로 걷는 인질들을 보여주었다. 또한 하마스는 레임 근처 야외 음악 축제에서 260명을 학살하고 많은 사람들을 다치게 한 후 참가자들을 인질로 잡았다. 목격자들은 로켓 공격으로 이미 도망치고 있던 참가자들에게 오토바이를 탄 무장세력이 총격을 가했다고 전했다. 그래임 우드는 하마스 무장세력의 몸에 부착된 카메라에서 회수된 비디오에는 여러 희생자들이 처음에는 살아 있었지만, 비디오의 끝에는 죽어 있으며 때로는 사망 후에도 그들의 시신이 여전히 훼손되고 있다고 보도했다.

공격 중 약 240명이 인질로 잡혔는데, 대부분 민간인이었다. 가자에 있는 인질에는 어린이, 축제 참가자, 평화 운동가, 간병인, 노인, 군인들이 포함되어 있다.

이스라엘 대변인에 따르면, 무장세력은 최소한 일곱 곳에서 육지와 바다를 통해 이스라엘에 진입했으며, 네 개의 작은 농촌 지역, 국경 도시 스데로트, 그리고 두 군사 기지를 침범했다. 이스라엘 언론은 나할 오즈, 카파르 아자, 마겐, 베에리, 수파 등 일곱 개 지역이 하마스의 통제하에 들어갔으며, 이스라엘 남부에 21곳의 활발한 고위험 충돌 지역이 있다고 보도했다.

다. 군사 기지에 대한 공격

하마스 무장세력은 지킴에서 상륙 작전을 수행했다. 나할 오즈 근처의 군사 기지도 무장세력에 의해 점령되어 적어도 두 명의 이스라엘 군인이 사망하고 여섯 명이 포로로 잡혔다. 이스라엘 방위군은 해변에서 공격자 두 명을 사살하고 고무 보트를 포함한 네 척의 선박을 파괴했다고 밝혔다.

레임 군사 기지에서의 싸움이 보고되었으며, 이곳은 이스라엘 가자 사단의 본부이다. 나중에 하마스가 기지를 장악하고 여러 명의 이스라엘 군인을 포로로 잡았으나, 이스라엘 방위군이 그날 뒤에 다시 통제권을 되찾았다. 스데로트 경찰서가 하마스의 통제하에 들어갔으며, 무장세력은 30명의 이스라엘인, 경찰과 민간인을 살해했다. 가자 국경 근처에 있는 최소한 여섯 개의 이스라엘 군사 기지가 공격을 받았다.

라. 이스라엘 대응

이 공격은 이스라엘에게 완전히 예상치 못한 것으로 보였다. 네타냐후 총리는 긴급 안보 당국 회의를 소집했으며, 이스라엘 방위군은 가자지구에서 '철의 검' 작전을 개시했다. 네타냐후는 "우리는 전쟁 중"이라며 전국 방송을 통해 발표했다. 그는 하마스가 조직되어 은신하는 모든 곳을 폐허의 도시로 만들겠다고 위협했고, 가자를 '악의 도시' 라고 칭하며 주민들에게 떠날 것을 촉구했다. 네타냐후와 국방장관 요아브 갈란트는 텔아비브의 이스라엘 방위군 본부에서 안보 평가를 실시했다. 밤새 이스라엘 안보 내각은 하마스와 팔레스타인 이슬람 지하드의 군사 및 정부 능력을 파괴하려는 행동에 찬성하는 투표를 했다. 가자지구 전기의 80%를 공급하는 이스라엘 전기 회사는 지역에 전력을 차단했다. 이로 인해 가자지구의 전력 공급은 팔레스타인 자치정부가 지불하는 발전소에서 제공하는 20 MW로 감소했다.

이스라엘 방위군은 '전쟁 준비 상태'를 선언했으며, 수만 명의 예비군을 동원하고 가자에서 80킬로미터 이내 지역에 비상사태를 선포했다. 야맘 대테러 부대가 배치되었으며, 기존 31개 대대를 보강하는 네 개의 새로운 부대가 배치되었다. 예비군은 가자, 서안지구, 레바논 및 시리아 국경을 따라 배치되었다고 보고되었다.

가자 근처 주민들은 실내에 머무를 것을 요청받았으며, 이스라엘 남부와 중부의 민간인들은 "대피소 옆에 머물러야 한다"고 지시받았다. 이스라엘 남부 지역은 민간인 이동이 금지되었으며, 가자 주변과 텔아비브 주변 도로가 폐쇄되었다. 벤구리온 공항과 라몬 공항은 가동을 유지했지만, 여러 항공사는 이스라엘로 오가는 항공편을 취소했다. 이스라엘 철도는 국가 일부 지역에서 서비스를 중단하고 일부 노선을 임시 버스 노선으로 대체했으며, 크루즈선은 자신들의 여정에서 아슈도드와 하이파 항구를 제외했다.

마. 이스라엘의 반격

기습 공격 직후, 이스라엘 공군은 하마스 복합시설, 지휘소, 터널, 그리고 기타 전략적 목표물들을 목표로 한 공습을 수행했다고 발표했다. 기습 공격 이틀 후, 이스라엘은 426개의 하마스 목표물을 타격했다고 밝혔는데, 여기에는 베이트 하눈의 파괴, 하마스 관료의 집, 모스크, 인터넷 허브가 포함되었다. 이스라엘은 또한 두 명의 인질을 구조한 후 1973년 요크 키푸르 전쟁 이후 처음으로 전쟁 상태를 선포했다. 국방장관 갈란트는 가자지구에 대한 "전면적인" 봉쇄를 발표하며 전기를 차단하고 식량과 연료의 입구를 막았으며, "우리는 인간 동물과 싸우고 있으며 그에 따라 행동하고 있다"고 말했다. 이는 휴먼 라이츠 워치와 같은 인권 단체들로부터 비판을 받았으며, 이 명령을 "혐오스러운" 것이며 "전쟁 범죄를 저지를 것을 촉구하는 것"이라고 규정했다. 이스라엘 방위군은 나중에 C-130과 C-130J 수송기를 배치하여 비번 인원을 수습했다.

하마스 지휘 센터와 무기고를 목표로 한 폭격 작전의 일환으로, 이스라엘 방위군은 이스라엘에 대한 공격을 주도한 것으로 생각되는 하마스 특수 부대인 누크바 부대를 폭격했다고 주장했다.

바. 북부 가자의 대피

이스라엘에 대한 초기 공격 후 거의 일주일이 지난 후, 이스라엘 방위군은 와디 가자 북쪽 커뮤니티에 대한 대피 경고를 발령했다. 그 지역에 있는 모든 팔레스타인인들, 가자 시티 주민들을 포함하여, 남쪽으로 대피하라는 24시간의 통보를 받았다. 하마스 난민 담당 기관은 북부 가자의 주민들에게 "집에 굳건히 머무르고 점령에 의해 벌어지는 이 혐오스러운 심리전에 단호히 맞서라"고 응답했다.

이스라엘의 성명은 광범위한 반발에 직면했으며, 국경없는 의사회, 세계보건기구, 유엔인권고등판무관사무소 등 수많은 기관들이 이 명령을 "경악스럽고", "불가능하다"고 규탄하며 즉각적인 명령 철회를 촉구했다.

이 명령의 일환으로, 이스라엘 방위군은 오전 10시부터 오후 4시까지 6시간의 창을 설정하고 가자지구 내에서 지정된 경로를 따라 남쪽으로 대피할 수 있도록 했다. 이날 오후 5시 30분 안전한 경로 중 하나에서 발생한 폭발로 여성과 어린이를 포함한 70명이 사망했다. 일부 출처는 이를 이스라엘 공습으로 돌렸지만, CNN은 원인이 불분명하다고 보도했다. 예루살렘 포스트는 오픈 소스 분석가들이 폭발이 지상 차량에서 발생했을 것으로 믿지만 원인은 불분명하다고 말했다. 파이낸셜 타임즈는 "비디오 분석을 통해 이스라엘 공격 외에 다른 설명을 배제한다"고 결론지었지만, "이 폭발이 이스라엘 공격, 팔레스타인 로켓의 오발 혹은 차량 폭탄 등에 의한 것인지 결론적으로 증명하기는 어렵다"고 밝혔다. 전 미국 육군 장교 웨슬리 클라크는 CNN에 "이것이 이스라엘의 폭발일 것이라고는 믿기 어렵다… 이것은 자신들의 사람들을 위협하는 하마스에 의해 고안된 것처럼 보인다"고 말했으며, 하마스가 팔레스타인 민간인의 대피를 방해하고 이집트 국경을 통한 미국인의 출구를 막으려는 노력을 하고 있음을 덧붙였다.

이스라엘 방위군은 하마스가 가자 주민들이 남쪽으로 대피하는 것을 막고 교통 체증을 일으키기 위해 도로를 봉쇄했다고 밝혔다.

사. 전쟁 제2주차(10월 14-20일)

10월 14일, 이스라엘 방위군(IDF)은 야간 공습으로 하마스의 항공 작전 책임자 무라드 아부 무라드를 사살했다고 밝혔다. 이스라엘 장관 기돈 사르는 채널 12 뉴스에 가자지구는 전쟁이 끝날 때 "더 작아져야 하며", "누구든 들어서면 가로채는 보안 지대가 있어야 한다"고 말했다. 그는 또한 "이스라엘에 대한 전쟁을 시작하는 자는 영토를 잃어야 한다"고 덧붙였다.

10월 15일, 미국 주재 이스라엘 대사 마이클 헤르조그는 이스라엘은 "유엔과 함께 가자지구 남부에 큰 인도주의적 지대를 만들고 있다"며 수십만 명의 가자 주민들을 수용할 수 있다고 말했다.

10월 16일, 가자 시티의 민방위 본부에 대한 이스라엘의 공습으로 7명의 구급대원이 사망했다. 하마스 대변인은 "현장 상황이 허락하는 즉시" 국제 인질을 석방할 의사가 있다고 말했다.

10월 17일, 이스라엘은 가자지구 남부 지역을 폭격했다. 가자 보건부는 칸유니스, 라파, 디르 엘발라에서의 밤샘 폭격으로 70명 이상이 사망했다고 보고했다. 같은 날, 공습으로 하마스의 고위 군사 지휘관 아이만 노팔이 사망했다. 가자 시티 중심부의 알-알리 아랍 병원 주차장에서 폭발이 일어나 주변 차량들이 불에 탔다. 폭발 원인은 하마스와 IDF 간에 다툼이 있었으며, 현재의 분쟁으로 인해 독립적인 현장 분석이 방해를 받았다. 가자 보건부는 이스라엘의 공습으로 인한 것이라고 주장하며 병원에서 최소 500명의 민간인이 사망했다고 주장했다. 이스라엘은 폭발이 팔레스타인 이슬람 지하드에 의한 실패한 로켓 발사로, 이스라엘의 하이파를 목표로 했음을 주장했다. 이스라엘은 로켓이 방향을 바꾸고 타오르는 듯한 모습을 담은 영상과 그 아래 도시에서의 폭발을 보여주는 영상을 공개했다. IDF는 또한 폭발이 PIJ 로켓에 의한 것이라고 인정하는 하마스 무장세력 간의 전화 통화를 가로챈 것으로 주장하는 녹음을 공개했다. PIJ 대변인은 어떤 관련도 부인했다. IDF는 또한 폭발이 PIJ 로켓에 의한 것임을 인정하는 하마스 무장단체 간의 전화 통화를 가로챘다고 주장했다. PIJ 대변인은 어떠한 연관도 부인했다.

10월 18일, 바이든 대통령은 폭발이 이스라엘에 의해 아닌 '다른 팀'에 의해 발생했다고 백악관 데이터를 기반으로 독립적으로 결론을 내렸다고 말했다. 폭발 이후 촬영된 현장 이미지는 병원의 구조적 손상이 최소한이며 얕은 폭발 구덩이가 있어 이스라엘 공습과 일치하지 않는다는 점을 보여주었다. 가자 보건부가 보고한 사상자 수는 유럽, 이스라엘 및 미국 추정치와 불일치하였다.

이스라엘의 공격으로 UNWRA 학교가 공격되어 6명이 사망하고 12명이 부상당했다.

미국은 가자와 서안 은행에 1억 달러의 원조를 발표하고 가자로의 교통이 원조를 위해 열리기를 촉구했다.

10월 19일, 이스라엘은 가자에서 가장 오래된 교회인 성 포르피리우스 그리스도교 교회 복합체를 폭격하여 적어도 8명이 사망하고 '대거 수십 명'이 부상했다. 동일한 날, 미국 전함 USS 카니는 예멘에서 발사된 여러 크루즈 미사일과 드론을 가로챘는데, 목표는 이스라엘이라고 주장되었다.

10월 20일, 유엔 사무총장 안토니오 구테레스가 라파 교차로를 방문했다. 그는 이스라엘에게 가자로의 원조를 위한 '생명의 줄'을 열도록 촉구했으며 원조 차량들의 방황과 대기를 심려스럽게 생각했다. 두 명의 미국 시민권을 가진 인질이 가자와 이스라엘 국경에서 석방되었다.

아. 전쟁 세 번째 주(10월 21-27일)

10월 21일, 20대의 원조 트럭 행렬이 약물, 의료 장비 및 일부 식품을 싣고 이집트를 통해 라파 교차로를 통해 가자에 들어갔다. 알 자지라 기자에 따르면 이스라엘의 공격으로 주요 도로에 구멍이 뚫려 원조 버스나 트럭의 이동 속도가 느렸으며, 이집트는 도로를 다시 작동 가능하게 만들려고 노력했다. 행렬이 통과하자마자 교차로는 다시 닫혔다. 유엔 사무총장은 가자 사람들이 "훨씬 더 많은" 지원이 필요하다고 말했다.

10월 23일, 하마스는 2명의 노년 이스라엘 여성을 석방했다. 85세인 요체베드 리프시츠는 다음 날 국경을 건너는 동안 폭행을 당했다고 말했지만 가자에서 자신을 포획한 자들에게 친절하게 대해줬다고 했다.

10월 24일, 가자 보건부는 밤새 700명 이상의 팔레스타인인이 사망했고, 가자의 건강 시스템이 "완전한 붕괴" 상태에 있다고 보고했다. 유엔은 이스라엘에게 더 많은 원조를 허용하도록 애원했다.

안토니오 구테레스 유엔 사무총장은 안보리에 발언하여 가자에서 "국제 인도법의 명백한 위반"에 대한 심각한 우려를 표명했으며 또한 "하마스의 공격도 공허한 상황에서 일어난 것임을 인식하는 것이 중요하다. 팔레스타인 사람들은 56년간 숨 막히는 점령을 당해 왔다"고 말했다. 이로 인해 이스라엘 대사 길라드 에르단이 구테레스의 사퇴를 요구했다. 이에 따라 구테레스는 자신의 발언이 "오해를 일으키게 놀라웠다"고 말하며 "팔레스타인 사람들의 불만이 하마스의 끔찍한 공격을 정당화할 수 없다"고 지적했다.

10월 25일, 알 자지라 아랍어판의 가자 지국장 왈 다훈 가족 중 일부가 이스라엘의 명령에 따라 가자 북부에서 남쪽으로 이동한 후 피난을 찾았던 와디 가자 남쪽의 누세이라트 난민촌에서 이스라엘 공습으로 사망했다. 알 자지라는 이 공격을 "무분별한 공격"이라고 비난했다. 다훈은 알 자지라와의 인터뷰에서 "가자에는 안전한 곳이 전혀 없다"고 말했다. 이스라엘 군은 다훈 가족이 피난을 찾았던 지역 근처에서 공습을 진행했다고 밝혔으며 "하마스 테러 인프라를 목표로 했다"고 말했다.

10월 26일, 하마스 정보국 부국장인 샤디 바루드가 공습으로 사망했다. IDF에 따르면 그는 10월 7일의 공격을 계획한 책임자였다.

10월 27일, 팔레스타인 적십자는 본부와 연락을 끊었다고 보고했으며, 가자 사람들이 긴급 서비스에 연락할 능력을 방해했다. 동일한 날, 유엔 총회는 가자에서의 즉각적인 인도적 휴전과 원조 접근을 요구하는 결의안에 압도적으로 찬성했다. 이 결의는 찬성 121표와 기권 44표를 받았으며, 이스라엘, 미국, 오스트리아, 크로아티아, 체코, 피지, 과테말라, 헝가리, 마셜 제도, 미크로네시아, 나우루, 파푸아 뉴기니, 파라과이 및 통가 14개국이 반대표를 던졌다.

자. 이스라엘의 가자 지구 진격(2023년 10월 27일부터 11월 6일까지)

10월 27일, 가자에서의 인터넷과 휴대전화 서비스가 이스라엘의 공습이 강화되면 거의 완전히 끊겼다. 이에 따라 이스라엘 방공군(IDF)은 가자 지구로 대규모 지상 침입을 시작했다. 하마스와 IDF 사이에서 베이트 하눈과 부레이지 등의 마을 근처에서 충돌이 발생했다. 이스라엘은 다음 날에도 아직 가자에 그 부대가 남아 있는 것으로 밝혀, 가자 침공을 확인했다. 침공이 시작된 이후, 하마스 지도자 알리 바라카는 침입한 이스라엘 군대가 음모로 인해 중상을 입고 장비를 상실했다고 말했다.

10월 29일, 세계보건기구(WHO) 수장인 테드로스 아단옴 게브레이에소스는 팔레스타인 적십자로부터 "긴급 대피 경고 및 폭격될 것"이라는 통보와 함께 받은 알 쿠드스 병원에서의 보고를 "심각하게 걱정되는" 것으로 묘사했다. 그는 환자로 가득 찬 병원을 대피하지 않고 그들의 생명을 위협할 수 없다고 재차 강조했다. 이스라엘의 공습은 그 병원 주변 지역을 공격하여 건물 일부를 연기와 먼지로 가득 채웠으며, 일부 환자에게 호흡용 마스크를 제공하도록 스태프에게 촉구했다. 약 14,000명의 시민들이 그 병원 안팎에 피난하고 있다고 여겨졌다. AP 연합통신은 이스라엘의 공습이 Al-Shifa 병원으로 통하는 도로도 파괴되어 도달하기가 점점 더 어려워졌다고 보도했다. 그날 늦게, 하마스는 가자의 살라딘 거리에서 이스라엘 전차와 충돌하고 이들을 철수시켰다고 주장했다. 전쟁 연구소도 이스라엘이 도로에서 철수했다고 밝혔다.

미국 국가안보보좌관 제이크 설리반은 이스라엘이 하마스 테러리스트와 민간인을 구분하는 데 큰 주의를 기울여야 하며, 민간인은 합법적인 대상이 아니라고 말했다. 바이든 대통령은 네타냐후 현직 이스라엘 총리에게 이를 강조할 것이라고 밝혔다. 또한 네타냐후는 서부 기해로 넘어오는 극단주의 유대인 정찰 무리에서 발생하는 폭력을 "제어해야 한다"고 말했다. 라파 통로를 방문한 국제형사재판소의 기소관은 10월 7일 이스라엘에서 자행된 범죄와 관련된 "활발한 수사가 진행 중"이라고 밝히며 이스라엘뿐만 아니라 가자와 서부 기해에 대한 2014년 이래의 사건에 대한 수사가 진행 중임을 밝혔다.

가자에서 인질로 잡힌 가족들을 대표하는 이스라엘 그룹인 "납치당한 가족들 포럼"은 모든 팔레스타인 죄수를 풀어주고 가자에서 개최되는 모든 이스라엘 인질의 귀환을 지지한다고 밝혔다. 가자 지구의 하마스 지도자인 야히야 신와르는 모든 팔레스타인 죄수의 석방과 교환하고자 한다고 말했다. 이스라엘 방위군 대변인은 압박을 만들기 위해 하마스에 의해 냉소적으로 사용되는 보고를 무시했다.

10월 30일, 이스라엘 방위군(IDF)은 가자 지구의 북부와 남부를 연결하는 주요 도로인 살라딘 도로를 막았다. 게다가 이스라엘 전차가 가자 시티의 제이툰 지역에서 발견되었다. 목격자들은 백색 깃대를 옥상에 단 택시를 향해 이스라엘 전차가 발포한 것을 보고 비디오에 담았다. IDF 대변인은 그 차량이 민간인임을 증명하지 않았다고 말했으며, "테러리스트들은 자동차 같은 민간 인프라를 사용한다"며 추가했다. 가자 보건부는 이후 그곳에서 세 명이 사망했다고 밝혔다.

같은 날, 이스라엘 방위군(IDF)와 알-카삼 브리게이드, DFLP의 국립 저항 브리게이드 사이에서 격렬한 전투가 발생했다. 알-카삼 브리게이드는 반탱크 미사일을 사용했으며, 국립 저항 브리게이드는 고역류 방사포로 이스라엘 차량과 위치를 공격했다.

10월 31일, 이스라엘 방위군(IDF)은 인구 밀도가 높은 자발리아 난민촌을 폭격하여 적어도 50명의 팔레스타인인이 사망하고 최소 150명이 부상당했다. 이스라엘에 따르면 거대한 지하 터널 복합체에서 상급 하마스 지도자와 수십 명의 무장세력이 사망한 것으로 알려졌다. 하마스는 현장에 상급 지도자가 존재하지 않았다고 부인했다. IDF에 따르면 터널의 파괴로 인해 주변 건물의 기초가 붕괴되어 쓰러졌다고 밝혔다. CNN과 Der Spiegel에서 인터뷰를 한 목격자들은 수십 개의 붕괴한 건물, 부상자를 다른 부상자를 싣고 다니는 어린이, 그리고 돌무덤에 누워 있는 시체들을 언급했다. 가까운 인도네시아 병원의 수술 감독은 그들이 120명의 시체를 받았으며 그중 대부분이 여성과 어린이라고 말했다. 이 공격은 이집트, 사우디아라비아, 요르단 및 카타르 외무부에서 즉각 비난을 받았다. 볼리비아는 이스라엘과의 외교 관계를 단절하고, 콜롬비아, 칠레 및 요르단은 대사를 소환했다. 연합 외교안보정책 고위 대표 조셉 보렐은 "폭격으로 인한 높은 사상자 수에 충격을 받았다"고 소셜 미디어 플랫폼 X에 썼다. 뉴욕 타임스에 따르면 적어도 무게 2,000파운드인 두 번째로 큰 유형의 폭탄 두 개가 사용되었다.

11월 1일, 첫 번째 집단의 대피자들이 가자에서 이집트로 나갔다. 중상자와 외국 국적 보유자 500명이 며칠 동안 대피할 것이며, 이미 국경 통로에서 기다리는 대피자 200명이 있다. 같은 날, 자발리아 난민촌은 두 번째로 폭격당했으며, UN 인권 사무소는 이것들이 "전쟁 범죄에 해당할 수 있는 과도한 공격"임을 "심각하게 우려한다"고 밝혔다.

11월 3일, 가자 보건부는 이스라엘이 알-시파 병원 바로 앞에서 앰뷸런스 군단을 공격하여 최소 15명을 죽이고 60명 이상을 부상시켰다고 발표했다. 이스라엘 군은 "전투 지역 내에서 하마스 테러리스트 셀이 사용하는 것으로 군이 확인한 앰뷸런스를 공격했다"고 인정했으며, "이 공격으로 많은 하마스 테러리스트가 사망했다"고 덧붙였다. 이스라엘 군은 앰뷸런스가 하마스 전투원에 의해 사용되고 있는 증거를 제공하지 않았지만 추가 정보가 공개될 것이라고 밝혔다. 하마스 관리는 이스라엘의 주장을 "근거 없는 주장"이라고 설명했다. 팔레스타인 적십자회(PRCS) 앰뷸런스 중 하나가 알-시파 병원 입구에서 약 2미터 떨어진 곳에서 이스라엘 군에 의해 발사된 미사일로 볼 수 있는 공격을 당했다고 말했다. PRCS는 또 다른 앰뷸런스가 병원에서 약 1킬로미터 떨어진 곳에서 공격을 받았다고 밝혔다. WHO 사무총장 Tedros Adhanom Ghebreyesus는 환자, 의료진 및 의료 시설은 항상 보호되어야 한다며 "환자를 대피시키는 앰뷸런스에 대한 공격에 대한 보도에 극도로 충격을 받았다"고 말했다.

11월 4일, UNRWA 대변인은 이스라엘이 자발리아 난민촌에 있는 유엔 소유의 학교를 공격한 보도를 확인했다. 가자 보건부에 따르면, 이 공격으로 최소 15명이 사망하고 수십 명이 부상했다. UNRWA에 따르면, 적어도 하나의 공격이 난민촌에 장소를 마련한 이산 가족들이 텐트를 설치한 학교 운동장을 공격했다. 가자 보건부에 따르면 다른 이스라엘 미사일 공격으로 나세르 어린이 병원 입구에서 여성 2명이 사망했다. 백악관 관계자에 따르면, 외국 국적을 가진 사람들을 라파 국경 통행을 통해 대피시키기 위한 노력은 하마스가 자신들의 부상자도 대피시키기를 허용할 때까지 일시적으로 방해받았다고 밝혔다.

터키는 "이스라엘의 시민들에 대한 계속되는 공격으로 인한 가자의 인도적 참사를 고려하여 이스라엘 대사를 소환했으며, 이스라엘이 휴전을 수용하지 않았다"고 말했다. 레제프 타이이프 에르도안 대통령은 기자들에게 가자에서의 시민 사망에 대한 개인적 책임을 지는 데 있어서 벤야민 네타냐후를 비난하며 "우리가 얘기할 수 있는 사람이 아니라고 생각한다"고 말했다.

Izz el-Deen al-Qassam 브리게이드 대변인 Abu Ubaida는 이스라엘 공습으로 23명의 이스라엘 임직원이 사라진 것으로 보고 그들의 시신이 잔해 아래에 묻혔다고 보고했다.

11월 6일, 가자 시내의 나세르 의학 복합 시설에 대한 이스라엘의 미사일 공격으로 8명이 사망하고 수십 명이 부상했다. 이 공격으로 알-나세르 어린이 병원도 피해를 입었다. 같은 날, 인권 단체인 휴먼 라이츠 워치는 이스라엘과 하마스 및 기타 팔레스타인 군사 그룹에 대한 무기 금지 조치를 요구하며 이들이 시민에 대한 전쟁 범죄를 저질렀다고 비난했다.

• 사상자

가. 이스라엘의 민간인 및 군인들

10월 7일 이래로 약 1,400명의 이스라엘인과 외국인이 사망했으며, 이 중 348명은 IDF (이스라엘 방위군) 군인들, 10명은 신 베트 요원들, 59명은 경찰관들이 포함되어 있었다. 그리고 적어도 7,262명이 부상을 입었다. 피해자에는 약 70명의 사망하거나 실종된 아랍계 이스라엘 시민들도 포함되어 있는데, 그중 많은 이들은 네게브 베두인이었다.

이스라엘 채널 12 뉴스의 야이르 체르키는 X에 게시한 바에 따르면, 11월 1일 현재 확인된 사망자는 1,218명이며 -887명은 민간인, 331명은 군인- 그리고 28명은 여전히 실종 상태라고 하였다. 식별되지 않은 나머지 피해자들은 아마도 하마스 무장단체원이거나 외국인일 가능성이 큰 것으로 알려졌다.

10월 7일에는 민간인들이 거주하는 열 개 이상의 다른 키부츠에서 대량 학살이 있었으며 실외 댄스 음악 축제에서도 있었다. 레임 키부츠 근처에서 열린 싸이키델릭 트랜스 야외 "Supernova Sukkot Gathering" 음악 축제에 참석한 260명 이상이 사망했다. 이는 사상 가장 치명적인 콘서트 공격이자 이스라엘 민간인 대학살 중 최악의 사건이 되었다. 베에리 대학살에서는 어린이를 포함한 100명 이상의 민간인이 살해되었다. 케파르 아자 대학살에서는 최소 50-100명이 사망한 것으로 보고되었으며, 총 사망자 수는 알려지지 않았다. 나할 오즈 대학살에서도 많은 민간인들이 사망했다. 스데롯의 버스 정류장에서 9명이 총에 맞아 사망했다. 쿠세이페에서는 최소 4명이 사망한 것으로 보고되었다. 아슈켈론에서는 최소 400명의 사상자가 보고되었으며, 베에르 쉐바에서는 280명의 다른 사상자가 보고되었는데, 이 중 60명은 심각한 상태였다. 북부에서는 텔아비브에서 로켓 공격으로 인한 부상이 보고되었다.

11월 1일에는 헤즈볼라가 레바논 국경에서 시작된 작전으로 인해 120명의 이스라엘 사상자가 발생했으며, 9대의 탱크, 33개의 레이더 시스템, 그리고 한 대의 드론이 파괴되었다고 주장했다.

나. 인질

이스라엘 공격 동안 대략 240명이 인질로 잡혔으며, 대부분은 민간이었다. 10월 8일, 팔레스타인 이슬람 지하드는 적어도 30명의 포로를 잡고 있다고 주장했다. 케파르 아자에서는 최소 4명이 납치당한 것으로 보고되었다. 가자에서 올라온 비디오는 포로들을 보여주며, 가자 주민들이 죽은 시체를 싣고 가는 트럭에 환호하는 모습을 보여주었다. 이스라엘은 베에리에서 4명의 포로가 사망했다고 보고했으며, 하마스는 10월 9일 가자에 대한 IDF의 공습으로 4명의 포로가 사망했다고 밝혔다. 이스라엘 관리들에 따르면, 이스라엘은 가자 지구에 대한 지상 침공을 시작하면, 인질의 석방에 대한 합의에 이르기가 매우 어려울 것이라고 한다.

가자에 인질로 잡힌 것으로 믿어지는 민간인들은 가족, 어린이, 축제 참가자, 평화 운동가, 간병인, 그리고 베에리 공격 후 실종된 74세의 평화 운동가이자 인권 단체 베체렘의 전 이사인 비비안 실버와 같은 노인들을 포함한다. 75세의 역사학자 알렉스 단시그는 니르 오즈에서 납치되었는데, 그는 폴란드의 유대인 커뮤니티와 홀로코스트에 관한 책을 썼다. 니르 오즈에서는 실버만-비바스 가족의 여섯 구성원이 집에서 끌려가는 모습이 비디오에 잡혔으며, 10월 11일 하마스는 그들 중 세 명이 국경 울타리 근처에서 석방되는 모습을 보여주는 비디오를 공개했다. 10월 16일, 하마스는 팔과 흉터를 입은 21세 프랑스-이스라엘 여성의 인질 비디오를 공개했다. 10월 20일, 하마스는 나할 오즈를 방문 중이던 미국인 여성과 그녀의 17세 딸을 석방했다.

제네바에 본부를 둔 '인질 및 실종 가족 포럼'이 국제 적십자 위원회에 보낸 보고서에 따르면, 인질에는 파킨슨병, 다발성 경화증, 심혈관 질환, 당뇨병, 암, 치매, 자폐증 및 정신 장애를 가진 사람들이 포함되어 있으며, "치료와 생명을 구하는 약물이 절실히 필요하며", "필수 약물과 치료 없이는 즉시 사망에 이를 수 있다"고 밝혔다. 보고서는 또한 공격 중에 입은 치료되지 않은 부상에 대해서도 우려를 표명했다.

'란셋'에 게재된 1,500명의 이스라엘 의료 전문가들의 공개 서한은 "이스라엘 건국 이래 가장 큰 민간인 생명의 손실"에 충격을 표하며, "이스라엘 남부의 전체 마을을 통해" 이루어진 "야만적인 난동"을 "인류에 대한 범죄"라고 규정했다. 이 서한은 국제 의료 커뮤니티에 "잔인한 대학살을 규탄하고, 인질로 잡힌 모든 사람들의 안전과 건강을 위한 보장을 즉시 요구하며, 잔인하게 인질로 잡힌 우리의 가족과 친구들의 즉각적이고 무조건적인 반환을 명백히 촉구"할 것을 촉구했다.

10월 28일, 알-카사 브리게이드의 대변인 아부 오바이다는 인질 위기를 해결하기 위해 이스라엘과 협상할 준비가 되어 있다고 밝혔다. 오바이다는 지금까지 이스라엘의 공습으로 50명의 인질이 사망했다고 언급했다. 가자의 하마스 지도자 야히아 신와르는 "팔레스타인 저항 세력이 붙잡고 있는 모든 포로들을 포함하여 이스라엘 감옥에 있는 모든 팔레스타인 포로들의 석방을 포함하는 즉각적인 포로 교환 거래를 실시할 준비가 되어 있다"고 밝혔다. 네타냐후와의 회담에서 인질 가족들은 그가 "모두를 위한 모두"의 포로 교환에 동의할 것을 요구했다. 현재 이스라엘 감옥에는 170명의 어린이를 포함하여 5,000명의 팔레스타인 포로들이 있으며, 많은 사람들이 재판을 받지 않고 군사 명령 101과 군사 명령 278에 따라 감옥에 수감되어 있으며, 이는 시위와 깃발을 흔드는 것을 "테러리즘"으로 간주한다.

다. 이스라엘의 기자들

이스라엘 하요무 신문의 사진기자 야니브 조하르는 2006년 연합통신 이스라엘 지국에서 길라드 샬릿의 납치를 최초로 보도한 인물로, 10월 7일 하마스의 나할 오즈 키부츠 공격으로 아내와 두 딸, 장인과 함께 사망했다. 그의 유일한 아들만이 탈출에 성공했다. 예디옷 아하로노트 신문의 사진기자 로이 에단은 케파르 아자에서 아내와 함께 사망했으며, 그들의 자녀 두 명은 옷장에 숨어 구조되었지만 3살 된 딸은 실종되어 가자로 끌려간 것으로 추정된다. 마아리브 신문의 엔터테인먼트 편집자 샤이 레게브는 레임 음악 축제 대학살로 사망했으며, 칸 뉴스 편집자 아예렛 아르닌도 마찬가지였다.

여러 차례에 걸쳐 아랍 기자들에 대한 공격이 이스라엘 경찰에 의해 발생했다고 보고되었다. 기자를 보호하는 위원회는 10월 7일에 스카이 뉴스 아라비아의 텔레비전 크루가 아슈켈론에서 경찰에 의해 폭행을 당하고 장비가 파손되었다고 보고했다. 해당 현장 기자 피라스 루프티는 경찰이 그의 머리에 총구를 겨누고, 그를 옷을 벗기게 하고, 그들의 전화를 몰수한 후 호위하에 그 지역에서 추방했다고 말했다. 10월 13일에서 14일 사이의 밤에 BBC 아라비아의 크루는 텔아비브에서 경찰에 의해 정지당하고, 총으로 위협받고, 폭행을 당했다.

라. 이주 노동자들

10월 7일 하마스의 공격으로 최소 50명의 이주 노동자들이 사망했으며, 충돌 기간 동안 약 100,000명의 이주 노동자들이 취업을 위해 모집 에이전시에 지불해야 했던 거액의 수수료로 인한 부채 때문에 이스라엘에 갇혀 있었다.

(4) 결론

2014년의 정점 이후 테러 공격이 감소하였지만, 테러 사건은 세계적으로, 특히 중동에서 역사적 공격의 27.17%가 발생한 곳에서 사망과 부상의 중요한 원인으로 남아 있다. 중동은 폭발물 사용을 주요 테러 무기로 하여, 화기를 따르는 세계적 추세를 따르고 있다. 경제 및 학술 조직들이 지리, 정치, 문화의 유사성을 기반으로 MENA 국가들을 종종 한 덩어리로 묶을 때, 이 지역 내 국가들 간에는 테러 사건에서 중요한 차이가 있다. 이는 각 국가마다의 정치, 문화, 보안 및 정보 서비스 간 복잡한 상호 작용의 복잡성을 반영하는 것으로 보인다.

REFERENCE

1. GTD (Global Terrorism Database) Codebook (August 2021) [Internet]. [cited 2023 September 8]. Available from: https://www.start.umd.edu/gtd/downloads/Codebook.pdf
2. Tin D, Margus C, Ciottone GR. Half a century of terrorist attacks: weapons selection, casualty outcomes, and implications for counter terrorism medicine. Prehosp Disaster Med. 2021;36(5):526-30.
3. Statistica [Internet]. Terrorist attacks by region 2002-2018. [cited 2021 October 24]. Available from: https://www.statista.com/statistics/489581/terrorist-attacks-by-region/
4. reliefweb [Internet]. Health Workers at Risk: Violence Against Health Care Global Report. Available from: https://reliefweb.int/report/world/health-workers-risk-violence-against-health-care
5. United Nations [Internet]. Anticipating Rise in Extremist Activity amid COVID-19, Counter-Terrorism Committees Striving to Continue Work Despite Severe Restrictions, Chairs tell Security Council. [cited 2021 October 24]. Available from: https://www.un.org/press/en/2020/sc14363.doc.htm
6. Tin D, Hart A, Ciottone GR. A decade of terrorism in the United States and the emergence of counter-terrorism medicine. Prehosp Disaster Med. 2021;36(4):380-4.
7. Chemali Z, Ezzeddine FL, Gelaye B, et al. Burnout among healthcare providers in the complex environment of the Middle East: a systematic review. BMC Public Health. 2019;19(1):1337.
8. Alsabri M, Alhadheri A, Alsakkaf LM, et al. Conflict and COVID-19 in Yemen: beyond the humanitarian crisis. Global Health. 2021;22(17):83.
9. Bou-Karroum L, Daou KN, Nomier M, et al. Health care workers in the setting of the "Arab Spring": a scoping review for the Lancet-AUB Commission on Syria. J Glob Health. 2019;9(1):010402.
10. Bou-Karroum L, El-Harakeh A, Kassamany I, et al. Health care workers in conflict and post-conflict

settings: systematic mapping of the evidence. PLoS One. 2020;15(5):e0233757.

11. Horton R. Offline: terrorism and Syria - "a crisis of the world." Lancet. 2017;390(10098):924.

12. Zeinoun P, Akl EA, Maalouf FT, et al. The Arab Region's Contribution to Global Mental Health Research (2009-2018): A Bibliometric Analysis. Front Psychiatry. 2020;11:182. doi: 10.3389/fpsyt.2020.00182. PMID: 32265754; PMCID: PMC7096372.

13. Library of Congress. Library of Congress-Federal Research Division Country Profile: Iraq, May 2006. Fed Res Div. 2006;(May):1-23.

14. Lafta RK, Al-Nuaimi MA. War or health: a four-decade armed conflict in Iraq. Med Confl Surviv. 2019;35(3):209-26.

15. Aboulenein A. Iraq's healthcare system is in crisis. Patients are suffering. 2020. [cited 2021 October 24]. Available from: https://www.reuters.com/investigates/special-report/iraq-health/

16. Woods KM. Iraqi Perspectives Project. Primary source materials for Saddam and terrorism: emerging insights from captured Iraqi documents Volume 4 (Redacted). IDA. 2007;i(July):456.

17. Asfahani F, Kadiyala S, Ghattas H. Food Insecurity and Subjective Wellbeing Among Arab Youth Living in Varying Contexts of Political Instability. J Adolesc Health. 2019;64(1):70-78. doi: 10.1016/j.jadohealth.2018.08.010. Epub 2018 Oct 25. PMID: 30580768.

18. Silverberg MS, Rubin DT, Steinhart AH, et al. Israel-Gaza conflict. Lancet. 2009;373(9667):891-2. doi: 10.1016/S0140-6736(09)60538-9. PMID: 19286075.

19. BBC News Online [Internet]. Who are Hamas? [cited 2009 February 23]. Available from: http://news.bbc.co.uk/2/hi/middle_east/978626.stm

20. gov.il [Internet]. Israel Ministry of Foreign Affairs Victims of Palestinian violence and terrorism since September 2000. [cited 2009 February 23]. Available from: https://www.mfa.gov.il/MFA/Terrorism+Obstacle+to+Peace/Palestinian+terror+since+2000/Victims+of+Palestinian+Violence+and+Terrorism+sinc.htm

21. gov.il [Internet]. Israel Ministry of Foreign Affairs Victims of Palestinian violence and terrorism since September 2000. [cited 2009 February 23]. Available from: https://www.mfa.gov.il/MFA/Terrorism+Obstacle+to+Peace/Palestinian+terror+since+2000/Victims+of+Palestinian+Violence+and+Terrorism+sinc.htm

22. gov.il [Internet]. Israel Security Agency. Four years of conflict: Israel's war against terrorism. [cited 2009 February 23]. Available from: https://www.mfa.gov.il/MFA/Terrorism-+Obstacle+to+Peace/Terrorism+and+Islamic+Fundamentalism?/Four+Years+of+Conflict+3-Oct-2004.htm

23. gov.il [Internet]. Israel Security Agency. Four years of conflict: Israel's war against terrorism. [cited 2009 February 23]. Available from: https://www.mfa.gov.il/MFA/Terrorism-+Obstacle+to+Peace/Terrorism+and+Islamic+Fundamentalism?/Four+Years+of+Conflict+3-Oct-2004.htm

24. Erez E, Laster K. Palestinian Women in Terrorism: A Double-Edged Sword? Int J Offender Ther Comp Criminol. 2020 Apr;64(5):443-69. doi: 10.1177/0306624X19862429. Epub 2019 Jul 25. PMID: 31342802.

25. Macrotrends [Internet]. Iraq Life Expectancy 1950-2021. MacroTrends. 2021. [cited 2021 October 24]. Available from: https://www.macrotrends.net/countries/IRQ/iraq/life-expectancy

26. Iskandar N, Rahbany T, Shokor A. Healthcare and terrorism: the Lebanese experience. Disaster Med Public Health Prep. 2021. Epub ahead of print.

27. Ahmadi Marzaleh M, Mahmoodi H, Armin H, et al. Terrorist Attack in ShahCheragh, Iran: Planning for

the Future. Prehosp Disaster Med. 2023;38(2):272-3. doi: 10.1017/S1049023X22002461. Epub 2023 Jan 16. PMID: 36645026.

28. The Guardian [Internet]. Van der Zee R. The doctor who ran a secret clinic under Isis. [cited 2021 October 24]. Available from: https://www.theguardian.com/global-development-professionals-network/2017/mar/31/i-try-to-put-hope-in-their-hearts-running-a-secret-clinic-under-islamic-state

29. Expatica [Internet]. Guide to women's healthcare in Saudi Arabia. [cited 2022 October 24]. Available from: https://www.expatica.com/sa/healthcare/womens-health/womens-healthcare-in-saudi-arabia-71054/#Healthcare

30. Arab News [Internet]. Women's visits to hospitals without male guardians banned. [cited 2021 October 24]. Available from: https://www.arabnews.com/news/525696

31. Davis L. Iraqi Women Confronting ISIL: Protecting Women's Rights in the Context of Conflict. City University of New York (CUNY) CUNY Academic Works; 2016:27-78.

32. AlNsour M, Fleischauer A. Public health considerations for mass gatherings in the Middle East and North Africa (MENA) region. East Mediterr Health J. 2013;19 Suppl 2:S42-7. PMID: 24673098

33. Shechory Bitton M, Silawi Y. Do Jews and Arabs Differ in Their Fear of Terrorism and Crime? J Interpers Violence. 2019;34(19):4041-60. doi: 10.1177/0886260516674198. Epub 2016 Oct 18. PMID: 29294612.

34. Sezigen S, Kenar L. Recent sulfur mustard attacks in Middle East and experience of health professionals. Toxicol Lett. 2020;320:52-7.

35. Rosman Y, Eisenkraft A, Milk N, et al. Lessons learned from the Syrian sarin attack: evaluation of a clinical syndrome through social media. Ann Intern Med. 2014;160(9): 644-8.

36. Marzaleh Co-First Author MA, Rezaee Co-First Author R, Rezaianzadeh A, et al. Design and validation of a hospital emergency department preparedness questionnaire for radiation accidents, nuclear accidents, and nuclear terrorism in Iran. Am J Disaster Med. 2020 Fall;15(4):283-92. doi: 10.5055/ajdm.2020.0377. PMID: 33428199.

37. Al-Hajj S, Ghamlouche L, Nasser AlDeen K, et al. Beirut Blast: The Experiences of Acute Care Hospitals. Disaster Med Public Health Prep. 2023;17:e318. doi: 10.1017/dmp.2022.288. PMID: 36789650.

38. British Broadcasting Corporation[Inetrnet]. Saudi oil attacks: Who's using drones in the Middle East? [cited 2021 October 24]. Available from: https://www.bbc.com/news/world-middle-east49718828

39. Tin D, Kallenborn Z, Hart A, et al. Rise of the unmanned aerial vehicles: an imminent public health threat mandating counter terrorism medicine preparedness for potential mass casualty attacks. Prehosp Disaster Med. 2021;36(5): 636-8.

40. Foreign Policy Research Institute [Internet]. Trends in Terrorism: What's on the Horizon in 2020. [cited 2021 October 24]. Available from: https://www.fpri.org/article/2021/01/trends-in-terrorismwhats-on-the-horizon-in-2021/

41. Association of the United States Army [Internet]. The role of drones in future terrorist attacks. [cited 2021 August 13]. Available from: https://www.ausa.org/publications/role-drones-future-terroristattacks

42. Tin D, Hart A, Hertelendy AJ, et al. Opioid attack and the implications for counter-terrorism medicine. Prehosp Disaster Med. 2021;36(6):661-3.

43. WIKIPEDIA [Internet]. 2023 Israel-Hamas war. [cited 2023 November 9]. Available from: https://en.wikipedia.org/wiki/2023_Israel%E2%80%93Hamas_war

6) 사하라 이남 아프리카의 테러리즘

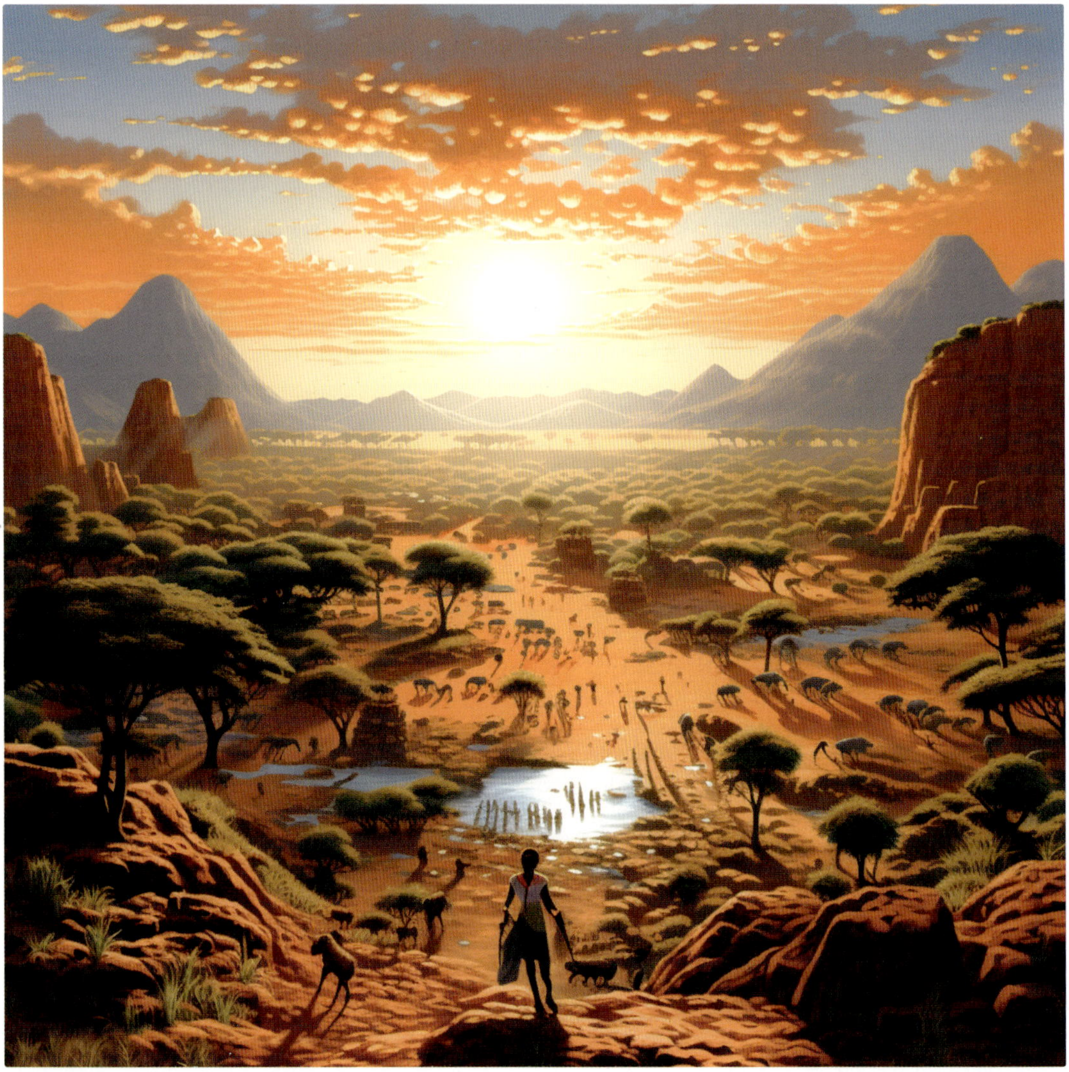

그림 3-6-1. 사하라 이남 아프리카의 평화로운 정경.

세계 테러리즘 데이터베이스 코딩 책(GTD Coding Book)에 따르면 사하라 이남 아프리카 지역(Sub-Saharan Africa, SSA)은 앙골라, 베닌, 보츠와나, 부르키나파소, 부룬디, 카메룬, 중앙아프리카 공화국, 차드, 코모로, 콩고 민주 공화국, 지부티, 적도 기니, 에리트레아, 에티오피아, 가봉, 감비아, 가나, 기니, 기니비사우, 코트디부아르(아이보리 코스트), 케냐, 레소토, 라이베리아, 마다가스카르, 말라위, 말리, 모리타니, 모잠비크, 나미비아, 니제르, 나이지리아, 콩고 인민 공화국(과거 명칭), 콩고 공화국, 로디지아, 르완다, 세네갈, 세이셸, 시에라리온, 소말리아, 남아프리카, 남수단, 수단, 스와질란드, 탄자니아, 토고, 우

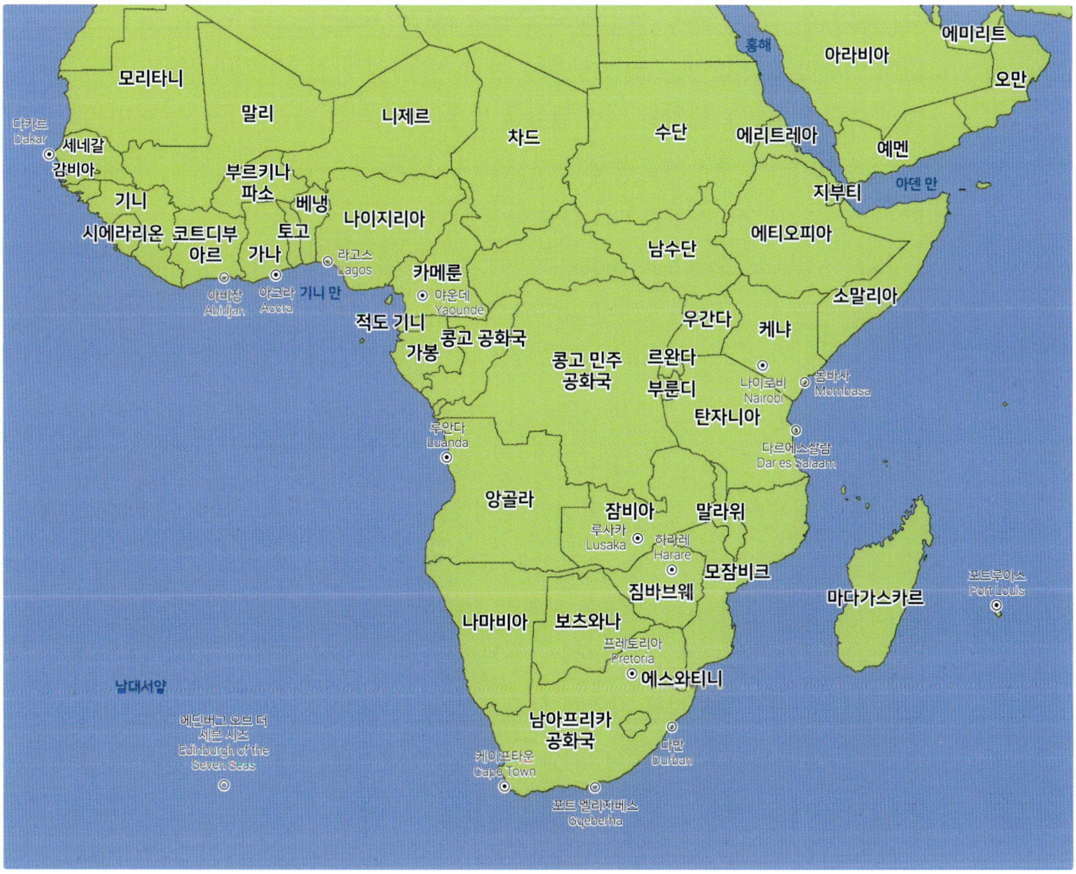

그림 3-6-2. 사하라 이남 아프리카의 지도.

간다, 자이르, 잠비아, 짐바브웨로 분류된다(그림 3-6-1, 2).[1]

2014년 Boko Haram이 나이지리아 Chibok에서 200명 이상의 여학생을 납치한 사건[2]은 세계의 주목을 사하라 이남 아프리카(SSA)의 테러 위협에 집중시켰고, 이러한 사건의 신체적 및 심리적 영향에 대한 중대한 우려를 불러일으켰다.[3] 그 이후 전체적으로 테러 공격의 발생 빈도는 감소하였다.[4] 그러나 SSA 지역은 Boko Haram과 Al-Shabab와 같은 기존의 테러 조직의 활동에 주도되어 꾸준히 이어져 왔으며, 이와 함께 Islamic State, Al Qaeda in the Islamic Maghreb 및 그들의 제휴 조직과 같은 그룹들의 출현도 있었다.[5] 아프리카 대륙의 최남단에 위치한 남아프리카 공화국은 다양한 인종, 민족, 종교, 그리고 문화로 구성된 국가이다. 이 국가의 역사는 부족 간의 분쟁, 식민지화, 아파르트헤이트 시대, 그리고 아파르트헤이트 이후의 변화로 표시되어 있다.[6] 테러는 주로 아파르트헤이트 동안 발생하였으며, 국가의 행동과 해방 운동 양쪽 모두에 의해 촉발되었다.[6] 이것은 1994년, 남아프리카가 민주주의로 전환될 때까지 계속되었다.[6] 1994년 이후 테러는 주로 범죄 기반으로 발생하였으며, 케이프 타운 지역에서는 주로 정치적으로 동기를 갖는 행위가 발생하였다.[6] 이는 주로 'People against Gangsterism and Drugs'라는 그룹에 의해 이루어졌으며, 이 그룹은 무슬림 극단주의자에게 침투당했다고 여겨진다.[6] 또한, 백인 우익 단체들도 다양한 테러 활동을 벌였다.[6] 이러한 테러의 증가는 이미 부담스러운 의료 시스템에 추가적인 부담을 주었으며,[7] 인도주의 위기를 초래하고 SSA에서 이러한 사건의 직접적이고 장기적인 건강 영향을 밝혀냈다.[8]

2022년 Global Terrorism Index (GTI)에 따르면, 전체 테러 지수 점수에 포함된 상위 10개 국가 중 5개 국가가 SSA에 위치해 있으며,[9] 이 지역은 2021년 모든 테러 관련 사망의 48%를 차지하고 있다. 16억 명 이상의 인구를 보유하고 있으며,[10] 1,000개가 넘는 언어를 사용하고 있고,[11] 네 개의 지역에 걸쳐 49개의 국가를 포함하고 있는 사하라 이남 아프리카는 지구상에서 가장 크고 인구가 많으며 다양한 지역 중 하나이다. 이러한 다양성 속에서 테러 조직들은 불안정한 정치 환경, 국내 및 국제적인 불안, 낮은 소득 증가, 그리고 종교적 극단주의를 이용하는 능력 때문에 기름진 토양을 찾아냈다.[12-14] Sahel과 중앙 아프리카와 같은 지역은 지역적 권력 공백으로 인한 테러 활동이 증가하였고, 탄자니아와 모잠비크와 같은 곳에서 정부에 대한 불신이 활동을 부추겼다.[15] 또한, 많은 SSA 주민들은 외딴 시골 지역에 살고 있거나 유목민이며, 기본적인 의료를 이용하기 어렵다.[16] 이러한 의료 이용의 어려움은 폭력적인 충돌에 의해 더욱 악화되며, 임신부와 어린이와 같은 취약한 인구가 비례적으로 더 많이 피해를 입는다.[17,18]

테러 관련 건강 문제의 증가하는 부담을 해결하기 위해, 대테러의학(CTM) 분야는 의도, 폭력, 그리고 건강 관련 영향의 삼위일체를 연구하고, 완화, 준비, 대응, 회복의 재난 주기 단계 내에서 의학적 및 교육적 이니셔티브를 구현하려고 한다.[19] 테러는 그 특성상 취약한 인프라와 부드러운 대상(soft target)을 대상으로 하기 때문에, 테러의 성격, 유병률, 그리고 영향을 이해함으로써, 건강 관련 단체들은 테러 공격의 후유증을 예방하고 대처하는 데 더 잘 대비할 수 있다. 이 연구는 1970-2020년 사하라 이남 아프리카의 Global Terrorism Database (GTD)에 기록된 테러 관련 공격, 사망자, 부상자에 대한 회고적 서술 분석이다.

이번 장에서는 1970년부터 2020년 사이에 사하라 이남 아프리카 지역에서 발생한 모든 테러 관련 공격의 유병률에 대한 설명을 제공하는 것을 목표로 한다. 이러한 데이터는 대테러의학(CTM) 교육 프로그램의 개발에 유용하게 활용될 수 있으며, 미래의 잠재적 공격에 대한 통찰력을 제공할 것이다.

(1) GTD 빈도 및 세부 통계 분석(1970-2020)

1970년부터 2020년까지 기간 동안 총 19,340건의 테러 공격이 발견되었으며, 이로 인해 77,611명이 사망하고 53,109명이 부상당했다(그림 3-6-3, 표 3-6-1, 6). 이는 사건당 평균 3.86명의 사망자와 5.03명의 부상자를 의미한다(표 3-6-1). 해당 지역에서의 모든 공격 중 25.33%는 나이지리아에서, 17.63%는 소말리아에서 발생했다(그림 3-6-3). 화학 공격은 0.07%로 공격 빈도는 낮았으나 각각 가장 높은 비율인 사건당 20.46명의 사망자와 사건당 39.92명의 부상자를 발생시켰다(표 3-6-1, 4, 6).

테러 공격의 41.55%에서는 일반 시민과 재산이 대상이었으며, 정부(일반)가 13.36%에서 목표로 설정되었다(표 3-6-2). 지역에서의 모든 테러 공격 중 45.27%에서는 총기가 가장 일반적으로 사용된 무기 유형이었으며, 31.22%에서는 폭발물이 사용되었다(표 3-6-1, 4).

표 3-6-1. 무기 유형별 사건, 사망, 부상 분석(1970-2020)

무기 유형	사건 횟수 (n)	사망 (n)	손상 (n)	사건 비율 (%)	무기 종류별 사망 비율 (%)	무기 종류별 손상 비율 (%)	사건당 사망	사건당 부상
총기	8,756	39,207	15,467	45.27	50.52	29.12	4.48	1.77
폭발물	6,037	20,712	32,036	31.22	26.69	60.32	3.43	5.31
알 수 없음	2,618	10,235	2,943	13.54	13.19	5.54	3.91	1.12
소이성 무기	1,246	3,064	663	6.44	3.95	1.25	2.46	0.53
근접 무기	630	4,101	1,417	3.26	5.28	2.67	6.51	2.25
기타	21	26	59	0.11	0.03	0.11	1.24	2.81
파괴 장비	14	0	0	0.07	0	0	0	0
화학무기	13	266	519	0.07	0.34	0.98	20.46	39.92
생물학무기	3	0	5	0.02	0	0.01	0	1.67
가짜 무기	1	0	0	0.01	0	0	0	0
탈것(자동차 또는 트럭 폭탄은 제외)	1	0	0	0.01	0	0	0	0
총계	19,340	77,611	53,109	100	100	100	3.86	5.03

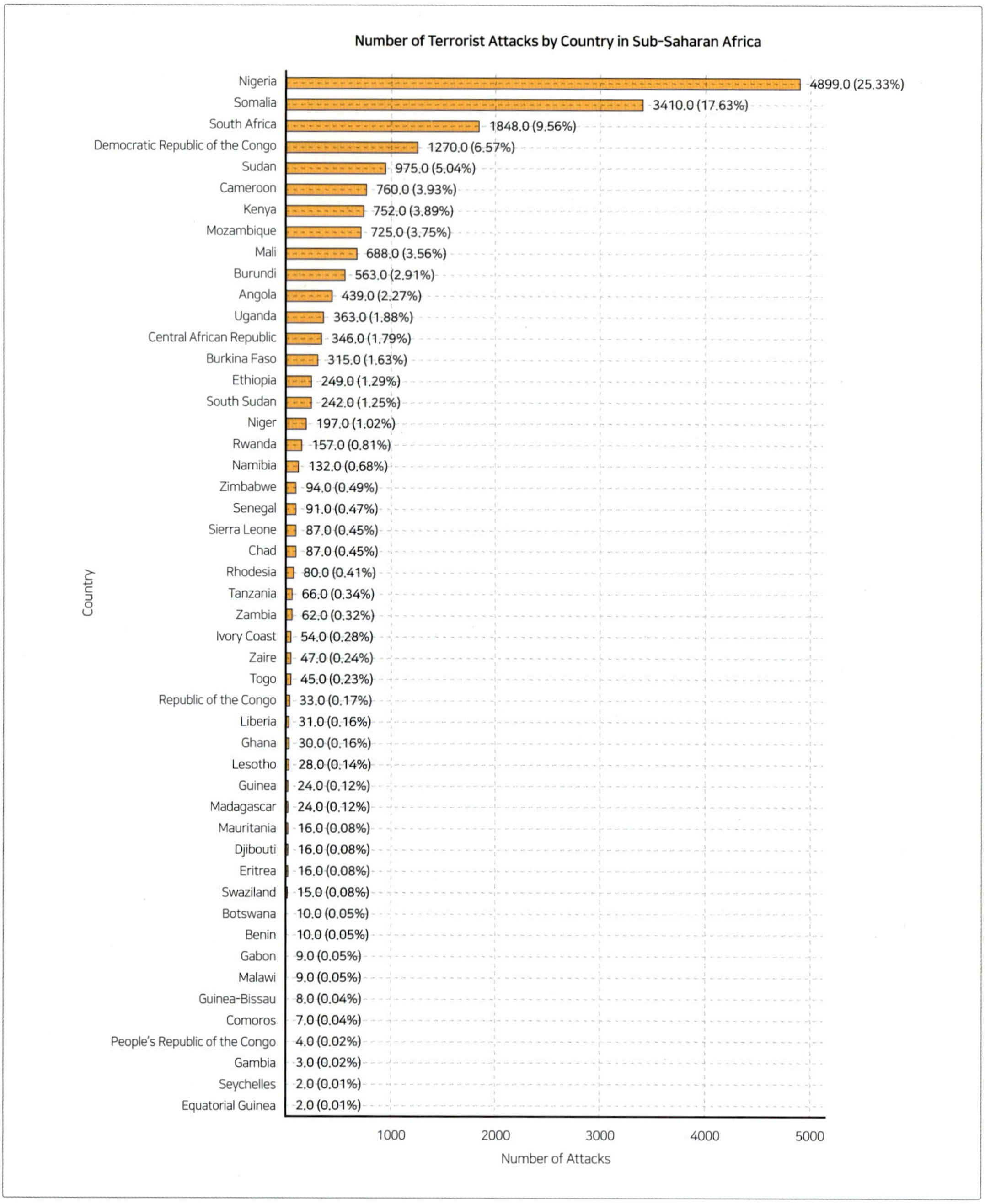

그림 3-6-3. 사하라 이남 아프리카의 나라별 테러 공격 빈도(1970-2020).

Sub-Saharan Africa, 사하라 이남 아프리카; Angola, 앙골라; Benin, 베닌; Botswana, 보츠와나; Burkina Faso, 부르키나파소; Burundi, 부룬디; Cameroon, 카메룬; Central African Republic, 중앙아프리카 공화국; Chad, 차드; Comoros, 코모로; Democratic Republic of the Congo, 콩고 민주 공화국; Djibouti, 지부티; Equatorial Guinea, 적도 기니; Eritrea, 에리트레아; Ethiopia, 에티오피아; Gabon, 가봉; Gambia, 감비아; Ghana, 가나; Guinea, 기니; Guinea-Bissau, 기니비사우; Ivory Coast, 코트디부아르 (아이보리 코스트); Kenya, 케냐; Lesotho , 레소토; Liberia, 라이베리아; Madagascar, 마다가스카르; Malawi, 말라위; Mali, 말리; Mauritania, 모리타니; Mozambique, 모잠비크; Namibia, 나미비아; Niger, 니제르; Nigeria, 나이지리아; People's Republic of the Congo, 콩고 인민 공화국(하지만 현재 이 국가명은 사용되지 않는다. 과거 명칭이다.); Republic of the Congo, 콩고 공화국; Rhodesia, 로디지아(과거의 지명, 현재는 짐바브웨이다.); Rwanda, 르완다; Senegal, 세네갈; Seychelles, 세이셸; Sierra Leone, 시에라리온; Somalia, 소말리아; South Africa, 남아프리카; South Sudan, 남수단; Sudan, 수단; Swaziland, 스와질란드(현재는 에스와티니로 명칭이 변경되었다.); Tanzania, 탄자니아; Togo, 토고; Uganda, 우간다; Zaire, 자이르(과거의 콩고 민주 공화국의 명칭); Zambia, 잠비아; Zimbabwe, 짐바브웨

표 3-6-2. 타겟 유형에 따른 공격 분석

타겟 유형	공격 횟수 (n)	%
개인 및 재산	8,036	41.55
정부(일반)	2,584	13.36
경찰	1,853	9.58
사업체	1,447	7.48
군사	809	4.18
정부(외교)	742	3.84
종교 인물/기관	679	3.51
교통	662	3.42
공공시설	478	2.47
교육 기관	440	2.28
알 수 없음	341	1.76
비정부 기구	335	1.73
언론인 및 미디어	241	1.25
폭력적인 정치 당파	154	0.8
공항 및 항공기	136	0.7
테러리스트/비국가 민병대	135	0.7
통신	91	0.47
해상	67	0.35
식품 또는 물 공급	52	0.27
관광객	41	0.21
기타	17	0.09
총계	19,340	100

단일 테러 사건으로 인한 가장 큰 희생자 수는 2020년 에티오피아 마이카데라에서 기록되었다. 구체적인 동기는 알려져 있지 않으나, 정보원에 따르면 피해자들은 아마라 지역 공동체에 속했으며, 이 공격은 에티오피아의 티그라이와 아마라 지역 공동체 간의 더 큰 유형의 인종 간 폭력의 일부였을 수 있다(표 3-6-3).

나이지리아는 사하라 이남 아프리카 국가들 중에서 가장 많은 공격 횟수(4,899회) 및 사망자 수(25,365명) 및 부상자 수(11,061명)를 기록했다(표 3-6-6). 평균 테러 공격당 사망자 수가 가장 많은 나라는 르완다(12.52명), 에티오피아(10.95명), 차드(10.62명) 순이었다(표 3-6-6). 평균 공격당 사망 및 부상자 수가 가장 많은 나라는 차드(30.08명)였다(표 3-6-5).

표 3-6-3. 상위 10위의 사상 사고(1970-2020)

순위	년	월	일	나라	장소 (도시)	테러단체 이름	동기	사망자 수 (n)	부상자 수 (n)	공격 유형
1	2020	11	9	에티오피아	마이 카데라	삼리 민병대	구체적인 동기는 알려지지 않음. 그러나, 정보원에 따르면 피해자들은 아마라 지역 공동체에 속했으며, 이 공격은 에티오피아의 티그라이와 아마라 지역 공동체 간의 더 큰 유형의 인종 간 폭력의 일부였을 수 있음	766		인질 납치
2	2017	10	14	소말리아	모가디슈	알샤바브	구체적인 동기는 알려지지 않음. 그러나, 정보원들은 2017년 8월에 Bariire에서 실시된 군사 작전에 대한 반응으로 이 공격이 이루어졌을 것이라고 의심했음. 이 작전에서 10명의 민간인이 사망했음. 정보원들은 공격자의 집이 작전 중에 급습되었다고 전했음	588	316	폭발/폭탄
3	2009	1	17	콩고 민주주의 공화국	토라	주의 저항군 (LRA)	NA	400		시설/인프라 공격
4	1987	7	18	모잠비크	호모이네	모잠비크 국가 저항 운동 (MNR)	NA	388	70	무장 공격
5	1996	5	23	부룬디	키비유카	투츠이 극단주의자	NA	375	0	알 수 없음
6	2014	5	5	나이지리아	감보루 응갈라	보코 하람	NA	315		무장 공격
7	1996	7	20	부룬디	알 수 없음	후투 극단주의자	NA	304	100	알 수 없음
8	1984	2	13	수단	헤글리그	기독교 극단주의자	NA	300	0	폭발/폭탄
9	1997	11	17	르완다	기세뉘	후투 극단주의자	NA	300	0	알 수 없음
10	2014	4	15	남수단	벤티우	수단 인민 해방 운동 반대파 (SPLM-IO)	구체적인 동기는 알려지지 않음. 그러나 정보원들은 공격 이전에 수단 인민 해방 운동 반대파(SPLM-IO)가 누에르족이 아닌 민간인에 대한 폭력을 장려하는 증오 메시지를 방송했다고 전했음	287	400	인질 납치

NA, not available or accountable (자료 수집이 불가능하거나 집계 불가)

표 3-6-4. 사하라 이남 아프리카의 무기 유형별 공격 빈도 분석(1970-2020)

무기 유형	공격 횟수 (n)	%
총기류	8,756	45.27
폭발물	6,037	31.22
알 수 없음	2,618	13.54
발화물	1,246	6.44
근접 무기	630	3.26
기타	21	0.11
파괴 장비	14	0.07
화학 무기	13	0.07
생물학적 무기	3	0.02
가짜 무기	1	0.01
차량(차량 내 폭발물 제외)	1	0.01
총계	19,340	100

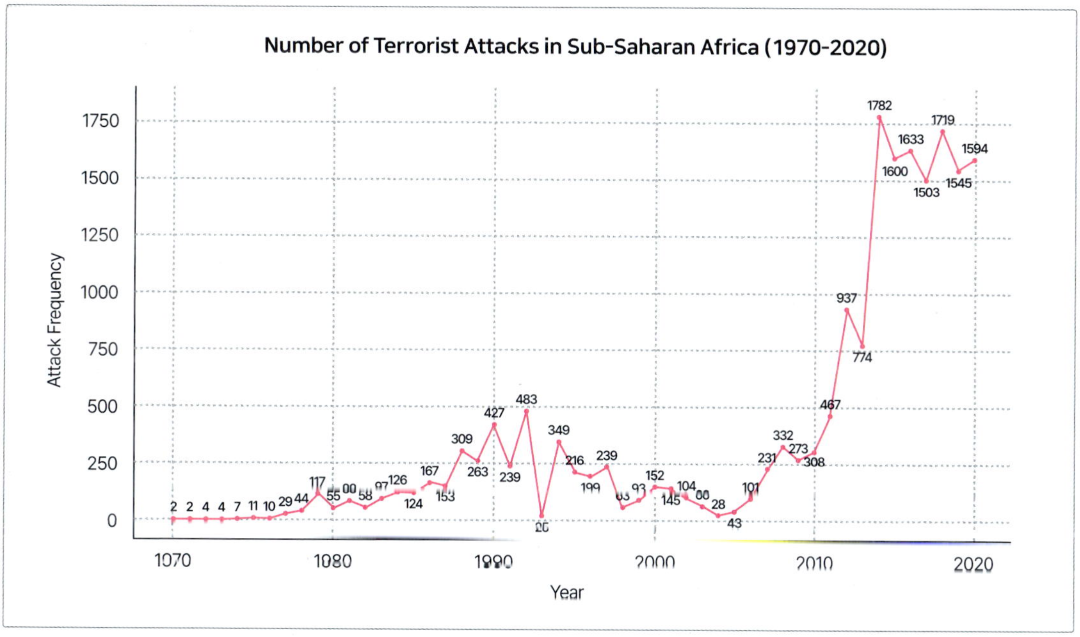

그림 3-6-4. 연도별 사하라 이남 아프리카 지역 총 공격 횟수(1970-2020).

Sub-Saharan Africa, 사하라 이남 아프리카; Number of Attacks, 공격 횟수

2010년 이후 사하라 이남 아프리카의 테러 공격은 급증하였고 2014년 1,782건으로 최고점을 기록한 이후로 매년 1,500건을 상회하고 있다(그림 3-6-4).

표 3-6-5. 사하라 이남 아프리카의 국가별 총 사망자 및 부상자 수(1970-2020)

나라	공격 횟수	총 사망자 수	총 부상자 수	평균 공격당 사망자 수	평균 공격당 부상자 수	평균 공격당 사망 및 부상자 수
앙골라	439	2,317	2,107	5.28	4.8	10.08
베냉	10	2	9	0.2	0.9	1.1
보츠와나	10	11	11	1.1	1.1	2.2
부르키나파소	315	1,303	561	4.14	1.78	5.92
부룬디	563	3,483	2,303	6.19	4.09	10.28
카메룬	760	2,266	1,485	2.98	1.95	4.94
중앙아프리카 공화국	346	1,957	1,376	5.66	3.98	9.63
차드	87	924	1,693	10.62	19.46	30.08
코모로	7	1	3	0.14	0.43	0.57
콩고 민주 공화국	1,270	5,611	1,569	4.42	1.24	5.65
지부티	16	91	124	5.69	7.75	13.44
적도 기니	2	2	3	1	1.5	2.5
에리트레아	16	46	62	2.88	3.88	6.75
에티오피아	249	2,727	1,183	10.95	4.75	15.7
가봉	9	8	3	0.89	0.33	1.22
감비아	3	13	2	4.33	0.67	5
가나	30	26	25	0.87	0.83	1.7
기니	24	213	58	8.88	2.42	11.29
기니비사우	8	16	27	2	3.38	5.38
코트디부아르	54	206	150	3.81	2.78	6.59
케냐	752	1,982	6,305	2.64	8.38	11.02
레소토	28	41	34	1.46	1.21	2.68
라이베리아	31	154	36	4.97	1.16	6.13
마다가스카르	24	27	185	1.12	7.71	8.83
말라위	9	32	1	3.56	0.11	3.67
말리	688	2,157	1,251	3.14	1.82	4.95
모리타니	16	31	24	1.94	1.5	3.44
모잠비크	725	3,397	1,602	4.69	2.21	6.9
나미비아	132	133	347	1.01	2.63	3.64
니제르	197	1,440	502	7.31	2.55	9.86
나이지리아	4,899	25,365	11,061	5.18	2.26	7.44
콩고 인민 공화국	4	15	0	3.75	0	3.75
콩고 공화국	33	114	54	3.45	1.64	5.09
로디지아	80	216	158	2.7	1.98	4.68
르완다	157	1,966	932	12.52	5.94	18.46
세네갈	91	253	247	2.78	2.71	5.49
세이셸	2	0	0	0	0	0
시에라리온	87	653	109	7.51	1.25	8.76
소말리아	3,410	7,725	8,473	2.27	2.48	4.75
남아프리카	1,848	2,185	3,748	1.18	2.03	3.21
남수단	242	1,807	1,210	7.47	5	12.47
수단	975	3,325	2,153	3.41	2.21	5.62
에스와티니	15	2	2	0.13	0.13	0.27
탄자니아	66	111	230	1.68	3.48	5.17
토고	45	64	34	1.42	0.76	2.18
우간다	363	2,656	1,122	7.32	3.09	10.41
자이르	47	318	209	6.77	4.45	11.21
잠비아	62	70	62	1.13	1	2.13
짐바브웨	94	149	264	1.59	2.81	4.39
총계	19,340	77,611	53,109	3.8	2.87	6.67

(2) 고찰

아프리카 대륙에서의 테러리즘이 새로운 현상은 아니지만, 지난 2010년 이후로 사하라 이남 아프리카 에서의 전 세계 테러의 집중도가 크게 증가했다(그림 3-6-4). 이에 대한 대응으로, 아프리카의 테러에 대한 예방 및 대응 조치를 조화롭게 하려는 시도가 있었다.[21,22] 2022년 UN 안보리의 대테러 집행이사회(CTED; 뉴욕, 미국)는 아프리카에서의 테러 위협과 영향에 맞서기 위해 정부, 관련 당국, 국제 원조 이해당사자들이 취해야 할 여러 행동 영역을 제시했다.[23] 이러한 권고 사항 중, CTM 분야는 의도적으로 불균형한 재앙의 의료적인 영향을 다루는 몇몇 핵심 영역에 독특하게 위치해 있다. 다량의 부상자 사고(MCIs), 심리적 관리, 화학/생물/방사능/폭발(CBRNE) 부상 및 지역 사회 예방 프로그램과 같은 관리 측면에 중점을 둠으로써, CTM 활동은 정부, 의료 기관, 비정부 기구(NGOs), 지역 사회가 이러한 공격의 예방, 완화, 대응 및 복구를 돕는 데 도움을 줄 수 있다.[24-26]

테러 공격은 종종 중대한 외상을 초래하며 다수사상사고(MCIs)로 이어질 수 있다. 장기적인 심리사회적 영향을 제외하고, 공격은 종종 여러 사람에게 부상을 입히거나 사망하게 하는 것을 목표로 설계되기 때문에, 폭발물, 총기 또는 발화 장치를 사용한 공격의 유병률이 높다.[27,28] 이러한 부상의 치료는 종종 복잡한 외과 수술을 필요로 하며, 그 후에는 장기 입원과 재활이 필요하다.[29] 본 챕터 분석에 따르면, 사하라 이남 아프리카에서의 테러 공격 중 총기 공격이 가장 많은 사망자를 초래하였으며, 폭발물이 두 번째로 가장 많은 사망자를 초래하고 가장 많은 부상자를 낳았다. 화학 공격은 드물지만, 공격당 가장 많은 부상자와 사망자를 초래했다.

소말리아 인구를 대상으로 한 한 연구에 따르면 테러 관련 부상 및 사망은 소말리아 인구에게, 물론 전 세계에게도 큰 위협이 되고 있다.[30] 이 연구는 테러 행위로 인한 총기 및 폭발 부상을 특성화하고 비교하였다.[30] 7년 동안 폭발 및 총격 공격으로 부상당한 모든 환자의 데이터를 검토한 이 회고적 연구는 역학적 특성, 부상 양상, 중증도 점수, 병원 자원 이용 지표, 입원 기간 및 사망률을 평가하였다.[30] 연구 기간 동안 359건의 폭발 및 총격 공격으로 2,426명의 환자가 부상당하였다.[30] 환자의 81% (n = 1,974명)는 남성이었고, 19%는 여성이었다.[30] 다발성 부위 부상은 폭발 부상에서 총상보다 더 자주 발생하였다(75% 대 40%) ($P < 0.001$).[30] 내상의 상대적 빈도는 폭발 부상에서 총상보다 높았다(46.7% 대 36.2%).[30] 폭발로 인해 부상당한 환자는 총기로 부상당한 환자보다 중증 및 중대한 부상의 비율이 더 높았다(30.2% 대 21.2%, $P < 0.001$).[30] 환자의 약 4분의 1 (24%)이 중환자실에 입원하였다. 입원 환자의 사망률은 11.6%였다.[30] 이 연구의 결과는 자살 폭탄 테러가 다발성 부위 부상, 더 높은 중증 및 중대한 내상 비율, 그리고 더 높은 사망률과 관련이 있다는 것을 밝혔다. 소말리아에서의 폭발 부상은 폭발물로 심은 차량에서의 폭발물 또는 기타 날카로운 금속 물체와 같은 새로운 종류의 파편에 의해 생성된 이전에 알

려지지 않았던 부상 형태를 드러냈다.[30] 이 연구에서 가장 자주 부상당한 몸 부위는 머리와 사지말단이었으며, 이는 미국 육군 여단 전투 팀이 “The Surge” 단계의 Operation Iraqi Freedom 동안의 부상에 대한 전망적, 종단적 분석과 유사했다.[30] 부상 패턴을 이해하는 것은 사망 감소와 관련된 외상 관리 시스템의 개발을 가능케 하며, 이는 소말리아와 같은 지역에서 매우 중요하다. 이러한 부상의 특성과 결과를 이해하는 것은 향후 이러한 사건에 대한 대응 및 관리를 위한 중요한 기초 데이터를 제공한다.[30] 소말리아 인구를 대상으로 한 또다른 테러 손상연구에서는 3년 동안 극단적인 총상과 폭발 부상을 입은 333명의 환자의 데이터를 회고적으로 검토하였다.[31] 대부분의 환자들은 폭발 피해자보다 총상 부상을 입었다(n = 222, 66.7% vs. n = 111, 33.3%).[31] 총상 부상을 입은 환자(GSW)는 폭발 부상을 입은 환자(BW)보다 남성의 비율이 더 높았다(95.5% vs. 85.6%, $P < 0.001$).[31] GSW 피해자들 중 더 많은 수의 개방성 사지 말단 골절이 있었다(96.4% vs. 81.1%).[31] BW 피해자들은 훨씬 더 많은 연관된 부상을 보였다(52.3% vs. 18.5%, $P < 0.001$).[31] BW 그룹은 더 높은 부상의 심각도 점수(ISS ≥ 16 in 55%, $P < 0.001$)를 보였다.[31] 중환자실(ICU) 입원이 필요한 경우는 BW 환자에서 훨씬 높았다(18% vs. 6.3%, $P < 0.001$).[31] 또한 병원 체류 기간(LOS)은 GW 환자와 비교하여 BW 그룹에서 더 길었다(> 2주 병원 체류에서 31% vs. 19%, $P < 0.04$). BW에서 약 2.7%의 사망률이 관찰되었다($P < 0.014$).[31] 이처럼 총상과 폭발 부상은 극단적인 전쟁과 테러 관련 부상의 대부분을 차지한다. 이러한 부상 메커니즘은 관련된 몸 부위, 부상의 심각도, 병원 체류 기간, ICU 입원 필요성 및 사망률에서 차이가 있다.[31] 이러한 충격적인 부상의 평가와 관리는 복잡하고 다학제적인 접근이 필요하다.[31] 더불어 2019년부터 2021년까지 소말리아에서 테러와 전쟁으로 인해 부상을 입은 46명의 환자들과의 경험을 공유한 한 연구에 따르면 소말리아 3차 병원에서 테러 관련 부상을 치료하는 것은 모든 자원을 외국에서 수입해야 하는 과정이었다.[32] 연구 대상은 여성 5명(10.9%)과 남성 41명(89.1%)이었다.[32] 평균 연령은 30.36세였다.[32] 2명의 환자(4.35%)가 찌르기 부상으로 응급실에 내원하였으며, 33명의 환자가 개조 폭발물로 인한 폭발 부상(71.73%)을 입었고, 11명의 환자가 화기 부상을 입었다.[32] 31명의 환자가 상악과 하악 골절을 가지고 있었으며, 그중 17명은 상악과 하악 모두 골절을 가지고 있었다.[32] 상악 골절만 있는 환자가 14명 있었으며, 이 중 3명은 삼각 골절, 7명은 하부 및 측면 팔다리 골절을 가지고 있었다.[32] 하악 골절이 있는 환자가 17명 있었으며, 이 중 5명은 팔라신프시스 골절, 7명은 람우스 골절, 5명은 다발성 분쇄 골절을 가지고 있었다.[32] 그러므로 이러한 환경에서 당국은 민간인과 군인의 사상을 방지하기 위해 보호 장비의 사용을 의무화해야 하며 외상 병원과 경험이 풍부한 외상 외과 의사가 상주해야 한다고 주장하였다.[32]

MCIs와 복잡한 외상의 최적의 치료는 성숙한 응급 의료 서비스 시스템의 자원, 그리고 완전히 작동하고 이용 가능한 외상 센터가 필요하다.[33,34] 불행히도, 이러한 종류의 치료는 사하라 이남 아프리카의 많은 지역에서 조직적이지 않거나 이용할 수 없다. 최근

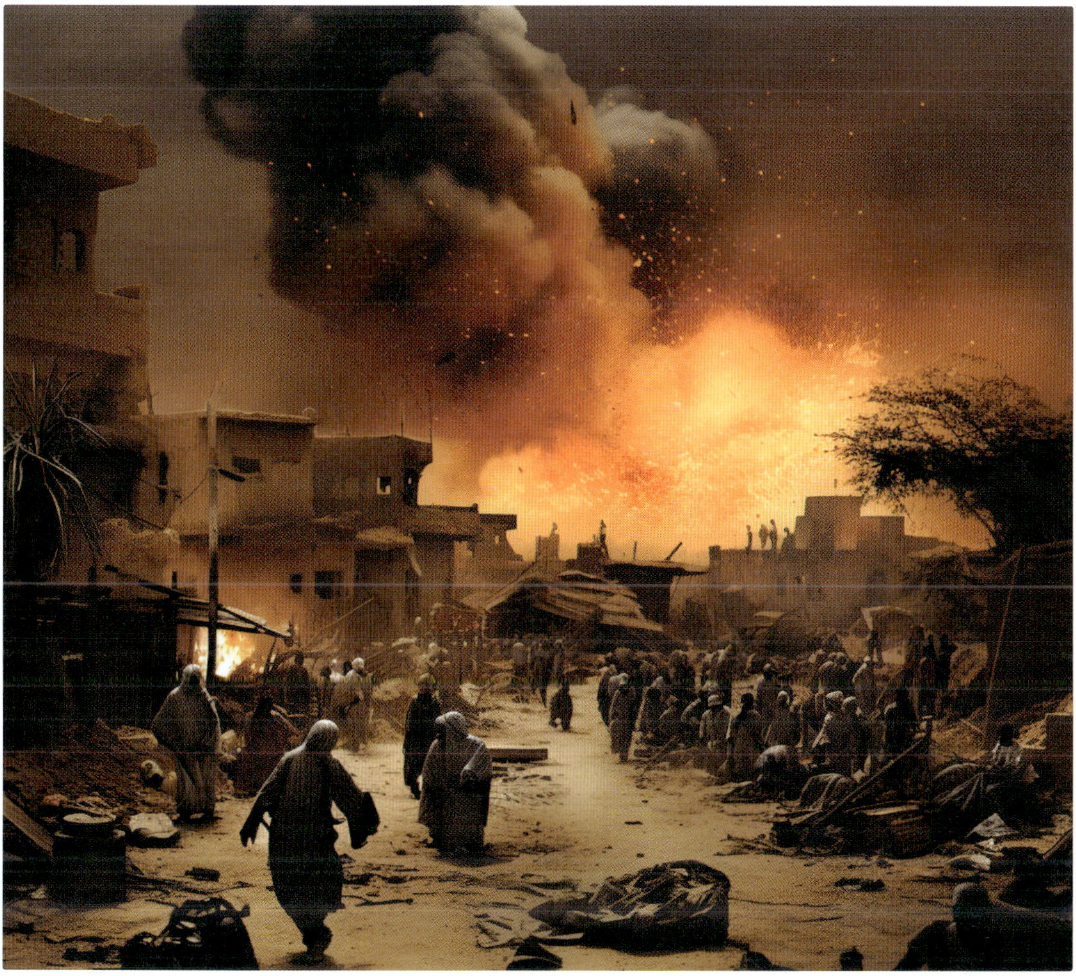

그림 3-6-5. 보코하람 반군에 의한 나이지리아 치보크 마을 테러.

위 연구에 따르면, 외상 및 중환자 치료에서 가장 큰 지리적 공백은 중앙 아프리카, 프랑스어권 서아프리카, 그리고 동아프리카의 충돌이 잦은 지역이다.[35] 반면에 남아프리카는 가장 진보된 외상 시스템을 가지고 있다.[36] 공격 횟수가 가장 많은 상위 5개 국가 중 3개(소말리아, 콩고 민주 공화국, 수단)는 이러한 공백 지역에 있었으며, 남아프리카는 세 번째로 가장 많은 공격을 받았다.

남아프리카 공화국에서는 아파르트헤이트 시대 동안, 테러와 관련하여 여러 법률이 제정되었다.[6] 1994년 이후 대부분의 법률은 폐기되었고, 특히 2001년 9월 11일의 사건 이후 새로운 법률이 제정되어, 민주주의 체제 내에서 테러에 대응할 수 있게 되었다.[6] 남아프리카에서의 재난 관리는 주로 지방 당국을 중심으로 진행되었으며, 2001년 9월 11일 이후 활동이 확대되어 2002년 재난 관리법이 시행되었다.[6] 이 법은 국가, 지방, 그리고 지역 수준에서의 재난 관리 시스템을 표준화하며 위험 평가와 제한, 그리고 재난 완화를 촉진했다.[6] 그러나 현재까지도 테러의 가능성은 여전히 존재하며, 주로 우익 및 무슬림 극단주의 단체로부터의 위협이 있다.[6]

사하라 이남 아프리카에서의 테러의 주요 대상은 일반 시민, 정부, 경찰, 기업, 군대이다. 2014년 보코 하람(Boko Haram) 반군에 의한 나이지리아의 치보크(Chibok) 마을에서 약 270명의 소녀들의 납치는 국제적으로 이 이슬람단체의 잔인함을 주목하게 했다(그림 3-6-5).[37] 2015년, 반군이 2009년 반란이 시작될 때부터 북동부 나이지리아의 거대한 지역을 점령한 상황에서 나이지리아 군대 작전이 시작되면서 더 많은 주목을 받았다.[37] 민간인들이 보코 하람 지역에서 천천히 빠져나가면서 구호 봉사자들은 그들이 보게 된 심각한 영양실조, 말라리아, 홍역의 정도에 충격을 받았다.[37] 2년 동안 어떠한 선언된 사례도 없었던 후, 2016년에도 여러 폴리오 사례가 발견되었다.[37] 긴급 구호와 백신 작전이 시작되었지만, 구호 봉사자들은 자기 만족에 대하여 경고를 하고 있다.[37] 그들은 차드 분지(Chad Basin)가 헤드라인에서 벗어났을 수 있지만, 이미 기능하지 않는 인프라와 이미 빈곤한 지역에서의 질병을 포함한 많은 관련된 도전들과 함께 대규모로 사람들이 이동하고 있다고 말한다.[37] 인권 단체와 구호 기관에 따르면, 보코 하람 반란은 적어도 2만 명 이상의 사람들을 사망시키고 200만 명 이상을 이동시켰다.[37] 차드, 카메룬, 니제르는 2015년에 이 그룹에 대한 나이지리아의 군사적 노력에 합류하였으며, 그들 또한 수십만 명의 내부 이동민과 난민들을 수용하였다.[37] 차드 분지 전체에서는 2.3백만 명 이상의 사람들이 그들의 집을 떠났다고 유엔 인도주의 사무국(OCHA)은 말하고 있다.[37] 1천 70만 명의 사람들이 식품, 안전한 식수, 피난처, 의료, 보호, 교육에 대한 절실한 필요를 느끼고 있다.[37]

보코 하람의 반란은 나이지리아의 소아마비 통제에 대한 성과에 위협이 되었다.[38] 이러한 새로운 소아마비 사례의 발견은 나이지리아 군대가 반란에 대한 우위를 점하면서 이전에 접근할 수 없었던 지역들이 개방되었다는 후에 이루어졌다. 이후 세 번째 사례가 확인되었고 더 많은 사례가 발견될 수 있다는 우려가 있다.[38] 2013년 나이지리아에서 발견된 53건의 사례 중 절반인 보르노 주와 요베 주에서 발견된 사례가 2014년에는 하나만 발견된 것은 미흡한 감시 시스템의 결과로 의심되었다.[38] 이 세 가지 사례는 그 주장을 확인하는 것일 수 있다. 더 나아가, 2015년에는 불안정 때문에 보르노 주의 3분의 2 지역에서 백신 접종이 이루어지지 않았다.[38]

반란군들이 연약한 목표(예: 시장, 학교, 내부 피난민이 포함된 캠프)를 공격하는 전술을 바꾸면서, 이번 발병을 지역 사회에서 억제하는 데 주요 역할을 할 보건 종사자들에게 안전위협의 도전이 즉각적으로 주목되었다.[38] 2013년에는 카노에서 활동 중인 9명의 소아마비 백신 접종자들이 보코 하람에 의해 총격을 당했다. 이것은 반란군들이 자신들에게 주목을 받기 위해 사용하는 또 다른 전략일 수 있다.[38]

나이지리아에서 보코 하람 반란은 인간의 안보와 인권에 관한 폭넓은 토론을 이끌어

냈다. 이 위기는 사람들이 극한의 폭력을 경험한 후 적절한 정신 건강 지원과 치료를 절실히 필요로 함에도 불구하고 정신적 고통을 겪는 사람들이 건강 시설에서의 방치와 거의 배제되어 있다는 것을 드러냈다. 사람들이 정신 건강 치료를 받을 수 없다면, 이 위기는 더 많은 폭력과 다른 인권 침해로 이어질 것이다. 정신 건강 서비스를 제공하는 것뿐만 아니라, 정부 지도자들은 정신 건강의 사회적 결정요인을 다루어야 한다. 이에는 피해자에 대한 정의를 보장하기 위한 법적 지원 제공, 공동체 기업 촉진을 통한 공동체 탄력성 구축, 정신 건강 지원 개입의 가치에 대한 인식과 정보 캠페인 진행, 사람들에게 정신 건강이 인권이라는 것을 인식시키는 것이 포함된다. 이러한 모든 것을 달성하기 위해서는 새로운 법률과 전용 자금이 필요하다.

본 챕터에서 가장 많은 사상자를 기록한 2020년 11월 9일의 에티오피아의 마이카데라 테러는 삼리민병대에 의해 자행되었다.[39] 구체적인 동기는 알려지지 않았으나, 정보원에 따르면 피해자들은 아마라 지역 공동체에 속했으며, 이 공격은 에티오피아의 티그라이와 아마라 지역 공동체 간의 더 큰 유형의 인종 간 폭력의 일부였을 수 있다고 간주되고 있다.[39] 에티오피아 북부 티그라이주에서 2020년 11월 분쟁이 발발하여 현재까지 정세가 안정되지 않고 있으며, 민간인 학살 등 심각한 인권침해가 발생하고 식량안보가 악화되었다.[39] 이러한 에티오피아 티그라이 분쟁은 정치경제적 영향과 시사점을 보여준다. 에리트레아는 에티오피아 영토의 일부였으나 1993년 별도의 국가로 분리 독립하였다(그림 3-6-6).[39] 독립 이후 한동안 에티오피아와 에리트레아는 우호적 관계를 유지하였으나 양국간 무역 갈등 및 에티오피아 북부 바드메(Badme) 지역 국경 획정 문제로 양국 간 관계가 점차 악화되었다.[39] 1998년 5월 6일 에티오피아 관할하의 바드메 지역에 에리트레아군이 침범한 것이 시발점이 되어 에티오피아에리트레아 전쟁이 발발했다.[39] 2000년 아프리카단결기구(OAU)와 알제리 정부의 중재하에 에티오피아와 에리트레아는 평화협정(알제 협정)을 체결하고 종전하였으나 양국 관계는 적대적이었다.[39] 전쟁 당시 에티오피아에서 실권을 잡고 있었던 것은 TPLF이며, 교전이 에티오피아 북부 티그라이 지역을 중심으로 이루어졌기 때문에 티그라이족과 에리트레아 간에는 아직까지 반감이 지속되고 있다. 2018년 아비 총리가 바드메 지역을 에리트레아에 이양하기로 하면서 양국 간 관계가 개선되었다. 에티오피아는 여러 종족으로 구성된 연방제 국가로, 주별 자치권을 허용하여 종족 간 평화로운 공존을 도모하였으나, 권력 배분, 주(州) 경계 등의 사안에서 종족 간 이해관계가 충돌해 왔으며, 현재 내전은 오로모족인 아비 아흐메드(Abyi Ahmed) 총리와 암하라족, 에리트레아가 연합하여 티그라이족과 대립하는 양상을 보인다.[39] 2020년 개최 예정이었던 총선이 연기되면서 에티오피아 정부와 야당 티그라이 인민해방전선(Tigray People's Liberation Front, TPLF) 간 갈등이 종족 갈등으로 심화되어 전면전이 발생하였다.[39] 구체적인 내용으로 TPLF와 갈등 관계인 암하라족 및 인접국 에리트레아도 에티오피아 정부를 지원하면서 분쟁 격화되었다. 분쟁 과정에서 민간인 학

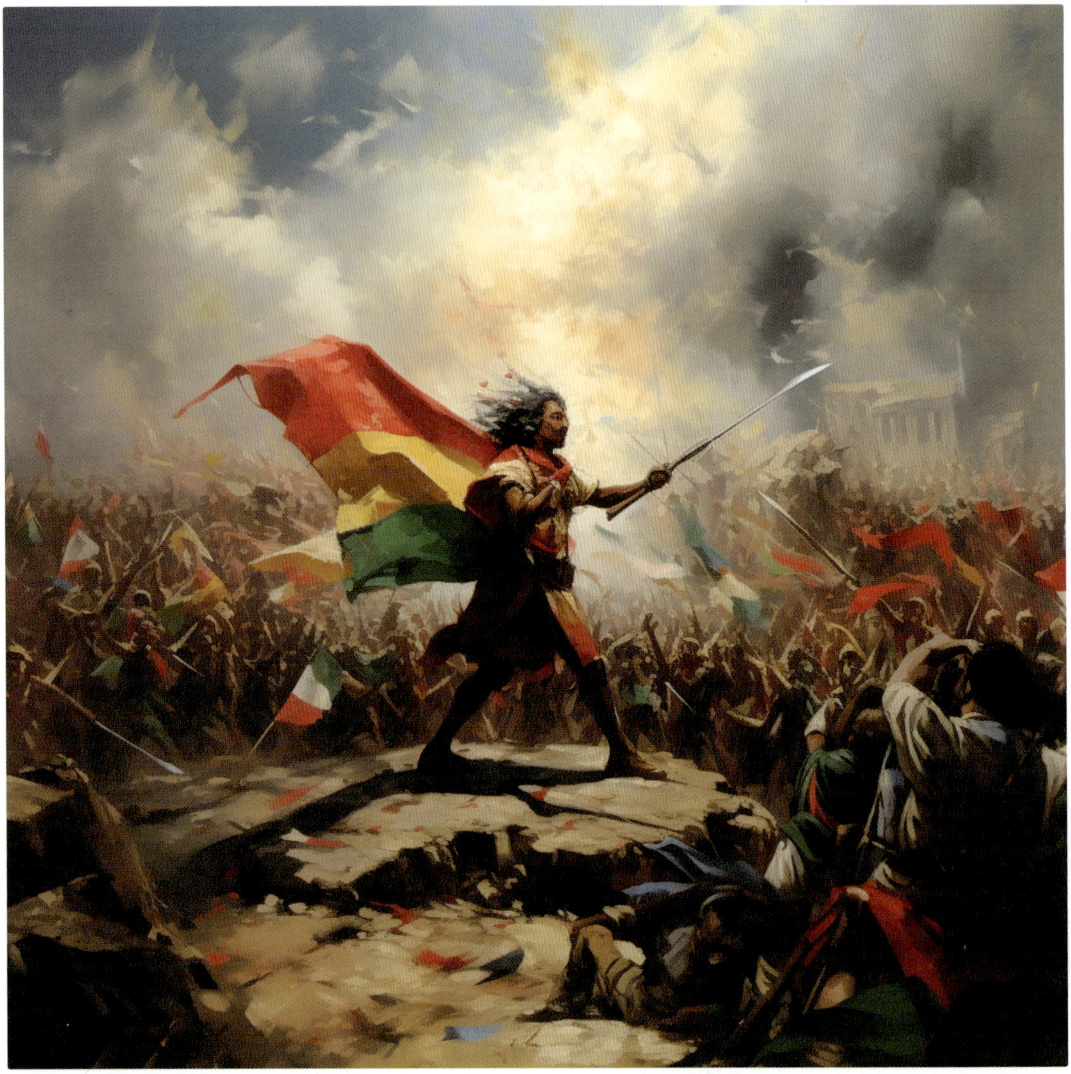

그림 3-6-6. 에티오피아 티그라이 분쟁.

살, 인종 청소(ethnic cleansing), 조직적 성폭력 등 국제법상 반인도범죄로 간주되는 사건들이 발생하여 에티오피아에 대한 국제적 비난이 증가하였다.[39] 분쟁 발발 8개월 만에 대규모 국내 실향민과 난민이 발생하였으며, 교전 및 민간인 학살로 인해 수천 명이 사망한 것으로 국제 보고서에 보고되었다. 에티오피아는 현재 기근(famine)에 처한 인구가 세계에서 가장 많은 국가로, 식량안보 문제가 심각하며, 에티오피아 및 에리트레아 정부군이 교전 전략 차원에서 티그라이 주민들에 대한 식량 지원을 고의로 차단한다는 논란이 일고 있다.[39] 국제사회는 티그라이 전 지역에 대한 인도적 지원 허용, 인권침해 중단 및 관련자 문책, 에리트레아군의 철수 및 모든 분쟁 당사자 간의 휴전을 촉구해 왔으며, 대응의 강도를 점차 높이고 있다.[39] 에티오피아는 이러한 정세 불안으로 총선이 온전히

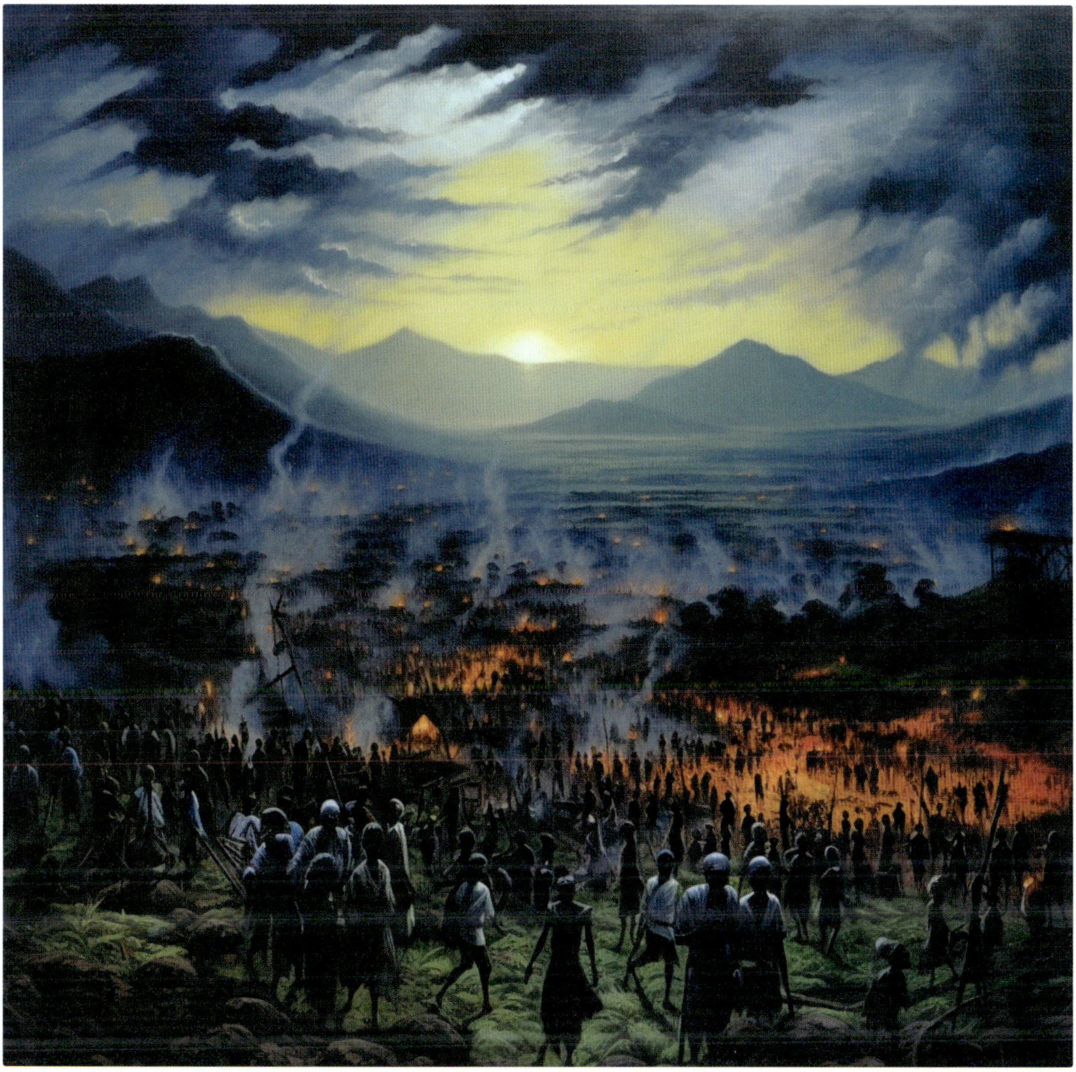

그림 3-6-7. 1994년 르완다 집단학살 테러리즘.

시행되지 못하였고, 국가신용등급이 하락하였으며, 아프리카의 뿔 지역(Horn of Africa)에도 부정적 영향을 미치고 있다. 그 부정적 영향으로 수단 정부가 에티오피아와의 영토분쟁이 있는 지역에 대한 영향력을 강화하려고 하고, 에티오피아 난민들이 수단에 대거 유입되면서 수단-에티오피아 간 국경지대에서 긴장이 고조되었다.[39]

모든 분쟁 당사자가 휴전에 합의하고 이를 이행하기까지는 다소 시간이 소요될 것으로 보이며 에티오피아 내 정세 불안 및 인도적 위기는 단기간에 완전히 해소되기 어려울 것으로 전망되었다.[39] 그러나 2022년 11월 2일 에티오피아 정부와 티그라이 반군은, 아프리카연합(AU)의 중재로 남아프리카공화국에서 열린 협상에서 영구적인 적대 행위 중단에 내전 중지에 합의하였다.[40]

본 챕터의 분석에서 르완다는 테러리즘당 평균 사망자의 수가 12.52명으로 가장 많았는데 이는 르완다 안의 후투족과 투치족의 오래된 갈등 관계에 기인하며 1994 르완다 집단 학살이라는 충격적인 사건이 포함된다. 르완다 집단 학살(Genocide in Rwanda)이란 1994년 르완다에서 르완다 내전 중에 벌어진 후투족에 의한 투치족과 후투족 중도파들의 집단 학살을 말한다(그림 3-6-7).[1,42] 4월 6일부터 7월 중순까지 약 100여 일간 최소 50만 명이 살해당한 것으로 보고되었다.[41,42] 1994년 4월 6일, 르완다 대통령이었던 하브자리마나와 부룬디 대통령이었던 시프리앵 은타랴미라가 타고 있던 비행기가 키갈리에서 하강하던 중 격추되어 탑승자 전원이 사망했다. 집단 학살은 바로 그다음 날 시작되었다.[41,42] 군인과 경찰, 민병대는 재빠르게 투치족 핵심 인사와 온건파 후투족 지도자들을 처형했으며, 검문소와 바리케이드를 세우고 르완다 민족 식별 카드를 사용해 체계적으로 투치족을 살해했다.[41,42] 이 세력은 후투족 민간인들에게도 압력을 가하여 칼과 둔기 등의 무기로 무장하도록 했으며, 투치족 이웃들의 재산을 파괴하거나 빼앗고, 그들을 강간하고 폭행하도록 했다.[41,42] 애국전선은 평화 협정이 깨지자 군사 활동을 재개하여 신속하게 르완다 북부에 대한 통제권을 얻었으며, 7월 중순경에는 수도 키갈리를 손에 넣음으로써 집단학살을 끝냈다. 유엔과 미국, 영국, 벨기에 등의 나라들은 집단학살의 전개 과정에 있어서 르완다 지원단 평화유지군의 군사력과 권한을 강화하는 데에 실패함으로써 집단학살에 실질적으로 대응하지 못했다는 비판을 받았으며, 프랑스 정부는 집단학살이 시작된 후에 후투족 정부를 지원했다는 주장이 제기되어 비판을 받기도 했다.[41,42] 르완다 집단 살해는 르완다와 주변 국가에 큰 영향을 끼쳤다. 집단학살이 일어나는 동안 자행되었던 수많은 강간은 HIV 감염의 급증으로 이어졌으며, 감염된 여성이 강간으로 인해 HIV에 감염된 아기를 출산하기도 했다. 수많은 고아와 과부가 발생했다.[41,42] 기간시설의 파괴와 심각한 인구의 감소는 국가 경제를 마비시켰고, 새로 탄생한 정부가 경제 성장과 안정을 이룰 수 있을지는 미지수이다.[41,42] 르완다 애국전선이 군사적인 승리를 거두고 애국전선 주도의 정부가 출범함에 따라, 많은 후투족은 주변국으로 도망하였다. 특히 자이르(현 콩고 민주 공화국) 동부에서는 르완다 국경 주변 난민 수용소에서 후투족의 대량학살자들이 재결집하기 시작했다.[41,42] 더 이상의 집단학살을 방지하기 위해서, 애국전선 주도의 정부는 군대를 파견해 자이르를 급습했다.[41,42] 르완다 정부와 콩고 민주 공화국 내의 적대 세력 간의 무장 충돌은 M23 반란 등 고마 지역에서 각 세력의 위임을 받은 사병 조직 간의 충돌을 통해 계속되었다.[41,42] 여전히 많은 수의 르완다 후투족과 투치족 사람들이 이 지역에서 난민으로 살아가고 있다. 1994년 투치족에 대한 집단 학살에 참여한 르완다의 8명의 유죄 판결을 받은 집단 학살 가해자들의 서사적 정체성에 초점을 맞춘 한 연구는 르완다의 집단 학살 가해자들은 그들의 전기의 일부로 그 행동들을 인정하거나 합리화하거나 정당화하는 방법에 대해 지속적으로 작업하고 있다고 하였다.[43] 그러므로 그들의 자기 발견을 가능하게 하는 개입은 집단 학살

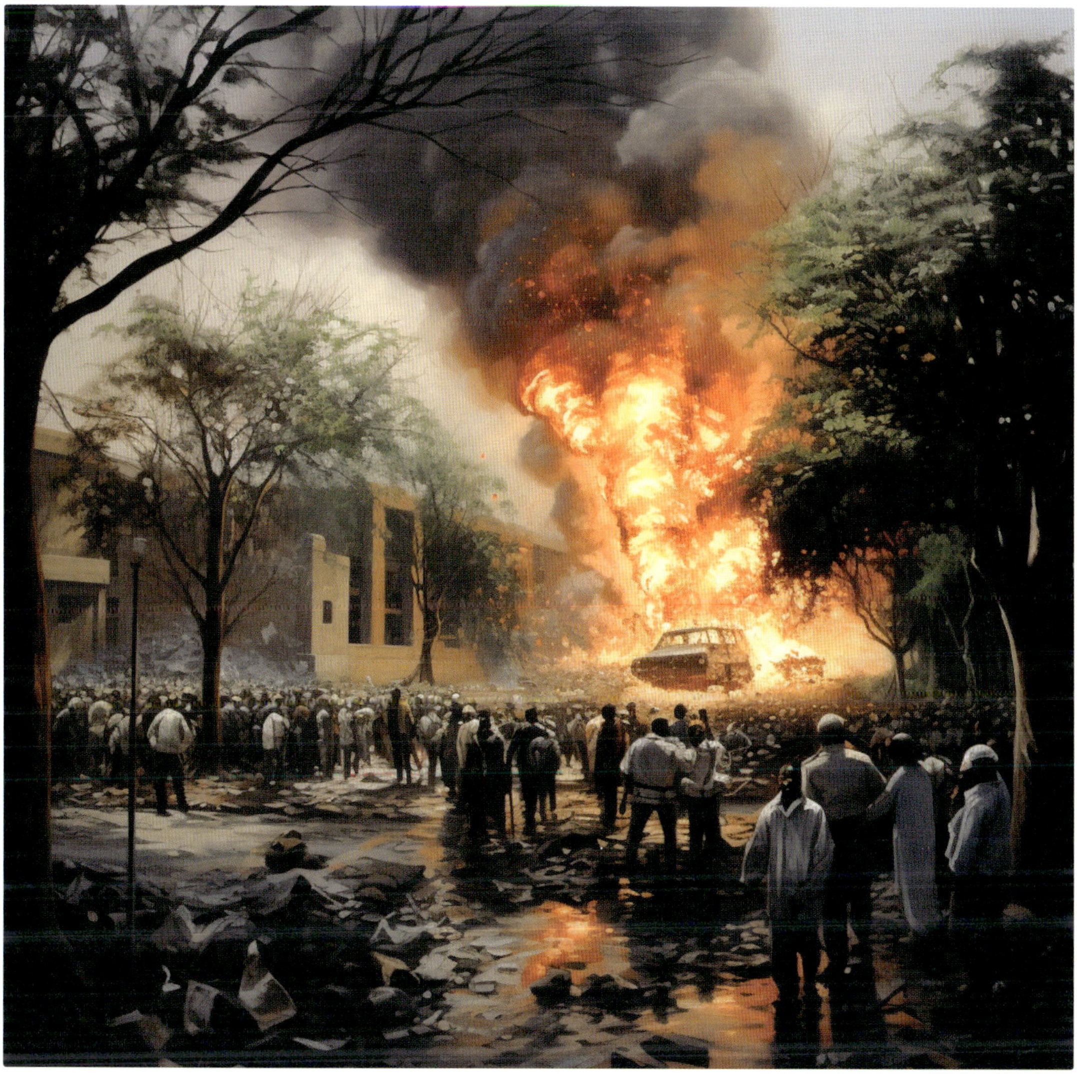

그림 3-6-8. 1998년 케냐 나이로비 미국 대사관 폭탄테러.

후에 르완다에서 그들 자신, 그들의 가족, 그리고 커뮤니티 전체에 긍정적인 영향을 미칠 수 있다고 하였다.[43] 또 다른 연구는 1994년 르완다 집단 학살 생존자를 위한 재활에서 배울 수 있는 교훈으로 생존자들의 장기적인 요구 중에서 이미 제공되고 있는 것과 안 되고 있는 것의 간극을 파악함이 중요하다고 하였다.[44] 또한 재활권을 강력히 인식해야 하며 합의된 기준에 대해 측정될 수 있는 결과를 설정하는 데 도움을 줄 것이므로 인권 기반 접근 방식과 관련된 윤리적 틀을 제공해야 한다고 하였다.[44] 그리고 각 서비스 제공자의 책임이 재활을 촉진하는 것이라고 하였다. 더불어 재활은 포괄적이고 차별하지 않아야 하며 생존자와의 협력을 장려하여 참여를 도모해야 한다고 하였다.[44] 그렇게 함으로써 생존자들은 자신의 권리를 이해하고, 그들의 권리가 침해되었을 때 도전하거나 질문하는 데 자신감을 가질 수 있다.[44] 또한 역학과 공공 건강의 모델과 도구를 적용하여 이데올로기, 교육 및 선동의 역할을 집단 학살, 집단 학살 테러, 그리고 그룹 또는 개인에 의한 테러에 대한 통합된 이론을 제안한 연구도 있었다.[45] 보스니아, 르완다, 다르푸르, 시리아, 그리고 최근에는 미얀마의 로힝야에서 이른바 지역화된 집단 학살에서 이데올로기, 선동 및 집단 학살 폭력 행위 간의 관계에 대한 어느 정도의 통찰력이 있다.[45] 증오의 이데올로기의 상류 역할을 인식해야 교육이 기여한 요소로서 어느 정도의 위험을 미쳤는지, 그리고 계속해서 미치고 있는지를 결정한다.[45] 역학 모델, 예를 들면 노출과 질병의 빙산 모델 및 "병든 개인"과 "병든 인구"의 개념은 교육 및 선동의 내용과 확산에 대한 우리의 이해를 안내하며, 예방에 대한 핵심 통찰력을 제공할 수 있다. 집단 학살 폭력 뒤의 증오적인 교육 및 이데올로기는 모든 사람에 대한 삶과 인간의 존엄성에 대한 존경을 강조하는 긍정적인 이데올로기와 롤 모델에 의해 대체되어야 한다.[45]

사하라 이남 아프리카 테러의 10대 사상 이벤트 순위에 들지는 못했으나 추후 정신심리적 분석 연구가 잘 이루어진 테러 사건을 소개한다.[46] 1998년 8월 7일 탄자니아의 다르에스살람과 케냐의 나이로비에 위치한 미국 대사관에 동시 다발적인 차량 폭탄 테러 사건이 발생했다(그림 3-6-8).[46] 이 사건으로 인해 224명이 사망했다.[46] 이 사건을 계기로 미국 연방수사국(FBI)은 오사마 빈라덴과 아이만 알자와히리를 FBI 10대 지명수배범으로 현상수배 했다.[46] 이후 나이로비 미국 대사관 테러 폭탄 테러 생존자들의 사회-인구학적 특성 및 정신병적 프로필을 서술적인 횡단면 분석한 한 연구가 있었다. 연구를 위해 정신외상 후 스트레스 장애(PTSD) 및 스트레스를 위한 임상 인터뷰와 구조화된 설문지가 관리되었다. 폭발 후 1년 이상 경과한 폭발의 생존자들이 연구에 포함되었다. 이러한 생존자들은 심리약물치료와 개별화된(그룹이 아닌) 치료/상담을 사용하여 치료를 받았다.[46] 정신과 서비스로의 연속적인 추천에 83명이 참여하였다. 남성의 비율이 더 많았다. 모든 환자들은 사회적 직업 기능의 다양한 측면에 대한 정신증상과 기능장애의 다양한 정도를 보고하였다.[46] 폭발 후 1년 이상에 PTSD와 관련된 다른 스트레스에 대한 높은 점수가 기록되었다. 생존자들은 폭발 후 초기 상담이 그들에게 도움이 되었다고 지적했지만, 그들은 PTSD에서 높은 점수를 받았으며 이는 임상적으로 초기 상담이 PTSD의 발달에 별로 영향을 미치지 않았음을 시사했다.[46] 이러한 결과는 개인의 정신적 트라우마 관리에 대한 종합적 접근이 필요함을 시사했다.[46]

NGOs, 군인, 전치 의료 제공자, 병원 직원을 군사 전장의 전술 전투 부상자 관리(TCCC) 및 그 민간 버전인 전술 응급 부상자 관리(TECC), 그리고 CBRNE 관리의 독특한 측면에서 훈련시키는 것은 군사와 민간인의 사상자를 줄이는 데 도움이 될 수 있다.[47] 모든 NGOs 및 기타 민간 또는 정부 인도주의자는 고위협 지역에 파병을 위해 적대 환경 인식 훈련(HEAT)을 받아야 한다.[48,49] 케냐의 웨스트게이트 몰 테러 공격에서 소셜 미디어의 사용은 적대 환경 인식의 및 응급 대테러 전략의 적용을 위한 좋은 예시가 된다.[50]

2013년 9월 케냐의 웨스트게이트 몰에 대한 공격으로 4일간의 포위가 이루어져 67명이 사망하고 175명이 부상당했다. 위기 상황 동안 트위터는 정부, 긴급 대응자 및 대중 간의 통신의 중요한 채널이 되어 이 사건의 긴급 관리를 촉진하였다.[50] 이러한 예는 위기 상황에서 소셜 미디어의 사용에서 얻은 주요 활동, 사용 패턴 및 교훈을 제시한다.[50] 소셜 미디어에 게시된 정보를 통해 위협 평가가 업데이트되었다.[50] 보안 위반으로 인해 민감한 데이터가 중계되었다. 때로는 잘못된 정보가 2일 후에 수정되었다.[50] 소셜 미디어는 대중과 당국 간의 양방향 정보 흐름을 위한 접근하기 쉬운 수단을 제공했다. 위기 상황에서 모든 긴급 대응자들은 대중과 그들 사이에서 의사소통하기 위해 소셜 미디어 네트워크를 사용하고 활용하였다.[50] 비상 상황 동안 여러 대응자가 소셜 미디어 피드를 모니터링, 동기화 및 통합할 수 있도록 표준 운영 절차가 개발되어야 한다.[50] 이를 통해 위기 상황에서 소셜 미디어 자원의 더 나은 활용 및 최적화가 가능해지며, 의사소통에 대한 명확한 지침과 대중 및 응답 조직 간의 정보 전달에 대한 계급 구조를 제공한다.[50]

사하라 이남 아프리카는 세계에서 가장 높은 모성 사망률(100,000명당 533명)[51]과 신생아 사망률(1,000명당 27명)[52]을 기록하고 있다. 무장 충돌에 노출되면 여성과 영아의 사망률이 더욱 증가한다.[53,54] 또한, 폭력이 잦은 지역에서는 유산 및 조산과 같은 합병증도 증가한다.[55] 의료가 이미 물리적 또는 사회경제적 장벽으로 인해 제한된 지역에서 테러 공격은 적절한 산전 관리에 대한 접근을 더욱 제한한다.[56] 이 취약한 인구는 적대적 또는 테러 위험이 있는 환경에서의 모성 및 신생아 관리를 개선하기 위한 대상 전략의 실시로 인해 발병률과 사망률에서 이점을 볼 수 있다.[57]

임산부와 영아와 함께 아동들은 폭력의 영향을 특히 받기 쉽다. 음식, 가족, 사회 복지 서비스의 중단과 같은 간접적인 영향으로 성장과 발달이 제한된다.[58] 유괴와 무장 단체에 의한 강제 징병이 흔하며, 2005년 이후 전 세계에서 징병된 아동 중 거의 50%가 서아프리카와 중앙 아프리카에 있었다. 소녀들은 종종 유괴, 강간 및 성폭력, 그리고 기타 성 기반 폭력의 피해자가 되었다.[59] 또한 충돌 지역에서는 신체적 및 성적인 배우자 폭력도 증가할 수 있어, 아동에게 테러의 해로운 영향을 더 더할 수 있다.[60] 이러한 체계적인 위반의 지속적인 물리적 및 심리적 영향은 수 세대 동안 느껴질 것이며, 폭력의 사이클을 중단하기 위해서는 집중적이고 특성화된 소아과 관리가 필요하다.

사하라 이남 아프리카의 미래는 잠재적인 성장과 기회의 미래이지만, 코로나 바이러스 질환 2019/COVID-19 팬데믹은 사하라 이남 아프리카 지역에 복잡한 문제를 제기했다. 일반적으로 사하라 이남 아프리카의 사람들은 세계의 어느 다른 인구보다도 자신들의 의료를 더 낮게 평가하며, 팬데믹이 진행됨에 따라 테러 조직들은 팬데믹을 홍보 수단으로 사용하여 자신들의 의제를 추진하고 새로운 회원을 모집하려고 했다.[61] 커뮤니티 교육 그룹, 백신 프로그램, 소셜 미디어 채널, 정부 및 의료 기관과 함께 협력함으로써, CTM 활동은 오보와 선전을 대응하기 위한 문화적으로 민감한 인식과 교육 캠페인을 만드는 데 도움을 줄 수 있다.

(3) 제한점

GTD는 편리 표본 추출을 통해 얻은 기록된 전 세계 테러 이벤트의 종합적 기록이다. 따라서 이 챕터에서 사용된 데이터에 대한 표본 오차와 선택 편향의 위험이 있다. GTD는 START에 의해 유지되며, GTI와 같은 다른 테러 관련 지표의 기반이다. 정보의 성격과 수집 방법론 때문에 정확성 신뢰도의 의문이 있을 수 있다. 그러나 데이터베이스 개발자들은 여러 독립적인 공개 소스 간에 각 데이터 조각을 확증하려고 시도했다. GTD에만 의존하는 것은 다른 일반 소스와 온라인 정보를 검색하여 확인함으로써 부분적으로 완화될 수 있다. 그러나 GTD에 보고되지 않은 사건이 있다면, 이는 결과의 정확성을 제한할 수 있다. GTD와 같은 기존 데이터베이스를 데이터 소스로 사용하는 것은 코딩 방법론의 변화, 잘못된 코딩 오류 또는 데이터 입력 오류와 같은 잠재적인 도전을 불러올 수도 있다. 또한 "테러"라는 용어에 대한 일반적으로 합의된 정의의 부재는 이러한 이벤트의 라벨링에 있어 데이터베이스 간의 일관성을 확보하는데 악영향을 미친다. 테러 이벤트의 명확하고 상세한 문서화는 특정 정부 소스 내에서의 독립적인 확증 및 투명성의 부족, 보고에 대한 제한으로 인해 더욱 방해받는다. 테러 이벤트를 보고, 탐지, 조사하기 위한 인프라 역시 많은 지역에서 부족하여 이벤트의 보고가 미흡할 수 있다.

(4) 결론

사하라 이남 아프리카는 계속해서 전 세계 테러의 중심지로 남아 있다. 1970년부터 2020년까지 총 19,340건의 공격이 있었으며, 이로 인해 77,611명이 사망하고 53,109명이 부상당했다. 주요 무기 유형은 총기(45.27%), 폭발물(31.22%), 알 수 없음(13.54%), 소이성 무기(6.44%), 그리고 근접무기 (3.26%) 순석이었다. 나이지리아는 공격 횟수(4,899회) 및 사망자 수(25,365명) 및 부상자 수(11,061명)에서 테러의 가장 큰 부담을 지니고 있다. 사하라 이남 아프리카에서의 테러의 성격과 그것이 의료에 미치는 영향을 이해하는 것은 그 지역의 건강과 웰빙 결과를 향상시키기 위한 CTM 전략을 더욱 잘 알려줄 것이다.

REFERENCE

1. GTD (Global Terrorism Database) Codebook (August 2021) [Internet]. [cited 2023 September 8]. Available from: https://www.start.umd.edu/gtd/downloads/Codebook.pdf

2. Small Wars Journal [Internet]. The Chibok kidnappings in north-east Nigeria: a military analysis of before and after. [cited 2022 August 14]. Available from: https://smallwarsjournal.com/jrnl/art/the-chibok-kidnappings-in-north-east-nigeria-a-military-analysis-of-before-and-after

3. Adeboye AO. Addressing the Boko Haram-induced mental health burden in Nigeria. Health Hum Rights. 2021;23(1):71-3.

4. Tin D, Fares S, Al Mulhim M, et al. Terrorist attacks in the Middle East: a Counter-Terrorism Medicine analysis. Prehosp Disaster Med. 2022;37(2):212-6.

5. Foreign Policy [Internet]. Terrorism is making a comeback, and Africa is the hot spot. [cited 2022 July 26]. Available from: https://foreignpolicy.com/2022/05/06/terrorism-africahotspot-isis-boko-haram/

6. MacFarlane C. Terrorism in South Africa. Prehosp Disaster Med. 2003;18(2):133-9. doi: 10.1017/s1049023x00000893. PMID: 15074496.

7. Amaefule KE, Dahiru IL, Sule UM, et al. Trauma intensive care in a terror-ravaged, resource-constrained setting: are we prepared for the emerging challenge? Afr J Emerg Med. 2019;9(Suppl):S32-7.

8. Omole O, Welye H, Abimbola S. Boko Haram insurgency: implications for public health. The Lancet. 2015;385(9972):941.

9. Vision of Humanity [Internet]. Global Terrorism Index-Countries most impacted by terrorism. [cited 2022 August 14]. Available from: https://www.visionofhumanity.org/maps/global-terrorism-index/#/

10. The World Bank [Internet]. Sub-Saharan Africa Data. [cited 2022 July 26]. Available from: https://data.worldbank.org/country/ZG

11. The African Language Program at Harvard [Internet]. Department of African and African American studies. Introduction to African Languages. [cited 2022 July 26]. Available from: https://alp.fas.harvard.edu/introduction-african-languages

12. Atran S. The devoted actor: unconditional commitment and intractable conflict across cultures. Curr Anthropol. 2016;57(S13):S192-203.

13. Tahir M, Ibne Afzal MN, Afridi MA, et al. Terrorism and its determinants in the Sub-Saharan Africa region: some new insights. African Development Review. 2019;31(3):393-406.

14. Brookings [Internet]. 20 years after 9/11, jihadi terrorism rises in Africa. [cited 2022 July 26]. Available from: https://www.brookings.edu/blog/order-from-chaos/2021/08/30/20-years-after-9-11-jihaditerrorism-rises-in-africa/

15. United Nations [Internet]. Terrorist groups 'exploiting power vacuums,' UN chief warns. [cited 2022 August 31]. Available from: https://news.un.org/en/story/2022/06/1119992

16. Geldsetzer P, Reinmuth M, Ouma PO, et al. Mapping physical access to healthcare for older adults in sub-Saharan Africa: a cross-sectional analysis with implications for the COVID-19 response. medRxiv 2020. Preprint. Geldsetzer P, Reinmuth M, Ouma PO, et al. Mapping physical access to healthcare for older adults in sub-Saharan Africa: A cross-sectional analysis with implications for the COVID-19 response. medRxiv [Preprint]. 2020:2020.07.17.20152389. doi: 10.1101/2020.07.17.20152389. Update in: This article has been published with doi: 10.1016/s2666-7568(20)30010-6. PMID: 32743597; PMCID: PMC7386521.

17. Ojeleke O, Groot W, Bonuedi I, et al. The impact of armed conflicts on healthcare utilization in Northern Nigeria: a difference in differences analysis. World Med Health Policy. 2022;14(4):624-64.

18. Ekzayez A, Alhaj Ahmad Y, Alhaleb H, et al. The impact of armed conflict on utilization of health services in north-west Syria: an observational study. Confl Health. 2021;15(1):91.

19. Court M, Edwards B, Issa F, et al. Counter-Terrorism Medicine: creating a medical initiative mandated by escalating asymmetric attacks. Prehosp Disaster Med. 2020;35(6):595-8.

20. Global Terrorism Database 1970-2020 [Internet]. START (National Consortium for the Study of

Terrorism and Responses to Terrorism). [cited 2022 September 14]. Available from: https://www.start.umd.edu/gtd

21. Ogbonnaya UM. Terrorism, Agenda 2063, and the challenges of development in Africa. South African Journal of International Affairs. 2016;23(2):185-99.
22. Agbiboa DE. Borders that continue to bother us: the politics of cross-border security cooperation in Africa's Lake Chad Basin. Commonw Comp Polit. 2017;55(4):403-25.
23. United Nations Counter-Terrorism Committee Executive Directorate (CTED) [Internet]. Civil Society Perspectives: ISIL in Africa-Key trends and developments. [cited 2022 September 16]. Available from: https://www.un.org/securitycouncil/ctc/sites/www.un.org.securitycouncil.ctc/files/files/documents/2022/Apr/cted_civil_society_perspectives_isil_in_africa_april_2022.pdf
24. Tin D, Margus C, Ciottone GR. Half-a-century of terrorist attacks: weapons selection, casualty outcomes, and implications for counter-terrorism medicine. Prehosp Disaster Med. 2021;36(5):526-30.
25. Tin D, Hart A, Ciottone GR. Rethinking disaster vulnerabilities. Am J Emerg Med. 2021;45:660-1.
26. Tin D, Granholm F, Hart A, et al. Terrorism-related chemical, biological, radiation, and nuclear attacks: a historical global comparison influencing the emergence of Counter-Terrorism Medicine. Prehosp Disaster Med. 2021;36(4):399-402.
27. Malchow RJ, Black IH. The evolution of pain management in the critically ill trauma patient: emerging concepts from the global war on terrorism. Crit Care Med. 2008;36(7 Suppl).
28. Celso B, Tepas J, Langland-Orban B, et al. A systematic review and meta-analysis comparing outcome of severely injured patients treated in trauma centers following the establishment of trauma systems. J Trauma. 2006;60(2):371-8; discussion 378.
29. Van DB, Song KJ, Shin S Do, et al. Association between scene time interval and survival in EMS-treated major trauma admitted to the intensive care unit: a multinational, multicenter observational study. Prehosp Emerg Care. 2022;26(4):600-7.
30. Arslan E, Mohamed AH, Cetinkaya O. Terror-related injuries in Somalia: a retrospective cohort of 2426 hospitalized cases along 7 years. Sci Rep. 2022;12(1):17213. doi: 10.1038/s41598-022-22276-z. PMID: 36241698; PMCID: PMC9568569.
31. Mohamed AY, Ibrahim HS, Taşkoparan H, et al. Epidemiological characteristics and comparative outcome of blast versus gunshot injuries of the extremities in Somalia. J Orthop Surg Res. 2023;18(1):44. doi: 10.1186/s13018-023-03527-9. PMID: 36647060; PMCID: PMC9843833.
32. Yasar M, Ali IM, Bayram A, et al. Challenges in the Head and Neck Department in the Diagnosis and Surgical Treatment of Patients Presenting to a Single Tertiary Hospital of Somalia With Extreme War Injuries. J Craniofac Surg. 2023;34(6):1650-4. doi: 10.1097/SCS.0000000000009265. Epub 2023 Mar 17. PMID: 36928006.
33. Alayande B, Chu KM, Jumbam DT, et al. Disparities in access to trauma care in SubSaharan Africa: a narrative review. Curr Trauma Rep. 2022;8(3):66-94.
34. Alfa-Wali M, Sritharan K, Mehes M, et al. Terrorismrelated trauma in Africa, an increasing problem. J Epidemiol Glob Health. 2015;5(2):201-3.
35. Seedat M, Van Niekerk A, Jewkes R, et al. Violence and injuries in South Africa: prioritizing an agenda for prevention. Lancet. 2009;374(9694):1011-22.
36. Vincent-Lambert C, Westwood R. Students' views on the need for hostile environment awareness

training for South African emergency medical care students. Afr J Health Prof Educ. 2019;11(1):12.

37. Devi S. Crisis in the Chad Basin. Lancet. 2018;392(10151):904-905. doi: 10.1016/S0140-6736(18)32250-5. PMID: 30238879.

38. Zoakah AI, Adebiyi AO, Ashikeni M, et al. Wild poliovirus in Nigeria. Lancet Infect Dis. 2016;16(11):1224. doi: 10.1016/S1473-3099(16)30391-7. PMID: 27788981.

39. Korea Institute for International Economic Policy [Internet]. The Politico-Economic Implications and Lessons from the Tigray Conflict in Ethiopia. [cited 2022 October]. Available from: https://www.kiep.go.kr/galleryDownload.es?bid=0005&list_no=9637&seq=1

40. Wmbdradio [Internet]. Parties in Ethiopia conflict agree to cease hostilities. [cited 2022 November 2]. Available from: https://wmbdradio.com/2022/11/02/parties-in-ethiopia-conflict-agree-to-cease-hostilities/

41. Meierhenrich, Jens. How Many Victims Were There in the Rwandan Genocide? A Statistical Debate. Journal of Genocide Research. 22(1):72-82. doi:10.1080/14623528.2019.1709611. S2CID 213046710. The lower bound for Tutsi deaths is 491,000 (McDoom)

42. United Nations: Office on Drugs and Crime [Internet]. Commemoration of International Day of Reflection on the 1994 Genocide against the Tutsi in Rwanda-Message of the UNOV/ UNODC Director-General/ Executive D₩irector. [cited 2021 January 18]. Available from: https://www.unodc.org/unodc/press/releases/2020/April/commemoration-of-international-day-of-reflection-on-the-1994-genocide-against-the-tutsi-in-rwanda.html

43. Bigabo F, Jansen A. From Child to Genocide Perpetrator: Narrative Identity Analysis Among Genocide Prisoners Incarcerated in Muhanga Prison, Rwanda. Psychol Res Behav Manag. 2020;13:759-74. doi: 10.2147/PRBM.S266233. PMID: 33061692; PMCID: PMC7532304.

44. Uwamaliya P, Smith G. Rehabilitation for Survivors of the 1994 Genocide in Rwanda: What Are the Lessons Learned? Issues Ment Health Nurs. 2017;38(4):361-7. doi: 10.1080/01612840.2017.1280574. PMID: 28379741.

45. Richter ED, Markus DK, Tait C. Incitement, genocide, genocidal terror, and the upstream role of indoctrination: can epidemiologic models predict and prevent? Public Health Rev. 2018;39:30. doi: 10.1186/s40985-018-0106-7. PMID: 30377548; PMCID: PMC6196410.

46. Ndetei DM, Omar A, Mutiso VN, et al. Profiles of referrals to a psychiatric service: a descriptive study of survivors of the Nairobi US Embassy terrorist bomb blast. Afr J Psychiatry (Johannesbg). 2009;12(4):280-3. PMID: 20101810.

47. Butler FK, Bennett B, Wedmore CI. Tactical combat casualty care and wilderness medicine: advancing trauma care in austere environments. Emerg Med Clin North Am. 2017;35(2):391-407.

48. Seedat M, Van Niekerk A, Jewkes R, et al. Violence and injuries in South Africa: prioritizing an agenda for prevention. Lancet. 2009;374(9694):1011-22.

49. Vincent-Lambert C, Westwood R. Students' views on the need for hostile environment awareness training for South African emergency medical care students. Afr J Health Prof Educ. 2019;11(1):12,

50. Simon T, Goldberg A, Aharonson Daniel L, et al. Twitter in the cross fire-the use of social media in the Westgate Mall terror attack in Kenya. PLoS One. 2014;9(8):e104136. doi: 10.1371/journal.pone.0104136. PMID: 25153889; PMCID: PMC4143241.

51. United Nations Children's Fund [Internet]. Maternal mortality rates and statistics-UNICEF DATA. [cited 2022 August 28]. Available from: https://data.unicef.org/topic/maternal-health/maternal mortality/

52. World Health Organization [Internet]. Newborn mortality. [cited 2022 August 28]. Available from: https://www.who.int/news-room/fact-sheets/detail/levels-and-trends-in-child-mortality-report-2021

53. Østby G, Urdal H, Tollefsen AF, et al. Organized violence and institutional child delivery: micro-level evidence from Sub-Saharan Africa, 1989-2014. Demography. 2018;55(4):1295-316.

54. Kotsadam A, Østby G. Armed conflict and maternal mortality: a micro-level analysis of sub-Saharan Africa, 1989-2013. Soc Sci Med. 2019;239:112526.

55. Keasley J, Blickwedel J, Quenby S. Adverse effects of exposure to armed conflict on pregnancy: a systematic review. BMJ Glob Health. 2017;2(4):e000377.

56. Druetz T, Browne L, Bicaba F, et al. Effects of terrorist attacks on access to maternal healthcare services: a national longitudinal study in Burkina Faso. BMJ Glob Health. 2020;5(9):e002879.

57. Lagrou D, Zachariah R, Bissell K, et al. Provision of emergency obstetric care at secondary level in a conflict setting in a rural area of Afghanistan-is the hospital fulfilling its role? Confl Health. 2018;12(1):2.

58. Dunn G. The impact of the Boko Haram insurgency in Northeast Nigeria on childhood wasting: a double-difference study. Confl Health. 2018;12(1):6.

59. United Nations Children's Fund [Internet]. Education under attack. [cited 2022 September 16]. Available from: https://www.unicef.org/education-under-attack.

60. Eseosa Ekhator-Mobayode U, Hanmer LC, Rubiano-Matulevich E, et al. The effect of armed conflict on intimate partner violence: evidence from the Boko Haram insurgency in Nigeria. World Dev. 2022;153:105780.

61. Basit A. The COVID-19 pandemic. Counter Terrorist Trends and Analyses. 2020;12(3):7-12.

7) 노르딕과 발트 국가의 테러리즘

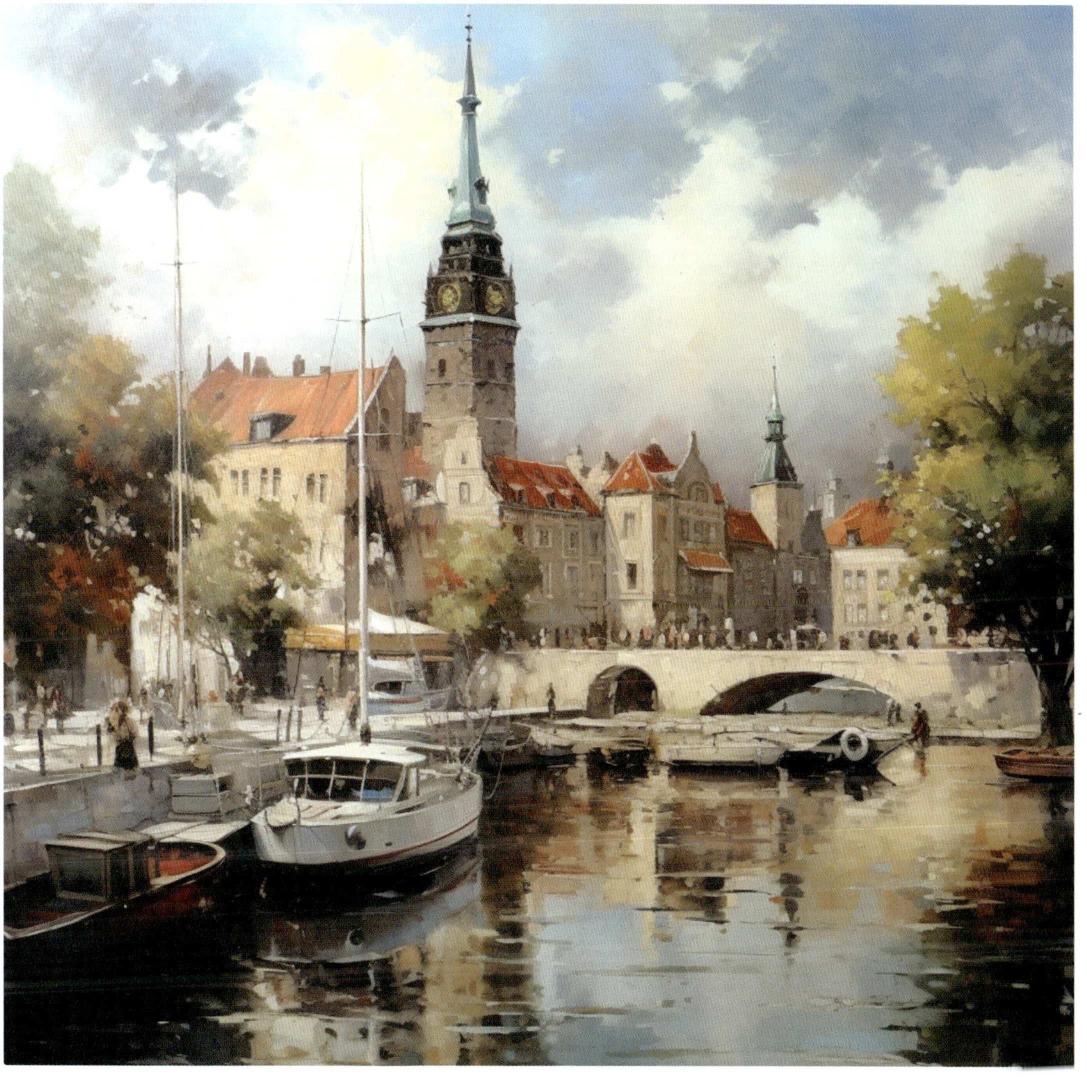

그림 3-7-1. 노르딕과 발트 국가 도시의 평화로운 전경.

노르딕과 발트 국가 지역은 북유럽-발트 8개국이라고도 불리며 덴마크, 에스토니아, 핀란드, 아이슬란드, 라트비아, 리투아니아, 노르웨이, 그리고 스웨덴으로 분류된다(그림 3-7-1) [1]

진행 중인 러시아-우크라이나 전쟁은 북유럽 및 발트 국가들의 안전과 보안에 대한 전 세계의 관심을 다시 각성시켰다. 핀란드가 새로운 회원으로, 스웨덴이 북대서양 조약 기구(NATO; 브뤼셀, 벨기에)의 예비 회원국으로 가입하게 되면 지역의 군사 및 정치 풍경이 크게 변할 수 있다.

지리적이고 역사적으로 북유럽(덴마크, 핀란드, 아이슬란드, 노르웨이, 스웨덴) 및 발트(에스토니아, 라트비아, 리투아니아) 국가들 사이에는 유사점과 차이점이 있다.[2-4]

제1차 및 제2차 세계 대전은 각 국가에 다르게 영향을 미쳤지만, 1945년 이후 북유럽 국가들은 사회 및 경제 발전을 계속 공유하였다. 발트 국가들은 1991년까지 소비에트 연방에 점령되었으며, 이후 북유럽-발트 관계가 다시 강화되었다.[5]

지난 20년 동안 이 지역 내에서는 사회 불평등, 이민 및 특정 형태의 폭력 범죄에 관한 추세에서 점점 더 큰 차이가 나타났다. 이러한 측면에서 스웨덴은 소득 불평등이 빠르게 증가하였으며, 훨씬 높은 이민율과 범죄 관련 총격 및 폭탄 테러 비율을 기록하였다.[6-8]

기후 변화와 대국들 간의 경쟁은 이 지역을 혼합 전쟁 활동과 함께 지정학적 중심에 두게 되었다.[9]

예를 들어, 2014년 러시아의 크림 반도 편입은 발트 국가들의 안보 인식을 급격히 변화시킨 계기가 되었다. 그 이후로, 혼합 전쟁이 전통적인 전쟁으로 전환되며 크림 시나리오가 발트 지역 전체에서 반복될 가능성이 생겼다. 전 소비에트 사회주의 공화국들의 국가에 영향권을 재건하는 전략 개념을 기반으로 하는 러시아의 정책 위협은 많은 국가의 내부 안보와 연결되어 있다.[10,11]

이 챕터는 1970년부터 2020년까지 전 세계 테러 데이터베이스(GTD)에 보고된 북유럽-발트 지역 8개 국가에서의 모든 테러 공격을 확인하고 특성화 하고자 한다.

(1) GTD 빈도 및 세부 통계 분석(1970-2020)

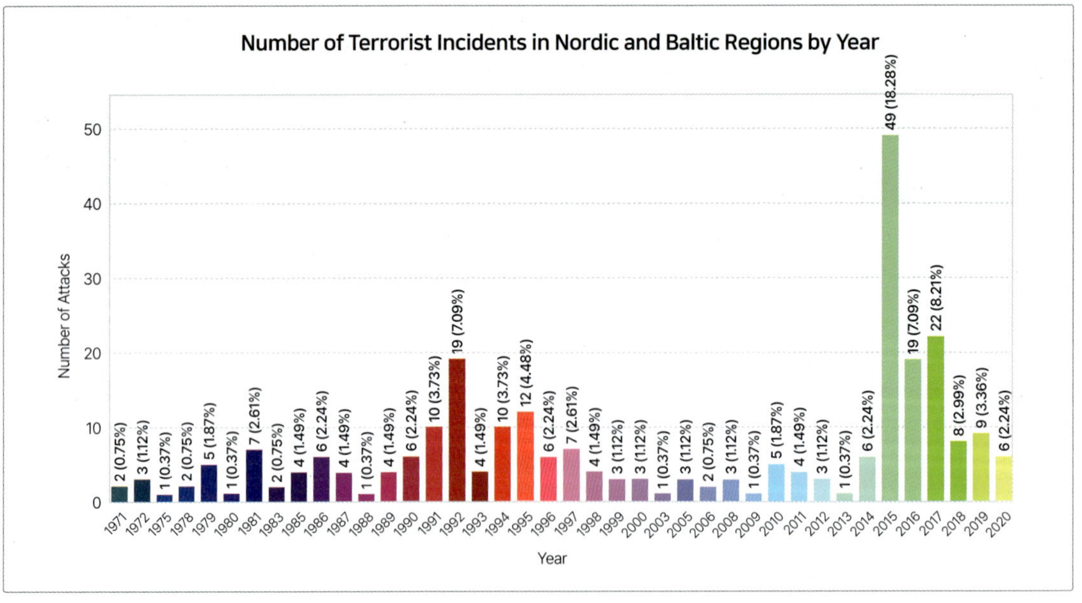

그림 3-7-2. 노르딕과 발트 지역 나라별 테러 사건 빈도(1970-2020).

Number of Incidents per Year, 연도별 사건 빈도

전반적으로 노르딕 및 발트 지역에서는 1990년대 중반부터 2000년대 초반까지 테러 사건이 활발히 발생하였으며, 이후로는 다소 감소한 뒤, 2010년대 중반부터 다시 증가하였다. 이는 1992년의 19회와 2015년의 49회를 정점으로 양봉분포의 패턴을 보인다(그림 3-7-2). 이러한 추세는 지역의 정치적, 사회적 변화와 연관될 수 있으며, 세부적인 원인을 파악하기 위해서는 해당 기간의 국제적, 지역적 사건과 연계하여 더 깊은 연구가 필요하다.

표 3-7-1. 10년 간격별과 나라별 테러 공격 횟수(1971-2020)

나라	1971-1980	1981-1990	1991-2000	2001-2010	2011-2020	총계
덴마크	5	16	13	2	8	44
에스토니아	0	0	11	0	2	13
핀란드	0	1	1	1	18	21
아이슬란드	0	2	0	0	2	4
라트비아	0	0	14	0	1	15
리투아니아	0	0	7	0	2	9
노르웨이	1	3	7	3	7	21
스웨덴	8	12	25	9	87	141
총계	14	34	78	15	127	268

10년 간격별과 나라별 테러 공격 횟수는 2011-2020년에 127건으로 가장 많았으며 1991-2000년이 78건으로 두 번째였다(표 3-7-1).

표 3-7-2. 나라별 사망자 및 부상자 수(1970-2020)

나라	사망자 총계	부상자 총계	가해자 사망자	가해자 부상자
덴마크	4	27	0	1
에스토니아	2	10	1	0
핀란드	2	13	0	1
아이슬란드	0	0	0	0
라트비아	1	1	0	0
리투아니아	1	2	0	0
노르웨이	79	89	0	0
스웨덴	20	78	3	1
총계	109	220	4	3

8개 국가별 공격 유형 및 무기 유형에 따른 사건 수에서는 시설/인프라 공격이 107회, 소이성 무기가 108회로 가장 많이 사용되었다(표 3-7-3).

표 3-7-3. 8개 국가별 공격 유형 및 무기 유형에 따른 사건 수(1970-2020)

공격 유형	횟수	무기 유형	횟수
무장 공격	29	화학 무기	3
암살	14	폭발물	94
폭발/폭탄 공격	92	총기	24
시설/인프라 공격	107	소이성 무기	108
납치	5	근접 무기	8
인질 취급 (바리케이드 사건)	2	기타	2
비무장 공격	3	알 수 없음	27
알 수 없음	16	탈것 (자동차 또는 트럭 폭탄은 제외)	2
총계	268	총계	268

표 3-7-4. 타겟 유형별 공격 빈도(1970-2020)

타겟 유형	공격 횟수 (n)	%
개인 및 재산	103	38.43
정부(외교)	32	11.94
종교 인물/기관	29	10.82
비즈니스	28	10.45
정부(일반)	23	8.58
공항 및 항공기	17	6.34
교통	9	3.36
경찰	6	2.24
알 수 없음	6	2.24
기자 및 미디어	5	1.87
교육 기관	4	1.49
식수 공급	2	0.75
관광객	1	0.37
해상	1	0.37
테러리스트/비국가 민병대	1	0.37
통신	1	0.37
총계	268	100

데이터 분석 결과, 가장 많이 공격받은 타겟 유형은 "개인 및 재산"으로 총 103건의 공격이 있고, 이는 전체 공격의 38.43%를 차지한다. 그 다음으로 "정부(외교)" 부문은 32건으로 전체의 11.94%, "종교 인물/기관"은 29건으로 10.82%다. "비즈니스" 부문에서는 28건의 공격이 발생하며, 이는 전체의 10.45%다. "정부(일반)" 부문에서는 23건의 공격이 있고 전체의 8.58%를 차지한다. 그 외에도 다양한 부문에서 공격이 발생했지만, 빈도수는 상대적으로 낮다. 전체 공격 횟수는 268건이다(표 3-7-4).

표 3-7-5. 상위 10위의 사상 사고(1970-2020)

순위	년	월	일	나라	장소 (도시)	테러단체 이름	동기	사망자 수 (n)	부상자 수 (n)	공격유형
1	2011	7	22	노르웨이	우토야	우익 극단주의자	공격의 구체적인 동기는 Anders Breivik의 믿음 때문이었는데, 그는 노동당이 마르크스주의 지향적이라고 생각하고 다문화주의를 장려한다고 믿었음	69	60	무장 공격
2	2011	7	22	노르웨이	오슬로	우익 극단주의자	공격의 구체적인 동기는 Anders Breivik의 믿음 때문이었는데, 그는 노동당이 마르크스주의 지향적이라고 생각하고 다문화주의를 장려한다고 믿었음	8	15	폭탄/폭발
3	2017	4	7	스웨덴	스톡홀름	지하디 영감을 받은 극단주의자	Rakhmat Akilov이라는 이름의 무소속 개인이 사건에 대한 책임을 주장했고, 시리아의 공습에 대한 보복으로 공격을 수행했다고 밝혔음. 그는 또한 이라크와 레반트의 이슬람 국가(ISIL)를 지지한다고 밝혔음	5	14	납치
4	2015	10	22	스웨덴	트롤하탄	반 이민주의 극단주의자	Anton Lundin-Pettersson이라는 이름의 개인이 사건에 대한 책임을 주장하며, 그는 스웨덴의 이민 정책에 빈대힌다고 밝혔음	4	1	무장 공격
5	1975	4	24	스웨덴	스톡홀름	사회주의 환자 집단 (SPK)	NA	3	13	인질 취급 (방어 사건)
6	2017	8	18	핀란드	투르쿠	지하디 영감을 받은 극단주의자	구체적인 동기는 알려져 있지 않지만, 소스들은 Abderrahman Bounane이 이라크와 레반트의 이슬람 국가(ISIL)의 선전을 소유했다고 지적했음. 또한 소스들은 법정에서 Bounane이 "내 목표는 남자가 아닌 여자를 공격하는 것이었다… 나는 여성에 대한 전쟁을 벌였다"라고 밝혔다고 지적했음	2	9	무장 공격
7	1997	5	1	리투아니아	빌니우스	알 수 없음	NA	1	0	폭탄/폭발
8	1987	11	1	노르웨이	오슬로	알 수 없음	NA	1	6	폭탄/폭발
9	1997	8	2	스웨덴	말뫼	알 수 없음	NA	1	0	암살
10	1990	9	6	스웨덴	바스테라스	알 수 없음	NA	1	0	암살

NA, not available or accountable (자료 수집이 불가능하거나 집계 불가)

단일 테러 사건으로 인한 가장 큰 희생자 수는 2011년 7월 22일 노르웨이 우토야에서 우익 극단주의자의 공격으로 69명이 사망하고 60명이 부상당했다. 같은 날 노르웨이 오슬로에서 우익 극단주의자의 공격으로 8명이 사망하고 15명이 부상당했다(표 3-7-5).

표 3-7-6. 노르딕과 발트 지역의 무기 유형별 공격 빈도 분석(1970-2020)

무기 유형	공격 횟수 (n)	%
방화	108	40.3
폭발물	94	35.07
알 수 없음	29	10.82
총기	24	8.96
근접 무기	8	2.99
화학 무기	3	1.12
차량(차량 내 폭발물 제외)	2	0.75
총계	268	100

데이터 분석 결과, 가장 많이 사용된 무기 유형은 "방화"로 108회의 공격이 있었고, 이는 전체의 40.30%를 차지한다. "폭발물" 유형은 94회로 전체의 35.07%를 차지한다. "알 수 없음" 카테고리는 29로 전체의 10.82%를 차지하고, "총기"는 24회로 전체의 8.96%다. 다른 무기 유형들은 더 적은 빈도로 사용되었다. 전체 공격 횟수는 268회였다 **(표 3-7-6)**.

표 3-7-7. 노르딕과 발트 지역의 국가별 총 사망자 및 부상자 수(1970-2020)

나라	공격 횟수	총 사망자 수	총 부상자 수	평균 공격당 사망자 수	평균 공격당 부상자 수	평균 공격당 사망 및 부상자 수
덴마크	44	4	27	0.09	0.61	0.7
에스토니아	13	2	10	0.15	0.77	0.92
핀란드	21	2	13	0.1	0.62	0.71
아이슬란드	4	0	0	0	0	0
라트비아	15	1	1	0.07	0.07	0.13
리투아니아	9	1	2	0.11	0.22	0.33
노르웨이	21	79	89	3.76	4.24	8
스웨덴	141	20	78	0.14	0.55	0.7
총계	268	109	220	0.55	0.89	1.44

노르딕과 발트 지역에서 가장 많은 공격이 발생한 국가는 스웨덴으로 총 141회의 공격이 있었다. 그 다음으로 덴마크에서 44회, 핀란드에서 21회, 노르웨이에서도 21회의 공격이 발생했다. 사망자 수가 가장 많은 국가는 노르웨이로, 총 79명이 사망했다. 스웨덴에서는 20명, 덴마크에서는 4명이 사망했다. 부상자 수는 노르웨이에서 가장 많았으며, 총 89명이 부상했다. 스웨덴에서는 78명, 덴마크에서는 27명이 부상했다. 평균 공격당 사망 및 부상자 수를 보면, 노르웨이가 가장 높았으며, 평균 8명이 사망하거나 부상했다. 스웨덴은 평균 0.7명, 덴마크는 0.7명이었다. 전체 지역에서의 평균 공격당 사망

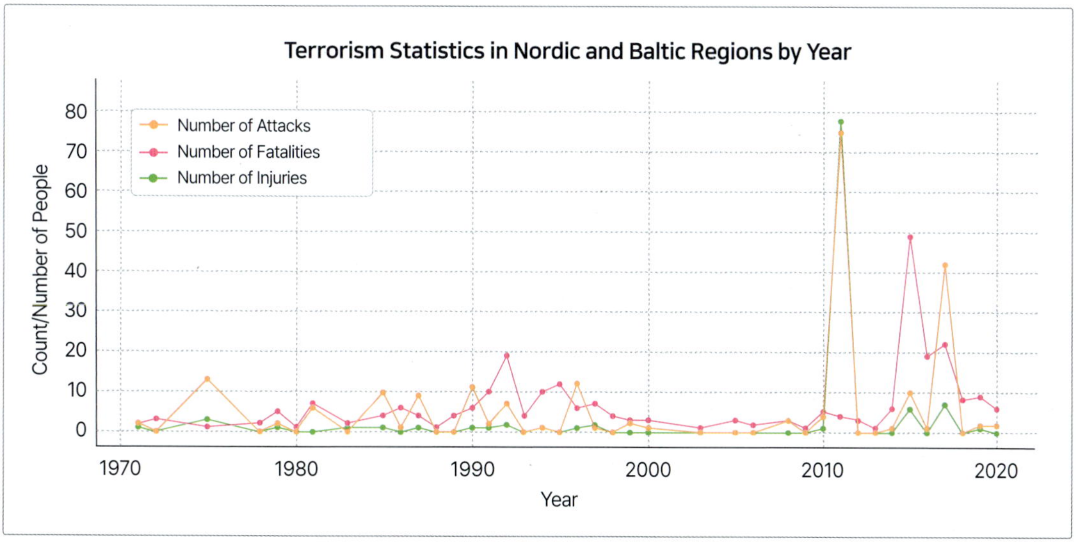

그림 3-7-3. 연도에 따른 노르딕과 발트 지역 총 공격 횟수, 사망자 및 부상자 통계(1970-2020).
공격 횟수 (노란색); 사망자 수 (빨간색); 부상자 수 (녹색)

및 부상자 수는 1.44명이었다(표 3-7-7).

2010년대 이후 테러 공격의 급증이 보였고 2011년에 공격횟수가 4회였음에도 노르웨이의 우토야 및 오슬로 테러 공격의 영향으로 사망 및 부상자 수가 78명과 75명으로 급증하는 모습을 보였다(그림 3-7-3). 사망자 수와 부상자 수는 공격 횟수와 유사한 추세를 보이지만, 일부 연도에서는 공격 횟수에 비해 사망자 수나 부상자 수가 높게 나타났다. 이는 해당 연도에 발생한 공격이 특히 치명적이었거나, 대규모 부상을 초래한 경우를 의미할 수 있다(그림 3-7-3).

(7) 고찰

2021년 글로벌 테러 지수(GTI)에서 북유럽-발트 8개국은 낮은 점수를 받았다. GTI는 사건, 사망자, 부상자, 재산 피해의 네 가지 지표로 구성된 복합 측정치다. 전 세계적으로 아프가니스탄(9.11)과 이라크(8.51)가 최고 점수를 받았다. 유럽에서는 그리스, 영국, 독일, 프랑스, 러시아가 가장 높은 점수(모두 > 4.0)를 받았다. 북유럽-발트 8개국 중 스웨덴(1.66), 노르웨이(1.11), 핀란드(1.01)가 가장 높은 점수를 받았으며, 이어서 리투아니아(0.83)와 덴마크(0.29)가 있다. 에스토니아, 라트비아, 아이슬란드의 세 나라는 0.0의 점수를 받았다.[12]

세 발트 국가들은 다른 나라들에 점령당한 불안정한 역사를 공유하며, 제1차 세계 대전 후 독립을 선언했고, 제2차 세계 대전 후 소비에트 연방에 다시 점령당했다가 1991년 9월까지 그 상태였다. 이 나라들에서 GTD 목록의 첫 20년 동안 등록된 사건이 없는

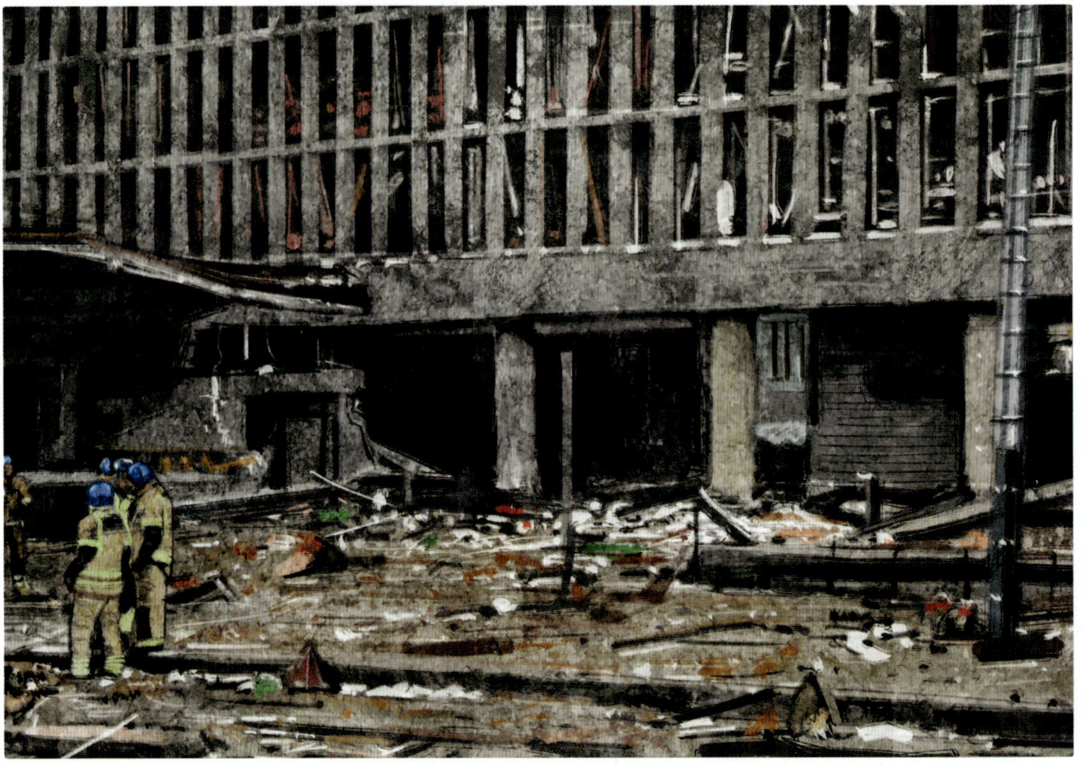

그림 3-7-4. 2011년 오슬로와 우토야 테러 공격.
Britannica [Internet]. Oslo and Utøya attacks of 2011. Available from: https://www.britannica.com/event/Oslo-and-Utoya-attacks-of-2011

것은 러시아 정부 기간 동안 언론의 자유와 사건의 공개 보도가 부족했기 때문일 수 있다. 동유럽 테러에 관한 유사한 연구도 GTD에 포함된 모든 정보가 여러 독립적인 공개 접근 소스에서 보도된 것을 반영하기 때문에 동일한 어려움을 겪었다.[13]

발트 국가들에서는 지난 20년 동안 테러 활동이 감소하여 GTI에서 현재 낮은 점수를 받았다. 2011년 노르웨이 공격은 서양 국가에서 백인 우월주의 테러의 부활의 전환점으로 여겨진다.[14]

이 사건 이후에 노르웨이에서는 생존자와 유가족들을 대상으로 하여 정신심리학적인 다양한 연구가 진행되었다.[15] 2011년 노르웨이 테러 공격 후 우토야 섬을 방문한 부모와 형제 자매의 경험에 관한 질적 연구에서 대다수의 유족들에게 우토야를 방문하는 것이 그들의 사망자에 대한 마음을 처리하는 데 중요했음을 보여주었다**(그림 3-7-4)**.[15] '사망한 실제 장소 보기', '사실적인 정보 찾기', '섬을 알게 되기'. 이러한 요소들은 유익한 반응(예: 사망자가 더 이상 살아 있지 않다는 현실을 받아들이는 것은 인지적 명확성을 높인다)과 불안감을 느끼는 반응(예: 강제적인 생각, 재연상의 이미지) 모두와 관련이 있었지만, 이 점이 불안감을 앞섰다.[15] 여러 번의 방문 기회가 있었던 것이 이점을 최적화하는 데 도움이

되었다.[15]

테러에 노출된 청소년 생존자들 사이에서 두통의 위험을 자세히 알아보고자 한 연구에서는 테러에 노출되면, 청소년 생존자들에서 예상된 수준 이상의 지속적인 주간 및 일일 편두통과 긴장형 두통의 위험이 증가했다.[16] 다른 폭력의 테러도 빈번한 두통의 위험을 비슷하게 증가시킬 수 있다. 심각한 심리적 트라우마 후에는 생존자의 통증을 해결하기 위해 개입이 필요할 수 있다.[16]

테러 공격 후 외상 후 스트레스(PTS) 반응과 트라우마 관련 수치심 및 죄책감 사이의 잠재적 연관성을 조사한 연구도 있었다.[17] 사건 후 4-5개월 동안 490명의 생존자 중 325명을 대상으로 인터뷰가 실시되었고 다중 선형 회귀 분석을 사용하여 연관성을 조사하였다. 인터뷰 전월 동안, 참가자 중 44.1% (n = 143)이 공격 중 발생한 일에 대해 적어도 어느 정도의 죄책감을 경험했으며, 30.5% (n = 99)가 적어도 어느 정도의 수치심을 경험했다.[17] 수치심과 죄책감은 모두 테러 노출, 성별 및 기타 잠재적 혼동 요인을 조정한 후 PTS 반응과 유의하게 연관되어 있었다(자주 나타나는 수치심: B = 0.54, 자주 나타나는 죄책감: B = 0.33).[17] 이 결과는 대규모 트라우마 후에는 정신 건강과 관련된 트라우마 관련 수치심 및 죄책감이 있다는 결론을 지지했다.[17]

테러 공격과 재난 이후에는 공공 기관이 안전과 정의를 다시 확립하는 데 중요한 역할을 한다.[18] 그러나 대규모 트라우마의 여파에서 피해자의 치유 가능성에 기관 신뢰의 중요성에 대해서는 잘 알려져 있지 않다.[18] 테러 공격의 청소년 생존자와 그들의 부모 사이에서 경찰과 사법 제도에 대한 테러 이후의 신뢰 수준을 조사하고 기관 신뢰가 직접적으로 영향을 받는 인구 가운데 시간이 지남에 따라 어떻게 발전하는지, 그리고 심리적 고통과 연관이 있는지 조사한 연구를 소개한다.[18] 우토야 테러공격 이후 325명의 생존자와 463명의 부모가 첫 번째 파도(테러 후 4-5개월)에서 대면 인터뷰를 받았으며, 두 번째 파도(14-15개월)에서 285명의 생존자와 435명의 부모가 인터뷰를 받았다.[18] 피해자의 기관 신뢰 수준은 연령, 성별, 그리고 민족 배경을 조정하여 유럽 사회 설문조사로부터 일반 인구 데이터와 비교되었다.[18] 측정치에는 경찰 및 사법 제도에 대한 신뢰, 외상 후 스트레스 반응, 불안 및 우울증, 그리고 삶의 질이 포함되었다. 생존자와 부모 사이의 경찰에 대한 신뢰는 첫 번째 파도에서 일반 인구의 신뢰 수준과 동등하거나 그 이상이었으나, 두 번째 파도에서 생존자와 부모 모두 감소하였다.[18] 사법 제도에 대한 신뢰는 직접적으로 영향을 받은 사람들 사이에서 일반 인구보다 높았으며, 첫 번째 파도에서 두 번째 파도로 넘어갈 때 증가하였다.[18] 기관 신뢰 수준은 부모와 생존자의 인지된 삶의 질과 긍정적으로 연관되어 있었다.[18] 테러 공격 후 직접적으로 영향을 받은 그룹의 기관 신뢰는 일반 인구의 것과는 다르게 나타났지만, 직접적으로 영향을 받았다는 것은 반드시 약화된 기관 신뢰를 의미하지는 않았다. 이 연구는 신뢰가 기관별로 특정되었음을 발견하였으며, 그러나 신뢰는 시간에 따라 변화하며, 시간이 지나는 것이 기관 간에 신뢰가 일반화될지 여부를 더 잘 이해하는 데 중요한 요소일 수 있다.[18] 기관 신뢰는 심리적 고통과 부정적으로 연관되어 있었다. 이러한 발견은 기관이 재난 후 치유 환경을 만드는 데 잠재력이 있다는 것을 강조했다.[18]

테러로 인한 자녀의 상실을 겪은 부모들의 장기적인 슬픔 경험을 탐구하기 위해 질적 접근법을 사용한 한 연구도 있었다.[19] 그 결과 테러 관련 상실 후에 경험된 대처 능력을 강화하는 요소로는 통제감, 수용, 그리고 사회적 지지가 있었으며, 동시 발생하는 정신 건강 문제, 수용의 어려움, 그리고 죽음에 대한 반복적인 생각은 테러 관련 상실 후 장기적인 고민으로 이어졌다.[19]

테러 공격 이후 가족을 상실한 부모와 형제 자매의 미디어 노출은 지속적인 슬픔 반응을 유발하거나 유지할 수 있다.[20] 오슬로와 우토야 섬의 테러 공격 후 병원에 입원한 환자들 중 이러한 사건들로부터 3-4년 후 만성 통증 발생, 만성 통증의 심각성 및 그 결과를 조사한 연구에 따르면 이러한 환자들은 극도의 심리적 상황하에서 신체 부상을 입었으며, 만성 통증은 부상의 심각성에 관계없이 흔하게 나타났다.[21]

북유럽 국가들도 예외가 아니다. 게다가, 우익 공격자들은 이 연속에서 중요한 역할을 한다. 이민자와 난민 보호소(n = 64 사건)는 주요한 표적 유형이었다.[1] 2022년, 스웨덴의 국가 테러 위협 평가기구인 NCT에서의 연간 테러 위협 평가는 주요 위협이 우익 및 이슬람 극단주의자들로부터 온다고 보고했다.[1] 이 보고서는 사회의 극화 증가로 인해 테러 공격 위험이 증가할 수 있다고도 밝혔다.[1]

스웨덴은 포함된 다른 국가들에 비해 더 다양하다. 대량의 난민들이 벌써 70년대에 베트남에서, 80년대에 칠레에서, 90년대에 전 유고에서, 그리고 2015년에 아프가니스탄에서 스웨덴으로 온 것을 환영받았다.[1] 90년대의 대량 이민은 같은 국적의 사람들 사이에서 폭력을 초래했으며, 우익 파벌로부터의 반응도 초래했다.[1] 2015년 젊은 아프간 사람들의 대규모 이동은 독일(약 150,000명) 다음으로 유럽에서 두 번째로 큰 것이었다.[1] 이것은 또한 사람들 사이에서 공개 토론을 유도하고 의회에서 새로운 우익 정당의 선전을 촉진했다.[1]

놀랍게도, 스웨덴에서는 2015년에 이민자나 난민 보호소에 대한 일련의 공격으로 GTD에서 높은 순위를 차지했다.[1] 이 추세와 함께, 지난 십년 동안 일부 폭력 범죄 유형, 예를 들면 총격과 폭탄 테러와 같은 범죄에서 급격한 증가가 있었다.[1] NCT 보고서는 또한 스웨덴에서의 혼합 전쟁 패러다임 내에서의 테러 공격 위험도 언급한다.[1] 흥미로운 사실은 스웨덴이 2012-2016년 사이에 지하디 테러 그룹에 합류하러 가는 사람들이 가장 많았다는 것이다.[1] 이것은 지난 20년 동안 중동과 아프리카로부터의 대규모 이민과도 관련이 있다고 추정된다.[1] 반면에, 지하디에서 영감을 받은 혼자 있는 행위자는 2017년 중앙 스톡홀름에서 차량 공격으로 5명을 죽이고 14명을 부상시켰다.[7,8,22]

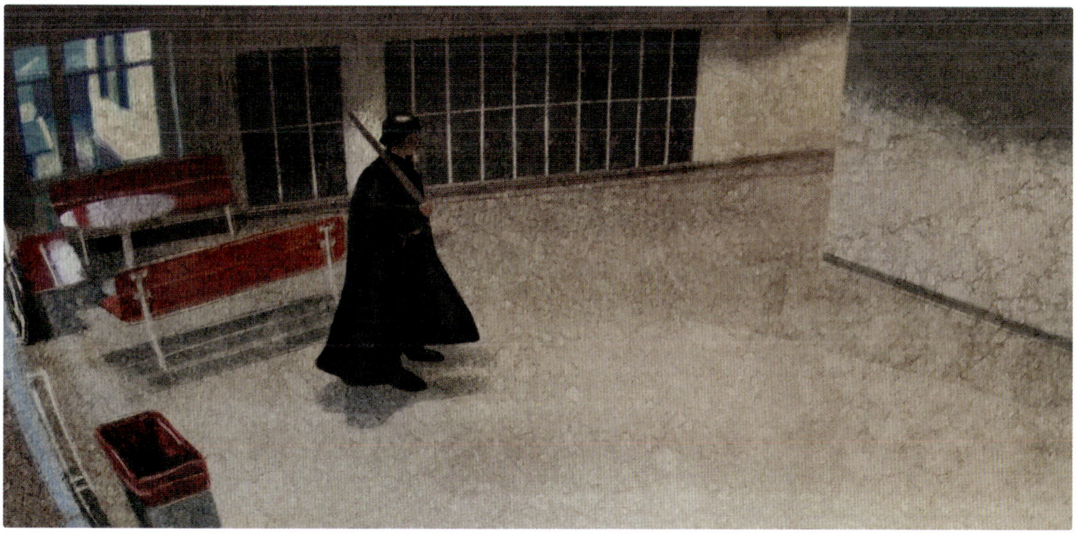

그림 3-7-5. 스웨덴 Trollhättan의 학교 공격 CCTV.

또한 2015년 스웨덴 Trollhättan의 학교 공격을 살펴보면 이것은 특히 가해자의 과거, 정신 장애와 이데올로기 간의 관계, 그리고 공격의 가해자와 범죄 특성을 알게 하였다(그림 3-7-5).[23] 가해자는 약물이나 정신과 치료 이력이 없었으나, 공격 후 분석에서 자폐 스펙트럼 장애, 우울증, 그리고 자살 생각 및 의도를 포함한 여러 증상이 제시되었다.[23] 가해자는 그의 공격을 계획하고 준비하였으며, 트리거 이벤트는 임시 직장을 잃은 것으로 나타났다.[23] 그는 스웨덴으로 이민 온 사람들에 대한 지속적인 분노를 표현하였고 그들을 그의 실패의 원인으로 돌리고 있었다.[23] 가해자 안톤 페터슨의 사례 연구는 학교 및 기타 공공 장소에 대한 공격이 종종 사회적 및 경제적 변동성에 의해 확대되는 심리 병리로 인해 부분적으로 동기를 부여될 수 있음을 보여준다. 또한, 이러한 문제를 해결하기 위해 등장하는 정치 운동, 특히 극단적인 운동이 있다. 이러한 개인들은 "외로운 늑대"가 아니다. 이 용어는 이러한 개인들이 종종 보유하고 있지 않은 은밀함, 기술 및 고독을 의미하지만, 대신 종종 정신 장애를 가진 개인들이 온라인에서 뿌리를 내리며 그들의 동기를 유지하고 제한된 능력을 지원하는 극단적인 환경과 연결된다. 유럽 및 북미의 다른 혼자 행동하는 테러리스트들과의 사실 패턴 비교를 통해 Terrorist Radicalization Assessment Protocol (TRAP-18)로 공격자의 사건이 연구를 통해 실제로 검증되었으며, 이는 극우 의사결정자들을 포함하여 이데올로기적으로 동기 부여된 대량 살인에 대한 더 깊은 이해에 기여하였다.[23]

2010년 크리스마스 시즌에, 스웨덴은 스톡홀름 중심부에서 자살 폭탄 테러 형태의 이슬람 테러 공격도 겪었다. 자살 폭탄 테러범은 자신만 죽었지만, 미국 연방 수사국(FBI; 워싱턴 DC, 미국)의 전문가들에 따르면, 폭탄은 최소 40명을 죽일 수 있었다.[24]

다른 국가들의 테러 지수 결과를 살펴보면, 공통점은 사람, 문화, 종교의 다양성이다. 경제적으로 어려운 상황에서의 다양성과 난민 수의 증가는 모든 종류의 극단주의, 우익 및 이슬람 모두에게 비옥한 토양을 만든다. 이것은 또한 혼합 전쟁 패러다임 내에서 다른 국가들의 영향을 받을 가능성을 열어 둔다.[6,9,10,25-27] 북유럽-발트 8개국이 GTI에서 낮은 점수를 받았음에도 불구하고, 이 지역의 응급 전원 서비스와 응급실은 대상 유형과 가해자 유형의 변화 패턴을 밀접하게 모니터링해야 한다. 이것은 내부 사회 문화적 불안(예: 스웨덴의 젊은 남성들 사이에서의 총기 폭력 발전)과 이민과 범죄에 대한 사회 내 극화 증가를 포함한다.[28]

최근 연구들은 COVID-19 관련 및 의료 관련 대상에 대한 공격의 점진적인 증가를 밝혔다.[29-31] 이러한 사건들, 그리고 응급 시스템을 겨냥한 2차 공격의 명백한 증가는 응급 의료 서비스 시스템과 병원에 대한 전 세계적인 미래 위험을 초래한다.[32] 외부 위험도 동등한 주의를 필요로 한다(예: 러시아의 혼합 전쟁, 가짜 뉴스, 반 정부 및 반 과학적 서술, 그리고 병원에 대한 사이버 공격에 대한 우려 증가). 대테러의학은 위협이 꾸준한 상승 추세를 보이면서 영향력과 중요성을 얻을 것이다.[33-36]

(3) 제한 사항

GTD는 가장 포괄적이고 최신의, 공개 접근 가능하며, 테러 사건에 대한 신뢰할 수 있는 데이터베이스다.[37] 그러나 이 데이터베이스, 그리고 따라서 이 연구도, 여러 가지 제한 사항이 있다. 이전 수십 년의 사건 데이터는 완전하지 않으며, 1970-1989년 기간 동안 보고되지 않았다.[38,39] 2000년 이후 공격 수의 증가는 이것으로 부분적으로 설명될 수 있다. 1993년의 데이터 손실은 이 시리즈의 북유럽 국가들에 대한 결과에 중요한 역할을 하지 않는다. 90년대에 독립을 얻기 시작한 발트 국가들에서는 90년대가 활발했기 때문에, 1993년 데이터의 손실은 더 나쁠 수 있다. 왜냐하면 그것은 아마도 많은 사건을 놓친 것일 것이기 때문이다. 발트 국가들의 1991년 이전 데이터의 불가용성은 이미 이전에 논의되었다. GTD에 포함된 모든 정보는 여러 독립적인 공개 접근 소스에서 보도된 것을 반영한다. 따라서 모든 사건이 GTD에 포함될 수는 없다. 고품질의 소스만 사용된다. 이것은 선택 편향을 만들 수 있으며, 데이터베이스 정보의 유효성에 대한 어떤 보장도 없다.[38,40] 또한, GTD의 표준 관행으로 인해 뉴스 기사가 상충하는 정보를 제공할 때 테러 사건의 결과를 과소 평가할 수 있다.[38] 이러한 제한으로 인해 시간 경과에 따른 추세는 주의 깊게 해석되어야 한다.[38] 반대로, GTD는 테러 사건의 글로벌 데이터에 대한 주요 출처이며, 최근 수십 년 동안 테러 공격의 가장 완전한 기록으로 평가된다.[37] 시도했지만 성공하지 못한 공격은 GTD에 포함된다. 그러나 위협, 음모 또는 공격 계획은 포함되지 않는다. 최근 수년 동안 증가한 국가 테러는 GTD에 나열되지 않는다.[35]

(4) 결론

북유럽-발트 8개국에서의 테러 공격은 다른 국가나 지역보다 덜 빈번하다. 스웨덴은 50% 이상으로 테러 공격의 대다수를 차지했다. 모든 국가는 51년 동안의 이 연구 샘플 기간 동안 발전해 온 사회 문화적, 지리적, 정치적 역사와 관련된 고유한 사건 특성을 가지고 있다. 발트 국가들에서 90년대 초기의 심각한 혼란과 2011년 북유럽 국가들에서 우익 극단주의의 부상을 특징으로 한다. 기후 변화, 지역 전쟁, 대량 이민으로 인해 공중 보건 비상 사태의 수가 증가할 것으로 예상된다.

REFERENCE

1. De Cauwer H, Granholm F, Khorram-Manesh A, et al. An Epidemiological Analysis of Terrorist Attacks in the Nordic and Baltic Countries from 1970 through 2020. Prehospital and Disaster Medicine. 2023;38(3):401-8. doi:10.1017/S1049023X23005794
2. NATO Parliamentary Assembly [Internet]. NATO PA recommends strengthening of eastern flank defenses, welcomes membership applications of Sweden, Finland. [cited 2023 February 1]. Available from: https://www.nato-pa.int/news/nato-pa-recommends-strengthening-eastern-flank-defenceswelcomes-membership-applicationsNATO-pa.int/news
3. The Norwegian American [Internet]. Baltic Countries Turning Nordic. [cited 2023 February 1]. Available from: https://www.norwegianamerican.com/baltic-countries-turning-nordic/
4. Aarhus University, Nordics info [Internet]. How Nordic is Estonia? An overview since 1991. [cited 2023 February 1]. Available from: https://nordics.info/show/artikel/how-nordic-is-estonia-an-overview-since-1991
5. Republic of Estonia. Ministry of Foreign Affairs [Internet]. Nordic-Baltic Cooperation (NB8). [cited 2023 March 1]. Available from: https://www.vm.ee/en/international-relations-estonian-diaspora/regionalcooperation/nordic-baltic-cooperation-nb8
6. Nordregio Magazine [Internet]. Sweden: Inequality in Sweden grows much faster than in the Nordics overall. [cited 2023 March 1]. Available from: https://nordregio.org/nordregio-magazine/issues/state-of-the-nordic-region-2020/sweden-inequality-in-sweden-grows-much-fasterthan-in-the-nordics-overall/
7. The Swedish Police/Polisen [Internet]. Sprängningar och skjutningar-polisens arbete [Explosions and shootings-the work of the police]. [cited 2023 March 1]. Available from: https://polisen.se/om-polisen/polisens-arbete/sprangningar-och-skjutningar/
8. Swedish Security Service/Säkerhetspolisen [Internet]. Nationellt Centrum för Terrorhotbedömning [National Center for Terrorism Threat Assessment] [cited 2023 March 1]. Available from: https://www.sakerhetspolisen.se/verksamheten/kontraterrorism/nationellt-centrum-forterrorhotbedomning.html
9. Rand Corporation [Internet]. Hybrid Warfare in the Baltics: Threats and Potential Responses. [cited 2023 February 13]. Available from: https://www.rand.org/pubs/research_reports/RR1577.html.
10. Warsaw Institute [Internet]. Baltic States versus Russian Hybrid Threats. [cited 2023 March 1]. Available from: https://warsawinstitute.org/baltic-states-versus-russian-hybrid-threats/

11. The Jamestown Foundation [Internet]. Russia's Hybrid War Against Poland. [cited 2023 February 13]. Available from: https://jamestown.org/program/russias-hybrid-war-against-poland/

12. Trading Economics [Internet]. Terrorism Index. [cited 2023 January 31]. Available from: https://tradingeconomics.com/country-list/terrorism-index

13. Tin D, Barten DG, Goniewicz K, et al. An epidemiological analysis of terrorism-related attacks in Eastern Europe from 1970 through 2019. Prehosp Disaster Med. 2022;37(4):468-73.

14. Tin D, Barten DG, De Cauwer H, et al. Terrorist attacks in Western Europe: a Counter-Terrorism Medicine analysis. Prehosp Disaster Med. 2022;37(1):19-24.

15. Kristensen P, Dyregrov K, Dyregrov A. Can visiting the site of death be beneficial for bereaved families after terror? A qualitative study of parents' and siblings' experiences of visiting Utøya Island after the 2011 Norway terror attack. Eur J Psychotraumatol. 2018;8(Suppl 6):1463795. doi: 10.1080/20008198.2018.1463795. PMID: 33488996; PMCID: PMC7803072.

16. Stensland SØ, Zwart JA, Wentzel-Larsen T, et al. The headache of terror: A matched cohort study of adolescents from the Utøya and the HUNT Study. Neurology. 2018;90(2):e111-e118. doi: 10.1212/WNL.0000000000004805. Epub 2017 Dec 13. PMID: 29237795.

17. Aakvaag HF, Thoresen S, Wentzel-Larsen T, et al. Shame and guilt in the aftermath of terror: the Utøya Island study. J Trauma Stress. 2014;27(5):618-21. doi: 10.1002/jts.21957. Epub 2014 Sep 24. PMID: 25258255

18. Nilsen LG, Thoresen S, Wentzel-Larsen T, et al. Trust After Terror: Institutional Trust Among Young Terror Survivors and Their Parents After the 22nd of July Terrorist Attack on Utøya Island, Norway. Front Psychol. 2019;10:2819. doi: 10.3389/fpsyg.2019.02819. PMID: 31920856; PMCID: PMC6927289.

19. Fjærestad A, Kristensen P, Dyregrov A, et al. Grief trajectories among bereaved parents after the 2011 Utøya terror attack: A qualitative analysis. Death Stud. 2023;47(7):847-60. doi: 10.1080/07481187.2022.2135045. Epub 2022 Oct 19. PMID: 36259509

20. Kristensen P, Dyregrov K, Dyregrov A, et al. Media exposure and prolonged grief: A study of bereaved parents and siblings after the 2011 Utøya Island terror attack. Psychol Trauma. 2016 Nov;8(6):661-7. doi: 10.1037/tra0000131. Epub 2016 Mar 28. PMID: 27018922

21. Wisløff-Aase K, Raeder J, Månum G, et al. Chronic pain among the hospitalized patients after the 22 July 2011 terror attacks in Oslo and at Utøya Island. Acta Anaesthesiol Scand. 2019;63(7):913-22. doi: 10.1111/aas.13373. Epub 2019 Apr 9. PMID: 30968401

22. Global Terrorism Database [Internet]. [cited 2023 January 31]. Available from: www.start.umd.edu/gtd/search/IncidentSummary.aspx?gtdid=201704070038.

23. Erlandsson Å, Reid Meloy J. The Swedish School Attack in Trollhättan. J Forensic Sci. 2018;63(6):1917-27. doi: 10.1111/1556-4029.13800. Epub 2018 Apr 23. PMID: 29684937

24. BBC News [Internet]. Stockholm blasts: Sweden probes "terrorist attack". [cited 2023 February 14]. Available from: https://www.bbc.com/news/world-europe-11978389

25. Bornschier S. National Political Conflict and Identity Formation: The Diverse Nature of the Threat from the Extreme Left and the Extreme Populist Right. Cultural Diversity, European Identity, and the Legitimacy of the EU. Cheltenham: Edward Elgar; 2011.

26. Edición en Inglés. The Impact of European Integration on Political Parties: Beyond the Permissive Consensus. 1st ed. England, UK: Routledge; 2015:135.

27. Boreus K. Nationalism and discursive discrimination against immigrants in Austria, Denmark, and Sweden. Right-Wing Populism in Europe: Politics and Discourse. London, England: Bloomsbury Academic;2013: 293-307.

28. Sturup J, Rostami A, Mondani H, et al. Increased gun violence among young males in Sweden: a descriptive national survey and international comparison. Eur J Crim Policy Res. 2019;25:365-78.

29. De Cauwer H, Barten DG, Tin D, et al. Terrorist attacks against COVID-19-related targets during the pandemic year 2020: a review of 165 incidents in the Global Terrorism Database. Prehosp Disaster Med. 2022;38(1):1-7.

30. Ulmer N, Barten DG, De Cauwer H, et al. Terrorist attacks against hospitals: worldwide trends and attack types. Prehosp Disaster Med. 2022;37(1):25-32.

31. McNeilly B, Jasani G, Cavaliere G, et al. The rising threat of terrorist attacks against hospitals. Prehosp Disaster Med. 2022;37(2):223-9.

32. Schmeitz CTJ, Barten DG, van Barneveld KWY, et al. Terrorist attacks against Emergency Medical Services: secondary attacks are an emerging risk. Prehosp Disaster Med. 2022;37(2):185-91.

33. Granholm F, Tin D, Ciottone GR. Not war, not terrorism, the impact of hybrid warfare on emergency medicine. Am J Emerg Med. 2022;62:96-100.

34. Khorram-Manesh A, Burkle FM Jr. Civilian population victimization: a systematic review comparing humanitarian and health outcomes in conventional and hybrid warfare. Disaster Med Public Health Prep. 2022;17:e192.

35. De Cauwer HG, Somville F. Health care organizations: soft target during COVID-19 pandemic. Prehosp Disaster Med. 2021;36(3):344-7.

36. American Hospital Association [Internet]. Ransomware Attacks on Hospitals Have Changed. [cited 2022 March 1]. Available from: https://www.aha.org/center/cybersecurity-and-risk-advisory-services/ransomware-attacks-hospitals-have-changed

37. Our World In Data [Internet]. Terrorism. [cited 2022 August 21]. Available from: https://ourworldindata.org/terrorism

38. Global Terrorism Database [Internet]. National Consortium for the Study of Terrorism and Responses to Terrorism (START). Global Terrorism Database Codebook: inclusion criteria and variables. [cited 2022 July 24]. Available from: https://www.start.umd.edu/gtd/using-gtd/

39. de Almeida MM, von Schreeb J. Human stampedes: an updated review of current literature. Prehosp Disaster Med. 2019;34(1):82-8.

40. Overview of the GTD [Internet]. National Consortium for the Study of Terrorism and Responses to Terrorism (START). [cited 2022 July 24]. Available from: https://www.start.umd.edu/gtd/about/

8) 남아시아 국가의 테러리즘

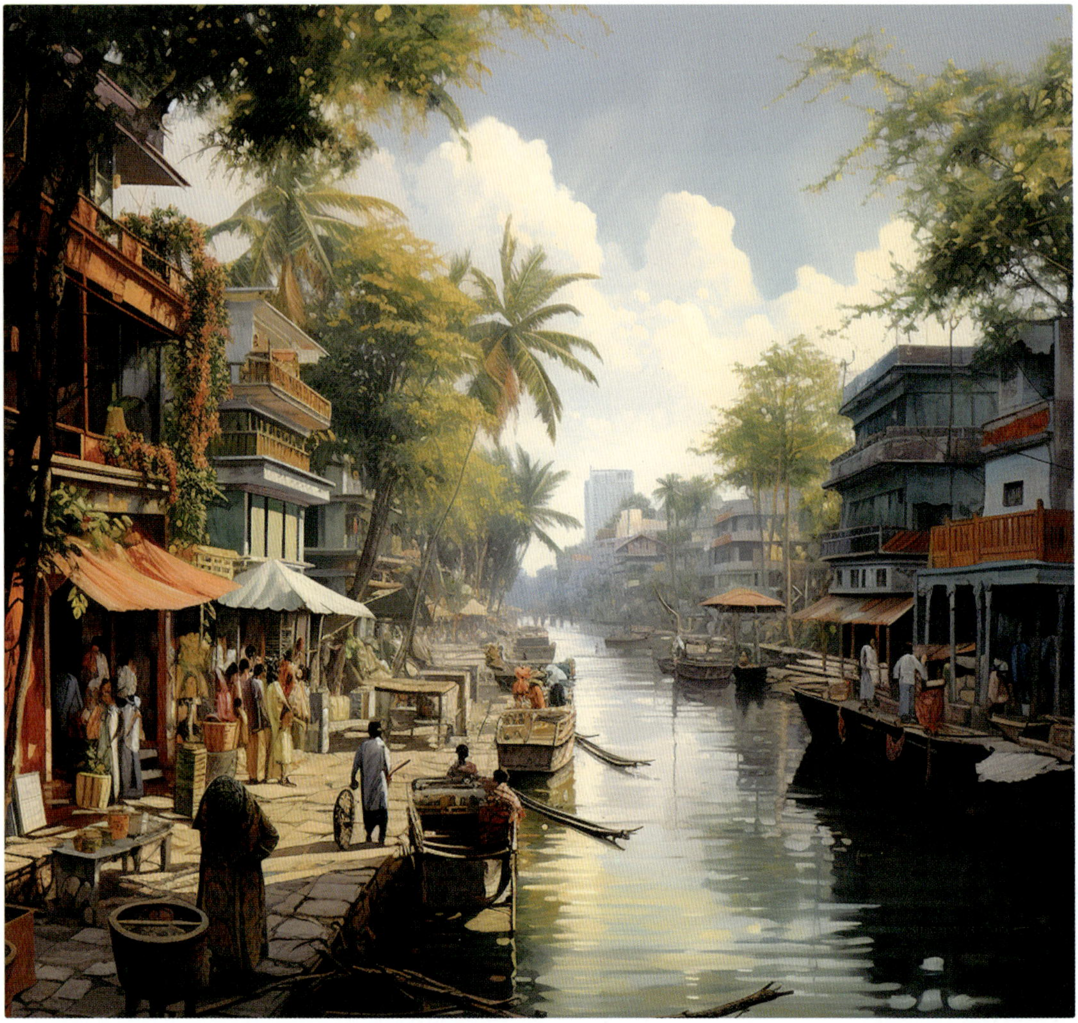

그림 3-8-1. 남아시아 국가 도시의 평화로운 정경.

세계 테러리즘 데이터베이스 코딩책에 따르면 남아시아 국가 지역은 아프가니스탄, 방글라데시, 부탄, 인도, 몰디브, 모리셔스, 네팔, 파키스탄 및 스리랑카로 분류된다(그림 3-8-1, 2).[1]

2020년 2월 미국-탈레반 협정에 따른 미국 병력의 아프가니스탄 철수와 아프간 군의 급속한 붕괴, 그리고 탈레반의 부상 및 카불 점령은 남아시아 국가들의 미래에 대한 국제적 주목을 받게 되었다. 특히 이 지역에서의 보안 위협은 증가할 것으로 예상되며, 탈레반과 알카에다의 부활에 대한 중대한 우려가 생겼다.[1,2] 테러 조직과 남아시아 국가들 간의 복잡한 관계는 계속되며, 일부 대테러 전문가들은 가까운 미래에 테러 활동이 급

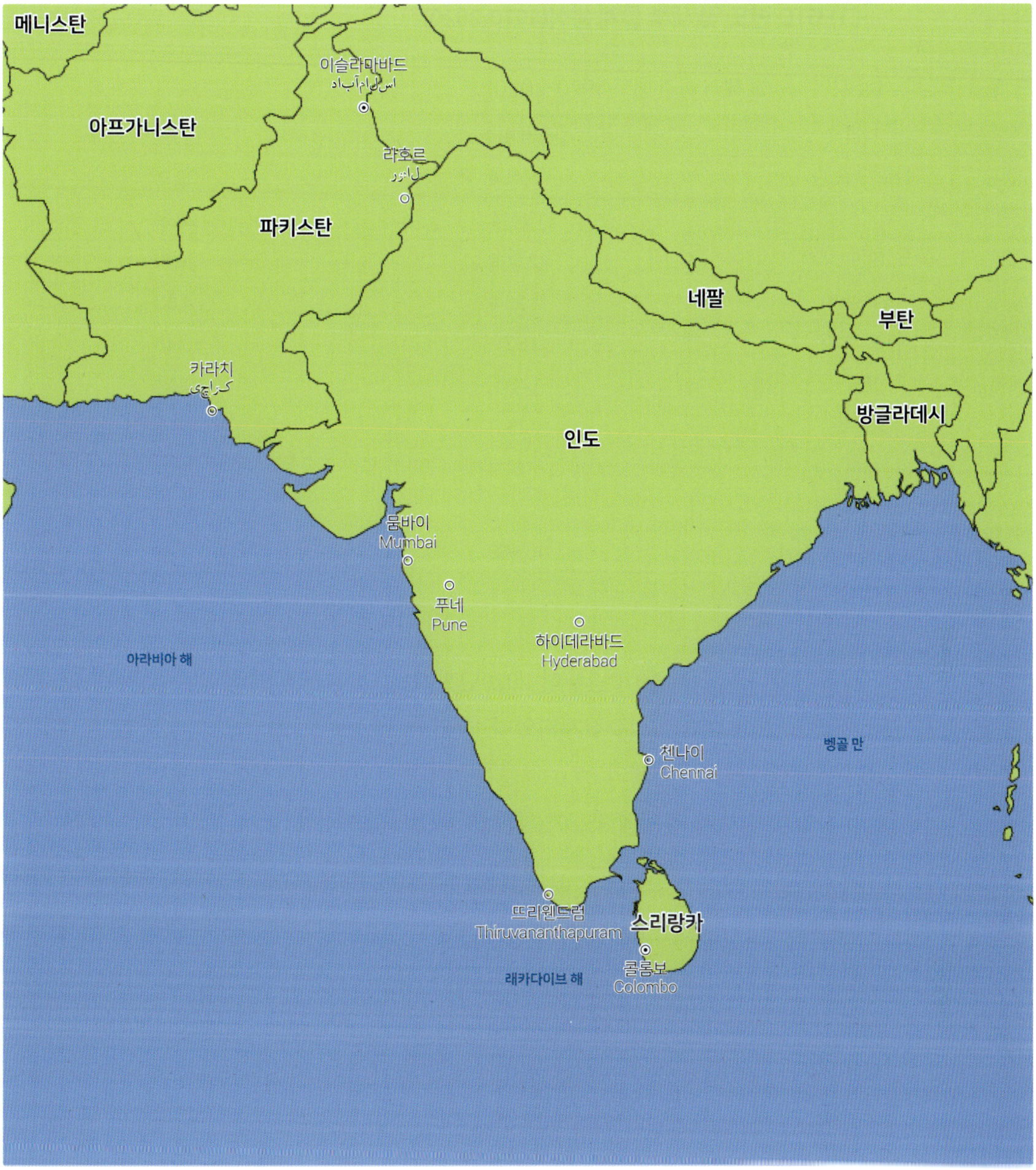

그림 3-8-2. 남아시아 국가 지도.

증하며 미국과 그 동맹국에 대한 공격 가능성이 높아질 것으로 예측하고 있다.[3]

본 챕터에서는 1970년부터 2020년까지 남아시아에서 발생한 모든 테러 관련 공격의 역학적 설명을 제공하는 것을 목표로 한다. 이 데이터는 대테러의학 교육 프로그램 개발에 유용할 것이며, 앞으로의 잠재적 공격에 대한 통찰력을 제공할 것이다.

(1) GTD 빈도 및 세부 통계 분석(1970-2020)

표 3-8-1. 남아시아 지역 나라별 테러 사건 빈도(1970-2020)

나라	테러 횟수	%
아프가니스탄	15,454	32.97
파키스탄	13,414	28.62
인도	12,599	26.88
스리랑카	2,264	4.83
방글라데시	1,621	3.46
네팔	1,484	3.17
몰디브	25	0.05
부탄	6	0.01
모리셔스	2	0
총계	46,869	100

남아시아 지역에서 1970년부터 2020년까지의 테러 사건 발생 건수를 보면 전체 테러 사건은 총 16,028건으로 집계되었다. 파키스탄이 총 5,936건으로 가장 많은 테러 사건이 발생한 나라로, 전체의 37.03%를 차지하며 1위를 기록했다. 인도는 총 5,749건의 테러 사건이 발생해 전체의 35.87%를 차지하였다(**표 3-8-1**).

표 3-8-2. 남아시아 지역 무기 유형별 테러 사건 빈도(1970-2020)

무기 유형	이벤트 수	%
폭발물	23,383	49.89
총기	14,838	31.66
알 수 없음	4,743	10.12
소이성 무기	2,669	5.69
근접 무기	1,065	2.27
화학 무기	75	0.16
파괴 장비	56	0.12
기타	24	0.05
탈것(차량용 폭발물 제외)	11	0.02
가짜 무기	3	0.01
생물학적 무기	2	0
총계	46,869	100

본 연구에서는 남아시아 지역의 테러 이벤트 데이터를 기반으로 가장 많이 사용된 무기 유형을 분석하였다. 분석 결과, 테러 공격에서 가장 많이 사용된 무기 유형은 폭발물로, 전체 테러 이벤트의 약 49.89%를 차지하였다(표 3-8-2). 이어서 총기가 31.66%로 두 번째로 많이 사용된 무기 유형으로 나타났다. 알 수 없는 무기 유형은 전체의 10.12%를 차지하였다(표 3-8-2). 그 외 소이성 무기(5.69%), 근접 무기(2.27%) 등의 무기는 상대적으로 적게 사용되었다. 특히, 화학 무기, 파괴 장비, 차량(차량용 폭발물 제외), 가짜 무기, 생물학적 무기 등은 전체 테러 이벤트 중 0.16% 미만의 비중을 차지하였다. 이러한 결과는 남아시아 지역의 테러 공격에서 폭발물과 총기가 주요한 무기로서의 역할을 하고 있음을 나타낸다(표 3-8-2).

표 3-8-3. 남아시아 지역 타겟 유형별 테러 사건 빈도(1970-2020)

타겟 유형	이벤트 수	%
일반 시민 & 재산	11,686	24.93
경찰	10,928	23.32
정부(일반)	6,277	13.39
사업체	3,430	7.32
알 수 없음	3,003	6.41
교통	2,242	4.78
교육 기관	1,899	4.05
군사	1,536	3.28
종교 인물/기관	1,261	2.69
폭력적인 정치 당	1,060	2.26
공공 시설	840	1.79
테러리스트/비국가 군사 조직	836	1.78
기자 & 미디어	480	1.02
통신	401	0.86
정부(외교)	316	0.67
비정부 조직	306	0.65
공항 & 항공기	177	0.38
식수 공급	63	0.13
해상	52	0.11
관광객	49	0.1
기타	27	0.06
총계	46,869	100

테러 공격의 주요 타겟은 "일반 시민 & 재산"으로 전체 테러 이벤트의 약 24.93%를 차지하였다(표 3-8-3). "경찰"은 23.32%로 두 번째로 많이 공격된 타겟 유형으로 나타났으며, "정부(일반)"은 13.39%로 세 번째로 많이 공격되었다(표 3-8-3). 그 외 "사업체", "알 수 없음", "교통" 등의 타겟 유형도 상당한 비중을 차지하였다(표 3-8-3). 이러한 결과는 테러 공격의 주요 타겟이 일반 시민, 경찰 및 정부 기관임을 나타낸다.

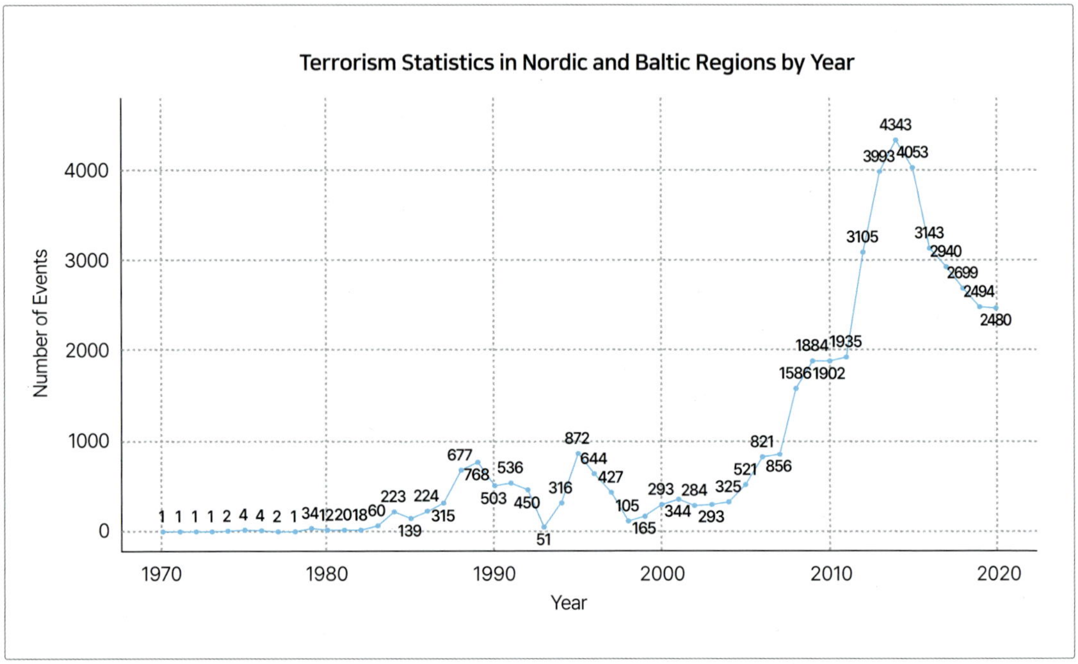

그림 3-8-3. 남아시아 지역의 연도별 테러 발생 추세(1970-2020).
Number of Terrorist Events by Year, 연도별 테러 이벤트 횟수

남아시아 지역의 연도별 테러 이벤트 추세를 분석한 결과, 2000년대 초반부터 2010년대 중반까지 테러 이벤트의 수가 지속적으로 증가하는 경향을 보였다(그림 3-8-3).

단일 테러 사건으로 인한 가장 큰 희생자 수는 2004년 3월 21일 네팔 다딩지역에서 네팔 마오주의 공산당(CPN-M)의 공격으로 518명이 사망하고 216명이 부상당했다(표 3-8-4).

표 3-8-4. 상위 10위의 사상 사고(1970-2020)

순위	년	월	일	나라	장소 (도시)	테러단체 이름	동기	사망자 수 (n)	부상자 수 (n)	공격유형
1	2004	3	21	네팔	다딩 지구	네팔 마오주의 공산당 (CPN-M)	알 수 없음	518	216	무장 공격
2	2018	8	10	아프가니스탄	가즈니	탈레반	탈레반은 이 사건에 대한 책임을 인정하고, 이 공격이 회담에서 그들의 위치를 강화시킬 것이라고 밝혔음	466		폭탄/폭발
3	2018	5	15	아프가니스탄	파라	탈레반	알 수 없음	330	116	폭탄/폭발
4	2015	9	28	아프가니스탄	쿤두즈	탈레반	알 수 없음	240	296	무장 공격
5	2006	7	11	인도	뭄바이	라쉬카르-e-타이바 (LeT)	알 수 없음	188	817	폭탄/폭발
6	2014	12	16	파키스탄	페샤와르	테흐릭-i-탈리반 파키스탄 (TTP)	테흐릭이-탈리반 파키스탄(TTP)은 이 사건에 대한 책임을 인정하고, 이 공격은 북 워지리스탄에서의 군사 작전에 대한 보복으로 실행되었다고 밝혔음	158	121	인질 취급 (바리케이드 사건)
7	2010	10	3	아프가니스탄	쿤두즈	탈레반	탈레반은 이 사건에 대한 책임을 인정하고, 미국에 아프가니스탄에서 모든 미군 병력을 철수하라고 요구함	154	120	무장 공격
8	2018	7	13	파키스탄	다렌가르	이슬람 국가의 호라산 지부	구체적인 동기는 알려져 있지 않지만, 소스에 따르면 이 공격은 선거와 관련이 있다고 함	150	300	폭탄/폭발
9	2001	1	7	아프가니스탄	야카왈랑	탈레반	구체적인 동기는 알려져 있지 않지만, 생존자들은 공격자와 동일한 민족적 배경을 가지고 있기 때문에 표적이 되었다고 보고되었음	150		무장 공격
10	1985	5	14	스리랑카	아누라다푸라	타밀 일람의 해방 호랑이 (LTTE)	알 수 없음	146	100	무장 공격

남아시아 지역의 테러 공격 유형과 타겟 유형 간의 관계 분석에 따르면 무장 공격은 주로 군사 시설과 경찰을 표적으로 한다(그림 3-8-4). 폭탄/폭발은 다양한 타겟 유형에 걸쳐서 빈번하게 발생하며, 특히 사적 시설, 군사 시설, 경찰, 정부 시설에서 많이 발생하였다(그림 3-8-4). 암살은 주로 정부 관련 인물이나 군인, 경찰을 표적으로 하였다(그림 3-8-4). 테러 조직들은 그들의 목적과 전략에 따라 다양한 공격 유형을 선택하여 특정 타겟을 공격하였다. 이러한 선택은 테러 조직의 전략적 목표, 그들이 추구하는 메시지 전달, 그리고 그들이 가진 자원 및 능력에 따라 달라질 수 있다. 예를 들어, 무장 공격은 군사적 목표나 국가의 권위를 직접적으로 도전하는 방식으로 사용될 수 있다. 반면, 폭탄이나 폭발 공격은 넓은 범위의 피해를 주기 위한 수단으로 사용될 수 있다. 이러한 분석은 테러 조직의 전략과 동기를 이해하는 데 도움이 될 수 있다.

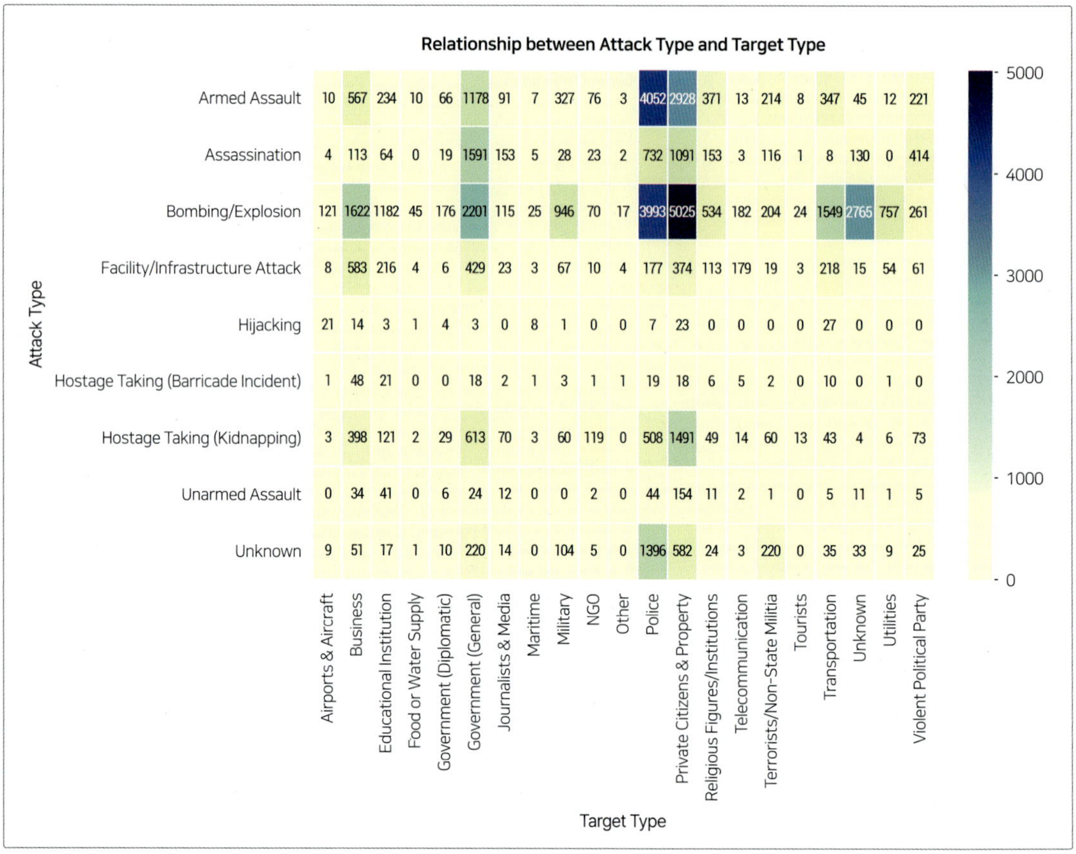

그림 3-8-4. 남아시아 지역의 테러 공격 유형과 타겟 유형 간의 관계 분석(1970-2020).

공격 유형(attack type)

Armed Assault, 무장 공격; Assassination, 암살; Bombing/Explosion, 폭탄/폭발; Facility/Infrastructure Attack, 시설/인프라 공격; Hijacking, 납치; Hostage Taking (Barricade Incident), 인질 취급(바리케이드 사건); Hostage Taking (Kidnapping), 인질 취급(납치); Unarmed Assault, 무장되지 않은 공격; Unknown, 알 수 없음

타겟 유형(target type)

Airports & Aircraft, 공항 및 항공기; Business, 사업; Educational Institution, 교육 기관; Food or Water Supply, 식품 또는 물 공급; Government (Diplomatic), 정부(외교); Government (General), 정부(일반); Journalists & Media, 기자 & 미디어; Maritime, 해양; Military, 군사; Non-State Militant, 비국가 군사; Other, 기타; Police, 경찰; Private Citizens & Property, 사적 시민 & 재산; Religious Figures/Institutions, 종교 인물/기관; Telecommunication, 통신; Terrorists/Non-State Militia, 테러리스트/비국가 민병대; Transportation, 교통; Unknown, 알 수 없음; Utilities, 유틸리티; Violent Political Party, 폭력적 정치 당

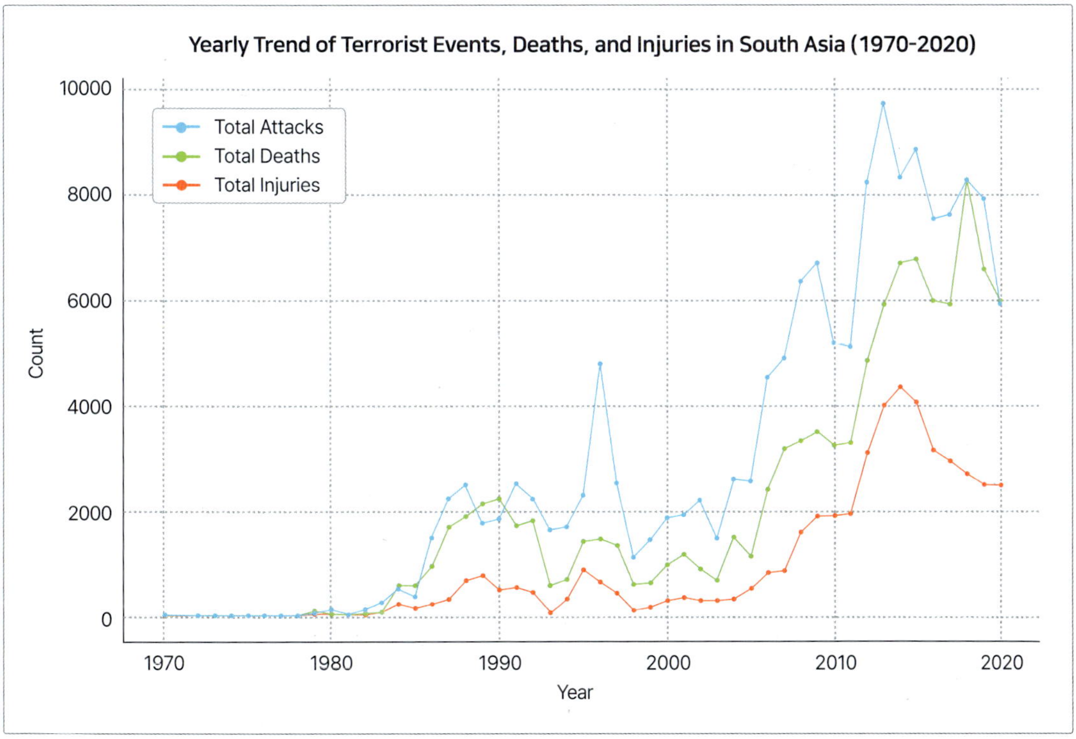

그림 3-8-5. 연도에 따른 남아시아 지역의 총 공격 횟수, 사망자 및 부상자 통계(1970-2020).
테러 사건 추세 (파란색); 사망자 수 추세 (녹색); 부상자 수 추세 (빨간색)

테러 사건 추세(파란색)는 2000년대 중반부터 2010년대 초반까지 테러 사건의 수가 급격하게 증가하였으며, 이후로는 비교적 안정적인 상태를 보이고 있다**(그림 3-8-5)**. 사망자 수 추세(녹색)는 2000년대 중반부터 2010년대 초반까지 사망자 수도 급증하였으며, 이후로는 일정한 수준을 유지하고 있다**(그림 3-8-5)**. 부상자 수 추세(빨간색)는 부상자 수도 비슷한 추세를 보이며, 2000년대 중반부터 크게 증가하였다**(그림 3-8-5)**.

1980년대 이후로 전반적으로 시간의 흐름에 따라 테러 사건 추세, 사망자 수 추세 및 부상자 수 추세는 증가하는 경향을 보였다.

(2) 고찰

월드뱅크의 데이터에 따르면, 남아시아의 남성의 평균 수명은 69세, 여성은 71세이다.[7] 이 지역은 1970년대부터 테러 공격이 가장 많이 일어난 지역으로 중동 및 북아프리카 지역에 이어 두 번째로 높은 순위를 차지하고 있다. 이 지역에서 잃어버린 생명의 연수는 비전염성 질환, 감염성 질환, 그리고 외상 때문이었다.[8] 이 지역의 다양한 재난에 대한 대응 능력의 한계는 COVID-19 대유행에 대한 반응에서도 잘 나타났다. 지역의 건강 인프라가 미흡하고 대다수의 인구가 빈곤선 아래에 살고 있어 추가적인 위기에 대처

하기 어렵다.[9]

2021년 7월의 테러 관련 보고서에서, 유엔 안보리는 남아시아 전체에서의 테러 활동, 특히 새로운 구성원의 모집과 훈련이 증가하고 있음을 경고했다.[10] 2014년의 최고점 이후로 공격은 감소 추세에 있지만, 미국이 아프가니스탄에서 병력을 철수한 이후 탈레반의 급속한 부활은 지역 전체에서 활동이 확대될 가능성이 있는 단기적인 직접적인 영향과 관련된 우려 거리였다.[11]

행동과학적 견지에서 파키스탄의 테러리즘을 분석한 한 연구에서는 심리학적, 사회학적, 종교적 및 테러관리이론의 관점을 바탕으로 다음의 내용을 강조하였다.[12] 심리학적 관점에서는 1947년에 시작된 이래로 파키스탄 국민이 이주의 고통에 시달려 왔으며 수백만 명이 힌두교와 시크교 극단주의자들에게 살해되었으며, 자원 부족, 집 없는 가족들의 부담, 그리고 동파키스탄에서 서파키스탄으로의 대량 이민으로 인해 국가의 안정성이 크게 훼손되었음에 주목하였다.[12] 1948년에 리더인 무함마드 알리 진나를 잃은 후 1949년에 채택된 목적결의안을 통해 민주주의, 자유주의, 그리고 세속주의 정신이 특정한 종교 해석으로 바뀌었다.[12] 이러한 사건들은 1948년과 1965년에 인도와의 전쟁과 함께 동서파키스탄의 분리로 이어진 전체 국가에 대한 고통스러운 사건들이었다. 이러한 사건들은 개별 시민들의 심리적 프로필에 반영될 수밖에 없었다.[12] 이러한 정치적 도전과 결합된 사회경제적 역경은 평균 파키스탄 시민의 심리에 영향을 미쳤다. 파키스탄에서의 테러에 대한 심리학적 관점을 이해하기 위해서는 이러한 배경을 알아야 한다. 테러범을 단순히 정신병적 인격 또는 미친 사람으로 규정하는 것은 적절하지 않을 수 있다. 사회학적 관점으로는 파키스탄의 존재 대부분의 시간 동안, 그 사회 환경은 빈곤, 문맹, 질병, 불안정, 그리고 불의에 의해 도전을 받았다. 이러한 환경에서 테러범은 종종 억압받는 대중에게 악당이나 범죄자로 보이지 않았다. 폭력이 사회적 "기준"으로 나타나면서 더 많은 청소년들과 "총과 마약" 문화가 생겨났다.[12] 종교적 관점으로는 21세기는 종교적 근본주의의 부활을 목격했는데, 이는 종교의 쇠퇴와 현대 사회의 부상이 동전의 두 면이라는 기존의 개념이 잘못된 것임을 입증했다.[12] 테러 관리 이론 관점으로는 파키스탄에서 활동하는 테러 조직들은 잠재적인 자살 폭탄범을 동기부여하기 위해 무슬림에게 신성하게 여겨지는 코란의 글을 변경하고 잘못 해석해 오고 있다.[12] 그들은 이슬람의 샤하닷(순교)이라는 주제를 이용하여 이를 수행한다. 코란의 경전에 따르면, 죽음이 샤하닷으로 분류되는 사람은 결코 죽지 않고 모든 사람처럼 살아 있으며, 그에게는 신으로부터 그의 은혜를 받지만, 죽은 자들만이 그를 볼 수 없으며, 그에게는 천국에서 가장 높은 지위가 약속되어 있다. 이슬람 신앙에서, 무슬림이 살고 있는 이 세상은 일시적인 상태이며, 신자가 내세에서 더 높은 지위를 달성할 기회이다.[12] 이 세상의 물질적인 추구와 관심은 사탄에 의해 만들어진 방해물로 보이며, 그것은 무슬림이 천국에서 영원한 행복으로 이끄는 "직진 길(sirat e mustaqeem)"을 걷는 동안 그를 방해하고 산

만하게 만든다는 거짓 환상을 심어 준다. Rosenblatt, Greenberg, Solomon, Pyszczynski & Lyon(1989)의 논문 "테러 관리 이론에 대한 증거"에서는 자연 선택이 인간과 다른 동물에게 다양한 적응력을 부여했으며, 인간만이 언젠가 그들이 죽을 것이라는 인식을 가지고 있다고 제안했다.[12] 이러한 인식은 그들 속에 공포의 상태를 만든다.[12] 그들은 사후에도 그 인식을 얻고자 하는 자아존중감, 세계관, 그리고 사회의 규범과 가치에 대한 충성의 역할을 강조한다.[12] 이 이론은 자살 폭탄범과 다른 테러 조작자들의 훈련자들에 의한 샤하닷의 개념의 성공적이지만 악용적인 사용을 설명한다.

남아시아의 의료 인프라는 파편화되어 있으며 자금이 부족하며, 의료진은 테러의 희생자에게 최적의 시기에 적절한 치료를 제공하기 위해 투쟁하고 있다.[13] 이와 관련하여 한 연구는 아프가니스탄 라쉬카르 가의 NGO 외상 병원에서 2016년 2월부터 2016년 5월까지 세 달 동안 입원한 484명의 전쟁 피해자를 대상으로 환자의 특성을 분석하였다.[14] 평균 연령은 23.5세였다. 434명(89.9%)이 남성이고 50명(10.1%)이 여성이었다.[14] 가장 흔한 부상 원인은 총상, 포던 부상, 지뢰 부상이었다.[14] 가장 흔하게 부상을 입은 신체 부위는 하지, 상지, 가슴 또는 얼굴이었다.[14] 수술실에서 모든 상처에 수술 상처 관리와 제거를 제외하고, 복강절개가 가장 흔한 수술 방법이었으며, 다음은 흉부 배액 설치와 절단이었다.[14] 이 결과를 통해 외과 전문 지식과 명확한 경로가 현대적인 인프라보다 중요하다는 결론이 도출되었다. 대량 피해 사건이 발생한 경우, 생명을 구하는 치료를 위해 빠르게 조치를 취하기 위해 기본적인 진단 수단으로 빠른 의사 결정을 할 수 있으면 차이를 만들 수 있다고 하였다.[14] 지역의 충돌로 인해 사람들이 이동하게 되면서 감염병, 소아 영양실조, 성기반 폭력, 그리고 지속적으로 건강 관리에 접근하는 데 어려움을 겪는 사람들의 정신 건강 문제가 증가했다.[15] 또한, 의료 시설은 공격의 대상이 될 수 있다. 이는 2008년 아흐메다바드 사건에서 민간 병원에서 2차 폭발이 발생하여 긴급 치료에 더 많은 피해와 혼란이 발생한 것으로 입증되었다. 2008년 11월 뭄바이 테러 공격은 또한 전 사고 응급 의료 서비스의 반응과 사건 지휘 체계의 결핍을 명확하게 보여주었다. 2019년 스리랑카 부활절 자살 폭탄 테러 공격은 테러리스트 그룹의 정교함과 조성 능력을 보여주며, 이는 의료 및 보안 전문가들에게 우려 거리가 되어야 한다.[14,16]

이러한 공격을 고려할 때, 재난 의학, 대테러의학, 그리고 지역 의료 전문가들은 인위적으로 의도된 사건에 대한 개선된 대비 조치를 촉구하고 있다.

지역의 의료 전문가들은 앞으로의 테러 관련 재난에 더 잘 대처하기 위해 커리큘럼 조정과 지속적인 직무 교육을 요청하고 있다.[17] 글로벌 차원에서 재난 의학과 대테러의학 전문가들은 교육과 훈련을 촉구하며, 인위적으로 의도된 사건에 대한 의료 완화, 대비, 응답, 그리고 복구 전략을 재검토하고 있다.[18-20]

(3) 제한사항

GTD는 전 세계 테러 사건의 포괄적인 기록이다. 이는 테러리즘 연구 및 테러 대응 국가 연합체에 의해 유지되며, 글로벌 테러 지수와 같은 다른 테러 관련 지표의 기초가 된다. GTD에만 전적으로 의존하는 것은 다른 일반 소스와의 확인 및 다른 온라인 검색을 통한 부분적 완화와 함께, GTD에 보고되지 않은 사건이 있으면 이러한 결과의 진실성을 제한할 수 있다. 테러라는 용어에 대한 전 세계적으로 합의된 정의의 부재는 이러한 이벤트의 라벨링에 데이터베이스 간의 불일치를 초래할 수 있다. 테러 사건의 명확하고 자세한 문서화는 보고 제한, 독립적 확인의 부족, 그리고 정부 출처의 불투명성에 의해 더욱 방해를 받는다. 마지막으로, GTD와 같은 기존 데이터베이스를 데이터 소스로 사용하는 것은 기본적으로 잘못된 코딩이나 데이터 입력 오류와 같은 잠재적인 도전을 도입하며, 오픈소스 정보의 정확성에 의존하게 된다.

(4) 결론

전체적으로, 1970년부터 2020년까지 전 세계에서 발생한 테러 공격은 총 174,995건이었다. 이 중 남아시아 지역에서 발생한 테러 공격은 46,869건으로, 전체 테러 공격 중 약 26.78%가 남아시아 지역에서 발생했다. 이 중 102,724명이 사망하고 149,103명이 부상을 당했다. 공격의 88% 이상이 아프가니스탄, 파키스탄, 그리고 인도에서 발생했다. 2014년 이후 공격이 감소하고 있지만, 최근 몇 년 동안 테러 활동에서 크게 증가하는 것에 대한 우려가 있으며, 이는 이미 파편화된 의료 시스템에 영향을 줄 수 있다. 폭발물과 총기를 사용한 공격 방법은 모든 무기 유형의 81.55%를 차지했지만, 테러와 충돌의 영향은 단순한 사망과 부상 통계를 넘어선다.

REFERENCE

1. GTD (Global Terrorism Database) Codebook (August 2021) [Internet]. [cited 2023 October 13]. Available from: https://www.start.umd.edu/gtd/downloads/Codebook.pdf
2. War On the Rocks [Internet]. Terrorism in South Asia After the Fall of Afghanistan. [cited 2022 December 21]. Available from: https://warontherocks.com/2021/08/terrorism-in-south-asia-afterthe-fall-of-afghanistan/
3. NBC News [Internet]. Taliban parade new weapons seized from Afghan military as US withdraws. [cited 2022 December 21]. Available from: https://www.nbcnews.com/news/ world/taliban-parade-new-weapons-seized-afghan-military-u-s-withdraws-n1273081
4. New York Times [Internet]. Now Will They Restrain or Support Al Qaeda? [cited 2022 December 21]. Available from: https://www.nytimes.com/2021/08/17/world/asia/talibanafghanistan-al-qaeda.html
5. Tin D, Margus C, Ciottone GR. Half-a-century of terrorist attacks: weapons selection, casualty outcomes, and implications for Counter-Terrorism Medicine. Prehosp Disaster Med. 2021;36(5):526-30.

6. Tin D, Fares S, Al Mulhim M, et al. Terrorist attacks in the Middle East: a Counter-Terrorism Medicine analysis. Prehosp Disaster Med. 2022;37(2):212-6.
7. The World Bank [Internet]. Life expectancy at birth. [cited 2021 December 29]. Available from: https://data.worldbank.org/indicator/SP.DYN.LE00.IN?end=2019
8. Naghavi M, Abajobir AA, Abbafati C, et al. Global, regional, and national agesex specific mortality for 264 causes of death, 1980-2016: a systematic analysis for the Global Burden of Disease Study 2016. Lancet. 2017;390(10100): 1151-210.
9. Saleem Q, Sidra S, Rauf A, et al. Impact of terrorism on economic growth in South Asian country. Int J Econ Financ Issues. 2020;10(4):185.
10. United Nations Security Council. Report of the Secretary-General on the Threat Posed by ISIL (Da'esh) to International Peace and Security and the Range of United Nations Efforts in Support of Member States in Countering the Threat. New York USA; UN Security Council: 2016;1-23.
11. Clarke CP. Trends in Terrorism: What's on the Horizon in 2022. Foreign Policy Research Institute. 2020. [cited 2021 December 28]. Available from: https://www.fpri.org/article/2021/12/trends-in-terrorismwhats-on-the-horizon-in-2022/
12. Nizami AT, Rana MH, Hassan TM, et al. Terrorism in Pakistan: a behavioral sciences perspective. Behav Sci Law. 2014;32(3):335-46. doi: 10.1002/bsl.2118. Epub 2014 Apr 28. PMID: 24777397
13. Sonawane DV, Garg BK, Chandanwale A, et al. 26/11 Mumbai terrorist attack revisited: lessons learnt and novel disaster model for future. Jamba. Journal of Disaster Risk Studies. 2020;4.
14. Wichlas F, Hofmann V, Strada G, et al. War surgery in Afghanistan: a model for mass causalities in terror attacks? Int Orthop. 2020;44(12):2521-7. doi: 10.1007/s00264-020-04797-2. Epub 2020 Sep 11. PMID: 32915284; PMCID: PMC7483489
15. David S, Gazi R, Mirzazada MS, et al. Conflict in South Asia and its impact on health. BMJ. 2017;357:j1537.
16. The Diplomat [Internet]. Why Did the Islamic State Target Sri Lanka? [cited 2021 December 21]. Available from: https:// thediplomat.com/2019/05/why-did-the-islamic-state-target-sri-lanka/
17. Khilji Fur R, Raziq A, Shoaib M, et al. "Expecting the Unexpected:" Nurses' Response and Preparedness of Terrorism-Related Disaster Events in Quetta City, Pakistan. Front Public Heal. 2021;9:695143.
18. Tin D, Hertelendy AJ, Ciottone GR. Disaster medicine training: the case for virtual reality. Am J Emerg Med. 2021;48:370-1.
19. Tin D, Hart A, Ciottone GR. Hardening hospital defenses as a counter-terrorism medicine measure. Am J Emerg Med. 2021;45:667-8.
20. Ciottone GR, Tin D, Court M. Counter-Terrorism Medicine: The Time is Now. Cris Response J. 2021. Epub ahead of print.

9) 전 세계 테러리즘의 개관

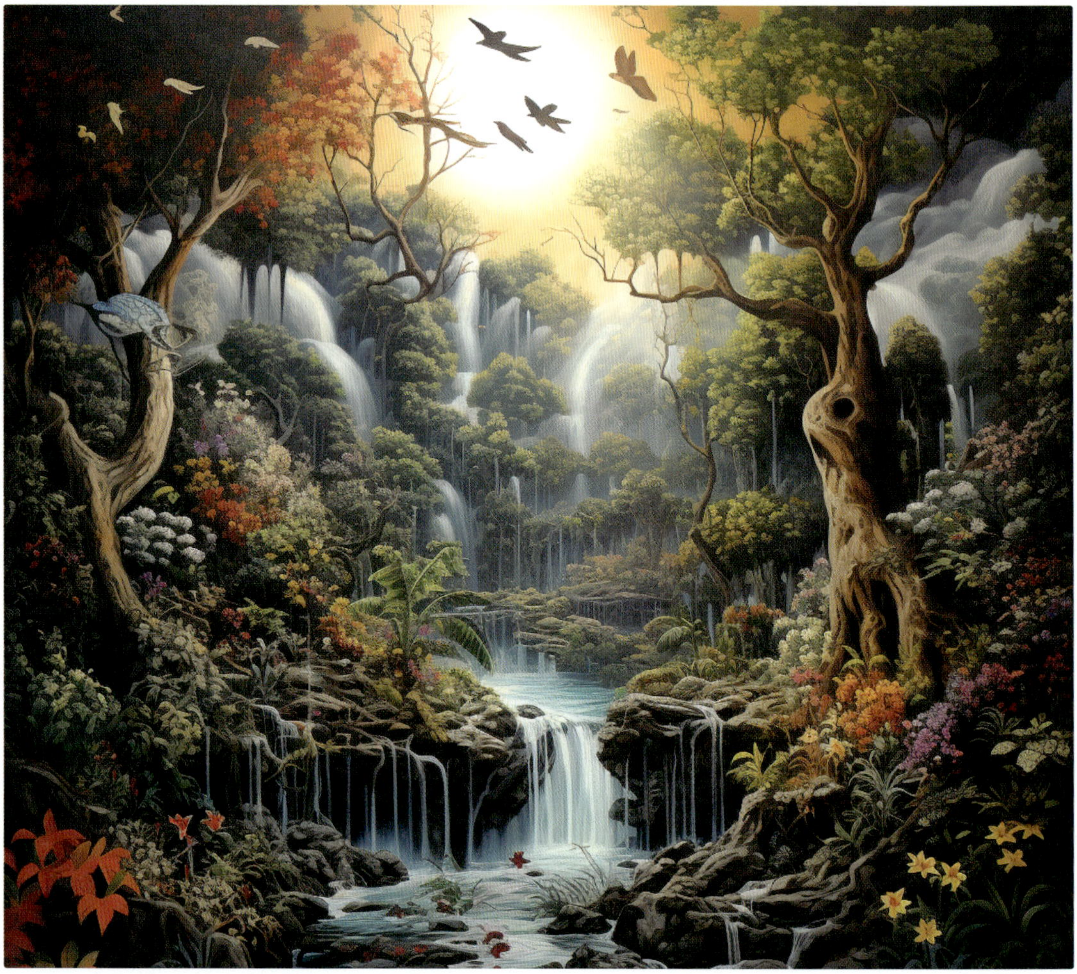

그림 3-9-1. 에덴 동산의 평화로운 정경.

인류의 이상향인 낙원의 에덴 동산과는 달리 전 세계 주요 수도 도시에서의 고위험 테러 공격이 정기적으로 발생하는 것처럼 보이며, 그 결과로 인한 대량의 피해자 사건은 계속해서 의료 시스템에 도전을 제기하고 있다(그림 3-9-1). 2023년 10월 7일 팔레스타인 가자지구 하마스의 이스라엘 침공 테러는 그 피해 범위와 잔혹성으로 인해 이스라엘의 중동 분쟁에서 인류 역사상 유대인 홀로코스트 이후로 미국의 9·11 테러와 비교되며 이스라엘이 당한 가장 심각한 테러 사건으로 기록되었다.[1] 교통 및 산업 사고와 함께 인간이 만든 재해 범주에 포함된 테러 사건은 건강에 대한 그 결과가 근본적으로 다르다. 대부분의 인간이 만든 재해는 우발적이며 피해자에 미치는 영향을 최소화하기 위한 안전 조치로 완화되지만, 테러 사건은 사망과 파괴를 극대화하기 위해 사전에 설계되었다.

대테러의학(CTM)이 재난 의학의 부분 전문 분야로서 등장하면서 이러한 고유한 테러 관련 문제들, 즉 비대칭적이고 다양한 형태의 테러 공격에 대한 완화, 준비 및 대응 조치와 관련한 주제들을 다룬다.[2]

2014년에 정점을 찍은 이후 테러와 관련된 사망자 수는 해마다 감소하고 있다.[1] 2019년의 코로나 바이러스 질병(COVID-19) 대유행은 국경 폐쇄, 항공 여행 제한, 물류 방해 및 경제적 영향과 같은 비약물적 대응 조치로 인해 테러 조직의 공격 수행 능력을 더욱 방해하였다. 또한, 통행 제한과 다중 인원 제한으로 인해 테러 대상이 크게 줄었다.[3,4] 반면 대테러 전문가들은 테러 분자들이 대유행으로 인한 사회 경제적 혼란과 주의 분산을 악용하고 있다는 명백한 징후가 있기 때문에 이 현상이 단기적일 것이라고 생각한다.[5,6] 폭력적인 극단주의 집단들은 정부에 대한 반감과 통행 제한으로 인한 고립감을 이용하여 그들의 선전 활동과 신규 모집 노력을 확대하였으며, 전문가들은 가까운 미래에 테러 활동이 급증할 것이라 예측한다.[7,8] 그들의 행동은 주로 폭력적인 이슬람 부흥주의와 부활한 인종 및 민족의 최고주의를 포함하여 국제 테러의 변화하는 글로벌 풍경을 설명한다.[9] 다음으로, 신성한 가치, 정체성 융합, 그리고 사회 네트워크 동적이 어떻게 극단적인 폭력을 동기 부여하고 유지하는지에 중점을 둔 헌신적 행위자와 합리적 행위자의 구조에 대한 심리사회적 특성을 보여준다.[9] 전투의 의지와 죽음의 의지의 심리는 이라크의 최전방 전투원, 모로코의 극단주의 지지자, 그리고 스페인의 급진화하는 인구를 대상으로 한 행동 및 뇌 연구를 통해 설명된다.[9]

본 챕터는 1970년부터 2020년까지 지속된 전 세계의 모든 테러 관련 사건을 GTD를 이용하여 다양한 각도에서 분석하고, 그 공격 빈도와 사용된 역사적 무기 유형과 발생한 사망 및 부상을 분석한다. 이를 통해 대응자들은 테러 사건에서 마주칠 가능성이 있는 다양한 무기의 사망률과 부상률에 대해 더 잘 알게 될 것이다.

(1) GTD 빈도 및 세부 통계 분석 (1970-2020)

중동 및 북아프리카 지역이 47,541건으로 가장 높은 테러 사건을 기록하며, 전체의 27.17%를 차지하였다. 이를 closely follow하는 남아시아 지역은 46,869건의 테러 사건을 기록하였으며, 전체의 26.78%를 차지하였다. 사하라 이남 아프리카는 19,340건으로 전체의 11.05%를 차지하였다(표 3-9-1).

표 3-9-1. 전 세계 지역별 테러 사건 빈도(1970-2020)

지역	테러 횟수	%
중동 및 북아프리카	47,541	27.17
남아시아	46,869	26.78
사하라 이남 아프리카	19,340	11.05
남아메리카	17,922	10.24
서유럽	15,771	9.01
동남아시아	11,569	6.61
중앙아메리카 및 카리브	7,135	4.08
동유럽	3,948	2.26
북아메리카	3,352	1.92
동아시아	779	0.45
중앙아시아	475	0.27
오세아니아	294	0.17
총계	174,995	100

표 3-9-2. 전 세계 무기 유형별 테러 사건 빈도(1970-2020)

지역	테러 횟수	%
중동 및 북아프리카	90,003	51.43
남아시아	52,406	29.95
사하라 이남 아프리카	15,617	8.92
남아메리카	12,396	7.08
서유럽	3,761	2.15
동남아시아	295	0.17
중앙아메리카 및 카리브	183	0.1
동유럽	132	0.08
북아메리카	127	0.07
동아시아	32	0.02
중앙아시아	31	0.02
오세아니아	12	0.01
총계	174,995	100

전 세계의 무기 유형별 테러 사건 빈도에서 폭발물은 90,003건으로 가장 빈번히 사용된 무기 유형이었으며, 전체의 51.43%를 차지하였다. 총기류는 52,406건으로 전체의 29.95%를 차지하여 두 번째로 높았다. 알 수 없는 무기 유형은 15,617건으로 전체의 8.92%를 차지하였다. 이러한 결과는 전 세계의 테러 공격에서 폭발물과 총기가 주요한 무기로서의 역할을 하고 있음을 나타낸다(표 3-9-2).

표 3-9-3. 전 세계 타겟 유형별 테러 사건 빈도(1970-2020)

타겟 유형	테러 횟수	%
개인 및 재산	49,607	28.35
경찰	28,020	16.01
정부(일반)	23,212	13.26
비즈니스	21,641	12.37
교통	7,115	4.07
알 수 없음	7,067	4.04
유틸리티	6,285	3.59
군사	5,566	3.18
종교 인사/기관	4,956	2.83
교육 기관	4,626	2.64
정부(외교)	3,754	2.15
기자 & 미디어	3,130	1.79
테러리스트/비국가 민병대	2,897	1.66
폭력적 정치 당파	1,682	0.96
공항 & 항공기	1,406	0.8
통신	1,265	0.72
비정부 조직	1,074	0.61
관광객	462	0.26
해상	397	0.23
식수 공급	343	0.2
낙태 관련	279	0.16
기타	211	0.12
총계	174,995	100

테러 공격의 대상으로 개인 및 재산이 49,607건으로 가장 높은 테러 사건을 기록하였다. 이는 전체 테러 사건의 약 28.35%를 차지하며, 소프트 타겟인 일반 시민들과 그들의 재산이 테러의 주요 타겟으로 사용되었음을 나타낸다(표 3-9-3). 경찰은 28,020건으로 전체의 16.01%를 차지하였다(표 3-9-3). 테러리스트들이 국가의 질서를 유지하는 기관인 경찰을 주요 대상으로 삼는 경향이 있음을 보여준다(표 3-9-3). 정부(일반)는 23,212건으로 전체의 13.26%를 차지하였다. 이는 테러리스트들이 정부와 그 관련 기관을 직접적인 타겟으로 삼아, 국가에 대한 불만이나 반감을 표현하려는 의도를 나타낼 수 있다. 비즈니스 관련 테러 사건은 21,641건으로 전체의 12.37%를 차지하였다. 경제적 이익을 통한 사회적 영향을 주려는 의도가 반영될 수 있다. 전반적으로 개인 및 재산, 경찰, 정부, 비즈니스와 같은 주요 분야가 테러의 주요 타겟으로 선택되었음을 알 수 있다.

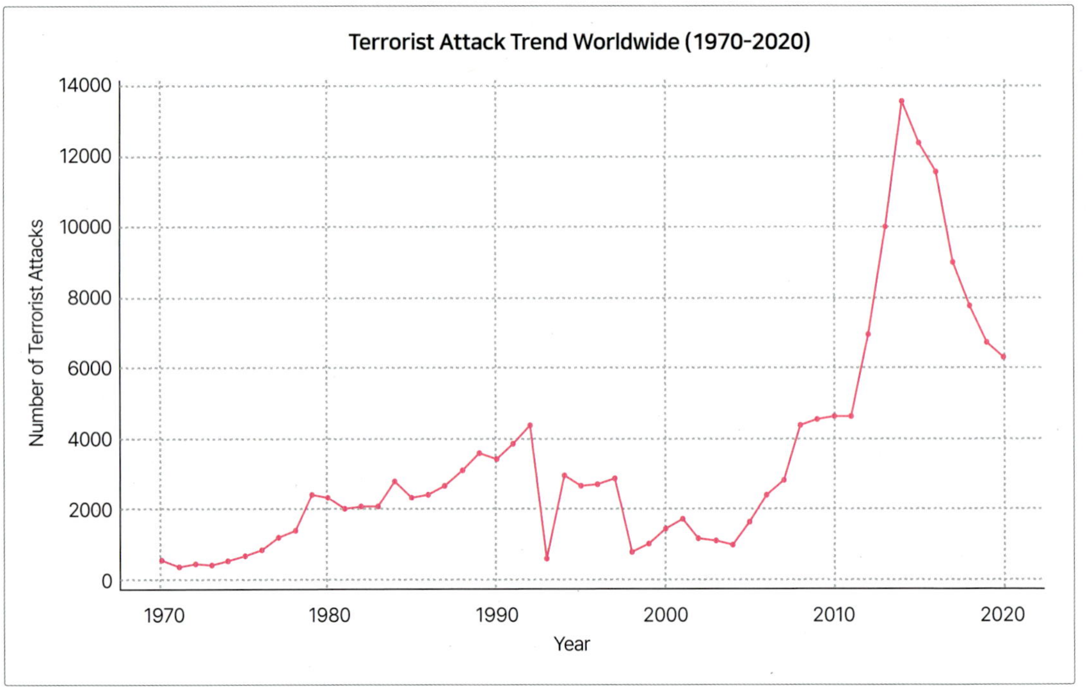

그림 3-9-2. 전 세계 연도별 테러 발생 추세(1970-2020).
Number of Terrorist Events by Year, 연도별 테러 이벤트 횟수

이는 테러리스트들이 최대한의 사회적 혼란과 불안을 야기하기 위해 이러한 분야를 대상으로 한다는 것을 의미한다.

1970년부터 2020년까지의 연도별 테러 발생 추세를 보면, 1970년대 중반부터 1990년대 초반까지는 상대적으로 안정적인 테러 발생 추세를 보여준다(그림 3-9-2). 그러나 2000년대 중반부터 2010년대 초반까지 급격한 증가세를 보여주며 테러 사건이 크게 늘어난 것을 확인할 수 있다(그림 3-9-2). 특히, 2014년에는 13,547건으로 전체 사건 중 약 7% 이상의 테러 사건이 발생하였다. 그 후, 2010년대 중반부터 2020년까지는 다시 감소하는 추세를 보인다(그림 3-9-2).

이러한 추세는 여러 국제적, 정치적, 사회적 요인들의 영향을 받을 수 있다. 2000년대 중반부터 2010년대 초반까지의 급격한 증가세는 중동 및 북아프리카 지역의 불안정, 국제적인 테러 조직의 활동 증가, 국가 간의 갈등 등 다양한 요인들이 복합적으로 작용한 결과로 해석될 수 있다. 이후의 감소 추세는 국제적인 테러 대응의 강화, 테러 조직의 약화, 지역 갈등의 해소 등의 긍정적인 요인들이 영향을 미쳤을 것으로 추측된다.

이러한 분석은 연도별 테러 발생 추세를 통해 국제 사회의 테러에 대한 대응 및 예방 노력의 중요성을 강조하며, 미래의 테러 예방 전략을 수립하는 데 중요한 근거를 제공한다(그림 3-9-2).

표 3-9-4. 상위 10위의 사상 사고(1970-2020)

순위	년	월	일	나라	장소(도시)	테러단체 이름	동기	사망자 수 (n)	부상자 수 (n)	공격유형
1	2001	9	11	미국	뉴욕시	알카에다	알 수 없음	3,004	21,871	하이재킹 (공중납치)
2	2014	8	3	이라크	신자르	이라크와 레반트의 이슬람 국가(ISIL)	알 수 없음	953	NA	인질 취급 (납치)
3	2020	11	9	에티오피아	메이 카데라	삼리 민병대	알 수 없음	766	NA	인질 취급 (납치)
4	2014	6	10	이라크	바두시	이라크와 레반트의 이슬람 국가(ISIL)	알 수 없음	670	0	무장 공격
5	2017	10	14	소말리아	모가디슈	알샤바브	알 수 없음	588	316	폭발/폭탄 공격
6	2004	3	21	네팔	다딩 지구	네팔의 공산당-마오주의(CPN-M)	알 수 없음	518	216	무장 공격
7	2018	8	10	아프가니스탄	가즈니	탈레반	탈레반의 책임 주장	466	NA	폭발/폭탄 공격
8	2016	12	10	시리아	팔미라	이라크와 레반트의 이슬람 국가(ISIL)	NA	433	NA	인질 취급 (납치)
9	1978	8	19	이란	아바단	무자헤딘-e 칼크 (MEK)	NA	422	0	시설/인프라 공격
10	2014	8	15	이라크	코조	이라크와 레반트의 이슬람 국가(ISIL)	알 수 없음	400	NA	인질 취급 (납치)

단일 테러 사건으로 인한 가장 큰 희생자 수는 2001년 9월 11일 미국 뉴욕시에서 알카에다의 하이재킹 공격으로 3,004명이 사망하고 21,871명이 부상당했다(표 3-9-4). 이 리스트에는 여러 국가에서 발생한 공격이 포함되어 있으며, 주로 중동 지역에서 이슬람 극단주의 테러 조직에 의한 공격이 주를 이룬다(표 3-9-4). 공격 유형 중에서는 '하이재킹', '인질 취급(납치)', '무장 공격' 및 '폭발/폭탄 공격'이 주로 나타난다(표 3-9-4). 테러단체 중에서는 '이라크와 레반트의 이슬람 국가(ISIL)'이 여러 차례 리스트에 포함되어 있다(표 3-9-4).

폭발/폭탄 공격은 민간인 및 재산에 가장 자주 발생했으며, 이를 다음으로 군대 및 경찰, 정부 기관에도 자주 발생했다. 폭발 또는 폭탄 공격은 선택적 피해가 아니라 대량의 피해를 목표로 하므로 이러한 타겟에 주로 사용된다. 무장 공격은 군대 및 경찰이 이 유형의 공격에서 가장 많이 표적이 되었으며, 민간인 및 재산이 그 다음으로 많이 표적이 되었다. 암살은 정부 관계자 및 대통령/왕이 암살의 주요 타겟이었다. 이는 암살이 정치적 목적과 일치한다. 인질 취급(납치)은 민간인 및 재산이 주요 타겟이었으며, 이 유형의 공격은 주로 협상력을 갖기 위한 목적이나 몸값을 받기 위해 이루어진다. 실제로 이 모든 패턴이 2023년 10월 7일 하마스 이스라엘 테러 침공에서 여실히 드러났다.[1] 이러한 히트맵은 테러 조직들이 어떤 유형의 공격을 선호하는지, 그리고 그 공격이 주로

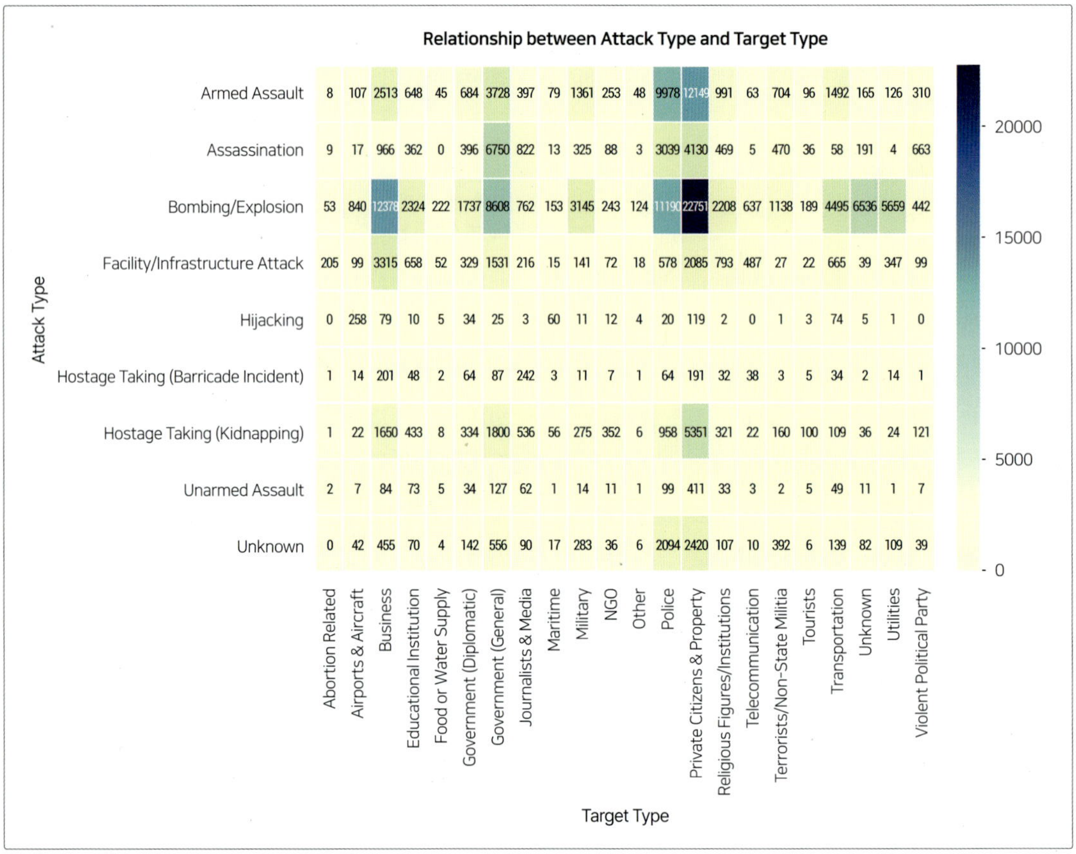

그림 3-9-3. 전 세계의 테러 공격 유형과 타겟 유형 간의 관계 분석(1970-2020).

공격 유형(attack type)
Armed Assault, 무장 공격; Assassination, 암살; Bombing/Explosion, 폭탄/폭발; Facility/Infrastructure Attack, 시설/인프라 공격; Hijacking, 납치; Hostage Taking (Barricade Incident), 인질 취급(바리케이드 사건); Hostage Taking (Kidnapping), 인질 취급(납치); Unarmed Assault, 무장되지 않은 공격; Unknown, 알 수 없음
타겟 유형(target type)
Airports & Aircraft, 공항 및 항공기; Business, 사업; Educational Institution, 교육 기관; Food or Water Supply, 식품 또는 물 공급; Government (Diplomatic), 정부(외교); Government (General), 정부(일반); Journalists & Media, 기자 & 미디어; Maritime, 해양; Military, 군사; Non-State Militant, 비국가 군사; Other, 기타; Police, 경찰; Private Citizens & Property, 사적 시민 & 재산; Religious Figures/Institutions, 종교 인물/기관; Telecommunication, 통신; Terrorists/Non-State Militia, 테러리스트/비국가 민병대; Transportation, 교통; Unknown, 알 수 없음; Utilities, 유틸리티; Violent Political Party, 폭력적 정치 당

어떤 유형의 타겟을 겨냥하는지에 대한 깊은 이해를 제공한다. 이러한 정보는 테러 예방 및 대응 전략을 수립하는 데 도움이 될 수 있다.

전 세계 테러 데이터를 50년 동안 추세 분석한 결과, 몇 가지 중요한 인사이트를 얻을 수 있다. 시간이 지남에 따른 테러 발생이 증가했다. 1970년부터 볼 때 테러 사건의 수가 점차 증가하는 추세를 보이고 있다. 이는 세계적으로 조직된 테러 행위와 더불어 지역적인 테러 활동도 증가하고 있음을 나타낸다. 이에 따라 국제적인 협력과 정보 공유의 중요성이 더욱 강조된다. 사망자 및 부상자 수도 전반적으로 증가하는 추세를 보이나, 일부 연도에서는 특히 높은 사망자 및 부상자 수를 기록하였다. 이러한 변동성은

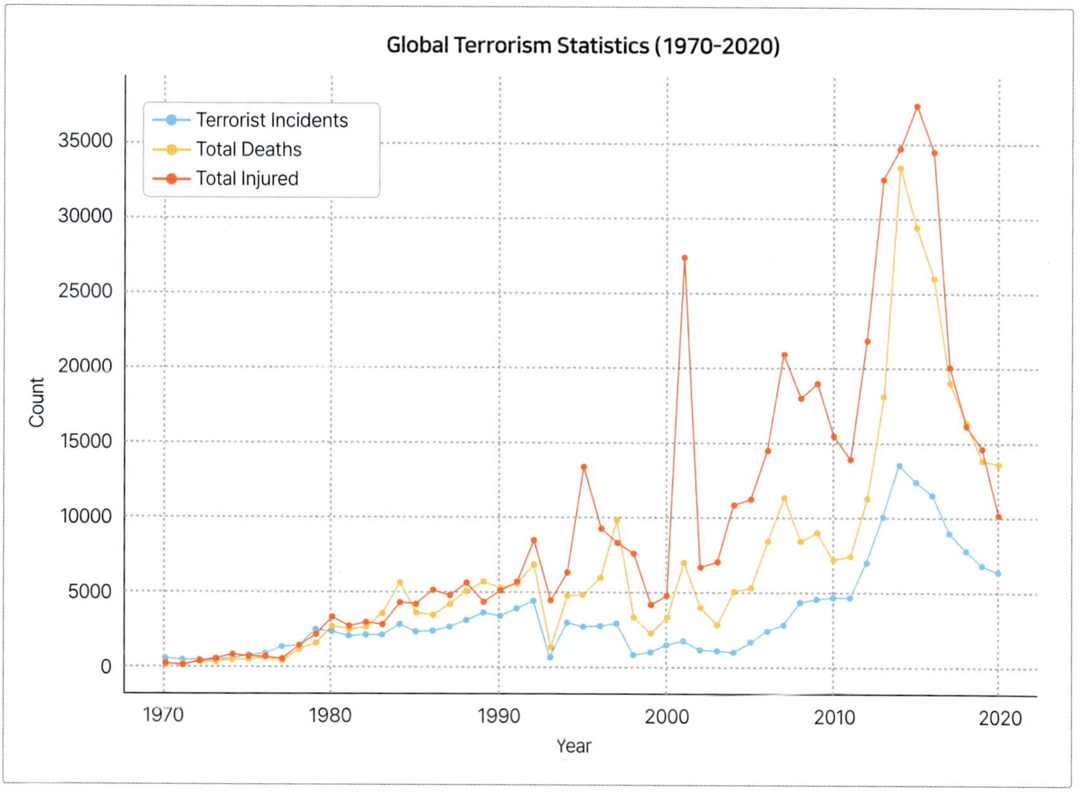

그림 3-9-4. 연도에 따른 전 세계 테러의 총 공격 횟수, 사망자 및 부상자 통계(1970-2020).
테러 사건 추세(파란색); 사망자 수 추세(노란색); 부상자 수 추세(빨간색)

특정 연도에 큰 규모의 테러 사건이 발생했음을 시사한다. 2020년의 데이터를 살펴보면, 테러 사건은 6,323건, 사망자 수는 13,586명, 부상자 수는 10,173명으로 기록되었다(그림 3-9-4). 이 분석을 통해 전 세계의 테러 활동 추세와 그 영향을 더 잘 이해할 수 있으며 보다 효과적인 대응 전략을 세울 수 있다. 1980년대 이후로 전반적으로 시간의 흐름에 따라 테러 사건 추세, 사망자 수 추세 및 부상자 수 추세는 증가하는 경향을 보였다

51년 동안의 전 세계 테러 데이터를 무기 유형별로 분석한 결과, 주요 발견은 다음과 같다. 폭발물의 사용은 전체 사건 중 약 51.43%로, 이는 사건 횟수로 볼 때 90,003건에 달한다(표 3-9-5). 폭발물로 인한 사망자는 157,357명으로, 전체 사망자 중 44.40%를 차지한다(표 3-9-5). 총기의 활용한 사건은 52,406건으로, 전체의 29.95%를 차지한다(표 3-9-5). 이로 인한 사망자 수는 135,977명으로, 전체 사망자 중 38.37%이다(표 3-9-5). 무기 유형이 알려지지 않은 사건은 15,617건으로, 전체의 8.92%를 차지한다(표 3-9-5). 이 사건들로 인한 사망자 수는 39,666명이다. 무기 유형에 따른 평균 사망 및 부상 횟수를 고려하면, 폭발물을 사용한 사건당 평균 사망자 수는 1.75명, 부상자 수는 4.23명이다(표

표 3-9-5. 무기 유형별 사건, 사망, 부상 분석(1970-2020)

무기 유형	사건 횟수 (n)	사건 비율 (%)	사망 (n)	무기 종류별 사망 비율	부상 (n)	무기 종류별 부상 비율 (%)	사건당 사망	사건당 부상
폭발물	90,003	51.43	157,357	44.4	380,576	74.43	1.75	4.23
총기(화기)	52,406	29.95	135,977	38.37	66,033	12.91	2.59	1.26
알 수 없음	15,617	8.92	39,666	11.19	16,873	3.3	2.54	1.08
소이성 무기	12,396	7.08	5,941	1.68	5,374	1.05	0.48	0.43
근접 무기	3,761	2.15	11,400	3.22	5,572	1.09	3.03	1.48
화학 무기	295	0.17	596	0.17	13,275	2.6	2.02	45
방해 장비	183	0.1	72	0.02	288	0.06	0.39	1.57
기타	132	0.08	204	0.06	115	0.02	1.55	0.87
탈 것(차량에 장착된 폭발물 제외, 예: 자동차 또는 트럭 폭탄)	127	0.07	3,160	0.89	22,408	4.38	24.88	176.44
가짜 무기	32	0.02	0	0	0	0	0	0
생물학적 무기	31	0.02	9	0	805	0.16	0.29	25.97
방사성 무기	12	0.01	0	0	0	0	0	0
총계	174,995	100	354,382	100	511,319	100	3.29	21.53

3-9-5). 반면, 총기를 사용한 사건의 경우 사건당 평균 2.59명이 사망하고 1.26명이 부상당했다(표 3-9-5). 탈 것(차량에 장착된 폭발물 제외, 예: 자동차 또는 트럭 폭탄)은 127회로 전체 테러의 0.07%만을 차지했으나 3,160명 사망과 22,408명의 부상자를 발생시켰다(표 3-9-5). 게다가 사건당 사망과 부상이 24.88명과 176.44명으로 가장 높았다(표 3-9-5). 여기에는 9·11 테러의 여파가 큰 영향을 미쳤을 것으로 사료된다(표 3-9-5). 이 분석은 각 나라의 대응 전략 및 예방책 수립에 중요한 정보를 제공한다(표 3-9-5). 특히 폭발물과 총기는 테러의 주요 도구로 사용되며, 이에 대한 효과적인 대응 및 관리 전략이 필요함을 강조한다.

(2) 고찰

알카에다에 의한 2001년 9월 11일의 공격은 최근 역사에서 가장 치명적인 테러 공격으로 남아 있으며, 거의 3,000명이 사망하고 25,000명 이상이 부상당했다. 이 사건은 "테러 전쟁"의 시작으로 표시되었는데, 이것은 극단주의 테러 집단에 대한 미국 주도의 국제 군사 캠페인이었다. 이라크와 레반트의 이슬람 국가(ISIL)의 부상은 중동 및 북아프리카 지역에서 테러 사건의 큰 급증과 연결되었다. 주목할 만한 ISIL의 공격으로는 2014년 8월 3일 신자르 대학살(953명 사망)이 있으며, 이는 예지디족에 대한 유엔이 인정한 대학살의 시작을 의미한다. 또한 2014년 6월 10일에는 670명의 시아 수감자가 처형된 바두시 감옥 대학살이 있었다.[10,11] 2017년 10월 10일 모가디슈에서 테러 집단 알-샤바브에 의한 트럭 폭탄 테러로 588명이 사망했으며, 이는 아프리카에서 가장 치명적인 폭탄 테러 사건으로 남아 있다.[12]

테러 조직 간의 상호 의존성은 복잡하지만, 위에서 언급한 것과 같은 잘 알려진 및 확립된 테러 조직의 지역적 존재와 그들의 제휴는 특히 높은 민간인 인구와 다른 연약한 대상이 있는 지역에서 잠재적인 대규모 사망 사건의 위험을 높일 수 있음을 조직에 경고해야 한다.[13]

재해는 종종 저빈도, 고임팩트의 사건으로 설명되며 특정 사상자 수로 정의되는 경우는 드물다. 대신 그들은 지역에서 사용 가능한 자원을 압도하는 사건으로 정의되며, 의료 제공의 변경 또는 외부 자원의 필요로 이어진다. 역사적으로 91%의 테러 관련 사건이 10명 이하의 사망을 초래했으며(86%는 10명 이하의 부상을 초래했음) 3.78%의 사건이 11-100명 이상의 사망을 초래했다(5.67%는 11-100명 이상의 부상을 초래했음). 비록 사망과 부상이 상호 배타적이지는 않지만, 이러한 숫자는 건강 관리 제공자에게 테러 사건 중 잠재적인 사상자 수에 대한 위험 추정치를 제공해야 한다.

폭발은 공격 방식의 30.87%에 기여했으며, 폭탄 유형, 발화 방법, 그리고 그것이 발생하는 환경에 따라 사건당 평균 및 범위의 사망 및 부상 예측이 크게 다르다. 이러한 공격의 분류는 복잡한 상태를 유지하며, 자살폭탄과 비자살폭탄, 개방된 대비 반폐쇄 또는 폐쇄된 공간, 그리고 건물 붕괴의 유무와 같은 변수가 고려되어야 한다.[14] 이전 연구에서는 자살 폭탄 테러가 비자살 폭탄 테러보다 더 많은 사망과 부상을 초래했으며, 건물 붕괴와 관련된 사건이 더 많은 사망을 초래했음을 보여주었다. 폐쇄된 공간에서의 공격(예: 기차 칸)은 주요 폭발 부상을 초래할 가능성이 더 높았으며, 개방된 공간에서의 공격은 특히 절단 등의 3차 폭발 부상을 초래하였다.[15] 이러한 발견은 폭발 완화 전략에 영향을 미치며, 건물 및 교통 시스템의 구조 부품으로 사용할 재료의 선택 및 클래딩 층의 개조와 같은 전략에 영향을 미친다.[16] 추가 연구에서는 폭발 후 생존자 중 가장 흔한 부상은 표준적인 관통 및 둔상이나, "폐 파열"이 초기 생존자 중 가장 흔한 사망 원인이라는 것을 밝혔다. 중요한 것은 모든 초기 사상자의 절반은 1시간 동안 의료 서비스를 찾게 될 것이나, 가장 중증으로 부상당한 사람들이 덜 부상당한 사람들 이후에 도착할 것이라는 것은 응답 자원의 필요성과 할당에 대한 유용한 예측 지표일 수 있다.[17]

2008년 뭄바이 공격, 2011년 노르웨이 공격, 2016년 올랜도 클럽 총격 사건과 같은 기존의 화기를 사용한 군사 공격은 여전히 두드러진 테러 공격 방법론으로 남아 있다(그림 3-9-5). 이전 연구에서는 총기 관련 부상이 불균형하게 높은 사망률을 가지고 있다는 것을 보여주었다.[18] 의료 전문가들은 상처 탄홍학(또는 상해 탄압학은 총기나 기타 발사체가 인체에 입히는 상해와 관련된 연구 분야)의 물리적 효과에 대한 일반적인 오해를 해결하여 총상 부상의 적절한 관리에 부정적인 영향을 미치지 않도록 탄홍학 치료 문헌을 최신으

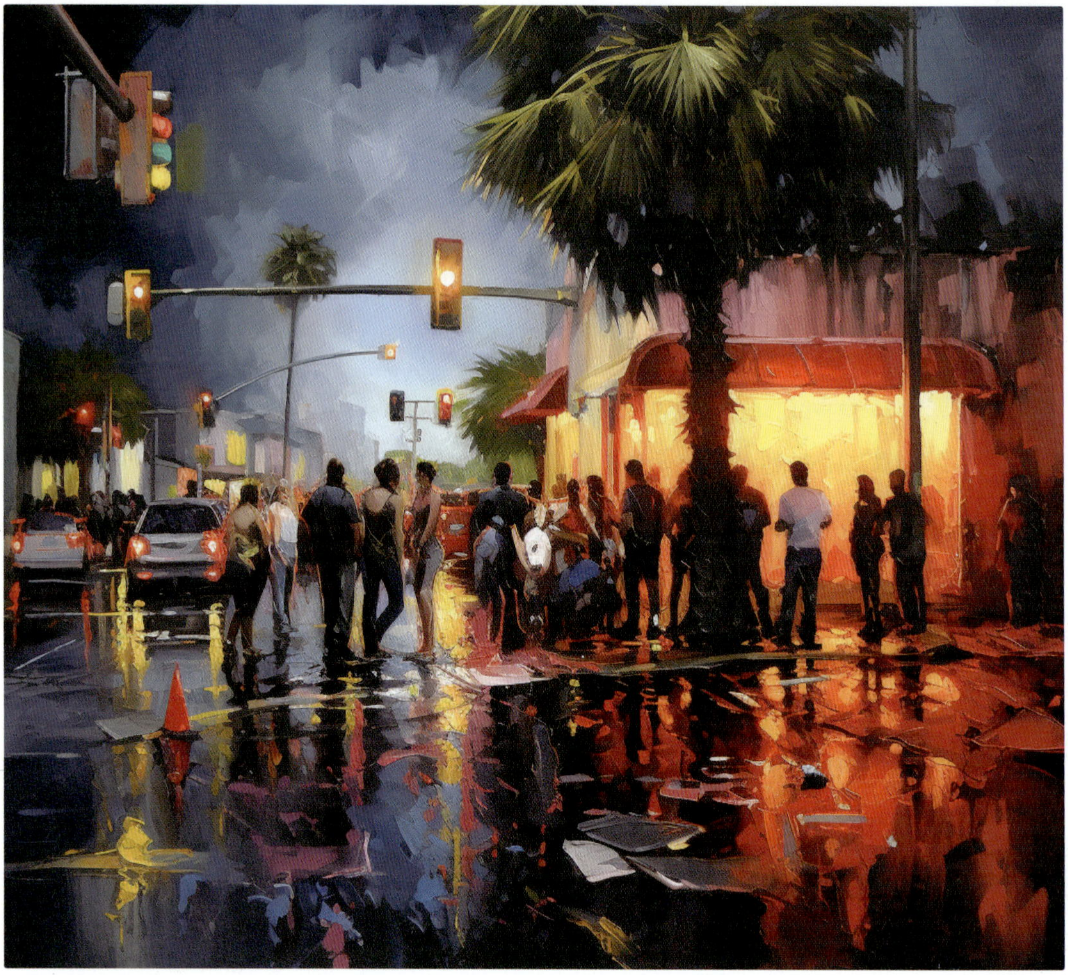

그림 3-9-5. 2016년 올랜도 클럽 총격 사건.

로 유지해야 한다. 이는 총상 부상의 적절한 관리에 부정적인 영향을 미칠 수 있다. 고속 폭격기와 소형 무기, 탄환의 파편화 패턴, 그리고 일시적인 동공 및 영구적인 상처 통로의 크기에 영향을 미치는 에너지 전송 특성의 차이를 이해하는 것은 임상 및 수술적 치료를 향상시킬 수 있다.[19]

응급 인력에게 널리 인식되고 광범위하게 서술된 공격 방식이지만, 재난 의학 전문가들은 건강 관리 부문에서 테러 및 대규모 사상자 사건을 다룰 때 교육 및 능력의 격차를 파악하였으며, 새롭고 비전통적인 공격 방법론에 대한 추가 연구와 논의의 필요성을 인식하였다.[20-22] 재난 의학 하위 전문 분야로서의 CTM의 등장은 이러한 고유한 테러 관련 문제를 완화, 준비, 그리고 비대칭적, 다중 방식 테러 공격에 대한 대응 조치와 관련된 것을 다룹니다.[7] 게다가, 건강 관리 시설과 의료 응답자는 주로 또는 이차적으로 표적으로 지목될 위험이 있으며, 위험 완화 전략을 검토하고 취약성을 해결해야 한다.[23-26]

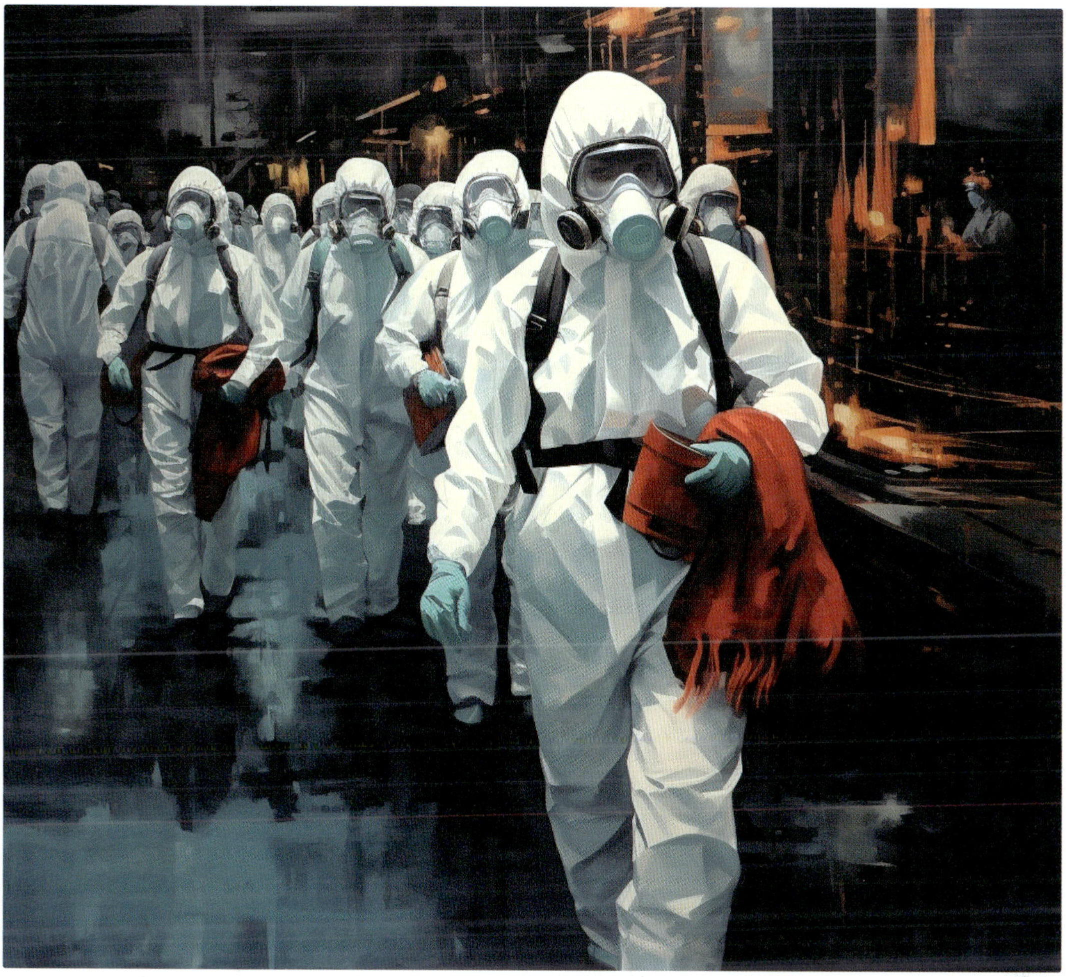

그림 3-9-6. COVID-19 팬데믹 대응.

COVID-19 대응은 대량의 사상자와 재해에 대한 접근법에서 큰 경고음이었으며, 재해 위험 계획 및 감소에서 전통적인 All-Hazards Approach 프레임워크의 결함을 강조하였다(그림 3-9-6).[27] 테러 사건은 사망과 혼란을 야기하려는 그들의 이도성에서 독특하며 자연 또는 기타 인간이 만든 재해와 본질적으로 다르기 때문에 다른 완화 및 계획 전략이 필요하다. CTM 활동에 대한 자금 지원은 대량의 사상자 테러 사건의 잠재적 위험이 여전히 전 세계적으로 중요한 위협으로 남아 있기 때문에 우선 고려해야 한다.

공포를 불러일으키고, 정부를 불안정하게 만들며, 사회-정치적 불안과 심리적 트라우마를 일으키는 것은 테러리스트의 많은 복잡한 목표 중 일부이다.[28] 폭력의 위협은 실제 폭력만큼 효과적일 수 있으며, 생명이나 부상에 대한 실제 손실에 비해 불균형한 사회-경제적 결과가 종종 발생한다.[29,30] 테러리스트는 효과적인 대응책을 피하고 취약점을 활용하는 공격을 역사적으로 선호해 왔으며, 성공의 척도가 반드시 사망자 수나 부

상자 수와 직접 연관되어 있지는 않지만 대량의 사상자를 낼 기회를 계속 추구할 것이다.[31]

역사적으로, 테러리스트들은 폭발물과 총기 공격과 같은 입증된 전통적인 방법에 의존해 왔다. CBRN 무기와 같은 비전통적 방법은 몇 번만 사용되었지만, 정부와 전문가들에게는 대량살상무기(WMD)로서 심각한 잠재적 위협으로 인식된다. 국가 기관이 이러한 저빈도 고강도 공격 방법론에 너무 많은 주의를 기울였다고 하는 이전의 의견이 있었지만, 최근의 연구는 화학 및 생물 무기가 모두 매우 효과적이며 대량의 부상자를 낼 수 있는 훨씬 우수한 공격 방법론임을 보여준다.[32]

연구에 따르면 혼합 무기 공격은 가장 높은 사망율과 세 번째로 높은 부상율을 가지고 있으며, 아마도 비대칭, 다양한 방법의 공격에 대한 응급 대응 서비스의 취약점과 결함을 반영한 것일 수 있다.[33]

역사적 공격 방법론을 연구하는 것의 중요성을 과소평가할 수 없지만, CTM 전문가들은 테러리스트가 보다 효율적으로 그리고 더 많은 숫자로 사람들을 죽일 수 있게 해주는 새로운 무기와 기술의 도입을 예측하는 전방위적 사고를 가져야 한다.[34] 게다가, COVID-19 대유행은 급진화를 가속화시켰으며, 많은 서양 국가에서 대유행 관련 불만을 악화시켰으며, 극우, 백인 우월주의, 정치적 극단주의 단체들이 반정부, 반자유 감정을 활용하여 격리된 취약한 개인들을 모집하기 시작했다.[35,36] 이러한 잠재적인 국내 테러의 상승은 중요한 시사점을 가지고 있다. 과거의 테러리스트들은 비밀스럽게 활동하였으며, 대체로 외부 접근이 제한된 개발도상국에 위치해 있었으며, 폭탄과 총기를 주요 공격 방법론으로 사용하였다. 하지만, 새로운 테러리스트 유형은 서구 국가에서 보다 눈에 띄게, 연결되게, 그리고 기술적으로 능숙하게 나타나고 있다.[37-39] 이 챕터에서, 총기는 두 번째로 인기 있는 무기 선택(29.95%)이었으며, 두 번째로 높은 사망율을 보였는데, 이는 이전 연구에서의 일관된 결과로, 미국과 같은 총기가 쉽게 구할 수 있는 국가에서의 총기 법률의 중요성을 더욱 강조하고 있다.[40,41]

최근 미국 플로리다에서의 알칼리 중독 공격은 불량자들이 새로운 기술을 활용하여 이전에 볼 수 없었던 방식으로 피해를 입힐 수 있음을 잘 보여주는 사례이다.[42] 블랙마켓에서 쉽게 구할 수 있는 독성 또는 치명적인 화학 물질을 전달하기 위해 작물 분무용 드론을 재사용할 수 있으며, 고도로 발전한 군집 기술을 활용하면 여러 가지 공격 방법론을 사용하여 여러 취약한 소프트 타겟을 동시에 공격할 것으로 사전 프로그래밍할 수도 있다.[43,44]

따라서, CTM 전문가들은 이러한 새로운 및 떠오르는 기술들이 의료 준비의 취약점을 어떻게 활용하여 새로운 대량 사상자 시나리오를 만들거나 변경하는지 고려해야 한다.

테러 공격 방법이 지난 50년 동안 일정하게 유지되었음에도 불구하고, CTM 전문가들은 전방위적 사고를 가져야 하며, 테러 단체의 변화하는 공격 전략과 무기 선택을 이해하기 위해 대테러 및 법 집행 기관과 정기적으로 협력해야 한다. 이러한 지속적인 위협에 대한 위험 완화 및 준비 전략을 완성하기 위해서이다.

(3) 제한점

GTD는 전 세계 사건의 포괄적인 기록이다. 그것은 테러와 테러 대응 연구의 국가 컨소시엄에 의해 유지되며, 전 세계 테러 지수(GTI)와 같은 다른 테러 관련 조치의 기초이다. GTD에만 전적으로 의존하는 것은 다른 일반적인 출처와의 확인, 그리고 다른 온라인 데이터 검색으로 부분적으로 완화되지만, GTD에 보고되지 않은 사건이 있는 경우, 이는 결과의 진실성을 제한할 수 있다. 게다가, 부상과 사망은 공식 병원 또는 검시관 보고서가 아닌 뉴스 기록과 교차 확인되었으므로, 이러한 출처의 완전성과 정확성에 의존한다.

(4) 결론

전체적으로, 1970년부터 2020년까지 전 세계에서 발생한 테러 공격은 총 174,995건이었다. 이 중 중동 및 북아프리카 지역에서 발생한 테러 공격은 47,541건으로 가장 많았으며, 전체 테러 공격 중 약 27.17%를 차지했다. 전 세계적으로 총 354,382명이 사망하고 511,319명이 부상을 당했다. 폭발물과 총기를 사용한 공격 방법은 모든 무기 유형의 81.38%를 차지했지만, 테러와 충돌의 영향은 단순한 사망과 부상 통계를 넘어선다.

사망이 10,000명 이상인 가장 흔한 공격 방식은 폭발물로 157,357 (44.4%)명이었으며, 총기 공격이 135,977 (38.37%)명으로 뒤를 이었다. 개인 및 재산(28.35%)이 가장 흔하게 표적이 되었으며, 이어서 경찰(16.01%), 정부(일반)(13.26%), 비지니스(12.37%), 교통(4.07%)이 있었다. 이것은 응급 의료 인력이 사상자 패턴과 관련된 병원 전 대응 및 응급치료에 능숙해야 함을 강조하며, 높은 민간인 인구 지역에서의 응급 대응 조직의 경계 감각을 높일 필요가 있음을 강조한다. 또한 폭탄용 차나 트럭이 아닌 탈 것에 의한 공격이 이벤드당 176.44명으로 가장 높았고 화학무기가 이벤드당 45명, 생물학적 무기가 이벤드당 25.97명으로 높았다.

지난 51년 동안의 공격 전략이 일관되게 유지되었던 동안, 의료 시스템과 응급 대응자들은 테러의 잠재적으로 변화하는 풍경과 공격의 점점 더 정교해지는 것을 인식해야 한다. 새로운 방법론을 검토하고, 병원의 취약성을 검토하고, CTM 전문가, 전술 의학 전문가, 그리고 대테러 및 국방 조직을 포함한 독특한 접근법을 통해 위험 완화 전략을 비판적으로 분석해야 한다.

| REFERENCE |

1. The Washington Institute for Near East Policy [Internet]. Why 10/7 Was Worse for Israel Than 9/11 Was for America. [cited 2023 October 25]. Available from: https://www.washingtoninstitute.org/policy-analysis/why-107-was-worse-israel-911-was-america
2. Court M, Edwards B, Issa F, et al. Counter-terrorism medicine: creating a medical initiative mandated by escalating asymmetric attacks. Prehosp Disaster Med. 2020;35(6):595-8.
3. Forbes [Internet]. Coronavirus Prompts Fall in Terrorist Activity, But Effect Could Be Short-lived. [cited 2021 March 19]. Available from: https://www.forbes.com/sites/dominicdudley/2020/11/25/coronavirus-prompts-fall-in-terrorist-activity-but-downturn-could-be-shortlived/?sh=51c1913b7e95
4. The Diplomat [Internet]. The impact of Covid-19 on terrorist financing in Indonesia. [cited 2021 March 19]. Available from: https://thediplomat.com/2020/11/the-impact-of-covid19-on-terrorist-financing-in-indonesia/
5. Kruglanski AW, Gunaratna R, Ellenberg M, et al. Terrorism in time of the pandemic: exploiting mayhem. Glob Secur Heal Sci Policy. 2020;5(1):121-32.
6. Interpol Special Report [Internet]. INTERPOL-Terrorist groups using COVID-19 to reinforce power and influence. [cited 2021 March 19]. Available from: https://www.interpol.int/en/News-and-Events/News/2020/INTERPOL-Terrorist-groups-using-COVID-19-to-reinforce-power-and-influence
7. Barton G. In COVID's shadow, global terrorism goes quiet. But we have seen this before, and should be wary. The Conversation. [cited 2021 March 19]. Available from: https://theconversation.com/in-covids-shadow-global-terrorism-goes-quiet-but-we-have-seen-this-before-and-should-be-wary-144286
8. UN Security Council [Internet]. Anticipating Rise in Extremist Activity amid COVID-19. [cited 2021 March 19]. Available from: https://www.un.org/press/en/2020/sc14363.doc.htm
9. Atran S. Psychology of Transnational Terrorism and Extreme Political Conflict. Annu Rev Psychol. 2021;72:471-501. doi: 10.1146/annurev-psych-010419-050800. Epub 2020 Sep 8. PMID: 32898462.
10. Human Rights Watch. Iraq: ISIS Executed Hundreds of Prison Inmates. Human Rights Watch. [cited 2021 March 16]. Available from: https://www.hrw.org/news/2014/10/30/iraq-isis-executed-hundredsprison-inmates
11. CNN [Internet]. John Kerry: ISIS responsible for genocide. [cited 2021 March 16]. Available from: https://edition.cnn.com/2016/03/17/politics/us-iraq-syria-genocide/index.html
12. Horror in Mogadishu-A bomb blast in Somalia's capital exposes the government's failures. Middle East & Africa. The Economist. [cited 2021 March 16]. Available from: https://www.economist.com/middle-east-and-africa/2017/10/17/a-bomb-blast-in-somalias-capital-exposes-thegovernments-failures
13. WorldData.info [Internet]. Comparison of the largest terrorist groups. [cited 2021 March 30]. Available from: https://www.worlddata.info/terrorism/groups.php
14. Rozenfeld M, Peleg K. Categorization of terrorist explosion settings-Is it that simple? Injury. 2016;47(6):1358-9.
15. Edwards DS, McMenemy L, Stapley SA, et al. 40 years of terrorist bombings-a meta-analysis of the casualty and injury profile. Injury. 2016;47(3):646-52.

16. Magnus D, Khan MA, Proud WG. Epidemiology of civilian blast injuries inflicted by terrorist bombings from 1970-2016. Def Technol. 2018;14(5):469-76.

17. Sorbie C. Explosions and blast injuries. CDC Inj Prev Dep Heal Hum Serv. 2009;32(11).

18. Tessler RA, Mooney SJ, Witt CE, et al. Use of firearms in terrorist attacks: differences between the United States, Canada, Europe, Australia, and New Zealand. JAMA Intern Med. 2017;177(12):1865-8.

19. Stefanopoulos PK, Mikros G, Pinialidis DE, et al. Wound ballistics of military rifle bullets: an update on controversial issues and associated misconceptions. J Trauma Acute Care Surg. 2019;87(3):690-8.

20. Tin D, Hertelendy AJ, Issa F, et al. Understanding adaptive bioterrorism methods: counter terrorism medicine implications of Bongkrekic acid poisoning. J High Threat Austere Med. 2021;3(1):2015-7.

21. Hugelius K, Becker J, Adolfsson A. Five challenges when managing mass casualty or disaster situations: a review study. Int J Environ Res Public Health. 2020;17(9).

22. Gabbe BJ, Veitch W, Curtis K, et al. Survey of major trauma center preparedness for mass casualty incidents in Australia, Canada, England, and New Zealand. EClinicalMedicine. 2020;21:100322.

23. De Cauwer H, Somville F, Sabbe M, et al. Hospitals: soft target for terrorism? Prehosp Disaster Med. 2017;32(1):94-100.

24. Tavares W. Impact of terrorist attacks on hospitals. J Emerg Nurs. 2018;44(2):188-90.

25. Tin D, Hart A, Ciottone GR. Rethinking disaster vulnerabilities. Am J Emerg Med.2021;45;660-1.

26. Tin D, Hart A, Ciottone GR. Hardening hospital defenses as a counter-terrorism medicine measure. Am J Emerg Med. 2021;45:667-8.

27. Peleg K, Bodas M, Hertelendy AJ, et al. The COVID-19 pandemic challenge to the all-hazards approach for disaster planning. Int J Disaster Risk Reduct. 2021;55:102103.

28. Richardson L. What Terrorists Want. New York USA: Penguin Random House; 2006.

29. Bardwell H, Iqbal M. The economic impact of terrorism from 2000 to 2018. Peace Econ Peace Sci Public Policy. 2020;27(2).

30. ECONSTOR [Internet]. The economic consequences of terrorism for the European Union. [cited 2021 April 7]. Available from: https://www.econstor.eu/bitstream/10419/191637/1/104712761X.pdf

31. Strategic Foresight Initiative. Evolving Terrorist Threat. Long-Term Trends and Drivers and Their Implications for Emergency Management. Washington, DC USA:FEMA; 2011.

32. Frykberg ER. Principles of mass casualty management following terrorist disasters. Ann Surg. 2004;239(3):319-21.

33. Tin D, Hart A, Ciottone GR. Rethinking disaster vulnerabilities. Am J Emerg Med. 2021. Epub ahead of print.

34. Tin D, Hertelendy AJ, Ciottone GR. What we learned from the 2019-2020 Australian bushfire disaster: making counter-terrorism medicine a strategic preparedness priority. Am J Emerg Med. 2021;46:742-3.

35. Newsroom [Internet]. SIS: Covid-19 could lead to greater terror threat. [cited 2021 April 7]. Available from: https://www-newsroom-co-nz.cdn.ampproject.org/c/s/www.newsroom.co.nz/sis-covid-19-could-lead-to-greater-terror-threat?amp=1

36. Strategic and International Studies [Internet]. The Tactics and Targets of Domestic Terrorists. [cited 2022 April 7]. Available from: https://www.csis.org/analysis/tactics-andtargets-domestic-terrorists

37. The Conversation [Internet]. Right-wing extremism: the new wave of global terrorism. [cited 2021

April 7]. Available from: https://theconversation.com/right-wing-extremism-the-new-wave-of-globalterrorism-147975

38. Australia's Security Environment and Outlook [Internet]. Australian Security Intelligence Organization Annual Report 2019-2020. [cited 2021 April 7]. Available from: https://www.asio.gov.au/australias-securityenvironment-and-outlook.html

39. The Guardian [Internet]. "A threat to Australia:" experts welcome inquiry's focus on rise of rightwing extremism. [cited 2021 April 7]. Available from: https://www.theguardian.com/australia-news/2020/dec/10/a-threat-to-australia-experts-welcome-inquirys-focus-on-rise-of-rightwing-extremism

40. Tessler RA, Mooney SJ, Witt CE, et al. Use of firearms in terrorist attacks: differences between the United States, Canada, Europe, Australia, and New Zealand. JAMA Intern Med. 2017;177(12):1865-8.

41. Tin D, Hart A, Hertelendy A, et al. Terrorism in Australia: a decade of escalating deaths and injuries. Prehosp Disaster Med. 2021;36(3):265-9.

42. Scientific American [Internet]. How Hackers Tried to Add Dangerous Lye into a City's Water Supply. [cited 2021 April 7]. Available from: https://www.scientificamerican.com/article/how-hackers-triedto-add-dangerous-lye-into-a-citys-water-supply/

43. Kallenborn Z, Bleek PC. Swarming destruction: drone swarms and chemical, biological, radiological, and nuclear weapons. Nonproliferation Rev. 2018;25(5-6):523-43.

44. Kallenborn Z. Are Drone Swarms Weapons of Mass Destruction? Maxwell Air Force Base, Alabama USA: US Air Force Center for Strategic Deterrence Studies; 2020.

CHAPTER

4

교육 기관 테러리즘

CHAPTER | COUNTER-TERRORISM MEDICINE

04

교육 기관 테러리즘

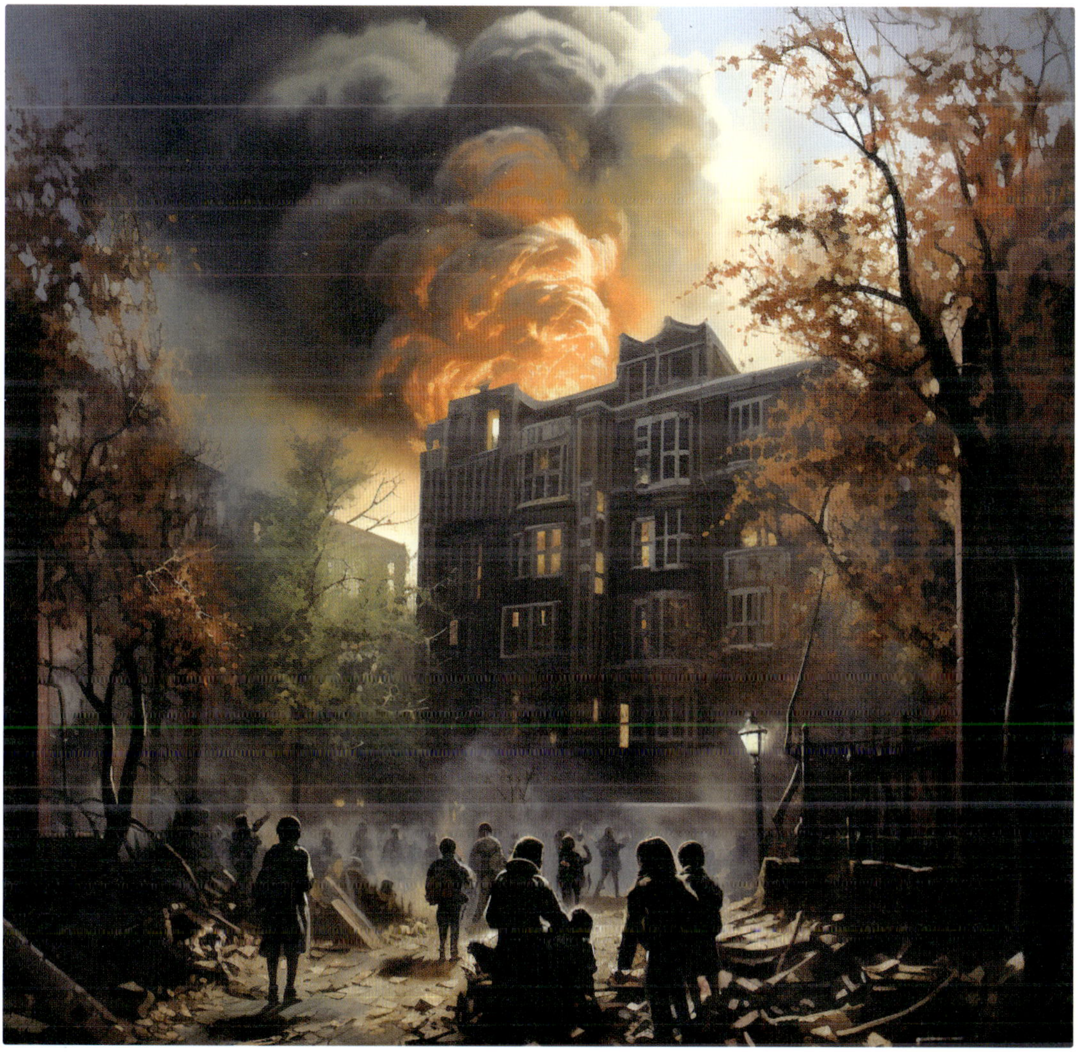

그림 4-1. 학교 폭탄 테러.

1) 도입

교육 기관에 대한 테러 공격은 전 세계적으로 큰 우려 거리가 되어 왔다(그림 4-1).[1-7] 발간된 문헌에 따르면 1970년부터 2019년까지 GTD에 따르면 전 세계의 교육 기관은 총 4,520건의 테러 공격을 경험하였으며, 이로 인해 3,732명이 목숨을 잃고 9,920명의 사람들이 부상당하였다.[1] 이러한 공격은 해당 기간 동안 발생한 모든 테러 공격의 약 2.7%를 차지하였다.[1] 공격 유형은 다양하며, 폭발 및 폭파, 시설 및 인프라 공격, 무장 공격, 인질 취급 및 납치, 암살, 무장하지 않은 공격, 미상의 사건, 인질 취급 및 방어 사건, 피랍 등이 포함된다.[1] 파키스탄에서는 969건의 공격이 발생하여 가장 많은 공격이 이루어졌으며, 이어서 아프가니스탄에서 369건, 인도에서 311건, 이라크에서 279건의 공격이 발생하였다.[1] 폭탄 및 폭파(2,290건), 시설 및 인프라 공격(636건), 무장 공격(628건) 등이 가장 일반적인 공격 방식으로 사용되었다.[1] 교사나 교직원을 표적으로 한 공격이 873건 발생하였으며, 이는 매우 높은 수치이다.[1] 테러 공격의 41.2%는 남아시아 지역에서 발생하였고, 서유럽과 북미 지역은 각각 3.9%와 3.6%를 차지하였다.[1]

2) GTD 빈도 및 세부 통계 분석(1970-2020)

1970년부터 2020년까지 저자에 의한 GTD의 예비 분석에 따르면 전 세계의 교육 기관은 총 4,626건의 테러 공격을 경험하였으며, 이로 인해 약 3,895명이 목숨을 잃고 약 10,272명의 사람들이 부상당하였다. 공격 유형은 다양하며, 폭탄 및 폭파(2,324건), 시설 및 인프라 공격(658건), 무장 공격(648건) 등이 가장 일반적인 공격 방식으로 사용되었다(그림 4-2~5). 파키스탄에서는 976건의 공격이 발생하여 가장 많은 공격이 이루어졌으며, 이어서 아프가니스탄에서 386건, 인도에서 321건, 이라크에서 287건의 공격이 발생하였다(그림 4-3). 테러 공격의 약 41.05%는 남아시아 지역에서 발생하였고, 서유럽과 북미 지역은 각각 약 3.89%와 3.57%를 차지하였다(그림 4-5).

이러한 상황에 대한 대응으로, 교육기관은 테러리즘에 대비한 보안 대책과 대응 계획을 마련할 필요가 있다.

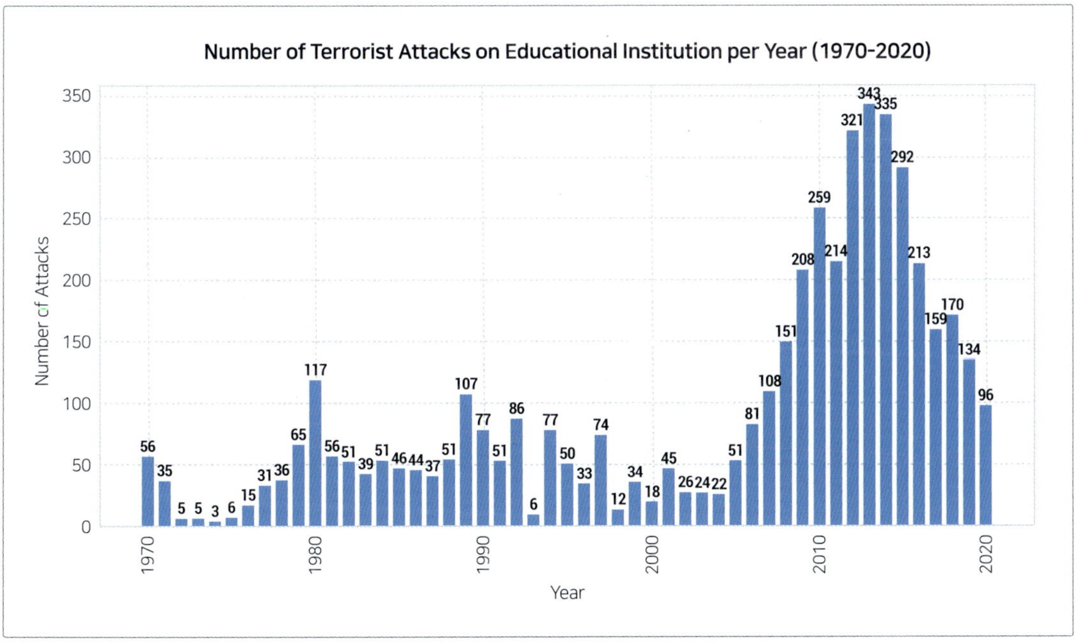

그림 4-2. 연도별 교육 기관에 대한 테러 공격 수(1970-2020).

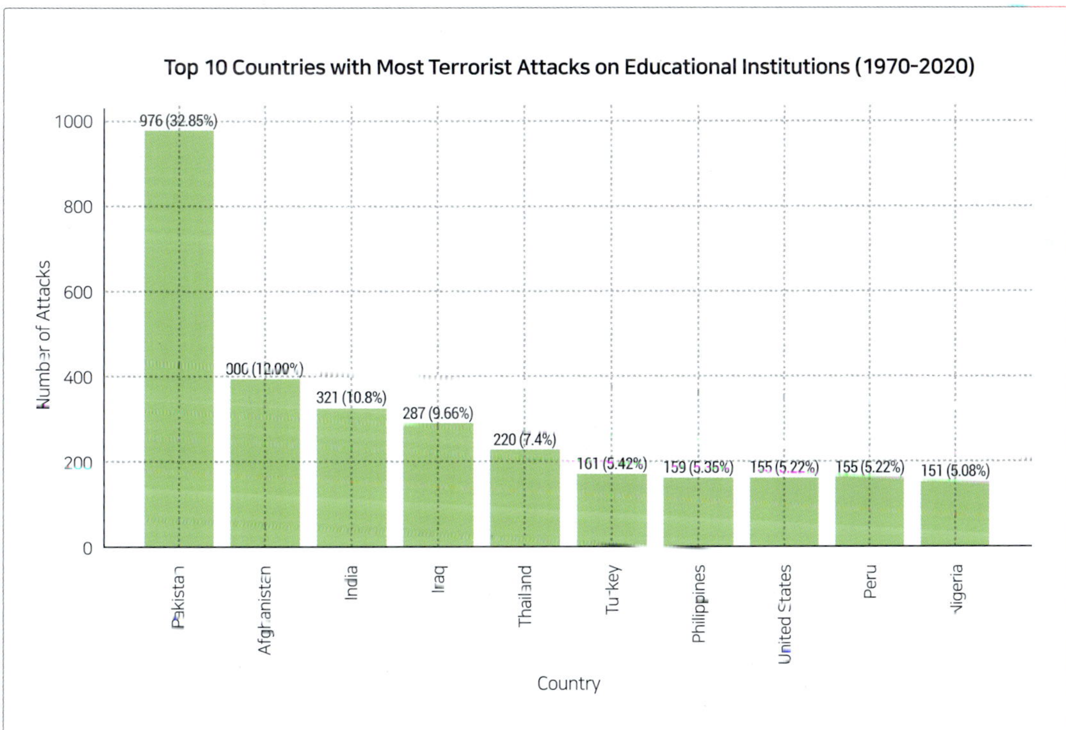

그림 4-3. 상위 10개 국가의 국가별 교육 기관에 대한 테러 공격 수(1970-2020).

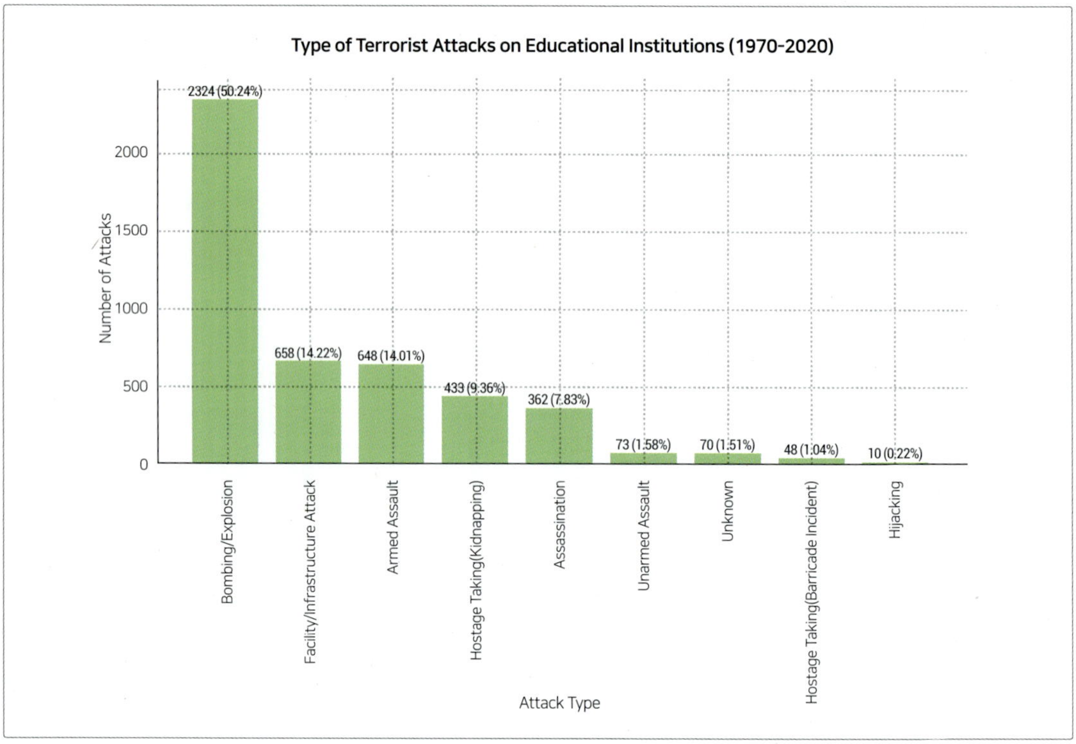

그림 4-4. 공격 유형별 교육 기관에 대한 테러 공격 수(1970-2020).

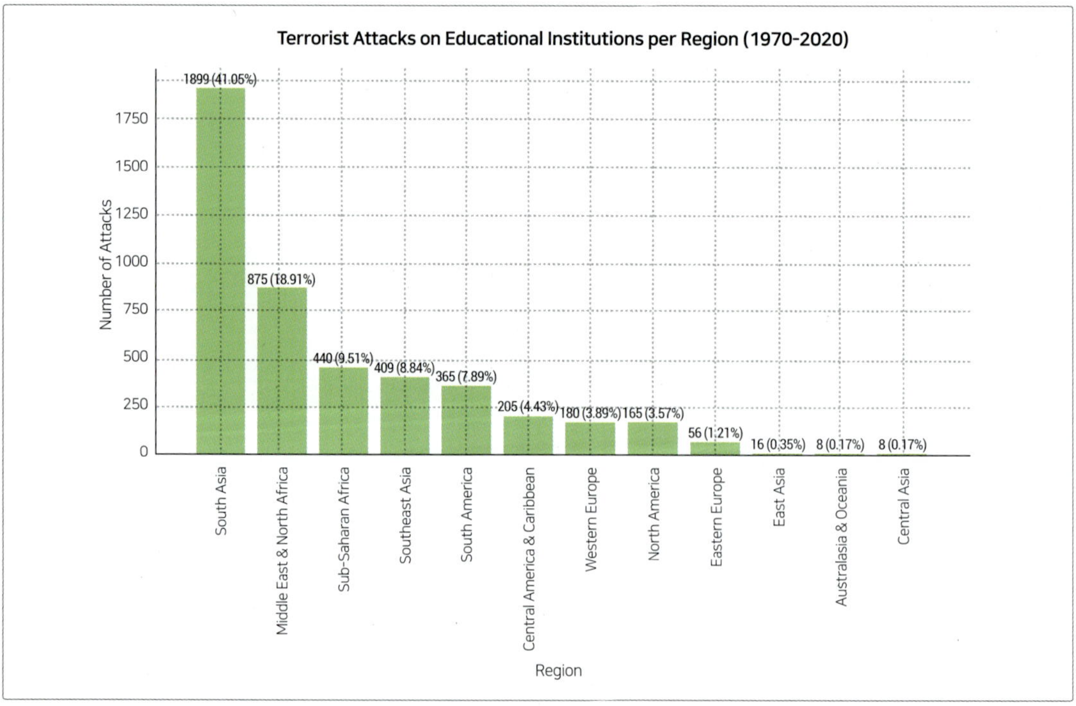

그림 4-5. 지역별 교육 기관에 대한 테러 공격 수(1970-2020).

3) 토론

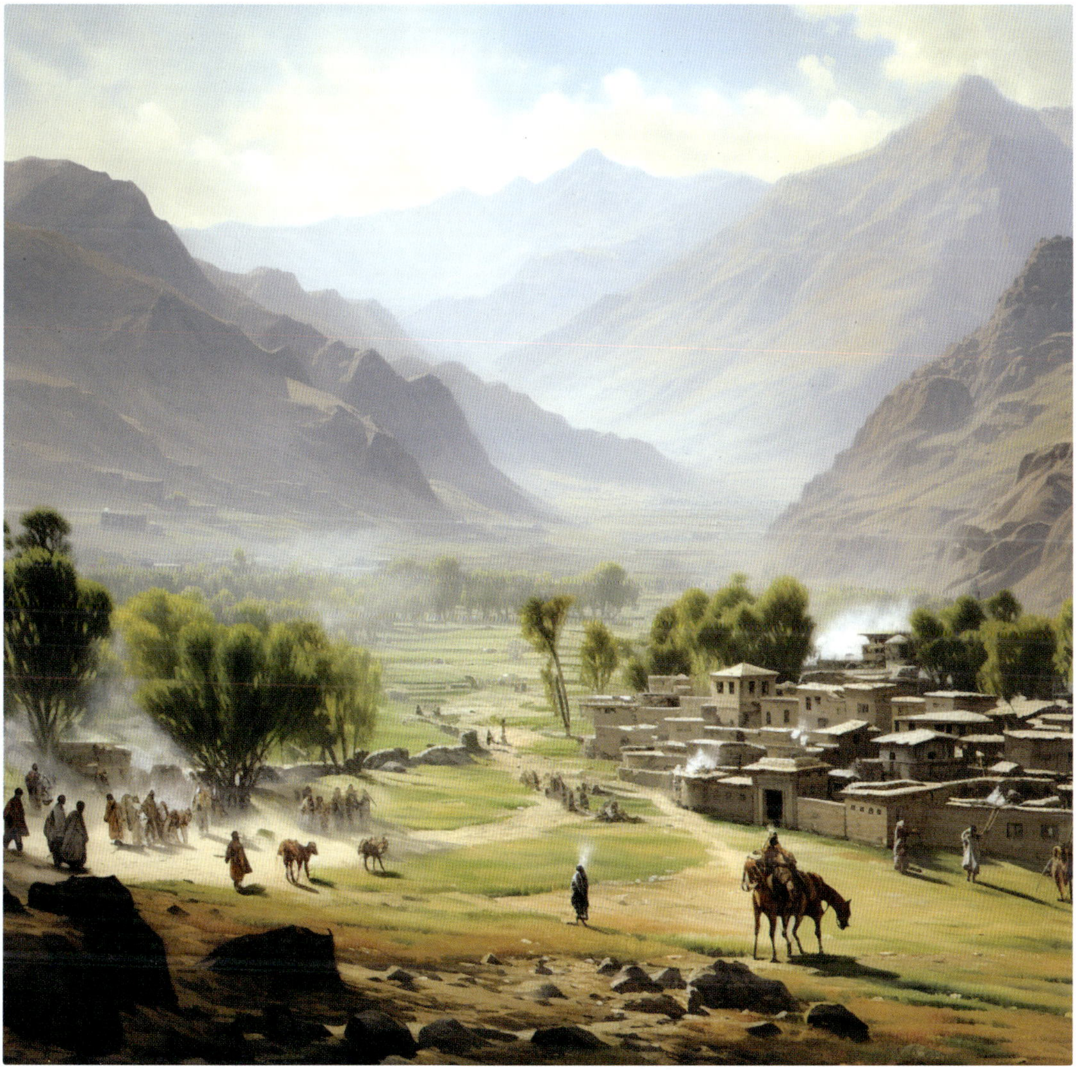

그림 4-6. Khyber Pakhtunkhwa(KPK) 주.

이외에도, 특정 지역, 파키스탄의 Khyber Pakhtunkhwa (KPK) 주에서 교육 기관에 대한 테러 공격의 위험 인식에 대한 연구가 이루어졌다(그림 4-6).[2] KPK 주는 테러 공격을 많이 경험한 지역이다(그림 4-6).[2] 이 지역의 다양한 학교와 대학, 그리고 대학생 100명을 대상으로 한 설문조사에서, 대다수의 응답자(60%)는 자신들이 테러 공격을 받을 위험에 처해 있다고 느꼈다.[2] 특히, 공공장소에서의 공격 빈도(88%), 부족한 보안 체계(88%), 외부인의 침입(84%) 등을 위험 요소로 인식하였다.[2] 도시에 사는 학생들과 남학생들이 농촌에 사는 학생들이나 여학생들보다 더 높은 위험을 느끼는 것으로 나타났다.[2] 따라서

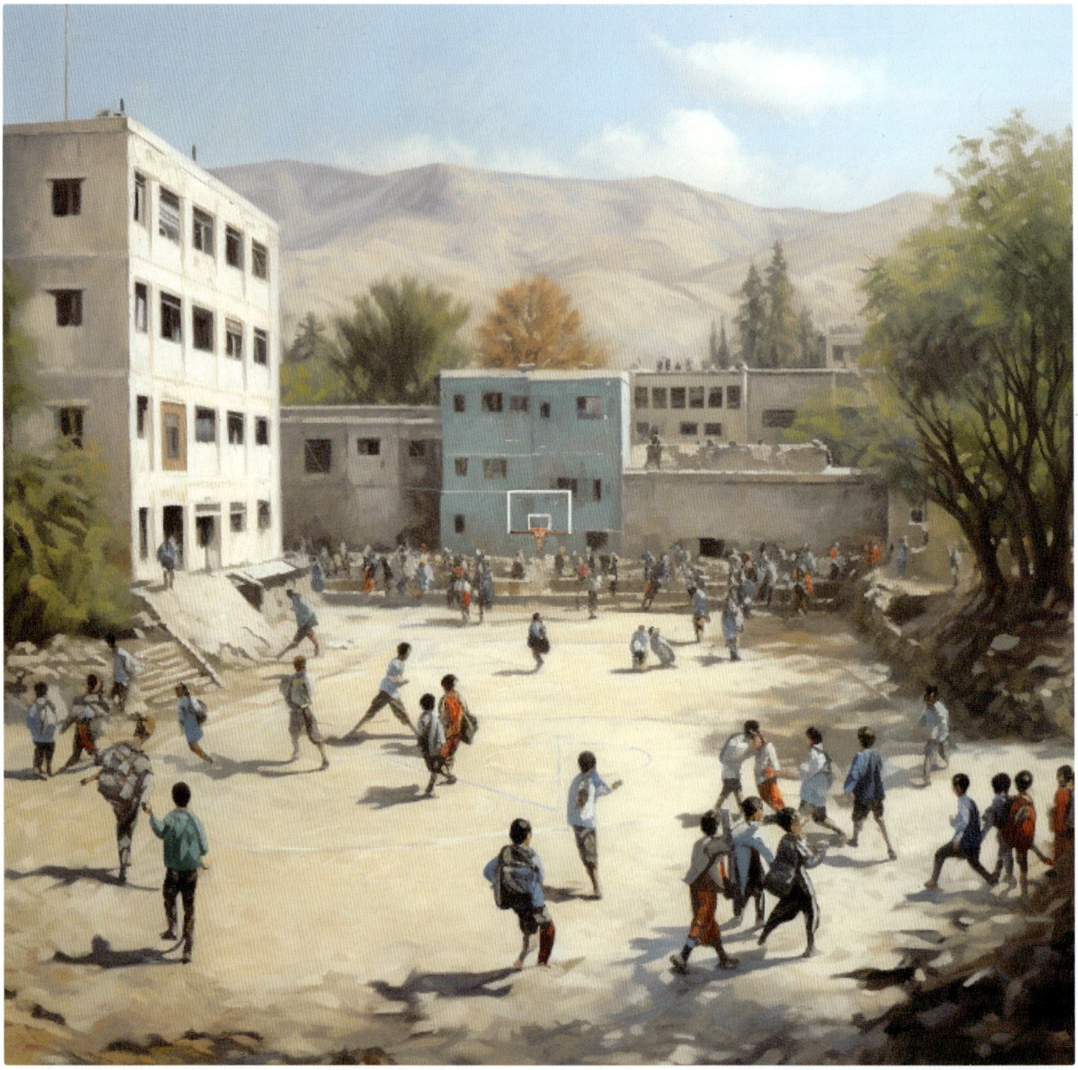

그림 4-7. 아프가니스탄 카불의 초등학교.

KPK의 교육 기관은 보안 체계 개선, 경비원 배치, ID 확인 등을 통해 위험을 줄이는 것이 필요하다는 것이 이 연구의 결론으로 제시되었다.[2]

또 다른 연구에서는 1980년부터 2010년까지 교육 기관에 대한 무장 공격 146건을 분석한 연구 결과, 2003년 이후로 무장 공격의 빈도가 급증하였고, 특히 2007년에는 전년도 대비 2배에 이르는 공격이 발생하였다.[3] 대학이 가장 많이 공격받았으며(41.2%), 반면 유치원은 가장 적게 공격을 받았다(3.1%).[3] 또한, 공격의 치명율은 시간이 지남에 따라 증가하였으며, 학생 사망자는 감소하였지만 교사 사망자는 증가하였다.[3] 이러한 공격 중에서도, 종교 테러 조직의 공격이 가장 많은 사망자를 초래하였다.[3]

2022년 5월, 아프가니스탄의 수도 가불에서 발생한 학교 및 대학을 대상으로 한 일

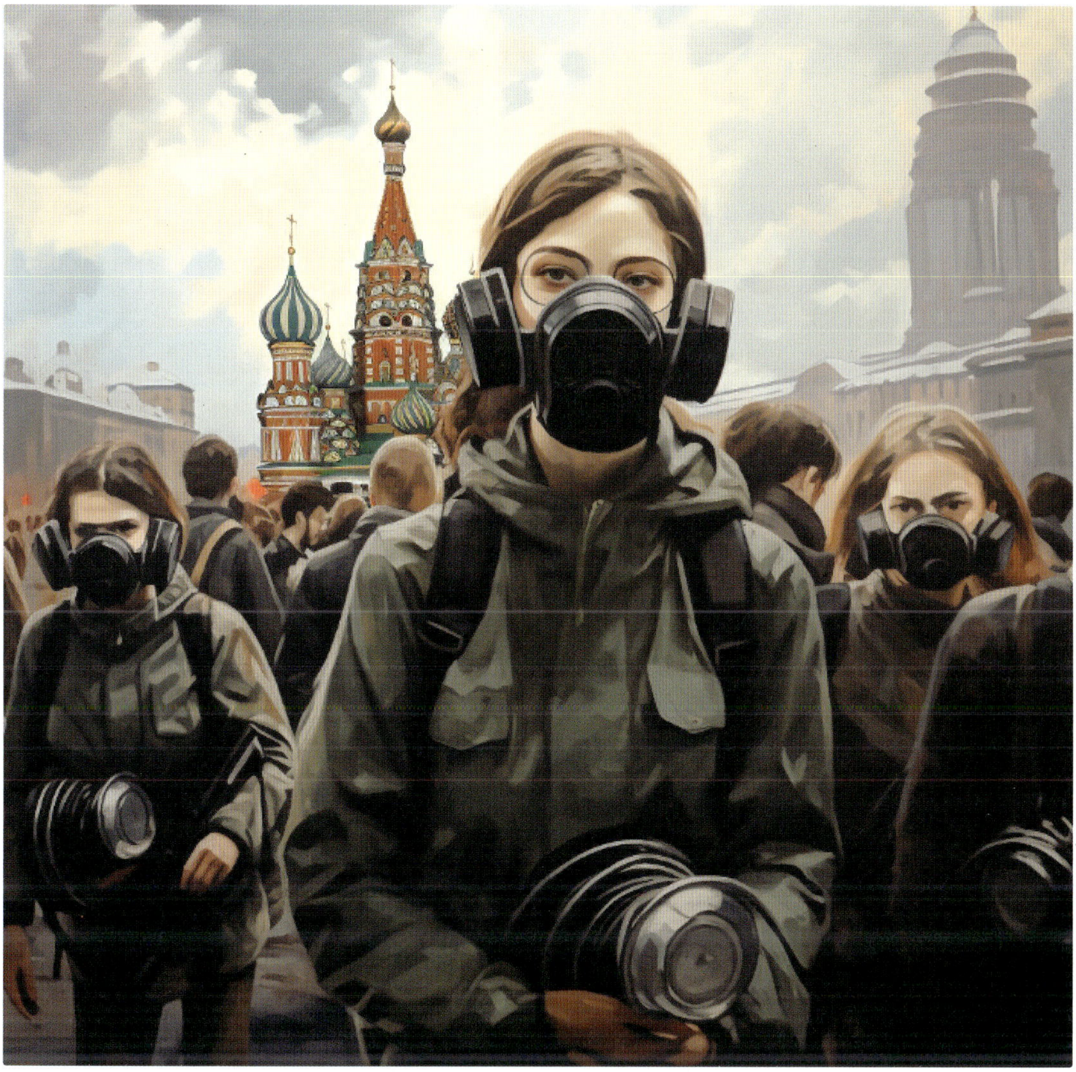

그림 4-8. COVID-19 팬데믹으로 인한 러시아 청소년 사이에서 극단주의 확산.

련의 테러 공격은 수십 명의 사망자와 수백 명 이상의 부상자를 남겼다(그림 4-7).[4] 대다수의 희생자들은 10대 학생들로, 미래 세대를 대상으로 한 잔인한 테러리즘 행위는 전 세계적인 비난을 받았다.[4] 아프가니스탄 정부는 이에 대해 강력한 비난을 표하고 추가 테러 방지를 위한 보안 강화를 약속하였다.[4] 터키 정부 또한 이러한 비인간적인 테러리즘 행위에 대해 깊은 애도를 표하고 규탄하였다.[4] 2001년 탈레반 정권이 붕괴한 이후에도 아프가니스탄은 지속적인 테러에 시달려 왔다.[4] 교육기관이 흔히 공격의 대상이 되는 이유는, 테러 조직들이 교육을 통해 성장하는 미래 세대를 통제하려는 의도 때문이다.[4] 이러한 테러 공격들은 일반적으로 극단주의 테러 조직의 소행으로 지목되고 있으며, 이는 아프가니스탄 사회의 발전을 방해하는 목적을 가지고 있다.[4] 터키는 이에 대해 아프가니스탄 정부와 국민들에게 연대를 표현하며, 테러리즘에 대항할 것임을 강조하였다.[4] 아프가니스탄의 안정과 발전을 위해 터키는 경제 지원과 테러 대응 능력 제고를 위한 지원을 아끼지 않을 것으로 보이며 이에 따라 국제사회도 아프가니스탄의 테러 문제 해결에 적극적으로 참여하고 관심을 기울여야 한다는 지적이 제기되었다.[4]

각별히 주목할 점은, 테러리즘은 전 세계 교육기관에 공통적으로 위협이 되는 현상이라는 점이다.[5] 교육기관은 '소프트 타겟'으로 테러리즘에 매우 취약하며, 특히 2000년대 중반 이후로 교육기관을 대상으로 한 테러리즘 공격이 급증하였다.[5] 2004년 러시아 베슬란 초등학교 인질사건은 학교가 테러리즘에 매우 취약함을 보여줬다.[5] 이 사건에서 체첸 반군 세력은 총기를 가진 무장세력이 학생과 교직원 1,200명 이상을 체육관으로 납치하여 폭탄으로 건물을 감쌌다.[5] 결국 186명의 아동이 사망하는 참사가 발생하였다.[5] 이는 교육기관 테러리즘에 대한 더 나은 이해와 대책 마련이 시급하다는 것을 시사한다.[5]

아울러, 테러리즘은 아동의 정신건강에 심각한 영향을 미치므로, 이에 대한 더 많은 연구와 회복력 제고를 위한 노력이 필요하다.[6] 특히, 러시아의 연구에 따르면 2020년 COVID-19로 인한 학교 폐쇄와 자가격리로 인해, 청소년들이 인터넷을 통해 극단주의에 노출될 확률이 높아졌다고 지적한다.[6] 특히 인터넷 사용이 증가하면서 이미 극단주의 행동을 보이는 청소년들의 그러한 행동이 지속될 수 있었다.[6] 또한 원격 수업으로 전환하면서 수업 방해 시도가 있었는데, 이는 극단주의 활동 준비로 해석될 수 있었다.[6] 이러한 활동들은 학교라는 폐쇄된 공간에서는 보기 힘든 것들이며, 이것이 COVID-19로 인한 교육환경의 변화로 더욱 부각되었다고 한다.[6]

이러한 상황을 고려하면, COVID-19 팬데믹이 러시아 청소년 사이에서 극단주의를 확산시키는 데 일조할 수 있다는 우려가 제기된다(그림 4-8).[6] 따라서 이 문제에 대한 심도 있는 연구와 예방 대책 마련이 필요하다고 해당 연구는 결론을 내렸다.[6]

2015년 Sukarieh와 Tannock은 9·11 테러 이후 유럽에서 교육기관을 대상으로 한 반극단주의 정책 확산에 대해 비판적으로 분석하였다.[7] 그들은 21세기 초 유럽의 테러 공격 이후, 유럽의 교육기관에서 극단주의 예방을 명분으로 한 정책과 프로그램이 확대되어 왔다고 지적한다.[7] 영국의 'Prevent' 정책이 대표적인 예이다(그림 4-9). 그러나 그들은 이러한 정책의 확산이 급진적 교육의 전통에 반하는 측면이 있다고 주장한다.[7] 급진적 교육은 사회변화를 지향하며, 이는 현 시점에서 매우 필요하다고 강조하였다.[7] 반극단주의 정책이 구조적 문제분석, 사회변화를 위한 교육, 변혁적 교육 실천을 방해한다고 비판하였다. 또한 '극단주의' 개념 자체가 모호하고 문제적이라고 지적하였다.[7]

이러한 연구들의 한계는 자료가 한 주의 자가보고 형식인 경우가 많고, 표본이 테러 피해 지역 한 곳에 국한되어 있다는 점을 들 수 있다. 그럼에도 불구하고, 이러한 연구들은 테러 위협을 인식하고, 보안을 강화하며, 교육 기관을 보호하는 방안에 대한 중요한 통찰력을 제공한다.

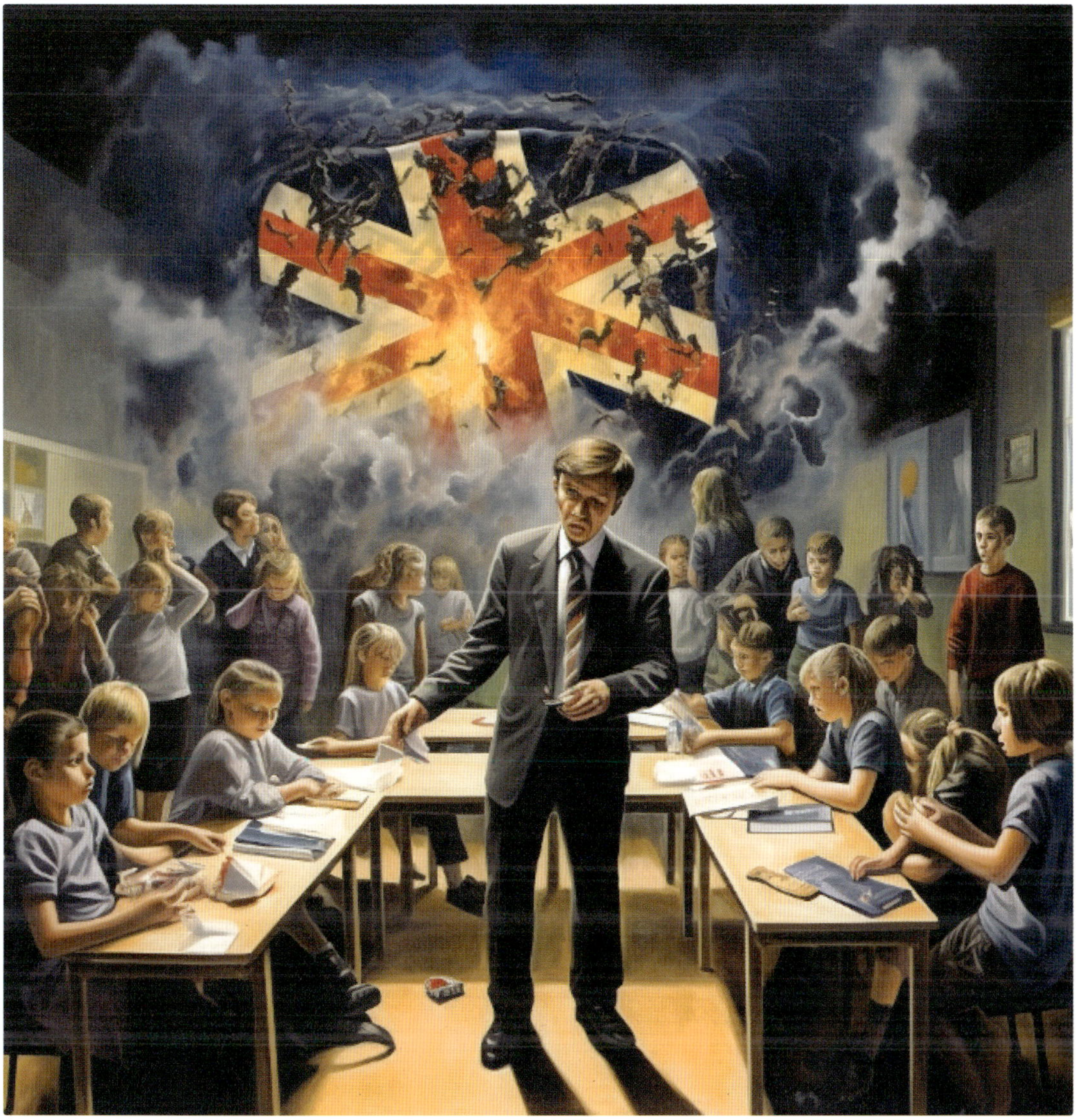

그림 4-9. 영국의 "Prevent" 정책.

4) 결론

학교와 교육기관은 테러리스트들이 공격하는 '소프트 타겟'이자, 극단주의가 퍼질 수 있는 취약한 장소이다. 특히 러시아 베슬란 초등학교 인질 사건이나 2022년 아프가니스탄 카불의 교육기관을 겨냥한 테러 등은 이러한 사실을 잘 보여준다. 이러한 사건들은 우리에게 학교 테러리즘에 대한 이해와 대응 방안의 중요성을 일깨워 준다. 또한 COVID-19로 인한 사회적 혼란과 원격 교육 환경이 극단주의 확산에 영향을 미칠 수 있음을 알려 준다. 따라서 국제사회는 교육기관을 통한 테러리즘과 극단주의 확산에 대한 심도 있는 연구와 대응 방안 마련에 힘써야 한다. 이는 특히 교육기관을 통한 테러리즘이 증가하는 현재 상황에서 더욱 중요하다.

| REFERENCE |

1. Tin D, Issa F, Ciottone GR. Attacks on Educational Institutions. Prehosp Disaster Med. 2022;37(3):333-7. doi: 10.1017/S1049023X22000590. Epub 2022 Apr 7. PMID: 35388785.
2. Ayub S, Khan A, Ullah F. Perceived Risk Factors of Terrorist Attacks in Educational Institutions: The Case of KPK, Pakistan. Pakistan Journal of Criminology. 2019;11(3):43-60.
3. Bradford E, Wilson MA. When terrorists target schools: An exploratory analysis of attacks on educational institutions. Journal of Police and Criminal Psychology. 2013;28(2):127-38. https://doi.org/10.1007/s11896-013-9128-8
4. Turkey/Afghanistan: Terrorist Attacks Targeting Educational Institutions in Kabul, Afghanistan. Asia News Monitor. 2022.
5. Petkova EP, Martinez S, Schlegelmilch J, et al. Schools and Terrorism: Global Trends, Impacts, and Lessons for Resilience. Studies in Conflict and Terrorism. 2017;40(8):701-11. https://doi.org/10.1080/1057610X.2016.1223979
6. Ishchenko O. Threats of increased spread of extremism in educational institutions of the Russian Federation in the context of the COVID-19 pandemic. SHS Web of Conferences. 2021;101:1008. https://doi.org/10.1051/shsconf/202110101008
7. Sukarieh M, Tannock S. The deradicalisation of education: terror, youth and the assault on learning. Race & Class. 2016;57(4):22-38. https://doi.org/10.1177/0306396815621236

CHAPTER

5

응급의료체계 테러리즘

05

응급의료체계 테러리즘

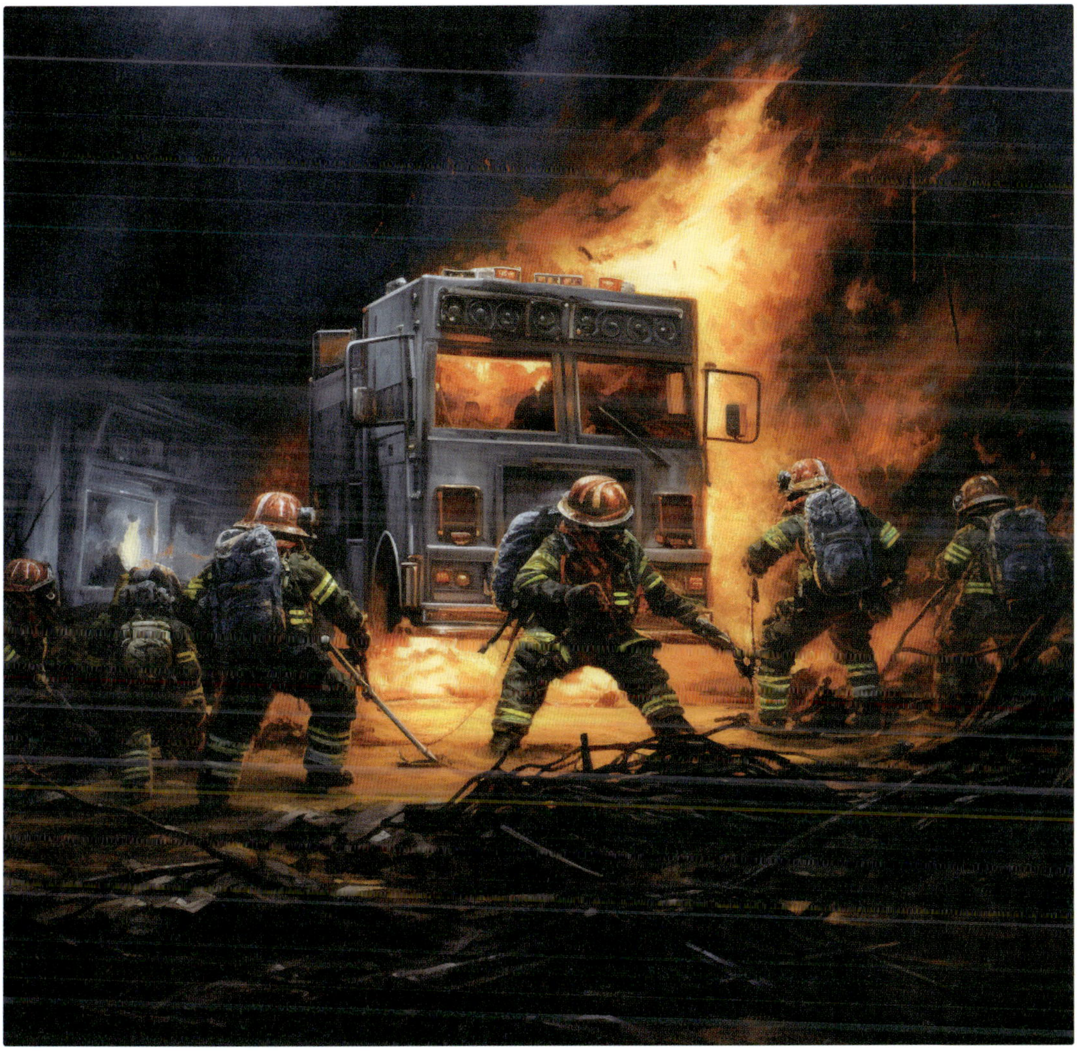

그림 5-1. 응급의료체계 테러 공격.

1) 서론

테러리즘은 수천 년 동안의 역사를 가지고 있다.[1] 이는 시간이 지남에 따라 발전해 왔으며, 1990년대 초에 현대식 테러리즘의 발전과 2001년 이후 사건의 급격한 증가와 함께 하였다.[2,3] 모든 종류의 테러리즘을 다루는 정의는 존재하지 않지만,[1] 대부분의 정의에서 공통적인 기준이 존재한다.[4] 글로벌 테러리즘 데이터베이스(GTD)는 테러리즘을 "비국가 주체에 의한 불법적인 힘과 폭력의 실제 또는 폭력의 사용을 예상하게 하는 방식으로써 정치적, 경제적, 종교적 또는 사회적 목표를 달성하기 위해 두려움, 강압, 또는 위협을 사용하는 것"으로 정의한다.[5] 불행히도 테러는 전 세계에서 무고한 시민들을 대상으로 계속 발생하고 있다.[6] 이러한 활동은 외로운 늑대 테러범에 의한 칼 습격, 총격,

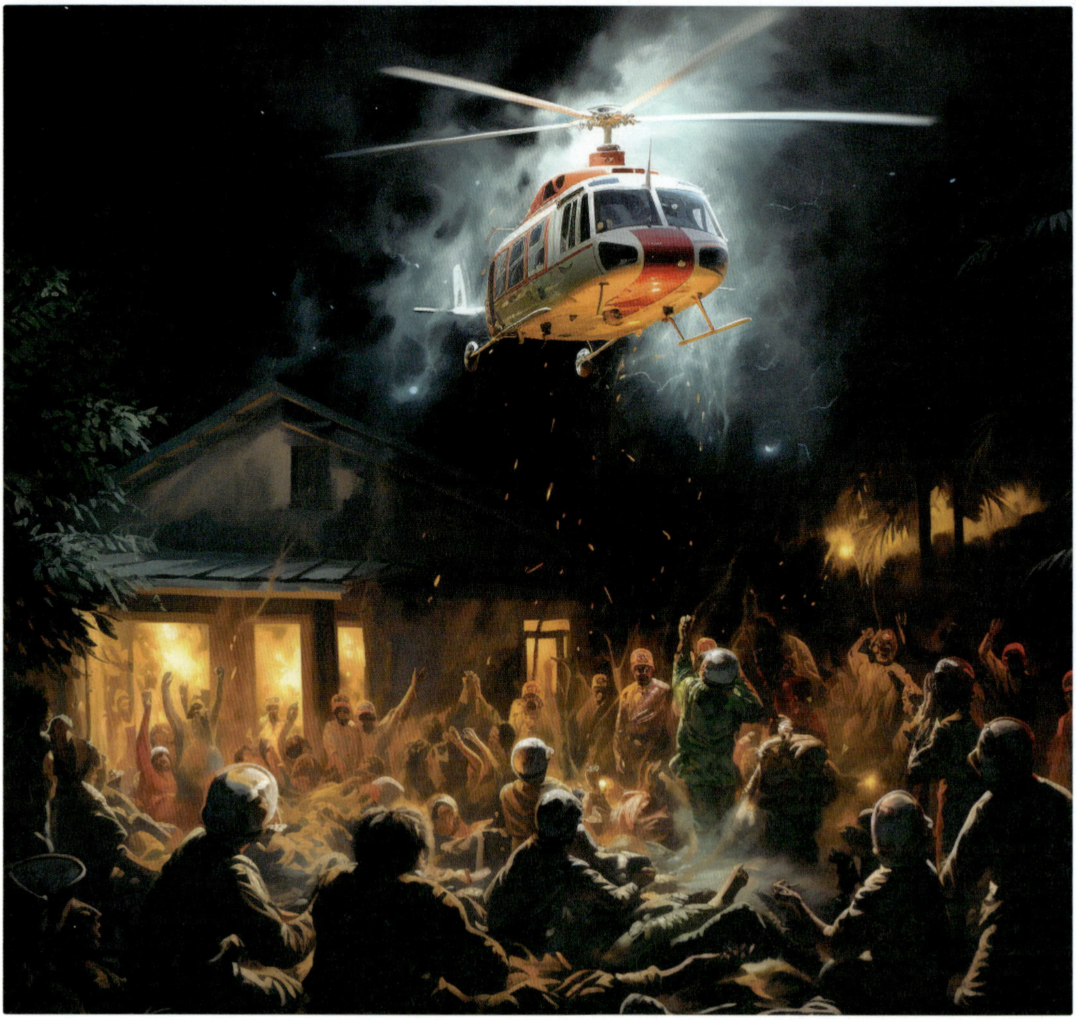

그림 5-2. 헬리콥터 응급 의료 서비스(HEMS).

폭탄 테러, 차량 돌진부터 2001년 9월 11일 미국 쌍둥이 타워 테러 같은 대규모 파괴 행위에 이르기까지 다양하다.[6] 화학, 생물학, 방사능 또는 핵 테러(CBRN)에 대비해야 한다. 극단적인 근본주의 이데올로기와 소셜 네트워킹의 결합은 세계의 많은 지역에서 테러를 더욱 부각시켰다.[6] 테러범들은 가능한 한 많은 민간인에게 피해를 입히려는 악랄한 목표를 달성하기 위해 높은 민간인 밀도를 가진 장소를 대상으로 선택한다.[6] 따라서 그들은 버스, 기차, 쇼핑몰 및 레스토랑과 같은 도시 지역을 공격하는 경향이 있다.[6] 응급 의료 서비스(EMS)는 이러한 테러 공격의 독특한 도전과제에 대처하기 위해 준비해야 한다.

지난 몇 년 동안 전 세계 테러리즘이 감소하였으며, 2019년은 2014년에 정점을 찍은 후 연속해서 5번째 감소한 해였다.[7] 그럼에도 불구하고, 구급차가 테러 공격에 사용된 수많은 사례가 있었으며,[8,9] 최근의 연구에서는 2010년 이후 이러한 유형의 공격이 증가하고 있다.[10] 구급차와 함께 헬리콥터 응급 의료 서비스(HEMS) 및 관련 응급 대응자들은 응급 의료 서비스(EMS)를 구성한다. 이들은 병원 외 치료 및 확정적인 치료로의 운송을 제공한다. 구급차가 테러 목적으로 점점 더 사용되는 것뿐만 아니라, 연구에 따르면 EMS도 주요한 목표물로 나타났다.[4,11] 테러리스트들은 건강 관리 시스템을 불안정하게 만들고 궁극적으로 사회에 영향을 미치기 위해 EMS를 포함한 소위 부드러운 목표물을 점점 더 겨냥하고 있다.[4] 구급차를 차량 탑재형 개조 폭발 장치(VBIEDs)로 사용하거나 무기, 폭발물, 전투원, 구급차에 의해 원하는 테러리스트를 운송하는 등 EMS 관련 테러 공격의 특정 측면을 설명하는 많은 보고서가 있었다.[8-10,12] 다른 데이터베이스와 마찬가지로, 이 서적에 사용된 GTD 데이터베이스는 그 한계가 있다.[13] 그러나 EMS에 대한 테러 공격에 대한 전반적인 정보는 거의 알려져 있지 않다. 따라서 본 챕터는 1970년부터 2019년까지 GTD에서 전 세계에서 발생한 EMS에 대한 모든 문서화된 테러 공격을 분석하고 검토하는 것을 목표로 한다.

2) GTD 빈도 및 세부 통계 분석(1970-2019)

1970년부터 2019년까지의 응급의료서비스(EMS)에 대한 테러 공격의 빈도를 분석한 결과, 2010년대에 가장 많은 63건의 테러 공격이 발생하였다(그림 5-3). 이는 전체 공격 중 약 40.38%에 해당하는 수치로, 이 시기가 가장 위험했음을 알 수 있다(그림 5-3). 1990년대에는 27건의 공격이 있었고, 이는 전체의 약 17.31%를 차지한다(그림 5-3). 1980년대와 2020년대(2020년까지)는 각각 15건과 8건의 공격이 발생하였으며, 이는 각각 전체의 약 9.62%와 5.13%를 차지한다(그림 5-3). 반면, 1970년대에는 6건, 2000년대에는 2건의 공격이 있었는데, 이는 각각 전체의 약 3.85%와 1.28%에 해당한다(그림 5-3).

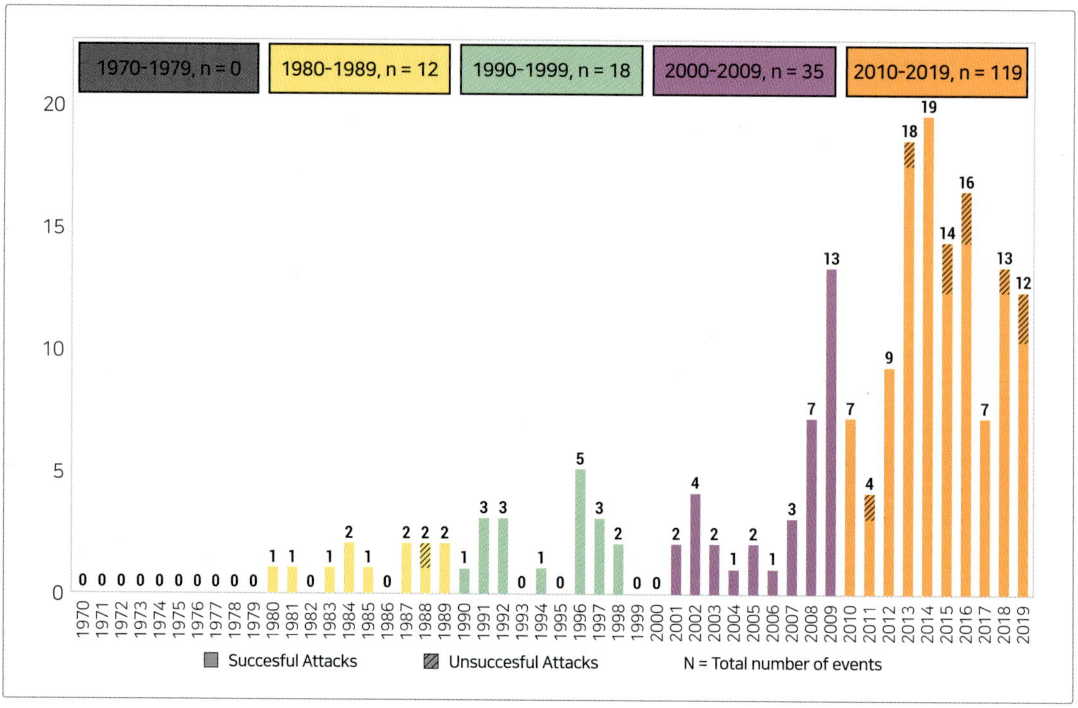

그림 5-3. 10년 단위로 응급의료서비스(EMS)를 대상으로 하는 테러 공격의 횟수(1970-2020).

EMS, Emergency Medical Services (응급의료서비스)

Schmeitz et al. 2022년 병원 전 재난의학에서 인용

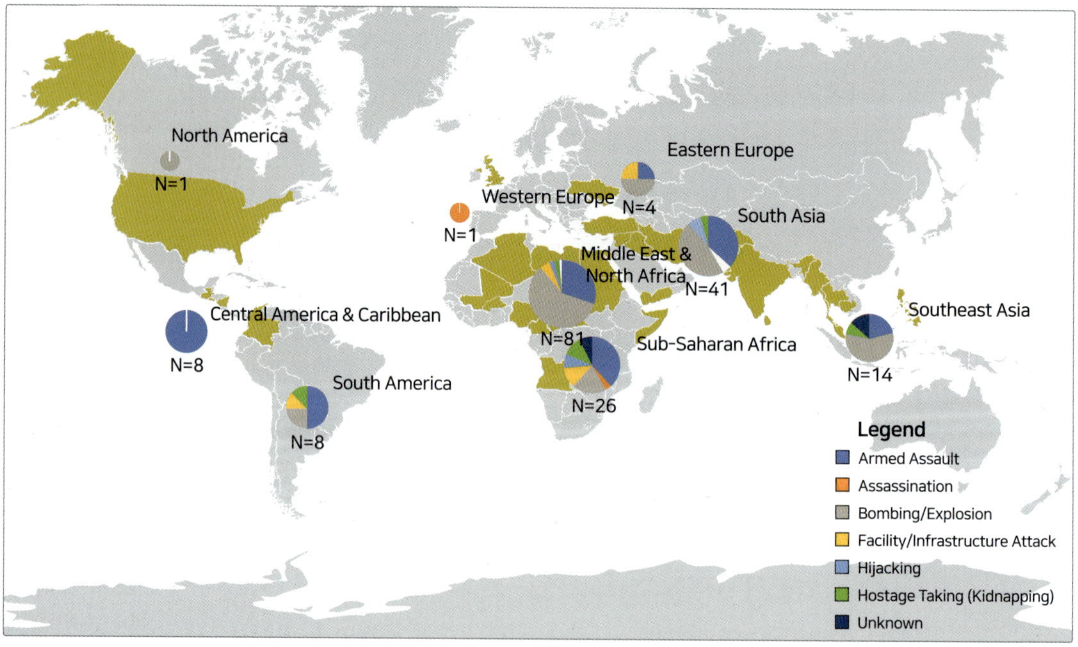

그림 5-4. 지역별 테러 공격과 공격 유형(1970-2019).

Schmeitz et al. 2022년 병원 전 재난의학에서 인용

이러한 결과를 통해 2010년대가 EMS에 대한 테러 공격이 가장 빈번하게 발생한 시기임을 확인할 수 있다. 이는 국제적 또는 지역적 정치, 사회, 경제적 상황의 변화, 테러 조직의 활동 증가, EMS의 역할과 중요성 인식의 변화 등 다양한 요인에 기인할 수 있다.

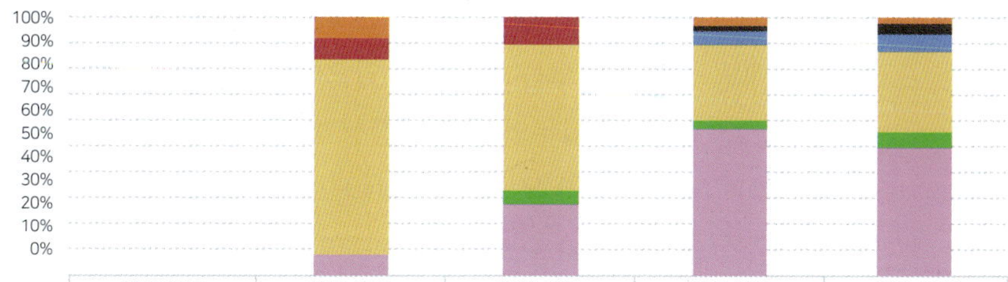

	1970-1979	1980-1989	1990-1999	2000-2009	2010-2019
Unknown	0	1	0	1	3
Hijacking	0	0	0	1	4
Facility/Infrastructure Attack	0	0	0	2	9
Assassination	0	1	2	0	1
Armed Assault	0	9	10	10	36
Hostage Taking (Kidnapping)	0	0	1	1	7
Bombing/Explosion	0	1	5	20	59

그림 5-5. 공격유형 백분율(1970-2019).

Schmeitz et al. 2022년 병원 전 재난의학에서 인용

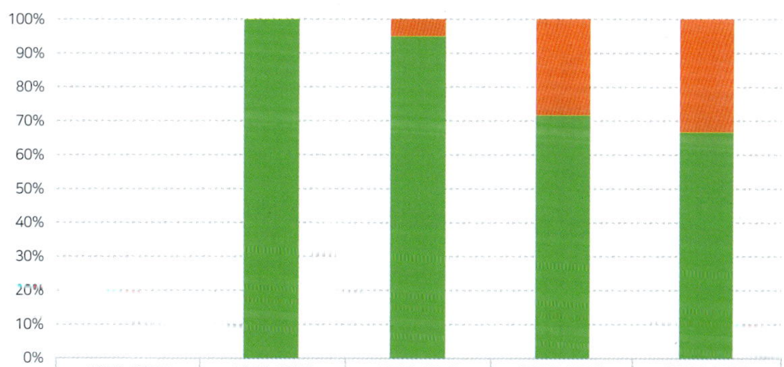

	1970-1979	1980-1989	1990-1999	2000-2009	2010-2019
Secondary attack (= second blast)	0	0	1	10	39
Primary attack	0	12	17	25	80

그림 5-6. 1차 공격 대 2차 공격 비율(1970-2019).

Schmeitz et al. 2022년 병원 전 재난의학에서 인용

3) 토론

1970-2019년 사이에 GTD는 EMS에 대한 184건의 테러 공격을 등록했다. "중동 & 북아프리카"와 "남아시아" 지역은 가장 많은 공격이 발생한 지역이었다. 폭발과 폭탄 테러가 가장 흔한 공격 유형이었으며, 이어서 무장된 공격이 있었다. 대부분의 사건은 지상 교통 공격(90.2%)과 관련이 있었다. 전체적으로 1,293명이 부상하고 784명이 사망했다. 놀랍게도 공격의 빈도는 증가하고 있으며 2차 공격은 신흥 추세로 나타났다. EMS, 특히 구급차는 그들의 임무의 시간 민감성 때문에 많은 사회적 제약으로부터 상대적 면역을 누리기 때문에 테러 목적(납치를 위한)으로 취약하다. 최근 연구에서는 EMS의 일상적인 실무와 관련한 여러 요소들, 예를 들면 EMS 인력과 EMS 차량의 식별 및 확인, 병원 구급차 주차장에서의 구급차의 사건 흐름(도착, 주차, 출발)이 테러리스트의 사용을 가능하게 한다는 것을 보여주었다.[14] 또한, Jasani와 동료들, 그리고 Tin와 동료들은 구급차가 VBIED를 나타내는 "트로이 목마 차량"으로 점점 더 자주 사용되고 있다고 관찰했다.[10,15] 이 연구가 이전 연구에 추가로 제시하는 것은 EMS를 주요 대상으로 한 테러 공격의 수가 증가하고 있으며, 테러 목적의 구급차 납치는 얼음산의 일각에 불과하다는 것이다. 대부분의 공격은 EMS를 주요 대상으로 하였으나, 구급차가 납치되거나 VBIED로 사용된 사건은 증가하고 있다. 이는 구급차가 대부분의 전통적인 차량이나 자살 폭탄 테러범보다 더 많은 폭발물을 운반할 수 있기 때문에(구급차 1,800 kg 대비 자살 폭탄 테러범 5-12 kg) 테러 공격의 파괴력을 증가시킬 수 있으므로 경보의 발전으로 간주될 수 있다.[10,16,17] 게다가, 테러 목적으로 구급차를 사용하는 것은 구급차가 병원과 같은 취약한 장소에 접근할 수 있기 때문에 간접적인 파괴 부담도 증가시킬 수 있다.[8] 이러한 종합적인 선병원과 병원 공격은 연구 기간 동안 7번 발생하였으며, 모든 사상자의 13.8%를 차지하였다.

2008년 이후 EMS에 대한 테러 공격이 통계적으로 유의하게 증가하였으며, 2014년에는 공격이 정점에 달했다. 이는 "후 9·11 시대", 시리아 전쟁의 시작, 그리고 2011년 이후의 이라크와 아프가니스탄에서의 무장 갈등과 같은 특정 시기와 일치한다.[3,19] 그러나, 연도별로 GTD의 데이터 수집 방법이 바뀌었으며, 1970년대와 1980년대의 데이터의 고의적인 보고 누락으로 인해 이 증가에 부분적으로 기여했을 수 있다.[13,19]

최근 de Cauwer와 동료들의 연구는 현재의 대유행으로 인해 건강관리 시스템이 테러에 더 취약해졌다고 제안했다.[20] 아마도, COVID-19 대유행은 EMS의 취약성을 높여 테러의 부드러운 목표물이 될 수도 있지만, 이는 추가 연구가 필요하다.

일부 지역은 다른 지역보다 테러에 더 취약하며, 특히 내부 갈등 수준이 높은 국가에서 흔하게 발생하는 것으로 보인다.[19] 이 연구는 대부분의 공격이 "중동 & 북아프리카"와 "남아시아"에서 발생했다는 관찰을 확인한다. 여기서는 최근 몇 년 동안 수많은 (무장된) 갈등이 발생했다. 반면에, 서유럽과 아메리카에서 EMS에 대한 테러 공격은 오직 10건밖에 없었다. 이러한 공격 중 하나는 1997년 조지아 주 애틀랜타에서 발생했으며, 동일한 개인이 수행한 여러 공격과 관련이 있었다. 서유럽에서의 한 건의 공격은 1980년 북아일랜드 벨파스트에서 발생하였으며, “북아일랜드 갈등”(1968-1998)과 관련이 있다.[19] 나머지 8건의 공격은 1991-2019년 사이에 남아메리카에서 발생했으며, 그중 6건은 특정 게릴라 운동, 콜롬비아 혁명 무장세력(FARC)에 의해 발생하였다. 서양 국가에서의 테러 공격은 상대적으로 드물게 발생하는 것처럼 보이지만, 발생하므로 EMS 조직은 그에 따라 준비해야 한다.

2014년, Thompson와 동료들[11]은 EMS에 대한 2차 공격이 눈에 띄게 적다고 보고했다. 이러한 주장은 이제 수정되어야 한다. 이 데이터 세트는 EMS에 대한 50건의 2차 공격(의도적 후속 공격)을 포함하고 있다. 이러한 공격 유형은 1997년에 처음으로 확인되었으며, 지난 10년 동안 39건의 공격이 관찰되었다. 따라서, EMS에 대한 2차 공격은 신흥 위험으로 간주된다. 이것은 2차 공격이 테러 집단의 특정 전략이 될 수 있다는 것을 시사하는 우려스러운 발전이다. 또한, 이 연구는 사용된 공격 유형에 관한 변화가 있었다는 것을 보여준다. 1980-2001년 사이에는 부상 공격이 선호되는 공격 유형이었다. 폭발과 폭탄 테러는 드물게 보고되었다. 그러나, 21세기 시작부터 숫자가 크게 증가하였고, 최근 몇 년 동안 가장 중요한 공격 유형으로 남아 있다. 이와 같은 추세는 전 세계적인 테러에서도 관찰되었으며, 폭발물은 상대적으로 쉽고 저렴하게 제조할 수 있으며, 활성화하기 쉽고 단 한 명 또는 몇몇의 가해자만 필요로 하기 때문에 설명될 수 있다.[17] 이것은 또한 새로운 도전을 불러온다. 예를 들어, 테러 폭탄 테러는 다른 폭발 사건과 다를 수 있다. 예를 들어, 이 공격 유형은 사상자 수를 극대화하기 위해 목적으로 설계되었다. 이 관찰은 이 연구에 의해 확인되었다; 총 748명의 사상자 중 699명이 2001년 이후에 발생하였으며, 연구 기간 동안의 “가장 치명적인 공격”은 폭탄에 의해 발생하였다(구급차는 VBIED로 사용되었다)

EMS 테러 공격 대비를 위한 추천 사항[6, 14, 21, 22]

• 주의 사항

테러 공격 현장에 대한 EMS 대응자의 안전이 최우선이다. 폭발 장치의 2차 폭발을 주의해야 하며, 경찰이나 특수전문 부서 폭탄 처리 전문가가 현장이 안전하다고 확인할 때까지 기다려야 한다. 총격 사건에서 가해자가 아직 무력화되지 않은 경우, 적절한 전술 의학 교육을 받고 적절한 보호 장비를 착용하지 않으면 현장에 접근해서는 안 된다. 화학, 생물학 또는 방사선 공격에 대한 대응자는 지정된 개인 보호 장비(PPE)를 가져야 한다. 또한 화재 후 건물 붕괴와 흡입 부상을 주의해야 한다.

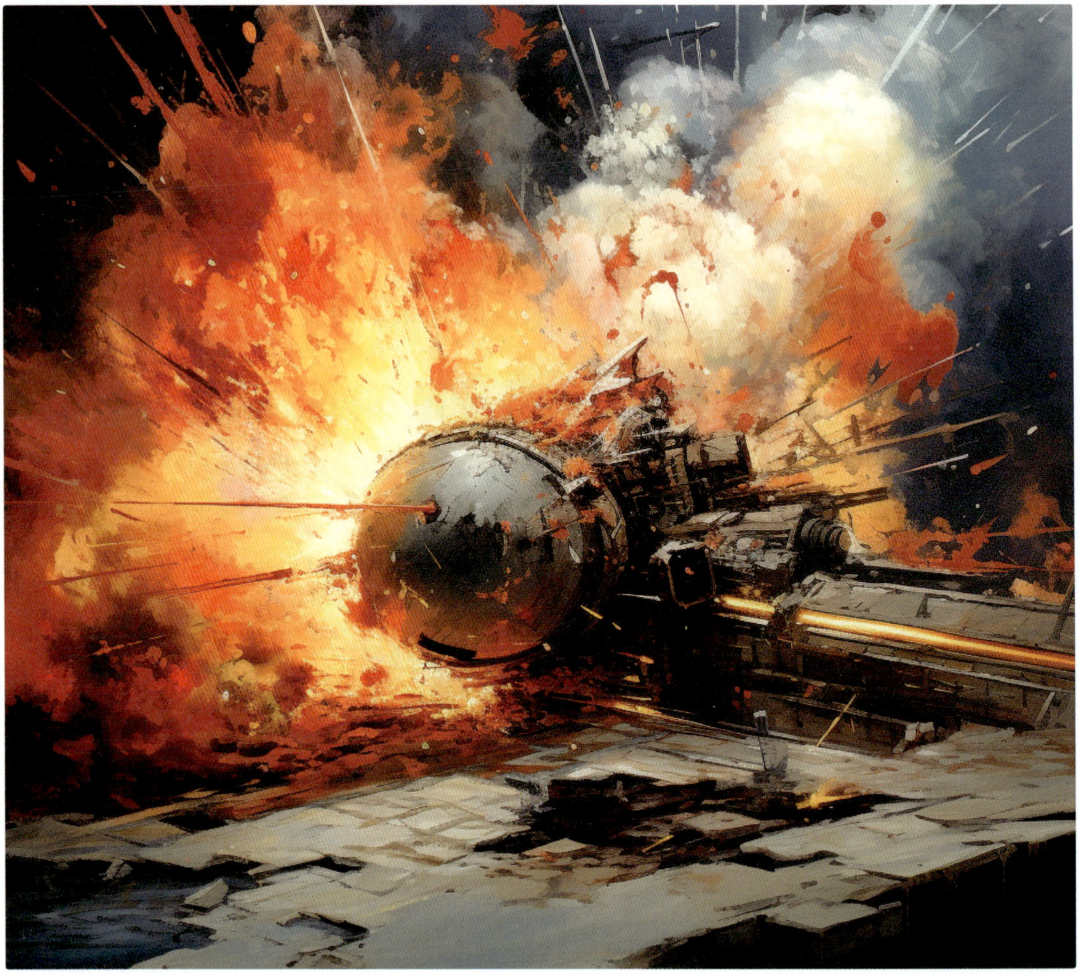

그림 5-7. 1차 폭발 메커니즘.

• 폭발 부상

테러범들은 최대한의 피해를 입히기 위해 폭탄에 못, 볼트 및 기타 금속 물체를 포장한다. 폭탄은 쉽게 운반되어 현장에 숨기거나 자살 폭탄 테러범의 몸에 묶일 수 있다. 도시 폭탄 폭발로 인한 네 가지 유형의 폭발 부상은 대다수의 환자에게 파괴적인 부상을 초래한다. 테러범들은 최대한의 사망과 피해를 입히기 위해 폭탄을 폭발시키기 위해 폐쇄된 공간에 위치시킨다. 버스나 기차와 같은 매우 제한된 공간에서 사망률이 가장 높다. 기본적으로 부상 심각도 점수가 높고, 테러 공격을 당한 후 병원에 참석하는 사람들에게 수술 개입이 다른 외상 때문에 참석하는 사람들보다 더 강렬하다.

1차 폭발 부상은 폭발 파동의 영향으로 발생한다(그림 5-7). 파편, 가속, 충격 메커니즘 및 압력 차이와 같은 힘은 귀의 고막, 폐 및 장과 같은 몸에 공기를 포함하는 구조물에 파괴적인 영향을 미친다. 폭발로 인해 15-50 psi 이상의 압력에 노출된 환자의 50% 이

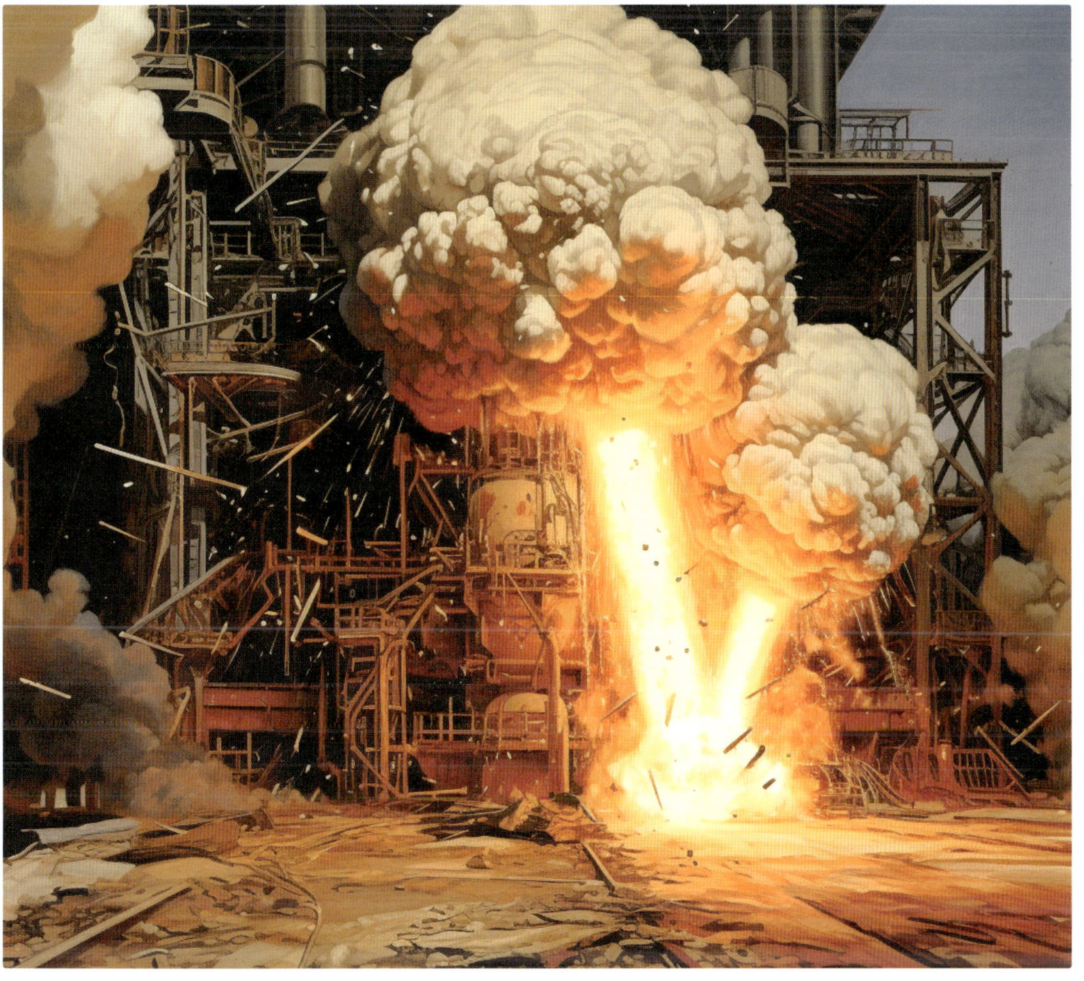

그림 5-8. 2차 폭발 메커니즘.

상에서 고막 천공이 발생한다. 이러한 천공은 폐 파열과 같은 동반 부상의 표시가 될 수 있으며, 50 100 psi의 더 높은 압력이 필요하며 미묘하게 나타날 수 있다. 관상 동맥 또는 폐 혈관에서의 공기색전증은 주요 사망 원인이 될 수 있다.

2차 폭발 부상은 침투성 외상의 한 형태로, 날아가는 금속, 유리 및 기타 물체와 같은 조각으로 인해 발생한다(그림 5-8). 금속 볼트, 못 및 작은 조각의 침투로 인한 중요한 부상을 나타낼 수 있기 때문에 심각해 보이지 않는 피부 상처도 주의해야 한다. 자살 폭탄 테러범, 다른 피해자 또는 환자 자신으로부터 나오는 날아온 뼈 조각으로 인한 생물학적 외래체 이물의 체내 침투도 발생할 수 있다.

폐는 기본 폐 파열 부상이나 2차 메커니즘으로 인한 찢긴 폐에 의해 영향을 받을 수 있다. 두 가지 모두 기흉으로 나타날 수 있다. 혈흉은 전형적인 폭발 부상에서는 덜 흔하다.

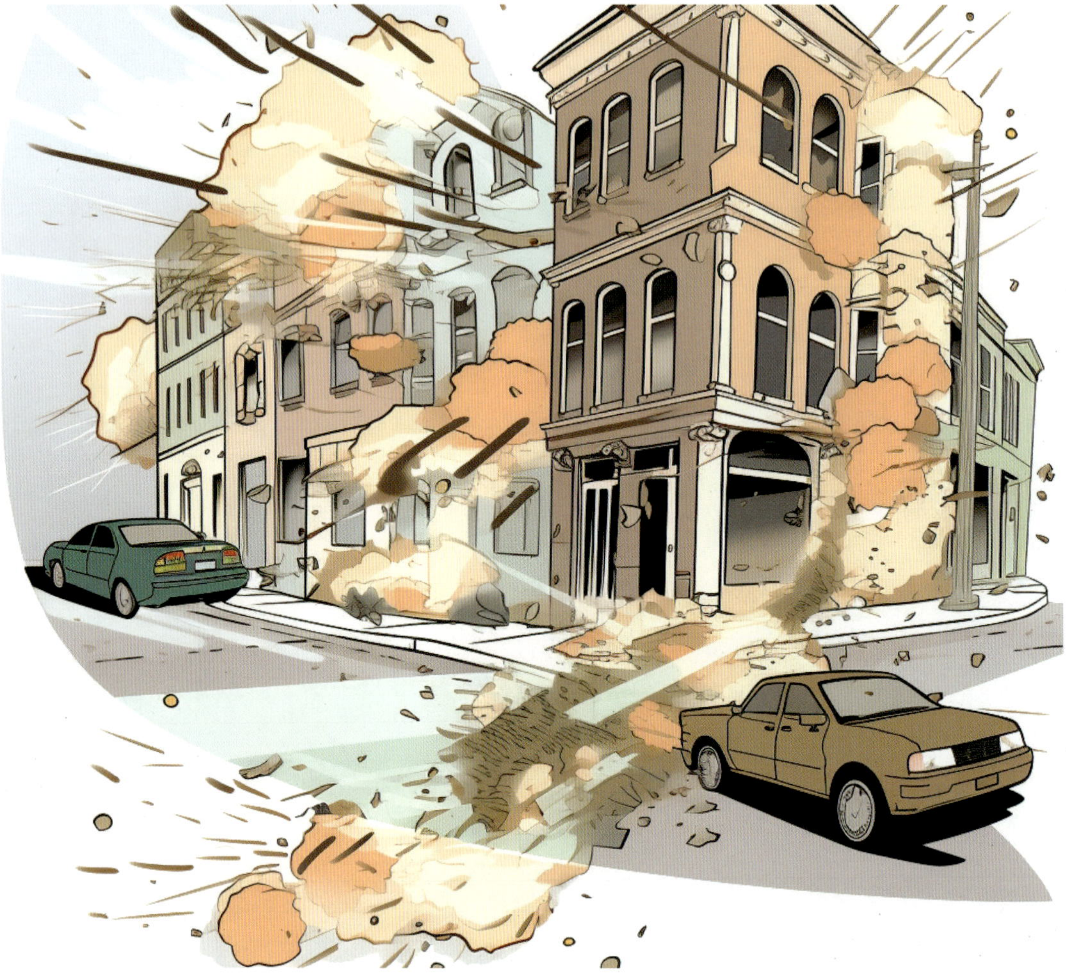

그림 5-9. 3차 폭발 메커니즘.

3차 폭발 부상은 피해자를 던져 내리는 폭발로 인해 발생한다(그림 5-9). 이러한 종류의 부상은 피해자의 몸이 고정된 물체에 밀려 나와 외상, 절단 또는 사망을 초래할 수 있기 때문에 폐쇄된 및 매우 제한된 공간에서 강조된다.

4차 폭발 부상에는 폭발 자체 또는 지역의 다른 가연성 물질에 의해 발생한 화상이 포함된다(그림 5-4). 이러한 화상은 화학 및 접촉 화상을 포함하여 모든 유형의 전통적인 화상 부상을 포함할 수 있다. 이 카테고리에 포함된 기타 항목은 질식, 흡입 외상, 방사선 노출 및 이벤트의 심리적 효과 등이 있다.

폭발은 종종 외상 및 화상과 같은 부상의 조합을 초래한다. 이러한 부상의 조합은 폭탄 폭발에 독특하다고 알려져 있다.

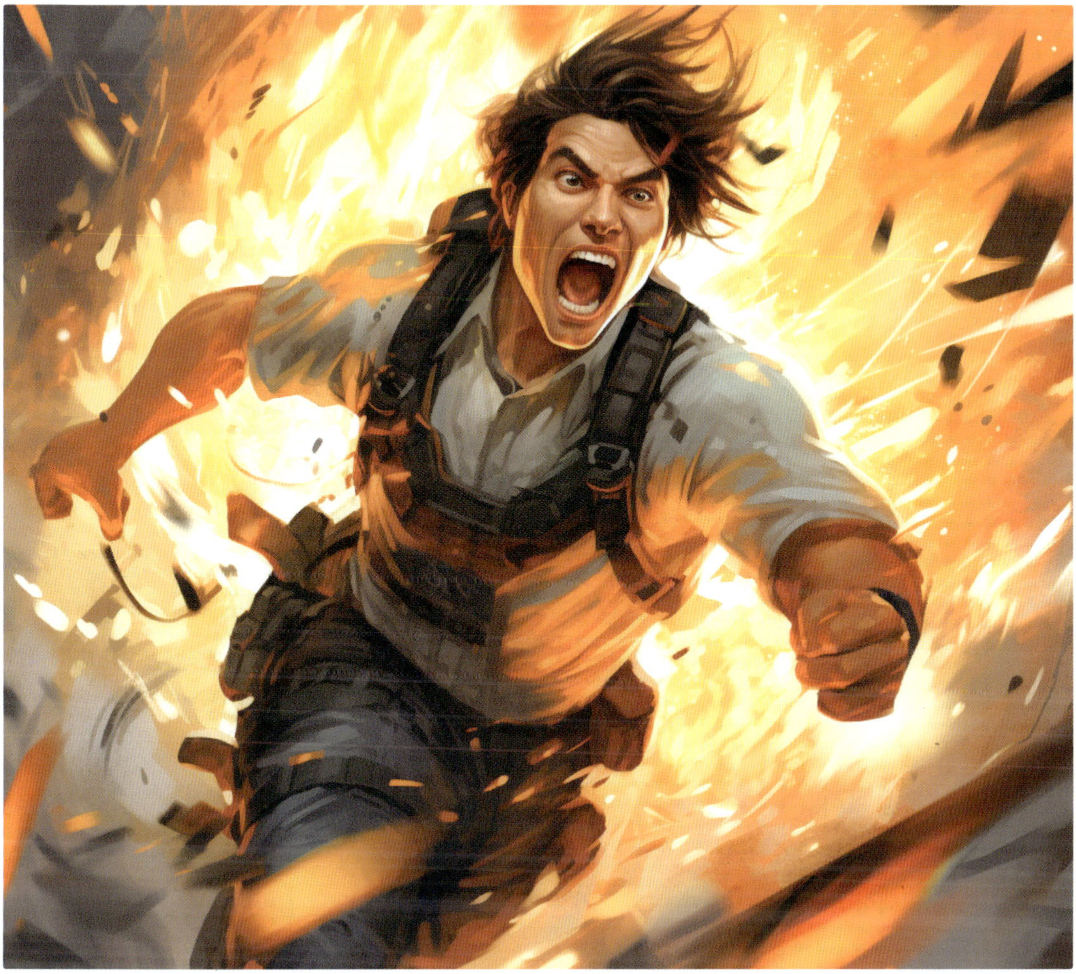

그림 5-10. 4차 폭발 메커니즘.

• 칼 외상

테러범의 칼 찌르기는 비테러범의 칼 찌르기와 다르다. 그들은 더 자주 몸의 상부에 있으며, 큰 칼로 이루어지며, 여러 찌르기 상처가 있다. 총격은 권총에서 반자동 소총에 이르기까지 다양하다. 반자동 소총은 많은 수의 총알과 고속 탄환을 수용할 수 있기 때문에, 다른 유형의 화기와 비교하여 반자동 무기가 포함된 사건에서 더 많은 사람들이 사망하고 부상당했다.

• 대상 차량 돌진 대량 부상(targeted automobile ramming mass casualty, TARMAC) 공격

최근의 테러 선택 중 하나는 차량 및 트럭 돌진으로 알려진 대상 자동차 돌진 대량 부상(TARMAC) 공격이다. 차량의 크기/무게 및 부딪힌 신체 부위는 부상 패턴의 범위를 결정한다. 머리, 몸통, 복부 및 근접한 부상이 흔하다.

• 화학 테러

화학 또는 독성물질에 대한 접근성은 그 물질을 테러범의 손에 있는 잠재적인 무기로 만들어 준다. 가능한 대행자에는 살충제로 사용되는 유기인제제 또는 염소 및 암모니아와 같은 자극제가 포함된다. 그러나 이것은 탄소 일산화물 또는 겨자 가스와 같은 산업용이 없는 대행자를 포함할 수도 있다. EMS 응답자는 적절한 보호 장비를 착용해야 한다. PPE는 전면 자체 포함 호흡 장비와 화학 저항성 수트로 구성된 레벨 A에서 호흡 보호 없이 작업복으로 구성된 레벨 D까지 다양하다. 장비 수준이 높을수록 EMS 대응자가 운영하기가 더 어려울 것이다. 기본 소생 프로토콜 및 해독제는 구급차에서 제공될 수 있다.

• 생물학 테러

생물학 테러는 살모넬라균이나 탄저균과 같은 개인 공격자에게 타인을 감염시키거나 테러 조직에 의한 생물학 대행자의 대규모 확산과 같은 사건을 포함한다. 최대 효과는 공기 중 전파를 통해 발생할 수 있지만 식품 및 물 공급 오염도 발생할 수 있다. 가장 치명적인 대행자에는 탄저, 야토병, 출혈열 바이러스 및 보툴리늄 중독과 같은 1등급(이전 그룹 A 및 공중 보건의 가장 큰 위험)이 포함된다. 생물학 제제의 유형에 따라 EMS 인력에 의해 주의 사항이 필요하다. 이것은 접촉 및 공기 중 전염병에 대한 주의 사항에서 N95 보호 호흡기가 필요한 것에 이르기까지 다양하다. 환자는 병원 전후로 다른 환자와 격리되어야 할 수 있다. EMS 제공자는 소두와 탄저병과 같은 질병에 대한 선행 및 후속 예방 접종이 필요할 수 있다.

• 핵 테러

핵 테러는 테러범에 의한 핵 폭탄의 폭발, 더러운 폭탄의 폭발 또는 핵 시설의 인수를 포함한다. 물 공급에 핵 물질을 분산시키는 것도 포함될 수 있다. 히로시마와 나가사키에서 피해자의 대다수를 죽인 것은 방사선이 아닌 타격력, 투사체 및 열 부상이었다는 점을 주목할 가치가 있다. 방사선 노출의 생물학적 효과는 2에서 10 Gy 사이에서 발생한다(이보다 적은 양이면 피해자는 아마도 의료 개입이 필요하지 않을 것이고, 이보다 더 많은 양이면 사람이 매우 살아남을 가능성이 낮다). 가장 즉각적인 문제는 골수 억제 및 위장관의 손상이다. 장기적인 효과에는 갑상선 암, 고형 종양 및 백혈병이 포함된다. 방사선 재앙의 관리는 눈 보호, 가운, 장갑 및 부츠를 포함한 개인 보호를 포함하여 수행되어야 한다. 또한 핫 존, 웜 존(버퍼 존) 및 콜드 존도 있다. 피해자는 그들의 방사성 물질로 인한 오염 수준을 파악하기 위해 가이거 계수기로 평가되어야 한다. 오염되면 그들은 제거를 받아야 한다. 옷은 제거되어 두 번 봉투에 담겨야 한다. 그런 다음 얼굴을 헹구고 비누와 물로 피부를 씻는 것이 다음 순서이다. 내부 제거가 나중에 필요할 수 있다.

• 임상적인 중요성

명령, 통제 및 의사소통은 강조되어야 한다. 응급 의료 서비스(EMS) 및 병원 관리자도 포함되어야 한다. 왜냐하면 급증 용량을 예측하는 것이 중요하기 때문이다. 지역 병원도 모두 포함되어야 한다. 이는 중대한 부상 환자의 수가 심지어 1급 외상 센터에도 압도적이 될 수 있기 때문에 비상 계획에서 중요하다.

명령 구조와 관련하여, 전술 의학 행정관 혹은 권위자로서 전술 및 EMS 문제를 모두 이해하는 법 집행 의료 조정관(law enforcement medical coordinator, LEMC)의 포함을 고려해야 한다. 이들은 현재 한국에는 없는 직역으로서 대테러의학 전문가 집단 중 의료인 직역들이 실제적으로 그 역할을 대체할 수 있다. 그들은 모든 운영 입력에 참여하게 되며 EMS와 소방서와의 연락처 역할을 한다. 그들은 의료 계획의 운영 측면에 대한 제한 사항을 조언할 수 있고, 대응 팀의 보호 및 구조 요소 간의 통합을 할 수 있다. 그들은 핫존의 법 집행 직원 및 웜 존의 EMS 및 소방서 직원에게 지속적으로 위협을 모니터링하고 업데이트해야 한다.

공격 주변 지역(특히 CBRN에 의해 발생한 경우)은 내부 위험 구역, 핫 존(비 허용 구역), 웜 존(반 허용 구역), 그리고 사상자의 분류, 처치 및 이송 스테이션이 배치된 외부 콜드 존(허용 구역)으로 통제되어야 한다. 이러한 웜 또는 콜드 구역은 일반적으로 분류가 발생하는 곳이다.

사건 현장의 보안은 필수적이다. 사전 병원 공급자가 현장에 들어간 후 추가 의도적 장치 또는 폭탄 테러범이 폭발하는 여러 사례가 있었다. 이로 인해 구조자들이 피해자가 되었다. 이 사실은 건강한 대응자가 현장에 들어가고 소생 및 구조 노력을 시작하기 전에 경찰 또는 보안 서비스에서 사이트가 안전한지 확인이 필요하다는 것을 의미한다. 어떤 전술 의학 행정관은 내열성 합성 섬유인 케블라(kevlar) 또는 보호갑옷을 포함한 개인 보호 장비를 가져야 한다. 건물의 스프링클러가 작동하면, 현장 대응자는 젖은 환경에서 작업될 준비가 되어 있어야 하며, 전기 충격을 조심해야 한다. 사상자 수집 지점은 테러범 또는 잠재적 폭탄에 의해 위협될 수 있는 모든 지역 밖에 있어야 한다. 응급 의료 서비스(EMS)는 S-C-ABC- 안전 먼저, 대량 출혈, 그리고 그다음 ABCs (기도, 호흡 및 순환)에 대한 순서대로 지시를 받아야 한다.

여러 테러범이 있는 경우, 많은 지역이 통제되어 있고 위험할 수 있다. 일부 국가 및 관할 지역은 전술 훈련 및 적절한 장비를 갖춘 사전 병원 인력이 위험 구역에 들어갈 위험한 지역 대응팀을 만들었다. 그러나 이것은 일반적으로 법 집행 직원, 예를 들어 SWAT 의료진에 의해 수행되며, 대량 출혈 제어, 기도 개방 및 빠른 대피와 같은 기본 생명 유지 절차만 수행해야 한다. 그들은 이동할 수 있어야 하며, 다음과 같은 인적, 시간 및 장비 제한 사항이 있다.

이와 달리, 허용 환경(콜드 존)은 안전한 지역이며 빠른 순서의 기관 삽관(rapid sequence

intubation, RSI) 또는 고급 진통제 투여 및 기타 절차를 수행할 수 있는 능력을 포함한다. 웜 존(반 허용 환경)은 비 허용과 허용 지역 사이의 스펙트럼에 있다. 이 지역에서는 즉각적인 위협이 더 이상 활성화되지 않는다. 만약 이것이 CBRN 때문이라면, 적절한 개인 보호 장비(PPE)가 필요하다. 토니켓(압박대)으로 주요 출혈을 중단하고 기본 기도 관리를 계속하면서, 이 시점에서 바늘을 사용하여 기흉을 치료해야 한다.

테러 MCIs에 대한 첫 번째 대응자를 위한 기타 프로토콜이 존재한다. 하나는 "3 Echo 프로토콜-진입, 평가 및 대피(enter, evaluate, and evacuate)"로, 일반적으로 법 집행에 의해 부상자의 초기 식별과 대량 출혈의 조기 치료, 그리고 안전한 대피를 강조한다. 다른 접근법은 THREAT 약자를 사용한다. 위협 억제, 출혈 제어, 빠른 구출, 평가 및 이송(threat suppression, hemorrhage control, rapid extrication, assessment, and transport)이 이에 해당한다.

• 분류

다양한 필드 분류 전략이 있다. 이에는 START (단순 분류 및 빠른 치료: 명령을 준수하는 능력, 호흡 속도 평가 및 방사 동맥 또는 모세 혈관 충전 평가), SALT (정렬, 평가, 생명 유지 개입, 치료 및/또는 운송), 분류 거르기 및 정렬(호흡 속도 및 모세 혈관 충전 또는 심박수 사용) 또는 CareFlight 분류(명령을 준수하는 능력, 호흡의 존재, 그리고 방사 동맥을 짚을 수 있는 능력)가 포함된다. 이러한 프로토콜 중 하나의 구현은 필수이다.

자살 폭탄 테러와의 광범위한 경험 후, Magen David Adom (MDA-이스라엘의 응급 의료 서비스)는 2002년부터 2005년까지 "구조 및 이송(Save and Run)" 개념을 성공적으로 채택하였다. 현장에서 수행되는 유일한 조치는 출혈 제어(붕대 및 토니켓 적용) 및 기도 제어/삽입 및 기흉 바늘 적용의 고급 생명 유지 조치이다. 가장 중대한 부상 환자는 일반적으로 가장 가까운 1급 외상 센터로 보내진다. 그러나 대량의 부상자 수 또는 생명을 위협하는 부상의 심각도와 같은 다른 고려사항은 환자가 가장 가까운 의료 센터로 응급 치료 및 안정화를 위해 운송될 수 있도록 할 수 있다. 일부 환자는 1급 외상 센터로 2차 이송을 받을 것이다.

• 대량 출혈

붕대로 직접 압박하는 것이 초기 프로토콜이다. 생명을 위협하는 동맥 출혈로 인해 필요할 때 팔과 다리에 토니켓을 적용해야 한다. 막대기를 레버로 사용하여 로프나 케이블을 비틀어 조이는 장치인 윈들라스 구성 요소를 올바르게 조이는 것을 기억해야 한다. 겨드랑이와 사타구니에서 토니켓을 사용하지 않고 또는 사용하여 출혈 억제제를 사용할 수도 있다. 영향을 받은 사지를 들어 올리고 고정하는 것이 중요하다. 만약 골반이 불안정하다면, 시트를 묶는 데 사용할 수 있다.

• 스트레스

테러 공격은 다른 주요 집단 부상 사건만큼 감정적으로 강렬할 수 있다. EMS 제공자는 주로 단기간의 외상 후 스트레스에서 자주 고통받는다. 중요한 사건 스트레스에 대한 상담은 권장되는 전략이다. 공감하는 관심은 환자가 응급실에 도착하는 시점부터 시작하여 그들의 의료 치료 과정을 계속해야 한다. 우울증 및 PTSD를 예방하기 위해, 재난 준비 훈련, 중요한 사건 스트레스 해제, 그리고 지속적인 반응에서의 교대 근무가 도움이 된다.

EMS에 대한 테러 공격의 예방은 도전적이지만 EMS 제공자들에게 우선순위를 부여해야 한다. EMS에 대한 2차 공격의 신흥 위험에 특별한 주의를 기울여야 한다. 테러 대응 접근법은 일부 조치가 부상자에게 영향을 줄 수 있는 가능성(예: 영역이 확보될 때까지 치료와 대피를 지연시키는 것)이 있기 때문에 복잡하다. 그러나, 일반적인 추천을 할 수 있다. EMS에 대한 테러 공격에 대비하는 첫 번째 단계는 교육과 훈련이다. EMS 분야에서 일하는 모든 개인은 테러의 현재 위협과 테러리스트가 사용하는 방법을 인식하고 인정해야 한다. 테러 공격이 발생했을 때 그 영향을 최소화하기 위해 훈련도 필수적이다. 두 번째 단계는 EMS의 잠재적 취약성을 식별하는 것이며, 그에 따른 세 번째 단계는 이러한 취약성을 제거하거나 줄이려는 시도이다. 예를 들어, 일상적인 EMS 실무에서 개선의 여지가 있다. EMS 인력과 EMS 차량의 올바른 식별 및 인증에 대한 철저한 프로토콜을 구성하는 것은 필수적이다. 이로써 EMS가 테러 목적(납치를 위한)으로 취약해지는 것을 방지할 수 있다.[14,21] 또한, 구급차 주차장에서 구급차가 체류하는 동안 구급차를 훔치거나 납치하는 위험은 차량을 끄고 보호하고, 감독 없이 남겨 두는 시간을 최소화하는 등의 간단한 조치로 줄일 수 있다. 시동 점화 우회 시스템과 GPS 매핑/위성 추적도 구급차 납치 예방에 기여할 수 있다.[14,21] 마지막으로, 방탄 조끼를 포함한 보호 장비를 착용하는 것은 테러 공격으로 인한 부상 위험을 줄일 수 있지만, 장점과 단점에 대한 논란이 있다.[22]

4) 제한점

다른 데이터베이스와 마찬가지로, 이 서적에 사용된 GTD 데이터베이스는 그 한계가 있다. GTD는 데이터베이스를 컴파일하기 위해 고품질의 소스만 사용하며, 이것은 가장 신뢰할 수 있는 정보를 생성하지만, 등록 편향의 본질적 위험도 내포하고 있다. 특정 지역에서 고품질의 소스가 덜 있음은 주어진 사실로, 이로 인해 이러한 지역에서의 사건이 보고되지 않을 수 있다. 또한, 언론 보도만을 소스로 사용하기 때문에 선택 및 발행 편향의 가능성이 있다.[13] 다른 한계는 데이터베이스의 시간별 완전성이다; 데이터셋의 첫 번째 절반이 접근성과 소스 자료의 가용성이 시간에 따라 달라졌기 때문에 과소평가될 가능성이 높다.[13,19] 접근성과 가용성의 변동 외에도, 데이터 수집 방법은 연도별로 다양하였다. 대부분의 데이터는 실시간으로 수집되었지만, 1998년부터 2007년까지의 데이터는 회고적으로 수집되었으며, 일부 미디어 소스는 이후 사용할 수 없게 되어 1998-2007년의 보고된 데이터에서 감소를 반영하였다.[5,23] 따라서, 시간에 따른 추세는 주의 깊게 해석되어야 한다.

GTD가 위에서 설명한 여러 가지 한계를 가지고 있음에도 불구하고, 현재까지 알려진 가장 신뢰할 수 있고, 포괄적이며, 최신이며, 오픈 액세스 데이터베이스로 간주되며, 전 세계 테러에 대한 포괄적인 데이터 소스로 잘 알려져 있고 높은 품질로서 평가를 받고 있다.[19]

기술적 건강 관리 혁명과 함께, 건강 관리 시스템이 사이버 테러의 대상이 되는 것에 대한 증가하는 취약성이 나타나고 있다. 이는 특히 EMS와 같은 응급 의학에 적용되며, EMS가 사용하는 시스템은 점점 더 상호 연결되고 있으며, 정보 기술에 의존하여 일상적인 운영을 위해 점점 더 의존하고 있다.[24,25] 심지어 COVID-19 대유행 동안에도 건강 관리 시스템은 사이버 테러에 취약했다.[20] GTD는 사이버 테러 사건을 포함하고 있지 않으므로, 이것은 이 챕터의 한계로 간주될 수 있다. 게다가, GTD는 실행되지 않은 계획, 위협, 또는 음모를 포함하고 있지 않으므로, 이것은 EMS에 대한 테러 공격에 대한 누락된 데이터의 잠재적 원인일 수 있다.[13] 마지막으로, 이 연구는 전 세계 EMS의 이질적인 조직(구급차 디자인, EMS 교복, 구급차와 병원의 접근 및 보안, 고용주와 인프라 보안, 응답 모델 포함)을 고려하지 않았다.

5) 대량 사상자 분류의 재고려 필요성

사전 병원 대량 피해자 및 재난 분류 도구는 수십 년 동안의 연구와 교육에도 불구하고 어려움, 미묘함 및 실용적 가치가 제한적인 개념을 사용하여 최대한 많은 생명을 구하려고 해 왔다.[26] 많은 분류 시스템이 전 세계적으로 구현되었으며 이에 내재한 많은 한계를 해결하지 않고 있는 실정이다.[27] 여러 시도가 다양한 분류 시스템을 표준화하거나 세분화하기 위해 이루어졌다.[28] 그러나 많은 시스템은 강력한 근거 기반 연구를 지원받지 못하며 과학적 및 방법론적 기반이 부족하다.[29-31] 최근 네덜란드 현장 분류 프로토콜에 대한 연구에서는 정확도가 떨어지고 중요한 언더 및 오버 분류율이 나타나며 현장에서는 별로 값어치 없다고 판정되었다.[32]

그렇다면 우리는 무엇을 고려해야 하는가? 가장 일반적으로 사용되는 시스템 대다수는 주변 의료 자원의 가용성 또는 대량 피해자 사건의 크기를 고려하지 않는다. 이 두 요소는 중증 환자에게 얼마나 많은 자원을 할당할 수 있는지, 그리고 그들이 우선순위가 지정되거나 지정되지 않아야 하는지를 결정하는 데 중요하다.[33] 또한 분류 시스템은 대개 각 환자의 부상 메커니즘, 연령 및 기본 생리학을 구분하지 않는다. 이 모든 것은 환자의 운송 또는 치료 우선순위를 결정할 때 고려해야 할 중요한 예후 요소이다.[34] 소아 또는 노인 환자를 위해 특별히 설계된 분류 도구 중 어느 것도 정확도 또는 순수한 임상 이점에 대한 결정적인 증거가 없다.[35]

EMS가 추구하는 효과적인 사전 병원 분류의 목표는 교육을 쉽게 받을 수 있고, 스트레스하에 빠르게 수행할 수 있으며, 효능에 대한 강력한 증거로 지원되는 높은 민감도와 특이도를 갖는 것이다. 이러한 목표를 달성하기 위해 가까워진 사전 병원 분류 시스템은 없으며, 실제 대량 피해자 사건에서 분류 시스템은 종종 포기되거나 변경되거나 사용되지 않는다.[29,36] 각 제안된 시스템의 결점과 한계는 최대한 많은 생명을 구하는 주요 목표를 달성하는 데 장애물이 된다.

그뿐만이 아니다. 운영적 로지스틱을 제외하고 모든 분류 시스템에는 고려해야 할 윤리적 측면도 있다. 그 핵심에서 모든 분류 시스템은 시스템에 의해 결정된 특정 인구 집단의 의도적 우선순위 및 비 우선순위에 의존한다. 이 자체는 건강 자원의 공정한 분배를 위해 노력함에 있어 문제가 될 수 있다.[37] 분류 선택의 윤리적 영향은 환자뿐만 아니라 분류 제공자에게도 영향을 미친다. 그들 중 많은 사람들은 이러한 어려운 결정을 내리기 위해 가장 준비되지 않았거나 가장 경험이 없다. 그것이 우리가 처한 실제적인 제한 상황이다.

사전 병원 분류, 치료 및 운송 능력을 지속적으로 평가함에 따라 여러 질문이 중심에 있어야 한다. 수많은 연구와 리뷰들을 통해 지속적으로 제기되어 온 문헌으로 뒷받침되는 다음의 질문에 답해 보라. 특히 당신이 정책입안자라면 더더욱 의미 있는 질문일 것이다.

현재 및 새롭게 개발된 시스템의 운영 또는 임상 이점이 지금까지 사용한 자원을 어떻게 정당화합니까? "이동 중, 사망 또는 생존"과 같은 단순한 분류 시스템이 현장에서 환자를 우선순위로 하는 데 더 효과적일까요?[27]

다양한 시스템의 "수용된" 언더 또는 오버 분류율과 고스트레스 상황에서의 운영자 오류는 이러한 도구 전체의 이점을 무시하거나 인공 지능과 같은 새로운 기술이 과거의 장애물을 극복하는 데 도움이 될 수 있습니까?[38,39]

초점을 대신하여 생명을 구하는 현장 개입 및 환자의 빠른 전송에 두어야 합니까?

모든 환자에게 이익이 되는 올바른 환자를 올바른 치료 시설에 매치하는 것이 무례하다는 것은 논쟁의 여지가 없지만, 최적의 분류 시스템을 추구하는 것은 실제로 작동하는 가치가 거의 없는 학술적 허영이 됩니까?

마지막으로, 강력한 사전 재난 현지 운송 급증 용량, 환자 배포 계획 및 경험이 풍부한 최초 대응자의 판단을 의존하여 환자를 더 나은 자원 환경으로 빠르게 전송하는 것이 더 나은 결과를 얻을 수 있습니까?[40]

증거 기반 의학 및 신흥 기술의 시대로 향하면서 증거가 거의 없는 오래된 개념과 관행은 처음부터 다시 생각해야 한다. 대량 피해자 도구로서의 과학적 또는 비슷한 성공이 거의 없음에도 불구하고 재난 의학 전문가와 사전 병원 운영자는 대량 피해자 분류에 대한 필요성과 방법을 다시 생각해야 할 수도 있다.

6) 결론

50년 동안의 GTD 분석에서 EMS에 대한 184건의 테러 공격을 확인했으며, 이는 테러 공격이 연간 상당히 증가하였으며 2차 공격이 신흥 위험임을 보여준다. 폭발과 폭탄 테러는 가장 일반적인 공격 유형이다. 테러 공격은 내부 갈등 수준이 높은 국가에서 가장 흔하게 발생하나, 서양 국가에서도 발생했다. 이러한 사건들은 향후 공격을 예방하는 데 중요한 정보를 제공할 수 있다. 구급차 납치의 예방은 특히 중요하다. 구급차는 VBIED 및 기타 테러 목적으로 사용될 수 있기 때문이다.

| REFERENCE |

1. Laqueur W. A History of Terrorism: Expanded Edition. Piscataway, New Jersey USA: Transaction Publishers; 2016:302.
2. Young R. Defining terrorism: the evolution of terrorism as a legal concept in international law and its influence on definitions in domestic legislation. Boston College International and Comparative Law Review. 2006;29(1):22-105.
3. De Cauwer H, Somville F, Sabbe M, et al. Hospitals: soft target for ter rorism? Prehosp Disaster Med. 2017;32(1):94-100.
4. Gross E. Legal aspects of tackling terrorism: the balance between the right of a democ racy to defend itself and the protection of human rights. UCLA Journal of International Law and Foreign Affairs. 2001;6:89-168.
5. National Consortium for the Study of Terrorism and Response to Terrorism (START) [Internet]. The Global Terrorism Database (GTD) University of Maryland. 2020. [cited 2021 February 4]. Available from: https://www.start.umd.edu/gtd/
6. Alpert EA, Grossman SA. EMS Terrorism Response. 2023; In: StatPearls [Internet]. Treasure Island (FL): StatPearls Publishing; 2023 Jan-. PMID: 30725674.
7. START [Internet]. Global Terrorism Overview: Terrorism in 2019-2020. [cited 2021 February 4]. Available from: https://www.start.umd.edu/pubs/START_GTD_GlobalTerrorismOverview2019_July2020.pdf

8. Matthew O. "Trojan Ambulances:" an emerging threat. Journal of Paramedic Practice. 2013;5(11):632-6.
9. IDF Spokesman. Use of ambulances and medical vehicles by Palestinian terrorist organizations. 2002.
10. Jasani G, Alfalasi R, Cavaliere G, et al. Terrorists use of ambulances for terror attacks: a review. Prehosp Disaster Med. 2021;36(1):14-7.
11. Thompson J, Morten Lossius H, Rehn M, et al. Risks to emergency medical responders at terrorist incidents: a narrative review of the medical literature. Crit Care. 2014;18(521):1-10.
12. Viskin S. Shooting at ambulances in Israel: a cardiologist's viewpoint. Lancet. 2003;361(9367):1470-1.
13. National Consortium for the Study of Terrorism and Response to Terrorism (START) [Internet]. Codebook: Inclusion Criteria and Variables 2019. [cited 2021 February 4]. Available from: https://www.start.umd.edu/gtd/
14. Alves DW, Bissell RA. Ambulance snatching: how vulnerable are we? J Emerg Med. 2003;25(2):211-4.
15. Tin D, Hart A, Ciottone GR. Hardening hospital defenses as a counter-terrorism medicine measure. Am J Emerg Med. 2021;45:667-8.
16. Hojman H, Rattan R, Osgood R, et al. Securing the emergency depart ment during terrorism incidents: lessons learned from the Boston Marathon bombings. Disaster Med Public Health Prep. 2019;13(4):791-8.
17. Leppäniemi A. Essentials of Terror Medicine. New York USA: Springer; 2009:29-44.
18. DeLuca MA, Chai PR, Goralnick E, et al. Five decades of global chemical terror attacks: data analysis to inform training and preparedness. Disaster Med Public Health Prep. 2020. Epub ahead of print.
19. Our World in Data [Internet]. Terrorism. [cited 2022 February 4]. Available from: https://ourworldindata.org/terrorism.
20. De Cauwer HG, Somville F. Health care organizations: soft target during COVID-19 pandemic. Prehosp Disaster Med. 2021;36(3):344-7.
21. International Committee of the Red Cross. Best Practice for Ambulance Services in Risk Situations. Geneva, Switzerland: ICRC; 2015.
22. International Committee of the Red Cross. Ambulance and Pre-Hospital Services in Risk Situations. Geneva, Switzerland: ICRC; 2013.
23. Sheehan IS. Assessing and comparing data sources for terrorism research. Evidence Based Counterterrorism Policy. 2012;13-40.
24. Dameff C, Farah J, Killeen J, et al. Cyber disaster medicine: a new frontier for emergency medicine. Ann Emerg Med. 2020;75(5):642-7.
25. Goebel M, Dameff C, Tully J. Hacking 9-1-1: infrastructure vulnerabilities and attack vectors. J Med Internet Res. 2019;21(7):e14383.
26. Van Rein EAJ, Houwert RM, Gunning AC, et al. Accuracy of prehospital triage protocols in selecting severely injured patients. J Trauma Acute Care Surg. 2017;83(2):328-39.
27. Bazyar J, Farrokhi M, Khankeh H. Triage systems in mass casualty incidents and disasters: a review study with a worldwide approach. Open Access Maced J Med Sci. 2019;7(3):482-94.
28. Lerner EB, Con, DC, Weinstein ES, et al. Mass casualty triage: an evaluation of the science and refinement of a national guideline. Disaster Med Public Health Prep. 2011;5(2):129-37.

29. US Department of Health and Human Services (HHS), Office of the Assistant Secretary for Preparedness and Response (ASPR), Technical Resources, Assistance Center, and Information Exchange (TRACIE). Mass Casualty Trauma Triage-Paradigms and Pitfalls. Washington, DC USA: ASPR TRACIE; 2019.

30. Kahn CA, Schultz CH, Miller KT, et al. Does START triage work? An outcomes assessment after a disaster. Ann Emerg Med. 2009;54(3):424-30.

31. Gianola S, Castellini G, Biffi A, et al. Accuracy of pre-hospital triage tools for major trauma: a systematic review with meta-analysis and net clinical benefit. World J Emerg Surg. 2021;16(1):31.

32. Voskens FJ, van Rein EAJ, van der Sluijs R, et al. Accuracy of prehospital triage in selecting severely injured trauma patients. JAMA Surg. 2018;153(4):322-27.

33. Granholm F, Tin D, Ciottone GR. Mass casualty CPR: flawed, futile or a first responder mandate? Resuscitation. 2022;181:132.

34. Romero Pareja R, Castro Delgado R, Turégano Fuentes F, et al. Prehospital triage for mass casualty incidents using the META method for early surgical assessment: retrospective validation of a hospital trauma registry. Eur J Trauma Emerg Surg. 2020;46(2):425-433.

35. Boulton AJ, Peel D, Rahman U, et al. Evaluation of elderly specific pre-hospital trauma triage criteria: a systematic review. Scand J Trauma Resusc Emerg Med. 2021;29(1):127.

36. Pepper M, Archer F, Moloney J. Triage in complex, coordinated terrorist attacks. Prehosp Disaster Med. 2019;34(4):442-8.

37. Eyal, N. Ethical Issues in Disaster Medicine. In: Ciottone's Disaster Medicine. Amsterdam, The Netherlands: Elsevier Inc.; 2016:67-74.

38. Weisberg EM, Chu LC, Fishman EK. The first use of artificial intelligence (AI) in the ER: triage not diagnosis. Emerg Radiol. 2020;27(4):361-6.

39. Farahmand S, Shabestari O, Pakrah M, et al. Artificial Intelligence-based triage for patients with acute abdominal pain in emergency department: a diagnostic accuracy study. Adv J Emerg Med. 2017;1(1):e5.

40. Considine J, Botti M, Thomas S. Do knowledge and experience have specific roles in triage decision-making? Acad Emerg Med. 2007;14(8):722-6.

CHAPTER

6

교통수단 테러리즘

CHAPTER | COUNTER-TERRORISM MEDICINE

06

교통수단 테러리즘

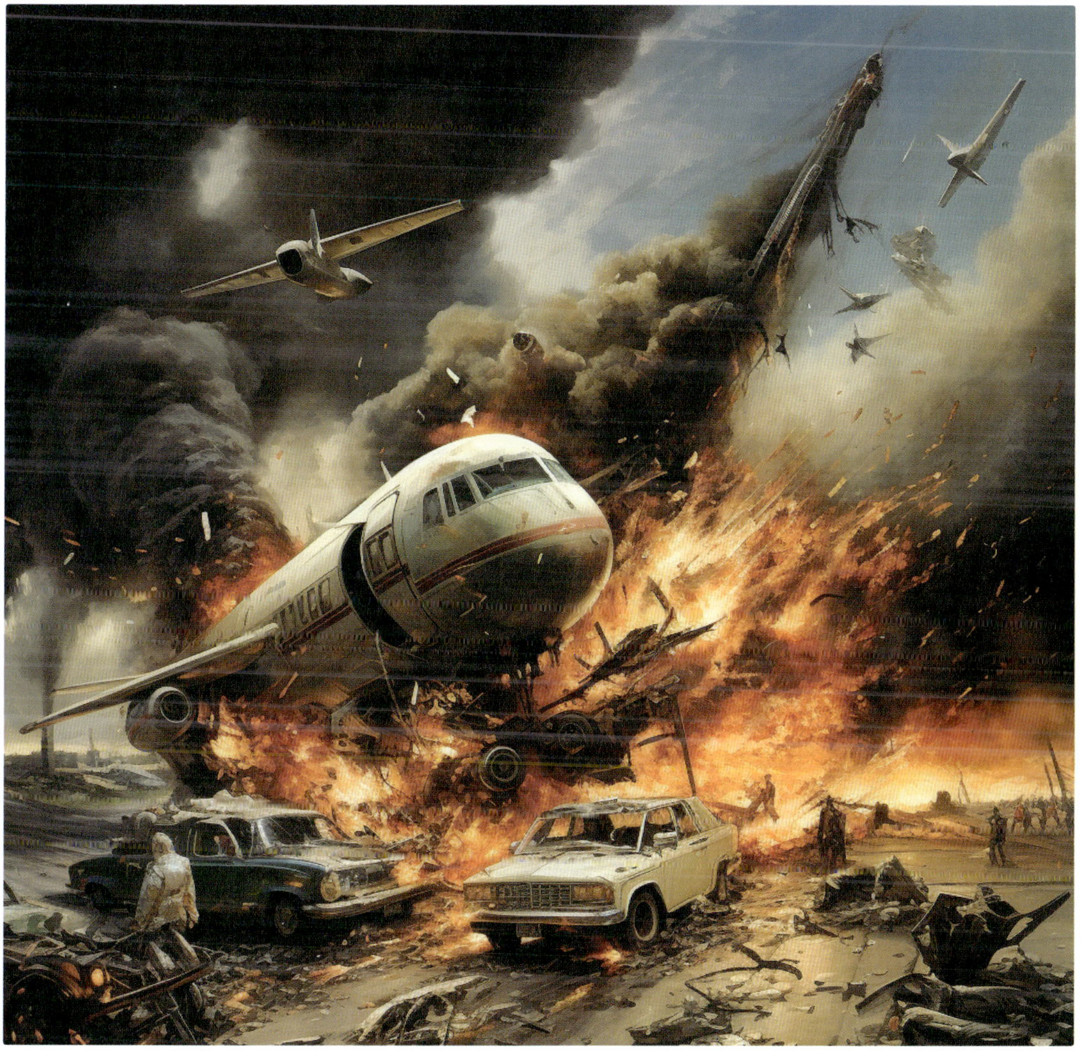

그림 6-1. 테러로 비행기가 폭발하며 땅에 충돌하는 일러스트.

1) 서론

교통테러는 대중의 안전과 안보에 위협을 가하는 중요한 문제이다. 테러 사건 중 교통의 역학을 이해하는 것은 효과적인 긴급 대응과 완화 전략을 위해 중요하다. 런던(영국), 마드리드(스페인), 파리(프랑스), 모스크바(러시아), 도쿄(일본)를 비롯한 세계의 많은 수도들은 그들의 교통 시스템에 대한 테러 공격을 받아 대단히 파괴적인 결과를 겪었다. 작은 폐쇄된 공간에서의 큰 군중, 사람들의 이동 방해, 그리고 공격의 심리사회적 및 재무적 영향은 대중교통 시스템의 많은 연약한 목표점 중 일부이다.

이 챕터는 교통 테러의 GTD 분석과 함께 극단주의와 관련된 심리적 요인에 대한 기존 문헌을 종합하려는 목적으로 작성되었다. 문헌에 따르면 교통 테러는 전 세계 많은 국가에서 지속적인 문제로 나타났다. 콜롬비아는 FARC와 ELN과 같은 반체제 테러 그룹으로 인한 지속적인 폭력을 겪었다.[1] 마찬가지로 페루는 Sendero Luminoso (Shining Path)와 같은 그룹으로부터의 국내 테러 공격을 경험했다.[2] 터키도 지난 20년 동안 PKK/KADEK에 의해 주로 실행된 테러로 크게 피해를 입었다.[3] 구급차는 테러 공격에서 테러리스트들이 사용하는 도구로 부상하였다. 아프리카 대륙에서의 구급차 테러를 조사한 연구에서는 2016년 이후 구급차를 이용한 공격이 증가하는 추세를 발견하였다.[4] 이러한 공격은 주로 차량 탑재형 개량 폭발물(VBIEDs)을 포함하며, 큰 인명 피해를 초래한다.[4] 구급차의 사용은 테러리스트에게 다른 차량보다 더 많은 폭발물을 운반하고 보안 검문소를 우회하는 등의 이점을 제공한다.[5] 복잡하게 조정된 테러 공격(CCTAs)에 대한 대비는 응급 처치를 제공하는 최초 응답자에게 도전을 제시한다. 대량 피해자 상황을 위해 설계된 분류 시스템은 동적인 위협 프로파일과 감각이 떼어진 환경 때문에 CCTAs에는 적합하지 않을 수 있다.[6] CCTAs 동안 환자 이동과 전술적 고려 사항을 고려하여 분류 효율성을 향상시키기 위한 혁신적인 접근 방법이 필요하다.[6,7]

이러한 연구 결과들은 교통테러의 이해와 대응에 필요한 정보를 제공한다. 의료 현장과 구급차 테러에 대한 연구는 의료 서비스와 구급차 운영의 취약점을 인식하고 개선하는 데 도움이 된다. 철도 시스템과 관련된 보안 연구는 테러의 위협을 줄이는 데 중요한 역할을 한다. 대규모 사망 재해와 비상 대피에 대한 연구는 사회적, 인적 및 시스템적 요소를 고려하여 효과적인 대응 전략을 개발하는 데 도움이 된다. 또한 테러와 관련된 위험 인식과 오명에 대한 연구는 대중의 행동을 이해하고, 공공 건강 영향을 완화하는 데 도움이 된다.

이 챕터는 1970년부터 2020년까지 항공, 해상, 지상 교통 방식을 대상으로 한 모든 테러 관련 사건의 역학적 조사로, GTD 안에서 사망 부상(FI)과 비사망 부상(NFI)의 비율을 비교 분석한다. 이러한 연구들을 종합적으로 살펴보면 교통테러의 다양한 측면과 그에 따른 대응 전략들을 이해하는 데 도움이 된다. 또한 이러한 증거와 결과들은 테러와의 전쟁에서 공공 안전과 안보를 보호하는 데 기여할 수 있다.

2) GTD 빈도 및 세부 통계 분석(1970-2020)

저자는 1970년부터 2020년까지 교통수단(항공, 해상, 육상)을 테러 대상으로 한 공격들을 전 세계 테러데이터베이스(global terrorism database)를 사용하여 예비 분석하였다. 총 8,918건의 공격이 기록되었고, 19,215명의 사망자와 45,804명의 부상자가 발생하였다. 공격이 가장 많이 일어난 지역은 남아시아(2,471명, 27.71%), 중동/북아프리카(1,656명, 18.57%), 남아메리카(1,290명, 14.47%) 순으로 나타났다. 사용된 무기 중 가장 흔한 것은 폭발물(4,430건, 62.26%)이었다. 버스(2,954건)와 기차(2,255건)가 가장 흔한 테러 대상이었다. 지하철 공격의 경우 공격 1건당 평균 부상자 수는 약 51.62명으로 가장 많았다. 버스와 버스 정류장 공격이 1건당 평균 사망자 수가 약 2.63명 및 2.69명으로 가장 높았다. 자살공격의 경우 모든 교통수단에서 평균 사망자 수가 약 8.84명, 평균 부상자 수가 약 28.87명이었다. 특히 지하철 자살공격의 경우 공격 1건당 사망자 수는 약 13.71명, 부상자 수는 약 139명으로 가장 높았다. 저자들은 대중교통이 테러의 취약한 소프트 타겟이라고 결론 내렸다. 자살공격과 지하철 공격은 특히 피해위험이 높다. 테러대책은 이러한 위험을 최소화하는 것이 필요하다.

표 6-1. 교통수단 타겟 유형에 따른 치명 및 비치명 손상자의 분석(1970-2020)

타겟 유형	치명 손상자 (사망자)	치명 손상자 비율	비치명 손상자	비치명 손상자 비율
육상 교통	14,345	74.65	41,256	90.07
항공 교통	3,658	19.04	3,611	7.88
해상 교통	1,213	6.31	937	2.05
총계	19,216	100	45,804	100

남아시아는 2,471회의 공격으로 가장 많은 테러 공격이 발생했으며, 총 6,009명의 치명적 부상자와 14,037명의 비치명적 부상자가 발생했다(표 6-1). 이는 전체 공격의 27.71%에 해당한다(표 6-1). 중동 및 북아프리카 지역은 1,656회의 공격으로 3,842명의 치명적 부상자와 8,918명의 비치명적 부상자가 발생했다(표 6-1). 남미에서는 1,290회의 공격으로 698명의 치명적 부상자와 684명의 비치명적 부상자가 발생했다(표 6-1).

이 외에도 다른 지역들에서도 여러 테러 공격이 발생했다.

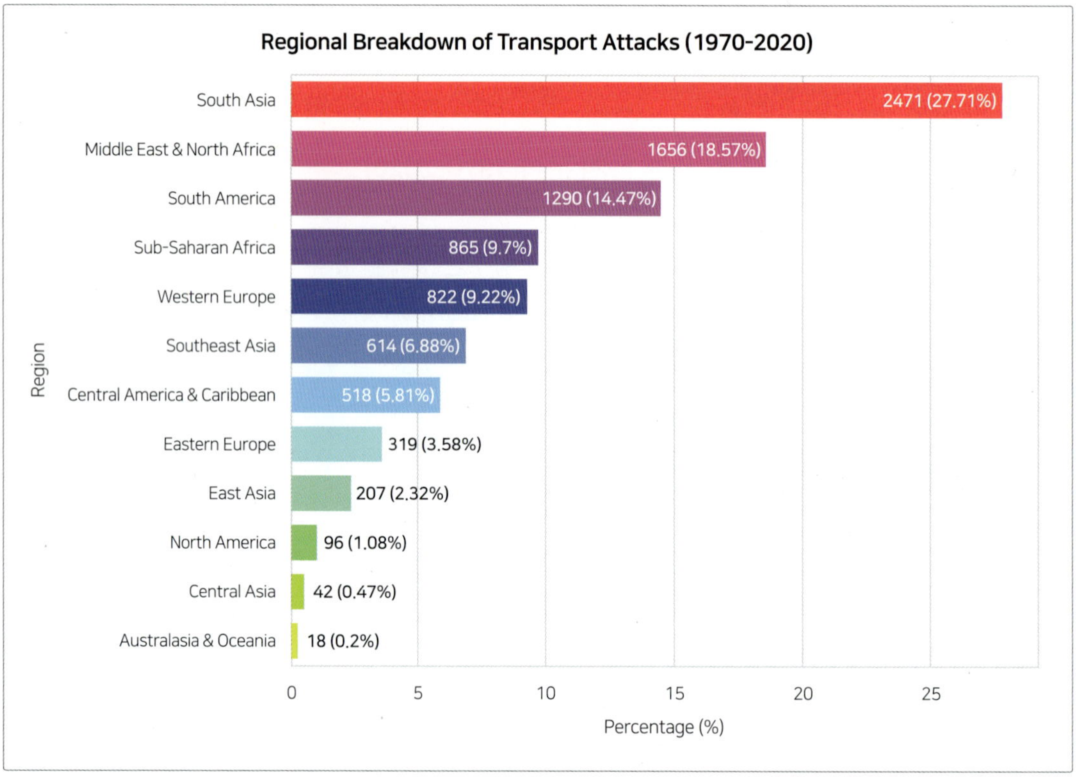

그림 6-2. 지역별 교통 공격 분포(1970-2020)

그래프에서 확인할 수 있듯이, 남아시아 지역에서 2,471건(27.71%)의 가장 많은 수의 공격이 발생하였으며, 이어서 중동과 북아프리카의 1,656건(18.57%) 순으로 공격 횟수가 높았다(그림 6-1, 표 6-2).

1970년부터 2020년까지 교통 공격에 사용된 무기 유형별 피해자 수를 분석한 결과 폭발물이 5,469건의 공격 빈도와 44,527명으로 가장 많은 피해자를 낸 무기 유형으로, 전체 피해자의 약 68.48%를 차지했다(그림 6-3~4, 표 6-3). 이를 9,711명으로 총기가 따르며, 전체 피해자의 약 14.94%를 차지했다(그림 6-4, 표 6-3). 화학물질은 사망자 수는 적지만 부상자 수가 많아 전체 피해자의 약 9.58%를 차지했다(그림 6-4, 표 6-3). 나머지 무기 유형들은 상대적으로 피해자 수가 적었다.

표 6-2. 지역에 따른 교통수단 공격의 사상자 분석(1970-2020)

지역	공격 횟수	비율(%)	치명적 부상자 수	비치명적 부상자 수	이벤트당 치명적 부상자 수	이벤트당 비치명적 부상자 수
남아시아	2,471	27.71	6,009	14,937	2.43	6.05
중동 및 북아프리카	1,656	18.57	3,842	8,918	2.32	5.39
남아메리카	1,290	14.47	698	684	0.54	0.53
사하라 이남 아프리카	865	9.7	4,208	4,375	4.86	5.06
서유럽	822	9.22	1,093	4,739	1.33	5.77
동남아시아	614	6.88	1,079	2,433	1.76	3.96
중앙아시아와 캐리비안	518	5.81	664	525	1.28	1.01
동유럽	319	3.58	971	1,927	3.04	6.04
동아시아	207	2.32	197	6,770	0.95	32.71
북아메리카	96	1.08	352	280	3.67	2.92
중앙아시아	42	0.47	101	193	2.4	4.6
오스트랄아시아와 오세아니아	18	0.2	1	23	0.06	1.28
총계	8,918	100	19,215	45,804	2.05	6.28

표 6-3. 교통수단 공격에 사용된 무기 유형에 따른 사상자 분석(1970-2020)

무기 유형	사망자	부상자	총 사상자	사망자 비율	부상자 비율	총 사상자 비율
폭발물	12,017	32,510	44,527	62.54	70.98	68.48
총기	4,899	4,812	9,711	25.5	10.51	14.94
화학무기	13	6,218	6,231	0.07	13.58	9.58
미상	1,511	692	2,203	7.86	1.51	3.39
소이성 무기	417	914	1,331	2.17	2	2.05
근접 공격	268	306	574	1.39	0.67	0.88
방해공작장비	62	277	339	0.32	0.6	0.52
탈 것(차량 혹은 트럭 폭탄 제외)	28	75	103	0.15	0.16	0.16
생물학	0	0	0	0	0	0
가짜 무기	0	0	0	0	0	0
기타	0	0	0	0	0	0
방사능무기	0	0	0	0	0	0
총계	19,215	45,804	65,019	100	100	100

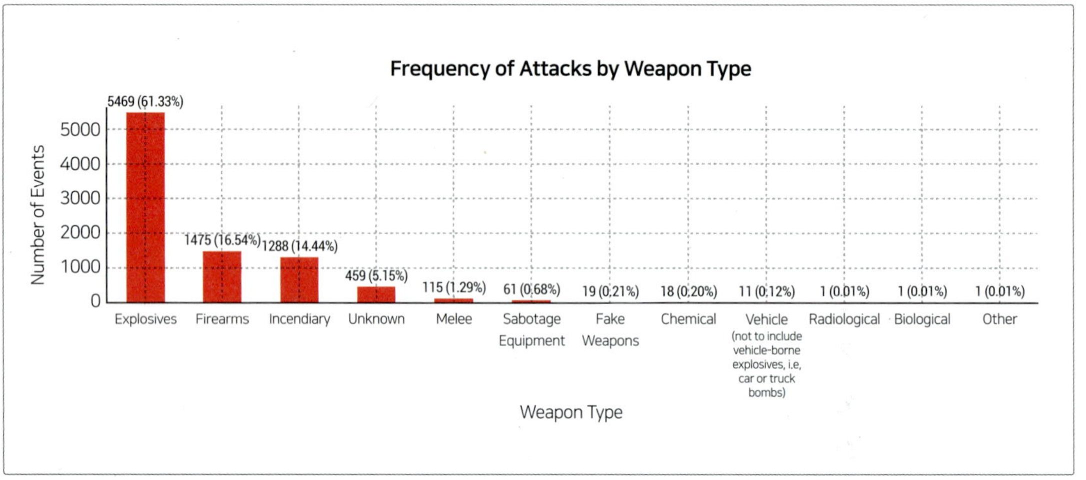

그림 6-3. 교통수단 공격에 사용된 무기 유형 빈도(1970-2020).

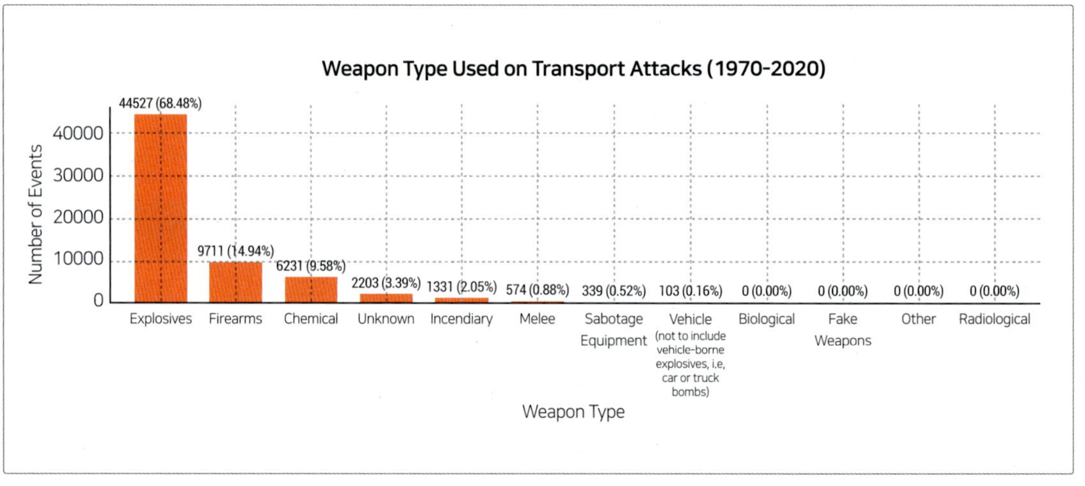

그림 6-4. 교통수단 공격에 사용된 무기 유형에 따른 사상자 빈도(1970-2020).

가장 많은 사망자를 발생한 것은 버스(관광객 제외)로 2,954회의 공격에서 7,772명의 사망자와 14,911명의 비사망자를 발생시켰다(표 6-4, 그림 6-5). 사건당 사망사고가 가장 많은 교통수단 종류는 항공기(공항이 아닐 때)가 7명으로 가장 많았고 사건당 비사망사고로는 버스 정류장/정거장이 10명으로 가장 많았다(표 6-4).

표 6-4. 교통수단 종류에 따른 공격 및 사상자 빈도 분석(1970-2020)

교통수단 종류	공격 횟수	사망 사고	비사망 사고	사건당 사망 사고	사건당 비사망 사고
버스 (관광객 제외)	2,954	7,772	14,911	3	5
기차/철도/트롤리	2,255	3,802	12,806	2	6
다리/차량 터널	725	567	391	1	1
공항	565	786	2,522	1	4
버스 정류장/정거장	549	1,478	5,226	3	10
항공기(공항이 아닐 때)	408	2,781	616	7	2
항공사 직원/인력	403	66	346	0	1
고속도로/도로/톨게이트/신호등	271	195	208	1	1
상업 해상	166	184	200	1	1
지하철	138	186	7,124	1	52
택시/리크샤	137	230	251	2	2
민간 해상	109	817	399	7	4
항구	72	95	192	1	3
유조선	25	14	26	1	1
총계	8,777	18,973	45,218	2.21	6.64

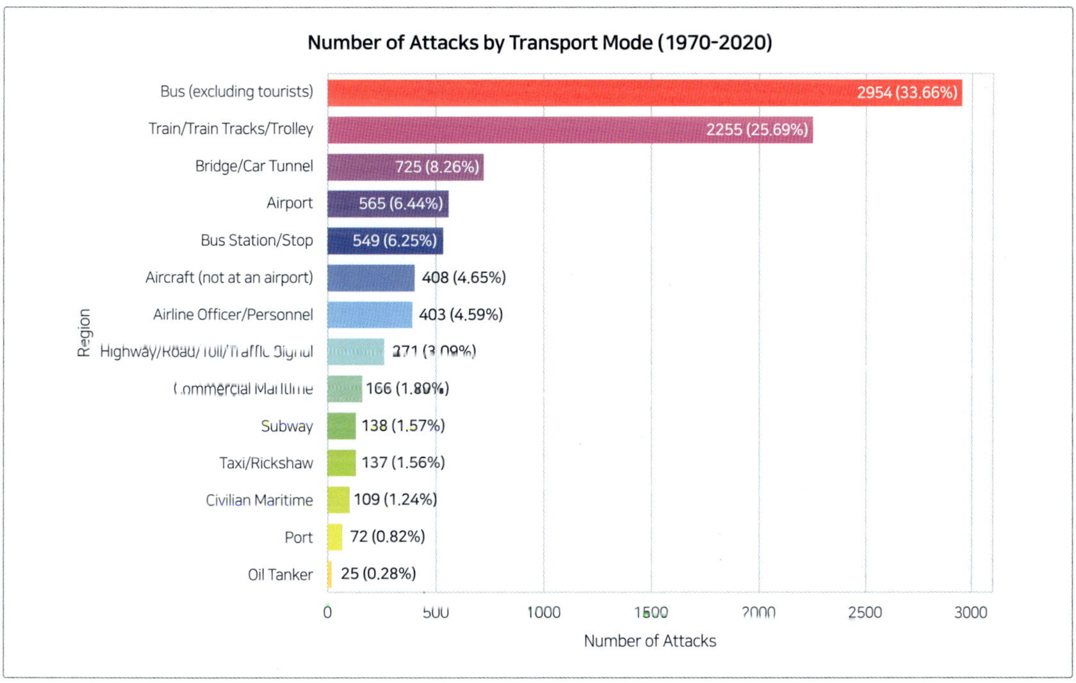

그림 6-5. 교통수단 종류에 따른 공격의 빈도(1970-2020).

Bus (excluding tourists), 버스 (관광객 제외); Train/Train Tracks/Trolley, 기차/철도/트롤리; Bridge/Car Tunnel, 다리/차량 터널; Airport, 공항; Bus Station/Stop, 버스 정류장/정거장; Aircraft (not at an airport), 항공기(공항이 아닐 때); Airline Officer/Personnel, 항공사 직원/인력; Highway/Road/Toll/Traffic Signal, 고속도로/도로/톨게이트/신호등; Commercial Maritime, 상업 해상; Subway, 지하철; Taxi/Rickshaw, 택시/리크샤; Civilian Maritime, 민간 해상; Port, 항구; Oil Tanker, 유조선

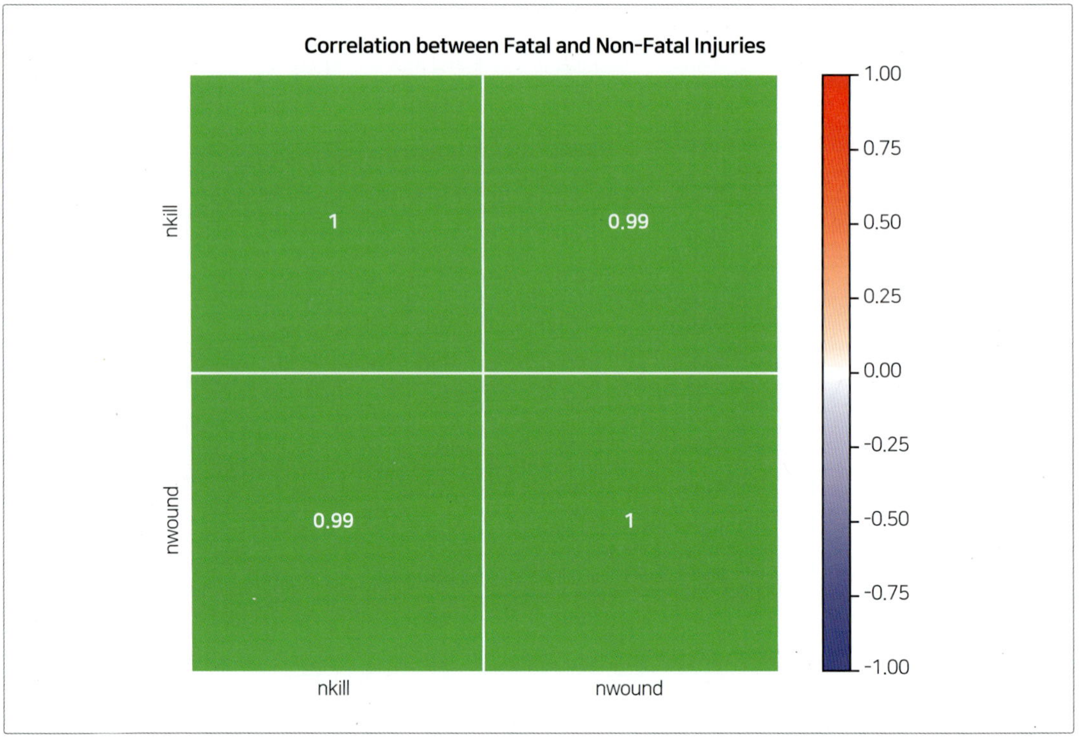

그림 6-6. 치명적 부상자와 비치명적 부상자의 상관관계.
nkill, 사망자; nwound, 부상자

위의 히트맵은 치명적 부상자(nkill)와 비치명적 부상자(nwound) 간의 상관관계를 나타낸다. 상관계수 값이 약 0.985로 매우 높게 나타났다**(그림 6-6)**. 운송 수단별로 공격이 발생했을 때 치명적 부상자의 수와 비치명적 부상자의 수 사이에는 매우 강한 양의 상관관계가 있었다(상관계수 = 0.985) **(그림 6-6)**. 이는 공격의 규모나 방식이 해당 공격에서 발생한 부상자 수와 밀접하게 연관되어 있을 수 있음을 시사한다**(그림 6-6)**.

교통 목표 하위 유형별로 자살 공격과 관련된 부상을 분석하였다. 결과적으로 버스(관광객 제외)가 가장 많은 공격(60회)을 받았으며, 이로 인해 총 626명이 사망하고 1,832명이 부상하였다**(표 6-5, 그림 6-7)**. 이어서 버스 정류장/정류소에서 44회의 공격이 발생, 333명이 사망하고 717명이 부상하였다**(표 6-5, 그림 6-7)**. 이벤트당 치명적 및 비치명적 부상자 수는 13.71명과 139명으로 모두 지하철 공격에서 발생하였다**(표 6-5, 그림 6-7)**.

표 6-5. 교통 수단의 종류에 따른 자살 공격 관련 사상자 분석(1970-2020)

교통수단 타겟	공격 횟수	치명적 부상자 수	비치명적 부상자 수	이벤트당 치명적 부상자 수	이벤트당 비치명적 부상자 수
관광객 제외 버스	60	626	1,832	10.43	30.53
버스 정류장/정류소	44	333	717	7.57	16.3
다리/자동차 터널	16	69	96	4.31	6
기차/철도/트롤리	14	136	531	9.71	37.93
지하철	7	96	973	13.71	139
택시	2	22	38	11	19
고속도로/도로/톨게이트/신호등	1	1	0	1	0
총계	144	1,283	4,187	8.25	35.54

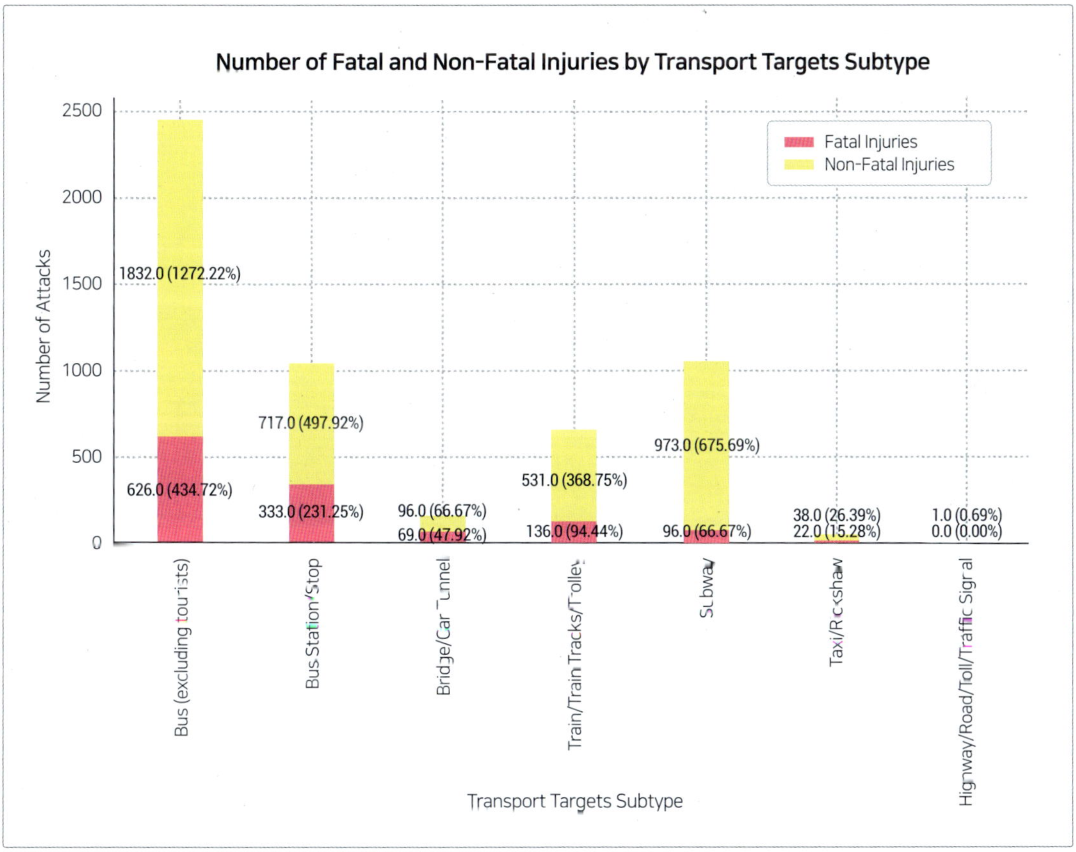

그림 6-7. 교통 수단의 종류에 따른 자살 공격 관련 사상자 빈도(1970-2020).

3) 토의

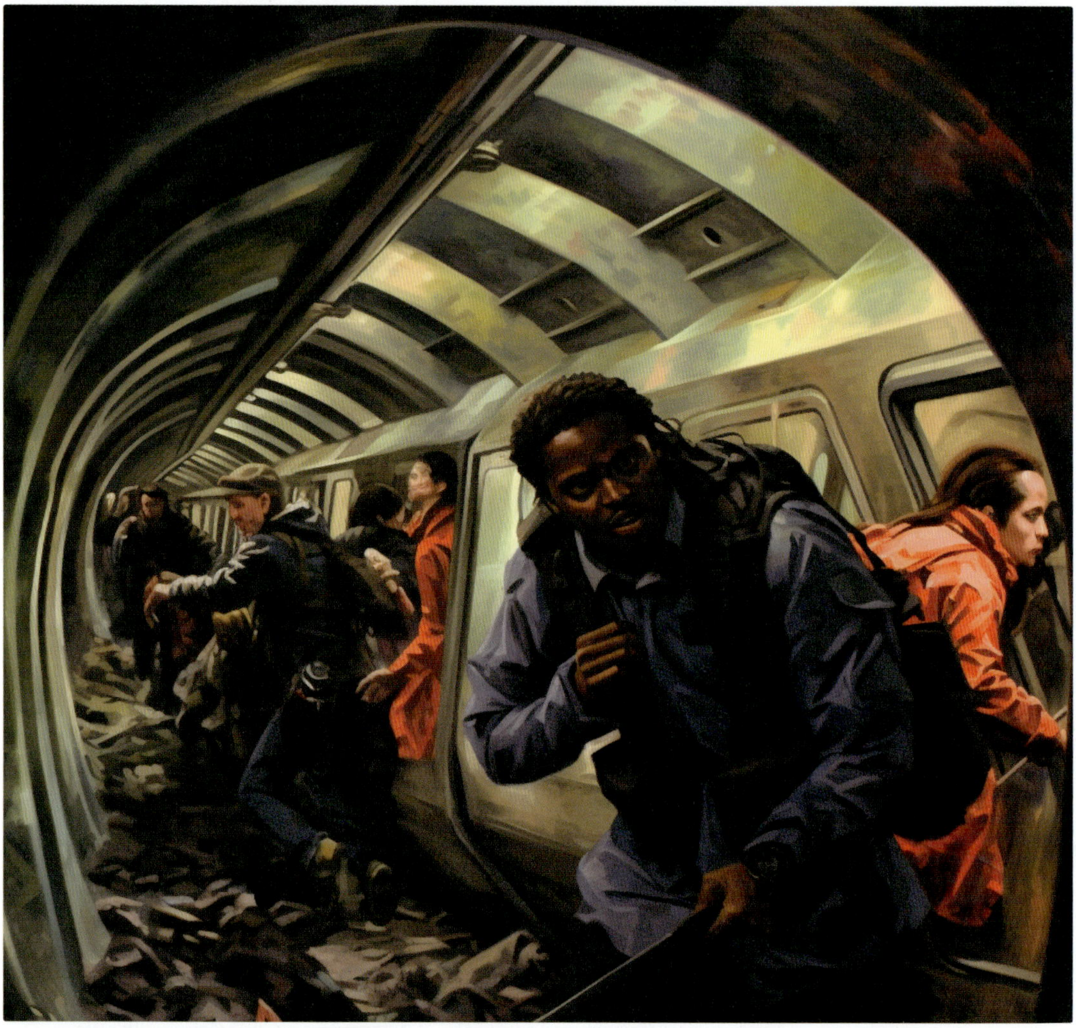

그림 6-8. 2005년 런던 지하철 폭탄 테러.

저자는 1970년부터 2020년까지 51년간 발생한 교통 테러에 대한 분석을 통해 교통 시스템이 테러리스트들에 의한 취약한 공격 대상임을 확인하였다. 테러 공격 이후 정부와 민간 기업 모두에게 큰 경제적 loss가 발생한다. 2005년 런던 테러 이후 지하철 이용객 수가 24% 감소하였고[8](그림 6-8), 1995년 도쿄 지하철 사린 가스 테러 이후 6개월간 지하철 이용객이 35% 감소하였다.[9] 이는 교통시스템 복구와 운영에 막대한 비용 손실을 초래한다. 또한 테러 공격은 공포와 불안을 유발하여 정상적 일상생활 및 경제활동의 저하를 초래한다.[10] 2019년, 미국인들은 대중교통을 이용해 99억 번의 여행을 했다. 이것은 사람들에게 고용, 지역 자원, 의료 서비스, 그리고 커뮤니티 내의 여가 활동에 접근할 수 있는 기회를 제공한다.[11] 교통 방식, 특히 대중교통 시스템은 취약한 소프트 타겟이다: 쉽게 접근 가능하며, 상대적으로 무방비하고, 많은 수의 민간인이 모이는 장소이다.[12] 그러한 방식에 대한 공격은 매우 치명적일 수 있지만, 현지 인구에게 광범위한 심리사회적 부상을 줄 수도 있고, 일상의 커뮤니티 기능을 방해하며, 정부와 민간 조직 모두에게 중요한 재무적 피해를 줄 수 있다.[13] 추정되는 것에 따르면, 공공 지원 수령자의 90% 이상이 대중교통에 의존하고 있으며, 그러한 시스템에 대한 공격과 서비스에 대한 중단은 가난한 사람들에게 불균형하게 영향을 미칠 것으로 예상된다.[14]

후유증을 보이는 인구 행동 반응에는 일반적인 여행 불안감뿐만 아니라 대중교통을 피하고 개인 교통 수단으로 전환하는 것(이는 교통 관련 사고, 외상 및 사망의 높은 비율로 이어질 수 있음)도 포함된다.[15-17] 경제적 영향에는 청소 및 수리 비용이 포함되지만 여행 및 관광 활동에도 확장될 수 있다. 항공 산업은 역사적으로 국내 및 국제 항공 여행과 관련하여 더 엄격한 보안 검사와 규정을 부과했지만, 육상 기반 대중교통 시스템은 보안 고려 사항과 서비스 접근성 사이의 균형을 맞추는 어려운 딜레마에 직면하고 있다.[13] 항공사 스타일의 보안 검색 및 기타 대상 경화 조치는 사람들의 효율적인 흐름을 방해할 가능성이 있지만 공격의 위험을 최소화하고 완화시킬 것이다.

교통 방식의 무기화는 이 챕터의 범위를 벗어나지만, 2001년 9월 11일과 같은 사건과 2016년 프랑스 니스의 트럭 공격과 같은 차량 및 폭발 사건은 널리 알려진 테러 방법으로 부상했으며, 전 세계 교통 시스템의 보안에 대한 추가적인 우려를 증가시켰다.[18]

폭발 공격의 치명성은 여러 요인에 따라 달라진다: 인근 인구의 밀도와 거리, 폭발파의 지속 시간 및 규모, 개방된 공기 대 비폐쇄된 공간, 열린 문 대 닫힌 문, 터널의 지름(튜브 터널 대 지하 터널), 다른 차량이나 건물과의 근접성, 그리고 무너지는 구조물로 인한 잠재적 3차 부상; 딱딱한 견고한 표면 근처나 내부의 폭발은 충격파의 반사로 인해 여러 배 확대될 수 있으며, 버스의 상층이 하층으로 무너지는 경우 피해자 수가 더 많을 것이다.[19] 2013년 미국 보스턴 마라톤 공격은 그러한 점에서 폭발 공격의 극대화를 노렸으나 보스턴의 빠른 다수사상환자 재난 대응 시스템과 법집행 강화의 신속한 대치로 잘 대응한 재난으로 기억되고 있다(그림 6-9).[20]

또한, 자살 폭탄 테러 공격은 특정 교통 방식에 대한 전통적인 공격보다 훨씬 높은 사망 및 부상 통계를 낼 수 있다. 이는 자살 폭탄 테러범의 민첩성과 그들이 움직이거나 방향을 바꾸고 붐비는 지역에 상대적으로 감지되지 않게 침투하거나 실시간으로 목표의 시간과 위치를 변경할 수 있는 능력 때문이다.[21]

지하철 공격은 본 챕터 분석에서 사건당 비사망자 수가 52명으로 압도적으로 높은 수치를 보여주며 모든 다양한 교통 방식 중에서 특히 치명적으로 나타났다. 폐쇄된 문과 제한된 대피 경로가 있는 폐쇄된 공간은 폭발 공격의 증폭된 압력 효과에 매우 취약하다. 개방된 공간에서의 단순한 폭발파는 대기 중의 압력을 급격히 증가시키지만, 그

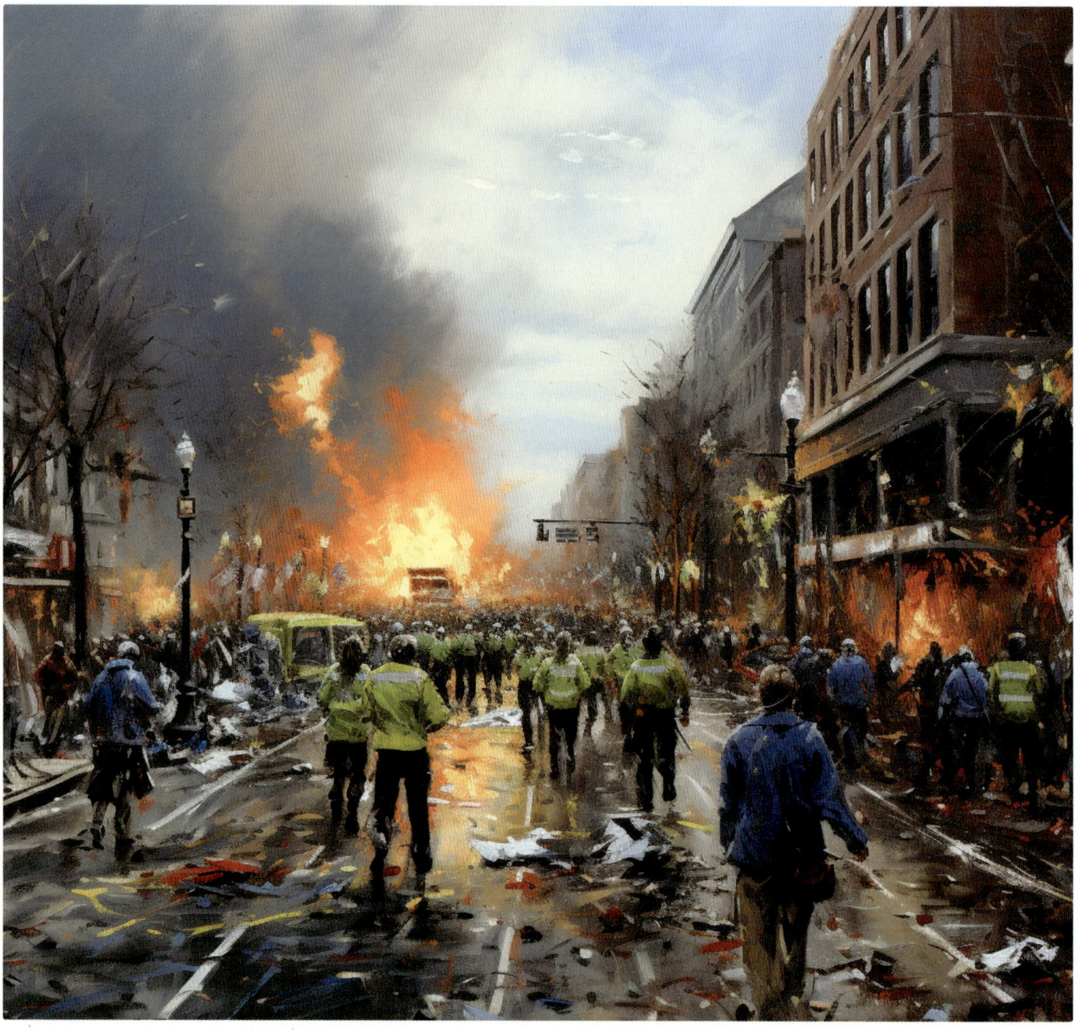

그림 6-9. 2013 보스턴 마라톤 폭탄 테러.

것들은 또한 급격히 소멸되는 경향이 있다. 반면에 제한된 환기로 폐쇄된 공간에서의 폭발은 충격파의 복잡한 반사 및 상호 작용 패턴을 생성할 수 있다. 폭발 관련 고온 및 가스 제품의 확산 불능은 더 많은 압력을 생성하여 긴 폭발 노출, 더 높은 압력, 그리고 따라서 인체에 에너지 전달을 증가시킬 것이다. 결국 이러한 점들이 기본 폭발 부상의 위험을 증가시키는 것이다. 폭발 부상은 일반적으로 1차(폭발파), 2차(폭발 바람에 의해 이동된 잔해), 3차(폭발 바람에 의해 이동된 사람 또는 주변 구조물의 붕괴) 및 4차 부상(1차, 2차, 또는 3차가 아닌 모든 부상; 예: 화재, 연기 및 독소)으로 분류된다.[22]

제한된 환기 시스템이 있는 폐쇄된 공간은 특히 연기 흡입 부상 및 화학 공격에 취약하다. 1995년 도쿄 지하철 사린 가스 공격은 역사상 가장 중요한 테러 행위 중 하나로 남아, 12명이 사망하고 5,500명 이상이 부상당했다.[23]

지하철 공격에 대한 응급 의료 대응은 종종 통신 실패 및 접근성 어려움으로 인해 방해받아 구조 및 의료 치료 시간이 지연될 수 있다. 기술, 통신, 계산 능력, 데이터 플랫폼 통합의 발전으로 인해 재난 위험 감소 전략이 크게 개선되었으며, 수년 동안 대량 피해 사건에 대한 대응을 관리하는 데 도움이 되었다. 그러나, 런던 지하철의 전 대표인 팀 오툴은 2005년 런던 공격을 검토하는 위원회에게 연설할 때 비상 대응을 실시하는 개인의 중요성을 강조했다: "우리에게 가장 큰 교훈은 직원에게 투자하고 그들을 의존하며, 기술에 투자하지만 그것을 의존하지 마라."[24]

복잡한 대테러 정보와 기술이 최근 몇 년 동안 발전했으며, 공공역 입구에 금속 탐지기를 설치하거나 보안 검사 지점 및 로드블록과 같은 상대적으로 단순한 조치를 통해 공격 위험을 완화시킬 수 있다. 하지만 드론의 사용과 같은 새로운 공격 방법론은 신중하게 고려되어야 한다.[25-27] 폭발 장치가 장착된 드론 군은 저항 없이 민간 항공기, 육지 및 해상 교통 시스템으로 미리 프로그래밍되거나 수동으로 날아갈 수 있다. 위험하거나 유해한 물질을 운송할 때 이러한 특별한 상황에 대한 고려가 필요하다.[28]

"무언가를 보면 무언가를 말하라" 캠페인은 처음에 2001년 뉴욕 대도시 교통 당국에 의해 의심스러운 활동 보고에 대한 공중 교육, 권한 부여 및 교육을 위해 시행되었다. 2006년에는 뉴욕에서의 의심스러운 소포에 대한 보고가 37,000건 이상으로 증가했으며, 2010년 미국 국토 안보부(Washington, DC USA)는 전국 캠페인을 만들기 위해 이 문구를 라이선스했다. 이 슬로건은 이후에 여러 국가 기관들에 의해 세계 각지의 많은 도시에서 채택되었다. 예를 들어 교통 안전 관리국(Arlington, 버지니아, 미국), 암트랙(Washington, DC, 미국), 대학교 및 스포츠 경기장 등에서 채택되었다.[29]

9·11 테러 이후 미국의 항공여행은 27% 감소하였다.[30] 자살공격은 비자살공격에 비해 모든 교통수단에서 더 큰 피해를 입히는 것으로 나타났다. 특히 지하철 자살공격은 폐쇄된 공간에서 압력파 증폭 및 제한된 대피로 등의 요인으로 가장 높은 사상자 발생률을 보였다.[9]

따라서 정부와 민간부문 모두 테러 대비 교육훈련 강화, 대피훈련 등의 준비태세 확립이 필요하다. 또한 응급구조대원과 의료진을 대상으로 한 폭발 및 자살공격에 대한 교육 등을 통해 응급대응 능력을 제고할 필요가 있다.[31] 마지막으로, 대중에 대한 테러 위협 인시 제고 및 정보제공 관련 캠페인을 지속적으로 전개함으로써 '보면 말하기'와 같은 주민참여형 안전활동을 조장할 필요가 있다.[29]

4) 제한점

GTD는 전 세계 이벤트의 포괄적 기록이다. 이것은 테러와 대응에 관한 연구의 국가

연합체에 의해 유지되며, 글로벌 테러 지수(GTI)와 같은 다른 테러 관련 조치의 기반이다. GTD에 완전히 의존하는 것은 다른 비공식 소스와의 확인 및 다른 온라인 검색을 통해 부분적으로 완화되지만, GTD에 보고되지 않은 사건이 있다면 이러한 결과의 진실성을 제한할 수 있다. GTD 데이터 세트의 주요 제한 사항 중 하나는 전쟁의 맥락에서 발생한 모든 자살 폭탄 테러를 제거하는 그들의 기준 III이다. GTD 데이터 세트의 "Doubt Terrorism Proper" 분류는 5개의 대체 지정을 기반으로 사건을 제외한다. 자살 폭탄에 가장 관련 있는 것은 "반란/게릴라 행동"과 "내부/내부 그룹 갈등"으로, 이러한 사건에는 테러 공격이 첨부되어 있을 수 있지만, GTD 데이터 세트의 목적에 따라 계산되지 않는다. 비록 공개적으로 사용 가능한 데이터 세트인 시카고 프로젝트의 보안 및 위협(CPOST)은 더 많은 수의 자살 폭탄을 보고하지만, 다른 테러 이벤트에 대한 데이터 세트를 수집하지 않는다. 따라서 비교 목적으로 GTD를 사용하는 것이 공개적으로 사용 가능한 데이터 세트였다. 게다가, 부상과 사망은 공식적인 병원 또는 검시관 보고서가 아닌 뉴스 기록과 매치되었으며, 이러한 출처의 완전성과 정확성에 의존한다.

5) 결론

본 GTD 통계 결과는 대중교통 시스템이 테러리스트들에 의한 취약한 공격 대상임을 보여준다. 테러 공격은 사상자 외에도 정신적, 경제적으로 지역사회에 큰 영향을 미친다. 자살공격과 지하철 공격은 특히 높은 사상자 발생 확률을 보인다. 따라서 이에 대한 위험관리 전략이 대테러의학 분야의 중요 과제임을 알 수 있다. 안전한 교통시스템 구축을 위해서는 지속적인 테러위험 평가와 대책 마련이 필요하다. 교통수단은 취약한 테러 목표점이다. 대중교통의 다양한 유형에 대한 공격의 영향은 영향을 받은 지역사회에 중요하고 독특한 심리사회적 및 경제적 위험을 나타낸다. 지하철에서의 자살 공격은 다른 교통 방식보다 훨씬 높은 부상 위험을 나타낸다. 위험 완화 전략은 대테러의학(CTM) 전문가들에 의해 정기적으로 재검토되어야 한다.

REFERENCE

1. Mahadevan SV, Strehlow MC. Preparing for International Travel and Global Medical Care.Emerg Med Clin North Am. 2017;35(2):465-84.
2. Barrientos Hernandez DH, Church AL. Terrorism in Peru. Prehosp Disaster Med. 2003;18(2):123-6.
3. Jasani GN, Alfalasi R, Cavaliere GA, et al. Terrorists Use of Ambulances for Terror Attacks: A Review. Prehosp Disaster Med. 2021;36(1):14-7.
4. Beck AT. Prisoners of hate. Behav Res Ther. 2002;40(3):209-16.
5. Besenyő J, Barten DG, De Cauwer HG, et al. A Review of Ambulance Terrorism on the African Continent.Prehosp Disaster Med. 2023;38(2):237-42.
6. Pepper M, Archer F, Moloney J. Triage in Complex Coordinated Terrorist Attacks. Prehosp Disaster Med. 2019;34(4):442-8.
7. Blair DC. A week in the life of a travel clinic. Clin Microbiol Rev. 1997;10(4):650-73.
8. Manelici, Isabela, et al. Journal of Urban Economics, 2017;102:52-75.
9. Jenkins and Gerston. Protecting Public Surface Transportation Against Terrorism and Serious Crime: Continuing Research on Best Security Practices. [cited 2022 October 24]. Available from: https://www.transit.dot.gov/sites/fta.dot.gov/files/docs/terrorism_final.pdf
10. National Library of Medicine [Internet]. 2 Understanding the Psychological Consequences of Traumatic Events, Disasters, and Terrorism. [cited 2023]. Available from: https://www.ncbi.nlm.nih.gov/books/NBK221638/
11. American Public Transportation Association [Internet]. Public Transportation Vehicle Database. [cited 2021 October 9]. Available from: https://www.apta.com/news-publications/public-transportation-facts/
12. Shvetsov AV, Sharov VA, Kozyrev VA, et al. Trends of modern terrorism in the metro systems of the world. Eur J Secur Res. 2019;4(1):149-56.
13. The Brookings Institution Series on Transportation Reform-Transportation Reform Series [Internet]. On the Ground: Protecting America's Roads and Transit Against Terrorism. Available from: https://www.brookings.edu/articles/on-the-ground-protecting-americas-roads-and-transit-against-terrorism/
14. Steinfeld A, Maisel JL, Steinfeld E. "The Importance of Public Transportation." In: Accessible Public Transportation. London, England: Taylor & Francis, 2017.
15. Elias W, Albert G, Shiftan Y. Travel behavior in the face of surface transportation terror threats. Transp Policy. 2013;28:114-22.
16. Litman T. Terrorism, transit, and public safety: evaluating the risks. J Public Transp. 2005;8(4):33-45.
17. Ayton P, Murray S, Hampton JA. Terrorism, dread risk, and bicycle accidents. Judgm Decis Mak. 2019;14(3):280-7.
18. Bloom M. Vehicle Ramming: The Evolution of a Terrorist Tactic Inside the US. Just Security. 2020. [cited 2021 October 10]. Available from: https://www.justsecurity.org/71431/vehicle-ramming-the-evolutionof-a-terrorist-tactic-inside-the-us/
19. Turégano-Fuentes F, Caba-Doussoux P, Jover-Naval ´on JM, et al. Injury patterns from major urban terrorist bombings in trains: the Madrid experience. World J Surg. 2008;32(6):1168-75.

20. Boston Trauma Center Chiefs' Collaborative. Boston marathon bombings: an after-action review. J Trauma Acute Care Surg. 2014;77(3):501-3. doi: 10.1097/TA.0000000000000397. PMID: 25159257.

21. Tin D, Galehan J, Markovic V, et al. Suicide bombing terrorism. Prehosp Disaster Med. 2021;36(6):664-8.

22. Adler OB, Rosenberger A. Blast Injuries. StatPearls; 2021.

23. Tin D, Granholm F, Hart A, et al. Terrorism-related chemical, biological, radiation, and nuclear attacks: a historical global comparison influencing the emergence of counter-terrorism medicine. Prehosp Disaster Med. 2021;36(4):399-402.

24. LONDONASSEMBLY [Internet]. Report of the 7 July Review Committee. [cited 2021 October 10]. Available from: https://www.london.gov.uk/sites/default/files/gla_migrate_files_destination/archives/assembly-reports-7july-report.pdf

25. Borrion H, Tripathi K, Chen P, et al. Threat detection: a framework for security architects and designers of metropolitan rail systems. Urban Plan Trans Res. 2014;2(1):173-94.

26. Tin D, Kallenborn Z, Hart A, et al. Rise of the unmanned aerial vehicles: an imminent public health threat mandating counter terrorism medicine preparedness for potential mass casualty attacks. Prehosp Disaster Med. 2021;36(5):636-8.

27. Tin D, Hart A, Ciottone GR. Hardening hospital defenses as a counter-terrorism medicine measure. Am J Emerg Med. 2021;45:667-8.

28. James K. Terrorism and hazardous material trucking: promoting perceived collective efficacy for terrorism prevention. J Occup Health Psychol. 2008;13(1):24-31.

29. Department of Homeland Security [Internet]. About the Campaign. [cited 2021 October 10]. Available from: https://www.dhs.gov/see-something-say-something/about-campaign.

30. Ito H, Lee D. Assessing the impact of the September 11 terrorist attacks on U.S. airline demand. J Econ Bus. 2005;57(1):75-95. doi: 10.1016/j.jeconbus.2004.06.003. Epub 2004 Oct 28. PMID: 32287526; PMCID: PMC7112671.

31. Zaoerv [Internet]. The Prosecution of Terrorism as a Crime Against Humanity. [cited 2023 October 24]. Available from: https://www.zaoerv.de/64_2004/64_2004_4_a_979_1000.pdf

CHAPTER

7

무인 비행체를 이용한 테러리즘

07

무인 비행체를 이용한 테러리즘

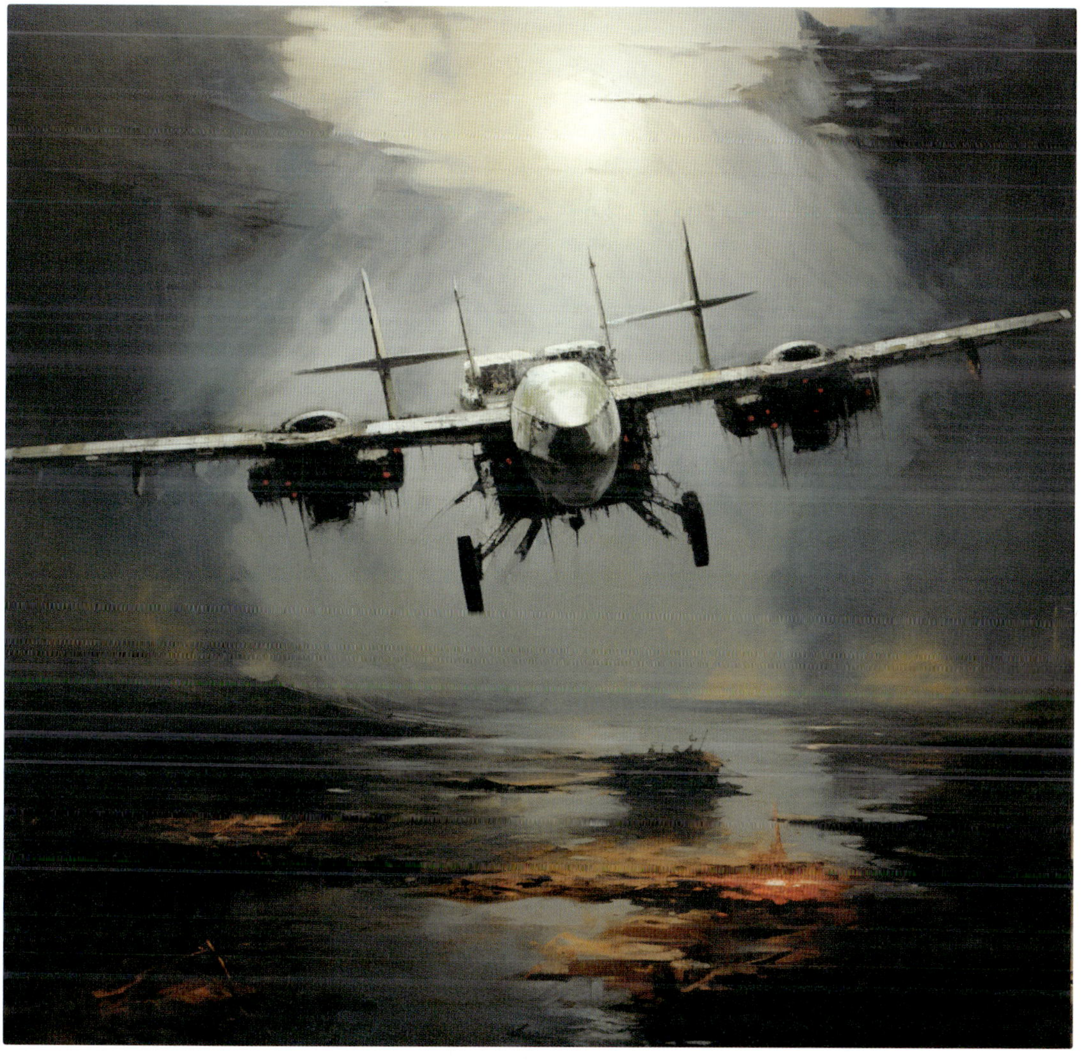

그림 7-1. 무인 항공기.

1) 무인 항공기의 활용

무인 항공기(unmanned aerial vehicle, UAV), 또는 드론이라고도 알려져 있는 이 기술은 최근 몇 년 동안 다양한 분야에서의 잠재적인 응용으로 인해 큰 주목을 받고 있다(그림 7-1). 여러 문헌에서는 공중보건 및 응급 의학 분야에서 UAVs를 사용하는 잠재적인 이점을 강조하고 있다. Laksham 등은 드론이 도로 접근이 제한된 외딴 지역으로 백신과 약품과 같은 의료 용품을 운송하는 의료 운반수단으로 사용될 수 있음을 언급했다.[1] Thiels 등은 핵심적인 수요가 있는 상황 동안 병원과 대규모 사상자 현장에 혈액 유래품과 약품을 배송하는 것이 가능한지를 검토했다.[2] Sibley 등은 UAV 기술이 대규모 사상자 사건 동안 실시간 시각 피드백을 제공하고 사건 지휘관의 상황 인식을 향상시키고 강화할 수 있다는 것을 보여주었다.[3] Robakowska 등은 폴란드에서 대규모 행사에 의료 지원을 위해 드론을 사용하는 작업 및 재정적 고려 사항을 분석했다.[4] 그러나 테러리즘에서 UAVs 사용에 대한 우려도 있다. Tin 등은 테러리스트들이 공공 보건과 안전에 위협을 가하며 공격을 위해 드론을 무기화하는 방법에 대해 논의했다.[5] 그들은 대량 사상자 드론 공격을 대상으로 한 대테러의학 준비의 필요성을 강조했다. 문헌에서는 UAV 기술과 관련된 다른 측면들에 대해서도 다뤄졌다. Farlik 등은 다른 전자기 스펙트럼 대역을 기반으로 한 다중 스펙트럼 탐지 방법을 사용하여 상업용 무인 항공기(UAVs)를 감지하는데 초점을 맞추었다.[6] Kim 등은 의도적인 전자기 간섭(intentional electromagnetic interference, IEMI)이 UAV 센서 모듈에 미치는 영향을 검토하고, 드론을 무력화하는 데 IEMI의 효과성을 평가하기 위해 실험적 연구를 실시했다.[7] Kashiyama 등은 향상된 감시와 보안 목적을 위해 드론을 포함한 비행 물체를 감지하기 위해 4K 해상도 카메라를 사용하는 하늘 모니터링 시스템을 개발했다.[8] Chierici 등은 방사능 및 핵 사고 동안 방사능 모니터링 및 매핑 작업에 사용될 수 있는 UAVs를 위한 고성능 감마 분광계를 제시했다.[9] 현재까지의 증거 수준에 따르면, 대부분의 문헌들은 기술적인 의견, 사례 연구, 또는 질적 데이터를 제공하는 기술적이거나 탐색적인 성격을 띠고 있다.

2) GTD를 바탕으로 한 UAV 테러리즘 분석(1970-2019)

Tin 등에 의해 발간된 문헌에서 데이터 수집은 Global Terrorism Database (GTD)를 통한 회고적 데이터베이스 검색을 통해 수행되었다.[5] GTD의 내부 데이터베이스 검색 기능을 이용하여 1970년 1월 1일부터 2019년 12월 31일까지 모든 테러 공격을 검색하였다. 주요 무기 유형, 사용된 UAVs의 수와 유형, 관련 공격, 위치(국가, 세계 지역), 사망자와 부상자 수를 수집하였다. 결과는 Excel 스프레드시트(Microsoft Corp.; Redmond, Washington

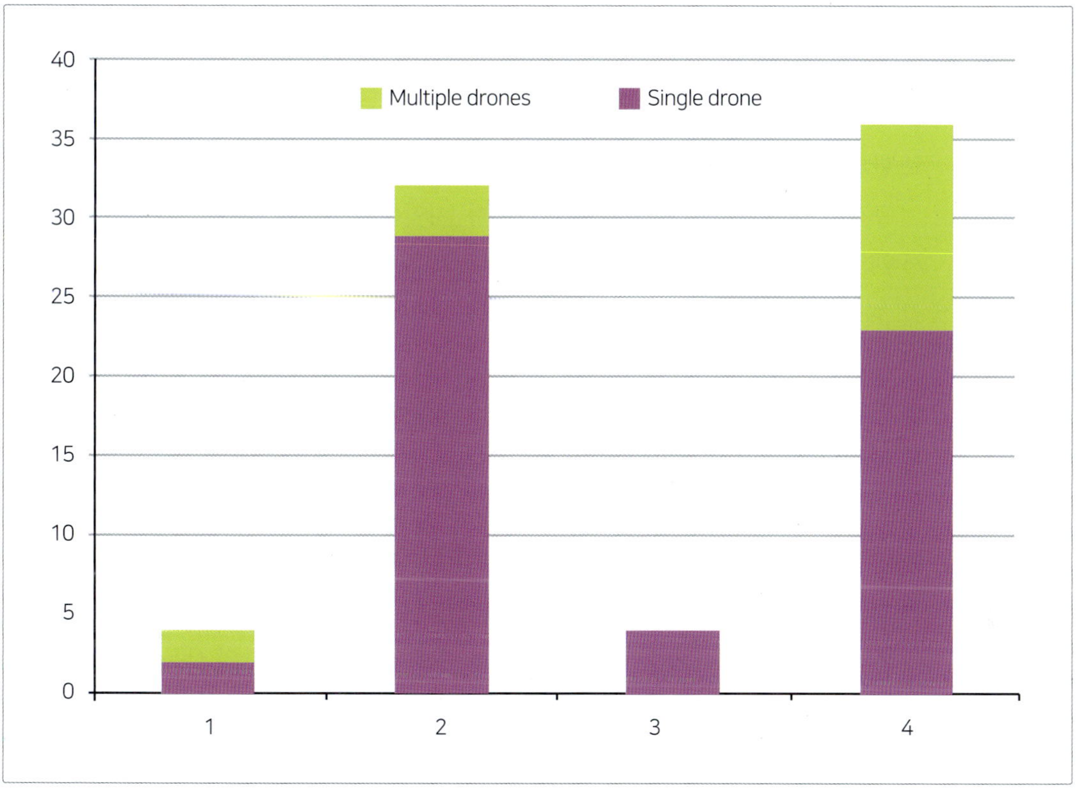

그림 7-2. 단일 대 다수의 드론 공격.
Barten © 2022 Prehospital and Disaster Medicine

USA)로 분석을 위해 내보내졌다. 그 결과 UAVs를 이용한 테러 공격이 76건 있었다.[5] 개별적으로 나열된 27건의 사건(36%)은 9건의 연계된 다부분 사건의 일부였다.[5] 첫 번째 공격은 2016년에 발생하였고, 연도별 공격 수는 상당히 달랐다(범위: 4-36) (그림 7-2).[5] 8건의 공격에서 사용된 UAV의 수는 알려져 있지 않다. 나머지 69건의 공격에서는 총 88대의 드론이 사용되었으며, 이는 공격당 평균 1.28대를 의미한다(범위: 1-5). 17/69건(22%)의 공격에서 여러 대의 UAV가 사용되었지만, 7건의 공격에서는 정확한 수는 알려져 있지 않았다(GTD는 '여러 대의 드론'이라고 보고했다) (그림 7-2). 나머지 10건의 공격에서 사용된 UAV의 평균 수는 2.9대였다(범위: 2-5). 사망자와 부상자 수는 사용된 UAV의 수와 관련이 없었다. 67건의 공격에서 사용된 UAV의 유형은 알려져 있지 않다. Qasef-2K 드론은 8건의 공격에서, Samad-2 장거리 UAV는 1건의 공격에서 사용되었다.

76건의 UAV 공격 모두 폭발/폭파와 관련이 있었다. 한 사건에서 무기 유형은 화학물질로 분류되었지만, 사건 설명에서는 추가 정보가 부족했다. 원격 트리거 무기는 59건의 사건에서, 발사체는 4건의 사건에서, 수류탄은 2건의 사건에서 사용되었고, 다이너마이트/TNT와 '다른 폭발물'은 한 번씩 사용되었다.

UAV 공격의 대상은 개인과 재산(45%), 공항 및 항공기(14%), 알려지지 않음(13%), 비즈니스(9%), 군사(5%), 정부(4%), 유틸리티(구체적으로는 가스/석유 설비; 4%), 비정부 기구(3%), 테러리스트/비국가 민병대(1%), 경찰(1%) 등이었다. 대상 중 하나는 '비즈니스/의료 단위'로 분류되었다.

공격의 97%(74건)은 '중동 및 북아프리카' 지역에서 발생했으며, 이에는 이라크(37건), 사우디아라비아(27건), 예멘(5건), 시리아(4건)가 포함되었다. 미얀마('동남아' 지역)에서 1건, 아프가니스탄('남아시아' 지역)에서 1건의 공격이 있었다. 38건의 공격에서 가해자는 이라크 및 레반트의 이슬람 국가(ISIL)와 연결되었으며, 33건의 공격에서는 앤사르 알라와 연결되었다."76건의 공격 중 47건(70%)이 성공적이었다.[5] 개별적으로 목록화된 사건들 중 27건(36%)이 연관되어 있었으며, 이들은 9건의 조정된 다중 사건의 일부였다.[5] 총 50명의 사망자와 132명의 부상자가 기록되었는데, 이는 성공적인 공격당 1.09명(범위: 0-6)의 사망자와 2.89명(범위: 0-20)의 부상자를 의미한다.[5] 공격에 사용된 UAVs의 평균 수는 1.28 (범위: 1-5)이었으며, 22%의 공격에서는 여러 대의 UAVs가 사용되었다(그림 7-2).[5] 이상의 결과들로 분석해 볼 때, 테러 공격을 수행하기 위한 UAVs의 사용이 증가하고 있다.[5] 2016년 이후에 이러한 새로운 방법을 사용한 테러 공격이 76건 기록되었으며, 이로 인해 50명이 사망하고 132명이 부상하였다.[5] UAV 관련 폭발물의 사용은 전통적인 폭발 공격보다 치명적이지 않아 보이지만, 기술 발전과 무리 지능, 더 큰 하중의 탄두를 운반할 수 있는 능력 증가, 그리고 UAVs가 화학, 생물학, 방사능, 핵(CBRN) 무기를 퍼뜨릴 가능성이 있음에 따라, 앞으로 UAV의 치명성이 증가할 것으로 예상된다. 이로 인해 CTM 전문가들이 더욱 적극적으로 분석 및 대책 마련에 개입해야 할 필요가 있다.

3) 무인 항공기 테러리즘의 위험과 그에 따른 대책

최근 몇 년 동안 UAV의 대량 확산과 가격 저렴화는 테러리스트들이 무기화된 UAV를 사용하게 되어, 이 공격 방법론이 다음 테러의 작전 방식이 될 가능성에 대한 우려가 증가하고 있다. 대테러의학(CTM) 전문가들은 UAV가 어떻게 대량 피해 상황을 변경하거나 존재하는 의료 대비책의 취약성을 더욱 악용할 수 있는지를 감안한 새로운 시나리오를 고려해야 한다.

재난 예방, 완화, 그리고 준비에서 능동적인 역할을 할 수 있는 기회를 갖고 있는 이 시점에서, 이 점점 모이는 폭풍이 인식되고 이해당사자들이 UAV 사건의 결과를 어떻게 준비하고, 대응하며, 완화시킬 수 있는지 탐색하는 것이 매우 중요하다.

세계 최초의 UAV인 '케터링 버그'는 1917년 미국 육군의 요청에 의해 무인 비행 폭탄의 프로토타입으로 개발을 시작했다.[10] 무인 항공기, 또는 원격 조종 항공기라고도 불리는 UAV는 오늘날 많은 현대 군대의 무기고의 필수 요소로 여겨지며, 정보 수집, 감시, 정찰 도구 그리고 전투 수단으로 사용된다.[11,12]

많은 군사용 기술들이 그렇듯이, 현대 UAV는 전시 기원을 넘어서 발전하고, 민간과 상업 부문으로 확대되어 공중 사진 촬영, 건물 안전 검사, 체온 감시를 이용한 생존자 찾기, 의료 및 기타 물품의 원격지 배송 등 다양한 응용 분야에서 활용되고 있다.[13,14]

재난 의학의 신흥 하위 전문 분야인 대테러의학(CTM) 전문가들은, 점점 더 복잡하고 비대칭적인 테러 공격에 대한 건강 관련 완화, 준비, 대응 요구에 초점을 맞추고, UAV를 대량 피해 공격 플랫폼으로서의 잠재적이고 우려되는 요소로 인식하고 있다.[14] 이에 대한 선례가 있다. 1990년대 초, 옴 진리교 교단은 도쿄 지하철 공격 이전에 UAV를 사용하여 화학 무기를 전달하는 방법을 탐색했으며, 2019년에는 예멘의 후티 운동이 사우디아라비아의 석유 가공 시설을 공격하는 UAV 공격을 시작하였고, 이는 현재도 지속적으로 발생하고 있다.[15,16] 이러한 예시들은 UAV의 사용이 신종 공격 방법론 자체보다는 전통적이고 비전통적인 무기를 위한 신종 플랫폼을 나타내지만, 이들의 사용 편의성, 조정 용이성, 확장성, 그리고 보건 의료 부문에서 현재 존재하는 취약점과 같은 요소들은 이를 악용할 수 있는 재난 확대 가능성을 갖추고 있다.[17]

최근 몇 년 동안 UAV의 대량 확산과 가격 저렴화는 테러리스트들이 무기화된 UAV를 사용하게 되어, 이 공격 방법론이 다음 테러의 작전 방식이 될 가능성에 대한 우려가 증가하고 있다.[18-21] 저렴한 획득 비용과 다양한 저위험 구매 경로, 높은 정확도의 목표 지정 가능성, 운영적 유연성, 불충분한 방어, 그리고 단순한 UAV 사용을 지원하기 위한 인프라와 교육 요구 수준의 낮음이 모두 그들의 매력을 높이고 있다.[22]

특별히 주지할 만한 사실은, UAV들은 항공 교통을 방해할 수 있으며, 민간용 상품화된 UAV들을 아마추어나 별도의 기술이 없는 사람들이 변형하여 폭발물을 운반할 수 있게 만들 수 있으며, 이로 인해 대규모 집합 행사에 중대한 위험이 될 수 있다는 점이다.[23,24] 농업용 UAV들은 농약을 분사하는 목적으로 설계되었지만, 화학 무기 공격을 위한 매우 효과적인 전달 시스템으로 재사용될 수 있다.[25,26] 점점 더 정교해지는 기술들, 지율적인 행동부터 협동적인 무리 행동까지, 이들은 UAV의 능력을 더욱 강화하고 테러리스트들이 복잡하고 조정된 다중 모드 공격을 실행하며 상대적으로 더 많은 피해를 입힐 기회를 제공하고 있다.[27,28]

기존의 정부 기술, 자금, 정책은 위험을 줄이기에 충분해 보이지 않는다. '드론 연구센터'는 2019년 12월 상업 시장에서 이용 가능한 537개의 반UAV 시스템을 확인하였다. 그러나 그들의 효과를 평가하기 위한 운영 데이터는 제한적이며, 여러 UAV를 한 번에 다루는 데 디자인된 것은 거의 없다.[29] 또한, 최근 검찰총장 사무실(미국 보건 및 인간 서비스부; 워싱턴, DC)의 검토에서는 미국 국토 안보부(워싱턴, DC)가 UAV에 대응하는 능력이 제한적이며, 반UAV 작전에 충분한 자금을 제공하지 않았음을 발견하였다.[30] 현재 미국

법은 연방 당국만이 반UAV 시스템을 운영할 수 있도록 허용하고 있으며, 이로 인해 미국 정부는 여러 지역에 퍼져 있는 중요 인프라 시설을 보호하기 위해 새로운 전략을 채택해야 할 수도 있다.[31,32] 예를 들어 유엔 안전 보장 이사회 결의 1540처럼 주요한 국제적인 노력들은 비국가 행위자들이 대량 살상 무기에 접근하는 것을 제한하려 하지만, 불행히도 이러한 노력들은 일반적으로 무장된 UAV에는 적용되지 않는다.[33]

CTM 전문가들은 UAV가 어떻게 대량 사상자 사태를 변경하거나 새롭게 만들어 현존하는 의료 준비 취약성을 더욱 악용할 수 있는지 고려해야 한다. 보다 효과적인 화학 또는 생물학적 무기 전달 시스템에 의한 대규모 사고, 보건 시설이 주요 또는 이차적인 목표가 되고, 동시적이고 조정된 공격으로 인해 흩어지고 변동하는 Warm 혹은 Hot Zone에 흩어진 희생자들이 모두 이미 복잡한 테러 공격에 대한 재난 대응에 추가되는 요소들이다.

UAV가 어떻게 의료 대응을 변경하는지는 추가적인 조사가 필요하며, 재난 및 CTM 전문가들, 보안, 정보 및 법 집행 전문가들, 그리고 대테러 및 반UAV 전문가들과의 정기적인 다 부처 간 토론이 필요하다. 그들은 이 매우 현실적이고 위험한 위협에 대한 위험 완화 전략을 탐색해야 한다.[34] 초점은 UAV 사건이 전통적인 테러 사건과 어떻게 다른지 구별함과 동시에 지리적인 피해자 분산, 부상의 분포 및 유형, 그리고 기타 요인들을 고려하는 것에 있어야 한다.[35] 사전에 재난 예방, 완화, 준비에 적극적으로 나설 기회가 있을 때, 이러한 요인들이 점점 모이며 강해지는 재난의 폭풍을 인정하고 이해당사자들이 업데이트 되고 연습된 CTM 조치를 포함하는 대응 능력을 강화하는 것이 중요하다.

4) UAV와 화학적, 생물학적, 방사선학적 또는 핵(CBRN) 작용제로 인한 테러 위협[36]

CBRN 사고를 일으키기 위해 적대적인 행위자는 UAV를 사용하여 UAS의 페이로드 용량을 통해 CBRN 에이전트를 확산시키고 CBRN 시설을 공격하기 위한 무기로 사용할 수 있다. 역사적으로, 테러 목적으로 CBRN 요원을 사용하는 비국가 행위자와 관련된 최초의 기록된 사건은 1994년으로 거슬러 올라간다. 당시 천년왕국 종파인 옴진리교(Aum Shinrikyo)는 두 대의 원격 조종 헬리콥터를 사용하여 사린 가스를 살포하려 했으나 실패했다. 2015년에는 한 남성이 방사성 모래를 운반하는 드론을 일본 총리 관저 옥상으로 띄우는 데 성공했다. 결정적으로 드론은 며칠 후 우연히 발견됐다. 이듬해 당시 영국 총리는 ISIL/Da'esh 계열이 UAV가 탑재한 핵무기를 인구가 밀집된 도시 지역에 방출하여 "더러운 폭탄" 공격을 수행할 계획이라고 경고했다. 2019년 프랑스의 대테러 조정부(UCLAT)는 "생물학적 무기를 장착할 수 있는 무인 드론을 이용해 축구 경기장을 테러 공격할 가능성이 있다"고 경고하는 기밀 보고서를 발표했다. 유럽 안보 연합 집행위원은 이 경고를 반복했다. 단 한 번의 성공적인 시도가 가져올 수 있는 불균형한 결과를 고려할 때 위협은 심각한 것으로 간주된다. 또한 UAV를 사용하는 CBRN 공격이 반드시 사람들에게 광범위한 피해를 입히는 것은 아니지만 대중에게 강한 심리적 영향을 미칠 수 있다. 치명적이지 않은 물질이라도 경기장 위를 비행하는 여러 대의 UAV가 독성 물질을 방출하는 경우와 같이 광범위한 패닉을 유발할 수 있다. 또한 CBRN 공격은 잠재적으로 넓은 지역에 대해 매우 비용이 많이 드는 청소 작업을 야기할 수 있을 뿐만 아니라 훨씬 더 많은 피해를 입힐 수 있다. 오염 수준으로 인해 최초 대응자 및 구조 서비스가 잔해물을 제거하고 수색을 수행하며 인프라를 재구축하는 것이 어렵다. 현재의 국제법 체계는 비국가 행위자가 CBRN 무기를 전달하기 위해 UAV를 사용할 가능성을 고려하고 회원국이 적절한 통제 조치를 채택할 것을 요청한다. 안보리 결의안 1540 (2004)은 국가가 비국가 행위자가 핵, 화학 또는 생물학 무기와 그 전달 수단을 제조, 획득, 소유, 개발, 운송, 이전 또는 사용하는 것을 금지하는 적절하고 효과적인 법률을 채택하고 집행해야 한다고 명시적으로 결정했다. UAV는 "전달 수단"이므로 결의안 1540은 국가가 CBRN 무기와 관련된 UAV 기반 테러 행위의 확산을 저지하도록 요구하는 본격적인 도구로 볼 수 있다.

5) 정책 입안자를 위한 제언[36]

정부 기관은 UAS 관련 사고를 예방 및 관리하고 해당 사고로 영향을 받은 현장과 사람들의 신속한 복구 및 재활에 도움이 되는 전반적인 프레임워크를 설정할 책임이 있다. 동시에, 정부 기관은 UAV 기술 및 운영 시스템을 인권을 보호하면서 일반적으로 테러 공격에 노출된 취약한 사이트를 보호하기 위한 도구로 활용할 수 있는 법적, 제도적, 협력적 작업 환경을 제공해야 한다. 이러한 광범위한 목표를 추구하는 데 있어 정부 행위자들이 다양한 관계자를 참여시키는 것이 중요하다. 정책 결정 과정의 하나 이상의 단계에서 UAS (unmanned aerial system) 생태계의 그룹(다양한 사용자 커뮤니티, UAS 제조업체, 카운터 UAS 솔루션 제공업체, 학계 및 연구 기관, 시민 사회 조직, 활동가 등)에 참여한다. 그들의 참여는 규제 결과를 보장하는 데 중요한 역할을 할 것이다. (1) 광범위한 최종 사용자 기반이 직면한 기대와 과제를 고려한다. (2) 업계의 우려를 반영한다. (3) 연구 기관, 정보 커뮤니티 등에서 감지한 관련(새로운 위협 포함) 위협, 공격 양식 및 시나리오를 설명한다. (4) 취약한 대상을 보호하기 위한 UAS 사용에 관한 시민 사회의 우려와 요구를 고려한다. 테러리스트의 무인 공중 시스템 사용 대응 모범 사례로 베를린 각서(글로벌 대테러 포럼[GCTF], 2019)를 소개한다. 베를린 각서에 포함된 모범 사례는 테러 목적의 UAS 사용에 대응하기 위한 정책, 관행, 지침, 규정, 프로그램 및 접근 방식을 식별, 개발 및 개선하려는 정부의 노력을 지원하는 정부를 대상으로 한다. 이 양해 각서는 2018년과 2019년에 독일, 요르단, 대한민국, 네덜란드에서 개최된 4차례의 지역 워크숍에서 정부, 법 집행기관, 다자간 조직, 민간 업계 및 기타 분야 전문가가 공유한 내용과 경험을 요약한다. 베를린 각서는 다음과 같은 4가지 광범위한 영역에서 26가지 모범 사례를 식별한다. 첫째로 위험 평가, 취약성 평가 및 인식 제고 영역에서는 국가는 관련 이해관계자와 함께 취약성과 보호 격차를 식별하기 위해 잠재적인 테러리스트 UAS 사용을 일상적인 위험 평가 절차에 통합해야 한다. 국가는 테러리스트가 UAS를 사용할 수 있는 모든 잠재적인 방법을 고려해야 하며 위협에 영향을 미칠 수 있는 기술 개발 및 기타 요인을 예상하고 테러리스트가 UAS 기술을 사용할 수 있는 새롭고 혁신적인 방법에 대응해야 한다. 두 번째로, 정보 공유 강화, 관련 이해관계자 참여 및 대중 교육 영역에서는 테러리스트의 UAS 사용에 대한 다면적인 위협에는 국가, 지역 및 국제 정부-정신 조직, 비전통적 이해관계자를 포함하는 포괄적이고 조율된 접근 방식이 필요하다. 테러리스트의 UAS 사용 위협에 대응하기 위한 국가적 노력은 적절한 지역적, 국제적 조치로 보완되어야 한다. 또한 국가는 책임 있는 UAS 사용에 대한 교육을 촉진하고 의심스러운 UAS에 대한 적절한 대응을 촉진하기 위해 일반 대중과 협력해야 한다. 세 번째로, 정책 및 규정 구현, 위기 계획 수립 영역에서는 국가는 테러리스트 및 기타 악의적인 행위자에 의한 UAS 확산 및 오용 가능성을 억제 및 최소화하고 UAS에 대한 효과적인 대응책을 활성화하며 효과적인 투자를 가능하게 하는 명확하고 시행 가능한 정책 및 규정을 마련해야 한다. UAS 사건에 따른 게이트, 기소 및 제재와 같이 정부는 또한 UAS 사고에 적절하게 대응하기 위해 위기 관리 및 완화 전략을 개발해야 한다. 마지막으로, 전술적 대응책 및 기술 솔루션 개발 영역에서는 국가는 악의적인 의도로 비행한 UAS를 식별하고 대응할 수 있도록 관련 당국에 대한 필수 장비 및 교육을 포함하여 보호 조치 및 기타 기술 솔루션을 구현하고 정기적으로 검토해야 한다. 대응 조치를 사용하기 전에 국가는 관련 이해관계자와 협력하여 대응 조치의 부정적인 영향을 평가하고 완화해야 하며, 동시에 대응 조치가 자원 집약적일 수 있고 상당한 훈련이 필요하다는 사실을 염두에 두어야 한다.

6) 결론

전통적인 무기를 운반하는 새로운 방법으로서 무인 항공기의 사용이 증가하고 있다. 1970-2019까지 GTD 데이터 기준으로 드론 기술을 이용한 76번의 테러 공격이 기록되었으며, 이로 인해 50명이 사망하고 132명이 부상하였다. 무인 항공기와 관련된 폭발물의 사용은 전통적인 폭발 공격보다 사망률이 적어 보이지만, 발전하는 기술과 더 큰 항공기 탑재 하중과 더 멀리 운반할 수 있는 능력의 증가, 그리고 CBRN 무기를 분사시킬 무인 항공기의 가능성은 가까운 미래에 무인 항공기의 치명성을 증가시킬 것으로 예상되어, CTM 전문가들 사이에서 우려를 일으키고 있다.

사용 가능한 증거에 기초하면, 테러리즘 문맥에서 UAV 기술이 잠재적인 이점과 위험을 동시에 갖고 있음이 분명하다. UAVs의 사용은 의료 제품 운송을 용이하게 하고, 대량 사상자 사건 동안 상황 인식을 향상시키며, 원격 감지 기능을 가능하게 함으로써 공중보건 대응을 개선할 수 있다. 그러나 테러리스트들이 공격을 위해 드론을 무기화하는 것에 대한 실제적인 우려가 있으며 그 대응책을 마련하기 위해 재난 및 CTM 전문가들, 보안, 정보 및 법 집행 전문가들, 그리고 대테러 및 반 UAV 전문가들과의 정기적인 다부처 간 토론이 필요하다.

REFERENCE

1. Laksham KB. Unmanned aerial vehicle (drones) in public health: A SWOT analysis. J Family Med Prim Care. 2019;8(2):342-6. doi: 10.4103/jfmpc.jfmpc_413_18. PMID: 30984635; PMCID: PMC6436288.
2. Thiels CA, Aho JM, Zietlow SP, et al. Use of unmanned aerial vehicles for medical product transport. Air Med J. 2015;34(2):104-8. doi: 10.1016/j.amj.2014.10.011. PMID: 25733117.
3. Sibley AK, Jain TN, Butler M, et al. Remote Scene Size-up Using an Unmanned Aerial Vehicle in a Simulated Mass Casualty Incident. Prehosp Emerg Care. 2019;23(3):332-9. doi: 10.1080/10903127.2018.1511765. Epub 2018 Sep 20. PMID: 30122093.
4. Clothier RA, Greer DA, Greer DG, et al. Risk Perception and the Public Acceptance of Drones. Risk Anal. 2015;35(6):1167-83. doi: 10.1111/risa.12330. Epub 2015 Feb 17. PMID: 25689883.
5. Tin D, Kallenborn Z, Hart A, et al. Rise of the Unmanned Aerial Vehicles: An Imminent Public Health Threat Mandating Counter-Terrorism Medicine Preparedness for Potential Mass-Casualty Attacks. Prehosp Disaster Med. 2021;36(5):636-8. doi: 10.1017/S1049023X21000765. Epub 2021 Aug 2. PMID: 34334152.
6. Farlik J, Kratky M, Casar J, et al. Multispectral Detection of Commercial Unmanned Aerial Vehicles. Sensors (Basel). 2019;19(7):1517. doi: 10.3390/s19071517. PMID: 30925793; PMCID: PMC6480366.
7. Kim SG et al. Review of Intentional Electromagnetic Interference on UAV Sensor Modules and Experimental Study. Kim SG, Lee E, Hong IP, et al. Review of Intentional Electromagnetic Interference on UAV Sensor Modules and Experimental Study. Sensors (Basel). 2022;22(6):2384. doi: 10.3390/s22062384. PMID: 35336557; PMCID: PMC8950540.
8. Hart A, Chai PR, Griswold MK, et al. Acceptability and perceived utility of drone technology among emergency medical service responders and incident commanders for mass casualty incident management. Am J Disaster Med. 2017;12(4):261-5. doi: 10.5055/ajdm.2017.0279. PMID: 29468628.
9. Chierici A, Malizia A, Di Giovanni D, et al. A High-Performance Gamma Spectrometer for Unmanned Systems Based on Off-the-Shelf Components. Sensors (Basel). 2022 Jan 29;22(3):1078. doi: 10.3390/s22031078. PMID: 35161824; PMCID: PMC8838996.
10. Owlcation [Internet]. World War I History: The Kettering Bug-World's First Drone. [cited 2021 March

21]. Available from: https://owlcation.com/humanities/World-War-1-History-The-Kettering-Bug-Worlds-First-Flying-Bomb.

11. JEMEAA [Internet]. The revolution in drone warfare: the lessons from the Idlib de-escalation zone. [cited 2021 April 14]. Available from: https://www.airuniversity.af.edu/JEMEAA/Display/Article/2329510/the-revolution-in-drone-warfare-the-lessons-from-the-idlib-de-escalationzone/
12. CNAS [Internet]. A world of proliferated drones: a technology primer. [cited 2021 April 19]. Available from: https://www.cnas.org/publications/reports/a-world-of-proliferated-drones-a-technologyprimer
13. Business Insider [Internet]. Future of drones: applications & uses of drone technology in 2020. [cited 2021 March 21]. Available from: https://www.businessinsider.com/drone-technology-uses-applications?r=AU&IR=T
14. CourtM, Edwards B, Issa F, et al. Counter-terrorism medicine: creating a medical initiative mandated by escalating asymmetric attacks. Prehosp Disaster Med. 2020;35(6):595-8.
15. Armscontrol [Internet]. Center for Arms Control, Energy, and Environmental Studies at MIPT_Media Reports of Terrorist Attempts to Employ UAVs. [cited 2021 March 21]. Available from: https://www.armscontrol.ru/UAV/clips.htm
16. New York Times [Internet]. Two Major Saudi Oil Installations Hit by Drone Strike, and US Blames Iran. [cited 2021 March 21]. Available from: https://www.nytimes.com/2019/09/14/world/middleeast/saudi-arabia-refineries-drone-attack.html
17. Tin D, Hart A, Ciottone GR. Rethinking disaster vulnerabilities. Am J Emerg Med. 2020;S0735-6757(20):30973-6.
18. Air University [Internet]. Miniature menace: the threat of weaponized drone use by violent non-state actors. [cited 2021 March 21]. Available from: https://www.airuniversity.af.edu/Wild-Blue-Yonder/Article-Display/Article/2344151/miniature-menace-the-threat-of-weaponizeddrone-use-by-violent-non-state-actors/
19. Bunker R. Terrorist and Insurgent Unmanned Aerial Vehicles. Carlisle Barracks, Pennsylvania: Strategic Studies Institute, US Army War College; 2015.
20. The Diplomat [Internet]. Weaponized drones: the next terrorist modus operandi in Southeast Asia? [cited 2021 March 21]. Available from: https://thediplomat.com/2021/03/weaponized-drones-the-next-terrorist-modus-operandi-in-southeast-asia/
21. 911Security [Internet]. Drones are a looming domestic terrorism threat. [cited 2021 March 21]. Available from: https://www.911security.com/blog/drones-are-a-looming-domestic-terrorism-threat/
22. Emil A, Yannick VL. Drone imagery in Islamic State propaganda: flying like a state. International Affairs. 2020;96(4):955-73.
23. University of Dayton research institute [Internet]. Risk in the Sky? [cited 2022 March 23]. Available from: https://udayton.edu/udri/news/2018-09-13-risk-in-the-sky.php
24. US Attorney's Office-Central District of California [Internet]. Hollywood Man Pleads Guilty to Federal Charge that He Recklessly Operated Drone that Collided with and Damaged LAPD Helicopter. [cited 2021 March 2]. Available from: https://www.justice.gov/usao-cdca/pr/hollywood-man-arrested-federal-charge-alleging-he-recklessly-operated-drone-crashed-and
25. Assoc United States Army [Internet]. The chemical and biological attack threat of commercial unmanned aircraft systems. [cited 2021 March 23]. Available from: https://www.ausa.org/sites/default/files/publications/SL-20-5-The-Chemical-and-Biological-Attack-Threat-of-Commercial-Unmanned-Aircraft-Systems.pdf

26. Koblentz GD. Emerging technologies and the future of CBRN terrorism. Washington Quarterly. 2020;43(2):177-96.

27. Kallenborn Z, Bleek PC. Swarming destruction: drone swarms and chemical, biological, radiological, and nuclear weapons. Nonproliferation Rev. 2018;25(5-6):523-43.

28. Kallenborn Z. A new age of terror: new mass casualty terrorism threats. US Army Mad Scientist Laboratory. 2019. [cited 2022 March 23]. Available from: https://madsciblog.tradoc.army.mil/179-a-new-age-ofterror-new-mass-casualty-terrorism-threats/.

29. Michel AH. Counter-Drone Systems. 2nd ed. New York USA: Bard College Center for the Study of the Drone; 2019.

30. Cuffari JV. DHS Has Limited Capabilities to Counter Illicit Unmanned Aircraft Systems. Washington, DC USA: Office of Inspector General, DHHS; 2020.

31. Cybersecurity and Infrastructure Security Agency [Internet]. Advisory on the Application of Federal Laws to the Acquisition and Use of Technology to Detect and Mitigate Unmanned Aircraft Systems. [cited 2021 March 23]. Available from: https://www.cisa.gov/publication/advisory-application-federal-lawsacquisition-and-use-technology-detect-and-mitigate

32. Defense One [Internet]. Build a national counter-drone network. [cited 2021 March 23]. Available from: https://www.defenseone.com/ideas/2020/07/build-national-counter-drone-network/166675/

33. United Nations. Resolution 1540: International Instruments Related to the Prevention and Suppression of International Terrorism. New York USA: United Nations; 2008.

34. Kallenborn Z. Are Drone Swarms Weapons of Mass Destruction? Maxwell Air Force Base, Alabama: Air University-US Air Force Center Strategy Deterrence Studies; 2020.

35. Heszlein-Lossius H, Al-Borno Y, Shaqqoura S, et al. Traumatic amputations caused by drone attacks in the local population in Gaza: a retrospective cross-sectional study. Lancet Planet Health. 2019;3(1):e40-7.

36. UN [Internet]. Protecting vulnerable targets from terrorist attacks involving unmanned aircraft systems (UAS). [cited 2023 October 27]. Available from: https://www.un.org/counterterrorism/sites/www.un.org.counterterrorism/files/2118451e-vt-mod5-unmanned_aircraft_systems_final-web.pdf

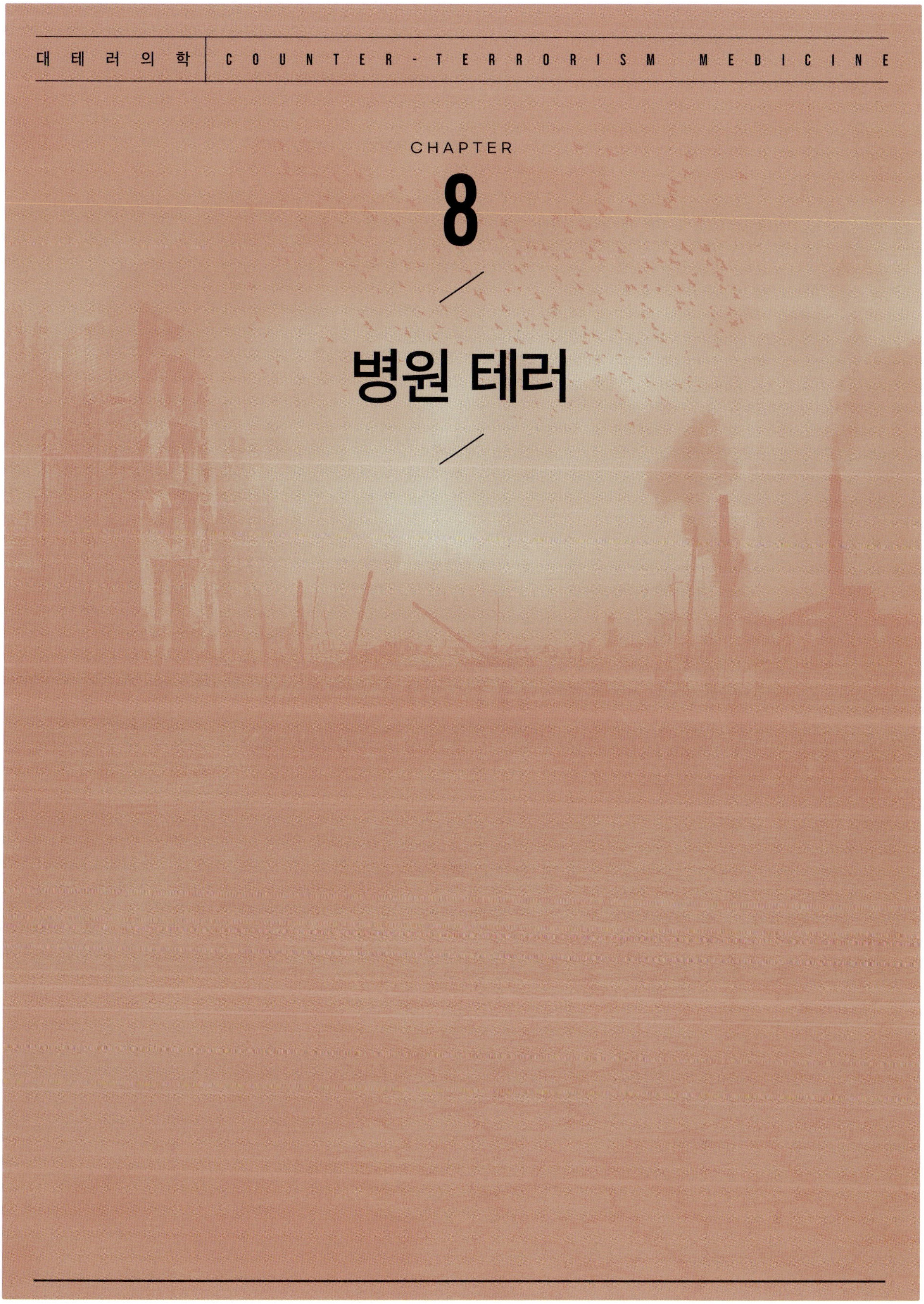

CHAPTER

8

병원 테러

08

병원 테러

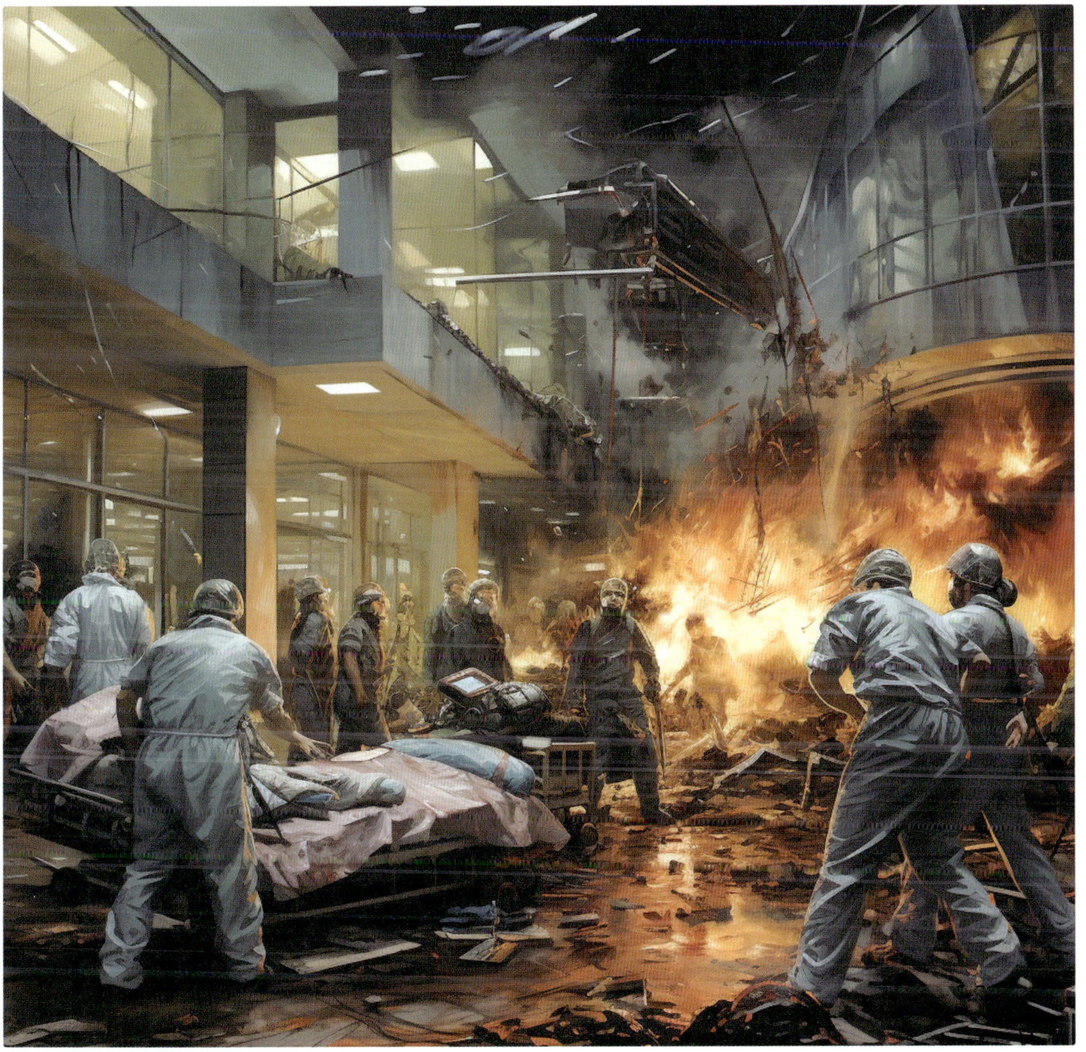

그림 8-1. 병원 테러.

1) 서론

병원이 테러 공격의 잠재적인 쉬운 목표로 지목된 다수의 보고서들이 있다.[1-4] 병원에 대한 테러 공격의 가능성은 상상 속의 것이 아니다. 쉬운 목표는 일반적으로 공공의 접근이 가능한 장소, 민간 성격의 장소로, 대체로 제한된 보안 조치만이 갖추어져 있는 곳을 의미한다.[1] 병원의 공공 성격과 24/7 접근성, 그리고 내부의 방대한 자료, 지식, 환자, 그리고 직원들은 이러한 시설들을 테러 행위의 잠재적 대상으로 만드는 유인요소를 증폭시킨다. 병원에 대한 테러 공격은 많은 사상자를 초래할 수 있으며, 병원이 안전한 피난처로서의 인식을 훼손시킬 수 있다.[1,5-8] 병원은 여러 가지 방법으로 테러 공격의 영향을 받을 수 있다.

먼저, 직접적인 결과는 건물이나 (의료) 인프라의 구조적 손상으로 인한 병원 서비스의 무결성 및 접근성과 관련이 있다. 병원 내에 보관된 대량의 고도로 발화성 있는 물질, 유해 가스, 방사성 물질은 공격의 영향을 악화시킬 가능성이 있다. 둘째로, 환자와 직원들 사이에서 부상이나 사망의 위험이 있다. 셋째로, 장기적인 (간접적인) 결과로는 기관의 재무적 손실, 환자와 직원의 신체적 및 정신적 질병, 직원들의 직장 복귀에 대한 불안, 그리고 환자들 사이에서 병원에 다시 오는 것에 대한 두려움과 신뢰 부족이 포함될 수 있다. 마지막으로, 구급차와 같은 의료 (운송) 기기는 병원 시설에서 납치되거나 도난당해 공격을 수행하는 데 사용될 수 있다.

이 주제에 대한 과학적 데이터는 한정적이다. 의학 문헌은 주로 시설 외부에서 발생하는 테러 공격에 대한 병원의 대비를 다루며, 부상 패턴과 급격한 용량 증가에 중점을 둔다.[1,8] 건강 관리 시설에 대한 테러 공격에 관한 연구는 1970년부터 2018년까지 74개국에서 901건의 공격을 파악했다. 병원에 대한 공격은 418건이었지만, 이러한 공격은 더 자세히 구체화되지 않았다.[10] 병원의 테러 공격에 대한 취약성에 관한 나머지 문헌은 주로 사례 연구를 다루지만, 그들의 방법론은 명확하게 기술되지 않았다.[6,11] 따라서, 이 챕터의 목적은 1970-2019년까지 글로벌 테러 데이터베이스(GTD; 메릴랜드 대학교; 메릴랜드 주 컬리지 파크)에 보고된 모든 병원에 대한 테러 공격을 파악하고 특성화하는 것이다. 이는 특정 공격 유형과 시간에 따른 추세를 분석함으로써 테러 공격에 대한 대비를 개선하고 그 영향을 완화하는 데 도움을 줄 수 있다. 또한, 테러로 인한 건강 관리에 관한 학술 데이터를 통합하는 것을 목표로 하는 재난 의학의 빠르게 성장하는 하위 전공인 대테러의학의 기반을 강화할 수 있다.[12]

2) GTD 빈도 및 세부 통계 분석(1970-2019)

데이터베이스

GTD (global terrorism database)에 대한 데이터베이스 검색은 선호 보고 항목(PRISMA) 표준을 사용하여 수행되었다.[13] GTD는 1970년 1월부터 2019년 12월까지 발생한 200,000건이 넘는 글로벌 테러 사건을 포함하는 오픈 소스 데이터베이스이다. 메릴랜드 대학교의 테러리즘 연구 및 대응 컨소시엄(START)에서 유지 관리하며, 미국 국토 안보부의 우수 센터의 일부이다(Washington, DC USA).[14]

정의

GTD는 테러 공격을 다음과 같이 정의한다: “정치적, 경제적, 종교적 또는 사회적 목표를 달성하기 위해 비국가 행위자가 불법적인 힘과 폭력의 위협 또는 실제 사용으로 공포, 강압 또는 위협을 통한 것이다.[14]

GTD에 포함되기 위해서는 다음 세 가지 속성이 모두 있어야 한다.

① 사건은 의도적이어야 한다.
② 사건은 일정 수준의 폭력 또는 즉각적인 폭력 위협을 포함해야 한다.
③ 그리고 사건의 가해자는 하위 국가 행위자여야 한다.

또한 데이터베이스에 포함되기 위해서는 다음 세 가지 기준 중 두 가지가 있어야 한다.

① 행위는 정치적, 경제적, 종교적 또는 사회적 목표를 달성하기 위한 것이어야 한다.
② 더 큰 청중에게 메시지를 전달하려는 의도의 증거가 있어야 한다. 그리고/또는
③ 행동은 합법적인 전쟁 활동의 맥락 밖에서 이루어져야 한다.”

그들의 기원과 데이터 수집 방법론에 대한 자세한 설명은 GTD 코드북에 있으며, GTD 웹사이트에서 이용할 수 있다.[14,15]

검색 전략 및 사건 선택

GTD의 전체 데이터셋이 다운로드 되어 병원에 대한 테러 공격을 검색했다. 병원은 “질병의 진단, 질병 및 부상당한 사람들의 의료 및 외과 치료, 그리고 이 과정 동안의 수용을 위해 지어지고, 인력이 배치되며, 장비가 갖춰진 기관”으로 정의되었다.[16] 데이터베이스에서 다음 검색어가 사용되었다: “병원”, “응급실”, “응급 유닛”, “외상 센터”, “의사”, “간호사” 공격의 목표가 병원을 표적으로 삼았거나 병원 내부나 그 영토에서 일어

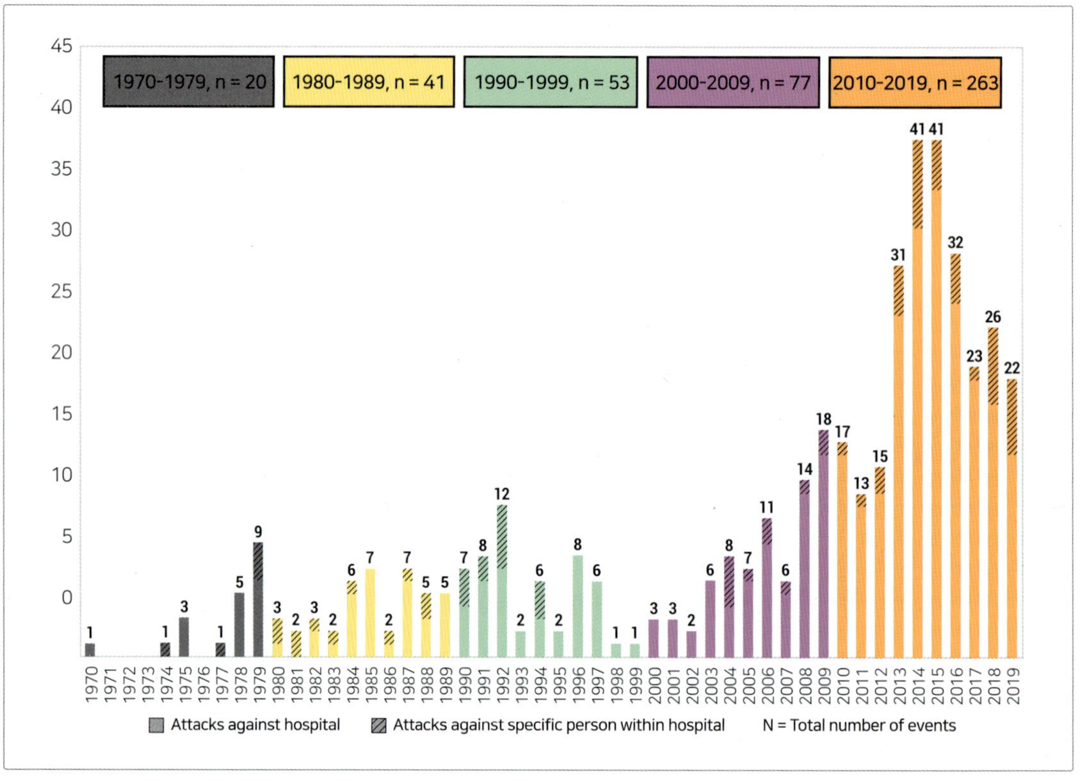

그림 8-2. 연간 병원 대상의 전 세계 테러 공격 빈도(1970-2019).

난 사건은 포함되었다. 병원이 표적이 아닌 사건, 두 번 보고된 사건, 전문 클리닉이나 1차 보건 센터에 대한 공격은 제외되었다. 병원이 표적이었는지 여부를 결정하는 데 정보가 충분하지 않은 경우는 구글(Google Inc.; Mountain View, California USA)과 같은 검색 엔진에서 찾은 회색 문헌을 검토함으로써 추가 조사되었다. 정보가 여전히 충분하지 않은 경우, 사건은 후속적으로 제외되었다. 마지막으로, “Doubt Terrorism Proper”로 코드화된 사건도 제외되었다. 이는 순수한 테러 행위로 간주되는지에 대한 의심이 있는 사건이다.[15]

일반 결과

1970-2019년까지 GTD에 포함된 조건에 부합하는 454건의 사건이 포함되었다(그림 8-2). 공격은 6개 대륙의 61개국에서 발생하였다. 대부분의 공격은 성공적이었으며(n = 399; 87.9%), 자살 공격은 50번(11.0%), 24시간 이상 지속된 공격은 28번(6.2%), 다중 사건 공격의 일부였던 것은 74건(16.3%)이었다.

연도별 사건

그림 8-2는 병원을 대상으로 한 테러 공격의 연도별 수를 나타낸다. 2008년 이후 증가 추세가 관찰되며, 2015-2019년에는 점차적인 감소가 이루어졌지만 조사된 시기의 평균(n = 10회/년)보다는 높았다. 사건의 피크는 2014년(n = 41)과 2015년(n = 41)이었다. 10년 단위의 공격 수 차이를 평가하기 위한 카이제곱 검정은 공격 수의 10년별 분포에 유의한 차이가 있음을 보여줬다(X^2 = 418.00; p < .001). 1980-1989년과 1990-1999년 사이의 공격 수 차이는 유의하지 않았다(X^2 = 1.27; P = 0.26).

지역별 사건

454건의 공격 중 179건(39.4%)이 가장 많이 영향을 받은 지역은 "중동 및 북아프리카"였다(표 8-1). "남아시아"는 125건(27.5%)의 공격으로 두 번째로 많았으며, "사하라 이남 아프리카"는 56건(12.3%)의 공격으로 그 뒤를 이었다. 나머지 7개의 세계 지역은 보고된 공격의 94건(20.7%)을 차지하였다. 이라크(n = 47, 10.4%), 파키스탄(n = 46, 10.1%), 예멘(n = 43, 9.5%), 인도(n = 33, 7.3%)가 가장 크게 영향을 받은 국가였다. 2014년과 2015년, 병원에 대한 가장 많은 공격이 이루어진 연도에, 가장 많이 공격받은 국가는 모두 "중동 및 북아프리카"에 위치해 있었다. 2014년에는 리비아에서 8건의 공격이, 이라크에서 7건의 공격이 발생하였다. 2015년에는 예멘에서 12건, 리비아에서 9건, 시리아에서 8건의 공격이 관찰되었다.

표 8-1. 가장 큰 영향을 받은 상위 다섯 개 세계 지역에 대한 확인된 공격 유형(1970-2019)

				시계 지역			
	총계	중동 및 북아프리카	남아시아	사하라 이남 아프리카	남아메리카	남동아시아	기타
폭탄/폭발	270 (59.5%)	121 (67.6%)	92 (73.6%)	19 (33.9%)	17 (56.7%)	9 (45.0%)	12 (27.3%)
무장 공격	77 (17.0%)	20 (11.2%)	20 (16.0%)	17 (30.4%)	6 (20.0%)	4 (20.0%)	10 (22.7%)
인질 포획 (유괴)	38 (8.4%)	20 (11.2%)	4 (3.2%)	8 (14.3%)	2 (6.7%)	1 (5.0%)	3 (6.8%)
Assassination	24 (5.3%)	6 (3.4%)	2 (1.6%)	5 (8.9%)	3 (10.0%)	0	8 (18.2%)
시설/인프라 공격	16 (3.5%)	2 (1.1%)	4 (3.2%)	3 (5.4%)	0	3 (15.0%)	4 (9.1%)
미싱	14 (3.1%)	6 (3.4%)	2 (1.6%)	2 (3.6%)	1 (3.3%)	0	3 (6.8%)
인질 포획 (바리케이드 사건)	11 (2.4%)	4 (2.2%)	1 (0.8%)	2 (3.6%)	0	2 (10.0%)	2 (4.5%)
비무장 공격	3 (0.7%)	0	0	0	1 (3.3%)	0	2 (4.5%)
공중 납치	2 (4.5%)	0	0	0	0	2 (4.5%)	0
총계	454	179	125	56	30	20	44

출처) Ulmer 2022 병원 전 재난의학

표 8-2. 병원에 대한 공격 중 세계 각 지역별 등록된 사상자 수(1970-2019)

	사망자 (n)	사망한 테러리스트 (n)	부상자(n)	부상당한 테러리스트 (n)
중동 및 북아프리카	608	99	1,108	1
	37.30%	49.70%	40.30%	25.00%
남아시아	492	36	1,303	1
	30.20%	18.10%	47.50%	25%
사하라 이남 아프리카	393	29	99	1
	24.10%	14.60%	3.60%	25%
남미	30	16	49	0
	1.80%	8%	1.80%	NA
동남아시아	23	12	89	1
	1.40%	6%	3.20%	25%
동유럽	67	6	88	0
	4.10%	3%	3.20%	NA
서유럽	5	0	4	0
	0.30%	NA	0.10%	NA
중앙아메리카와 캐리비안	13	1	6	0
	0.80%	0.50%	0.20%	NA
북미	0	0	0	0
	NA	NA	NA	NA
오스트랄아시아 및 오세아니아	0	0	0	0
	NA	NA	NA	NA
총계	1,631	199	2,746	4

NA, not applicable or not accountable (집계 불가)
출처) Ulmer 2022 병원 전 재난의학

공격 유형, 무기 유형 및 재산 피해

폭발물 공격이 가장 많이 식별된 공격 유형이었으며(n = 270; 59.5%), 무장 공격(n = 77; 17.0%; **표 8-1**)이 뒤를 이었다. 공격 수행에 사용된 주요 무기 유형은 폭발물(n = 275; 60.6%)로, 알려지지 않은 유형의 폭발물(n = 78; 17.2%), 로켓 및 박격포와 같은 발사체(n = 59; 13.0%), 차량(n = 47; 10.4%)이 포함되었다. 세계 지역 간에 폭탄/폭발 공격의 수에 유의한 차이가 발견되었다(X2 = 273.10; P < .001). 공격 수가 적은 지역 4곳은 이 통계 검정에서 제외되었다. 공격의 절반 이상(n = 260; 57.3%)이 어느 정도의 재산 피해를 입혔으며, 추정 가치는 100만 미국 달러 미만이었다(n = 133).

2차 공격 및 부수적 피해

GTD에는 병원이 2차 목표로 지정된 3건의 사건이 포함되었다. 첫 번째 사건은 2004년 이라크에서 교회에 대한 폭발물 공격이었다. 나머지 두 번째 공격은 2008년과 2013

표 8-3. 특정 인원(n)이 사망하거나 부상당한 공격 건수(1970-2019)

인원 수 (n)	사망자가 발생한 공격 (n)	부상자가 발생한 공격 (n)
5인 이하	370	314
5인 초과 10인 이하	19	32
10인 초과 50인 이하	31	50
50인 초과 100인 이하	5	12
100인 초과	2	3

출처) Ulmer 2022 병원 전 재난의학

표 8-4. 병원 내 표적이 된 인물 또는 기관(1970-2019)

표적	공격 횟수
의료인	41
환자	10
보안 병력	16
미분류/기타	11
총계	78

출처) Ulmer 2022 병원 전 재난의학

년 파키스탄에서 발생하였으며, 주요 공격은 종교 행렬 및 대학 버스를 향했다. 이 세 사건 모두 2차 공격은 주요 공격의 피해자들이 치료받고 있던 응급실을 표적으로 하였다. 또한 32건의 사건에서는 다른 대상에 대한 공격으로 인해 병원에 부수적인 피해가 발생하였다.

사망자 및 인질

총 1,631명의 사망자가 GTD에 등록되었다. 이 중 100명은 가해자였다. 2,746명이 부상을 입었으며 그중 4명은 가해자였다(표 8-2). 대부분의 공격은 사망 5명 이하(n = 370; 81.5%) 또는 부상 5명 이하(n = 314; 69.2%)로 결과를 낳았다(표 8-3). 11건의 사건에서는 사망자 수에 대한 정보를 제공하지 않았으며, 이 중 7건은 1985년 이전에 발생하였다. 이 분석에서 가장 많은 사망자를 기록한 연도는 2018년으로 408명의 사망자가 있었다. 가장 많은 사망자를 기록한 공격은 1994년 르완다에서 발생한 병원 환자 및 직원을 대상으로 한 무장 공격으로 170명의 사망자가 발생하였다. 41건(9.0%)의 공격에서 인질이 잡혔다. 인질 수가 가장 많았던 공격은 2000년 태국에서 발생한 것으로, 병원 안에 750명의 인질이 있었으나 모두 안전하게 석방되었다.

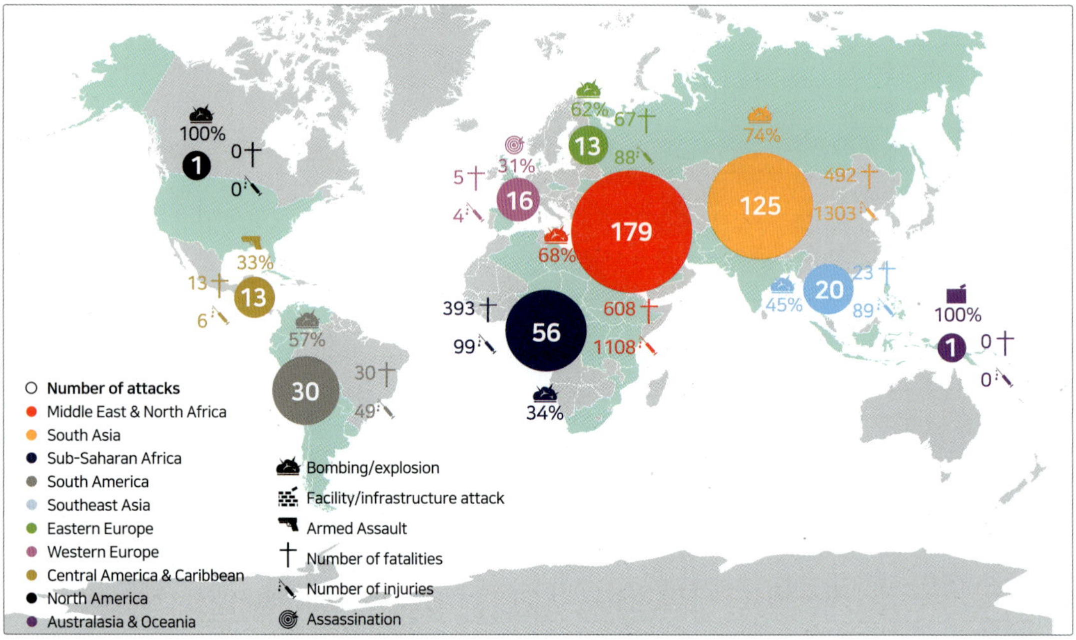

그림 8-3. 세계 지역당 병원 대상의 테러 공격 정보그래픽(1970-2019)
출처) Ulmer 2022 병원 전 재난의학

의도된 대상

병원을 대상으로 한 공격 중 78건에서 GTD는 병원 내의 특정 인물 또는 단체를 의도된 대상으로 언급하였다. 대부분의 공격은 의료진을 표적으로 하였으며(n = 41; 52.6%), 이는 **표 8-4**에서 나타난다. 가장 흔한 공격 유형은 인질 잡기/납치(n = 29; 37.2%) 및 암살(n = 23; 29.5%)이었다. 이러한 공격을 실행하는 데 가장 자주 사용된 무기는 총기였다(n = 48; 61.5%).

3) 토론

이 챕터의 결과는 병원에 대한 테러 공격의 위협이 현실적이라는 것을 보여주며, 특히 최근 몇 년 동안 및 내부 갈등이 더 흔한 세계 지역에서 그렇다는 것을 시사한다. 1970년부터 2019년까지 총 454건의 병원에 대한 테러 공격이 61개 국가에서 확인되었는데, 대부분은 "중동 & 북아프리카" 및 "남아시아"에서 발생했지만, 테러 조직은 전 세계적으로 병원을 목표로 한다. 폭탄 테러와 폭발이 가장 흔한 공격 유형이었으나, 특정 인물을 대상으로 할 때는 무장 공격도 자주 발생했다. 총계로, 이러한 공격은 2,746명의 부상자와 1,631명의 사망자를 초래했다.

최근에는 GTD를 사용하여 건강 관리 시설에 대한 테러 공격에 대한 연구가 이루어졌다. 1970년부터 2018년까지 901건의 공격이 74개 국가에서 확인되었다. 이 중 46%(418/901)가 병원을 목표로 했지만, 이러한 사건들은 더 자세히 구체화되지 않았다. 대다수의 공격은 2001년 이후에 발생했는데, 이는 테러 조직이 건강 관리 시설에 대한 공격을 늘리는 것뿐만 아니라, 이러한 유형의 시설을 공격하는 것에 더욱 익숙해지고 있다는 것을 시사한다.[10] Ganor와 Wernli에 의한 사례 연구는 1970-2013년 기간 동안 약 100건의 공격을 파악했다.[6] 이에 비해, 본 연구는 동일한 연구 기간 동안 공격 횟수가 두 배 이상(n = 265)임을 발견했다. 두 연구를 직접 비교하는 것은 복잡하다. 왜냐하면, 이 특정 연구의 방법론이 명확하게 기술되지 않았기 때문이다.

2008년 이후 병원에 대한 테러 공격의 증가추세가 있었으며, 2014년과 2015년이 정점이었다. 2008년 이후의 사건 증가는 GTD의 데이터 수집 노력의 변화로 부분적으로 설명될 수 있다. 따라서, 초기 연도의 더 낮은 공격 발생 빈도는, 적어도 부분적으로는 당시 데이터의 보고 부족 때문일 수 있다.[15] 또한, 2001년 미국 9·11 테러 공격과 관련하여 관측된 테러 사건의 급증이 "테러의 새 시대"의 시작으로 간주되는 것과 연관되어 있다는 가설을 제기할 수 있다. 그러나 이 가설은 여전히 논란이 있다.[1,17,18] 2014년과 2015년의 병원에 대한 최대 공격 횟수는 2014년에 16,800건 이상의 공격이 발생한 전 세계적인 테러 폭력의 정점과 관련이 있다. 이 정점은 주요 국가들, 예를 들면 이라크, 파키스탄, 아프가니스탄에서의 갈등에 의해 크게 영향을 받았을 것이다. 2015년 이후 테러 공격의 연간 횟수는 점차 감소했지만 장기 평균보다는 높게 유지되었다.[19-21]

테러는 내부 갈등 (내전, 종교적 불안) 수준이 높은 국가에서 더 흔하게 발생하는 경향이 있다.[19] 이는 "중동 & 북아프리카" 지역 및 "남아시아" 국가들에서 병원에 대한 테러 공격의 높은 횟수에 반영되어 있다. 이러한 지역에서는 최근 몇 년 동안 수많은 무장 충돌이 발생했다. 반면, 서양 국가들(유럽 및 미국 포함)은 병원에 대한 더 적은 공격을 겪었다. 총 29건의 공격이 유럽에서 발생했으며 미국에서는 오직 한 건만 발생했다. 이러한 공격 중 일부는 민족 또는 분리주의 갈등과 연결될 수 있다. 예를 들면, 1980년과 1991년에 북아일랜드에서 세 건의 공격이 발생했다(북아일랜드 갈등: 1968-1998). 또한, 2014년에 시작된 돈바스 전쟁과 관련하여 우크라이나에서 2014년부터 2016년까지 네 번의 공격이 있었을 수 있다.[22,23]

폭탄 테러와 폭발은 가장 자주 확인된 공격 및 무기 유형이었다. 이 결과는 건강 관리 시설에 대한 901건의 테러 공격 분석과 일치하는데, 그중 53%가 폭탄 테러와 관련이 있었다.[10] 그러나, 이는 몇몇 다른 보고서와는 상충하는데, 그 보고서들은 자살 공격과 무장 공격이 가장 흔한 공격 유형이라고 추정했다. 이 상충은 발표된 사례 연구의 선택 편향에 의해 크게 설명될 수 있다.[6,11]

건강 관리 시설에 대한 폭력적인 사건은 단순 테러 행위만이 아니라 주요하고 지속적인 문제다. 이에는 환자, 그들의 친지 및 건강 관리 인력에 대한 폭력이 포함된다. 병원 내 특정 인물을 대상으로 한 78건의 공격 중, 절반 이상(52.6%)이 의료 인력을 대상으로 했다. 암살과 인질 납치가 가장 흔한 공격 유형이었다. 국제적십자위원회(ICRC; 스위스 제네바)의 보고서는 무장 충돌 상황에서의 건강 관리에 대한 폭력에 중점을 두어, 환자가 건강 관리 인력보다 약간 폭력을 경험하는 경향이 더 높다고 발견했다. 환자는 사망할 가능성이 더 높으며, 건강 관리 인력은 주로 위협을 경험하게 된다.[24,25]

이 연구의 결과는 병원의 테러 대비가 폭탄 테러와 무장 공격의 예방 및 그 영향의 완화에 중점을 둬야 함을 시사한다. 정확한 함의는 이 연구의 범위를 벗어나지만, 목표 강화 및 공격 완화에 대한 몇 가지 일반적인 권장 사항이 제안된다. 첫 번째 단계는 위협이 실제로 존재한다는 것을 인식하고 받아들이는 것이다. 제공되는 서비스의 성격, 24/7 접근성, 그리고 다양한 진입점은 병원이 항상 잠재적인 쉬운 목표가 될 수 있는 몇몇 이유 중 일부이다. 이러한 측면은 병원의 환영받는 공공의 성격을 궁극적으로 바꿀 것이기 때문에 쉽게 변경될 수 없다. 그럼에도 불구하고, 병원이 그러한 테러 위협에 대한 회복력을 향상시키는 것은 중요하다. 이에는 이러한 상황에서 그들의 능력을 유지하고/또는 복원하는 능력을 포함한다. 처리해야 할 근본적인 논쟁 중 하나는 시설과 내부에 있는 개인의 병원 보안이다. "보호의 고리"는 병원의 외부 경계부터 내부의 중요 영역까지 다양한 중심적 안전 조치를 결정하는 데 도움이 될 수 있다. 특정 민감한 영역에 대한 접근 제한과 일상적인 신분 확인도 보안을 향상시키는 데 도움이 될 수 있다.[4,7,26]

또한 병원 직원, 부서, 그리고 당국 간의 의사소통을 강화하는 것이 필요하며, 적절한 시설의 개발과 필요한 장비, 예를 들면 오염 제거실, 방사선 탐지 장비, 그리고 보호 의복의 가용성을 강화해야 한다. 마지막으로, 보안 및 재난 계획을 철저히 검토하고 조정해야 한다. 계획이 업데이트되면, 꾸준히 테스트하고 훈련해야 한다.[1,7,27]

GTD는 병원에 대한 세 번의 2차 공격만을 파악한다. 그럼에도 불구하고, 잠재적인 2차 공격의 영향을 최소화하기 위한 권장 사항은 필수적이다. 외부 테러 공격에 대응할 때 병원에 대한 엄격한 보안 절차, 예를 들면 안전한 주변 환경의 구축 및 병원 접근 제한은 귀중한 예방 조치가 될 수 있다.[28]

구체적인 예로 레바논 병원들이 테러 공격과의 경험을 탐구하는 한 질적 연구에서는 다양한 이해관계자 들과의 준-구조화된 인터뷰를 통해 테러 폭탄 테러 경험을 평가하였다.[29] 연구자들은 레바논 병원들이 그 구조와 절차에서 크게 다르다는 것을 발견했다.[29] 이러한 차이점은 위치, 문화 및 인증 상태라는 3가지 맥락적 요인의 결과였다.[29] '위험한 지역' 근처에 위치한 병원들은 이러한 사건에 대해 더 자각하고 더 나은 대응을 할 가능성이 높았다.[29] 이해관계자 간의 의사소통 부족, 명령의 통일성 부재, 협력 부족으로 인해 프로세스가 파편화되었다.[29] 이에 따라 연구자들은 이 과정에서 공중보건부(MOPH)의 역할을 더 크게 하고, 레바논 조직들이 자신들의 경험을 공유하여 레바논 의료 시스템

의 테러에 대한 대비와 회복력을 향상시키는 플랫폼을 만들 것을 권장하였다.[29]

병원에서 다중 부상 사건(HMCI)에 대하여 2000년 11월부터 2003년 6월까지 이스라엘 방위군(IDF) 홈 프론트 사령부 및 이스라엘 국립 외상 레지스트리(ITR)에 기록된 HMCIs에 대한 회고적 연구는 HMCI를 이스라엘 보건부의 응급 및 재난 의학 부서에서 한 병원으로 도착하는 부상자가 10명 이상이거나 손상 중증도 점수(injury severity score, ISS)가 16 이상인 부상자가 4명 이상일 경우로 정의하였다.[30] 이 연구는 총 32건의 공격을 포함하여, 62건의 HMCIs와 1,292명의 부상자를 포함하였다.[30] 단일 병원으로 도착하는 부상자의 평균 수는 20.8+/-13.3(범위 4-56, 중간값 16.5)이었다. HMCIs의 95%에서 부상자 수는 52명 이하였다.[30] 중증도 점수 및 응급실 퇴원 기준으로 1,022명(79.2%)의 부상자는 즉각적인 의료 치료가 필요하지 않았다.[30] 그 결과로 이 연구는 병원의 준비 상태는 그 병상 수용량의 백분율보다는 고정된 부상자 수로 더 잘 정의될 수 있다고 하였다.[30] 도착하는 부상자 중 오직 20%만이 즉각적인 의료 치료가 필요했고 이 개념의 실행은 준비 단계와 실시간에서 국가 비상 의료 자원의 활용을 개선할 수 있다고 제안하였다.[30]

테러와 관련하여 병원 정책과 재난 대응 계획의 다양한 측면을 다룬 한 연구에 따르면, 병원에서 필요한 장비와 시설(예: 개인 보호복, 오염 제거실, 해독제, 항바이러스 약물)의 준비가 분명히 부족하다는 것이 밝혀졌다.[31] 응급 팀은 충분히 준비되지 않았으며, 적절하고 반복적인 훈련이 여전히 필요했다.[31] 불행하게도 건강 관리 종사자나 의사 또는 병원이 정치적 또는 종교적 갈등 및 전쟁의 대상이 되는 많은 예가 있었다.[31] 병원에 대한 공격은 장기적인 영향을 줄 수도 있다. 병원 부서는 오랜 시간 동안 사용할 수 없게 될 수 있으며, 직원을 대체하는 데 몇 개월이 걸릴 수 있다. 테러 공격의 물리적, 심리적 영향(예: PTSD)은 건강 관리 서비스에 해를 끼칠 수 있다.[31] 반면, 의사나 병원 직원들이 테러에 연루되었다는 사례도 있었다.[31] 일부 가해자가 테러 사건 장소와 이전에 연관이 있었다는 데이터에 따라, 병원 또는 기타 건강 관리 서비스가 내부자에 의해 대상이 될 가능성이 있으므로 마찬가지 대비가 필요함이 지적되었다.[31]

의료 시설은 테러 공격에 대응하는 데 중요한 역할을 하지만, 그들의 접근성과 제한된 보안 때문에 "취약한 대상"이 될 수도 있다.[32] 한 리뷰 연구에서 저자들은 Global Terrorism Database를 사용하여 1970년부터 2018년까지 병원 및 의료 시설을 대상으로 한 테러 공격에 대한 검색을 수행하였다.[32] 검색어로는 "의료", "의사", "간호사", "예방접종자", "진료소", "병원"이 포함되었고, 총 2,322개의 의료 관련 항목이 검색되었다.[32] 이 데이터셋은 의료 시설에 대한 공격을 수동으로 검색하였고, 74개 국가에서 총 901건의 공격이 확인되었다.[32] 의료 시설 공격의 발생 빈도는 증가하였으며, 57% (515건)가 2001년 이후에 발생하였다.[32] 가장 흔한 공격 방식은 폭탄 공격이었으며, 이어서 의료 인프라에 대한 직접적인 공격과 무장 공격이 있었다.[32] 의료 시설은 여전히 폭력에 취약하며, 이러한 사건들의 여파에서 얻은 교훈은 국가 대응 프레임워크 내에서 중요한 안전 관련 문제에 대한 인식을 높이는 데 사용될 수 있다.[32] 의료 및 보안 전문가들은 이 중요한 인프라의 취약성을 인식하고 공격을 방지하기 위한 적극적인 조치를 취해야 한다.[32]

4) 제한점

GTD는 테러 사건의 가장 포괄적이고 최신이며 공개 접근 가능하며 신뢰할 수 있는 데이터베이스이다.[18] 그러나 이 데이터베이스, 그리고 이 연구는 몇 가지 제한 사항들이 있다. 특히 초기 수십 년 동안의 데이터의 완전성은 의심스럽다. GTD에서는 데이터 세트의 첫 반, 특히 1970-1989년 기간 동안 테러 사건의 수가 과소 평가되었을 가능성을 인정한다.[15,19] 이것은 연구 초기, 특히 1970-1979년 사이에 발견된 병원에 대한 더 낮은 공격 발생 빈도를 부분적으로 설명할 수 있다.

게다가, GTD는 정보를 위해 미디어 출판물에 의존한다. 오직 고품질의 출처만이 사용되어 선택적 편향이 생길 가능성이 있다. 출처 자료에 대한 접근이 시간에 따라 변화하였으며, 데이터 수집의 짧은 지연 시간이 있을 때 출처의 가용성이 최고였다는 것을 인정한다.[15]

데이터의 변화하는 가용성과 접근의 결과는 시간 경과에 따른 추세를 주의 깊게 해석해야 한다는 것을 의미한다.[15] 그렇지만, GTD는 테러 사건의 글로벌 데이터에 대한 주요 출처이며, 그 종류의 최상의 데이터베이스로 평가된다. 이것은 최근 수십 년 동안 테러 공격의 가장 완전한 기록으로 평가된다.[19]

이 연구의 또 다른 제한 사항은 병원의 이질성이다. 병원의 정의는 국가마다 다를 수 있다. 이 특정 정의는 명확한 포함 및 배제 기준을 만들기 위해 선택되었다. 그러나, 일부 사례가 분석에서 누락되었을 가능성이 높다, GTD에 포함되지 않았거나 병원이 대상이었는지에 대한 의심이 있었기 때문이다. 또한, 이 연구는 병원에 대한 테러 공격에만 중점을 두었으며, 일차 진료 서비스나 전문 건강 클리닉은 포함하지 않았다. 이것은 향후 연구의 주제가 될 수 있다.

GTD에 포함된 것은 실패한 공격 시도도 포함한다. 그러나, 위협, 음모 또는 공격의 계획은 포함되지 않는다. 가해자는 사건을 포함시키기 위해 공격을 실행하러 가야만 했다. 또한 GTD에서 포함되지 않았지만 점점 중요해지는 것은 병원과 같은 쉬운 목표에 대한 사이버 테러의 실행이다. 이러한 공격은 병원 네트워크, 정보 시스템, 그리고 의료 장치에 대한 접근을 심각하게 방해할 가능성이 있다.[33] 2020년 COVID-19 대유행의 발생 이후, 병원이 (사이버) 테러의 대상이 되기 쉽다는 것이 관찰되었다.[34,35]

5) 병원 테러리즘의 대비를 위한 국제 연구 보고서[1]

마지막으로 2016년 저명한 재난의학 국제학술지인 “병원 전 재난의학” 학술지에 실린 병원 테러리즘의 대비를 위한 국제 연구 보고서의 요점을 토의의 마지막으로 소개한다.

테러 공격에 대비한 병원 준비

9·11 이후로, 세계 각국의 정부들은 대규모 테러 대응과 의료 서비스 제공에 테러 공격이 미치는 영향에 관심을 집중해 왔다. 병원들은 테러 공격의 피해자들이 대거 유입될 것에 대비하도록 촉구받았다. 9·11 사건 이후뿐만 아니라, 자연 재해(예: 허리케인 카트리나, 루이지애나 뉴올리언스, 미국)와 각종 전염병(예: 사스, 조류 독감, 에볼라)에 대응하기 위해, 민간 기관(예: 연방 혹은 지방 공중 보건 기관, 질병 통제 예방 센터[조지아, 애틀랜타, 미국])과 정부의 군사 부문(예: 미국 육군 감염병 의학 연구소[메릴랜드, 프레드릭, 미국])은 다양한 위협에 대처하기 위한 전략을 개발하고, 공격에 대한 대응 계획을 수립하며, 적절한 대비 계획과 훈련을 실행하는 데 조언을 하였다. 2008년 벨기에 공중 보건 관리부(BPHA[c8][HS9]; 브뤼셀, 벨기에)는 공격 발생 시 서비스 연속성을 보장하기 위해 모든 병원에 준비를 하도록 권고했지만, 필요한 자금을 제공하지는 않았다. 증가하는 대비 부족에 대한 인식과 정부의 경고에도 불구하고, 연구에 따르면 건강 서비스를 위협하는 다양한 재난 유형에 대해 아직 해야 할 일이 많이 남아 있다. 예를 들어, 2007년에는 유럽 국가들의 전략적 계획이 부족함이 드러났고, 정책 권고가 이루어졌다. 다른 재난 시나리오에도 마찬가지이다. 재난 시나리오에 대한 적절한 대응 연습은 의료적 대응을 보장하고자 할 때 필수적인 요건이다. 그러나 적절한 인프라가 없으면 실제 대응을 수행하는 데 있어 시뮬레이션 연습은 의미가 거의 없다. 연구에 따르면 병원에서 필요한 장비와 시설(예: 개인 보호복, 오염 제거실, 해독제, 항바이러스 약물)이 가용성이 분명히 불충분했다. 1995년 일본 도쿄에서의 사린 공격 이후 개인 보호 장비와 오염 제거 시설의 부족으로 인한 2차 오염 문제가 드러났다. 전염병이나 화학, 생물학, 방사능, 핵 사건의 경우, 대응 의지는 높지만, 재난 동안 인력이 상당히 감소할 수 있는 장애물들이 존재한다. 예를 들어, 만성적인 높은 결근률은 의료 긴급 수용 능력에 영향을 줄 수 있는 중요한 요인일 수 있다.

병원은 가능한 공격 대상인가?

미국 정부에 따르면, 미국에는 중단이나 파괴될 때 보안, 국가 경제 안보, 국가 공중 보건 및 안전에 심각한 영향을 미칠 수 있을 정도로 필수적인 16개의 중요 인프라 부문이 있다. 그중에는 긴급 서비스 부문, 의료 서비스 제공, 일반적인 공중 보건 부문이 포함된다. O’Boyle, Robertson과 Secor-Turner에 따르면, 가능한 공격 대상의 전 범위와 그러한 공격으로부터 대상을 보호하는 책임자가 누구인지에 대한 논의가 점점 확대되고 있다.

정부 당국뿐만 아니라 국내외 테러리스트들도 의료 및 긴급 부문을 중요한 대상으로 여긴다. 이 점은 정부 당국과 공개된 정보기관이 발표한 선제적 경보를 고려할 때 명확하다. 예를 들어, 2002년 11월 미 연방수사국(FBI; 워싱턴 DC, 미국)은 샌프란시스코(캘리포니아), 휴스턴(텍사스), 시카고(일리노이), 워싱턴의 병원들에 대해 의료 분야와 어떤 방식으로든 관련된 모호한 테러 위협에 대한 정보를 수집하여 일반 경각심을 불러일으켰다. 2004년에는 FBI와 미 국토안보부(DHS; 워싱턴 DC, 미국)가 알카에다 용의자들의 심문에서 그들이 쇼핑센터와 병원에 대한 공격을 겨냥한 테러 훈련을 캠프에서 했다는 구체적인 정보를 밝혔다. 그 목적은 가능한 많은 무고한 희생자들을 겨냥하는 것이었다. 또한 2005년 11월에는 런던에서 폭탄 공격을 계획한 혐의로 두 남성이 체포되었다. 모든 증거 중에서, '병원 = 목표'라는 문구가 적힌 아랍어 메모가 발견되었다. 같은 해 FBI와 DHS는 병원 인증 조사원으로 가장한 사람들의 사건을 조사했다. 이 정보는 Joint Commission (Oakbrook Terrace, 일리노이, 미국; 이전에는 의료기관 인증위원회/JCAHO)으로 하여금 병원들에게 보안 경보를 보내도록 촉발했다. 이 미국 기관은 미국 내 21,000개 이상의 의료 기관 및 프로그램을 인증한다. 분명히, 미국 병원들은 공격 대상이다. 그러나 이러한 건강 관리 분야에 대한 새로운 초점이 지리적으로 제한되어 있지 않다는 것도 점점 더 분명해지고 있다.

역사는 건강 관리 종사자들과 의사들이 정치적 또는 종교적 갈등과 전쟁에서 종종 공격 대상이 되었다는 것을 가르쳐 준다. 매우 유감스럽게도, 최근에 건강 관리 종사자들이 다양한 이념/그룹의 가해자들에 의해 납치되거나 살해된 많은 사례들이 있다: 2002년에는 5년에 걸쳐 파키스탄에서 270명 이상의 의사들이 살해된 것으로 밝혀졌으며, 대부분은 카라치에서였다. 2012년에는 아홉 명의 자원 봉사 파키스탄 소아마비 종사자들, 그중 여섯 명은 젊은 여성들이 살해되었다. 이라크의 종파 간 폭력으로 의사들, 교수들, 교사들이 살해되고 다른 이들은 국가를 떠났다. 시리아 분쟁에서는 이슬람 국가와 정권이 건강 관리 종사자들을 구금하거나 살해하거나 병원에서 환자들을 제거해 의사들이 부상자들을 돕지 못하게 했다고 보고되었다. 2002년 콜롬비아에서는 좌익 반군과 극우 파라밀리터리 그룹이 구급차의 환자들을 살해하고, 병원을 폐쇄하며, 의사들을 납치하거나 살해했다고 보고되었다. 미국과 캐나다에서의 반(反)낙태 폭력은 의사나 낙태 클리닉 직원에 대한 (시도된) 살인, 납치, 폭탄 테러, 폭력으로 많은 사람들이 다치거나 살해되었다. 2015년 11월 13일 파리 공격 중에는 파리의 네케르 병원에 있는 파리 Service d'Aide Médicale Urgente (SAMU)에 조율 부서가 설립되었다. SAMU 건물은 조율 부서에 대한 공격 위험이 확인되었기 때문에 경찰에 의해 보호되었다. 2015년 파리 공격 이후, 벨기에 공중 보건 관리부는 소방서, 구급차 서비스, 응급실에 대한 가능한 침입자에 대해 경고했는데, 그 목적은 의료 긴급 서비스를 방해하거나 응급 차량을 훔치려는 것이었다. 이 경고는 구급차 시스템이 테러 목적으로 납치에 취약할 수 있다는 것을 밝힌 연구가 발표된 지 12년 후에 나왔다. 이로써, 대부분의 병원이 공격 대상이 될 수 있다는 이 클래스의 위협은 어느 정도 알려져 있었다. 그러나 질문이 제기된다: 계획된 대응이 충분한가?

현재 계획이 충분한가?

응급실(ED)은 지역사회 구성원들에게 24시간 내내, 일주일 내내 접근할 수 있기 때문에 특히 취약하다. 응급실에 대한 공격은 의사, 간호사, 구급대원, 환자 및 동반 가족 등 많은 희생자를 낳을 수 있다. 병원과 더 넓은 지역사회에 대한 심리적 영향도 엄청날 것이다. 그러므로 응급실로의 접근 통제는 테러 공격에 대비한 모든 병원의 준비/대응 계획에서 필수적인 전제 조건이다. 많은 병원에는 이미 리셉션 데스크에서 접근 제어 지점이 있다. 병원 구급차 도크에 대한 접근을 제한하는 것도 필요하다(차량 폭탄 공격을 방지하기 위해) 또한 총기, 칼, 그리고 다른 무기들을 검사해야 한다. 금속 탐지기는 현재 드물게 사용되고 있음에도 불구하고, 특히 응급실에서는 일부 커뮤니티에서 폭력 사건이 자주 발생하는 것에 비추어 볼 때, 이러한 사실을 감안할 때 많은 병원의 계획이 직접 공격을 처리하기에 적절하지 않을 수 있다. 또한 공격 대비와 관련된 문제 외에도 병원은 노동 및 민간법에 따라 그들의 종업원, 환자, 방문객들에게 안전한 작업장을 보장할 의무가 있다는 것을 인식해야 한다. 예방이 실패했거나 계획이 형편없이 부적절했다는 것이 밝혀질 경우 병원은 법적 책임을 질 수 있다. 핸콕과 존슨은 영국 국립 보건 서비스(런던) 병원들이 테러 공격의 희생자들을 다룰 준비가 되어 있다고 강조하지만, 병원 자체가 테러 공격의 대상이 되었을 때 이러한 인프라를 매우 취약하다고 하였다.

당신의 병원에서 일어날 수 있을까? 공격의 신체적 및 심리적 후유증

병원들, 특히 응급실은 취약하며, 사회를 불안정하게 하려는 테러리스트들에게 실제로 "소프트 타겟"이 된다. 역사적으로, 자신의 병원이 국제적이거나 국내 테러리스트들의 표적이 될 것이라고 생각하기는 어렵다. 결국 누가 무고한 환자들, 방문객들, 그리고 직원들이 있는 병원을 공격하는 것을 고려할 것인가? 보아즈 가노와 미리 할페린 웹리는 1981 2013년 기간 동안 전 세계 병원에 대한 테러 공격을 검토했고, 총 775명의 사상자가 발생한 약 100건의 공격을 43개국에서 수집했다. 그들은 많은 보건 근로자들이 이미 테러의 희생자로 직면해 왔다는 결론을 내렸다. 테러리스트들의 동기는 국가주의에서부터 공산주의, 이슬람 신념에 이르기까지 다양했다.

자살 폭탄범이나 전쟁 무기를 사용한 공격으로 대형 도시 병원의 응급실을 표적으로 삼은 테러 공격을 상상해보라. 의료진은 인질로 잡혔다. 이 시나리오에서는 의료 인프라(예: 응급실 또는 구급차)를 사용할 수 없기 때문에 재난 계획을 실행할 수 없었을 수도 있다. 또한 직원들도 사용할 수 없게 될 것이다(죽임을 당하거나 부상을 당하거나 인질로 잡힘). 이는 응급실에 장기적으로 해를 끼칠 것이다. 예를 들어, 9·11 공격 이후, 재난에 대응하여 출동한 343명의 구조 작업자들(341명의 소방관과 두 명의 구급대원)이 사망했다. 되도록 많은 민간인을 구조하려고 하던 구조 작업자들은 뉴욕의 세계 무역 센터 쌍둥이 빌딩에 갇혀버렸다. 많은 사상자로 인해 뉴욕 시 소방국(FDNY; 뉴욕 미국)의 추가 공격이나 재난에 대한 대응 능력이 크게 저하되었다. 캘리포니아 샌버나디노의 최근 사건도 한 예이다. 2015년 12월 샌버나디노 공중 보건부(캘리포니아 미국)의 휴일 파티에서 14명이 사망하고 26명이 부상을 입은 공격 이후, 캘리포니아 주지사는 주요 인력 손실에 대응하여 비상 사태를 선포했다. 특히 이 공격으로 샌버나디노 카운티는 중요한 작업을 수행할 보건 검시관이 거의 없게 되었다.

병원에 대한 공격은 장기적인 영향을 미칠 수도 있다: 예를 들어, 저수준 핵 자재나 화학 물질로 공격을 받은 후 방을 해독하는 데 오랜 시간이 걸릴 수 있다. 직원 교체에는 수개월이 걸릴 수 있으며, 이는 병원 운영을 더욱 복잡하게 만든다. 병원 직원들은 외상 후 스트레스 장애(PTSD)에 시달릴 수 있으며, 비상 상황에 배치될 수 없을 수 있다. 예를 들어, 9·11 공격 후에 뉴욕의 소방관과 펜타곤 직원의 대규모 샘플에 대한 종단 연구는 PTSD 유병률이 상당히 증가했음을 밝혔다. 비슷한 결과가 펜타곤 직원들을 대상으로 한 조사에서도 나타났다: 응답자의 26.9%가 9·11 후 약 1-4개월 사이에 일반 불안 장애에 대해 양성 반응을 보였다.

반면, 2005년 런던 지하철과 버스 폭발 직후, 런던 구급차 서비스는 일반 런던 인구에 비해 높은 수준의 PTSD 가능성이나 심리적 고통을 보고하지 않았다. 그러나 4%는 PTSD를 보고했고, 13%는 상당한 고통을 보고했다. 폭발에 관련된 사람들, 특히 사고 현장에서 근무한 사람들, 특히 50%의 모든 직원이 근무한 한 사건 현장에서는 PTSD 가능성이 더 흔했다.

재난 후 신체 질환도 의료 서비스에 해로울 수 있다. 9·11 공격 후 11개월 동안, 호흡기 질환으로 인한 의료 휴가 사건 수가 증가했다. FDNY 구조대원들 사이에 호흡기 문제와 관련된 의료 휴가의 높은 발생률은 적절한 호흡 보호의 필요성을 보여준다. 9·11 이후, 9·11 관련 부상이나 질병과 관련된 사고 장애로 인한 은퇴가 상당히 증가했다(1,402건). 이 증가는 심리적 관련 질병과 9·11 공격 당시 월드 트레이드 센터 현장에서 발생한 근골격계 부상에 기인했다. 연금 혜택은 또한 FDNY 연금 시스템에 증가된 재정적 부담을 안겼다. 따라서, 테러 공격의 신체적 및 심리적 후유증은 사건 발생 후 몇 주 이상 지속되며 직접적으로 관련된 사람들뿐만 아니라 더 많은 사람들에게 영향을 미칠 수 있다.

물리적 위협을 넘어서: 병원과 사이버 테러

최근 수많은 사이버 공격이 병원을 대상으로 발생하였으며, 주로 가해자들이 환자 및 병원 직원의 개인 데이터 또는 의료 파일에 무단으로 접근하는 결과를 초래했다. 이러한 사이버 공격은 의료 부문에 경각심을 일으켰다. 한 사례에서는 "Anonymous"라고 믿어지는 컴퓨터 해커 그룹이 보스턴 어린이 병원의 웹사이트에 반복적인 사이버 공격을 가한 것으로 알려졌다. 이 공격은 15세의 저스티나 펠레티어를 둘러싼 아동 보호 사건과 관련이 있었다고 한다.

개인 정보 도용 외에도, 사이버 공격은 병원의 적절한 기능에 영향을 줄 수 있다. 2005년 1월, 봇넷 공격은 미국 워싱턴주 시애틀에 있는 노스웨스트 병원과 의료 시설의 컴퓨터를 마비시켜 병원 시스템에 여러 가지 방식으로 영향을 미쳤다. 수술실 문이 열리지 않았고, 의사들의 호출기가 작동하지 않았으며, 중환자실의 컴퓨터가 종료되었다. 환자의 안전도 외부인이 의료 장비를 무단으로 제어함으로써 직접 위협받을 수 있다. 이러한 취약성은 의료 장비나 시스템(예: 영상 저장 및 통신 시스템)이 인터넷, 병원 네트워크 및 다른 의료 장비에 점점 더 연결됨에 따라 증가한다.

미국 연방 식품의약국(FDA)은 사이버 보안 위협에 대해 경고한다. FDA는 제조업체, 병원 및 시설이 사이버 범죄의 위험을 관리하기 위해 협력해야 한다고 언급한다. 최근 FDA는 두 개의 Hospira Infusion Pump Systems의 사이버 보안 취약점에 대해 논의하는 두 가지 안전 통신을 발표했다. 이는 병원 네트워크를 통해 Symbiq Infusion System에 원격으로 접근할 수 있는 가능성이 밝혀진 후에 이루어졌다. 이러한 공격들로 인해, 미국의 DHS와 국가정보국장은 사이버 위협에 대한 정보를 해제하고 이를 포함한 병원에 적절한 이해 관계자들에게 신속하게 전파하였다; 이는 대통령 정책 지침 21: 중요 인프라 보안 및 복원력을 실행한 것이었다.

병원들은 또한 직원이나 전 직원들이 프로토콜을 위반할 수 있으며, 실제 보안 위협이 될 수 있다는 사실을 인지해야 한다. 예를 들어, 미국 텍사스주 달라스의 노스 센트럴 메디컬 플라자에서 계약 보안 요원으로 일하던 제시 윌리엄 맥그로우는 간호사 스테이션 컴퓨터와 잠긴 방에 있는 난방, 환기 및 에어컨 컴퓨터를 포함하여 그 병원의 컴퓨터 시스템을 해킹한 혐의를 인정하고, 110개월의 징역형을 선고받았다. FBI에 따르면 얻은 교훈은 내부 위협을 과소평가하지 말고, 강력한 접근 제어를 보장하며, 모든 인력에 대한 배경 조사를 실시해야 한다는 것이다.

내부의 적: 병원 인력

일부는 모든 테러리스트가 미래가 없는 무식한 사람들이고 자살 폭탄 테러범들은 실제로 자살 충동이 있는 광인들이라고 잘못된 선입견을 가지고 있다. 그러나 반대로, 많은 고학력자들(예: 의사들)이 부유한 가정 출신으로서 테러 지도자들의 비율이 높다. 예를 들어, 제2차 세계대전 동안 비유대인 독일 의사들 중 7% 이상이 나치 SS에 가입했으며, 이는 일반 인구의 1% 미만에 비해 매우 높은 수치이다. 또 다른 최근의 예로는 오사마 빈 라덴의 2인자 아이만 알-자와히리, 팔레스타인 해방 인민전선의 창립자 조지 하바쉬, 팔레스타인 지하드의 공동 창립자 파티 샤키키 등 의사 출신 테러리스트 지도자들이 있다. 이 목록에는 상위 의료 인력도 포함된다. 일본 도카이 국립 요양 병원 순환의학과의 전 과장 이쿠오 하야시는 1990년에 직장을 그만두고 가족을 떠나 옴진리교에 합류하여 결국 일본 종말론자 컬트의 보건부 장관이 되었으며, 1995년 도쿄 지하철 사린가스 공격에 참여한 혐의로 유죄 판결을 받았다. 이러한 사례들은 테러리스트들이 반드시 사회의 주변부나 중동 출신만이 아니며, 고학력자일 수도 있다는 점을 보여준다.

내부의 적은 또한 서구 국가의 태생 시민으로, 그 사회에 잘 통합되어 있고 의료 전문가일 수 있다. 팔레스타인 이민자의 아들인 니달 말리크 하산은 미국에서 태어나고 자랐으며, 워싱턴 DC에 있는 월터 리드 육군 의료 센터에서 의학을 연마하는 동안 점차 급진화되었다. 이 의료 센터는 미군의 세 분기를 담당하며 아프가니스탄과 이라크에서 부상당한 군인들에게 의료 서비스를 제공했다. 2013년, 하산 박사는 2009년 포트 후드 대량 총격 사건으로 유죄 판결을 받았다. 의료 전문가가 테러 활동에 관여한 또 다른 최근 사례로는 이라크 바그다드에서 교육을 받은 빌랄 탈랄 사마드 압둘라가 있다. 그는 스코틀랜드의 국립 보건 서비스 병원에서 의사로 근무하다가 2007년 런던과 글래스고 공항(스코틀랜드 페이즐리)에서 자동차 폭탄 테러에 적극적으로 관여한 혐의로 종신형을 선고받았다. 의료 전문가들이 테러 활동에 연루되는 현상이 멈추지 않고 증가하는 추세이며, 개인의 교육 초기 단계에서부터 나타나고 있는 것으로 보인다. 영국, 캐나다, 미국 시민을 포함하여 수단 출신의 여러 의대생들은 수단의 카르툼 대학교에서 지하디 설교자에 의해 모집된 후 이라크와 시리아의 이슬람 국가 전사들에 합류했다. 또 다른 사례로는 부트 샤몬 세포의 전 “에미르”이자 2015년 파리의 샤를리 엡도 총격 사건에 연루된 쿠아치 형제를 급진화시킨 것으로 알려진 파리드 베니에투가 있다. 베니에투는 총격 사건의 피해자들이 이송된 병원의 사고 및 응급실에서 인턴 간호사로 일하고 있었다.

앞서 언급한 의료 전문가들은 테러 단체에 가입하거나 이끌었던 전 세계의 다른 많은 의사나 응급요원들의 짧은 목록에 불과하다. 이제 우리는 질문을 던져야 한다. 병원은 ‘내부의 적’에 대해 어떻게 경계해야 할까?

사전 정보의 역할

앞서의 논의는 담당 기관이 보유한 사전 정보(즉, 의료계 구성원)가 항상 준비성으로 이어지지는 않는다는 것을 시사한다. 그렇다고 해서 사전 정보가 완전히 쓸모없는 것은 아니다. 세 가지 구별되는 테러리스트 유형이 정의된다: (1) 극우, 단독 행동 테러리스트; (2) 알카에다에 영감을 받은 단독 행동자; 그리고 (3) 테러 분파에 가담하는 급진화된 개인. 이들 모두는 자신들의 특성과 행동 양식을 가지고 있다. 이는 위험 평가를 매우 어렵게 만든다. 급진화의 이유는 사회적 및 건강 불평등, 차별, 빈곤, 열악한 교육, 정신 건강 문제, 정치적 참여 부족 등에 대한 불만과 관련이 있는 것으로 보이지만, 이것은 오직 한 부류만을 설명한다. 알카에다에 영감을 받은 단독 행동자의 경우, 36%가 종교 개종자였으며, 21%는 연애 관계에 있었다. 이들은 극우 또는 알카에다에 영감을 받지 않은 단독 행동자들보다 현저히 젊었다(각각 26세 대 36세). 더 자주 대학 학위를 가지고 있었으며(17% 대 5%), 집을 떠난 상태에서 급진화되었다(예: 대학에서 학생으로 있을 때 38%).

반면에 극우 단독 행동자들은 더 자주 실직했거나 최근에 직업을 잃었으며, 교육 수준이 낮고, 이전 범죄 기록이 현저히 많았다. 대부분의 단독 행동 테러리스트의 계획에는 공공 장소에서 일어날 행동이 포함되어 있는 반면, 테러 분파의 계획에는 군사 목표에 대한 행동이 포함되었다. 경우의 24%에서, 범인은 테러 사건 장소와 이전에 관련이 있었다. 예를 들어, 그들은 직원이거나 전 직원이었다. 이는 2015년 12월 샌버나디노 공격의 경우였다. 다수의 단독 행동자들에게 중요한 다른 경고 신호는 사회적으로 고립되어 있고 개인적인 관계에서 문제를 겪고, 최근에 주소를 변경하고, 재정적인 문제를 겪고, 장기적인 스트레스를 경험하는 것이다. 36%는 가족 구성원이나 친척이 정치적 폭력이나 범죄 활동에 관여했다. 셋 중 한 명은 또한 다른 이들을 자신의 테러 행동에 모집하려고 시도했다. 사실 대부분의 경우, 가족이나 친구, 동료들은 불만, 극단주의 이데올로기, 폭력 행위에 참여하려는 의도를 알고 있었지만, 이를 당국에 신고하지 않았다.

최근에야 독립 행동 테러리스트들이 지하디 설교자들이 운영하는 인터넷 웹사이트와의 상호 작용을 통해 급진화되기 시작했다. 이는 2009년 포트 후드 총격범의 경우이다. 병원 인사 담당자와 동료들은 극단주의 급진화에 대한 경고 신호를 인식하고 평가하는 데 중요한 역할을 한다. 이를 통해 그들이 동료들과의 마찰이나 부정적인 상황에 대처하고 올바른 길로 다시 돌아올 수 있도록 돕고, 따라서 폭력적인 행동으로의 전환을 방지할 수 있다.

6) 결론

50년 동안 GTD의 분석은 병원에 대한 454건의 테러 공격을 파악했다. 이는 위협이 현실적이라는 것을 보여주며, 특히 최근 몇 년 동안 및 테러가 더 흔한 세계 지역에서 그렇다는 것을 시사한다. 폭탄 테러와 폭력 행위가 가장 자주 사용되는 공격 유형이다. 이 연구의 결과는 병원이 테러의 목표가 되는 시나리오에 대한 계획을 만들거나 더욱 개선하는 데 도움이 될 수 있음을 시사한다. 병원을 대상으로 한 테러 공격의 위험을 직면하면서, 병원 및 건강 관리 시설은 이러한 위협에 대비해야 한다. 이 챕터에서 다루어진 내용들을 토대로, 병원과 관련된 기관들은 그들의 보안 체계를 강화하고, 그들의 직원들에게 필요한 훈련과 준비를 제공하여 이러한 위협에 대처할 준비를 해야 한다. 또한, 이러한 위협의 가능성을 인지하고, 이에 대비하는 전략과 접근 방식을 개발하고 실행하는 것이 중요하다.

최종적으로, 병원과 건강 관리 시설은 그들의 서비스와 환자들의 안전을 보장하기 위해 지속적으로 이러한 위협에 대비해야 한다. 이 연구는 이러한 노력의 중요성을 강조하며, 병원이 이러한 위협에 대비하는 데 필요한 정보와 자료를 제공한다.

REFERENCE

1. De Cauwer H, Somville F, Sabbe M, et al. Hospitals: soft target for terrorism? Prehosp Disaster Med. 2017;32(1):94-100.
2. Hojman H, Rattan R, Osgood R, et al. Securing the emergency department during terrorism incidents: lessons learned fromthe Boston Marathon bombings. Disaster Med Public Health Prep. 2019;13(4):791-8.
3. Hancock C, Johnson CW. Thinking the Unthinkable: Exposing the Vulnerabilities in the NHS Response to Coordinated Terrorist Actions. 2006;1-10. [cited 2021 February 4]. Available from: https://www.dcs.gla.ac.uk/~johnson/papers/NHS_terrorism.pdf
4. O'Reilly D, Brohi K. Effects of Terrorism on the Healthcare Community. Essentials of Terror Medicine. New York USA: Springer; 2009:45-58.
5. Tin D, Hart A, GR C. Hardening hospital defenses as a counter-terrorism medicine measure. Am J Emerg Med. 2021;45:667-8.
6. Ganor B, Wernli MH. Terrorist Attacks Against Hospitals Case Studies. Herzliya, Israel: International Institute for Counter-Terrorism (ICT); 2013.
7. Tavares W. Impact of terrorist attacks on hospitals. J Emerg Nurs. 2018;44(2):188-90.
8. Finucane DJ. Unhealthy complacency: the vulnerability of US hospitals to direct terrorist attacks. J Healthc Risk Manag. 2017;37(3):8-12.
9. Jasani GN, Alfalasi R, Cavaliere GA, et al. Terrorists' use of ambulances for terror attacks: a review. Prehosp Disaster Med. 2021;36(1):14-7.
10. Cavaliere GA, Alfalasi R, Jasani GN, et al. Terrorist attacks against healthcare facilities: a review. Health Security. 2021;19(5):546-50.
11. Martin RH. Soft targets are easy terror targets: increased frequency of attacks, practical preparation, and prevention. Forensic Res Criminol Int J. 2016;3(2):273-8.
12. Court M, Edwards B, Issa F, et al. Counter-terrorism medicine: creating a medical initiative mandated by escalating asymmetric attacks. Prehosp Disaster Med. 2020;35(6):595-8.
13. Moher D, Liberati A, Tetzlaff J, et al. Preferred reporting items for systematic reviews and meta-analyses: the PRISMA statement. BMJ. 2009;339:b2535.
14. The Global Terrorism Database (GTD) [Internet].National Consortium for the Study of Terrorism and Responses to Terrorism (START), University of Maryland. 2019. [cited 2021 February 4]. Available

from: https://www.start.umd.edu/gtd

15. Global Terrorism Database [Internet]. Global Terrorism Database Codebook: Inclusion Criteria and Variables. 2019. [cited 2021 February 4]. Available from: https://www.start.umd.edu/gtd/

16. Britannica [Internet]. Hospital. [cited 2021 February 4]. Available from: https://www.britannica.com/science/hospital

17. DeLuca MA, Chai PR, Goralnick E, et al. Five decades of global chemical terror attacks: data analysis to inform training and preparedness. Disaster Med Public Health Prep. 2020. Epub ahead of print.

18. Smith M, Zeigler SM. Terrorism before and after 9/11-a more dangerous world? Res Polit. 2017;4(4).

19. Our World in Data [Internet]. Terrorism. [cited 2021 February 15]. Available from: https://ourworldindata.org/terrorism

20. START [Internet]. Overview: Terrorism in 2014. [cited 2021 February 15]. Available from: https://www.start.umd.edu/pubs/ START_GTD_OverviewofTerrorism2014_Aug2015.pdf

21. START [Internet]. Global Terrorism Overview: Terrorism in 2019. [cited 2021 February 15]. Available from: https://www.start.umd.edu/ pubs/START_GTD_GlobalTerrorismOverview2019_July2020.pdf.

22. The Irish Story [Internet]. The Northern Ireland Conflict 1968-1998-An Overview. [cited 2021 February 27]. Available from: https://www.theirishstory.com/2015/02/09/the-northern-ireland-conflict-1968-1998-anoverview/#.YDpG3GpKhhB

23. Global Conflict Tracker [Internet]. Conflict in Ukraine. [cited 2021 February 27]. Available from: https://www.cfr.org/global-conflict-tracker/conflict/conflict-ukraine

24. Health Care in Danger [Internet]. The Issue. [cited 2021 February 26]. Available from: https://healthcareindanger.org/the-issue/

25. ICRC. Health Care in Danger. Geneva, Switzerland: ICRC; 2014.

26. Tzu S. Deterring and Mitigating Attack. In: Hesterman J. Soft Target Hardening: Protecting People from Attack. England, UK: Routledge; 2018:201-37.

27. Rogers M. The Liability Risk of Hospitals as a Target of Terrorism. [cited 2021 February 27]. Available from: http://www.ehcca.com/presentations/emsummit2/4_02.pdf

28. Leppäniemi A. EMS and Pre-Hospital Issues. Essentials of Terror Medicine. New York USA: Springer Science & Business Media; 2009:29-44.

29. Iskandar N, Rahbany T, Shokor A. Healthcare and Terrorism: The Lebanese Experience. Disaster Med Public Health Prep. 2022 Jun;16(3):1073-6. doi: 10.1017/dmp.2021.26. Epub 2021 Mar 23. PMID: 33752769.

30. Kosashvili Y, Aharonson-Daniel L, Peleg K, et al. Israeli hospital preparedness for terrorism-related multiple casualty incidents: can the surge capacity and injury severity distribution be better predicted? Injury. 2009;40(7):727-31. doi: 10.1016/j.injury.2008.11.010. Epub 2009 Apr 23. Erratum in: Injury. 2010 Jul;41(7):1076. Daniel, Limor A [corrected to Aharonson-Daniel, L]. PMID: 19394934.

31. De Cauwer H, Somville F, Sabbe M, et al. Hospitals: Soft Target for Terrorism? Prehosp Disaster Med. 2017;32(1):94-100. doi: 10.1017/S1049023X16001217. Epub 2016 Dec 8. PMID: 27928982.

32. Cavaliere GA, Alfalasi R, Jasani GN, et al. Terrorist Attacks Against Healthcare Facilities: A Review. Health Secur. 2021;19(5):546-50. doi: 10.1089/hs.2021.0004. Epub 2021 Jul 28. PMID: 34319798.

33. Argaw ST, Bempong NE, Eshaya-Chauvin B, et al. The state of research on cyberattacks against hospitals and available best practice recommendations: a scoping review. BMC Med Inform Decis Mak.

2019;19(1):1-11.

34. Independent [Internet]. Coronavirus: terror threat to hospitals as extremists call for attacks during lockdown. [cited 2021 February 27]. Available from: https://www.independent.co.uk/news/uk/home-news/coronaviruslockdown-hospitals-nhs-terror-threat-5g-conspiracy-theory-a9476066.html.

35. De Cauwer HG, Somville F. Health care organizations: soft target during COVID-19 pandemic. Prehosp Disaster Med. 2021;36(3):344-7.

CHAPTER

9

자살 테러

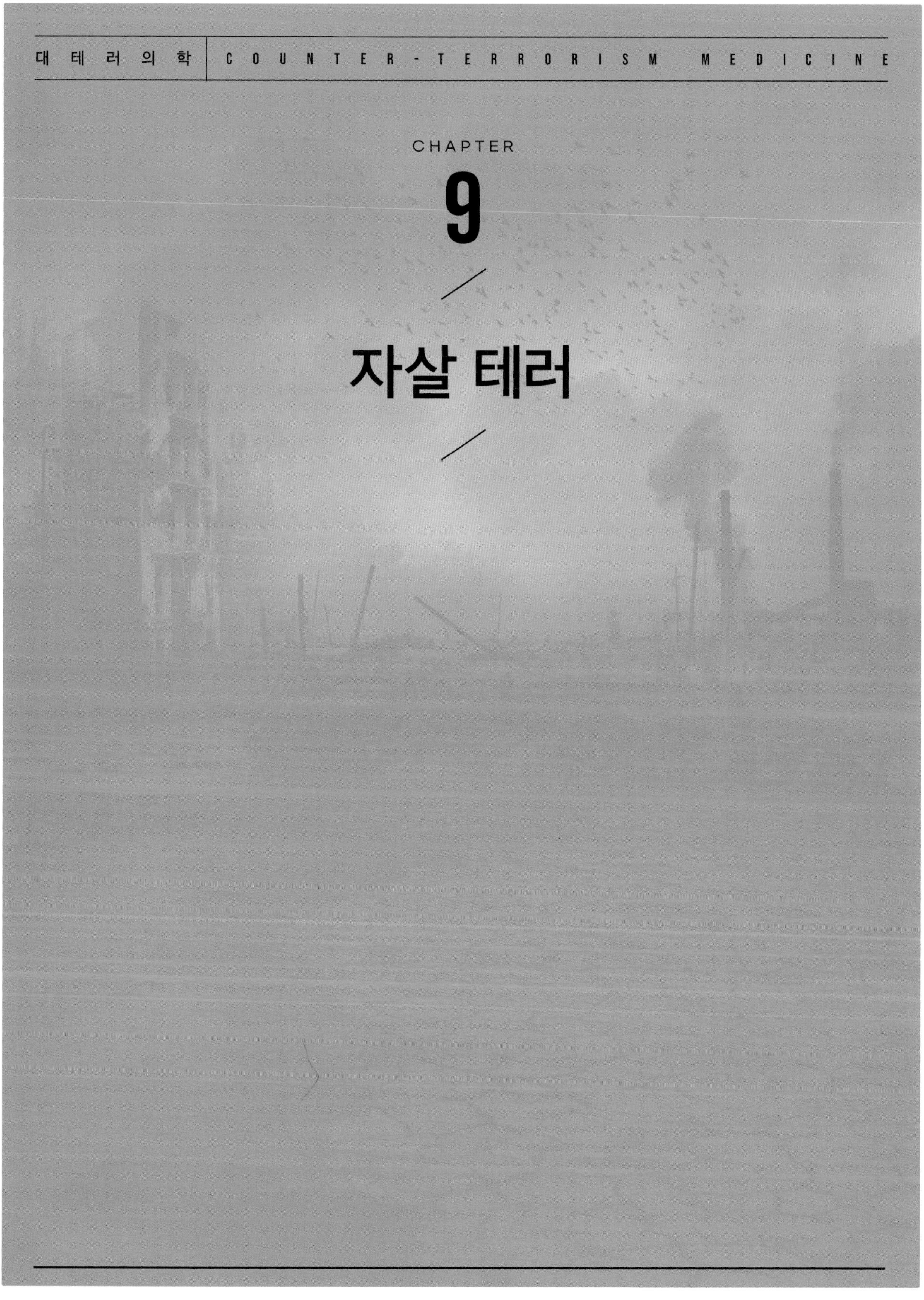

09

자살 테러

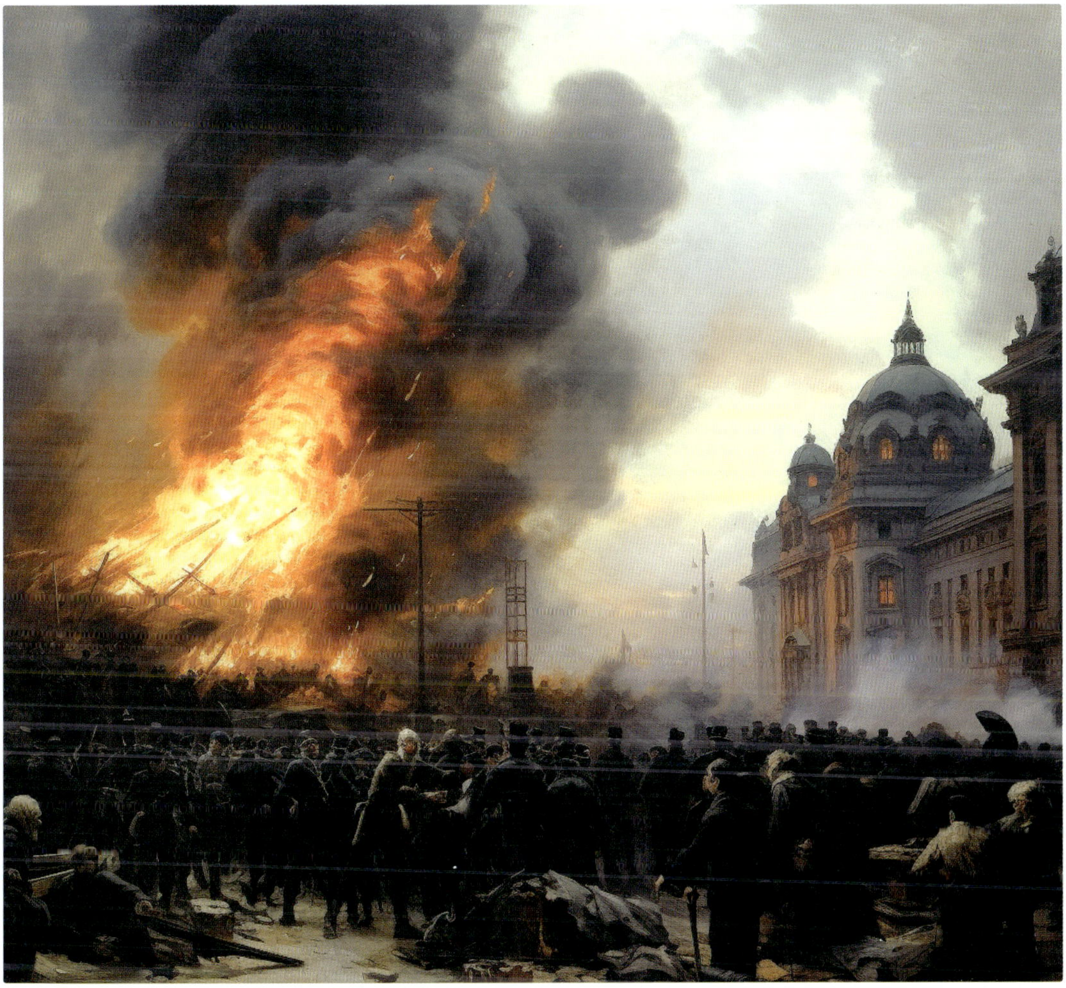

그림 9-1. 1881년 3월 13일 러시아 알렉산드르 2세를 타겟으로 벌어진 암살 폭탄테러.

1881년 러시아 알렉산드르 2세 폭탄테러 암살은 현대 테러리즘과 연계하여 자주 언급되는 폭탄테러로 기록되었다. 당시 이 테러는 나로드나야 볼야라는 급진적인 조직에 의해 진행되었으며, 황제를 암살하기 위해 여러 차례의 폭탄 공격을 시도한 끝에 성공했다.

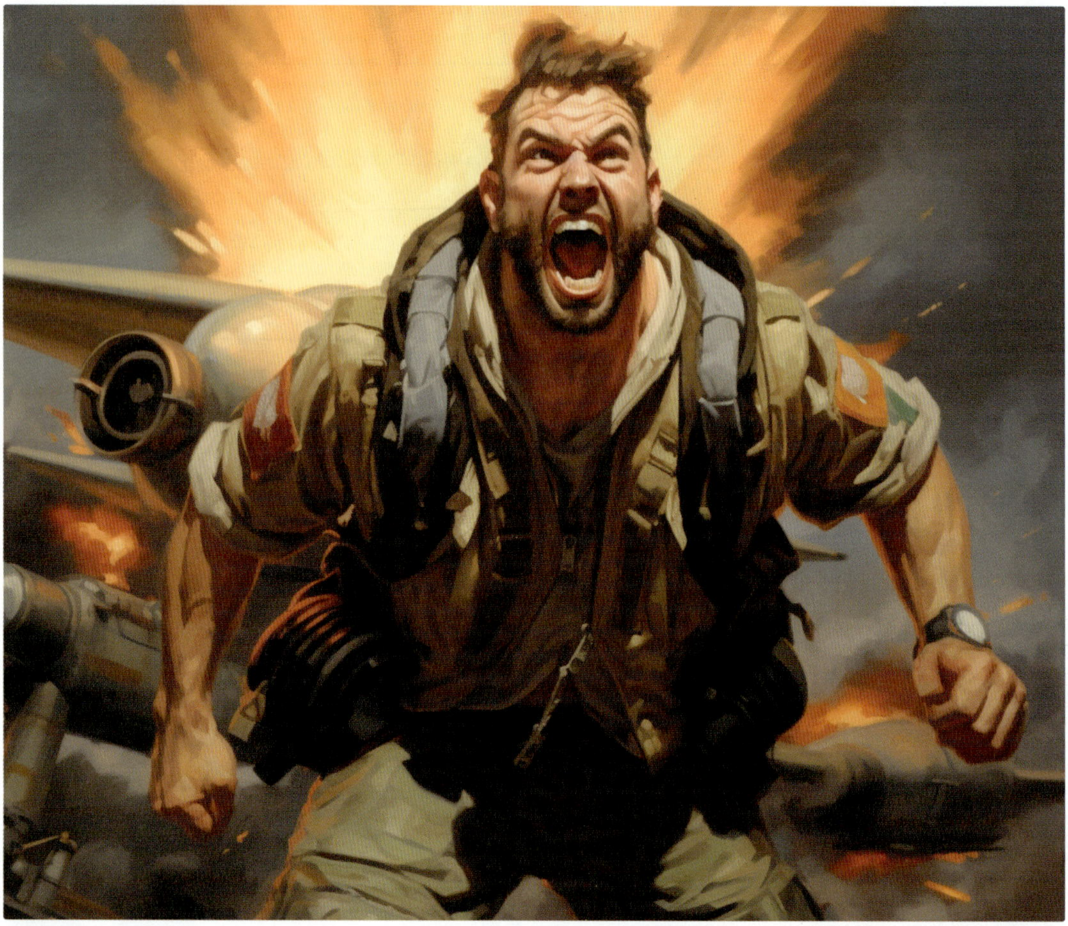

그림 9-2. 자폭 전에 포효하는 테러범.

1) 서론

무고한 시민을 향한 폭발과 폭탄 테러는 세계적인 테러의 주된 수단으로, 사망, 부상, 공포, 그리고 혼란을 야기한다(그림 9-1). 전면적인 군사 충돌이 줄어듦에 따라 테러는 현대 생활에서 두드러진 특징으로 자리잡았으며, 최근 몇 년 동안 심각한 테러 사건의 수가 세 배로 증가한 것에서 이를 알 수 있다. 열정에 불타고 현대 생활의 도구, 특히 인터넷의 지원을 받는 테러리스트들의 파괴 능력은 엄청나게 증가했다. 전통적인 폭발물은 폭발물의 제조와 사용에 대한 지식을 쉽게 얻을 수 있고, 핵, 생물학적, 화학적 무기의 비축에 대한 엄격한 통제 때문에 테러 공격의 가장 흔한 도구이다. 비전통적 무기가 폭발물보다 더 위험하다는 일반적인 인식과 달리, 폭발로 인한 생명의 손실, 사람들의 부상, 인프라의 피해는 화학적 또는 생물학적 사건으로 인한 것들보다 훨씬 높다. 이는 의료 전문가들에 대한 적절하게 방향을 잡은 교육과 의료 시스템의 신중하고 진보된 계획을 요구한다.

테러리스트들이 왜 자살 폭탄 테러를 공격 방법론으로 사용하는지에 대한 이론은 복잡하며, 이 주제에 대한 문헌은 다양하다. 그리고 가장 주목받는 가설들은 혼합된 경험적 지지를 받고 있다.[1,2] 자살 폭탄 테러는 단순히 다른 사람들을 죽이려는 의도로 스스로의 생명을 희생하면서 폭발 장치를 사용하는 공격으로 정의될 수 있다.[3] 자살 폭탄 테러는 몇 가지 보편적인 기본 특성을 공유한다. 폭탄과 공격 유형에 따라, 그것들은 저렴하고 효과적일 수 있으며, 중대한 피해를 입히기 위해 전문지식이나 많은 자원이 필요하지 않을 수 있다. 또한 개인이나 단체의 테러범이 논리적으로 상대적으로 복잡하지 않으면서 보장된 미디어 보도를 통해 테러 동기부여 원인에 대한 소신을 나타내 보일 수 있다(그림 9-2).[4-6]

전쟁의 맥락에서의 자살 폭탄 테러는 역사를 거쳐 존재해 왔지만, 첫 번째 현대적인 자살 폭탄 테러는 1981년 12월 15일에 베이루트의 이라크 대사관을 겨냥했다.[7] 이 전술은 1983년 헤즈볼라가 미국 해병대와 프랑스 공수부대를 겨냥하여 300명 이상을 사망시킨 후 주목을 받았다. 알 아크사 인티파다 동안 팔레스타인 그룹은 자살 폭탄 테러를 효과적으로 사용하여 전 세계의 자살 폭탄 테러 수를 증가시켰다. 테러 전쟁 시작 이후의 10년 동안 이러한 공격은 기하급수적으로 증가했다.[8] 2001년 9·11 미국에서의 자살 테러 공격과 그 후의 아프가니스탄과 이라크의 군사 침략 후, 이러한 사건들은 이 전술을 테러리스트 그룹의 주요 공격 방법론으로 체계적으로 변화시켰다.[9,10]

테러 공격의 건강 관련 영향은 재난 의학 및 대테러의학(CTM) 전문가들 사이에서 점점 우려가 되고 있다.[11] 이 챕터는 1970-2019년 사이에 발생한 모든 테러 관련 폭발 사건의 역학적 검사로, 자살 폭탄 테러(SBA)와 비자살 폭탄 테러(NSBA) 사이의 평균 사망 부상(FI)과 평균 비사망 부상(NFI)자 명수를 비교한다. 그리고 폭발 손상의 다섯 가지 기전을 개요로 이들이 야기하는 다양한 유형의 손상을 기술한다.

2) GTD 빈도 및 세부 통계 분석(1970-2019)

표 9-1. 폭탄/폭발에 의한 사망자 및 부상자 수(1970-2019)

	사건 수 (폭발물)	사망자 수	평균 사망자	부상자 수	평균 부상자 수
자살 폭탄 테러	5,416 (6.59%)	52,417 (38.52%)	9.66	107,062 (30.37%)	19.77
비자살 폭탄/폭발	76,801 (93.41%)	83,490 (61.48%)	1.09	245,438 (69.63%)	3.20
총계	82,217	135,907	1.65	352,500	4.29

연구 기간 동안 기록된 폭발물을 사용한 테러 공격은 총 82,217건이었으며, 사망자는 135,807명, 부상자는 352,500건이었다. 평균 사망자는 사건당 1.65명, 평균 부상자는 사건당 4.29명이었다(표 9-1).

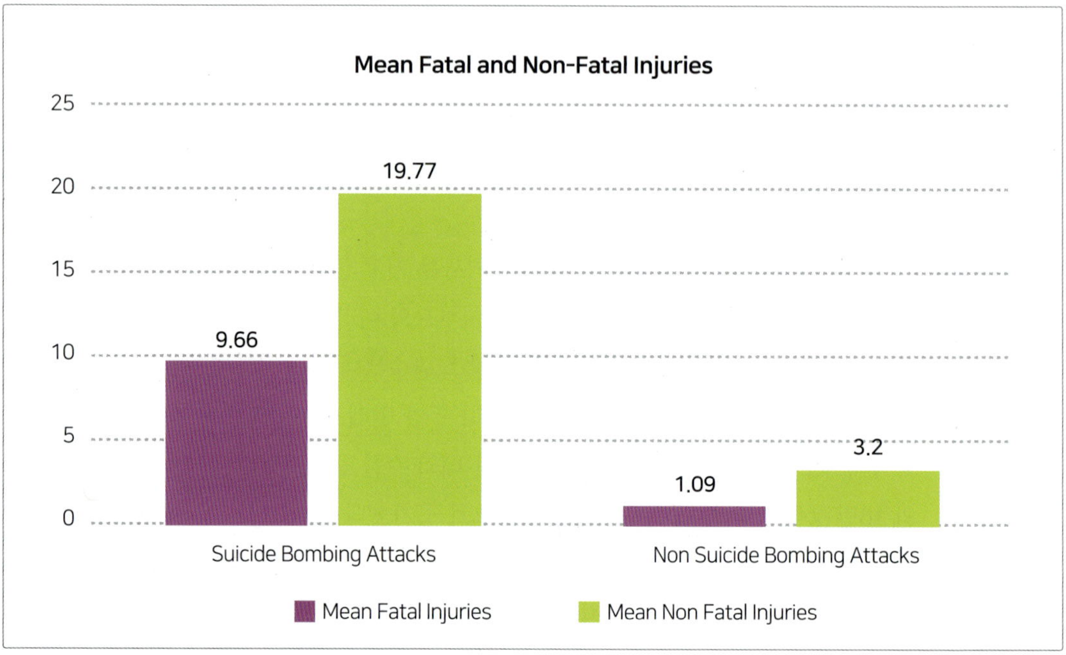

그림 9-3. 자살 대 비자살 폭탄 공격: 평균 사망과 부상자 수.

표 9-2. 비자살 공격에서 상위 10위의 타겟 유형(1970-2019)

비자살 폭탄 테러 대상 유형	사건 수	비자살 테러 사망자 수	비자살 테러 부상자 수	평균 사망자 수	평균 부상자 수
개인 및 사유재산	20,581	35,172	102,114	1.71	4.96
비즈니스	11,605	8,079	36,596	0.7	3.15
경찰	9,413	10,865	28,506	1.15	3.03
정부(일반)	7,698	4,515	15,964	0.59	2.07
미상	5,678	2,279	2,498	0.4	0.44
공공 시설	5,515	827	904	0.15	0.16
교통	4,204	7,111	24,158	1.69	5.75
군사	2,292	3,994	8,766	1.74	3.82
교육 기관	2,200	889	3,986	0.4	1.81
종교 인물/기관	1,828	3,785	11,696	2.07	6.4

자살 폭탄 테러 공격은 비자살 폭탄 테러 공격보다 높은 평균 사망자와 평균 부상자를 유발했다(그림 9-3, 표 9-1).

대상 유형

비자살폭탄테러에서 가장 흔한 대상 유형은 개인 및 사유재산(26.8%)이었으며, 그다음으로 비즈니스(15.1%), 경찰(12.3%), 정부 기관(10.0%; 표 9-2) 순이었다. 반대로, 자살폭탄테러는 가장 흔하게 경찰을 대상으로 했으며(21.9%), 그다음으로 개인 및 사유재산(20.6%), 군사 시설(12.2%), 정부 기관(10.9%; 표 9-3) 순이었다. 경찰이 가장 흔한 대상이었지만, 개인 및 사유재산에 가해진 평균 사망자와 평균 부상자(각각 13.47과 26.53)는 비교해 볼 때 거의 두 배나 높았다(표 9-3).

비자살 폭탄 테러 사건에서 가장 흔한 대상 유형은 민간인 및 재산으로, 전체 사건 수 중 20,581건으로 나타났다. 이 유형의 사건은 평균적으로 1.71명의 사망자와 4.96명의 부상자를 발생시켰다(표 9-2). 비즈니스 대상 테러는 11,605건으로 두 번째로 높은 빈도를 보였으며, 경찰을 대상으로 한 사건은 9,413건이었다(표 9-2). 교통 시설을 대상으로 한 비자살 폭탄 테러는 평균적으로 두 번째로 많은 부상자를 발생시켜, 사건당 평균 5.75명이 부상을 입었다(표 9-2). 종교 인물이나 기관을 대상으로 한 테러는 평균적으로 가장 많은 사망자와 부상자를 발생시켰으며, 사건당 평균 2.07명이 사망하고 6.40명이 부상을 입는 것으로 나타났다(표 9-2).

표 9-3. 자살 공격에서 상위 10위의 타겟 유형(1970-2019)

자살 폭탄 테러 대상 유형	사건 수	비자살 테러 사망자 수	비자살 테러 부상자 수	평균 사망자 수	평균 부상자 수
경찰	1,188	9,252	17,172	7.79	14.45
개인 및 사유재산	1,117	15,044	29,637	13.47	26.53
군사	662	5,723	8,936	8.65	13.50
정부(일반)	589	5,540	13,250	9.41	22.50
미상	485	937	352	1.93	0.73
비즈니스	406	5,287	10,727	13.02	26.42
종교 인물/기관	317	4,925	10,287	15.54	32.45
테러리스트/비국가 군대	199	1,428	1,764	7.18	8.86
교통	145	1,289	4,215	8.89	29.07
정부(외교)	113	1,222	7,421	10.81	65.67

표 9-4. 비자살 폭탄 테러 공격의 지역별 분류(1970-2019)

지역	사건 수
중동 및 북아프리카	26,128
남아시아	18,996
남미	8,542
서유럽	7,645
동남아시아	4,379
사하라 이남 아프리카	4,283
중앙 아메리카 및 카리브해	2,843
동유럽	2,071
북미	1,380
동아시아	269
중앙아시아	201
오스트랄라시아 및 오세아니아	64
총계	76,801

표 9-5. 자살 폭탄 테러 공격의 지역별 분류(1970-2019)

지역	사건 수
중동 및 북아프리카	2,859
남아시아	1,643
사하라 이남 아프리카	747
동유럽	77
동남아시아	39
서유럽	17
동아시아	15
중앙아시아	10
남미	5
북미	2
오스트랄라시아 및 오세아니아	1
중앙 아메리카 및 카리브해	1
총계	5,416

지역별 분류

중동 및 북아프리카에서는 총 26,126건의 비자살폭탄테러가 기록되었으며, 그다음으로 남아시아에서 18,996건, 남미에서 8,542건, 서유럽에서 7,645건이 기록되었다(표 9-4). 중동 및 북아프리카에서는 총 2,859건의 SBA가 기록되었으며, 그 다음으로 남아시아에서 1,643건, 사하라 이남 아프리카에서 747건, 동유럽에서 77건이 기록되었다(표 9-5).

3) 토론

자살 폭탄 테러는 가해자에게 전략적 및 전술적 이점을 제공한다. 전략적 측면에서 그룹들은 강제 수단으로 자살 폭탄 테러를 사용한다. 이는 또한 국민 내에 공포를 조장하거나 정치적 양보를 얻기 위해 사용될 수 있다. 1983년 베이루트에서 미 해병대와 프랑스 공수부대에 대한 헤즈볼라의 공격 이후 미국과 프랑스가 레바논에서 군대를 철수하는 등의 전략적 이익이 발생하였다. 이것은 이 전술이 조직의 목표 달성에 효과적이었다는 것을 증명하였다.[14] 자살 폭탄 테러는 다른 형태의 테러보다 방어하기 어렵고 더 많은 피해자를 낳는다. 예를 들어, 알 아크사 인티파다(제2 인티파다) 동안 발생한 모든 테러 공격 중 자살 폭탄 테러는 1% 미만을 차지했지만, 피해자의 50%를 차지했다.[15,16] 자살 폭탄 테러는 또한 "스마트 폭탄"으로 간주된다. 그들은 고정 폭탄이 할 수 없는 방식으로 움직이거나 방향을 바꾸고, 침투하거나, 목표의 시간과 장소를 변경할 수 있다. 또한 계획 측면에서 탈출 전략이 필요하지 않다. 고정 폭탄은 발견되면 격리되고 비활성화될 수 있지만, 자살 폭탄 테러는 의도된 목표에 도달하지 못하더라도 현장에서 여전히 폭발할 수 있다. 그러나 조기 폭발은 피해자 수를 줄인다.[17] 또한, 그룹들은 피해자 수를 줄이는 목적으로 자살 폭탄 테러를 사용하여 특정 암살을 수행할 수도 있다.

그들이 선택한 곳과 시간에서 공격을 수행하고 상대적으로 탐지되지 않은 큰 군중을 향해 이동하는 능력으로 인해, 자살 폭탄 테러는 더 치명적이며, 더 효율적이며, 감지하기 어렵다. 또한, 자살 폭탄 테러의 예측 불가능성과 방법론은 그것이 초래한 실제적인 위협 또는 피해를 훨씬 넘어서 국민의 사기를 약화시키고 국민에게 심리적 손상을 입힐 수 있다.[18]

교통수단을 대상으로 한 자살 폭탄 테러의 평균 사망자와 평균 부상자는 폐쇄 공간(예: 버스 또는 기차)을 대상으로 하고 "스마트 폭탄"을 사용하여 최대 영향을 주기 위한 폭발 지역을 선택하고 위치를 바꾸는 요소들을 복합적으로 반영한다. 마찬가지로, 자살 폭탄 테러는 시장, 상점, 레스토랑 또는 내부로 이동된 사람들(IDP)의 캠프와 같은 시민들이 일반적으로 모이는 밀집된 군중과 지역을 침투할 수 있다. 이것은 민간인과 재산에 대한 공격의 높은 수의 평균 사망자 수와 평균 부상자 수로 입증되었다. 시민들의 일상 생활에서 자주 사용되는 시스템(즉, 교통, 종교 기관 및 기업)과 같은 소프트 타겟은 경찰과 군대와 같은 전통적인 하드 타겟보다 자살 폭탄 테러에 더 취약하다. 자살폭탄공격 방법론을 사용하여 높은 평균 사망자 수와 평균 부상자 수는 더 넓은 대중의 주목을 받을 가능성이 높으며, 공격의 직접적인 피해자와 해외에서 간접적으로 피해를 입을 수 있는 사람들에게 공포를 불러일으키며, 공동체 내에서 광범위한 심리적 스트레스를 초래할 수 있다. 또한, 연구에 따르면 여성은 대체로 사람들이 일반적으로 모이는 곳에서 은밀하게 밀집된 민간인 지역을 침투하고 목표물을 공격하는 능력 때문에 공격에서 더 효과적이라고 한다. 따라서 테러 조직에서 전술적 이점으로 인식된다.[19-22]

사하라 이남 아프리카 지역, 특히 나이지리아에서 여성 자살 폭탄 테러가 가장 급격히 증가했으며, 일부 추정에 따르면 여성은 폭탄 테러의 절반 이상을 차지한다.[23] 여성 폭탄 테러가 높은 영향을 미치고 부드러운 목표와 잘 어울리는 능력을 감안할 때, 다른 그룹들도 여성의 활용을 늘릴 가능성이 있다. 따라서 CTM 전문가들과 최초 응답자들은 위험 평가 전략의 일부로 "핫 스팟"의 여성 자살 폭탄 테러에 주의를 기울여야 한다.[24]

SBA 피해자에 대한 접근 방식은 일반적인 부상 피해자에 대한 지침에 기반하고 있지만, 특별한 고려 사항으로는 피해자 수가 많고, 관통 부상, 폭발 부상 및 화상의 복합 효과, 각 피해자가 겪은 수많은 관통 상처, 대량 혈액 수혈 및 화상 관리의 필요성이 포함된다.[17,25]

폭탄은 캠핑 연료, 암모날, 셈텍스, 휘발유, 제트 연료 및 다이너마이트를 포함하여 다양한 원천으로 구성될 수 있으며, 못, 너트, 볼트, 유리 또는 기타 "프래그"로 무장하여 주변의 건물이나 환경에서 유리, 콘크리트 또는 목재와 함께 2차 폭발 부상을 입힐 수 있다.[26,27]

연구에 따르면, 4개 이상의 신체 부위에 부상을 입었으며, 특정 부상 유형, 예를 들면 얼굴과 두개골 골절 및 말초 혈관 부상과 같은 것은 중증 부상과 집중 치료 병실 입원이 필요하다는 것을 암시할 수 있다.[28] 이로 인해 집중 치료의 사용 가능성에 대한 병목 현상을 고려하여 이러한 부상 매개 변수를 부상 분류 프로토콜에 포함시키라는 요구가 제기되었다.

일반적인 대량 부상 치료를 넘어서, 자살 폭탄 테러와 같은 특별한 고려 사항으로는 자살 폭탄 테러자 자신의 생물학적 재료의 이식(또한 "인간 잔재 조각"이라고도 함)이 포함될 필요가 있다.[29]

법의학적 문서화, 증거의 보존, 용의자 조직 식별 및 바이러스 상태, 피해자 상담 및 후속 노출 예방도 중요한 고려 사항이다.[30]

테러로 인한 고유한 폭발 부상은 여러 하위 전문 분야의 참여를 필요로 하는 복잡하고 종종 지속적인 중증 치료를 필요로 하여 의사에게 치료적 도전을 제시하며 병원과 의료 시스템에 자원 도전을 제시한다.[31-33] 테러 공격은 다른 인공 재난과 비교하여 죽이거나 손상시키려는 의도에서 고유하다. CTM 전문가들은 이러한 사건의 의료적 결과를 더 잘 이해하기 위해 즉각적인 치료, 환자 대피 및 병원 치료의 우선순위를 정립하려고 한다.[34,35] 또한, 의료 응답자와 병원은 테러 공격에 취약하므로 위험 감소 전략을 고려해야 한다.[36]

CTM 내의 의료 복잡성을 해결하기 위해서는 재난 의학, 반테러, 전술 의학 및 법 집행과 같은 전문가들과 전문가들 간의 협력이 필요하다. 이를 통해 미래의 공격에 대처하기 위한 전략을 원활하게, 조정하게 만든다.[37]

이하는 이스라엘 연구자들이 이스라엘 외상환자 데이터베이스를 기반으로 하여 발간한 폭발 손상의 메커니즘, 손상패턴 및 제안된 프로토콜을 포함한 결과이다.

4) 폭발 손상의 메커니즘[38]

테러 폭탄에서 사용되는 일반적인 폭발물의 유형은 다음과 같은 구별되는 폭발 손상 메커니즘 중 하나 이상을 통해 해로운 영향을 미칩니다. 각각은 다른 유형의 손상을 일으킨다.

1차 폭발 손상 메커니즘

초기 폭발파는 거의 순간적으로 발생하는 공기압의 상승 후, 1차 압력파로 인해 발생한 공간을 채우기 위해 몰려드는 공기에 의한 음압파를 동반하며, 복잡한 비선형 물리학을 따른다(그림 9-4). 폭발파의 힘은 원천으로부터의 거리에 따라 지수함수적으로 감소하므로 손상도 그러하다. 동일한 폭발물이 밀폐된 공간에서 폭발할 경우, 야외 폭발에 비해 발병률과 사망률이 현저히 증가하는 것이 분명하다. 야외 폭발에서 충격 전선의 빠른 소산과 속도 감소는 즉각적이고 후기 사망률이 낮으며 주로 비심각한 부상을 초래하지만, 실내에서는 벽과 물체에서의 파동 반사에 의한 정상파와 압력 차이 증가로 인해 특별한 폭발 행동 양상을 보여주며, 특히 극도로 밀폐된 공간(예: 버스)에서 그러하다. 폭발로 인한 과압 지역은 즉시 증폭되므로 버스 폭발은 매우 치명적이다. 따라서 희생자의 폭발 지점 근접성은 높은 사망률의 일부만을 책임지며, 폭발 중심에서 멀리 떨어진 지점에서의 강렬한 과압도 많은 다른 사망의 직접적 원인이 된다. 폭발파 자체가 1차 및 3차 부상 패턴을 일으키며, 주로 공기가 차 있는 기관과 공기-액체 경계면에 영향을 미친다. 고막 천공과 기흉은 폭발파 부상의 특징이다. 고체 및 액체로 가득 찬 기관은 드물게 손상되지만, 폭발파와의 상호 작용으로 인해 가속되어 손상 스트레스가 증가할 수 있다.

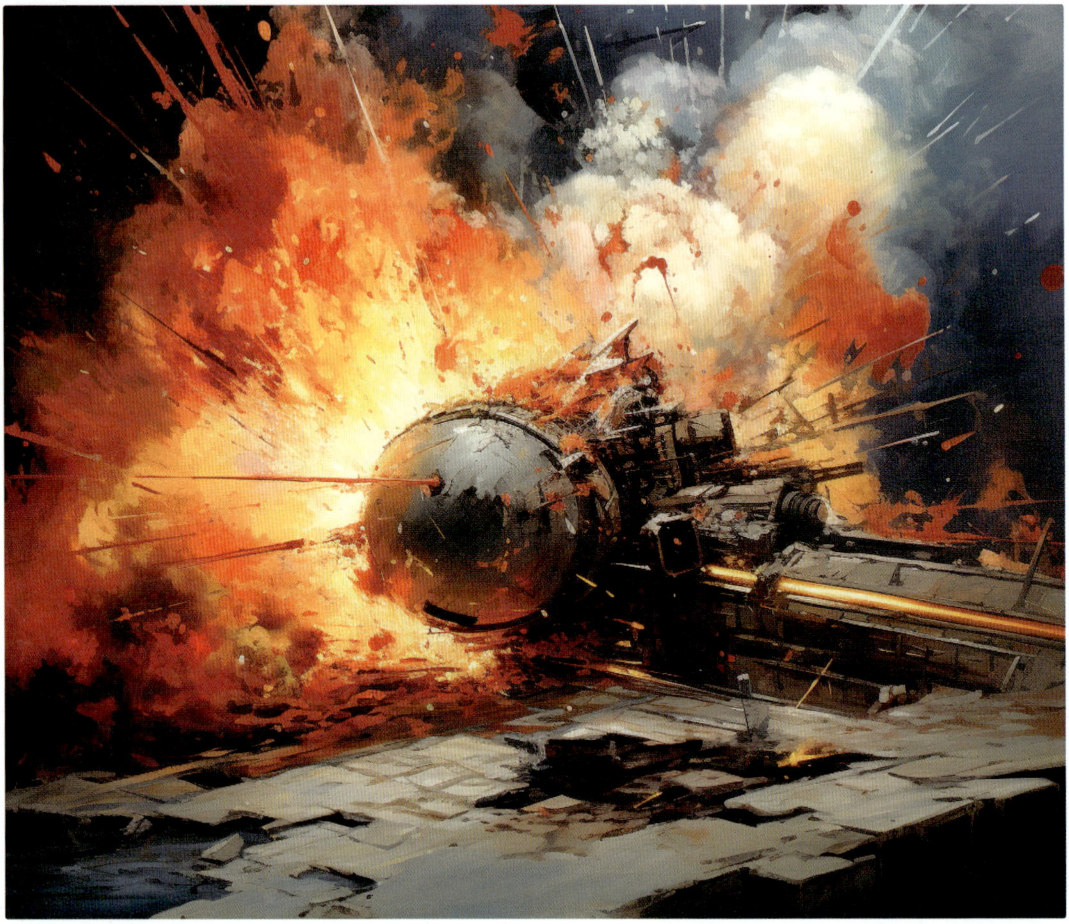

그림 9-4. 1차 폭발 손상 메커니즘.

2차 폭발 메커니즘

폭탄의 상처 유발 잠재력은 종종 너트, 볼트 또는 볼과 같은 금속 입자를 충전물에 추가함으로써 증폭된다(그림 9-5). 이들과 케이싱(외부덮개)의 파편들은 관통 손상을 일으킨다(그림 9-5). 이것들은 테러 폭발에서 사망과 부상의 주요 원인이 된다.

3차 폭발 작용 모드

높은 압력의 파도를 따르는 바람은 피해자가 고정된 물체에 부딪힐 때 3차 폭발 부상을 초래한다(그림 9-6). 모든 신체 부위가 영향을 받을 수 있으며, 골절, 외상성 절단, 개방 및 닫힌 두부 손상이 발생한다. 또한 바람으로 인한 건물의 구조 붕괴, 거리 설비 및 차량은 둔탁한 외상, 압착 손상 및 갇힘을 초래한다.

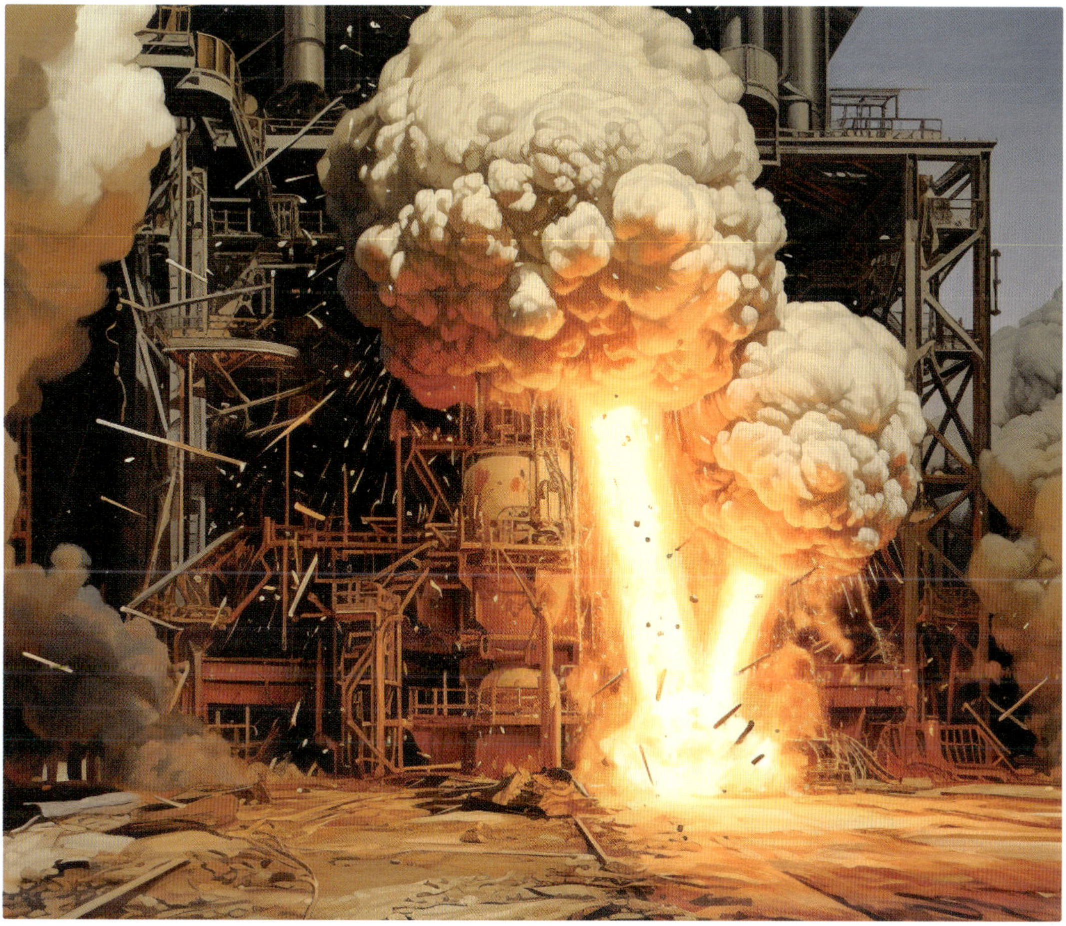

그림 9-5. 2차 폭발 손상 메커니즘.

4차 폭발 작용

이에는 화상(화학적 또는 열적) 및 방사능 노출이 포함된다(그림 9-7). 전통적인 폭발물은 폭발 중에 사용 가능한 산소 대부분이 고갈되므로 일반적으로 기본 화재를 일으키지 않지만, 때때로 이러한 상황이 발생한다. 소이탄은 때때로 연료와 오일의 점성을 높이고 접착력과 연소 시간을 증가시키는 알루미늄 비누 가루 또는 유사한 화합물을 포함하고 있다.

5차 폭발 메커니즘

텔아비브에서의 테러 공격에 연루된 환자들 사이에서 복잡성과 상관없이 초기 과도한 염증 상태가 목격되었다(그림 9-8). 폭발물에 포함되어 있거나 특별히 추가된 화학 물질에 의한 독성 영향은 5차 폭발 손상 메커니즘을 나타낸다.

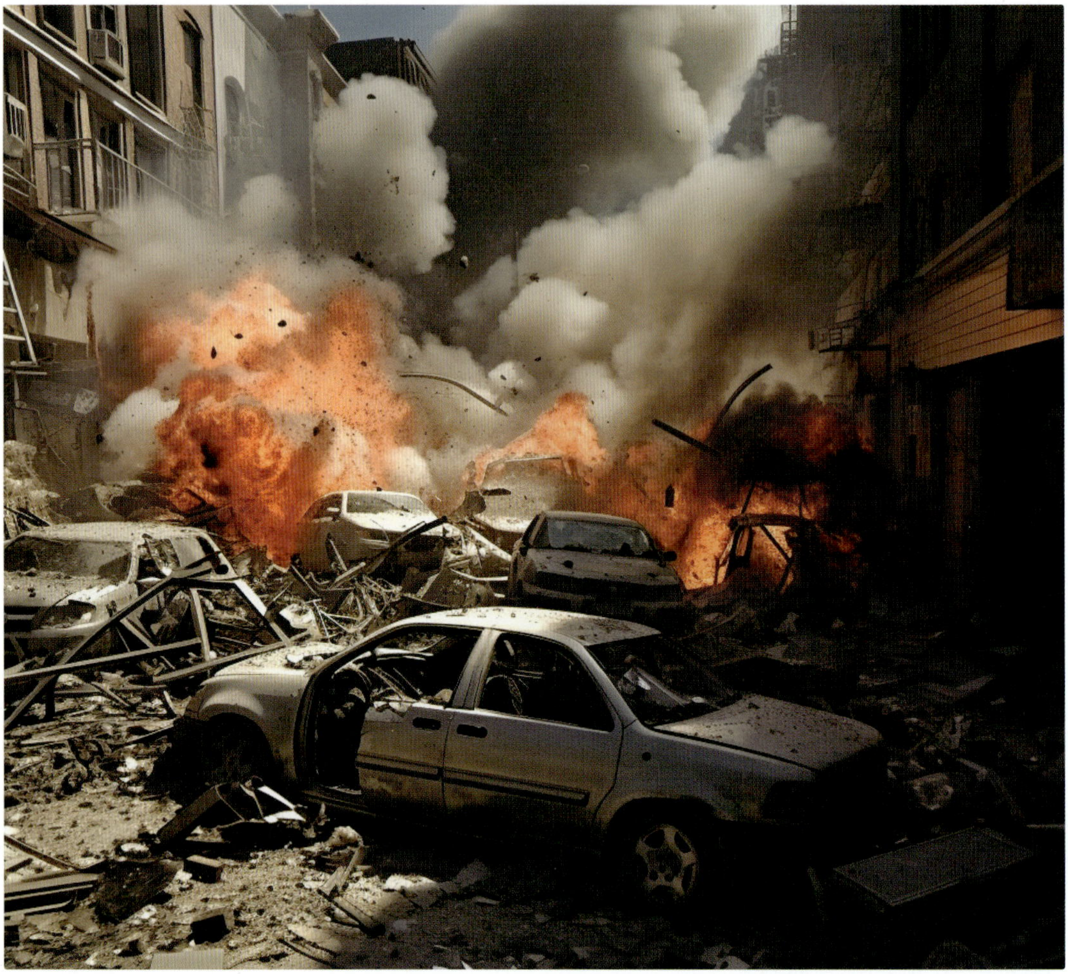

그림 9-6. 3차 폭발 손상 메커니즘.

5) 폭발 손상 패턴[38]

폭발 피해자는 대단히 다양한 손상 패턴을 보일 수 있다. 고유한 폭발 부상 클래스 외에도 이러한 환자들은 둔탁한 외상, 관통 손상 및 화상의 고전적인 증상을 나타낼 수 있다. 이러한 손상은 위에서 설명한 다양한 메커니즘에 의해 단독으로 또는 병행하여 발생한다.

1차 폭발 부상

폭발파가 공기를 포함하는 기관에 미치는 영향은 가장 심각하다. 중이, 폐 및 소화관은 폭발 부상에 가장 취약한 기관으로, 이 순서대로 발표 빈도가 높다. 고막은 5 psi의 비교적 작은 압력 차이에 의해 손상될 수 있다. 하지만 고막 손상이 다른 폭발력 부상의

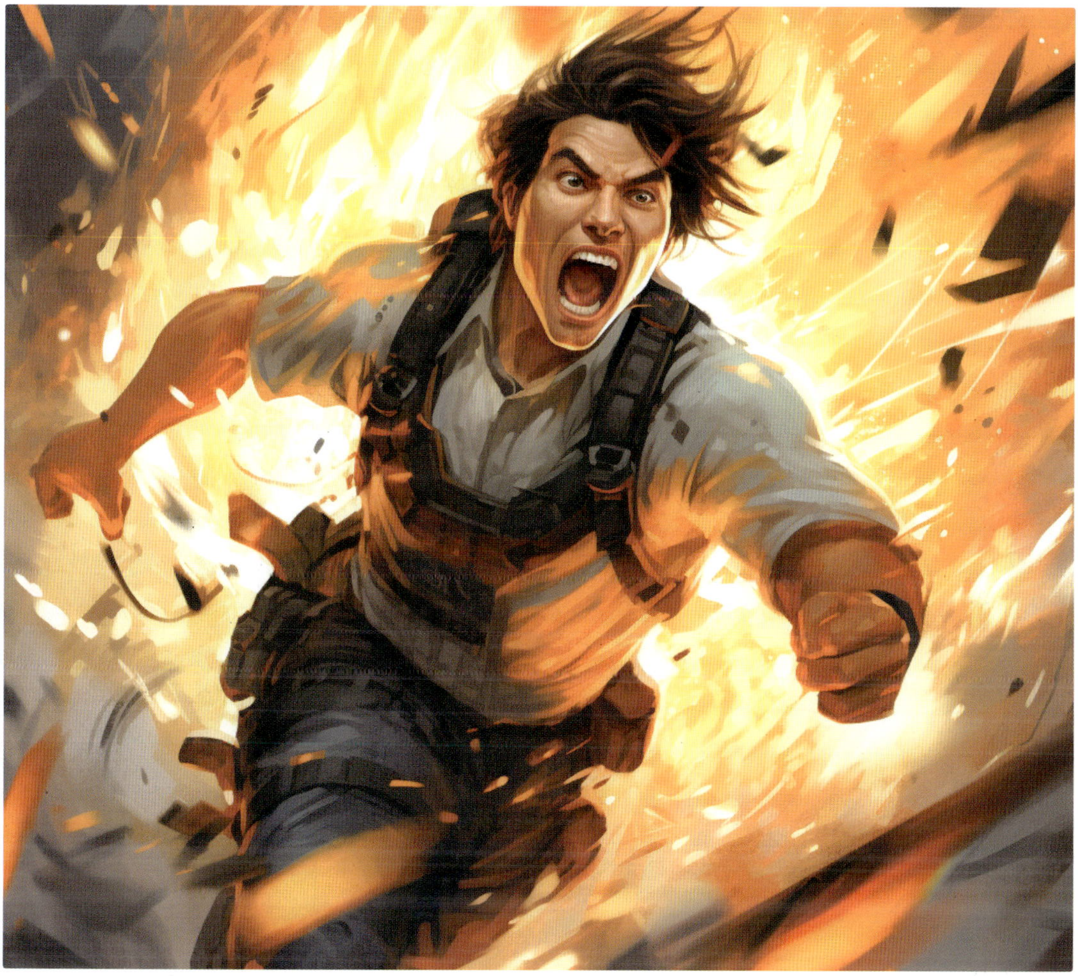

그림 9-7. 4차 폭발 손상 메커니즘.

예측 지표라는 일반적인 믿음은, 민간인 대리 폭탄 피해자들의 대규모 사례 시리즈 연구에서 다른 부상과 고막 천공 간의 상관 관계 부족으로 부정되었다. 여기서 폭발 생존자들의 고립된 고막 천공은 숨겨진 폐 폭발력 부상이나 나쁜 예후의 신뢰할 수 있는 표지자가 아니었다.

폐는 1차 폭발력 부상에 두 번째로 취약한 장기이다. 폐포-모세혈관 계면을 가로지르는 압력 차이는 파열, 출혈, 폐 타박상, 기흉, 혈흉, 종격동 기흉, 피하 기종을 일으킬 수 있다. 이러한 부상의 복잡한 역학과 그 생화학적, 병리학적 결과는 다른 곳에서 설명되었다. 하나의 교훈은 폐 실질 내의 크고 작은 혈관 주변의 확산성 간질 출혈의 생명을 위협하는 잠재력으로, 입원 즉시 출혈 조절을 위한 흉곽 절개술이 필요할 수 있다.

폭발 노출 후 호흡 곤란, 기침, 객혈 또는 가슴 통증이 있는 모든 사상자에게 폐 폭발력 부상이 의심되어야 한다. 관리는 간단히 말해, 폐 타박상 관리와 유사하며, 신중한 수

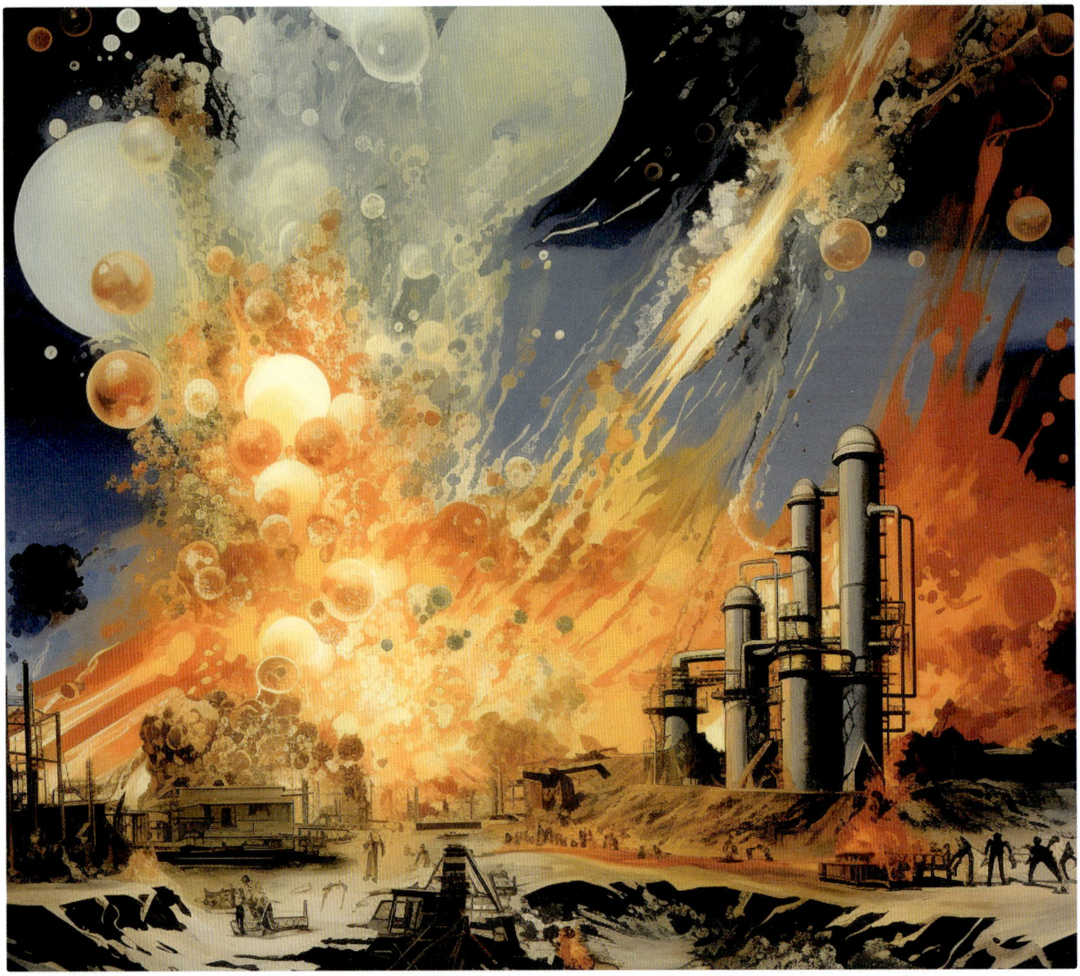

그림 9-8. 5차 폭발 손상 메커니즘.

액 투여가 산소 부족을 예방하기에 충분한 보충 고유량 산소를 확보하는 것이다.

폐 폭발력 부상은 생명을 위협하며, 폐 기압 손상은 가장 흔한 치명적인 1차 폭발력 부상이다. 또한 폭발 중심에 가까운 사람들에게 가장 흔한 중증 부상이다. 급성 호흡 곤란 증후군(ARDS)으로의 조기 악화가 기술되었다. 그리고, 즉각적인 심혈관 장애가 신체적 손상이 증명되지 않은 상태에서도 사망으로 이어질 수 있다.

기포증은 폐 폭발력 부상의 잘 알려진 결과로, 심장 기능 장애와 즉각적인 사망을 초래할 수 있다. 기포증이 기계적 환기의 결과인지에 대해 논란이 있지만, 폭발 즉시 사상자의 부검 기반 연구에서는 그들 중 어느 누구도 기계적 환기를 받지 않았음에도 불구하고 약 50%에서 기포증의 증거가 발견되었다.

위장관(GI) 폭발력 부상은 드물지만, 폭탄 폭발에 노출된 환자의 최대 1.2%가 GI 폭발력 부상을 겪는다. 대부분은 기체를 포함하는 위장관의 부분, 주로 대장과 그보다는 덜하지만 소장에서 발생한다. 이러한 복부 장기의 천공은 폭발과의 근접성, 폭발 장소의 공간적 주변 환경에 따라 달라진다. 분명한 장 천공은 수 시간 지연될 수 있다. 천천히 점액이 장벽의 층 사이로 분리되는 것이 기저 기전일 수 있다. 장간막 파열 또는 장간막 탈락으로 인한 장벽의 허혈 및 최종적인 천공은 더 타당한 설명 기전이다. 폭발에 노출된 사람 중 급성 복부 증상을 보이는 사람에게 이 부상이 의심되어야 한다. 초음파 및 컴퓨터 단층 촬영은 이 부상의 후기 단계에서는 조기에 진단에 도움이 되지 않을 수 있다. 진단 복강 세척(DPL)은 더 유용하고 정확할 수 있다. 대량 사상자 사고에서 이미징 모달리티가 순위가 매겨져 있고 처음에는 완전히 이용할 수 없으며, 이러한 환자들을 집중적으로 추적할 수 있는 능력이 어려운 경우 이 진단 도구를 고려해야 한다. 장벽 타박상 관리는 논란의 여지가 있으며, 장 절제술과 보존적 관리 사이의 문제는 여전히 해결되지 않았다. 문제해결을 위해서는 견고한 외과적 판단과 경험 있는 외과의사의 지휘가 필요하다. 다른 장기들도 실제 폭발력 부상을 입는다. 현장에서 사망한 사건에 대해 책임이 있는 두부 손상은 고려되어야 하며, 환자의 입원 또는 이송 결정 시 확장된 명료한 간격을 고려해야 한다.

2차 폭발력 손상

폭발물 주변에 포장된 철 구슬, 못, 나사, 너트와 같은 발사체들이 2차 폭발력 손상을 일으키며, 상처는 이들의 속도와 형태를 반영한다. 이러한 탄환의 다중 침투는 사망률을 증가시키고 파괴적인 손상을 초래하는데, 이는 많은 자살 폭탄 테러 사건에서 나타났다. 한 특정 사건에서 자살 폭탄범이 기념 행사인 유월절 저녁 식사 도중 호텔 식당 한복판에서 수백 개의 단단한 강철 구슬로 포장된 8-10 kg의 폭발물을 터뜨린 사건을 자세히 분석했다.

신체 손상을 입은 91명의 희생자 중 20명이 현장에서 사망했으며, 생존자 중에서는 32명의 중증 부상자(손상 심각도 점수 ISS > 16) 모두가 구형 탄환에 의한 조직 침투를 경험했다. 세 명의 환자에서는 구형 탄환에 의한 상처와 결합된 전형적인 폭발력 손상이 관찰되었다. 모든 8건의 기흉은 구형 탄환에 의한 폐 침투와 폭발 손상의 결합 결과였다. 다른 환자들에서는 장기 손상의 파괴적 성질이 제한적이었고, 피상적 침투는 쉽게 치료할 수 있었다. 사망자에 대한 법의학 연구를 통해 탄환에 의한 신체 침투의 장기 분포를 확인할 수 있었으며, 평균적으로 각 주사 피해자는 16.6 + 8.8개의 탄환(범위 3-37)을 흡수했다. 18명의 희생자(90%)가 강철 구슬에 의한 뇌와 얼굴 손상을 입었고, 한 명의 희생자는 주요 사지 절단을 겪었다.

인체에 대한 다중 침투는 평가 중 특별한 주의를 요구하며, 이러한 환자에서 심장 또는 혈관 손상을 배제하기 위해 모든 평가 수단을 사용해야 한다. 가능한 모든 발사체를 식별하고 매핑하기 위한 전신 투시 검사의 자유로운 사용은 문서화 및 향후 참조를 위해 필수적이다. 엑스레이 또는 투시 검사에서 다수의 파편이 식별될 때는 의심을 증가시켜야 한다.

3차 폭발력 손상

3차 폭발력 손상은 폭발 바람이 희생자를 정지된 물체에 부딪히게 하거나 바람에 의한 혼란으로 인해 발생한다. 일부 환자의 경우 폭발 바람의 동적 압력으로 인해 사지 절단이 발생할 수 있다. 주요 사지 절단은 손상의 심각성을 예측하는 지표로서, 많은 희생자들이 현장에서 치명적으로 압도당한다. 그럼에도 불구하고, 연구자들의 경험에 따르면, 살아서 들어온 대부분의 희생자들은 생존하여 결국 퇴원한다.

이 기전의 영향으로는 가슴 벽에 대항하여 감속하는 폐 실질에 적용되는 전단력, 구조물 붕괴 피해자의 분쇄 증후군, 그리고 구획 증후군이 있다. 감속력은 또한 간, 비장, 신장과 같은 고형 장기에도 손상을 일으켰다. 일부는 이를 원래 폭발력 기전으로 인한 가속-감속의 결과로 간주했지만, 실제로는 몸이 다른 물체에 부딪히면서 고형 장기의 가속과 감속이 발생하는 것으로, 고전적인 둔상의 손상을 닮았다.

4차 폭발력 손상

4차 폭발력 손상은 폭발의 열적 효과와 관련이 있다. 현장에서 가연성 물질이 점화될 때 화상이 발생한다. 폭발 지점에서 매우 높은 공기 온도로 인해 직접적으로 폐에 열적 손상이 발생할 수 있다. 소이탄 공격 후에는 화상 부상자 수를 가능한 한 빨리 파악하고, 대규모 화상 피해자가 지역 의료 자원을 신속히 압도할 수 있으므로 대체 국가 화상 관리 자원에 경보를 보내야 한다.

5차 폭발 부상

텔아비브의 한 나이트클럽에서 자살폭탄 테러가 발생한 사건에서, 복잡성과 관계없이 과도한 염증 반응이 관찰되었다. 이 염증 반응은 폭발 중심에서 멀리 떨어져 다친 사람들이나 피부 손상이 없는 환자들 사이에서는 나타나지 않았다. 이 사건에서 상처를 통해 또는 흡입을 통해 유독 물질을 흡수했을 수 있는 네 가지 사례가 보고되었다. 특이한 염증 반응은 혈관 확장 특성을 가진 특정 폭발물, 펜타에리스리톨테트라니트레이트(PETN)의 흡수에서 비롯되었다는 가설이 세워졌다. 그러나 이러한 과도한 염증은 혈역학적 불안정성을 나타내는 놓친 부상과 구별해야 한다.

6) 테러 폭발의 결과[38]

부상의 심각성

33개월 동안의 테러 폭발의 결과를 분석하고 비테러 사고와 비교한 결과, 이스라엘 트라우마 레지스트리 기록에 따른 후향적 코호트 연구에서, 폭발 피해자들은 다른 외상 환자들보다 젊었으며 그중 절반이 20대였다. 또한 테러 폭발은 상해의 심각성과 복잡성 면에서 현저한 차이를 보였다. 심각한 부상자(ISS ≥ 16)는 거의 세 배 더 많았고, 낮은 글래스고 혼수 점수(≤ 5)는 네 배 더 많았으며, 혈역학적으로 불안정한 도착자는 비테러 사건보다 두 배였다. 부상된 신체 부위의 수도 테러 피해자들에서 현저히 증가하여 약 18%가 3개 부위가 손상되었고, 11%는 4개 이상의 부위가 손상되었으며, 이는 비테러 외상 그룹의 5%와 1.5%에 비해 많았다. 놀랍게도 중환자실 입원과 수술 개입은 테러 폭발에서 현저하게 증가했으며, 모든 ISS 수준에서 병원 체류 기간이 길었고, 즉각적이고 늦은 사망률도 현저히 높았다. 우리는 테러 폭발이 전통적인 외상과 다른 새로운 유형의 피해자를 만들어냈다는 결론을 내렸다. 입원 시 부상의 공식적인 심각성뿐만 아니라 부상당한 신체 부위의 수에서도 차이가 있다. 실제로 많은 폭발 피해자들이 가장 심각한 부상을 입은 세 개 이상의 지역을 가지고 있었으며, 이는 이러한 환자들을 평가하는 데 ISS의 부적절함을 드러냈다. ISS는 이러한 폭발 환자들의 결과 심각성을 반영하는 데에도 실패했다.

폭발 피해자들의 다른 임상적 행동은 심각하게 다친 환자들의 비율 증가만으로 설명될 수 없으며, 중환자실을 제외한 모든 변수들도 심각하지 않은 부상을 입은 피해자들 사이에서도 현저하게 증가했다. 따라서, 다차원 부상 패턴(MIP)이 구별되었다.

임상적 함의

MIP는 진단 정보가 제한적일 때 특히 외상 외과의사에게 엄청난 도전이다. 다중 부상 복합체는 주의 깊은 조정을 요구하며 치료 팀들 사이에서 외상 외과의사의 엄격한 감독을 요구한다. 치료 체제의 우선순위를 정하고 안정화가 이루어질 때까지 결정적인 치료를 연기하는 동안 손상 통제 전략을 너그럽게 사용하는 것이 필요하다. 다차원 부상에서의 치료 딜레마는 폭발성 폐 손상 대 찢어진 폐를 위한 다른 접근법이 필요함을 예로 들 수 있다. 찢어진 폐는 관통 미사일로 인한 2차 폭발 부상에서 발생할 수 있는 반면, 폭발성 폐 손상은 1차 폭발 부상 패턴에 대한 고전적인 것이다. 두 경우 모두 지속적인 공기 누출로 인해 심각한 호흡곤란이 발생할 수 있으며, 이는 창의적인 인공호흡법을 요구한다. 초기 부상 단계에서 이 두 폐 손상에서의 체액 관리는 매우 다를 수 있으며, 찢어진 폐는 소생 치료를 요구하는 반면 폭발성 폐는 제한적 관리를 요구하므로, 체액 관리와 모니터링의 이상적인 맞춤이 필요할 수 있다. 찢어진 폐는 때때로 수술 치료가 필요할 수도 있지만, 폭발성 폐 치료의 주된 요소는 비수술적 호흡 지원이다.

폭발 대량 사상자 사건의 부수적 평가

테러 폭발 사건 직후에는 모든 환자에게 필요한 영상 진단 방법을 동시에 제공할 수 없다. 컴퓨터화 단층 촬영(CT)은 초기에는 두부 손상에 제한적으로 사용되며, 안정된 환자의 다른 신체 부위에 대한 미사일 침투 및 궤적 식별을 위해서는 나중에 사용된다. 금속 물체의 존재는 전신 투시술에 의해 가장 잘 나타나며, 이는 특히 의식이 없고, 기관 내 삽관을 하고 인공 호흡을 하는 환자들에게 중요하다. 복부 X-레이는 표준 외상 필름에 추가하여 희생자에게 표시될 수 있다. 단일 평면 필름에서 금속 물체의 시각화는 철저한 평가에 종종 부적합하지만, 추가 영상이 필요한지 또는 긴급 수술이 필요한지 팀에 지시할 수 있다. CT 사용이 제한되어 있기 때문에 초음파(US)가 복부 평가의 주요 도구가 된다. 외상에 대한 초음파 집중 평가(FAST)는 중증 또는 중간 사상자 스테이션으로 분류된 모든 환자에게 강력히 권장된다. 다른 부상을 입은 환자들이 폭발에 노출되었음을 나타내는 지표들이 있지만 US가 음성인 경우, CT가 오랜 기간 동안 사용할 수 없는 경우 US 평가를 반복해야 할 수 있다. 이를 위해 이스라엘의 연구자들은 기관 내 삽관을 한 환자들과 비복부 응급 수술을 위해 수술 극장으로 서두르는 환자들에게 진단 복강 세척의 자유로운 사용을 권장했다.

테러 폭발 사건의 의료 처리

테러 폭발은 제한적 또는 대규모 다수 사상자 사건에 대비한 병원의 준비와 즉각적으로 활성화될 수 있는 사전에 확립된 프로토콜을 요구한다. 테러 폭발의 위치는 병원의 준비와 프로토콜 활성화에 영향을 미친다. 외딴 장소는 첫 환자가 도착하기 전에 병원이 더 많은 시간을 준비하고 관련 데이터를 수집할 수 있게 한다. 그러나 대부분의 자살 폭탄 테러는 의료 센터 근처 도시 지역에서 발생하며, 때때로 첫 번째 희생자의 도착은 경보보다 앞서기도 했다. 텔아비브 의료 센터에서 테러 폭발의 물결을 처리하는 데 얻은 응급실 및 기관 경험은 기존의 문헌들에 자세히 설명되었다. 사후 이벤트 디브리핑 세션에서, 적절한 이벤트 처리에 중요한 많은 주제들이 식별되었으며, 주요 인물의 기능과 정의 및 규칙으로 분류되었다. 첫 번째 범주에는 분류관, 의료 감독, 행정 감독, 수간호사, 응급 의료 시스템 조정자, 혈액 은행 연락관, 그리고 외상 팀이 포함된다. 두 번째 그룹에는 분류 병원 개념, 단방향 환자 흐름, 부수적 평가, 자문 및 3차 조사가 포함되었다. 이러한 주제에 대한 자세한 논의는 문서로 발행되었다. 이하는 그중에 몇 가지 중요한 강조 사항이다. 폭발 직후, 카오스 단계가 시작되고 가족 구성원, 구경꾼, 그리고 지나가는 차량이 부상자의 6-10%를 가장 가까운 병원으로 대피시켰다. 훈련된 의료 인력이 현장에 도착하면, 가장 심각하게 다친 환자들을 가장 가까운 병원으로 대피시키는 것이 그 병원을 압도할 수 있다. 왜냐하면 이 시점에서 이미 카오스 단계에서 대피된 환자들로 병원이 붐비기 때문이다. Over-triage는 이 상황을 더욱 복잡하게 만들고, 그렇지 않으면 구조 가능한 것으로 간주되는 환자들이 살아서 병원에 도착했음에도 불구하고 사망할 수 있다. 따라서 다수 사상자 사건에 대한 분류 프로토콜은 다른 외상 상황의 그것과 다르다. 그리고 모든 지역 및 지방 병원 시설은 부상당한 환자의 다수를 처리하기 위해 동원되어야 한다.

응급실에서 분류관은 병원에서 환자를 돌보는 첫 번째 의료 전문가로서, 환자를 부상의 심각성에 따라 분류하는 것을 목표로 한다. 이스라엘에서는 잘 훈련되고 지식이 풍부한 외과 전공의가 선임 직원이 도착할 때까지 이 중요한 작업을 적절하게 처리할 수 있다는 것을 알게 되었다. 행사의 성격, 정확한 메커니즘(밀폐 또는 개방 공간에서의 폭발), 그리고 가장 중요한 것은 모든 부상자가 대피되었는지에 대한 중요한 정보는 응급의료 서비스 조정자를 통해 전달되어야 한다. 인력이 부족한 응급실이 과부하될 경우, 새로운 환자들은 다른 시설로 전환되어야 한다.

외상 중심의 팀은 훈련된 외상 직원이 사용 가능해짐에 따라 조직되며, 고급 외상 생명 지원(ATLS) 지침을 따를 수 있는 세밀한 환경을 만들려고 시도해야 한다. 각 환자에 대한 최소한의 수용 가능한 치료는 ATLS 기준이다. 이스라엘의 프로토콜은 환자의 초기 평가부터 영상 진단, 수술(해당되는 경우), 그리고 최종 목적지로의 이전까지 정보 손실을 최소화하기 위해 팀이 환자와 함께 남아 있도록 제공한다. 경상 환자의 치료는 고위직 외과 의사가 감독해야 하며, 이는 저평가와 폭발 부상의 늦은 발현을 인식하기 위함이다.

ATLS 지침을 따르기에 인력이 충분하지 않거나 수술실이나 기타 자원이 부족한 경우, 의료 책임자는 의료 센터를 분류 전문 병원으로 선언해야 한다. 그 후, 생명을 위협하는 부상만 치료하고 나머지 환자들은 초기 평가 후 인근 병원으로 전원 되어야 한다.

외상 팀 개념의 도입은 일방향 환자 흐름의 원칙을 설정하고 준수할 수 있게 해 주었다. 이는 다수 사상자 사건이 선언될 때 즉시 실행되며, 응급실은 환자들로부터 신속히 비워지고, 이후 모든 폭발 사고 희생자들은 응급실에서 진료를 받고 이송되며, 다시 응급실로 돌아오지 않는다.

급성 응급 상황이 끝나면, 입원한 모든 환자에 대한 3차 조사를 실시하는 것이 중요하다. 3차 조사 팀은 입원 팀과는 다르게, 통상적으로 외상 경험이 있는 주치의, 정형외과 의사, 성형외과 의사, 간호사 및 정신과 의사로 구성된다. 3차 조사 중에는 대부분 사소한 부상만 발견되었지만, 한 사건에서는 이미 중증의 다른 상해로 인해 중환자실에 입원한 상태에서 두 환자가 3차 조사에서 혈관 손상을 인식하게 되었다.

7) 제한점

GTD는 전 세계적인 사건들의 포괄적 기록이다. 이는 테러 및 테러 대응 연구를 위한 국가 컨소시엄에 의해 유지되며, 글로벌 테러리즘 지수(GTI)와 같은 다른 테러 관련 측정을 위한 기초가 된다. GTD에만 전적으로 의존하는 것은 다른 일반 출처와의 확인으로 부분적으로 완화되지만, GTD에 보고되지 않은 사건이 있다면 이러한 발견의 진실성을 제한할 수 있다. GTD 데이터 세트의 주요 제한 사항 중 하나는 전쟁 맥락 내에서 발생한 모든 자살 폭탄 테러를 제거하는 기준 III이다. GTD 데이터 세트의 또 다른 분류인 "Doubt Terrorism Proper"는 5개의 대체 지정을 기반으로 사례를 제외한다. 자살 폭탄 테러와 가장 관련이 있는 두 가지는 "인종/내부 그룹 간의 충돌"과 "게릴라 행동/저항 행동"이며, 이것들에는 테러 공격이 포함될 수 있지만 GTD 데이터 세트의 목적으로 계산되지 않는다. 공개적으로 사용 가능한 데이터 세트, 예를 들면 시카고 프로젝트 보안 및 위협(CPOST; 시카고, 일리노이 주)은 더 많은 수의 자살 폭탄 테러에 대해 보고하지만, 다른 테러 사건에 대한 데이터 세트를 수집하지 않는다. 따라서 비교 목적으로, GTD는 공개적으로 사용 가능한 데이터 세트였다. 또한, 부상과 사망은 공식 병원 또는 검시관의 보고서가 아닌 뉴스 기록과 교차 검증되었으므로 이러한 출처의 완전성과 정확성에 의존한다.

8) 결론

자살 폭탄 테러는 전통적인 NSBA에 비해 훨씬 높은 사망 및 부상 통계를 초래할 수 있는 독특한 테러 방법론이다. 그들은 테러 조직 및 그룹들 사이에서 인기를 얻고 있으며, CTM 전문가들은 목표 유형, 위치 및 가해자의 성별에 따른 SBA와 관련된 독특한 부상 패턴 및 잠재적 위험 완화 전략을 인식할 필요가 있다.

REFERENCE

1. Horowitz MC. The rise and spread of suicide bombing. Annual Review of Political Science. 2015;18:69-84.
2. Pedahzur A, Martin S. Handbook of the Criminology of Terrorism. Hoboken, New Jersey USA: John Wiley & Sons; 2015.
3. Markovic V. Suicide squad: Boko Haram's use of the female suicide bomber. Women Crim Justice. 2019;29(4-5):283-302.

4. The Atlantic [Internet]. The Logic of Suicide Terrorism. [cited 2021 April 12]. Available from: https://www.theatlantic.com/magazine/archive/2003/06/the-logic-of-suicide-terrorism/302739/
5. NPR [Internet]. Temple-Raston D. How Much Does a Terrorist Attack Cost? A Lot Less Than You'd Think. [cited 2021 April 12]. Available from: https://www.npr.org/sections/parallels/2014/06/25/325240653/how-much-does-a-terrorist-attack-cost-a-lot-less-than-you-think.
6. Britannica [Internet]. Suicide Bombing. [cited 2021 April 12]. Available from: https://www.britannica.com/topic/suicide-bombing.
7. The Christian Science Monitor [Internet]. Iraqi Embassy in Beirut racked in "kamikaze" hit. [cited 2021 June 3]. Available from: https://www.csmonitor.com/1981/1216/121619.html
8. Kapusta P. Suicide Bombers in CONUS. Sch Adv Mil Stud United States Army Command. 2007.
9. Helmer D. Employment of Suicide Bombing During the 1980s. Fort Leavenworth, Kansas USA: Army Univ Press; 2006.
10. JSTOR [Internet]. Dying to Live: The "Love to Death" Narrative Driving the Taliban's Suicide Bombings. [cited 2021 April 12]. Available from: https://www.jstor.org/stable/26984795
11. Court M, Edwards B, Issa F, et al. Counter-Terrorism Medicine: creating a medical initiative mandated by escalating asymmetric attacks. Prehosp Disaster Med. 2020;35(6):595-8.
12. START [Internet]. Global Terrorism Database (GTD). [cited 2021 March 14]. Available from: https://www.start.umd.edu/data-tools/global-terrorism-database-gtd.
13. Codebook: Inclusion Criteria and Variables. College Park, Maryland USA: National Consortium for the Study of Terrorism and Responses to Terrorism; 2019.
14. Markovic V. Suicide bombings and lethality: a statistical analysis of tactics, techniques and procedures. Dissertation Abstracts International Section A: Humanities and Social Sciences. 2009. [cited 2021 June 3]. Available from: https://www.worldcat.org/title/suicide-bombings-and-lethality-astatistical-analysis-of-tactics-techniques-and-procedures/oclc/436171062
15. Reichman University [Internet]. The rationality of the Islamic radical suicide attack phenomenon. [cited 2021 June 3]. Available from: https://ict.org.il/the-rationality-of-the-islamic-radical-suicide-attack-phenomenon/
16. Kimhi S, Even S. Who are the Palestinian suicide bombers? Terrorism and Political Violence. 2004;16:815 40.
17. Almogy G, Belzberg H, Mintz Y, et al. Suicide bombing attacks' update and modifications to the protocol. Ann Surg. 2004;239(3):295-303.
18. Grimland M, Apter A, Kerkhof A. The phenomenon of suicide bombing: a review of psychological and non-psychological factors. Crisis. 2006;27(3):107-18.
19. Davis J. Evolution of the Global Jihad: female suicide bombers in Iraq. Stud ConflTerror. 2013;36(4):279-91.
20. Cragin R, Daly S. Women as Terrorists: Mothers, Recruiters, and Martyrs. Westport, Connecticut USA: Praeger Security International. 2009.
21. Holmes S. Women in modern terrorism, from liberation wars to global jihad and the Islamic State. J Policing, Intell Count Terror. 2018;13(3):375.
22. Pape R. The Strategic Logic of Suicide Terrorism. American Political Science Review. 2003;97:343-61.

23. Warner J, Matfess H. Exploding Stereotypes: The Unexpected Operational and Demographic Characteristics of Boko Haram's Suicide Bombers. Combatting Terrorism Center at West Point, United States Military Academy; 2017.

24. Galehan J. Instruments of violence: female suicide bombers of Boko Haram. Int J Law Crime Justice. 2019;58:113-23.

25. Bala M, Kaufman T, Keidar A, et al. Defining the need for blood and blood products transfusion following suicide bombing attacks on a civilian population: a Level I single-center experience. Injury. 2014;45(1):50-5.

26. Arnold JL, Halpern P, Tsai MC, et al. Mass casualty terrorist bombings: a comparison of outcomes by bombing type. Ann Emerg Med. 2004;43(2):263-73.

27. Arnold JL, Tsai MC, Halpern P, et al. Mass-casualty, terrorist bombings: epidemiological outcomes, resource utilization, and time course of emergency needs (Part I). Prehosp Disaster Med. 2003;18(3):220-34.

28. Bala M, Willner D, Keidar A, et al. Indicators of the need for ICU admission following suicide bombing attacks. Scand J Trauma Resusc Emerg Med. 2012;20(1):1-6.

29. Turégano-Fuentes F, Caba-Doussoux P, Jover-Naval' on JM, et al. Injury patterns from major urban terrorist bombings in trains: the Madrid experience. World J Surg. 2008;32(6):1168-75.

30. Kao RL, McAlister VC. Care of victims of suicide bombing. Can J Surg. 2018;61(6): s184-7.

31. Chim H, Yew WS, Song C. Managing burn victims of suicide bombing attacks: Outcomes, lessons learnt, and changes made from three attacks in Indonesia. Crit Care. 2007;11(1):1-9.

32. Bala M, Rivkind AI, Zamir G, et al. Abdominal trauma after terrorist bombing attacks exhibits a unique pattern of injury. Ann Surg. 2008;248(2):303-9.

33. Bala M, Shussman N, Rivkind AI, et al. The pattern of thoracic trauma after suicide terrorist bombing attacks. J Trauma. 2010;69(5):1022-8.

34. Tin D, Hart A, Ciottone GR. Terrorism in China and the emerging needs for Counter- Terrorism Medicine following a decade of deaths and injuries. Prehosp Disaster Med. 2021;36(3):270-5.

35. Tin D, Hart A, Hertelendy A, et al. Terrorism in Australia: a decade of escalating deaths and injuries. Prehosp Disaster Med. 2021;36(3):265-9.

36. Tin D, Hart A, Ciottone GR. Hardening hospital defenses as a counter-terrorism medicine measure. Am J Emerg Med. 2020;45:667-8.

37. The Strategist [Internet]. Enhancing medical preparedness to meet the changing threat of terrorism. [cited 2021 April 24]. Available from: https://www.aspistrategist.org.au/enhancing-medical-preparednessto-meet-the-changing-threat-of-terrorism/

38. Mayo A, Kluger Y. Terrorist bombing. World J Emerg Surg. 2006;1:33. doi: 10.1186/1749-7922-1-33. PMID: 17101058; PMCID: PMC1675994.

CHAPTER

10

필수 인프라를 대상으로 하는 테러리즘

CHAPTER | COUNTER-TERRORISM MEDICINE

10 필수 인프라를 대상으로 하는 테러리즘

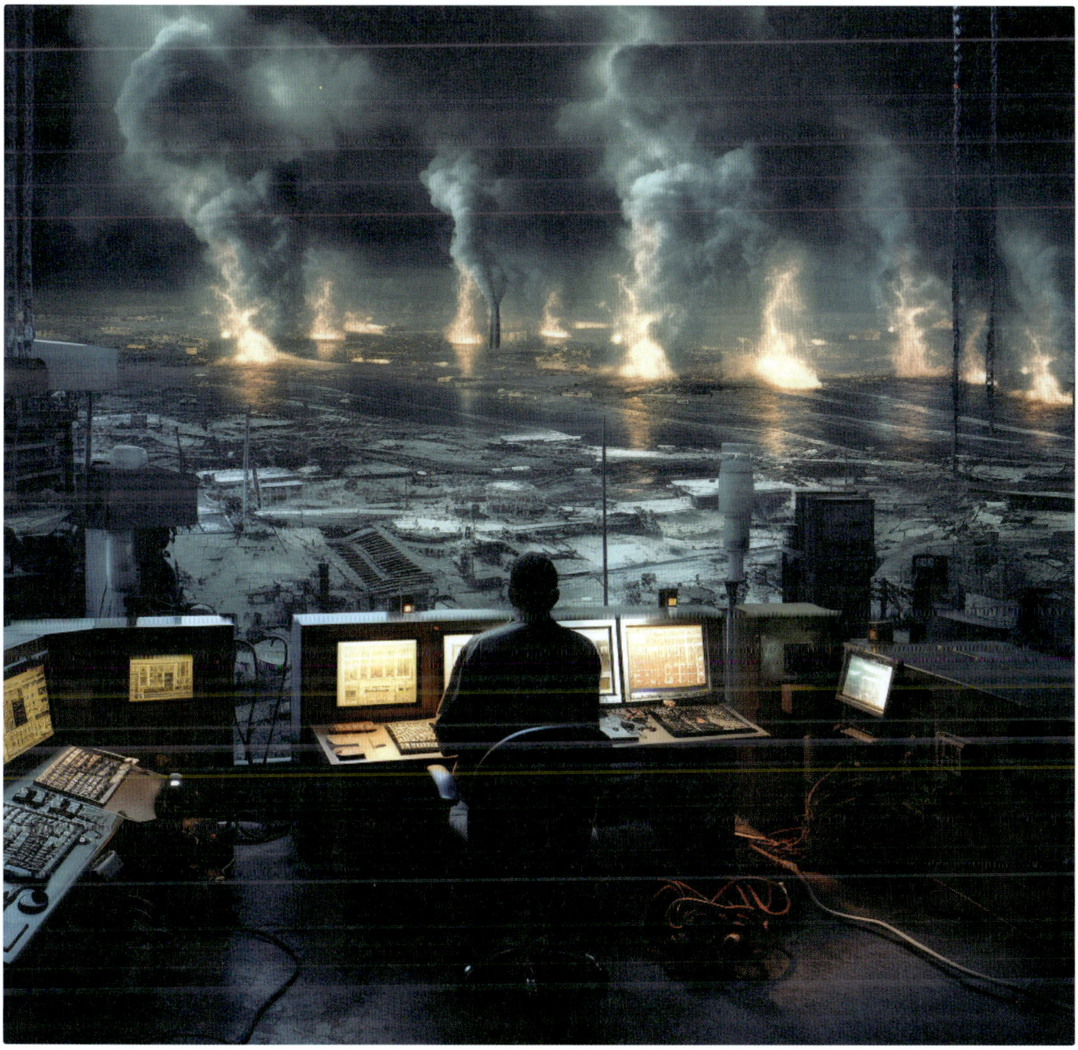

그림 10-1. 필수 인프라인 유류 시추소의 테러 공격.

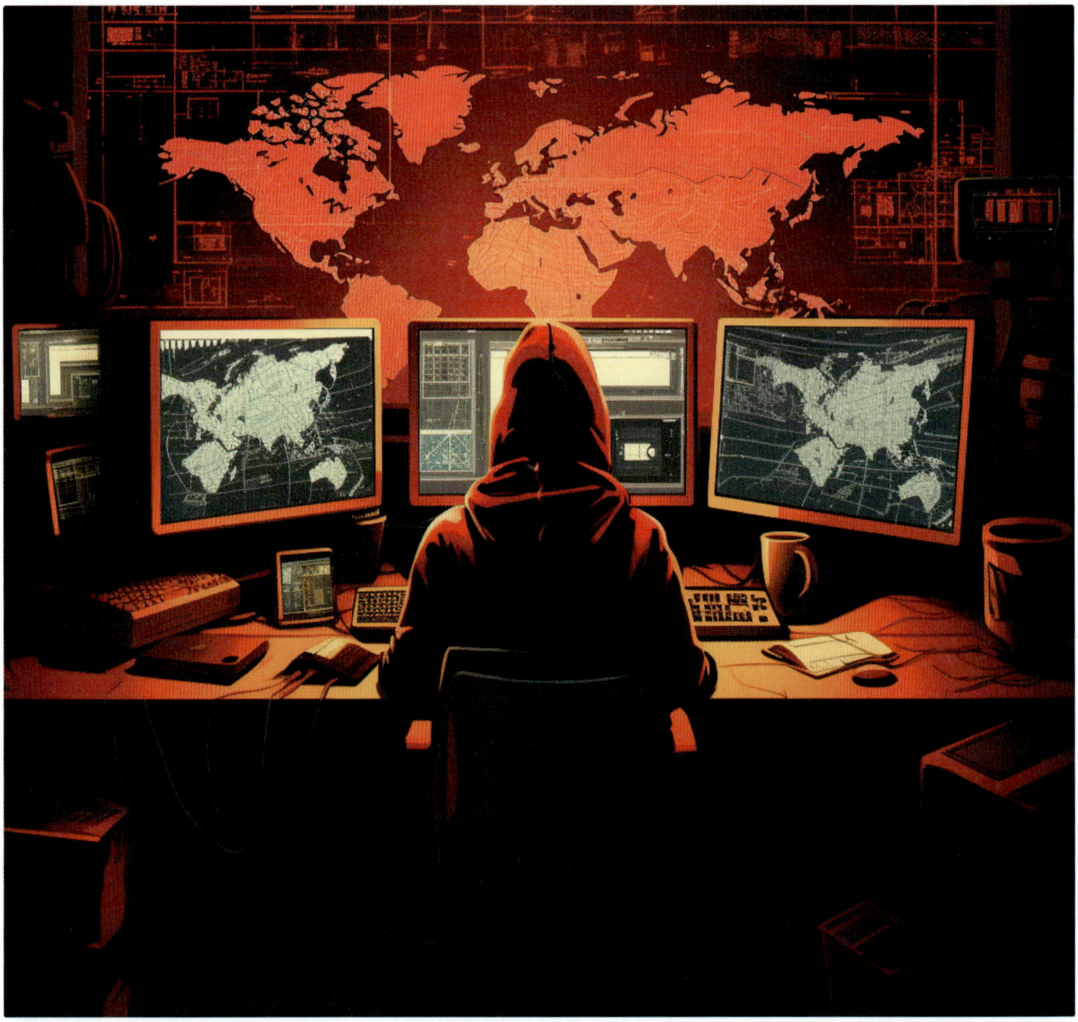

그림 10-2. 2017년 WannaCry 랜섬웨어 사이버 해킹 공격.

1) 서론

중요 인프라(critical infrastructure, CI)는 사회의 기능에 필수적인 자산과 시설을 설명하기 위한 보편적인 용어이다. 우리의 일상 업무를 가능하게 하는 시스템과 연결망은 대부분 당연시되지만, 이러한 시스템 중 하나가 방해를 받으면 다른 분야에도 심각한 결과를 초래할 수 있다. 중요 인프라의 상호 의존성과 그로 인한 사회적 영향은 최근 몇몇 사건들을 통해 극명하게 나타났다(그림 10-1). 2020년 AT&T 시설의 폭발 사건이 대표적인 예이다. 9-1-1 응급 호출 시스템이 다운되면서 응급의료 서비스, 경찰, 화재 대응 등의 중단이 발생했고, 복수의 병원에서 전자 의료 기록(EMR)의 기능 상실로 건강 관리 서비스가 더욱 방해되었다.[1]

건강 시스템은 환자 결과에 직접적이고 간접적인 취약점을 가지고 있다. 2021년, 유니세프는 리비아의 인공 강에 대한 고의적인 공격이 해당 국가의 물 공급의 주요 부분을 차지하며 특히 어린이들 사이에서 전염병의 증가를 초래할 수 있다고 경고하였다.[2] 2017년 보고서는 우크라이나의 의료 분야에서 폭발 무기의 영향을 조사하여 수도 및 전력 라인과 같은 중요 인프라의 파괴가 의료 서비스의 품질과 사용 가능성에 얼마나 오랜 시간 동안 영향을 미쳤는지 보여주었다.[3]

건강 관리 제공은 주변 중요 인프라가 제공하는 자원에 의존하며, 이로써 통신이 점점 더 포함되고 있다. 2017년 WannaCry 랜섬웨어 유행은 영국의 국립 건강 서비스(NHS)를 며칠 동안 마비시켰고, 19,000건의 예약 취소를 초래하였다(그림 10-2).[4] NHS는 이러한 예약 중 최소 139건이 암을 앓고 있는 환자들을 위한 것이라고 확인하였다.[5]

2022년 12월 3일 미국 노스캐롤라이나에서의 두 전기 변전소에 대한 고의적 공격과 그 이후 오리건 및 워싱턴의 전력 시설에 대한 일련의 공격들은 미국의 전력망 취약성과 이로 인해 발생할 수 있는 공공 보건 및 의료 시설에 대한 위험을 강조하였다.[6] 이러한 사건들은 또한 우크라이나에서 목격되고 있는 것처럼, 테러 공격과 하이브리드 전쟁에서의 전력망을 목표로 삼는 것에 대한 논의를 촉발시켰다.[6]

미국 사이버 보안 및 인프라 보안 기관(CISA)과 같은 몇몇 국가 및 지역 지침이 중요 인프라의 고의적인 피해로부터 보호하고 이러한 자산의 실패 위험을 완화하기 위해 존재하지만, 그들은 여전히 취약하며 고의적인 공격의 위험에 처해 있다.

본 챕터는 중요 인프라, 특히 에너지, 통신 및 수도 인프라에 대한 역사적인 테러 공격을 조사하며, 독자가 건강 관리 부문에 대한 이러한 중단의 빈도와 패턴을 더 잘 이해할 수 있도록 정보를 제공하고자 한다.

2) GTD 빈도 및 세부 통계 분석(1970-2020)

데이터 수집은 '글로벌 테러 데이터베이스(GTD)'를 통한 회고적 데이터베이스 검색을 사용하여 수행되었다. GTD 데이터베이스는 내부 데이터베이스 검색 기능을 사용하여 1970년 1월 1일부터 2020년 12월 31일까지 발생한 모든 이벤트를 검색하였다. 검색을 위한 키워드로 "Utilities", "Food or Water Supply" 그리고 "Telecommunications"를 주요 대상 유형으로 선택하였다. 이벤트는 국가, 지역 및 사망자 및 부상자 수를 기반으로 분석되었다. 모든 분류는 GTD에서 미리 결정되었다. GTD는 "Utilities"를 에너지의 전송 또는 생성 시설로 코드화했다. 마지막으로, GTD의 "Telecommunications"는 정보 전송의 시설 및 인프라에 대한 공격을 포함했다. 결과는 엑셀 스프레드시트에 내보내져 분석되었다. 중복 데이터 입력 및 분석이 유효성을 보장하기 위해 수행되었다. 공격은 아래에

표 10-1. 대상별 총 공격 횟수(1970-2020)

	공격 횟수	총 사망자 수	총 부상자 수
유틸리티	6,280	1,917	1,377
물	268	318	261
전자통신	1,265	205	510

표 10-2. 유틸리티 하위 유형별로 나눈 공격이 가장 많은 상위 10개국(1970-2020)

	총합	전기	가스	유류
1	엘살바도르 (1,061)	엘살바도르 (1,058)	파키스탄 (30)	콜롬비아 (553)
2	콜롬비아 (821)	페루 (637)	이집트 (38)	이라크 (128)
3	페루 (653)	칠레 (449)	러시아 (22)	예멘 (128)
4	파키스탄 (644)	파키스탄 (275)	예멘 (22)	나이지리아 (122)
5	칠레 (456)	이라크 (270)	콜롬비아 (20)	터키 (33)
6	이라크 (412)	콜롬비아 (248)	알제리 (20)	파키스탄 (30)
7	태국 (196)	태국 (194)	시리아 (16)	인도 (28)
8	필리핀 (191)	필리핀 (185)	나이지리아 (16)	이란 (26)
9	앙골라 (177)	앙골라 (164)	우크라이나 (14)	리비아 (21)
10	예멘 (177)	스페인 (82)	이라크 (14)	페루 (14)

설명된 GTD로 설정된 세 가지 테러 관련 기준을 만족하는 경우 포함 기준을 충족하였다. 모호한 이벤트는 테러 사건으로서 GTD에 포함되는 기준을 충족하는지에 대한 불확실성이 있을 때 제외되었다. 세 가지 기준은 데이터베이스 내에서 결정되었으며 저자들에 의해 결정되지 않았다. 첫 번째 기준은 "행위가 정치, 경제, 종교 또는 사회적 목표 달성을 목표로 해야 한다"이다. 두 번째 기준은 "즉각적인 희생자들보다 더 큰 대상(또는 대상들)에게 강요, 위협 또는 다른 메시지를 전달하려는 의도에 대한 증거가 있어야 한다"이다. 마지막 기준은 "행위가 국제 인도주의법, 특히 민간인 또는 비전투원을 고의로 대상으로 삼는 것을 금하는 경고를 넘어서는 범위 내에서 수행되지 않아야 한다"이다.

GTD는 총 7,813건의 기반 시설 공격을 기록하였다(표 10-1). 대부분의 공격은 유틸리티를 대상으로 하는 6,280건이었으며, 이로 인해 1,917명이 사망하고 1,377명이 부상당했다. 통신 시설에 대한 공격은 1,265건으로, 205명의 사망과 510명의 부상을 초래하였다. 물 공급 시설에 대한 공격은 총 268건으로 기록되었으며, 이로 인한 사망자는 318명, 부상자는 261명이었다(표 10-1).

남미 지역은 총 2,236건으로 기반 시설에 대한 공격이 가장 많았으며, 중앙 아메리카와 카리브해 지역이 1,390건으로 그 뒤를 이었다. 가장 공격 횟수가 적은 지역은 동아시

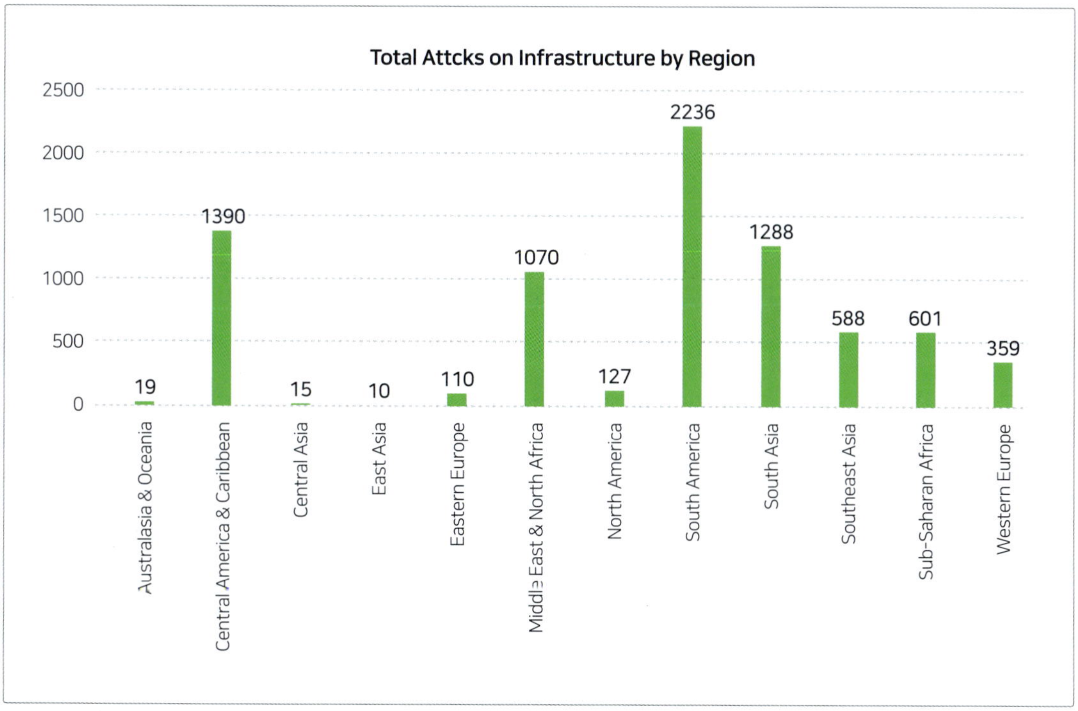

그림 10-3. 지역별 전체 인프라 공격 빈도(1970-2020).
Taubman © 2023 Prehospital and Disaster Medicine

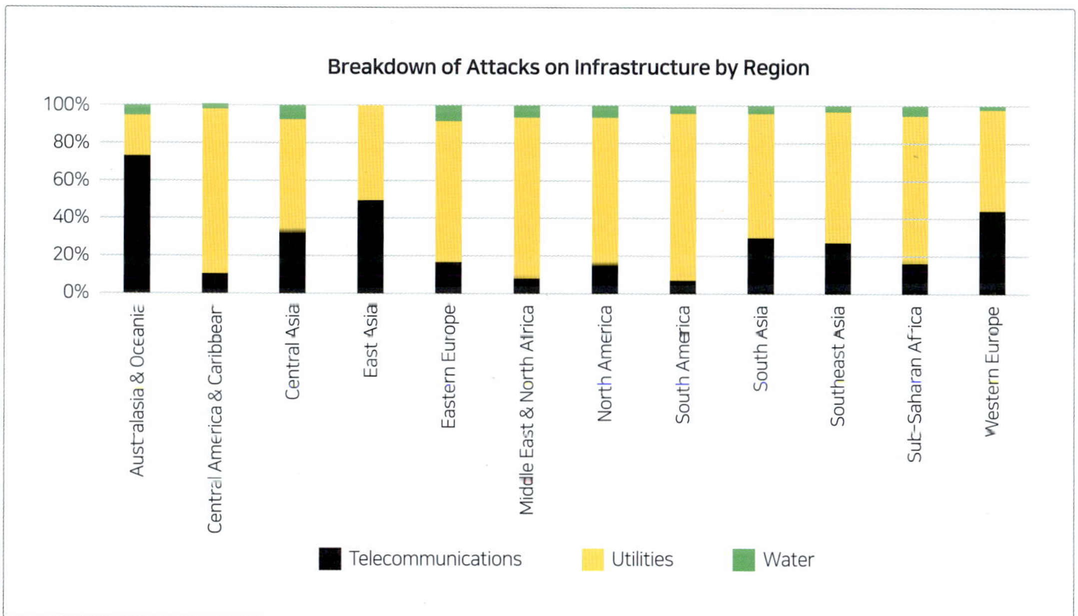

그림 10-4. 지역별 인프라 공격의 분석(1970-2020).
Taubman © 2023 Prehospital and Disaster Medicine

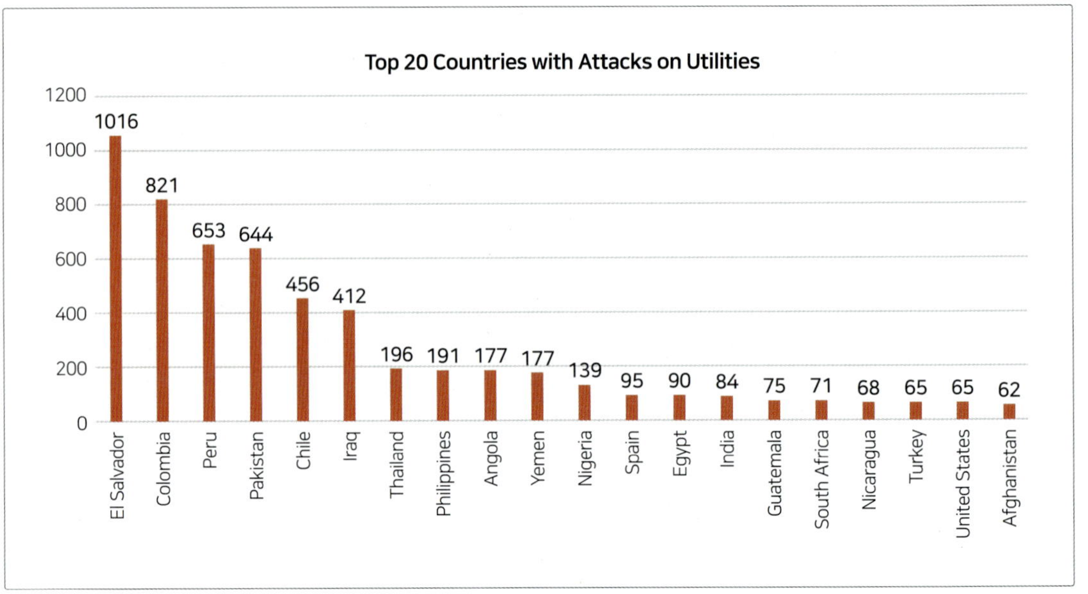

그림 10-5. 모든 유틸리티에 공격을 받은 나라 상위 20위(1970-2020).
Taubman © 2023 Prehospital and Disaster Medicine

아와 중앙 아시아로 각각 10건과 15건이었다**(그림 10-3)**. 유틸리티는 오세아니아를 제외한 모든 지역에서 가장 많은 공격을 받았으며, 오세아니아에서는 통신 시설에 대한 공격이 74%로 가장 많았다**(그림 10-4)**.

유틸리티에 대한 가장 많은 공격을 받은 개별 국가는 엘살바도르(1,061건), 콜롬비아(821건), 페루(653건)였다**(그림 10-5)**. GTD는 유틸리티를 전기, 가스, 유류로 세분화하였는데, 가장 많은 공격을 받은 나라는 엘살바도르였으며, 전기에 대한 공격도 가장 많았다. 가스에 대한 공격은 파키스탄이 가장 많았으며, 유류에 대한 공격은 콜롬비아에서 가장 많았다**(표 10-2)**. 1973년과 1974년에는 5건으로 가장 적게 기록되었으나, 1991년에는 388건으로 가장 많았다. 1990년대 초반에는 감소세를 보였으나, 2010년대에 다시 최고치를 기록하였다**(그림 10-6)**.

통신 시설에 대한 공격은 2008년에 크게 증가하였으며, 2020년에는 137건으로 사상 최대를 기록하였다**(그림 10-7)**. 인도에서는 총 140건의 공격으로 가장 많았으며, 엘살바도르(118건), 네팔(98건), 아프가니스탄(88건)이 그 뒤를 이었다**(그림 10-8)**.

최근 몇 년 동안에는 물 공급 시스템에 대한 공격이 유틸리티나 통신보다 훨씬 적었다**(그림 10-9)**. 가장 많은 공격을 받은 국가는 페루(46건), 이라크(25건), 파키스탄(20건)이었다**(그림 10-10)**.

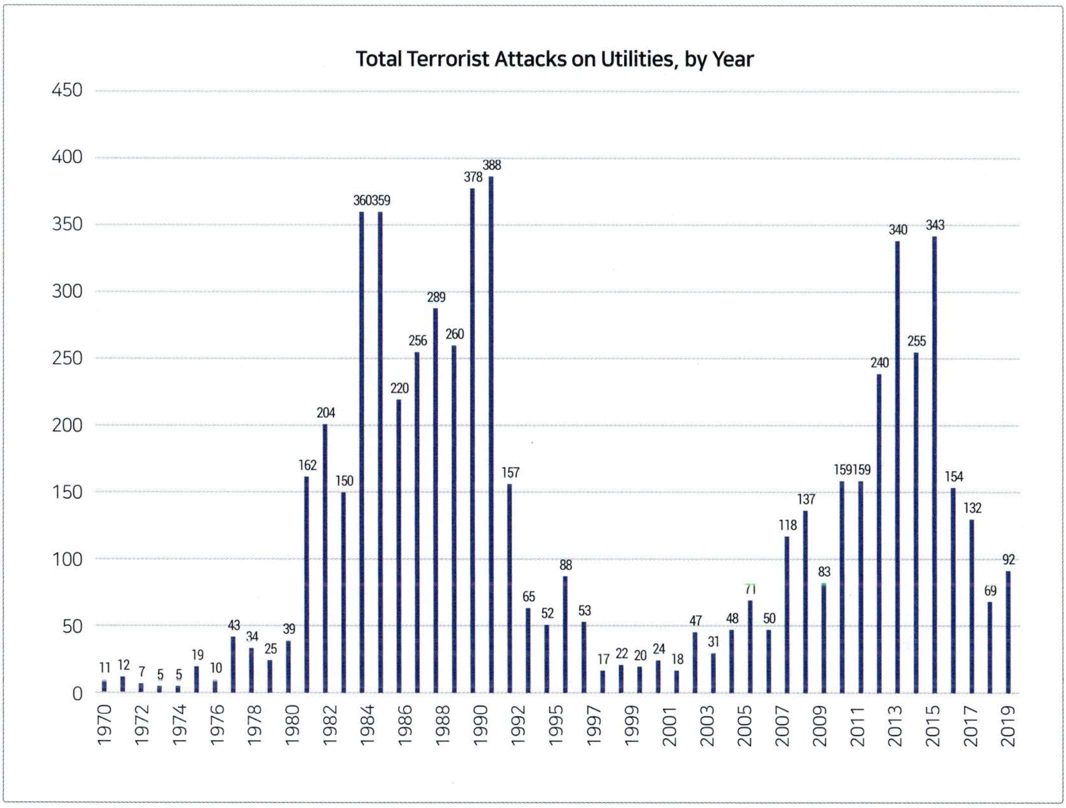

그림 10-6. 연도별 모든 유틸리티 공격(1970-2020).

Taubman © 2023 Prehospital and Disaster Medicine

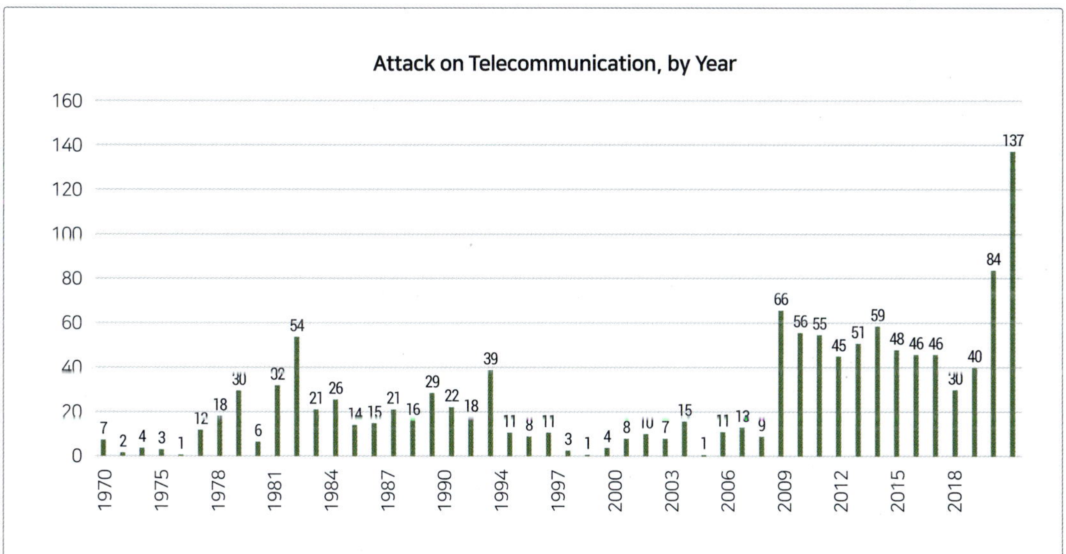

그림 10-7. 연도별 통신시설 공격(1970-2020).

Taubman © 2023 Prehospital and Disaster Medicine

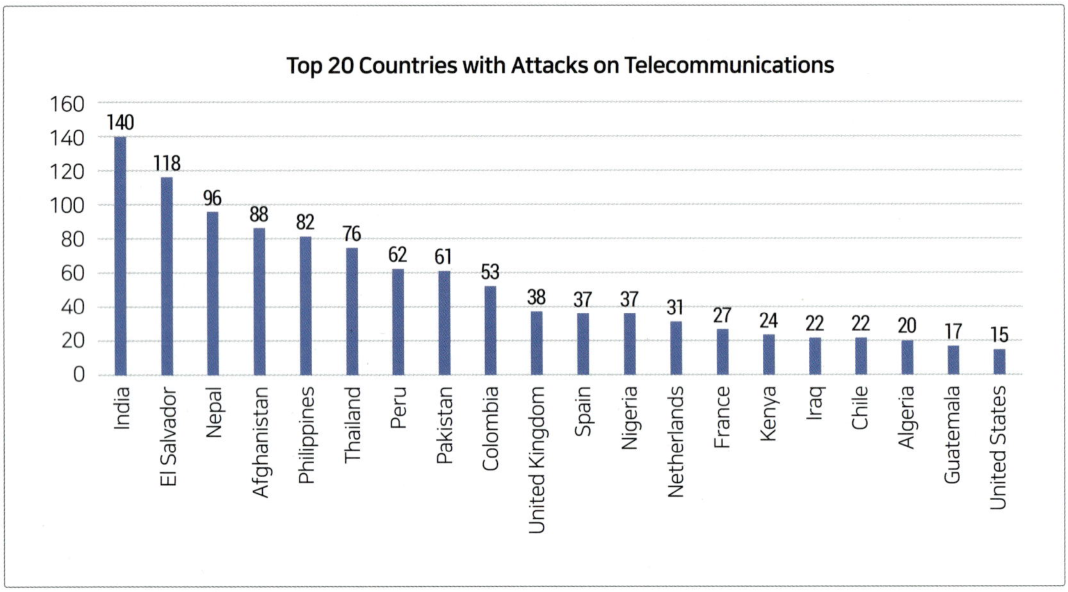

그림 10-8. 통신시설 공격을 받은 상위 20개 국가(1970-2020).

Taubman© 2023 Prehospital and Disaster Medicine

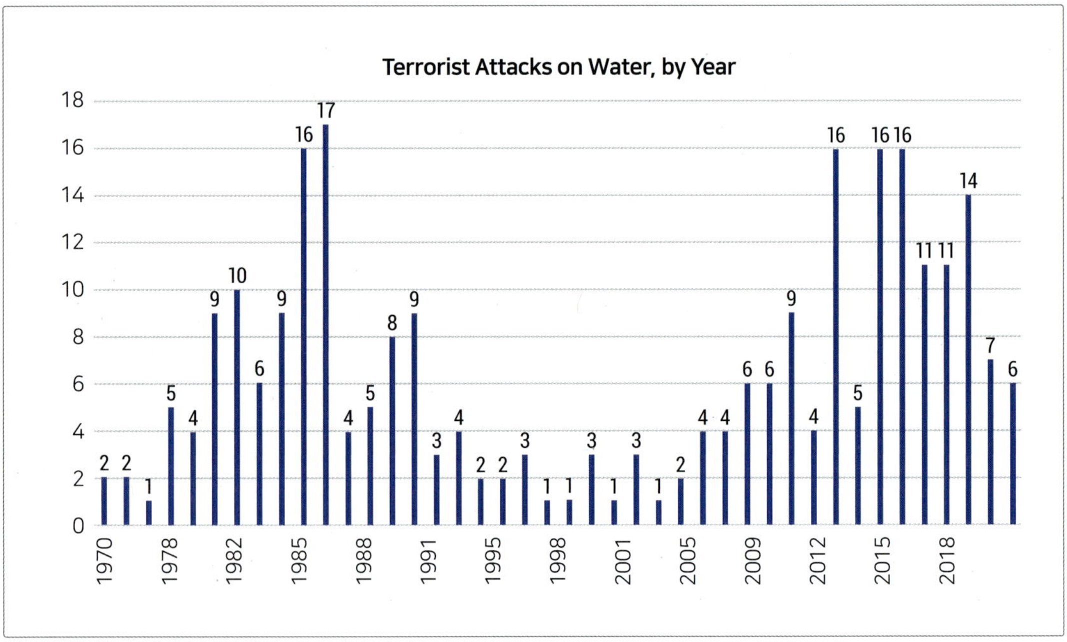

그림 10-9. 연도별 수자원 공격 빈도(1970-2020).

Taubman © 2023 Prehospital and Disaster Medicine

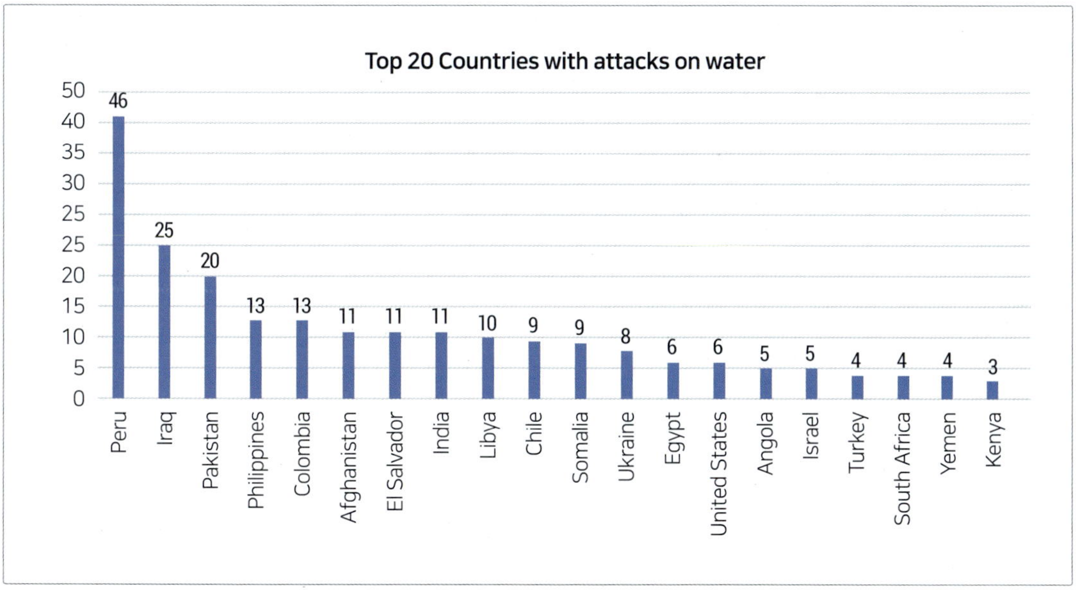

그림 10-10. 수자원 공격을 받은 상위 20개국과 빈도(1970-2020).
Taubman © 2023 Prehospital and Disaster Medicine

3) 토론

지난 수십 년 동안 전 세계적으로 에너지 사용량이 증가하였으며, 접근성과 소비 모두에서 증가하였다.[7] 이는 에너지 인프라에 대한 공격이 현재로서는 전체 공격의 작은 비율을 차지하고 있지만, 일부 테러리스트들이 그들의 동기에 따라 관심을 갖게 되었음을 시사한다. 경제나 기후와 관련된 동기를 가진 테러리스트들에게는 에너지 시설과 같은 인프라 대상이 매력적이다. 왜냐하면 이러한 대상의 파괴는 경제적 영향을 미칠 수 있기 때문이다. 그들은 또한 에너지 시설이 자원이 필요한 기반으로 인해 이동성이 낮고 높은 집중도를 가지고 있어 취약하다고 지적한다. 예를 들어, 석유 시설은 종종 석유가 자연적으로 발견되는 장소 주변에 집중되어 있다. 석유 인프라에 대한 가장 높은 수의 공격을 받는 나라인 나이지리아는 이러한 동기를 가진 많은 그룹을 보유하고 있다. 그룹들은 석유 생산이 환경 파괴와 니제르 델타 지역에서 영향을 받는 지역 사회에 대한 보상 부족을 야기한다는 점을 공격의 동기로 지적한다.[8,9] 외진 지역의 시설은 보호하기가 더 어려울 수 있다.[10] 이는 2019년 드론이 사우디아라비아의 아람코 시설을 표적으로 하여 기록상 가장 큰 석유 생산 중단을 초래했을 때 중요했다(그림 10-11).[11]

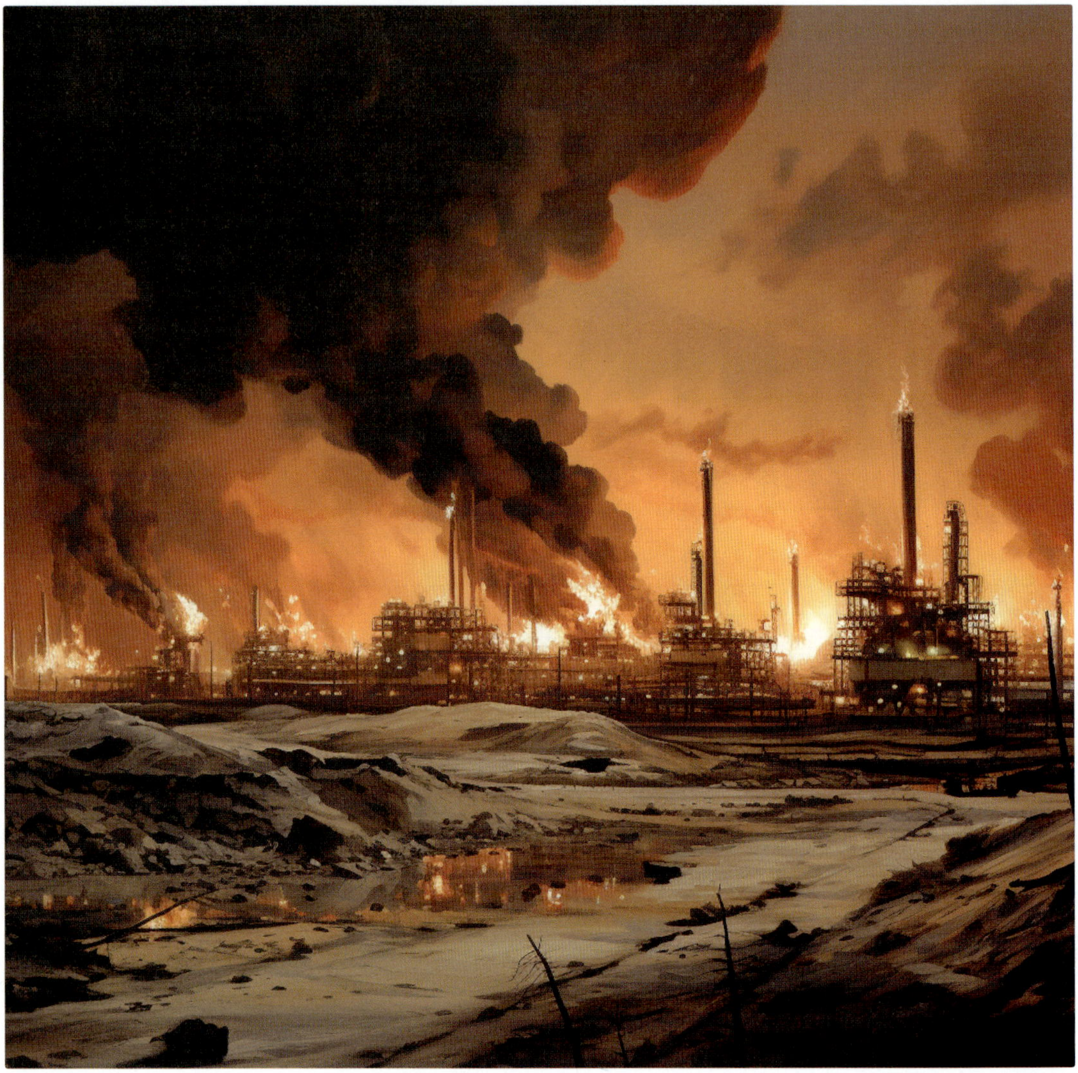

그림 10-11. 2019년 사우디아라비아의 아람코 시설의 드론 공격.

건강 관리 시스템은 대규모 "정전"의 이전 사건들을 검토하여 잠재적 영향을 이해할 수 있다. 2003년에는 나무 가지가 고전압 전력선에 떨어져 북미 역사상 가장 큰 전력 차단이 발생했으며, 이로 인해 약 5,000만 명의 사람들에게 영향을 미쳤다(그림 10-12).[12] 이 광범위한 전력 실패로 인해 의료 기기 실패,[13,14] 호흡기 질환,[15] 그리고 정전으로 인한 부상과 같은 원인으로 뉴욕 시 병원에 환자가 더 많이 발생했다.[16] 뉴욕시 보건 및 정신 위생 부는 여러 병원 발전기의 실패, 장비 멸균 문제, 현지 수로로 5억 갤런의 미처리 하수 방출, 그리고 증상 감시 메커니즘의 기계화 상실을 보고했다.[16] 전력 차단 자체가 비슷한 날씨로부터의 데이터와 비교하여 인구의 건강에 영향을 미쳤다.[17] 예를 들어, 증상 감시는 그 후 며칠 동안 설사 질환의 증가를 보여주었다.[18]

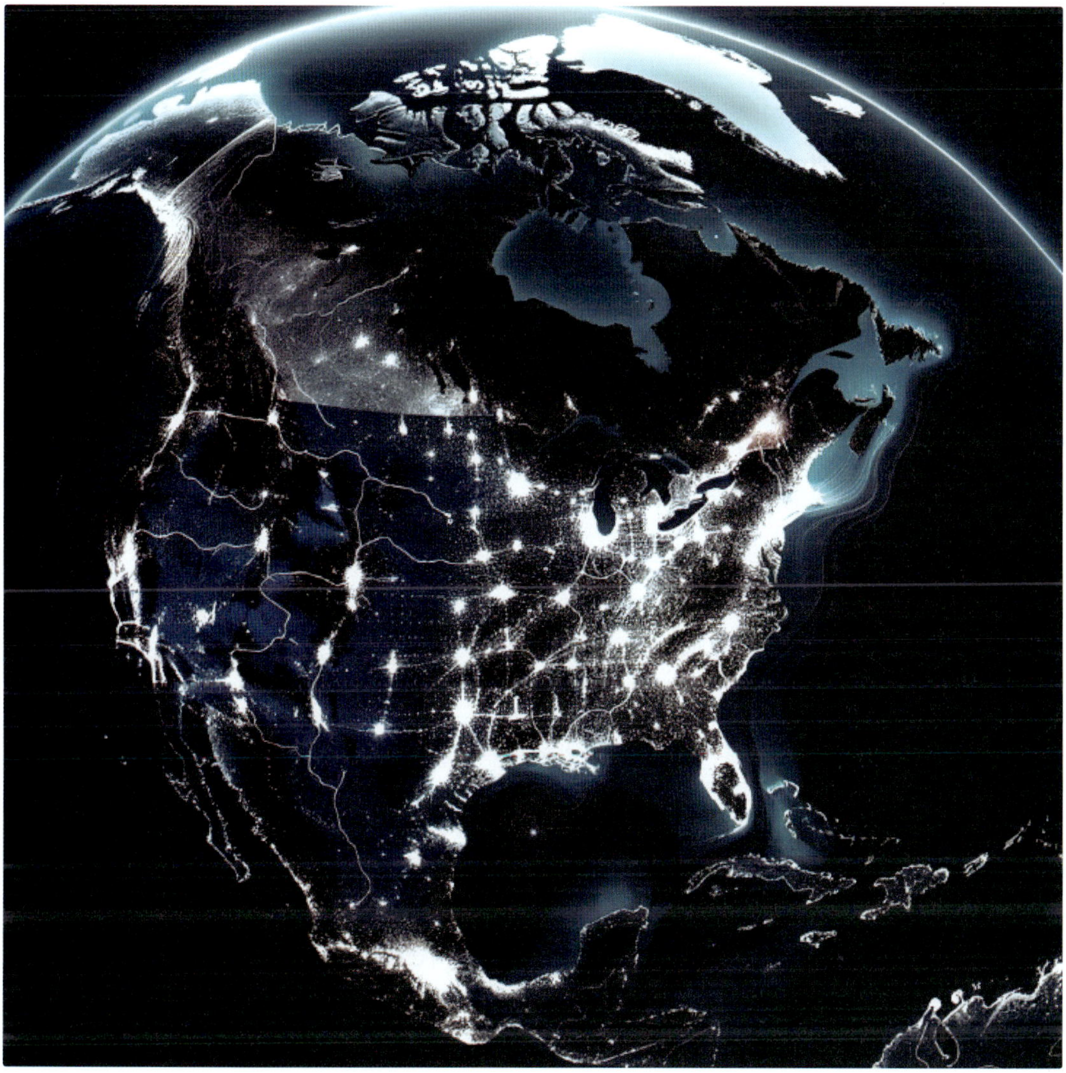

그림 10-12. 2003년 북미 전력차단에 의한 대규모 정전.

자연재해 또는 장비 고장으로 인한 전력 실패의 영향은 고의적인 공격으로 인한 전력 실패와 함께 볼 수 있다. 전력 인프라에 대한 공격과 관련하여 상위 10개 국가 중 4개는 남미와 중앙 아메리카에 있었다. 모두 상위 다섯 개 국가에 포함되어 있으며, 엘살바도르는 1,061건으로 가장 많은 공격을 받았으며, 그 뒤로 콜롬비아가 821건, 페루가 653건, 칠레가 456건으로 이어진다. 이 지역 외의 목록 상단에 있는 유일한 나라는 파키스탄이었다. 모든 네 개의 남미와 중앙 아메리카 국가에서는 전기 인프라에 대한 공격이 가장 흔했다.

미국은 2022년과 2023년에 전력 그리드에 대한 공격이 증가했다.[19] 조지 워싱턴 대학(워싱턴 DC, 미국)의 극단주의에 관한 프로그램에서는 미국의 폭력적인 극단주의 그룹들에게 에너지 인프라가 관심을 가지고 있다고 지적하였다.[20] 물은 음용수에서부터 전력 및 산업 기능에 이르기까지 중요한 자원으로, 오랜 시간 동안 시도되고 성공한 공격의 대상이 되었다. 이러한 공격은 배달 시스템을 방해하거나 내용물을 오염시키기 위한 것일 수 있다.[21] 오염물질, 생물무기를 포함하여, 수집 지점에서 상류로 시작하여 도입될 수 있는 여러 지점이 있다.[22] 수도 시스템은 점점 복잡한 시스템과 스마트 기술에 의존하게 되어 사이버 위협뿐만 아니라 전력 중단에도 취약해지고 있다.[23,24] 한 그룹은 아프가니스탄, 인도, 파키스탄에서 댐 프로젝트를 중심으로 한 수도 인프라에 대한 공격을 조사하였다. 그들은 이 세 국가 모두에서 정부에 대한 불신이나 프로젝트가 국내 또는 외교 정책 의제를 더욱 추진하는 데 사용되는 것에 대한 우려로 인해 수도 인프라 프로젝트가 지역 그룹들의 검토를 받았다는 것을 발견하였다.[25] 이 세 국가는 모두 수도 인프라에 대한 공격의 상위 10개 국가에 포함되어 있었다. 파키스탄은 20건의 사건이 기록되었으며, 아프가니스탄과 인도는 각각 11건의 사건이 발견되었다. 자연 발생 및 우발적인 수중 발생병의 발생을 검토하는 그룹들은 이 영역이 테러리스트들에게 취약하다는 것을 강조하였다.[26] 깨끗한 물은 위생, 수화 및 의약품 혼합과 같은 건강 관리 설정 내에서의 기타 기능의 기초이다. 저소득 및 중소득 국가의 병원에서 깨끗한 물에 대한 접근이 불충분하다는 것은 수술 치료에 부정적인 영향을 미친다는 것이 밝혀졌다.[27]

물의 오염은 지역사회의 건강과 안녕에 장기적인 영향을 미칠 수 있다. 2014년, 미시건 주 플린트의 수도 시스템은 원천을 바꾸었다. 이 변화 중에, 시스템은 파이프의 부식을 방지하기 위해 처리되지 않았으며, 이로 인해 지역 사회에 제공되는 물의 납 농도가 증가하였다.[28] 2016년, 이것이 아이들의 예상되는 혈중 납 농도의 백분율에서 증가와 관련이 있으며, 원인이라고 추정되는 것과 연관이 있음이 밝혀졌다.[29] 플린트 등록부는 잠재적으로 노출된 지역 사회의 구성원들을 등록하고 건강과 어린이 발달을 모니터링하였다.[28] 광범위한 물 오염의 직접적인 의료 효과 외에도, 2차 효과가 있을 수 있다. 2019-2020년 플린트 주민들의 설문 조사에서는 예비적인 우울증과 외상 후 스트레스 장애(PTSD)의 높은 유병률을 보였다.[30]

깨끗하고 신뢰할 수 있는 물의 원천은 인구의 건강에만 영향을 미치는 것이 아니라, 건강 관리 시스템의 운영을도 영향을 미칠 수 있다. 2022년 8월에는 폭우가 미시시피 주 잭슨의 노후화된 정수 시설을 홍수로 만들었다. 홍수로 인한 피해로 펌프가 고장 나면서 도시의 관로에 물이 공급되지 않았다.[31] 이러한 물 부족으로 일부 병원의 화재 진압 시스템이 영향을 받아 화재 감시 상태가 되었다.[32,33] 다른 시설에서는 에어컨 시스템이 영향을 받았거나 직원, 방문객, 환자들을 위해 휴대용 화장실을 제공해야 했다.[33,34] 일부 현지 시설은 이전의 물 공급 차단에 대응하여 자체 워터 리소스를 생성하기 위해 우물을 건설함으로써 영향을 받지 않았다.[35] 무장 갈등은 CI에 대한 공격이 어떻게 건강 관리에 영향을 미치는지 보여주었다. 우크라이나 전쟁 첫 162일 동안 15개 도시에서는

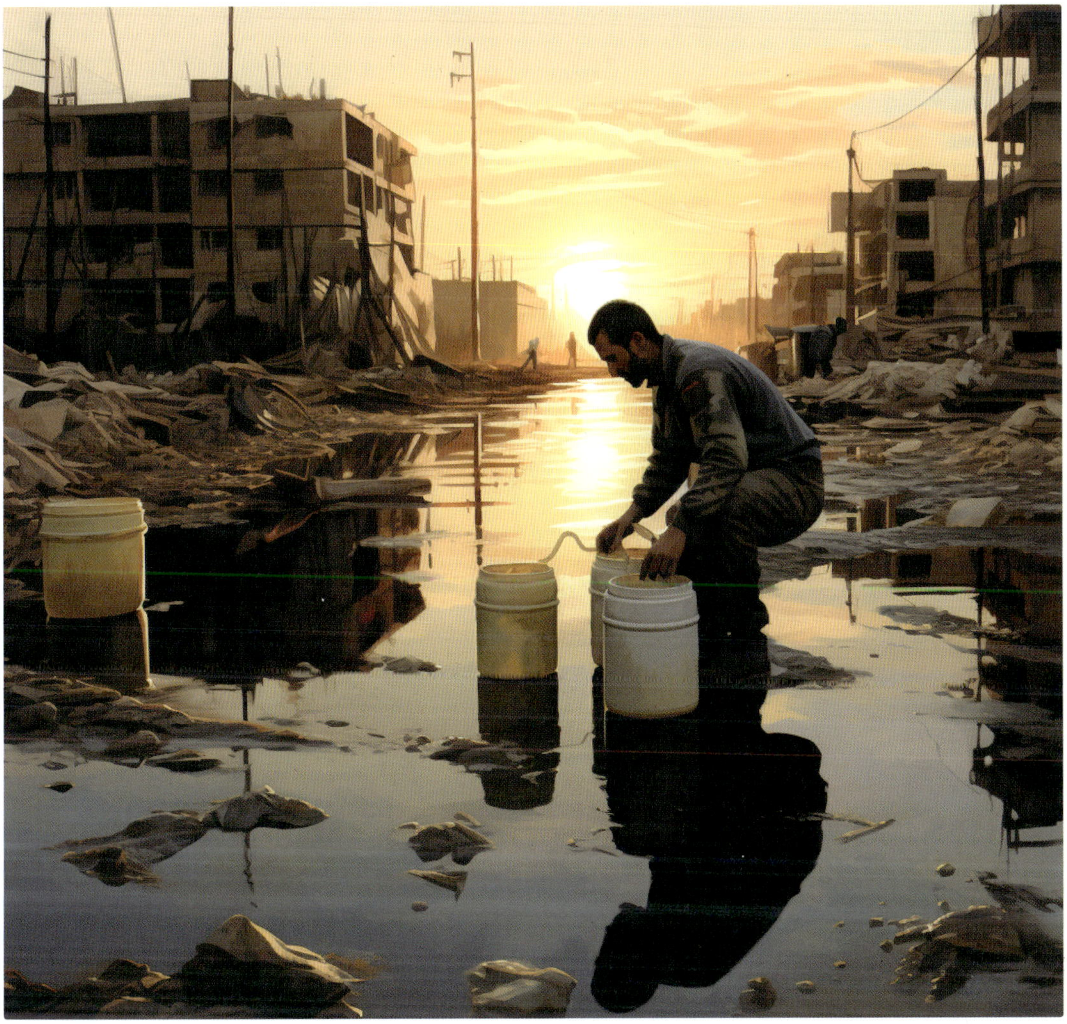

그림 10-13. 시리아에서 이슬람 국가(ISIS)가 고의로 원유로 물을 오염 시킨 후 낙망한 시리아 주민.

전기가 중단되었고 8개 도시에서는 물 공급이 중단되었다.[36] 이에 대응하여 유니세프는 서비스 중단에 대응하기 위해 우크라이나 카르헤이브에 병원에 물과 발전기를 전달했다.[2] 시리아의 갈등 중에는 이라크와 시리아의 이슬람 국가(ISIS)가 고의로 원유로 물을 오염시켰다.[37] 사실, 2016년에는 전력 인프라 공격 및 필요한 전력 공급에 대한 고의적 공격 때문에 국가의 50%가 갈등에서 손상되었다고 추정되었다(그림 10-13).[38]

병원에서의 전화 서비스 손실은 직원들이 비상 상황에 어떻게 알림을 받는지, 임상팀이 치료 계획을 어떻게 수립하고 실행하는지, 그리고 중요한 결정을 위해 환자 가족에게 어떻게 연락하는지에 영향을 미칠 수 있다. 전 세계에서 응급 의료 서비스를 사용할 수 있는 곳에서는 전화로 도움을 요청한다. 이러한 서비스의 중단은 공중의 치료 접근을 지연시킬 수 있다. 2019년에는 미국의 여러 응급 호출 센터에 서비스를 제공하는

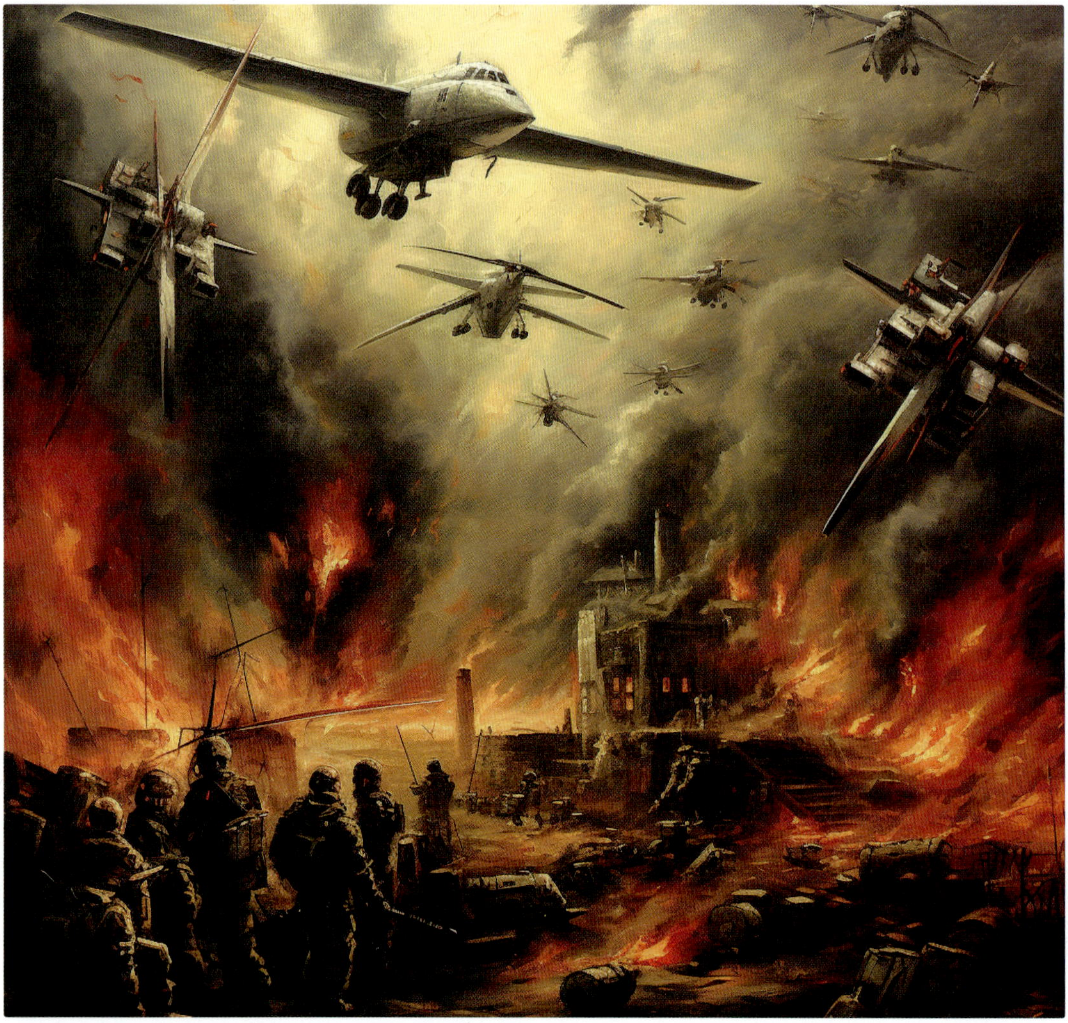

그림 10-14. 하이브리드 전쟁.

CenturyLink (루이지애나 주, 몬로)에서 중단이 발생하였다. 이로 인해 대중이 도움을 요청하기 위해 9-1-1 응급 시스템에 연결할 수 없는 넓은 지역의 응급 서비스에 영향을 미쳤다.[39] 일부 응급 호출 시스템에서 인터넷 기반 기술의 사용은 응답을 개선할 수 있지만, 이는 사이버 공격이라는 새로운 취약점을 만들어 냈다.[40]

전자 의료 기록(EMR), 텔레헬스 기능, 네트워크 기반 장비의 확산은 효율성을 높이고 건강 관리 제공을 개선했다.[41] 그러나 이러한 도구에 대한 의존도가 높아지면서 그들에 의존하는 시스템은 중단에 더 취약해졌다. 인터넷을 통한 전 세계적 연결은 인프라를 공격하려는 자들에게 완전히 새로운 목표를 제시했다. 프랑스 및 주변 지역의 육지와 해저 케이블을 표적으로 하는 2022년의 물리적 공격과 같은 공격이 여전히 심각한 위협을 가지고 있지만,[42] 비국가 기반의 조직에 의한 사이버 공격의 활용은 하이브리드 전쟁에 특이한 유사성을 가지게 되었다.[43] 현재는 이데올로기적 동기를 가진 사이버 범죄가 사이버 테러리즘 수준에 이르는지에 대한 논쟁이 있지만, 미국 국토 안보부(Washington, DC USA)는 사이버 공격을 테러 활동의 가능한 방법론으로 예측하였다.[44]

하이브리드 전쟁에 대한 보편적으로 인정받는 정의는 아직 명확하지 않지만, 통상적으로 하이브리드 전쟁은 전통적인 전쟁, 비정규 전쟁, 테러리즘, 범죄행위 등을 혼합한 형태로, 드론 기술, 사이버 공격, 전자기 펄스(EMP), 화학, 생물학적, 방사능, 핵 및 폭발물(CBRNE) 무기를 비전통적인 방식으로 사용하는 것으로 표현된다**(그림 10-14)**.[45] 이러한 위협은 러시아, 중국, 미국 간의 기술적 진보와 글로벌 경쟁에 의해 가속화되고 있으며, 이들 국가는 국제 안보와 지정학을 형성하기 위해 경쟁하고 있다.[46] EMP 공격의 사용은 군사 교리의 범위 내에 있으며, 장기간의 전력 중단에서 비롯될 수 있는 인구 건강에 대한 중대한 연쇄적 영향을 가질 수 있다. 우크라이나 전쟁에서 러시아 전략의 증가하는 측면은 비판적 에너지 인프라를 목표로 삼아 난방, 물, 의료 접근을 제한함으로써 민간 인구에 심각한 영향을 끼쳤다.[47] 그러나 전력망에 대한 손상은 자연적으로 발생하는 지자기 장애에 의해서도 발생할 수 있으며, 이는 자연 발생적인 태양 폭풍이 지구의 자기장을 방해하여 광범위한 지리적 영역에서 전기적 방해를 유발할 수 있다. 예를 들어, 1989년 캐나다 퀘벡의 전력망이 지자기 폭풍으로 인해 붕괴되어 약 600만 명의 사람들이 거의 10시간 동안 전기가 없었다.

전력 중단이 공공 보건 및 의료 시설에 미치는 영향에 대한 양적 연구는 부족하지만, 전력 상실이 직접적이고 간접적인 사망을 초래할 수 있다는 전문가 컨센서스가 있다.[48] 또한, 대부분의 병원에는 현장 발전기 및 발전소 형태로 전기 상실에 대비한 계획이 마련되어 있지만, 이는 일시적인 해결책에 불과하며 지역 기반의 건강 위험을 고려하지 않는다. 2003년 8월 미국 중서부와 북동부에서 발생한 대규모 정전은 거의 5천만 명의 사람들에게 영향을 미쳤고, 여러 사망은 이 사건과 직접적으로 연관되어 있다. 이 사건뿐만 아니라 2017년 플로리다의 허리케인 이르마와 관련된 전력 손실은 건강에 즉각적이고 심각한 해를 입힌 것으로 나타났으며, 더 오래 지속되는 영향을 끼쳤다.[49]

우려되는 점은 2003년 이후 의료 서비스가 긴급 의료 서비스(EMS) 통신 및 전자 의료 기록 유지, 환자 모니터링, 진단 검사, 병원 치료에 이르기까지 전력 소비 기술에 점점 더 의존하게 되었다는 것이다. 따라서 장기간의 전력 손실은 의료 서비스에 상당한 영향을 미칠 것이다.

식용수 공급 및 폐수 처리와 같은 기본적인 시정 기능의 중단은 또한 지역 사회 및 공공 보건의 큰 부분에 영향을 미칠 수 있으며, 광범위한 전염병 발병 위험을 증가시킬 수 있다. 또한, 냉장 보관을 제공할 수 없게 되면 식중독 증가로 이어질 수 있으며, 중요한 백신이 폐기될 수 있기 때문에 사회에 장기적인 영향을 미칠 수 있다.

2003년 8월 뉴욕(미국)에서 발생한 대규모 정전 사건을 분석한 결과, 사고로 인한 사망률이 122% 급증한 것으로 나타났으며, 질병 관련 비사고 사망률도 25% 증가했다.[5] 정전과 관련된 외상 환자들은 주로 낙상 관련 부상을 입은 고령자였다. 2017년 플로리다에서 허리케인 이르마로 인한 정전 시, 요양원 거주자들 사이에서 정전과 관련된 7일 및 30일 사망률 증가가 관찰되었다.[50] 사고로 인한 사망은 저체온증, 고체온증, 식중독, 일산화탄소 중독 등에 의해 발생할 수 있다.

사회경제적 요인과 연령은 극단적인 온도와 외상에 대한 반응의 차이와 연관이 있다. 이는 피할 수 있는 사망을 최소화하기 위한 완화 및 대비 계획이 절실히 필요함을 시사한다.

역사적 데이터는 만성 심혈관 및 호흡기 질환의 악화로 응급실을 찾는 환자 수가 증가하는 것을 보여준다. 또한, 환자들은 인공호흡기, 좌심실 보조 장치, 약물 네뷸라이저와 같은 가정 내 전기로 구동되는 장비에 의존할 수 있다.[51]

완전한 정전 상태의 커뮤니티에서 의료 시스템의 사고 및 질병 대응은 전기에 대한 중요 인프라 의존성에 의해 심각하게 영향을 받는다. 대부분의 시민들이 당연시하는 휴대폰 서비스부터 지휘 센터의 조정, 그리고 이어지는 EMS 운송에 이르기까지 응급 대응과 관련된 통상적인 소통의 모든 단계가 기능을 상실하거나 심각하게 제한될 것이다.

보건 의료 비용의 상승과 코로나 바이러스 질환 2019/COVID-19 팬데믹의 도전으로 인해, 보건 관리자와 병원들은 원격 환자 모니터링 기술과 텔레헬스 개념을 신속히 도입하고 있다.[52] 이는 병원이나 의료 시설 외부에서 환자 정보를 수집하고 교환하기 위해 기술을 사용하며, 때로는 환자의 가정에서 중요한 징후를 모니터링하며 가상 병동을 만들기도 한다.[53] 이는 커뮤니티의 견고한 전기 공급에 대한 의존도를 더욱 증가시키며, 대부분의 준비 계획에 대한 완전한 재고를 분명히 요구한다. 커뮤니티에서 사용되는 점점 더 복잡한 가정 의료 장치들도 패러다임 변화의 일부이다. 병원이나 의료 시설 대신 가정에서 치료를 제공하는 것은 특정한 전력 관련 위험을 제시한다.

4) 결론

핵심 인프라(CI)를 표적으로 한 총 공격 횟수가 가장 많은 지역은 역사적으로 남아메리카였으며, 다른 인프라보다 전력 및 유틸리티에 대한 공격이 더 많았다. 이러한 공격에서 직접 사망하거나 부상당한 사람들의 수는 다른 대상 유형보다 낮았다. 각 사건은 독특하며, 이러한 공격이 건강 관리 제공에 미치는 진정한 영향은 이러한 숫자만으로는 완전히 반영되지 않을 수 있기 때문에 현지 건강 시스템에 미치는 영향은 중요한 연구 분야이다. 이러한 공격의 패턴과 범위를 이해함으로써, CI의 중단에 대응하고 완화하기 위한 CTM 계획을 만들 수 있어, 건강 관리 시설이 계속해서 치료를 제공할 수 있다.

REFERENCE

1. New York Times [Internet]. When Nashville Bombing Hit a Telecom Hub, the Ripples Reached Far Beyond. [cited 2023 June]. Available from: https://www.nytimes.com/2020/12/29/us/nashville-bombing-telecommunications.html
2. United Nations Children's Fund (UNICEF) [Internet]. UNICEF Libya Country Office Annual Report-2021. [cited 2023 June]. Available from: https://www.unicef.org/reports/country-regional-divisional-annual-reports-2021/Libya
3. Harvard Law School International Human Rights Clinic and PAX [Internet]. Operating Under Fire: The Effects of Explosive Weapons on Health CAre in the East of Ukraine. [cited 2023 June]. Available from: https://paxforpeace.nl/publications/operating-under-fire/
4. The Telegraph [Internet]. Wanna Cry cyber-attack cost the NHS £92m as 19,000 appointments cancelled. [cited 2023 June]. Available from: https://www.telegraph.co.uk/technology/ 2018/10/11/wannacry-cyber-attack-cost-nhs-92m-19000-appointments-cancelled/
5. Ghafur S, Kristensen S, Honeyford K, et al. A retrospective impact analysis of the WannaCry cyberattack on the NHS. npj Digital Medicine. 2019;2(1).
6. CNN [Internet]. NC county announces curfew as nearly 40,000 customers remain without power after 2 substations damaged by gunfire. [cited 2022 December 18]. Available from: https://edition.cnn.com/2022/12/04/us/poweroutage-moore-county-criminal-investigation/index.html
7. Our World in Data [Internet]. Energy. [cited 2023 June]. Available from: https://ourworldindata.org/energy
8. Tobor JO. Terrorism or clamor for resource control: an analysis of Nigeria's Niger Delta militants. Journal of Terrorism Research. 2016;7(3):23.
9. Ugwueze MI, Onuoha FC. Hard versus soft measures to security: explaining the failure of counter-terrorism strategy in Nigeria. Journal of Applied Security Research. 2020;15(4):547-67.
10. Lee C. Why do terrorists target the energy industry? A review of kidnapping, violence, and attacks against energy infrastructure. Energy Research & Social Science. 2022;87:102459.
11. New York Times [Internet]. Two Major Saudi Oil Installations Hit by Drone Strike, and U.S. Blames Iran. [cited 2023 June]. Available from: https://www.nytimes.com/2019/09/14/world/middleeast/saudi-arabia-refineries-drone-attack.html
12. Scientific American [Internet]. The 2003 Northeast Blackout-Five Years Later. [cited 2023 June]. Available from: https://www.scientificamerican.com/article/2003-blackout-five-years-later/
13. Greenwald PW, Rutherford AF, Green RA, et al. Emergency department visits for home medical device failure during the 2003 North America blackout. Acad Emerg Med. 2004;11(7):786-9.
14. Prezant DJ, Clair J, Belyaev S, et al. Effects of the August 2003 blackout on the New York City health care delivery system: a lesson for disaster preparedness. Crit Care Med. 2005;33(1 Suppl):S96-101.
15. Dominianni C, Lane K, Johnson S, et al. Health impacts of citywide and localized power outages in New York City. Environmental Health Perspectives. 2018;126(6):067003.
16. Beatty ME, Phelps S, Rohner C, et al. Blackout of 2003: public health effects and emergency response. Public Health Reports. 2006;121(1):36-44.
17. Lin CJ, Richardson DB, Hilborn ED, et al. Emergency department visits for acute gastrointestinal illness after a major water pipe break in 2010. Epidemiology. 2019;30(6):893-900.

18. Marx MA, Rodriguez CV, Greenko J, et al. Diarrheal illness detected through syndromic surveillance after a massive power outage: New York City, August 2003. Am J Public Health. 2006;96(3):547-53.

19. New York Times [Internet]. Attacks on Electrical Substations Raise Alarm. [cited 2023 March 15]. Available from: https://www.nytimes.com/2023/02/04/us/electrical-substation-attacks-nc-wa.html

20. Krill I, Clifford B. Mayhem, Murder, and Misdirection: Violent Extremist Attack Plots Against Critical Infrastructure in the United States, 2016-2022. [cited 2023 June]. Available from: https://extremism.gwu.edu/report-mayhem-murder-and-misdirection-violent- extremist-attack-plots-against-critical-infrastructure

21. Gleick PH. Water and terrorism. Water Policy. 2006;8:481-503.

22. Meinhardt PL. Water and bioterrorism: preparing for the potential threat to US water supplies and public health. Annual Review of Public Health. 2005;26(1):213-37.

23. Bello A, Jahan S, Farid F, et al. A systemic review of the cybersecurity challenges in Australian water infrastructure management. Water. 2022;15(1):168.

24. Thornton J. Managing Cascading Disasters in Texas Water Infrastructure Systems: A Qualitative Study. Dissertation. Colorado Technical University; 2020.

25. Ashraf T, Dinar S, Veilleux J. Dams, terrorism, and water nationalism's response to globalization and development: the case of South Asia. Terrorism and Political Violence. 2022;34(5):958-78.

26. Khan AS, Swerdlow DL, Juranek DD. Precautions against biological and chemical terrorism directed at food and water supplies. Public Health Rep. 2001;116(1):3-14.

27. Chawla SS, Gupta S, Onchiri FM, et al. Water availability at hospitals in low- and middle-income countries: implications for improving access to safe surgical care. J Surg Res. 2016;205(1):169-78.

28. Ruckart PZ, Ettinger AS, Hanna-Attisha M, et al. The Flint water crisis: a coordinated public health emergency response and recovery initiative. J Public Health Manag Pract. 2019;25(1):S84-90.

29. Hanna-Attisha M, Lachance J, Sadler RC, et al. Elevated blood lead levels in children associated with the Flint drinking water crisis: a spatial analysis of risk and public health response. Am J Public Health. 2016;106(2):283-90.

30. Reuben A, Moreland A, Abdalla SM, et al. Prevalence of depression and posttraumatic stress disorder in Flint, Michigan 5 Years After the Onset of the Water Crisis. JAMA Network Open. 2022;5(9):e2232556.

31. NPR [Internet]. The water crisis in Jackson follows years of failure to fix an aging system. [cited 2023 June]. Available from: https://www.npr.org/2022/08/31/1120166328/jackson-mississippi-water-crisis

32. Becker's Hospital Review [Inernet]. How hospitals are responding to the water crisis in Mississippi. [cited 2023 June]. Available from: https://www.beckershospitalreview.com/care-coordination/how-hospitals-are-responding-to-the-water-crisis-in-mississippi.html

33. The University of Mississippi Medical Center [Internet]. Public Statement-City of Jackson Water Impact on UMMC. [cited 2023 June]. Available from: https://www.umc.edu/news/News_Articles/2022/08/Jackson-Water-Imapct-UMMC.html

34. CNN [Internet]. Jackson, Mississippi, mayor says he hopes water service can be restore this week, as residents endure lines for bottles. [cited 2023 June]. Available from: https://www.cbs58.com/news/jackson-mississippi-mayor-says-he-hopes-water-service-can-be-restored-this-week-as-residents-endure-lines-for-bottles

35. Clarion Ledger [Internet]. 2010 water crisis sparked Jackson hospitals to take action. [cited 2023 June]. Available from: https://www.clarionledger.com/story/news/2022/08/31/2010-water-crisis-

sparked-jackson-hospitals-to-take-action/65466395007/

36. Haque U, Naeem A, Wang S, et al. The human toll and humanitarian crisis of the Russia-Ukraine war: the first 162 days. BMJ Global Health. 2022;7(9):e009550.

37. Abbara A, Zakieh O, Rayes D, et al. Weaponizing water as an instrument of war in Syria: impact on diarrheal disease in Idlib and Aleppo governorates, 2011-2019. Int J Infect Dis. 2021;108:202-8.

38. The Guardian [internet]. Water supplies in Syria deteriorating fast due to conflict, experts warn. [cited 2023 June]. Available from: https://www.theguardian.com/environment/2016/sep/07/water-supplies-in-syria-deteriorating-fast-due-to-conflict-experts-warn

39. ZDNET [Internet]. CenturyLink outage takes down several 911 emergency services across the US. [cited 2023 March 18]. Available from: https://www.zdnet.com/article/centurylink-outage-takes-down-several-911-emergency-services-across-the-us/

40. Goebel M, Dameff C, Tully J. Hacking 9-1-1: infrastructure vulnerabilities and attack vectors. J Med Internet Res. 2019;21(7):e14383.

41. Kelly JT, Campbell KL, Gong E, et al. The internet of things: impact and implications for health care delivery. J Med Internet Res. 2020;22(11):e20135.

42. Wired [Internet]. The Unsolved Mystery Attack on Internet Cables in Paris. [cited 2023 June]. Available from: https://www.wired.com/story/france-paris-internet-cable-cuts-attack

43. Granholm F, Tin D, Ciottone GR. Not war, not terrorism, the impact of hybrid warfare on emergency medicine. Am J Emerg Med. 2022;62:96-100.

44. Holt TJ, Lee JR, Freilich JD, et al. An exploratory analysis of the characteristics of ideologically motivated cyberattacks. Terrorism and Political Violence. 2022;34(7):1305-20.

45. Hoffman FG. Conflict in the 21st Century: The Rise of Hybrid Wars. Arlington, Virginia USA: Potomac Institute for Policy Studies; 2007. p. 51.

46. O'Rourke R. Renewed Great Power Competition: Implications for Defense-Issues for Congress. R43838. [cited 2022 February 10]. Available from: https://sgp.fas.org/crs/natsec/R43838.pdf

47. Human Rights Watch [Internet]. Ukraine: Russian Attacks on Energy Grid Threaten Civilians. [cited 2022 December 18]. Available from: https://www.hrw.org/news/2022/12/06/ukraine-russian-attacksenergy-grid-threaten-civilians.

48. Casey JA, Fukurai M, Hernández D, et al. Power outages and community health: a narrative review. Curr Envir Health Rpt. 2020;7(4):371-83.

49. Beatty MF, Phelps S, Rohner C, et al. Blackout of 2003: public health effects and emergency response. Public Health Reports. 2006;121(1):36-44.

50. Skarha J, Gordon L, Sakib N, et al. Association of power outage with mortality and hospitalizations among Florida nursing home residents after Hurricane Irma. JAMA Health Forum. 2021;2(11):e213900.

51. Klinger C, Landeg O, Murray V. Power outages, extreme events, and health: a systematic review of the literature from 2011-2012. PLoS Curr. 2014;6.

52. Dolan S. The technology, devices, and benefits of remote patient monitoring in the healthcare industry. Insider Intelligence. [cited 2022 December 18]. Available from: https://www.insiderintelligence.com/insights/remote-patient-monitoring-industry-explained/

53. NHS England. Virtual wards. Case Studies. [cited 2022 December 18]. Available from: https://www.england.nhs.uk/virtualwards/case-studies/

CHAPTER

11

하이브리드 전쟁

11

하이브리드 전쟁

1) 평화유지군의 왜곡과 하이브리드 전쟁의 출현

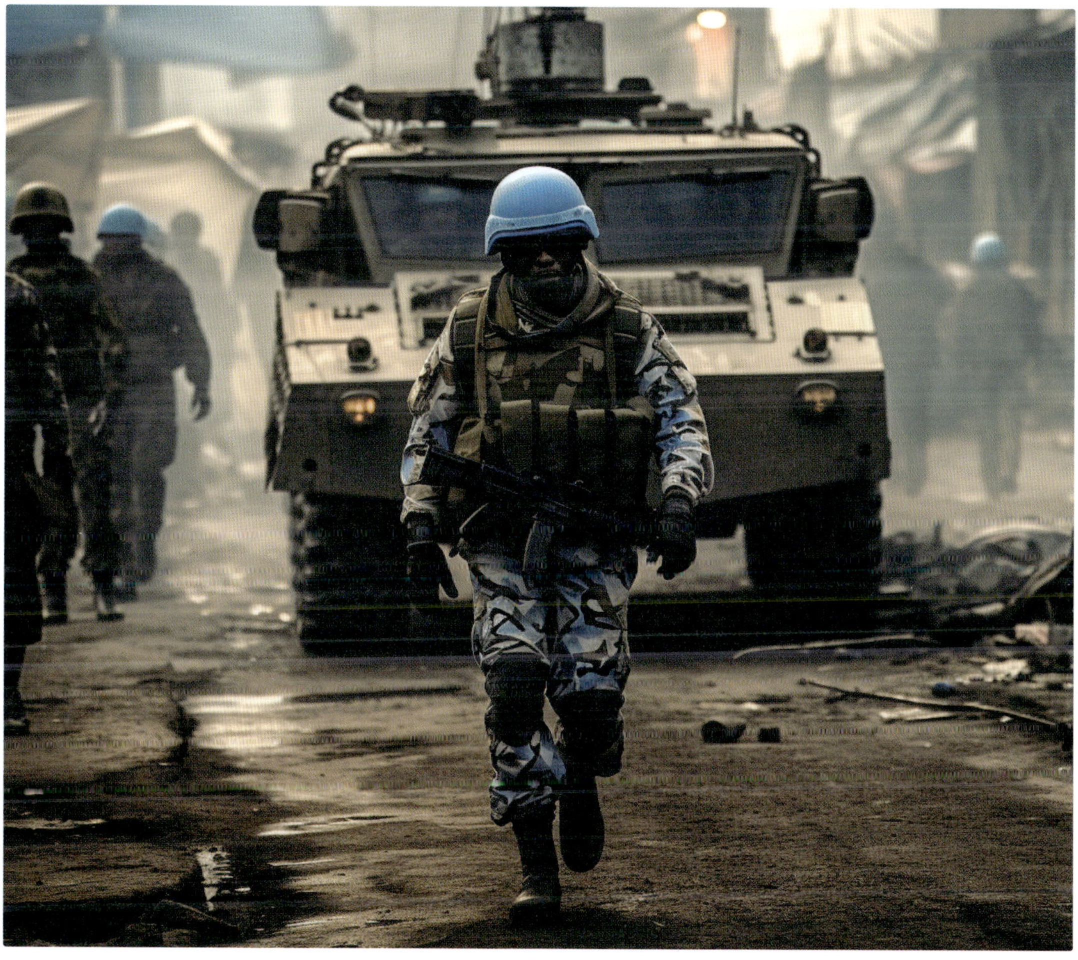

그림 11-1. 유엔 평화 유지군.

유엔(UN) 평화유지는 UN의 가장 크고 눈에 띄는 대표적 활동이다. 이것은 전 세계 평화, 안보, 그리고 안정성에 대한 공동의 투자를 나타낸다. 평화유지군은 민간인을 보호하고, 갈등을 적극적으로 예방하며, 폭력을 줄이고, 안보를 강화하며, 국가 당국이 이러한 책임을 수행할 수 있도록 돕는다(그림 11-1). 평화유지군은 강제 도구가 아니지만, 내전의 재발을 방지하는 데 있어 효과적인 수단으로 평가받는다.[1] 125개국에서 90,000명이 넘는 인력이 군대, 경찰, 그리고 민간 인원으로 기여하고 있다. 미국은 UN 평화유지 프로그램에 가장 큰 재정 기여자이지만, UN에 배정된 31명의 평화유지군(인구 대비 0.00000009명)으로 120개국 이상 중 82위를 차지하고 있다. 러시아는 64위로 72명의 평화유지군을 파견했으며(인구 대비 0.00000049명), 우크라이나는 44위로 307명의 평화유지군을 파견했다(인구 대비 0.00000743명).[2]

2018년 Bratersky는 중국과 러시아가 평화유지에 대한 대체적인 견해와 정책을 개발하고 실제로 이를 시행하는 것에 대해 처음으로 글을 썼다. 그는 미국과 많은 유럽 국가들에서 "평화유지와 갈등 해결의 목표는 개인의 권리와 자유를 보호하고, 권위주의 정권을 자유민주주의 대안으로 대체하는 민주적 전환을 이루는 것"이라고 썼다. 반면에 러시아와 중국을 비롯한 많은 다른 신흥 강국들에게는 갈등 해결과 평화유지의 목표가 "현지 국가 구조를 보존하고 강화하여 그들의 영토에서 법과 질서를 지원하고 국가 및 지역의 상황을 안정화시키는 것"으로 제한되며, 이러한 철학은 많은 자율적 "신흥 강국들"에게 계속해서 통치할 권리를 부여한다고 하였다.[3] 평화유지 훈련은 개별적으로나 집단적으로 강화되었다. 2007년에는 유엔이 평화유지 훈련을 책임지는 통합 훈련 서비스(ITS)를 개발하여 임무 중 발생할 수 있는 폭력적 상황을 예방하거나 봉쇄하는 비폭력적 갈등 관리 기술에 중점을 두었다.

자유 민주주의 제도의 점진적인 출현과 침식으로 인해, 세계는 민주국가의 수가 2010년 45개국에서 2019년 37개국으로 감소하는 것을 경험했다.[4] 이는 중요한 영향력 증가와 과거 평화유지자들을 지도했던 많은 중요한 이전 협약들의 재해석 기회를 가져왔다.[5]

평화유지군의 운영 조건은 2022년 1월 유엔이 파견한 러시아 주도 동맹의 평화유지군이 카자흐스탄에 파견될 때까지 변하지 않았다. 러시아 주도의 평화유지 활동과 견해의 주요 임무는 서방 국가들과 비교할 때 보안, 인권 및 국제 사무에 대한 접근 방식에서 이질적이었다. Bratersky의 연구는 역사적으로 러시아 평화유지군이 중립적인 중재자로 행동하지 않았음을 강조한다. 오히려 그들은 한쪽을 지지하는데, 이러한 임무들을 관찰한 사람들은 사적으로 이에 대해 논의한다. 러시아 국가 관점에서 한쪽을 지지하는 것은 안정성을 만든다-그것은 투쟁의 3분의 2를 소유하는 것을 허용한다. 한쪽을 지원하는 것은 이전의 러시아 평화유지 노력에서의 관행이었다. 예를 들어 몰도바, 압하지야, 남오세티야, 나고르노-카라바흐에서는 "비록 러시아가 자신들의 참여를 PKO (평화유지작전)로 명명했지만, 러시아 군대는 결코 공정하지 않았다" 그리고 "모스크바의 접근 방식은 단지 갈등을 동결시키고 통제를 유지할 뿐이며, 일방적으로 행동하는 것을 주저하지 않는다"고 덧붙였다.[5]

우크라이나의 현재 분쟁으로 시선을 돌리자. 푸틴 대통령이 2022년 2월 21일 우크라이나의 두 분리주의 지역에 군대를 파견하고 그 지역의 독립을 인정하는 명령을 내렸다고 발표했을 때, "평화유지"에 대한 러시아의 재해석을 공부한 학생들은 대통령 푸틴이 이제 갈등을 시작하고 법적 결과를 독재자처럼 결정하고 있다는 사실 외에는 놀란 것이 없었다. 이것은 물론 유엔 사무총장으로부터 즉각적인 반응을 불러왔는데, 그는 "분명히 말하겠다: 러시아 연방의 도네츠크 및 루간스크 지역의 소위 '독립'을 인정하는 결정은 우크라이나의 영토 무결성과 주권을 침해하는 것이다. 이러한 일방적 조치는 유엔 헌장의 원칙들과 직접 충돌하며, 국제법을 대표한다고 여러 번 인용된 총회의 소위 친선 관계 선언과 일치하지 않는다"라고 말했다. 그는 또한 안전보장이사회가 승인한 민스크 협정에 미치는 부정적 영향과 유엔 헌장의 원칙에 대한 선택적 해석을 지적하며, 푸틴 대통령의 평화 유지자 역할에 대한 해석이 "평화 유지 개념의 왜곡"이라고 강하게 비판했다. 유엔은 우크라이나의 주권, 정치적 독립, 국제적으로 인정받은 국경 내의 영토 무결성을 완전히 지지한다고 강조하면서, "한 나라의 군대가 다른 나라의 영토에 그 나라의 동의 없이 들어간다면, 그들은 공정한 평화 유지자가 아닙니다… 그들은 전혀 평화 유지자가 아닙니다"라고 진술하였다.[6]

러시아는 우크라이나에서 새로운 영토를 점령하고 있는데, 이는 푸틴이 2014년 크림반도를 점령하기 시작했을 때부터 계속되고 있다. 러시아는 "하이브리드 전쟁"을 시작했으며, 이는 두 나라의 국경뿐만 아니라 전 세계적으로 수백만 명의 민간인과 군인들의 삶에 영향을 미치는 새로운 냉전을 천천히 만들어 냈다.[7,8] 이 새로운 전쟁 방식은 이미 많은 사망자와 부상자를 낳았으며, 매일 더 많은 생명을 앗아 가고 있다.[8] 러시아는 하이브리드 전쟁의 모든 구성 요소를 사용하고 있으며, 정치적, 외교적, 경제적, 금융 전쟁, 법적(법률전), 사회-문화적 노력, 인프라, 정보, 범죄 단체가 널리 사용되고 있다.[9]

이 지역에서의 다국적 전쟁은 공중 보건에 큰 비용을 초래할 것이며, 사망률과 질병률이 모두 증가할 것이다.[7,8] 어떠한 이유가 있더라도 한 나라가 다른 나라를 침략하고 점령하는 것은 정당화될 수 없다. 이러한 행위는 모든 국제 기구에 의해 강력히 규탄받아야 한다. 유럽연합(EU)과 유엔(UN)을 포함한 다른 세계 기구들도 결연히 대응하여 자유 세계가 이런 종류의 공격과 희생을 받아들이지 않는다는 것을 보여주어야 한다.

전통적인 전쟁과는 달리, 현대 무장 충돌은 다양한 군사 및 민병대 영향력과 전략을 가진 국가 및 비국가 참여자들의 네트워크를 포함한다. 이러한 조합은 무장 충돌과 관련된 수단과 전략을 예측하기 어렵게 만든다.[10-13] 또한, 21세기의 전쟁은 다중 영역 작전, 비대칭성, 하이브리드 접근법을 구성한다.[13-19]

하이브리드 전쟁에서는 전통적인 전쟁에서 사용되던 추정 도구에 포함되지 않은 더 많은 민간인 사상자가 발생할 수 있다. 전쟁의 대상이 군인뿐만 아니라 정치 불안정, 전통적인 공격 방법, 폭동, 정보 왜곡, 소셜 미디어 및 선거 결과에 영향을 미치는 민간인까지 포함되기 때문이다.[13,15] 이로 인해 사상자 비율을 추정하는 데 어려움이 있으며,[20,21] 이는 영향을 받는 국가와 국제 원조 기구에 문제를 야기하며, 특히 국가 보건 대비 기구는 의료 지원과 필요한 자원의 예측에 의존하고 있다.[7,10,11,22] 현재 사상자 계산은 주로 이전 충돌에서 등록된 데이터에 주로 의존한다. 전통적인 전쟁에 대한 이러한 데이터는 존재하지만,[23] 현대 충돌에서는 사망자 및 부상자에 대한 신뢰할 수 없는 출처와 종종 사용되는 충돌하는 추정 방법에 대한 정보가 서로 모순되어 있다.[24,25]

중국과 러시아의 글로벌 침입에서 공통적인 요소는 정보 왜곡의 사용이다. 러시아의 경우, "평화 유지자"들은 국제 인도법에 따라 피해자들을 보호한다고 주장하며 점령 지역으로 보내지고 있다. 그러나 법은 평화 유지자가 군사적일 수는 있지만, 갈등 양측 중 어느 한 쪽의 구성원이 될 수는 결코 없다고 명확히 밝히고 있다.[26] 전통적인 유엔 평화 유지군은 갈등에서 평화로의 어려운 초기 전환을 돕기 위해 보안과 정치적, 평화 구축 지원을 제공한다.[27] 미국의 유엔 대사인 린다 토머스-그린필드는 "우리는 그들이 실제로 무엇인지 알고 있습니다"라고 말하며, 이러한 배치는 "허튼소리"라고 덧붙였고, 유엔 정치 문제 수석인 로즈메리 디카를로는 러시아의 동부 우크라이나로의 군대 배치 명령을 "평화 유지 임무"로 보고하는 것에 대해 유감을 표했다.[28]

이 지역에서 다국적 전쟁의 공중 보건 결과는 비용이 많이 들며, 사망률과 질병률이 증가할 것이다.[7,8] 어떤 이유로든 한 나라가 다른 나라를 침략하고 점령하는 것은 정당화될 수 없다. 이러한 행위는 모든 국제 기관에 의해 강력히 규탄되어야 한다. 유럽 연합(EU)과 유엔(UN)을 비롯한 다른 글로벌 기관들은 자유 세계가 이러한 공격과 피해를 받아들이지 않는다는 것을 분명히 보여주기 위해 결연하게 대응해야 한다. 그러나 이것은 글로벌하게 진행되고 있는 일에 대해 러시아와 중국만 비난받아야 할 사안은 아니며, 자유 세계에서의 독재주의 상승도 문제다. 불행히도 미국의 전 대통령 트럼프도 예외는 아니며, 그는 우리의 사회적, 정치적 생활뿐만 아니라 모든 사람이 건강 관리를 받을 권리와 평등에 영향을 미치는 새로운 세계 질서를 조성했다.[30] 평화 유지의 확립된 정의와 작업을 훼손하고 왜곡하여, 점점 더 많은 독재 국가에서 호의를 얻으려는 시도로 그들의 진정한 목표를 오해하게 만드는 것은 이해할 수 없는 일이다.

2) 하이브리드 전쟁과 대테러의학

2001년부터 "테러와의 전쟁"이 시작된 이후, 정치적 및 보안적 초점은 크게 전환기

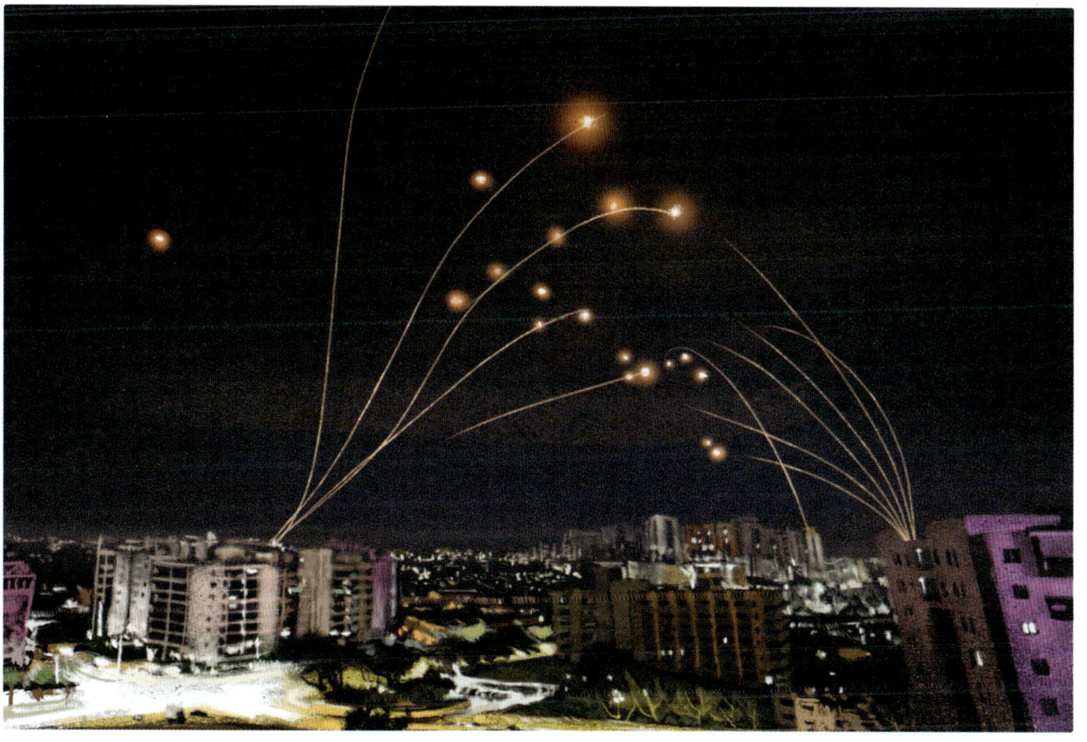

그림 11-2. 10월 8일 하마스의 로켓 공격으로부터 이스라엘을 방어하는 이스라엘 아이언 돔 미사일 격추 시스템 작동. (출처: 로이터) Israel's Iron Dome anti-missile system intercepts rockets launched from the Gaza Strip, as seen from Ashkelon in southern Israel, on Oct. 8, 2023.[c1][HS2] Amir Cohen/Reuters (https://abcnews.go.com/Politics/israels-iron-dome-air-defense-system-overwhelmed/story?id = 103872036)

에 있는 테러리즘 주위에 집중되었다. 2014년에는 글로벌 테러 공격이 절정을 이루었는데, 그 해에만 16,000건 이상의 기록된 사건이 있었다.[31] 테러 공격의 의료적 영향은 개별 피해자와 그들의 지역사회에게 깊은 영향을 미칠 수 있지만, 이 주제는 여전히 재난의학의 부속 분야 중 하나로서 연구와 토론이 부족하다. 의료 시스템은 의도적 대량 사상자 사건을 다루기에 준비되어 있지 않으며, 공격의 심리사회적 및 경제적 영향의 범위를 이해하려는 연구도 부족하며, 민간 부문 의료진은 테러 공격의 피해자에 대응하고 관리하기 위해 필요한 능력을 갖추지 못하고 있다.[32]

오늘날 전쟁과 분쟁, 특히 도시 환경에서는 전통적인 게릴라 및 하이브리드 전쟁과 테러 간의 경계가 흐려진다. 무장을 가진 훈련되지 않은 민간인과 반란 그룹은 전투 규칙을 이해하거나 존중하지 않을 수 있으므로 민간 의료 제공자는 의료인과 시설에 대한 공격이 전술적 전략의 일부가 될 수 있는 낯설고 위험한 환경에 놓일 수 있다(그림 11-2). 국제인도법과 제네바 협약에 따른 기대되는 전통적인 보호는 더 이상 보장되지 않는다(그림 11-3).[33] 민간인의 부차적 피해 제한은 우선순위 목록에서 높지 않을 수 있으며, 최악의 경우, 취약한 민간 인구에 대한 의도적 대량 사상자 사건을 일부 전술적 고려 사항

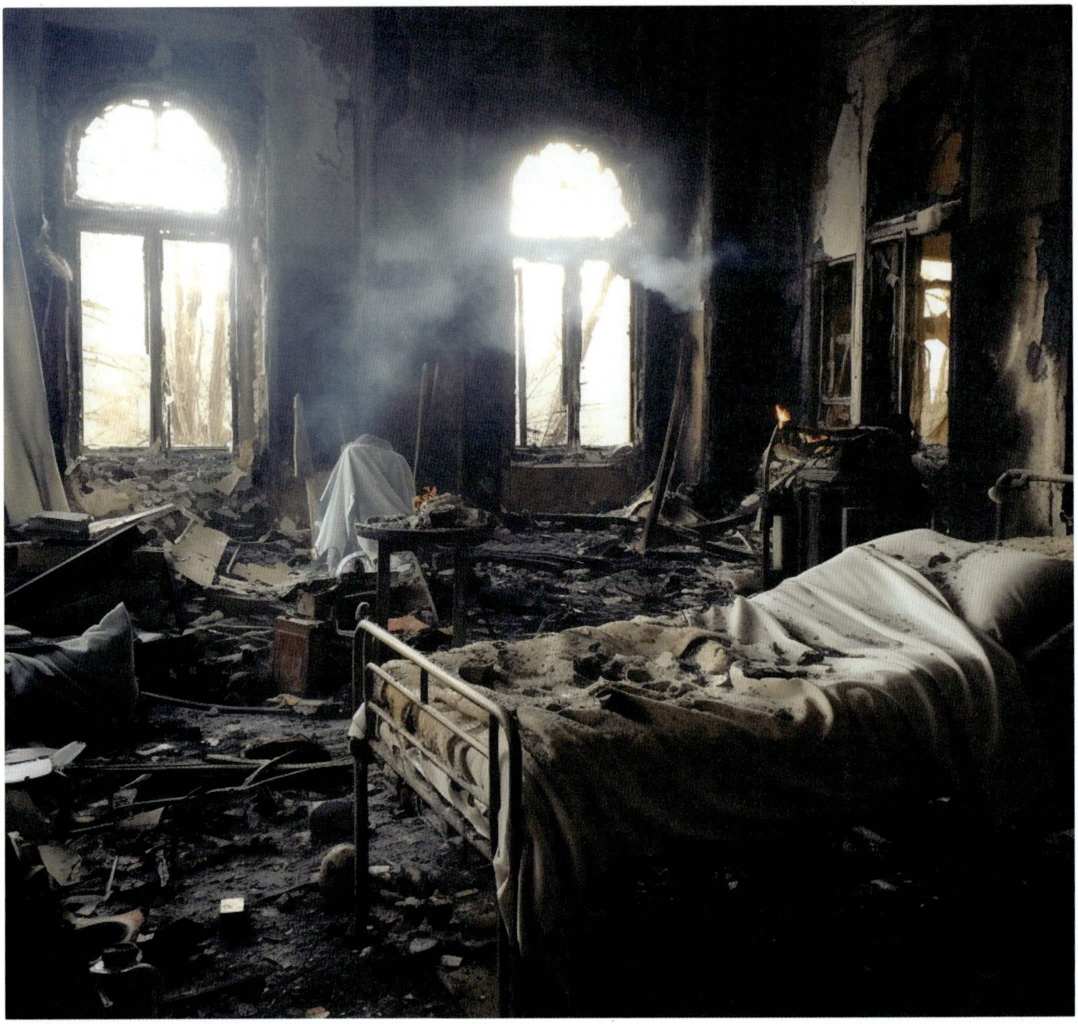

그림 11-3. 2022년 3월 9일 러시아군의 공습으로 우크라이나 파괴된 마리우폴에 위치한 산부인과 병원 병실 내부.

으로 삼을 수도 있다.

대테러의학(CTM)은 인구 건강에 대한 의도적 공격의 위험, 응답자 및 의료 시스템의 위험을 강조하며, 이 프로그램의 일부로서 전술 긴급 응급 처치와 같은 고위험 훈련을 통합한다.[34] 세계 인도 위기의 변화하는 얼굴에서 우리의 역사와 매우 유사하게, CTM을 위해 새로운 능력이 개발되어야 할 것이며, 지정된 다학제적 훈련 프로그램과 함께 이루어져야 한다. 전통적인 전투나 전투 의학은 여전히 CTM과 크게 다르지만, 민간인 및 민간 의료 인프라와 시스템이 의도적으로 공격받고 부상당할 때 CTM 분야에서 배운 교훈은 이제 오늘날의 전쟁에서 이식 가능하고 관련성 있는 내용이다.

하이브리드 전쟁: 역사가 우리에게 전하는 것들

하이브리드 전쟁이라는 용어는 최초로 2007년에 제21세기 신규 분쟁을 연구하는 연구원인 프랭크 호프만에 의해 제안되었다. 그는 "우리는 유연하고 세련된 상대방에 의해 동시에 여러 유형의 전쟁이 사용될 시기에 접어들고 있다"고 제안했다.[35] 그는 비국가 주체들이 전통적 전쟁과 함께 하이브리드 전쟁 형태를 채택하여 목표를 달성할 것으로 예측했다. 하이브리드 전쟁의 다양한 정의가 제시되었지만, 보통 이는 전통적 전쟁, 비정형 전쟁, 테러 및 다양한 유형의 국가 위협 범죄의 결합으로 볼 수 있다. 이러한 다중양식 활동은 일반적으로 상호작용 효과를 얻기 위해 조율된다.[35] 하이브리드 전쟁의 핵심은 윤리적이거나 법적인 제한의 부재로 인해 민간인 인구에 직접적인 부정적 영향을 미치는 것이다.

전쟁에서 화학 무기를 최초로 사용하는 무기로 개발하는 과정은 독특하고 불안한 역사를 가지고 있다. 제2차 세계대전 이전과 그 후 소련의 세계 대국으로의 성공에서, 화학 무기 개발, 생산 및 장비화에 사용된 돈은 모든 공중 교육보다 훨씬 많았으며 문화 발전에 비해 훨씬 더 많았다.[36] 동일한 시기의 시리아는 주변 중동 국가들과 비교하여 큰 군대와 위협적 호전성을 가진 불안정한 상황에 처해 있었다. 1970년부터 시리아는 훈련과 공급을 위해 러시아에 의존하였으며, 이후 알래스드의 장기간 민족전쟁에서 황색 가스, 사린 및 VX의 비축을 사용하였다. 알래스드는 시리아인에게 최소한 50번 이상 화학 무기를 사용하여 알래스드 정권의 지속을 보장하였다.[37] 또한 "유엔 주도 평화유지군"으로 위장한 러시아군은 시리아 민간 인구에 대해 화학 무기를 널리 사용하여 알래스드의 통치를 보장했다. 다양한 연구에서 시리아에서의 화학 무기 위반은 고의적으로 민간인을 향해 집중되었으며, 주요 화학 무기로 인한 직접적 사망의 심각한 불균형이 있었으며, 피해자의 97.6%가 민간인이고 2.4%만이 전투원인 증거로서 공격이 무차별적이거나 직접 민간인을 대상으로 했다는 것을 보여주었다.[38]

하이브리드 전쟁과 테러 공격 사이에는 응답 차이가 있지만, 오랜 기간 동안 지속되는 적대 활동으로 인한 의료 시스템의 지속적인 압박과 민간인을 상처 입히려는 의도, 그리고 이러한 행동의 의료적 영향은 더 전통적인 테러리즘과 많은 공통점을 가지고 있다. 따라서 CTM 프레임워크를 사용하여 지난 사건을 과학적으로 분석하고, 대응, 회복, 완화 및 대비의 작업에서 CTM 주기를 활용하는 것이 가능하다.[34]

건강관리 시스템을 겨냥한 현대 전쟁 전략

유럽에서 제2차 세계대전 이후로 최대의 무장 분쟁인 2022년 2월 24일에 시작된 우크라이나에 대한 러시아의 대규모 침공과 광범위한 전투 작전은 정확히 시리아와 마찬가지로 러시아 군은 그들의 우크라이나에서의 군사 개입을 유엔 지정 "평화 유지군"으로 수행되고 있다고 주장했다.[38] 우크라이나 전쟁이 시작된 이후 의료 종사자와 시설에

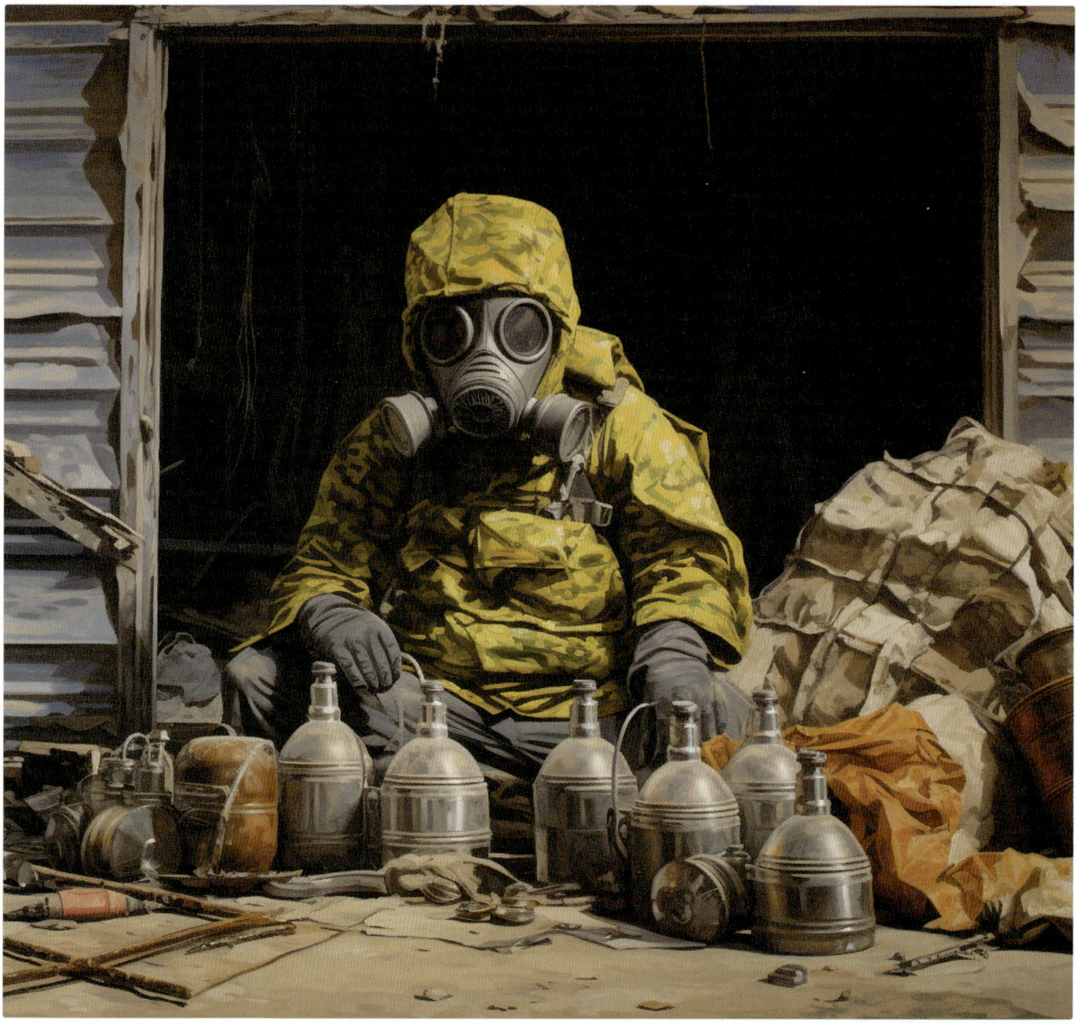

그림 11-4. 시리아 화학 무기 비축.

대한 여러 공격 사례가 보고되었다.[33] 구급차는 총격을 받거나 방해되며 트로이 목마로 사용되며 이차적인 공격의 대상이 되는데, 이는 테러 행위의 다른 사례에서도 관찰되었다.[39,40] 여러 병원은 무차별하거나 고의적인 공격을 겪었으며 이 모두가 이 침공이 하이브리드 전쟁을 구성하는 것임을 확인시켰다. 사례에는 마리우폴의 산부인과 병원 공습(2022년 3월 9일)과 같은 도시 내 지역 중환자병동 병원에서 약 500명의 인질로 쓰인 사건(2022년 3월 15일)이 포함된다(그림 11-3). 2022년 11월 28일 기준으로 세계보건기구(WHO)는 이 전쟁 동안 의료시설에 대한 715건의 공격을 확인하였으며, 이로 인해 100명이 사망하고 129명이 부상당했다. 이러한 공격은 시설 훼손 또는 파괴(n = 630), 의료 운송(91) 및 보급품(174)에 대한 공격, 환자(24) 및 인원(61)에 대한 공격을 포함하였으며, 우크라이나 의료 시설 공격의 84%가 중대 무기로 수행되었다.[41] 부상, 사망 및 건강 인프라 파괴의 직접적 영향 외에도 루틴 치료, 모성 및 아동 건강, 암 환자나 신장 투석이 필요한 환자들의 복잡한 치료, 그리고 COVID-19, 결핵 및 HIV/AIDS와 같은 감염병의 확산과 같은 보다 넓은 중단이 있었다.[33]

병원에 대한 공격은 체첸 전쟁(1999-2009), 시리아 내전(2011-현재)[42] 및 에티오피아 티그레 전쟁(2020년 11월-현재)[43]과 같은 여러 무장 분쟁에서 발생했지만, 이러한 공격은 우크라이나에서 체계적으로 그리고 전례 없는 규모로 배치된 것으로 보인다. 실제로 WHO는 최근에 의료 시설을 겨냥하는 것이 현대 전쟁의 전략과 전술의 일부가 되었다고 밝혔다.[44]

국제 적십자위원회(ICRC)의 "위험에 처한 건강 관리" 이니셔티브를 통해 ICRC는 환자, 의료 종사자, 시설 및 차량에 대한 폭력 문제를 다루고 무장 분쟁 및 기타 긴급 상황에서 안전한 접근과 의료 서비스 제공을 보장하려고 한다. 2015년부터 2017년까지 ICRC는 그 시간 동안 운영되었던 16개 국가에서 1,200건 이상의 의료에 대한 폭력 사례를 기록했다.[45] 이 기간 동안 의료에 대한 가장 빈번한 행위는 의료 시설이나 의료 운송의 파괴나 훼손, 폭발물 사용, 의료 시설 내 강제 간섭, 위협 및 환자와 상처 입은 자의 접근 거부 등이 포함되었다. 총 사망자수는 3,290명, 부상사는 1,750명, 유괴는 170건, 억류는 100건, 강간 피해자는 10명이었다.[45] 공격의 절반 이상이 의료 시설 내에서 발생하였으며, 더욱 취약한 소프트 타겟을 견고하게 대상화할 필요성을 더욱 강조하고 있었다.[46,47] 4분의 1은 공공 장소에서, 체크포인트나 국경 통로에서 발생했으며, 의료 종사자와 환자들이 더 취약한 상황이었다. 환자들이 더 취약한 상황에서 발생했다. 따라서 환자와 상처 입은 자에 대한 적시 접근을 보호하기 위한 중요한 조치는 국가 당국, 비국가 무장 그룹 및 지역 커뮤니티의 사전 응급 의료 및 구급 서비스에 대한 수용 및 존중을 개선하는 것이다.[45]

핵 및 화학 시설 타겟 러시아-우크라이나 전쟁 초기는 의료 기관에 대한 공격의 무대일뿐만 아니라 학교, 인도 (대피) 통로, 교회, 민간 대피소, 주거 건물 및 에너지 인프라에 대한 여러 차례의 공격이 있었다. 핵 발전소에 대한 공격은 제네바 협약 부가 프로토콜 I의 제56조에 반하는 것이지만 인간 생명에 잠재적으로 치명적인 위험을 안고 있음에도 불구하고, 핵 발전소는 군사 참전의 중심지가 되었다.[48] 이에는 체르노빌 전투와 자포리지아 핵 발전소 공격이 포함되는데, 러시아군은 반복하여 원자로 건물 방향으로 중대 무기를 발사했다.[49] 군사 분쟁 중에 핵 빈응로가 공격 대상이 되며 지난 30년 동안 군사 공습, 점령 및 침입 중에 반복적으로 공격을 받았다. 특히 사이버 공격에 취약했다.[50] 안전 시스템이나 사용된 연료 저장지가 심각한 피해를 입으면 핵 융합체 고갈이 발생하고 광범위한 방사능 오염을 초래할 수 있다. 화학 공장도 이 전쟁의 공격 대상이 되었다. 이 글을 작성하는 시점에서 적어도 두 곳의 화학 시설이 공격당한 것으로 알려져 있다. 2022년 3월 21일, 러시아군은 북동 우크라이나의 수미 근처의 화학 공장을 폭격하여 암

모니아 유출을 발생시켰다.[51] 유출은 상당히 작았고 피해자는 보고되지 않았으나, 이 사건은 이 분쟁 중에 산업 대상의 공격 위험을 강조한다. 2022년 4월 5일, 루한스크 지역 루비즈네에서는 산업 규모의 염산 탱크가 폭발되었다.[52] 의심할 여지없이 핵 및 화학 시설에 대한 공격은 무차별적으로 다수의 민간인을 부상시키고 사망시킬 수 있는 잠재력을 가지고 있다.

또 다른 우려사항은 화학 무기 및 집속탄([集束彈, cluster munition, cluster bomb] 이러한 성질 때문에 모자[母子]폭탄이라고도 함)과 같은 특히 파괴적인 무기의 재등장이다. 집속탄은 한 개의 폭탄 속에 또 다른 폭탄이 들어가 있는 폭탄을 말하며, 넓은 지형에서 다수의 인명 살상을 목적으로 하는 대표적 비인도적 무기다. 이들은 화학 무기 조약 및 클러스터 미사일 조약 모두에서 금지되어 있는 무기이다.[53] 4월 13일에는 러시아군이 우크라이나의 마리우폴 항구를 공격하면서 화학 무기를 사용한 사례가 보고되었다. "알 수 없는 원산지의 유해물질"이 드론을 통해 방출되었다고 주장되었다.[54] 이 보고서는 독립적으로 검증되지 않았다. 클러스터 미사일은 현재까지 여러 차례 사용되었으며 그중 일부는 의료 시설에 영향을 미쳤다.[53] 드론, 화학 무기의 사용, 시민 의료 대응 준비 및 독성 증후군 인식은 테러 방지 의학 분야에서 핵심 연구 및 토론 주제이다.[55-60]

우크라이나의 전환

우크라이나의 현재 인도적 재앙은 2014년 크림 반도 편입 이후 진전되어 왔으며 의료 및 민간인이 어떻게 영향을 받는지에 대한 파괴적인 사례이다. 처음에는 회색 지대 상황에서 시작하여 완전한 하이브리드 전쟁까지 진화했다. 전쟁, 분쟁 및 테러 공격 중 데이터를 수집하고 검증하는 것은 역사적으로 어려운 작업이었지만, 현대 기술 및 방법론과 향상된 글로벌 연결성은 사건들을 더 나은 방식으로 문서화하는 데 도움을 준다.[33] 우크라이나 건강 관리 센터(UHC)는 2016년부터 2019년까지 우크라이나의 보건체계 개혁에 중요한 역할을 한 핵심 장소였다. 그들은 개혁 설계, 입법 채택, 우크라이나 국립 건강 서비스 설립, 전자 건강 시스템 개발, 보건부 조직 변화, 보건 개혁 커뮤니케이션 및 지역 수준에서의 개혁 실행에 참여했다.[61] 2022년 러시아의 우크라이나 침공 후, UHC 팀은 전쟁과 관련된 이니셔티브에 집중하여 공격 방식과 사용된 무기, 사망과 부상 인원, 중요 의료 인프라에 입힌 피해와 유사한 데이터 포인트를 수집, 검증 및 문서화했다. 이는 최근의 많은 CTM 연구 논문에 게재된 것과 유사한 내용이다.[39,40,47] 우크라이나에서는 전쟁이 발발한 이후, Counter Terrorism Medicine (CTM) 훈련의 핵심 구성 요소인 전술 응급 의료 훈련에 대한 수요도 증가했다. 이로 인해 CTM과 현재의 전쟁 사이에 평행선을 이루는 부분과 유사성을 더욱 부각시키며,[62,63] 조심스레 말하면, 이는 테러도 아니고 전쟁도 아닌 사태를 연결해 주는 것이었다. 의료 시설에 대한 조직적 공격을 포함하는 사건들을 하이브리드 전쟁이나 테러로부터 연결하는 과정에서 CTM은 계속해서 발전하고 있는 재난 의학 분야이다. 대부분의 시민 의료 시스템과 의료 종사자들은 위험환경을 무작위로 찾으려 하지 않을 것이지만, 위험은 그들에게 찾아올 수 있으며 잠재적으로 파괴적인 결과를 초래할 수 있다. CTM은 의료 시스템이 의도적인 공격의 위험을 완화하는 데 더 나은 준비를 갖출 수 있도록 목표로 하며, 국내 테러가 증가하고 전쟁이 우리 문 앞에 놓여 있는 현대 세계에서 CTM은 더 이상적인 존재임이 더욱 분명해 보인다.

3) 응급의학에 미치는 하이브리드 전쟁의 영향

의료시설과 의료 제공자들도 테러리스트, 범죄자, 그리고 불량 국가들로부터의 공격과 위협으로부터 자유롭지 않다.[64] 하이브리드 전쟁의 개념은 오랜 군사 전통과 전략을 기반으로 하고 있지만, 지난 10년 동안 이러한 아이디어들은 세계화, 기술, 인구 통계학 및 "대국 경쟁"에 의해 자극을 받았다. 여기서 미국(US), 중국, 러시아는 글로벌한 규모에서 보안, 무역 및 개발을 형성하기 위해 경쟁하고 있다.[65] 하이브리드 전쟁은 종종 전통적인 전쟁, 비정규전, 테러리즘, 범죄, 그리고 사이버 공격과 드론 기술과 같은 다른 유형의 하이브리드 위협들의 혼합으로 설명된다. 의료 시스템은 하이브리드 전쟁의 주요 또는 이차적 목표가 될 수 있으며, 파괴적인 결과를 초래할 수 있다.[66] 이러한 유형의 갈등은 전쟁과 평화 사이의 의도적으로 흐릿한 선을 최대한 활용하며, 그로 인해 발생하는 혼란을 이용한다.[67] 지난 10년 동안 군사 및 보안 분야의 관심이 증가했음에도 불구하고, 하이브리드 전쟁이 의료와 응급의학에 미치는 영향에 대해 거의 논의되지 않았다.

하이브리드 전쟁의 맥락

미래의 갈등은 비정규 및 정규 군대와 테러리스트 및 범죄자들이 민간인 밀집 환경에서 활동하는 것을 볼 수 있을 것이다.[68] 이러한 다양한 세력과 방식들과 사이버 공격 및 파괴적 기술과 같은 하이브리드 위협들의 조합은 매우 복잡한 시나리오를 만들어낼 것이다. 하이브리드 전쟁과 함께 자주 사용되는 또 다른 용어는 전쟁과 평화 사이의 회색 지대, 즉 공개 전쟁의 선을 넘지 않는 지역이다. 비정규 방법은 게릴라 전쟁, 테러리즘 지원 또는 비공식적으로 범죄 활동과 사이버 공격을 도구로 사용하는 것을 포함할 수 있다. 화학, 생물학, 방사능, 핵 및 고폭발물(CBRNE)과 같은 비정통적 방식뿐만 아니라 드론과 사이버테러리즘과 같은 파괴적 기술들의 일부 조합이 하이브리드 전쟁에서 사용될 가능성이 높다. 소셜 미디어도 조직 내외와 사회 내에서 혼란을 일으키고 불안정성을 조성하는 강력한 도구로 악용될 수 있다.[69] 마지막으로, 범죄 활동과 부패는 사회의 기본 기능을 불안정하게 하고 신뢰와 안전을 감소시키므로 하이브리드 전쟁에서 역할을 할 수 있다.[70]

하이브리드 전쟁은 적대적 행위의 기원이나 의도를 이해하기 어렵게 만든다. 특히 제3자가 비공식적으로 국가에 의해 후원될 때 더욱 그렇다. 활동들은 물리적 및 심리적 차원에서 시너지 효과를 달성하기 위해 작전상 및 전술적으로 지시되고 조정될 수 있다. 다른 다중모드 테러 공격과 마찬가지로, 시너지가 효과적이고 더 큰 규모에서 불안정성을 조성하는 것이다.

하이브리드 전쟁과 테러리즘과의 유사점

하이브리드 전쟁과 테러리즘 사이에는 여러 유사점이 있다. 민간인, 의료 응답자 및 병원에 대한 의도적 공격은 하이브리드 전쟁과 테러리즘 사이의 공통점으로 의료 시스템에 깊은 영향을 미칠 수 있다. 테러리즘에서와 같이, 회색 지대 활동과 하이브리드 전쟁에서는 제네바 협약이 적용되지 않는다. 이는 민간인과 의료 인력의 보호, 부상병 및 전쟁 포로의 치료에 관한 조약을 포함한다.[71] 하이브리드 전쟁과 테러리즘 사이의 주요 차이점은 공격의 기간이며, 이는 완화 및 준비, 대응 및 서지 용량 계획에 중요할 수 있다.

테러 공격은 일반적으로 짧은 시간 내에 끝나며, 명확한 시작과 끝이 있다. 하이브리드 전쟁은 더 긴 기간 동안 지속될 수 있으며, 이는 의료 시스템에 장기간의 부담을 주고 민간인 인구에 상당한 영향을 미칠 수 있다. 예외도 있지만, 예를 들어 2008년 뭄바이 테러 공격과 2004년 베슬란 학교 포위 작전은 며칠 동안 지속되었다.[72] 이러한 사건들은 예외로 간주될 수 있지만, 그 시간 규모는 갈등과 전쟁에 비해 상대적으로 짧다. 시간의 다양한 궤적은 응답 알고리즘부터 응답자의 보안 문제에 이르기까지 모든 것에 영향을 미치며, 장기적인 심리적 효과에 영향을 줄 수 있다.

하이브리드 전쟁이 응급 의학과 의료 시스템에 어떤 영향을 미칠까?

하이브리드 위협을 사용하여 나라의 의료 시스템을 방해하는 것은 정부와 주요 기관에 대한 신뢰를 불안정하게 하는 궁극적인 목표를 가지고 있지만, 동시에 의료를 주요 전략 자원으로서의 효과와 능력을 직접적으로 감소시킨다. 이런 측면에서 병원 전 치료와 응급 의학은 공격의 주요 목표이며, 그들의 용량이 감소하면 국가가 공개적인 갈등과 전쟁으로 전환될 경우 심각한 영향을 미칠 것이다(그림 11-5). 보건 전문가들은 하이브리드 갈등에서 직접적인 목표가 될 위험이 있다(그림 11-5).[73] 하이브리드 전쟁에서 볼 수 있는 모든 방식들은 의료를 직접 공격하는 데 사용될 수 있으며, 완화, 준비, 대응 및 복구와 관련된 상세한 다 부처 작업을 요구한다.

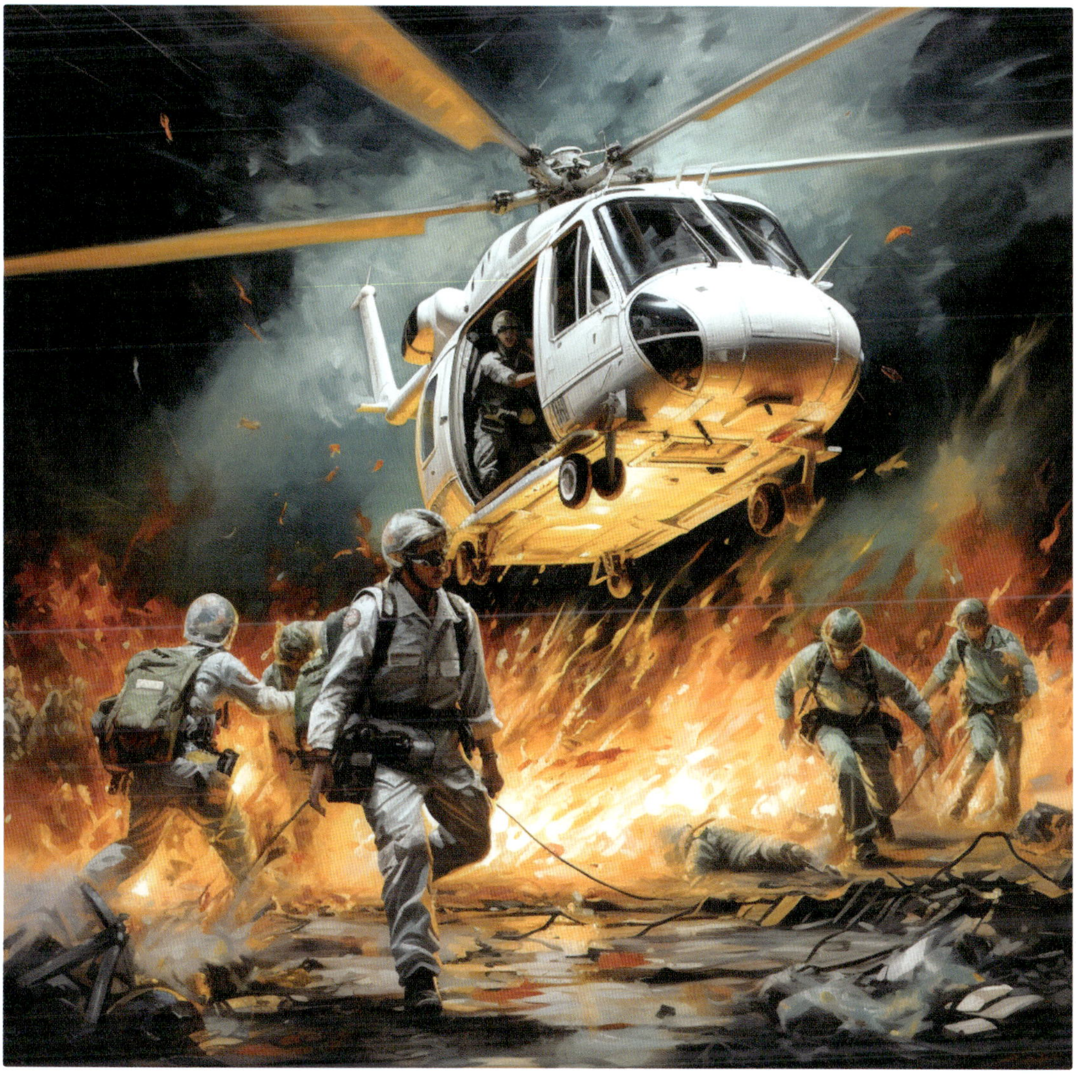

그림 11-5. 하이브리드 전쟁에서 고군분투하는 응급의학과 플라이트 의사들.

가. 보건 의료에 대한 사이버 공격

보건 의료에 대한 사이버 공격은 매년 증가하고 있으며, 구급 전 환경부터 응급실, 중환자실(ICU), 외래 진료에 이르기까지 시스템의 모든 부분에 심각한 위협이 되고 있다. 미국 보건부는 보건 의료 제공자들을 대상으로 한 사이버 공격과 침해를 추적하고 있다. 2021년에는 이러한 사건이 679건 발생했다.[74] 대부분은 범죄 해커와 비국가 행위자에 의해 자행되지만, 국가 후원 단체에 의한 공격도 있다.

보건 의료의 IT 시스템은 종종 구식의 보안 시스템과 이용 가능한 결함을 사용하기 때문에 쉬운 목표가 된다.[75] 많은 서로 다른 상호 작용하는 제품과 장치들의 사용도 보안을 침해하고 환자 기록, 의료 장비 기술 소프트웨어, 예약 시스템에 이르기까지 모든 것에 접근하기 쉽게 만든다.

연구자들은 사이버 사건을 경험한 병원이 병원 부담(중환자실 침대 이용률로 측정), 건강 결과 악화, 사망률 증가의 가능성이 더 높다는 것을 발견했다. 2021년 미국 설문 기반 보고서에 따르면, 거의 600개 응답 의료 시설 중 40% 이상이 지난 2년간 랜섬웨어 공격을 당했다고 말했다. 랜섬웨어 공격은 컴퓨터 시스템을 동결시키고 해제를 위한 지불을 요구하는 사이버 공격이다. 랜섬웨어 공격을 당한 기관의 약 70%는 이러한 중단이 환자의 병원 체류 기간을 연장시키고 검사나 절차를 지연시켰다고 말했다. 또한, 36%는 의료 절차로 인한 합병증이 더 많았다고 하고, 22%는 사망률이 증가했다고 말했다.[76]

이 문제는 전 세계적이다. 2017년에는 영국의 보건 의료 시스템이 워너크라이(WannaCry) 랜섬웨어 공격으로 심각하게 방해받아, 실험실, 방사선과, 환자 기록 접근 문제로 인해 치료 지연과 수천 건의 방문 취소가 발생했다.[77]

보다 최근에는 2021년 보스턴 어린이 병원에서 발생한 사이버 공격이 있었는데, 이는 연방수사국(FBI)에 의해 저지되었다. FBI에 따르면, 이 사이버 공격은 이란에 의한 국가 후원 공격이었다.[78]

응급 의료 서비스(EMS)의 일상적인 운영에서는 디스패치와 조정을 위한 디지털 지도와 디지털 정보의 지속적인 사용이 있으며, 이는 구급 전 치료를 방해하려는 가해자들에게 쉬운 목표가 될 수 있다. 이 주제에 대한 연구는 제한적이지만, 보건 의료 사이버 공격 중 EMS 볼륨에 대한 상당한 지역적 영향을 나타낸다.[79]

나. CBRNE 공격과 보건 의료 시스템

CBRNE(화학, 생물학, 방사선, 핵, 폭발물)는 다양한 반군 그룹과 국가 행위자들에 의해 민간 설정에서 사용될 수 있으며, 정치적 목표의 암살 시도뿐만 아니라 대규모 사상자 사고(MCI)에서도 사용될 수 있다. 전면적인 하이브리드 전쟁에서는 화학 무기의 사용이 총기와 폭발물과 같은 다른 무기와 결합되어 일반 공격의 피해자로 잘못 식별될 수 있는 다수의 피해자를 낳을 가능성이 높다.[80]

영국의 경험에서도, 소수의 피해자가 보건, 경찰, CBRNE 전문가 및 정부에 엄청난 압력을 가할 수 있다.[81] 2006년 러시아 전 FSB 장교가 런던에서 방사성 동위원소 폴로늄-210에 중독되어 몇 주 내에 사망했다.[82] 2018년 3월 4일, 전 러시아 군 장교 세르게이 스크리팔과 그의 딸이 잉글랜드 솔즈베리에서 Novichok 군사급 신경제로 중독되었다. 사건에 대응한 경찰관도 집중 치료를 받았으며, 신경제가 담긴 향수병을 발견한 두 사람도 중독되어 한 명은 병원에서 사망했다. 2017년에는 북한 지도자 김정은의 이복형제가 VX 신경제를 사용한 두 여성에 의해 쿠알라룸푸르 공항에서 암살당했다.[83]

하이브리드 전쟁에서 CBRNE의 사용은 실제 위협이며, 대규모 사상자 사고에서 잠재적으로 관련된 물질을 경고하는 데 중요한 독성증후군(toxidromes)에 익숙해지는 것이 중요하다.[79,84] 또한 의도적 공격에 대한 의심을 높이기 위해 응급 대응자들을 훈련시키는 것도 중요하다.

다. 보건 의료 분야의 허위 정보

보건 의료에서의 허위 정보는 단기 및 장기적인 영향을 가질 수 있는 무기가 될 수 있다. COVID-19 대유행 동안, 국가 후원의 잘못된 정보와 가짜 뉴스, 그리고 온라인 음모 이론들은 혼란을 야기하고 공중 보건 대응에 영향을 미쳤다.[85] 소셜 미디어 에코 챔버에서 빠르게 퍼지는 허위 정보는 공식 지침과 백신 권고에 대한 의심을 일으킨다.[86] 비효과적이고 안전하지 않은 제품의 홍보 및 입증되지 않은 치료에 대한 오해의 소지가 있는 정보는 전염병에 대한 공중 보건 대응에 상당한 영향을 미칠 수 있다.

라. 난민과 이민을 하이브리드 무기로 사용

난민과 이민도 하이브리드 전쟁에서 무기로 사용될 수 있으며, 시리아, 우크라이나, 벨라루스에서의 예가 있다.[87] 현재 우크라이나 전쟁에서는 보건 의료 시설과 민간인이 적극적으로 공격당해 2차 세계대전 이후 유럽에서 가장 큰 난민 위기를 초래했다. 이는 우크라이나와 인접 국가들의 보건 시스템에 큰 압력을 가하고 있는데, 약물과 치료 자원 부족으로 만성 질환 악화뿐만 아니라 외상 사례의 양이 증가하기 때문이었다.[88] 또한, 난민과 의료 인력에 미치는 정신 건강 영향도 중요한 문제로, 장기간 사회에 영향을 미칠 가능성이 높다.[89]

마. 보건 의료 방해를 위한 드론 사용

지난 5년 동안 드론 기술이 크게 향상되었으며, 소형 레크리에이션 및 대형 군용 드론 모두 민간 보건 의료에 상당한 위협이 되고 있다.[90] 주요 목표는 헬리콥터 응급 의료 서비스(HEMS)와 고정익 에어 앰뷸런스가 될 수 있는데, 드론으로 공항을 폐쇄하거나 안전한 이륙 및 착륙을 방해하는 것은 상대적으로 간단하다.[91] 드론을 사용해 CBRNE 대리인을 운반하는 것도 제안되었다. 현재 우크라이나 전쟁에서 드론을 통한 화학 대리인 진달에 대한 확인되지 않은 정보가 있다.

바. 거리와 병원에서의 범죄 및 파괴적 행동

범죄는 적대자에게 매우 강력한 무기가 될 수 있다. 범죄에는 마약 테러리즘, 첨단 무기 밀매, 도시 갱단 네트워크의 착취 및 사회적으로 파괴적인 행동이 포함될 수 있다.[92] 범죄 무질서는 소셜 미디어 캠페인과 오해의 소지가 있는 정보에 의해 조장될 수 있으며, 구급차 및 소방/구조에 대한 공격뿐만 아니라 폭동과 약탈로 도시의 특정 부분에 접근을 방해할 수 있다. 도시 갱단의 착취는 군사 무기와 폭발물의 사용이 지난 10년간 갱

전쟁에서 증가함에 따라 민간 사회에 대한 극도의 위협이 될 수 있다.

사. 테러리즘

테러리즘은 하이브리드 전쟁이 제기하는 도전의 가장 중요한 구성 요소이다.[93] 종족 간 긴장, 정치적 부패, 자원에 대한 압박과 결합될 때, 현대 테러리즘은 다수의 국가 및 비국가 행위자들에 의해 활용될 수 있는 특별한 위력을 나타낸다. 과거 경험을 통해 우리는 이것이 복합적이고 다양한 모드의 공격 형태를 취할 것이라는 것을 알고 있으며, 이는 의료에 장기적이고 단기적인 부담을 주는 외상 환자의 급증을 초래할 것이다.[94]

응급실을 위한 대응 및 완화 전략

하이브리드 위협의 경우에 적용되어야 할 응급실 완화, 준비, 대응 및 회복에 관한 몇 가지 기본 원칙이 있다. 응급실, 병원 및 기타 조직에게 좋은 시작점은 적절한 상황 인식을 갖고, 능동적으로 신흥 위협을 감시하는 것으로, 하이브리드 공격에 대한 보호를 달성하기 위한 중요한 단계이다.[95] 따라서 사건이나 지속되는 위협의 모든 단계에서 조직 및 부서 경계를 넘나들며 다학제적 방식으로 작업하는 것이 중요하다.

위험 취약성 분석(HVA)을 수행할 때 하이브리드 공격이 따를 수 있는 복합적인 영향을 생각하고 이것이 더 전통적인 위험들과 어떻게 다를지를 고려하는 것이 중요하다.[96] 특정 위협(예: 사이버 공격)에 대한 전문 태스크 포스는 응급실의 준비 목표를 가속화할 수 있다.[97] 하이브리드 위협을 완화하고 대응하는 작업은 잘 알려진 모든 위험 접근 방식에 기초를 두어야 한다.[98] 이 접근 방식에서 병원이나 부서는 광범위한 위험을 다룰 수 있는 역량과 능력을 가지고 있어야 한다. 이 부분은 하이브리드 전쟁과 관련된 다양한 긴급 상황을 처리할 수 있는 병원 또는 부서의 역량과 능력에 관한 것이다. 표준 운영 절차(SOP)는 익숙하지 않은 긴급 상황에 특히 중요하며, 이러한 절차는 하이브리드 공격에 대한 위험 취약성 분석(HVA)에서 인식된 위협을 위해 사용 가능해야 한다.[99] 하이브리드 전쟁의 많은 위협들은 이미 응급실의 재난 계획과 취약성 분석의 일부였지만, 다른 맥락에서였다. 이것은 많은 위협에 대해 기본적인 범용 솔루션을 초기에 사용할 수 있게 했다. 그러나 회색 지대 활동과 하이브리드 전쟁이 따를 수 있는 복합적인 영향은 고려되어야 한다. 특히 장기적인 사건에 대해서 그렇다. 하이브리드 전쟁에서 사용 가능하고 적용 가능한 자원의 예로는 미국 응급의학 대학의 직장 폭력에 대한 최선의 관행과 안전 팁, 국토 안보부의 복합 조정된 테러 공격에 대한 계획 고려 사항, 영국 공중 보건의 CBRN 사건에서의 임상 관리 및 건강 보호 지침이 있다.[100-102] 또한, 악의적인 사건의 의료 영향에 대해 의료 전문가들을 교육하는 테러 의학 및 대테러의학 과정이 오늘날에도 제공되고 있다.[103, 104] 따라서 응급실은 하이브리드 위협에 대해 완전히 새로운 솔루션을 만들기보다는 국가 및 국제적으로 사용 가능한 일반적인 위협에 대한 지침을 사용하는 것이 제안된다. 이러한 지침은 "하이브리드 위협 마인드셋"과 함께 다학제적 접근 방식으로 사용되어야 한다. 새로운 위협, 장기 위협 또는 더 복잡한 다 유형 공격의 복합 효과에 빠르게 대응하고 완화할 수 있어야 한다.

4) 하이브리드 전쟁과 공중 보건

우크라이나와 나고르노-카라바흐의 갈등은 공중 보건에 경고를 일으킨다. 전쟁이 공중 보건에 미치는 영향은 다양하며 잘 문서화되어 있다. 이러한 영향에는 감염병 발병, 병사와 민간인의 부상 및 사망, 인구 이동, 식량, 물, 위생과 같은 필수 보건 자원의 불안정화가 포함된다.[105] 갈등은 생존에만 영향을 미치는 것이 아니라, 건강과 안전에 기여하는 시스템에도 영향을 미친다. 과거에 제네바 협약 지침은 민간인 인구를 보호하기 위해 마련되었다. 하이브리드 전쟁이 등장으로 이 풍경은 극적으로 변했다. 하이브리드 전쟁의 정의는 만장일치로 받아들여지지 않지만, 민간인의 생명을 고려하지 않는 전통적이고 비전통적 전략을 포함하는 전쟁으로 볼 수 있나.[106] 이러한 상황에서 제네바 협약 지침은 이러한 전술에 특정한 조항이 없어 점점 무시되거나 우회되고 있다. 우크라이나 전쟁은 하이브리드 전쟁이 민간인을 목표로 할 때 공중 보건에 어떻게 해를 끼치는지의 최신 예이다.

하이브리드 전쟁은 통제되지 않은 확대의 위험을 가진 새로운 보건 우려를 가져온다. 하이브리드 전쟁은 비전통적 무기 사용, 성폭력, 의료 시설 및 종사자에 대한 군사적 타격, 강제 인구 이동, 필수 자원 및 영양 공급원의 파괴 등을 통해 건강을 해치며, 이 모든 것이 민간인 인구를 불안정하게 한다.

불행히도 하이브리드 전쟁은 우크라이나에만 국한된 것이 아니다. 2020년 제2차 나고르노-카라바흐 전쟁에서 아제르바이잔과 아르차흐 자치 공화국 간에도 비슷한 전술이 사용되었다.

두 전쟁 모두 러시아으로부터 영토를 회복하려는 목표를 중심으로 하며, 장기적인 역사적 갈등을 포함한다. 그러나 우크라이나 전쟁은 더 넓은 규모로 전개되어 더 큰 인구를 목표로 하고 더 많은 인간 이동을 초래하여 글로벌 공중 보건에 더 큰 잠재적 영향을 끼친다. 나고르노-카라바흐 전쟁은 6주간 지속되었지만, 이 글을 쓰는 시점에서 우크라이나 갈등은 해소될 조짐이 거의 보이지 않는다. 우크라이나와 나고르노-카라바흐에서 하이브리드 전쟁의 교훈은 공중 보건에 대한 그것의 독특한 영향 추세를 보여준다.

하이브리드 전쟁은 의료의 무기화를 포함하며, 군사 전략으로서 의료 접근을 의도적으로 제한한다. 과거에는 건물 지붕 위의 빨간 십자가가 조종사들에게 폭격을 피하라는 신호였지만, 하이브리드 전쟁에서는 목표물로 사용된다. 침공 이후 우크라이나의 의료

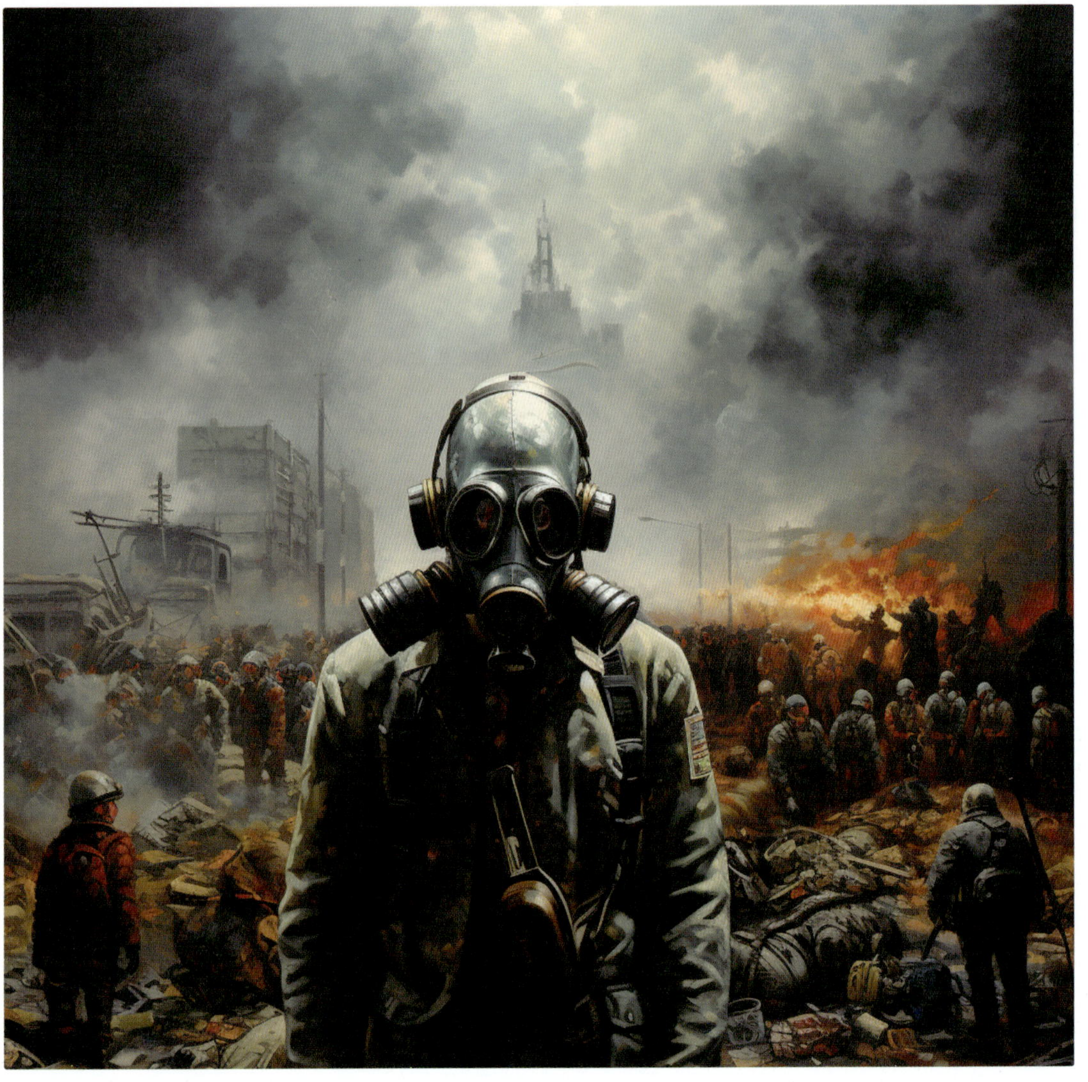

그림 11-6. 2020년 제2차 나고르노-카라바흐 전쟁에서 아제르바이잔과 아르차흐 자치 공화국 간의 전쟁.

시설에 대한 수많은 공격이 문서화되어 많은 부상과 사망을 초래하고 필수적인 치료를 방해했다.

비슷한 의료 방해 및 무기화 전략은 2020년 나고르노-카라바흐에서도 사용되었다. 산부인과 병원, 구급차, 의료 종사자를 포함한 공중 보건 자원에 대한 공격은 응급 치료 및 비응급 상태의 의료 치료에 대한 접근을 제한했다.[107]

COVID-19 전염병 동안 나고르노-카라바흐를 공격하는 하이브리드 전쟁 전략은 특히 공중 보건에 도전했다. 이미 COVID-19 전염병에 의해 과부하된 이웃 아르메니아의 의료 시스템은 나고르노-카라바흐에서 피난 온 난민들로 인해 더 큰 압박을 받았다 (그림 11-6). 대피로 인한 대피소의 과밀화는 전염병의 확산을 악화시켰을 가능성이 높다. 전염병이 더 통제되던 시기에 러시아-우크라이나 전쟁이 발발했지만, 우크라이나는 COVID-19의 영향이 악화되고 콜레라 및 설사병과 같은 전염병, 만성 질환 및 부상의 확산이 증가했다.[108]

혼합 전쟁 전략에는 비전통적 무기 사용이 포함된다. 나고르노-카라바흐에서, 이러한 무기들이 민간인들에게 사용되어 주거지를 살 수 없는 상태로 만들어 강제 이주를 초래했다. 드론, 클러스터 폭탄, 지뢰, 인광탄은 주거 지역에서 무차별적으로 사용되었다.[109] 도로와 다리가 폭격되어 탈출과 의료 접근이 불가능해졌다. 이러한 비전통적 무기와 전략들은 우크라이나에서 더 넓은 규모로 사용되고 있으며, 체르노빌의 점령과 자포리자 핵발전소의 폭격에 대한 우려는 핵 오염에 의한 파괴의 위협을 불러일으키고 있다. 나고르노-카라바흐 전쟁 동안에는 메츠아모르 핵발전소를 타격할 위협이 있었다. 핵 오염의 위험은 급성 방사선 증후군을 통한 건강 위협으로, 이는 사망과 수십 년 동안 지속되는 암의 증가된 위험을 초래할 수 있으며, 또한 식량 불안정을 심화시키는 토양 오염을 초래할 수 있다.

전쟁은 역사적으로 정신 건강에 영향을 미쳐, 불안, 외상 후 스트레스 장애(PTSD), 우울증, 복잡한 슬픔을 유발했다. 민간인 대상의 직접 공격은 이러한 영향을 심화시킨다. 나고르노-카라바흐의 어린이들은 전쟁으로 인해 동료 관계, 주의력, 학습에 어려움을 겪는 등 상당한 정신 건강 문제를 겪고 있다.[110] 전쟁 관련 스트레스는 세대 간 트라우마를 유발할 수도 있다. 이러한 위협들은 지역의 인구 감소와 정신 건강 및 신체적 안전에 해를 끼칠 수 있다. 많은 우크라이나 난민들도 전쟁 경험을 처리하기 위해 정신 건강 서비스가 필요할 것이다. 이는 전쟁의 건강 영향을 대처하는 것의 중요성을 강조한다.

민간인 대상의 조직적 성폭력은 혼합 전쟁의 또 다른 특징이다. 그 영향은 광범위하다: 한 연구에서 생존자의 3분의 2 이상이 불임, 만성 통증, 생식기 부상, 약물 남용, 자살 충동, 성병 등 건강 문제를 높은 비율로 경험했다.[111] 전쟁 중 성폭력은 지역사회의 이동, 정신 건강 관리 접근 감소, 강제 임신, 경제적 어려움으로 이어질 수 있다. 생존자들은 종종 가족 및 지역사회 관계의 장기적인 중단과 함께 낙인 효과를 경험한다.[112] 다행히도 나고르노-카라바흐 전쟁은 접근전 전투가 적고 여성과 어린이의 신속한 대피로 인해 조직적인 성폭력 캠페인으로부터 자유로웠다. 우크라이나 전쟁은 더욱 가혹한 교훈을 제시했다. 성폭력은 민간인 인구를 약화시키는 무기로 사용되었다. 우크라이나 침략은 신속하게 인신 매매와 성폭력 보고의 증가로 이어졌다.

필수 자원 공급인 물, 식량, 전기는 민간인과 그들이 경작하는 작물에 중요하다. 나고르노-카라바흐에서의 수자원은 전쟁과 아제르바이잔-아르메니아 관계에 큰 영향을 미쳤으며, 흑호수와 수력발전소를 둘러싼 전투는 주목할 만하다. 전쟁 중 사용된 물 공급 오염이나 제한 전략은 위생과 식량 이용성을 통해 건강에 영향을 미칠 수 있다. 군대는 자주 소나 사람을 납치하여 불안을 조성하고 이주를 유발했다. 마찬가지로 우크라이나 전쟁은 필수 자원 없이 고통받는 많은 시민들에게 심각한 공중 보건 위험을 초래했다. 우크라이나 전쟁의 영향은 식량 불안정에 대한 전 세계적인 결과를 가져왔다. 러시아와 우크라이나는 세계 칼로리의 12%, 세계 거래 밀의 거의 3분의 1, 그리고 상당량의 비료를 생산한다.[113] 우크라이나 전쟁은 또한 석탄과 석유와 같은 다른 상품의 높은 가격 변동성을 초래하여 세계 경제를 위협한다.

혼합 전쟁은 민간인과 인프라에 대한 체계적인 타겟팅과 파괴의 전투로 볼 수 있다. 우크라이나와 나고르노-카라바흐 전쟁은 심각한 건강 결과를 제공하며, 미래 지침을 위한 교훈을 제공한다. 해결책은 네 가지 구별된 단계에서 영향력을 발휘할 수 있다: 전쟁을 피하기 위한 갈등 전 사전 완화와 억제, 민간인의 안전한 대피를 위한 조기 경보 프로토콜과 신속한 감지 시스템, 갈등 중 완화를 포함한 의료 및 정신 건강 요구에 대한 주의, 그리고 전쟁 원칙 위반에 대한 신속한 처벌과 갈등 후 재건이다. 하이브리드 전쟁이 입힌 피해는 모든 단계에서 신속하고 결정적인 조치를 요구한다.

정책을 알리고 자원을 직접적으로 지원하는 데 데이터가 핵심이지만, 이 분야에서는 정량적 분석이 부족하다. 전쟁이 질병에 미치는 직접적인 영향은 아마도 가장 구체적이며, 보건 시설과 근로자에 대한 공격을 추적하는 것이 필수적이다. 위성 이미지 데이터는 공격과 이주를 기록할 수 있지만, 전쟁의 혼란은 측정 전략을 방해할 수 있다. 갈등 지역에서 전염병 모니터링은 중요하지만 도전적이다. 피난민을 찾고, 현장에서 성폭력, 정신 건강 문제, 급성 및 만성 건강 문제의 후유증에 대해 문서화하고 개입하는 의료 훈련을 받은 인원을 배치하는 것은 질병 부담에 대한 통찰력을 제공한다. 비전통적 무기의 사용은 집행 노력이 적용될 수 있도록 보고되어야 한다. 증거는 국제 기관과 관찰자들에 의해 조사되고 문서화되어야 한다. 국제 적십자위원회(ICRC)는 이러한 작업을 수행하여 갈등 지역의 이들을 지원하며, 보건 시설 및 근로자에 대한 공격을 문서화함으로써 가능한 미래의 기소를 용이하게 하는 인권을 위한 의사들(PHR)과 함께 보건에 대한 공격 영향 연구(RIAH) 및 갈등 관측소 프로젝트가 있다. 이러한 문서화에 공중 보건 렌즈를 포함하는 것은 완화 노력을 알리는 데 필수적이다.

하이브리드 전쟁에 대한 전략은 전 세계 기관, 정치인, 공중 보건 전문가의 레이더에 있어야 한다. 장기적인 공중 보건 결과와 민간인에 대한 의도적 피해는 인정되어야 하며, 국제 사회가 효과적으로 해결할 수 있도록 조치를 취해야 한다. 정치인과 공중 보건 관계자는 국제 인도법과 제네바 협약의 지침이 더 이상 무시되지 않도록 이전 조치의 포괄적인 재고를 위해 옹호해야 한다. 사전 완화가 실패할 경우, 국제 사회와 자금 지원 기관은 재건과 시스템 강화를 위해 재정적 및 물류적으로 참여해야 한다. 민간인의 건강과 생명권은 전투원과 전 세계 공동체에 의해 존중되어야 한다. 이를 실패할 경우, 이 시나리오는 전 세계적으로 더 자주 재연될 것이다.

전투원과 민간인 사망자 간의 경계가 모호해졌다. 복합 전쟁의 질병 및 사망률에 대

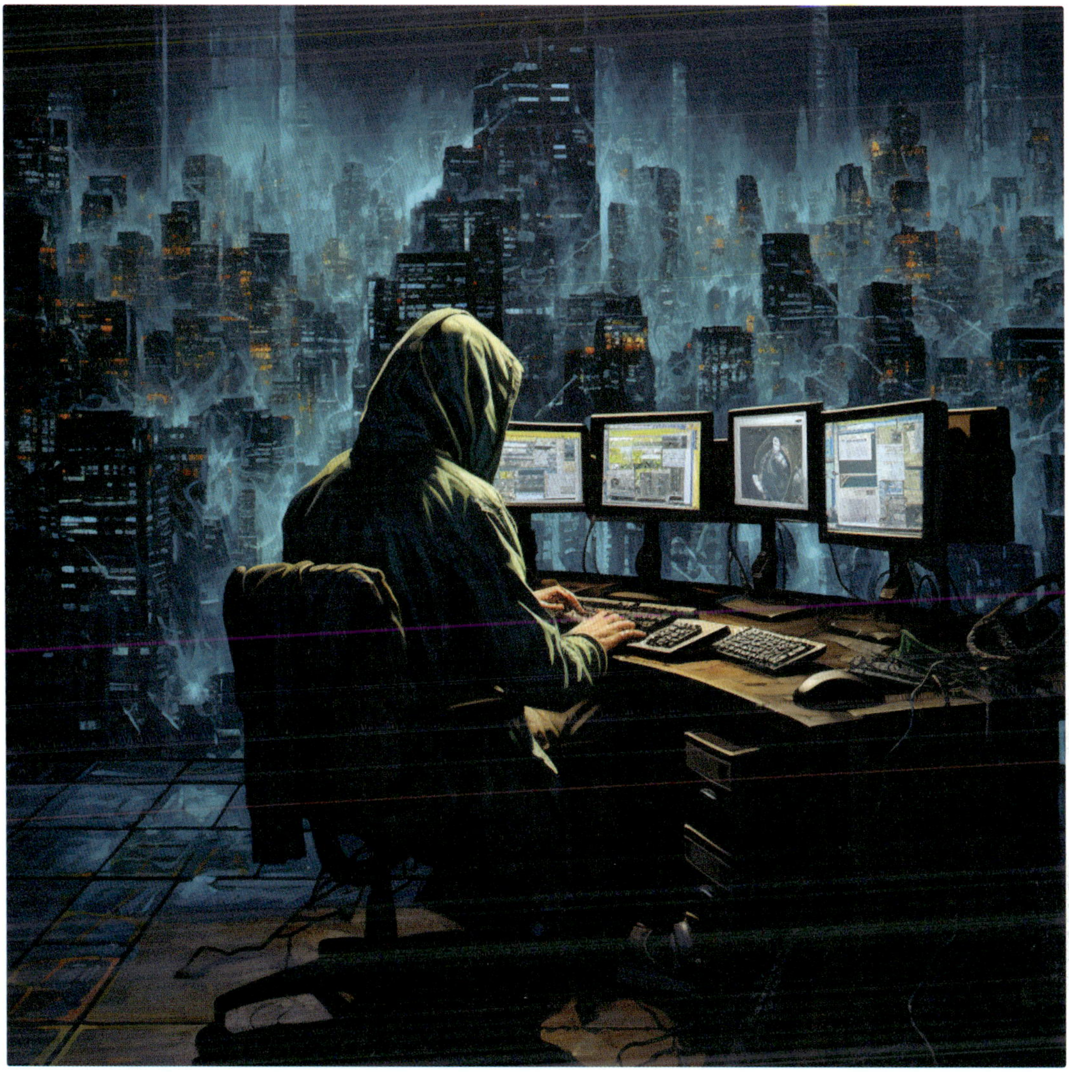

그림 11-7. 사이버 해커가 병원 환자 데이터를 탈취하는 모습.

한 영향은 지난 세기의 공중 보건 성과에 대한 피할 수 있는 침식이다. 새로운 세계 질서가 창조됨에 따라, 우리는 글로벌 보건을 보호하는 것을 잊지 말아야 한다.

5) 건강 서비스의 디지털 인프라에 대한 하이브리드 전쟁 및 사이버 공격 대비 준비[114]

사이버공격은 혼합전쟁의 한 부분으로 사용된다. 혼합전쟁은 전통적인 전쟁 방식을 넘어서 비폭력적 또는 때때로 폭력적인 수단을 이용해 사회의 다양한 취약점을 타겟으로 삼는다. 이러한 위협에는 방송과 소셜 미디어를 통한 잘못된 정보의 확산, 경제 스파이 활동, 테러리즘 등이 포함된다. 특히 디지털 인프라에 대한 사이버공격은 주요 위협 중 하나로, APT (Advanced Persistent Threat) 그룹에 의해 실행되는 경우가 많다(그림 11-7).

사이버공격의 주된 목적은 국가 기관에 대한 신뢰를 약화시키고, 사회의 단합을 해치며, 공격의 근원을 알아내기 어렵게 함으로써 보복을 피하는 것이다. 예를 들어, 2007년 에스토니아 사이버공격 사례에서 정부는 나토 조약의 5조를 발동할까 고려했으나, 공격자를 명확히 할 수 없어 실행하지 않았다.

건강 서비스는 혼합전쟁에서 중요한 전략적 목표로 여겨진다. 사회적 유대감 형성에 중요한 역할을 하며, 공격을 통해 국가의 신뢰와 전략적 자산을 약화시킬 수 있다. 예를 들어, 싱가포르 보건 서비스에 대한 사이버공격은 중요한 데이터 탈취와 서비스 방해를 목적으로 했다.

이러한 사이버공격은 장기적이고 체계적인 네트워크 침입 및 활용 작업을 포함한다. 공격의 목적은 정보 수집, 작전 방해 또는 두 가지 모두일 수 있다. APT는 은밀하거나 공개적일 수 있으며, 목표는 네트워크 정보 의존성이 높은 현대 건강 관리 시스템의 취약점을 공격하는 것이다.

사이버전쟁 전략은 온라인/디지털 목표와 사이버공격을 결합한 것이다. 전략적 목표는 광범위할 수도 있고 특정 대상에 집중할 수도 있다. 예를 들어, 아일랜드 보건 서비스에 대한 2021년 공격은 특정 목표에 집중된 사례다.

병원에 근무하는 보건의료 종사자들의 사이버공격에 대한 대응은 환자 안전을 위한 영향 완화에 있어 핵심적인 요소다. 각 직역의 사이버보안을 통합하고 지속적인 치료 대응 계획을 강화하기 위해 정기적인 공동 사이버공격 시뮬레이션 훈련이 필요하다. 화재 대피 훈련처럼 효과적인 자동 행동 반응을 개발하여 실제 사이버공격이 발생했을 때 적용될 수 있도록 하는 것이 중요하다. 이러한 훈련은 디지털 시스템이 손상됐을 때 적절하게 대응할 수 있는 '근육 기억(반복된 운동 또는 활동을 통해 근육이 특정 움직임을 기억하고 자동으로 반응하는 현상을 설명하는 용어)'을 만드는 데 도움이 된다. 이러한 접근은 보건의료 종사자들이 사이버공격 상황에서 환자 안전을 유지하고 빠르게 대응할 수 있도록 준비시키는 데 중요한 역할을 한다.

6) 하이브리드 전쟁의 핵심 특징과 인도주의 및 의료적 영향[115]

하이브리드 전쟁의 목표는 전술적 및 전략적 목표를 달성하는 것으로, 민간인 생명을 구하는 것보다 중요하게 여겨진다. 혼합 전쟁은 국가와 비국가 행위자들의 네트워크를 포함하며, 다양한 군사 및 민병대 영향력과 전략을 사용하여 국제 인도주의법의 "국

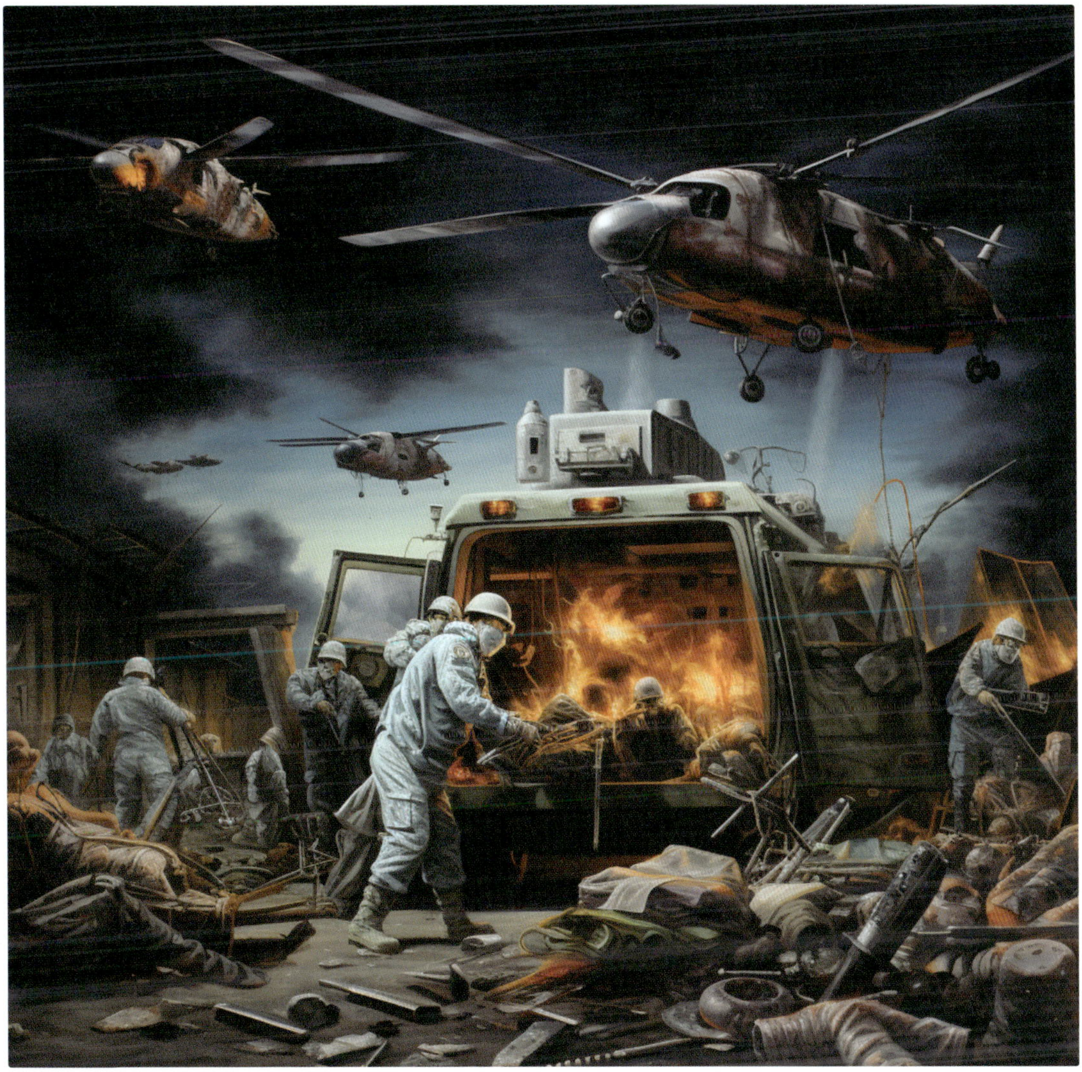

그림 11-8. 하이브리드 전쟁으로 인해 공격받고 불타는 앰뷸런스.

가 책임" 원칙을 실행, 통제 및 평가하는 데 어려움을 일으킨다. 이러한 전쟁은 인구 밀집 지역을 대상으로 하며, 법적 전쟁을 사용하여 윤리적 및 도덕적 우려를 야기한다(그림 11-8).

전통적인 전쟁과 비교하여 현대 전쟁 전략은 다중 영역 작전, 비대칭 및 혼합 접근법을 사용하여 무장 충돌과 관련된 수단 및 과정을 예측하기 어렵게 만든다. 이 과정은 전통적인 공격 방법, 폭동, 잘못된 정보 및 감염된 소셜 미디어를 사용하여 전쟁을 대중에게 확산시킨다. 이는 군사 인력, 자원, 민간인 및 민간 인프라를 대상으로 하여 정치적 불안정을 유발한다. 결과적으로 이러한 전쟁은 전통적인 전쟁보다 더 많은 민간인 사상자를 발생시킬 수 있으며, 국제 인도주의법 및 제네바 협약에 대한 존중에 대한 명확한 우려를 낳는다. 결과적으로 수백만 명의 이주민을 발생시켜 보건 및 구호 기관의 업무 능력을 압도한다. 이는 보호 당국의 취약성을 증가시키고 법률 및 의료 시스템을 소비하며 국가 정부를 마비시키고 결국 국가 단결을 해체할 수 있다. 이러한 상태는 “권위와 법적 힘 없음”으로 국제 인도주의법, 인권 및 평등을 위반하고 이에 대한 처벌이 없다. 새로운 군사 전략, 원격 전쟁, 드론, 대리 전투기 및 혼합 전쟁은 근대 및 비전통적 전쟁의 모습을 보여주며, 국제 인도주의법 및 제네바 협약을 위반할 때 새로운 윤리적 및 도덕적 우려를 제기한다.

의료적 결과는 전쟁의 기간, 발생 장소, 인구 밀도 등 여러 요인에 따라 달라진다. 하이브리드 전쟁은 여러 도구를 사용하여 커뮤니티의 인프라를 공격하는 것을 목표로 한다. 이는 의료의 용량 증가를 필요로 하며, 이는 ‘직원, 장비, 공간 및 시스템’(지침 및 지침)이라는 4가지 중요한 요소에 의존한다. 하이브리드 전쟁으로 인한 부상과 사망은 정규 전쟁에서 하이브리드 전쟁으로의 변화를 나타낸다. 이는 하이브리드 전쟁의 다중 도메인 특성의 혼합과 일치를 나타낼 수 있으며, 이는 다양한 상황과 특정 도메인에 따라 다양한 부상을 고려해야 함을 의미한다. 이러한 공격의 대상은 지역 사회와 민간인이며, 폭발물과 자살 폭탄이 이전 하이브리드 전쟁 테러 공격에서 주요 테러 수단이었다.

국가와 집단은 국제법과 갈등 규칙을 다르게 정의할 수 있으며, 이슬람 국가 이라크 및 레반트(ISIL), 미국 및 러시아의 3가지 사례에서 전쟁 법에 대한 존중을 논의한다. ISIL은 모든 법, 질서 및 전쟁 규정에 대해 공개적으로 도전했으며, 러시아는 국제법의 수호자로서 스스로를 제시한 후에도 법 위반을 체계적으로 부인하고 갈등에 대해 새로운 현실을 만들어 냈다. 전통적인 전쟁의 감소와 혼합 및 비대칭 전쟁의 증가로 인해 민간인 사망자 수가 19세기부터 세계 대전 및 1990년대 갈등 기간 동안 지속적으로 증가했다.

러시아와 같은 국가들은 미국과 동맹국이 사용하는 전통적 수단을 이길 수 있는 군사 및 비군사 수단으로 복합 활동을 개발할 필요가 있다. 하이브리드 전쟁은 2014년 크림반도 분쟁 동안 러시아에서 시작되었으며, 러시아는 국제 규칙과 법을 우회하고 부인하는 경향이 있어 하이브리드 전쟁을 선호하는 전쟁 방식으로 여기고 있다.

7) 결론

전 세계적으로 하이브리드 전쟁은 민간인이 참여하는 인구 밀집 지역에서 실행될 수 있는 능력으로 인해 전 세계 평화에 즉각적인 위협이 되고 있다. 이는 법률, 사회적 조치가 필요한 초국가적 차원의 문제로, 국제적 협력이 필요하다. 또한, 다차원적 접근 방식과 ‘수용 가능한 손실’ 원칙이 필요하다.

국제 사회의 눈앞에서 민간인이 참여하는 인구 밀집 지역에서 하이브리드 전쟁의 구현 가능성은 세계 평화에 대한 즉각적인 위협임을 거듭 강조해도 결코 부족함이 없다. 이러한 환경은 하이브리드 전쟁의 개념을 극단주의 그룹과 그들의 이념에 통합하는 데 문제가 없으며, 이는 정치, 외교, 사회, 경제, 정보, 군사, 심리 및 문화적 불만 수준에서 구조화될 수 있다.

현재 우크라이나 전쟁을 비롯한 하이브리드 전쟁에 대한 이해는 제한적이다. 하이브리드 전쟁에 대한 이해는 우크라이나 전쟁의 시작으로 분명해졌으며, 이러한 전쟁을 수행하는 이들의 이념은 개별 국가의 이익과 우리의 보편적 가치를 무시한다. 이에 따라 운영 및 전략적 목표를 보안 위협에 지속적으로 조정하는 것이 필요하며, 이를 위해서는 신속하고 타당한 결정이 필요하다.

REFERENCE

1. United Nations Peacekeeping [Internet]. What We Do. [cited 2022 February 25]. Available from: https://peacekeeping.un.org/en/what-we-do
2. WEKIPEDIA [Internet]. List of countries by number of UN Peacekeepers contributed. [cited 2022 February 25]. Available from: https://en.wikipedia.org/wiki/List_of_countries_by_number_of_UN_peacekeepers
3. Bratersky M. Russia and peacekeeping operations: conceptual and practical components of Russia's policy. International Organizations Research Journal. 2018;13(1):157-70.
4. Da Silva DL. Commentary: autocracy is on the rise: should we expect military spending to follow? Stockholm, Sweden: SIPRI-Stockholm International Peace Research Institute. 2020.
5. The Washington Institute for Near East Policy [Internet]. The Russian troop deployment to Kazakhstan demonstrates how the Kremlin's principles began to depart from those of the Western rivals. [cited 2022 February 25]. Available from: https://www.washingtoninstitute.org/policy-analysis/war-peace-how-moscow-expands-its-clout-under-guise-peacekeeping-operations
6. United Nations [Internet]. Secretary-General Secretary-General's press encounter on Ukraine. [cited 2022 February 25]. Available from: https://www.un.org/sg/en/node/261992
7. Khorram-Manesh A, Goniewicz K, Burkle FM, et al. Review of military casualties in modern conflicts-the re-emergence of casualties from armored warfare. Mil Med. 2021. Epub ahead of print.10.1093/milmed/usab108
8. Khorram-Manesh, A, Burkle, FM, Goniewicz, K, Robinson, Y. Estimating the number of civilian casualties in modern armed conflicts-a systematic review. Front Public Health 2021;9:765261.10.3389/fpubh.2021.765261
9. CEPA [Internet]. What is 'hybrid warfare' really? [cited 2022 February 25]. Available from: https://cepa.org/what-is-hybrid-warfare-really/
10. Khorram-Manesh A. Europe on fire; medical management of terror attacks-new era and new considerations. Bull Emerg Trauma. 2016;4(4):183-5.
11. Hirsch M, Carli P, Nizard R, et al. The medical response to multisite terrorist attacks in Paris. Lancet. 2015;386(10012):2535-8. doi: 10.1016/S0140-6736(15)01063-6

12. Burkle FM. Revisiting the battle of solferino: the worsening plight of civilian casualties in war and conflict. Disaster Med Public Health Prep. 2019;13(5):837-41. doi: 10.1017/dmp.2019.77

13. Phelan P. Fourth generation warfare and its challenges for the military and society. Defense Studies. 2011;11(1):96-119. doi: 10.1080/14702436.2011.553105

14. TRADOC Pamphlet 525-3-1 [Internet]. The US Army in Multi-Domain Operations. [cited 2022 February 25]. Available from: https://www.tradoc.army.mil/News/Photos/igphoto/2002069773/

15. Eaton, JG. The beauty of asymmetry: an examination of the context and practice of asymmetric and unconventional warfare from a western/centrist perspective. Defense Studies. 2002;2(1):51-82. doi: 10.1080/14702430212331391908

16. GOV.UK [Internet]. Understanding Hybrid Warfare. MCDC Countering Hybrid Warfare Project. [cited 2022 February 25]. Available from: https://www.gov.uk/government/publications/countering-hybrid-warfare-project-understanding-hybrid-warfare

17. Parameters [Internet]. Tomes RR. Relearning counterinsurgency warfare. 2004;34:16-28. [cited 2022 February 25]. Available from: https://press.armywarcollege.edu/parameters/vol34/iss1/11

18. Marshall A. From civil war to proxy war: past history and current dilemmas. Small Wars Insurgency. 2016;27:183-95. doi: 10.1080/09592318.2015.1129172

19. Razma G. A modern warfare paradigm: reconsideration of combat power concept. Journal of Security and Sustainability. 2019;8(3):435-52. doi: 10.9770/jssi.2019.8.30(12)

20. Spagat M, Mack A, Cooper T, et al. Estimating war deaths: an arena of contestation. Journal of Conflict Resolution. 2009;53:934-50. doi: 10.1177/0022002709346253

21. Obermeyer Z, Murray CJL, Gakidou E. Fifty years fifty years of violent war deaths from Vietnam to Bosnia: analysis of data from the world health survey program. BMJ. 2008;336(7659):1482-6. doi: 10.1136/bmj.a137

22. Khorram-Manesh A, Burkle FM. Disasters and public health emergencies? current perspectives in preparedness and response. Sustainability. 2020;12(20):8561. doi: 10.3390/su12208561

23. Kuhn GWS. Ground forces battle casualty rate patterns. Logistics Management Institute. [cited 2022 February 25]. Available from: https://apps.dtic.mil/dtic/tr/fulltext/u2/a304904.pdf

24. Friedman JA. Using power laws to estimate conflict size. Journal of Conflict Resolution. 2014;59:1216-41. doi: 10.1177/0022002714530430

25. Levy BS, Sidel VW. Documenting the effects of armed conflict on population health. Annu Rev Public Health. 2016;37:205-18. doi: 10.1146/annurev-publhealth-032315-021913

26. ICRC [Internet]. Practice Relating to Rule 31: Personnel and Objects Involved in a Peacekeeping Mission. IHL Database: Customary Law. [cited 2022 February 25]. Available from: https://ihl-databases.icrc.org/customary-ihl/eng/docindex/v2_rul_rule33

27. United Nations Peacekeeping [Internet]. Our Peacekeepers. [cited 2022 February 25]. Available from: https://peacekeeping.un.org/en/our-peacekeepers

28. NDTV [Internet]. US Says Consequences of Russia's Actions "will be dire…Across the globe." World/Reuters. [cited 2022 February 25]. Available from: https://www.ndtv.com/world-news/russia-ukraine-crisis-nonsense-us-slams-russia-for-calling-troops-in-ukraine-peacekeepers-

29. KFF [Internet]. President Trump's Record on Health Care. Health Reform. [cited 2022 February 25]. Available from: https://www.kff.org/health-reform/issue-brief/president-trumps-record-on-health-care/

30. Khorram-Manesh A, Burkle FM, Goniewicz K. Public health leadership and its impact on global crises, ethnic and racial inequity and inequality in health. Health Problems of Civilization. 2021;15(3):159-60. doi: 10.5114/hpc.2021.107780
31. Ritchie HHJ, Appel C, Roser M. Our world in data: terrorism. [cited 2022 May 3]. Available from: https://ourworldindata.org/terrorism
32. Beyramijam M, Farrokhi M, Ebadi A, et al. Disaster preparedness in emergency medical service agencies: A systematic review. J Educ Health Promot. 2021;10:258. doi: 10.4103/jehp.jehp_1280_20. PMID: 34485555; PMCID: PMC8396056.
33. Gostin LO, Rubenstein LS. Attacks on health care in the war in Ukraine: international law and the need for accountability. JAMA. 2022;327(16):1541-2.
34. Court M, Edwards B, Issa F, et al. Counter-Terrorism Medicine: Creating a Medical Initiative Mandated by Escalating Asymmetric Attacks. Prehosp Disaster Med. 2020;35(6):595-8. doi: 10.1017/S1049023X2000103X. Epub 2020 Aug 14. PMID: 32792026.
35. Hofman FG. Confict in the 21st century: the rise of hybrid wars. Potomac Institute for Policy Studies. 2007;i-72.
36. Fedorov L. Chemical weapons in Russia: history, ecology, politics. Center of Ecological Policy of Russia. 1994.
37. Rodriquez-Llanes JM, Debarati Guha-Sapir, Benjamin-Samuel Schlüter, et al. Epidemiological fndings of major chemical attacks in the Syrian war are consistent with civilian targeting: a short report. Conf Health. 2018;12(16):1-6.
38. Burkle F, Goniewicz K, Khorram-Manesh A. Bastardizing peacekeeping and the birth of hybrid warfare. Prehosp Disaster Med. 2022;37(2):147-9.
39. Jasani GN, Alfalasi R, Cavaliere GA, et al. Terrorists Use of Ambulances for Terror Attacks: A Review. Prehosp Disaster Med. 2021;36(1):14-17. doi: 10.1017/S1049023X20001260. Epub 2020 Oct 28. PMID: 33109290.
40. Schmeitz CTJ, Barten DG, van Barneveld KWY, et al. Terrorist attacks against emergency medical services: secondary attacks are an emerging risk. Prehosp Disaster Med. 2022;37:185-91.
41. World Health Organization. Surveillance system for attacks on health care (SSA). WHO; 2023.
42. In: Mother Jones [Internet]. Russia has a long, cruel history of attacking hospitals. Maybe this time its leaders will be prosecuted. [cited 2022 February]. Available from: https://www.motherjones.com/politics/ 2022/03/russia-has-a-long-cruel-history-of-attacking-hospitalsmaybe-this-time-its-leaders-will-be-prosecuted/
43. Gesesew H, Berhane K, Siraj ES, et al. The impact of war on the health system of the Tigray region in Ethiopia: an assessment. BMJ Glob Health. 2021;6(11):e007328.
44. BBC [Internet]. Ukraine war: WHO says attacks on health facilities are rising daily. [cited 2022 February]. Available from: https://www.bbc.com/news/health60866669
45. International Committee of the Red Cross (ICRC) [Internet]. Gathering evidence-based data on violence against healthcare. ICRC; 2020. Available from: https://www.icrc.org/en/publication/4513-gathering-evidence-based-data-violence-against-health-care
46. Tin D, Hart A, Ciottone GR. Hardening hospital defences as a counter-terrorism medicine measure. Am J Emerg Med. 2021;45:667-8.
47. Ulmer N, et al. Terrorist attacks against hospitals: worldwide trends and attack types. Prehosp

Disaster Med. 2022;37(1):25-32.

48. Reliefweb [Internet]. Fighting at Ukraine Nuclear Power Site Irresponsible, against Geneva Conventions, Under-Secretary-General Tells Security Council, Security Council. [cited 2022 February]. Available from: https://reliefweb.int/report/ ukraine/fghting-ukraine-nuclear-power-site-irresponsible-again st-geneva-conventions-under

49. NPR [Internet]. Video analysis reveals Russian attack on Ukrainian nuclear plant veered near disaster. [cited 2022 February]. Available from: https://www.npr.org/2022/03/11/1085427380/ukraine-nuclear-powerplant-zaporizhzhia?t=1647571741045

50. The Guardian [Internet]. Chulov M. Israel appears to confrm it carried out cyberattack on Iran nuclear facility. [cited 2022 February]. Available from: https://www.theguardian.com/world/2021/apr/11/israel-appears-confirm-cyberattack-iran-nuclear-facility

51. BBC [Internet]. Ukraine confict: Russian shelling blamed for corrosive gas leak. [cited 2022 February]. Available from: https://www.bbc.com/news/world-europe-60818488

52. New York Post [Internet]. Acid tank bombed in Ukraine, toxic fumes could blind residents: ofcials. [cited 2022 February]. Available from: https://nypost.com/ 2022/04/05/russia-attacks-acid-tank-that-could-blind-ukrainians/

53. HRW [Internet]. Watch HR. Ukraine: Russian cluster munition hits hospital. [cited 2022 February]. Available from: https://www.hrw.org/news/2022/02/25/ukraine-russian-clustermunition-hits-hospital

54. BBC [Internet]. Ukraine war: US 'deeply concerned' at report of Mariupol chemical attack. [cited 2022 February]. Available from: https://www.bbc.com/news/worldeurope-61077641

55. Barten DG, Tin D, De Cauwer H, et al. A counter-terrorism medicine analysis of drone attacks. Prehosp Disaster Med. 2022;37:192-6.

56. Tin D, Kallenborn Z, Hart A, et al. Rise of the unmanned aerial vehicles: an imminent public health threat mandating counter-terrorism medicine preparedness for potential mass-casualty attacks. Prehosp Disaster Med. 2021;36(5):636-8.

57. Tin D, Kallenborn Z, Hart A, et al. Opioid attack and the implications for counter-terrorism medicine. Prehosp Disaster Med. 2021;36(6):661-3.

58 Tin D, Ciottone GR. Chemical agent use in terrorist events: a gathering storm requiring enhanced civilian preparedness. Prehosp Disaster Med. 2022;37:327-32.

59. Tin D, Granholm F, Hart A, et al. Terrorism-related chemical, biological, radiation, and nuclear attacks: a historical global comparison infuencing the emergence of counter-terrorism medicine. Prehosp Disaster Med. 2021;36(4):399-402.

60. Tin D, Pepper M, Hart A, et al. Chemical warfare agents in terrorist attacks: an interregional comparison, tactical response implications, and the emergence of counterterrorism medicine. J Spec Oper Med. 2021;21(3):51-4.

61. Ukrainian Healthcare Center [Internet]. 2022. [cited 2022 February]. Available from: https://uhc.org.ua/en/home/

62. EMS1 [Internet]. Committee for tactical emergency casualty care releases Ukrainian translations of guidelines. 2022. [cited 2022 February]. Available from: https:// www.ems1.com/ukraine-russia-war/articles/committee-for-tacti cal-emergency-casualty-care-releases-ukrainian-translations-ofguidelines-f5Ywp0ibCWDt9S4E/

63. Fox News [Internet]. US special ops veterans, medical professionals training Ukrainian soldiers, civilians in combat care. [cited 2022 February]. Available from: https://www.foxnews.com/politics/veterans-training-ukrai nians-combat-care

64. World Health Organization [Internet]. Attacks on health care in the context of COVID-19. [cited 2022 June 28]. Available from: https://www.who.int/news-room/feature-stories/detail/attacks-on-health-care-inthe-context-of-covid-19;

65. Hoffman FG. Conflict in the 21st century: The rise of hybrid wars. Arlington. Virginia. US: Potomac Institute for Policy Studies. 2007;51.

66. Cybersecurity and Infrastructure Security Agency [Internet]. Healthcare and Public Health Sector. [cited 2022 June 29]. Available from: https://www.cisa.gov/healthcare-and-public-health-sector

67. Hoffman FG. Examining complex forms of conflict. Prism. 2018;7(4):31-47.

68. New York Times [Internet]. The war of the future? Picture big armies and many fronts. Available from: https://www.nytimes.com/2016/06/11/us/the-war-of-the-future-picture-big-armies-and-many-fronts.html

69. NATO Strategic Communications Centre of Excellence [Internet]. Social media as a tool of hybrid warfare. Available from: https://stratcomcoe.org/cuploads/pfiles/public_report_social_media_hybrid_warfare_22-07-2016-1.pdf

70. Hoffman FG. Hybrid warfare and challenges. JFQ. 2009;52:34-9.

71. International Committee of the Red Cross [Internet]. The Geneva conventions of 1949 and their additional protocols. [cited 2022 June 29]. Available from: https://www.icrc.org/en/document/geneva-conventions-1949-additional-protocols;

72. Roy N, Kapil V, Subbarao I, et al. Mass casualty response in the 2008 Mumbai terrorist attacks. DMPHP. 2011;5(4):273-9.

73. Holt E. Health professionals targeted in Ukraine violence. Lancet. 2014;383(9917):588. doi.org/10.1016/S0140-6736(14)60194-X.

74. FierceHealthcare [Internet]. Healthcare data breaches hit all-time high in 2021, impacting 45M people. [cited 2022 June 28]. Available from: https://www.fiercehealthcare.com/health-tech/healthcare-data-breaches-hit-all-time-high-2021-impacting-45m-people

75. Martin G, Martin P, Hankin C, et al. Cybersecurity and healthcare: how safe are we? BMJ. 2017;358:j3179. doi: 10.1136/bmj.j3179. PMID: 28684400.

76. HealthcareITnews [Internet]. Ponemon study finds link between ransomware, increased mortality rate. [cited 2022 June 28]. Available from: https://www.healthcareitnews.com/news/ponemon-study-finds-link-between-ransomware-increased-mortality-rate

77. Smart W. Lessons learned review of the WannaCry Ransomware Cyber Attack. Department of Health and Social Care. UK: NHS; 2018.

78. Reuters [Internet]. Iranian-backed hackers targeted Boston Children's Hospital. [cited 2022 June 29]. Available from: https://www.reuters.com/world/us/iranian-backedhackers-targeted-boston-childrens-hospital-fbi-chief-says-2022-06-01/

79. Dameff C, Farah J, Dotson M, et al. 7 Impact of a hospital cyberattack on EMS arrivals at neighboring emergency departments. Ann Emerg Med. 2021;78(4):S4.

80. Ciottone GR. Toxidrome recognition in chemical-weapons attacks. N Engl J Med. 2018;378:1611-20. doi.org/10.1056/nejmra1705224.

81. Haslam JD, Russell P, Hill S, et al. Chemical, biological, radiological, and nuclear mass casualty medicine: a review of lessons from the Salisbury and Amesbury Novichok nerve agent incidents. BJA. 2022;128(2):e200-5. doi.org/10.1016/j.bja.202110.008.

82. Harrison J, Fell T, Leggett R, et al. The polonium-210 poisoning of Mr Alexander Litvinenko. J Radiol Prot. 2017;37(1):266-78. doi.org/10.1088/1361-6498/aa58a7.

83. Griffiths J, Ahmad S. Kim Jong Nam had antidote to VX nerve agent on him at time of murder. [cited 2017 December 1]. Available from: https://edition.cnn.com/2017/11/30/asia/kim-jong-namantidote-intl/index.html;

84. Tin D, Granholm F, Hart A, et al. Terrorism-related chemical, biological, radiation, and nuclear attacks: a historical global comparison influencing the emergence of counter-terrorism medicine. Prehosp Disaster Med. 2021;36(4):399-402. doi.org/10.1017/s1049023x21000625.

85. Bernard R, Bowsher G, Sullivan R, et al. Disinformation and epidemics: anticipating the next phase of biowarfare. Health Secur. 2021;19(1):3-12. doi.org/10.1089/hs.2020.0038.

86. Rocha YM, de Moura GA, Desidério GA, et al. The impact of fake news on social media and its influence on health during the COVID-19 pandemic: a systematic review. J Public Health (Berl). 2021. doi.org/10.1007/s10389-021-01658-z.

87. Modern War Intsitute at West Point [Internet]. Pavlakis G. Lukashenko´s manufactured migrant crisis: a classic case of hybrid warfare? [cited 2022 June 30]. Available from: https://mwi.usma.edu/lukashenkos-manufactured-migrant-crisis-a-classic-case-of-hybrid-warfare/

88. Quinn J. Notes from the field: the humanitarian crisis in Ukraine. JoHS. 2015;11(1):27-33.

89. Naushad V, Bierens J, Nishan K, et al. A systematic review of the impact of disaster on the mental health of medical responders. Prehosp Disaster Med. 2019;34(6):632-43. doi.org/10.1017/S1049023X19004874

90. Barten D, Tin D, De Cauwer H, et al. A counter-terrorism medicine analysis of drone attacks. Prehosp Disaster Med. 2022;37(2):192-6. doi.org/10.1017/S1049023X22000139.

91. The New York Times [Internet]. Gatwick airport shut down by 'deliberate' drone incursions. [cited 2022 June 30]. Available from: https://www.nytimes.com/2018/12/20/world/europe/gatwick-airport-drones.html

92. Hoffman FG. Hybrid warfare and challenges. JFQ. 2009;52:34-9.

93. Mumford A. The role of counter terrorism in hybrid warfare. NATOs Centre of Excellence for Defence Against Terrorism (COE DAT); 2016.

94. Tin D, Margus C, Ciottone G. Half-a-century of terrorist attacks: weapons selection, casualty outcomes, and implications for counter-terrorism medicine. Prehosp Disaster Med. 2021;36(5):526-30. doi.org/10.1017/s1049023x21000868.

95. European Commission [Internet]. Security: EU strengthens response to hybrid threats. [cited 2022 September 26]. Available from: https://ec.europa.eu/commission/presscorner/detail/en/IP_16_1227

96. Tin D, Hart A, Ciottone GR. Rethinking disaster vulnerabilities. AJEM. 2021;45:660-1.

97. Dameff C, Farah J, Killeen J, et al. Cyber disaster medicine: a new frontier for emergency medicine. Ann Emerg Med. 2020;75(5):642-7.

98. Centers for Medicare and Medicaid Services [Internet]. Quality. Emergency Preparedness for Every Emergency: Safety & Oversight Group Emergency Preparedness. [cited 2022 September 26]. Available from: https://www.cms.gov/Medicare/Provider-Enrollment-and-Certification/

SurveyCertEmergPrep

99. Adini B, Goldberg A, Cohen R, et al. Evidence-based support for the all-hazards approach to emergency preparedness. Isr J Health Policy Res. 2012;1(1):40. doi.org/10.1186/2045-4015-1-40.

100. ACEP's Public Health and Injury Prevention Committee [Internet]. Emergency department violence: an overview and compilation of resources. An Information Paper. [cited 2022 September 26]. Available from: https://www.acep.org/siteassets/uploads/uploaded-files/acep/clinical-and-practice-management/policy-statements/information-papers/emergency-department-violence---an-overview-and-compilation-of-resources.pdf

101. US Department of Homeland Security [Internet]. Planning considerations: Complex coordinated terrorist attacks. [cited 2022 September 26]. Available from: https://www.fema.gov/sites/default/files/2020-07/planning-considerations-complex-coordinated-terrorist-attacks.pdf

102. Public Health England. CRBN incidents: clinical management & health protection. 2nd ed. London: Public Health England; 2018.

103. The University of Melbourne [Internet]. Specialist Certificate in Disaster and Terror Medicine. [cited 2022 September 30]. Available from: https//study.unimelb.edu.au/find/courses/graduate/specialist-certificate-in-disaster-and-terror-medicine/

104. Wells JSG. Preparing for hybrid warfare and cyberattacks on health services' digital infrastructure: What nurse managers need to know. J Nurs Manag. 2022;30(6):2000-4. doi: 10.1111/jonm.13633. Epub 2022 May 2. PMID: 35419846.

105. CJL Murray, G King, AD Lopez, et al. Armed conflict as a public health problem. BMJ. 2002;324(7333):346-9. doi: 10.1136/bmj.324.7333.346. PMID: 11834565; PMCID: PMC1122272.

106. Khorram-Manesh A, Burkle FM Jr. Civilian Population Victimization: A Systematic Review Comparing Humanitarian and Health Outcomes in Conventional and Hybrid Warfare. Disaster Med Public Health Prep. 2022;17:e192. doi: 10.1017/dmp.2022.96. PMID: 35400358.

107. S Chekijian, A Bazarchyan, Violation of the global ceasefire in Nagorno-Karabagh: a viral amplification of aggression, Prehospital Disaster Med. 2021;36(2):129-30. doi.org/10.1017/S1049023X21000121.

108. Zaliska O, Oleshchuk O, Forman R, et al. Health impacts of the Russian invasion in Ukraine: need for global health action. Lancet. 2022;399(10334):1450-52. doi: 10.1016/S0140-6736(22)00615-8. Epub 2022 Apr 1. PMID: 35367006.

109. Brutyan S, Babayan K, Barseghyan N, et al. Evidence for chemical burns by white phosphorus in Armenian soldiers during the 2020 Nagorno-Karabakh war. Injury. 2021;52(4):1100-1. doi: 10.1016/j.injury.2021.02.072. Epub 2021 Feb 26. PMID: 33678460.

110. Osmanli N, Babayev A, Rustamov I, et al. Emotional and behavioral problems of 7-11 year old children in war-torn Nagorno-Karabakh region in Azerbaijan. Eur Psychiatry. 2022;65(Suppl 1):S441. doi: 10.1192/j.eurpsy.2022.1121. PMCID: PMC9566842.

111. Kinyanda E, Musisi S, Biryabarema C, et al. War related sexual violence and it's medical and psychological consequences as seen in Kitgum, Northern Uganda: A cross-sectional study. BMC Int Health Hum Rights. 2010;10:28. doi: 10.1186/1472-698X-10-28. PMID: 21067571; PMCID: PMC2996351.

112. Woldetsadik MA, Acan G, Odiya OI. The enduring consequences of conflict-related sexual violence: a qualitative study of women survivors in northern Uganda. Confl Health. 2022;16(1):16. doi: 10.1186/s13031-022-00448-y. PMID: 35410235; PMCID: PMC8996656.

113. Behnassi M, El Haiba M. Implications of the Russia-Ukraine war for global food security. Nat Hum Behav. 2022;6(6):754-5. doi: 10.1038/s41562-022-01391-x. PMID: 35637299.

114. Wells JSG. Preparing for hybrid warfare and cyberattacks on health services' digital infrastructure: What nurse managers need to know. J Nurs Manag. 2022;30(6):2000-2004. doi: 10.1111/jonm.13633. Epub 2022 May 2. PMID: 35419846.

115. Khorram-Manesh A, Burkle FM Jr. Civilian Population Victimization: A Systematic Review Comparing Humanitarian and Health Outcomes in Conventional and Hybrid Warfare. Disaster Med Public Health Prep. 2022;17:e192. doi: 10.1017/

CHAPTER

12

오피오이드 공격 테러리즘

12

오피오이드 공격 테러리즘

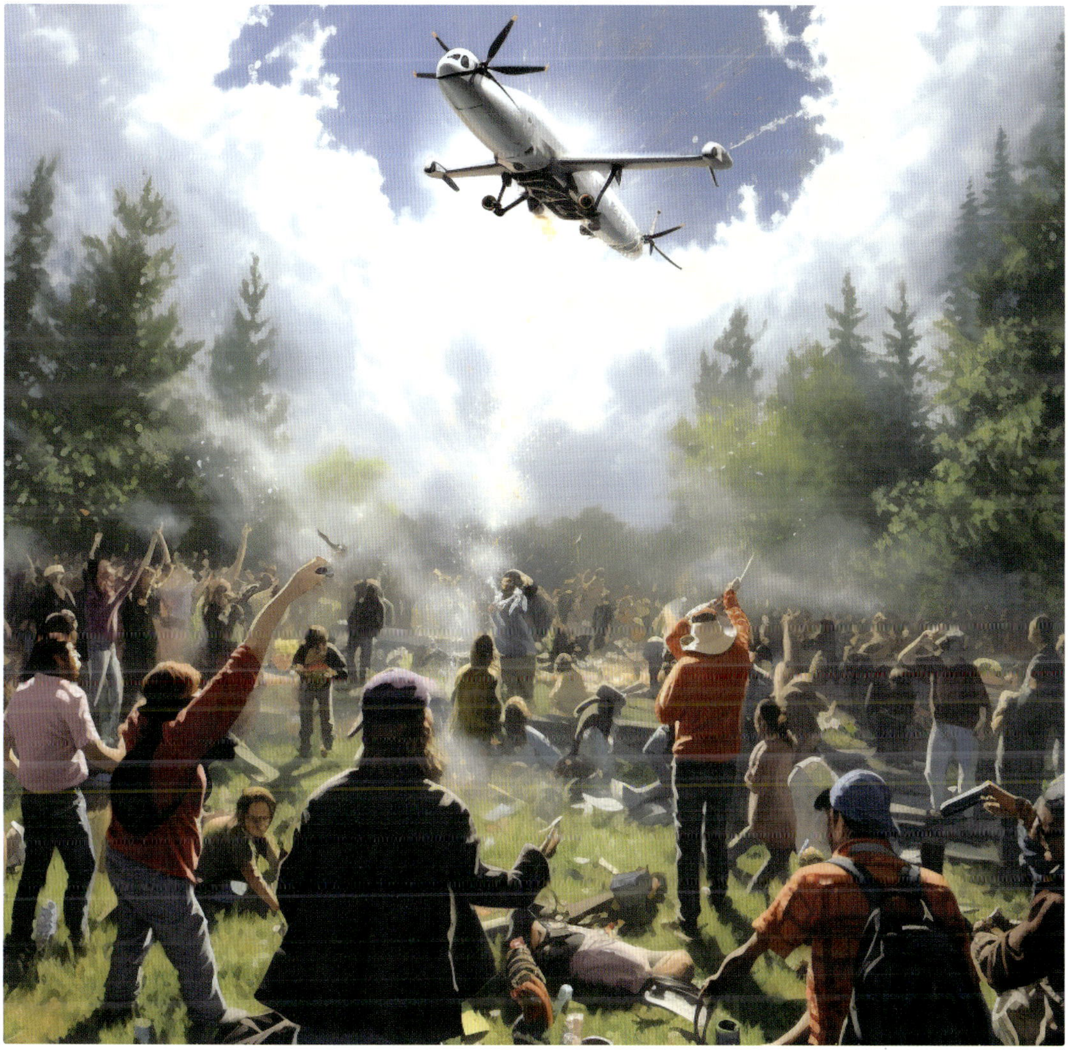

그림 12-1. 드론에 의한 오피오이드 살포 민간 테러 공격.

1) 도입

역사상 처음으로, 미국은 12개월 기간 동안 100,000건이 넘는 과다 복용 관련 사망을 기록했으며, 이는 펜타닐과 같은 합성 오피오이드에 의해 주도되었다.[1] 또한 처음으로, 잠재적인 화학 무기들이 거리와 다크 웹에서 쉽게 구할 수 있게 되었다.[1] 오피오이드는 합법적인 통증 관리, 불법 약물 남용, 그리고 테러 무기로서의 잠재적 사용이라는 희귀한 삼중 특성을 가지고 있다.[1]

미국과 전 세계를 휩쓰는 오피오이드 유행은 잘 문서화되어 있지만, 강력한 펜타닐 파생물을 테러 무기로 사용할 가능성이 점점 더 우려되고 있다(그림 12-1).[2,3]

번창하지만 규제가 미비한 제약 부문으로 인해, 중국은 최근 규제 법안과 다자간 협정에도 불구하고 불법 펜타닐, 펜타닐 전구체, 레미펜타닐 및 카펜타닐과 같은 펜타닐 유사체의 글로벌 소스로 남아 있다.[4,5]

미국에 대해서는 중국이나 멕시코, 캐나다를 통한 불법 수입이 여전히 문제이며, 2021년 첫 4개월 동안 미국 국경 당국은 6,494파운드의 펜타닐을 압수했는데, 이는 2020년 한 해 동안의 4,776파운드보다 많다.[6,7]

강력하고 치명적인 펜타닐 파생물인 카펜타닐은 불법 거리 약물로서 인기가 증가하고 있다. 2019년 9월, 캐나다 경찰은 북미에서 사상 최대 규모인 42킬로그램의 카펜타닐을 압수했다.[8,9] 참조 마약반대 기관들 사이에서 지난 10년간 광범위하게 논의된 오피오이드는, 그들이 해로움을 일으킬 가능성을 고려하여 화학 무기 협약(CWC)하에서 분류에 대한 의회의 관심이 증가하고 있다.[10]

2) 펜타닐 케이스 스터디

펜타닐과 그 유사체가 장애 유발 제로서 사용될 가능성은 오래 전부터 조사되었지만, 안전 마진(무력화하지만 죽이지 않는 최적 복용량)에 대한 문제는 결코 해결되지 않았고, 이 프로젝트는 결국 1990년대에 미국 국방부에 의해 폐기되었다. 2002년, 러시아의 스페츠나즈 운영자들은 모스크바 극장 포위 작전에서 펜타닐 유사체의 에어로졸 조합을 사용하여 가해자와 약 130명의 인질을 살해했다. 당시 이 작전은 러시아 법 집행 관리들에 의해 성공으로 평가되었고, 이후 조사에서 CWC의 제2조를 위반하지 않았다는 결과가 나왔음에도 불구하고, 이 사건은 러시아 연방 보안 서비스와 의료 비상 서비스 간의 협력 부족을 드러냈다.[11-13] 의료 종사자들은 총상과 폭발의 희생자들을 치료할 준비가 되어 있었으나, 화학 물질의 식별 지연과 적절한 해독제의 투여 지연으로 인해 생명을 구할 수 있는 기회를 놓쳤다. 이후 재난 의학 및 대테러의학(CTM) 전문가들은 이 분

야에서 교육적 격차를 식별한 후 화학 무기 톡시드롬 인식 알고리즘을 발표했다.[14]

펜타닐과 그 파생물의 강도와 접근 용이성의 조합은 테러 단체들이 이 치명적인 요소들을 화학 무기로 사용할 잠재적 위험을 제기한다.[10] 참조 인간에 대한 펜타닐의 중간 치사량(LD50)은 특히 흡입이나 피부 노출에 대해 정확히 알려져 있지 않으며, 이는 화학 테러 공격에서 가장 가능성 있는 노출 경로일 것이다. 하지만 모스크바 극장 포위 작전에서의 높은 사상자 수와 쥐에서의 낮은 LD50 비율은 전반적으로 높은 치사율을 시사한다.[15] 펜타닐의 접근성은 테러 단체에게 특히 중요한데, 이는 사린 가스와 같은 전통적인 화학 무기 제조에는 상당한 화학 공학 능력, 전문 장비, 그리고 이 모든 것을 조합하기 위한 자원이 필요하기 때문이다. 옴진리교의 1995년 도쿄 지하철 사린 가스 공격과 이슬람국가(ISIS)의 제한적인 화학 무기 사용은 화학 테러의 위협이 실제임을 보여주지만, 이러한 예는 현재까지 드문 사례에 불과하다. 화학 무기 금지 기구(OPCW)의 집행이사회는 중앙신경계 요원, 펜타닐을 포함하여 CWC 회원국들이 전쟁에서 화학 사용에 대한 기존 금지를 인식하도록 권고했다. 이는 165개 CWC 회원국에 적용된다.[16]

더욱이, 민간 드론의 대량 생산, 점증하는 저렴함, 그리고 가정에서의 수정 능력은 테러리스트들이 화학 무기 전달 플랫폼으로 사용하는 위협을 증가시키고 있으며, 이는 중요한 우려사항이다.[17,18] 농업 작물 분무 드론, 폭동 관리 드론, 그리고 COVID-19 팬데믹의 결과로 등장한 경기장 탈감 드론은 쉽게 화학 무기를 전달하는 방식으로 개조될 수 있으며, 이는 오피오이드(에어로졸이나 입자 형태) 형태의 복잡한 대량 사상자 사건을 유발할 수 있다.

드론의 악의적 사용과 관련된 위험을 검토하는 동안, 재난 시 드론의 긍정적인 활용도 CTM (테러리즘 대비의학) 논의의 최전선에 있다.[19] 화학 공격의 경우, 드론은 피해자에 대한 신속한 항공 매핑, 따뜻한 지역에서 유해 화학물질의 공기 질과 존재 여부를 모니터링, 그리고 지상에 있는 초동 대응자들에게 날록손과 같은 해독제를 신속하게 대량으로 전달하는 데 사용될 수 있다.[19] 초동 대응자들에 대한 초기 연구는 그들이 자신의 도구 목록에 드론을 추가하는 데 관심이 있다는 것을 보여주었다.[19]

3) CReDO

CReDO (Community-based Response to Drug Overdose)는 기관, 학문 분야, 정부 및 민간 파트너를 하나의 조정된 오피오이드 긴급 대응 계획으로 통합하는 이니셔티브로, 펜타닐이나 그 파생물을 포함하는 대량 사상 사고의 위험으로 인해 재난 의학 분야에 통합될 수 있다.[1] CReDO를 통한 오피오이드 위기에 대한 주의는 학문 간 정보 공유 촉진, 과다 복용 군집에 대한 반응 시간 단축, 범죄 유통 네트워크 식별을 위한 커뮤니티 협력, 그리

고 중독에 대한 포괄적 접근 방식을 통해 생명을 구할 것이다.[1]

4) 결론

테러 공격은 역사적으로 재난 의학의 인위적 범주에 속해 왔지만, 테러 사건은 사람을 죽이고 다치게 하려는 의도에서 독특하다. 최근 몇 년 동안 재난 의학 전문가들은 CTM에서 비대칭적이고 다중 모달리티의 테러 공격에 대응하기 위한 완화, 준비 및 대응 조치와 관련된 테러 관련 이슈를 다루고 연구하기 위해 하위 전문 분야를 설립했다. 대량 피해를 유발할 수 있는 무기로서의 오피오이드 사용 가능성은 지속적인 논의가 필요하다. 위험 완화 전략을 논의해야 하며, 이러한 사건의 보건 의료적 함의를 예상해야 하며, 대응 계획의 취약점, 특히 대규모 모임과 같은 잠재적 소프트 타겟 이벤트에서 날록손을 비축할 필요성을 해결해야 한다. 이는 재난, 전술 및 CTM 전문가들과 법 집행 및 대테러 분야의 전문가들 간의 정기적인 협력 논의를 강화함으로써 가장 잘 달성될 수 있다. 오피오이드 공격의 위험은 실제이지만, CTM 전략은 이러한 잠재적으로 치명적인 사건에 대비하고 완화할 수 있다.

| REFERENCE |

1. Woodward CA, Issa FS, Caneva DC, et al. Combating the Opioid Crisis and Its National Security Threat Through CReDO: A Multidisciplinary Solution With Disaster Medicine Implications. Disaster Med Public Health Prep. 2023;17:e509. doi: 10.1017/dmp.2023.173. PMID: 37705279.
2. Council on Foreign Relations [Internet]. The US Opioid Epidemic. [cited 2021 May 31]. Available from: https://www.cfr.org/backgrounder/us-opioid-epidemic
3. The Cipher Brief [Internet]. The Opioid Crisis Becomes a National Security Threat. [cited 2020 November 1]. Available from: https://www.thecipherbrief.com/column/expert-view/opioid-crisis-becomes-national-security-threat
4. US-China Economic and Security Review Commission [Internet]. Fentanyl: China's Deadly Export to the United States. [cited 2021 May 31]. Available from: https://www.uscc.gov/research/fentanyl-chinas-deadly-export-united-states
5. Felbab-Brown, V. Fentanyl and Geopolitics: Controlling opioid supply from China. Foreign Policy and Global Economy and Development programs; 2020. [cited 2021 May 31]. Available from: https://www.brookings.edu/research/fentanyl-and-geopolitics-controlling-opioid-supply-from-china/
6. ABC News [Internet]. More fentanyl seized by CBP so far in 2021 than in all of 2020. [cited 2021 May 31]. Available from: https://abcnews.go.com/Politics/fentanyl-seized-cbp-2021-2020/story?id = 77744071
7. Wilson Center [Internet]. Mexico's Role in the Deadly Rise of Fentanyl. [cited 2021 May 31]. Available

from: https://www.wilsoncenter.org/publication/mexicos-role-the-deadly-rise-fentanyl

8. CTV News [Internet]. Police make massive seizure of carfentanil in home east of Toronto. [cited 2021 May 31]. Available from: https://www.ctvnews.ca/canada/police-make-massive-seizure-of-carfentanil-in-home-east-of-toronto-1.3634673

9. The Guardian [Internet]. "Dose as small as a grain of sand can kill you:" alarm after Canada carfentanil bust. [cited 2021 May 31]. Available from: https://www.theguardian.com/world/2017/nov/12/carfentanil-bust-canada-fentanyl-opioid-crisis-dangers

10. National Defense University Press [Internet]. Fentanyl as a Chemical Weapon. Centre for the Studies of Weapons of Mass Destruction. [cited 2021 May 31]. Available from: https://ndupress.ndu.edu/Media/News/Article/2031237/fentanyl-as-a-chemical-weapon/

11. Riches JR, Read RW, Black RM, et al. Analysis of clothing and urine from Moscow theatre siege casualties reveals carfentanil and remifentanil use. J Anal Toxicol. 2012;36(9):647-56.

12. Pilch R, Dolnik A. The Moscow Theater Hostage Crisis: the perpetrators, their tactics, and the Russian response. International Negotiation. 2004;8(3):577-611.

13. Pearson A. Incapacitating biochemical weapons science, technology, and policy for the 21st century. Nonproliferation Review. 2006;13(2):151-88.

14. Ciottone, GR. Toxidrome recognition in chemical-weapons attacks. N Eng J Med. 2018;378(17):1611-20.

15. Leen JLS, Juurlink DN. Carfentanil: a narrative review of its pharmacology and public health concerns. Can J Anesth. 2019;66(4):414-21.

16. Organization for the Prohibition of Chemical Weapons (OPCW). Aerosolization of Central Nervous System-Acting Chemicals for Law Enforcement Purposes. The Hague, The Netherlands: OPCW; 2018.

17. Koblentz GD. Emerging technologies and the future of CBRN terrorism. Washington Quarterly. 2020;43(2):177-96.

18. Assoc United States Army [Internet]. The Chemical and Biological Attack Threat of Commercial Unmanned Aircraft Systems. [cited 2021 May 23]. Available from: https://www.ausa.org/sites/default/files/publications/SL-20-5-The-Chemical-and-Biological-Attack-Threat-of-Commercial-Unmanned-Aircraft-Systems.pdf

19. Tin D, Kallenborn Z, Hart A, et al. Opioid Attack and the Implications for Counter-Terrorism Medicine. Prehosp Disaster Med. 2021 Dec;36(6):661-3. doi: 10.1017/S1049023X21001059. Epub 2021 Oct 11. PMID: 34629120.

CHAPTER

13

소아 집단의 테러리즘

13

소아 집단의 테러리즘

1) 소개

전 세계 많은 국가들에서 테러는 주요한 위협과 우려로 남아 있다. 러시아 우크라이나 테러 침공에 의한 민간인들 특히 소아인구의 부상과 사망은 전 세계에 충격을 안겨주었다(그림 13-1) 사용된 공격 방식의 범위는 전통적인 총기, 폭발물 및 화재 무기에서 고급 폭발물, 화학 및 생물학적 요인[1]에 이르기까지 다양하다. 또한 드론, 사이버 위협 및 인공 지능의 사용과 같은 새로운 및 떠오르는 무기도 있다.[2] 소아 하위 집단은 세계 인구의 약 30%를 차지하며, 테러 공격 시 주요 대상이 될 수도 있고, 납치의 가능성을 포함하여, 의도하지 않은 피해자가 될 수도 있다.[3-5] 그들은 그들의 취약성에서 독특하며[4] 중증으로 아프거나 다친 경우 특별한 관리 요구 사항이 필요하다. 또한 그들은 독특한 정신 건강의 도전을 제기한다.[6-8] 이 집단의 테러 관련 공격에 대한 취약성을 설명하는 수많은 연구에도 불구하고, 이러한 사건의 결과로 사망하거나 부상당한 소아 개인의 수를 정량화하려는 게시된 연구는 거의 없다. 이 챕터는 1970년부터 2019년까지 발생한 모든 테러 관련 소아 사망, 부상 및 납치에 대한 반정량적, 역학적 분석과 분류(triage), 처치(treatment) 및 이송(transport)을 포함하여 다양한 시각으로 소아테러리즘에 대한 재난의학 견지의 리뷰를 다룬다.

2) GTD 빈도 및 세부 통계 분석(1970-2019)[10]

분석 방법

데이터 수집은 Global Terrorism Database (GTD)를 통한 과거 데이터베이스 검색을 통해 수행되었다. GTD는 공개 접근이 가능하며, 전 세계 뉴스 미디어에서 사건을 식

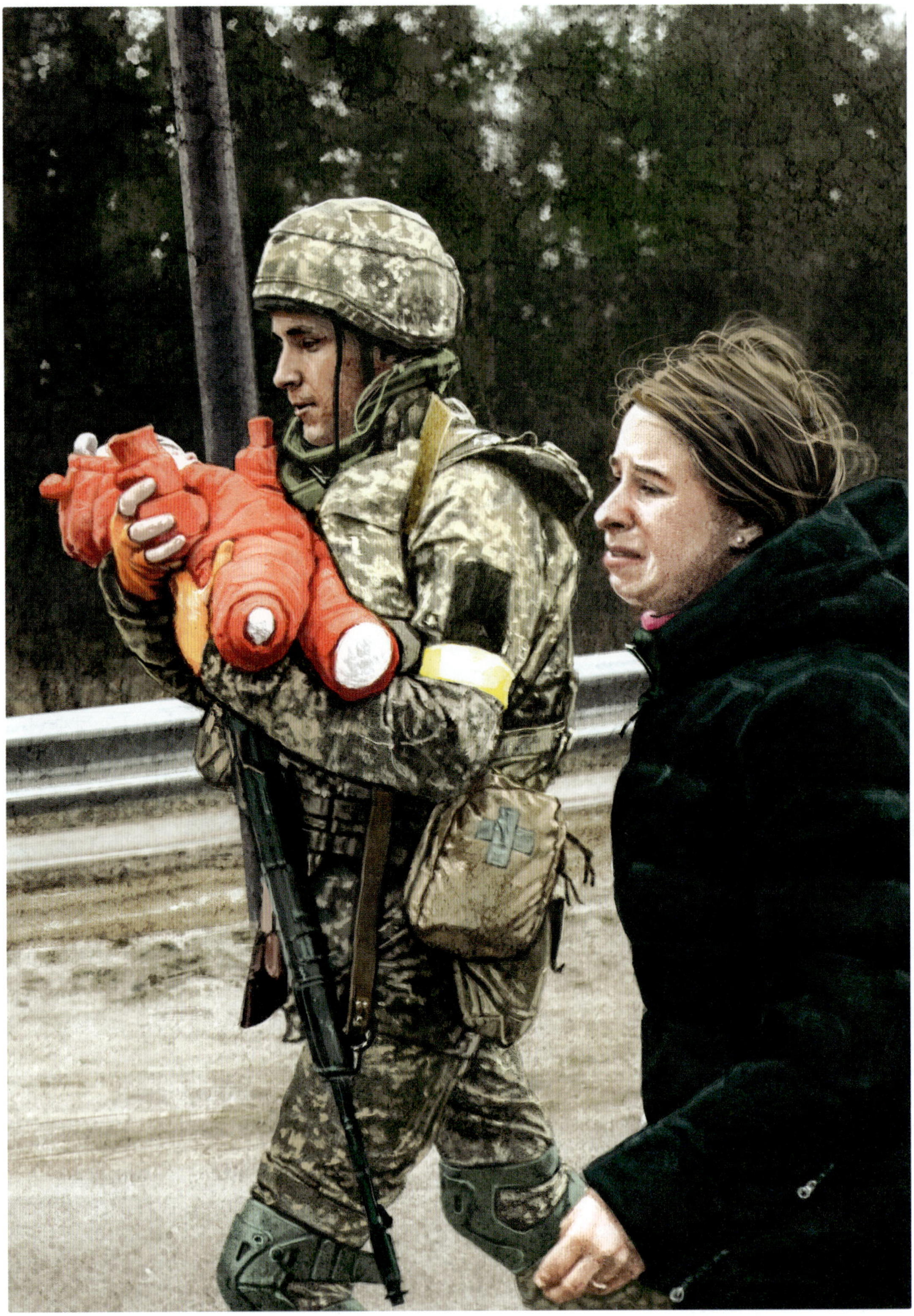

그림 13-1. 우크라이나 소아 테러리즘.

출처) 타임즈 (https://api.time.com/wp-content/uploads/2022/03/Ukraine.Cover_.Grid_.jpg)

별하는 인공지능과 National Consortium for the Study of Terrorism and Responses to Terrorism의 인간 검토를 통해 데이터를 수집한다. GTD는 테러 공격을 비국가 행위자에 의한 불법 힘과 폭력의 위협 또는 실제 사용으로 정의하며, 정치, 경제, 종교, 사회적 목표를 달성하기 위해 공포, 강압, 협박을 사용한다고 명시한다. GTD는 1970년 1월 1일부터 2019년 12월 31일까지 발생한 모든 사건을 검색했다. 결과는 독립적인 데이터 추출자들에 의해 분석을 위해 Excel 스프레드시트로 내보내졌다. 저자들은 '어린이', '소아', '유아', '소년', '소녀', '청소년', '소아과', '청소년', '아기', '미성년자', '아이', '유치원생', '십대' 등의 용어를 사용한 고급 검색을 통해 이러한 사건들을 식별하고 분리할 수 있었다. 하나 이상의 검색 용어를 포함하는 사건 설명은 중복을 피하기 위해 한 번만 계산되었다. 검색 용어를 포함하는 사건의 요약은 소아 인구의 사망, 부상 또는 납치를 설명하는 사건들만 포함하도록 개별적으로 검토되었다. 사망, 부상, 납치가 정량화된 결과들이 집계되었다. 사건들은 발생 지역과 공격 방식(이는 GTD에 의해 분류됨)에 따라 추가로 세부 분류되었다.

결과

GTD에는 1970년부터 2019년까지 전 세계 테러 사건 201,158건이 기록되어 있다.

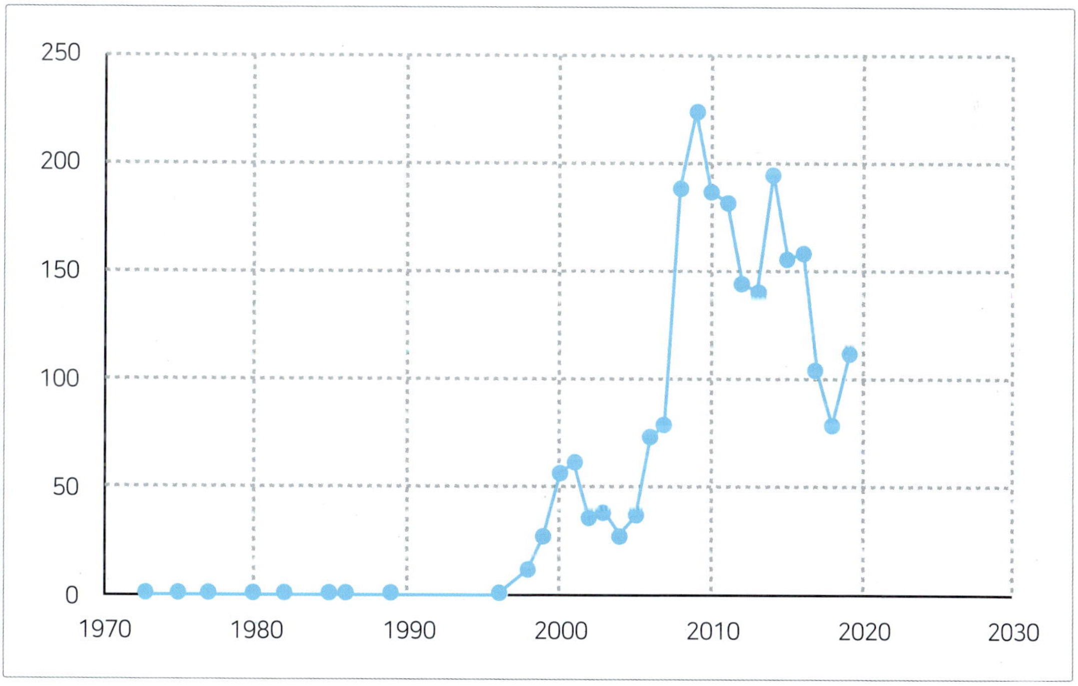

그림 13-2. 소아 인구가 해당되는 테러의 수(1970-2019).[10]
Ohana Sama Cahan© 2023 Prehospital and Disaster Medicine

1970년부터 2000년대 초까지 소아 인구를 대상으로 한 테러 사건의 수는 비교적 일정했으며, 연간 1건에서 27건 사이였다(그림 13-2).

보고된 지역별 소아 인구를 대상으로 한 테러 사건은 주로 남아시아, 중동/북아프리카, 사하라 이남 아프리카, 동남아시아, 남미, 동유럽, 서유럽에서 발생했다.

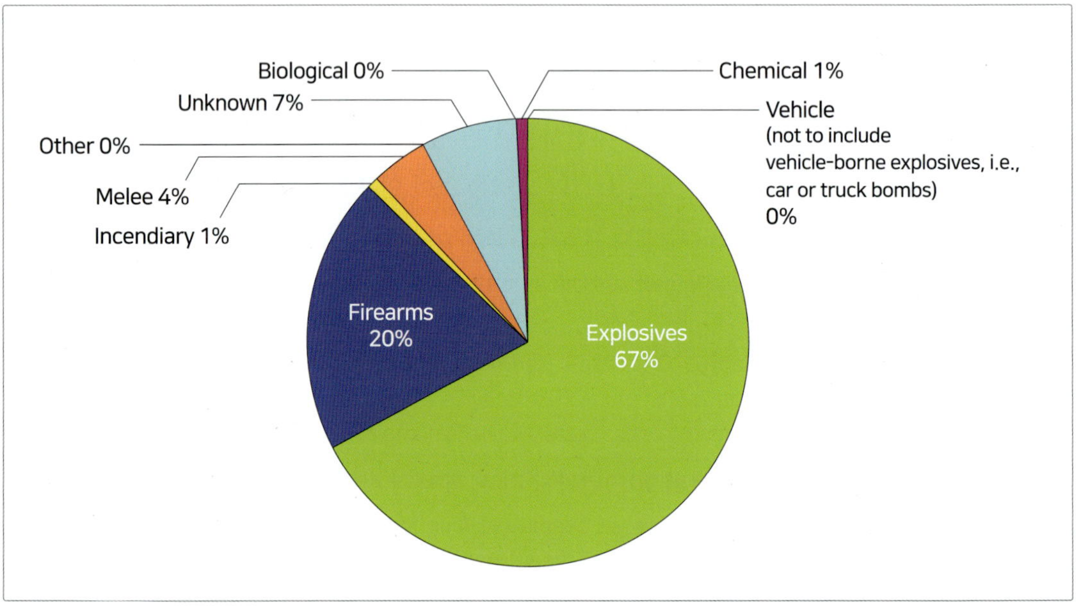

그림 13-3. 소아 인구가 해당되는 공격 유형별 테러 횟수(1970-2019).[10]

Ohana Sama Cahan© 2023 Prehospital and Disaster Medicine

가장 흔한 무기는 폭발물, 총기, 미상, 근접 공격(날카로운 물체, 손, 발, 주먹, 칼 등을 포함한 공격)이었다(그림 13-3).

표 13-1. 소아 테러 테러 사건, 사망자 및 부상자의 빈도(1970-2019)

	사건 (n)	사망자 (n)	부상자 (n)
총계	2,302	2,275	2,280

총 2,302건의 사건 중 2,275건의 소아 사망과 2,280건의 소아 부상이 기록되었다(표 13-1).

폭탄/폭발로 가장 많은 치명적 부상이 발생했으며, 무장 공격과 납치 공격이 그 뒤를 이었다(표 13-2).

표 13-2. 10가지 가장 큰 테러 사건(1970-2019)

년도	지역	검색 분류	소아 부상자 수	소아 사망자 수	공격 유형	무기 종류
2004	동유럽	소아	727	344	인질 포박 (테러리스트 방어목적)	폭발물
2012	남아시아	소아	250	0	비무장 공격	화학무기
2015	남아시아	소녀	116	0	비무장 공격	화학무기
2013	남아시아	소녀	80	0	비무장 공격	화학무기
2009	남아시아	소아	70	0	폭탄/폭발	폭발물
2010	남아시아	소녀	60	0	비무장 공격	화학무기
2011	서유럽	청소년	60	69	무장 공격	총기류
2008	남아시아	소아	58	14	암살	폭발물
2003	남아시아	소아	50	13	폭탄/폭발	폭발물
2009	중동 및 북아프리카	소아	50	31	폭탄/폭발	폭발물

총 275건의 사건이 납치와 관련되었으며, 이 중 71건은 10명 이상의 소아를 납치한 사건이있다(표 13-2).

3) 토론

테러와 관련된 소아 피해자 수는 전반적으로 적지만, 테러의 영향은 단순한 피해자 수를 넘어서며 심리적인 부상 또한 포함된다. 외상에 노출되는 것은 한 세대의 아이들에게 장기적인 건강, 사회, 경제적 영향을 미칠 수 있다.[10]

소아는 특정 취약성을 가지고 있다. 그들은 지면과의 근접한 거리와 증가된 분당 환기로 인해 흡입된 요인에 대한 그들의 노출을 확대할 수 있다. 또한, 낮은 생리적 예비량은 생명을 위협하는 피 손실에 직면했을 때 급격하고 갑작스러운 악화를 초래할 수 있다. 생리적 스트레스 상황에서 빠른 탈수도 자주 확대되며, 체표면적 대 질량 비율의 증가는 피난, 현장 치료 및 오염 제거 중에 저체온증에 취약하게 한다.[3]

어린 아이들의 다른 취약성에는 위험에 대한 지식과 인식의 부족, 그리고 도망치는 능력의 손상이 포함된다. 그들의 증상을 전달할 수 없는 능력의 부재는 일반적인 부상의 진단 지연뿐만 아니라 화학 공격에서의 독성증후군(toxidrome) 인식의 지연에 기여할 수 있다.[3]

소아 피해자들은 성인에 비해 머리 부상을 더 많이 겪을 가능성이 있으며, 장기 입원, 여러 수술, 그리고 집중적이고 전문적인 다학제적 관리가 필요한 복잡한 부상(얼굴, 눈, 몸통, 혈관, 극단부 또는 화상)에 취약하다.[5] 테러와 관련된 부상으로 응급실(ED)에 내방하는 모든 환자 중 약 30%가 입원한다고 추정되며,[4] 이로 인해 건강관리 시스템에 부담이 증가한다(즉, 수술, 소아 중환자실/PICU 침대 및 재활). 연령은 특히 소아 인구에서 부상과 그 결과를 예측하는 데 중요한 요인이다.[7,8,11] 연령 그룹의 해부학적 및 생리학적 변화는 부상의 성격과 중증도, 입원 및 생존에 영향을 준다.[8,12,13]

여러 연구에서 아이들이 테러 행위의 피해자 또는 관찰자가 되면서 부정적인 심리적 반응을 겪는다는 것을 보여주었다.[6] 아이의 외상에 대한 반응은 부모로부터의 분리로 인한 불안, 원치 않는 두려움에 대한 집착 및 신체적 불만의 발현을 포함하여 특정 증상을 가질 수 있다.[10,14] 소아 피해자들은 또한 외상에 대한 반응으로 우울증, 분노 및 행동 문제를 발달시킬 수 있으며, 그 결과로 추정 28%에서 50%가 외상 후 스트레스 장애/PTSD를 발달시킨다.[13] 게다가, 부모의 테러 행위에 대한 반응도 그들의 아이들에서 증상의 발달에 직접 기여하도록 나타났다.[15]

소아 인구는 특히 납치에 취약하며, 어떤 지역에서는 공격을 수행하도록 강제된다. 이것은 새로운 개념이 아니다. 오랜 시간 동안 많은 지역의 충돌 지역에서 어린이 군인들이 사용되었다.[16] 아이들은 또한 테러 조직에 의해 폭탄 공격을 수행하도록 사용되었다. 아이들은 테러 조직에 가입하도록 강제되거나 강제될 수 있으며, 또는 충돌에서 가족 구성원의 손실을 겪거나, 추방, 억압, 괴롭힘을 받거나, 조직의 선전을 믿을 때 가입할 수도 있다.[17,18] 많은 그룹들이 과거에 아이들을 모집했다. 실제 아일랜드 공화국 군대(Real IRA)는 1990년대에 14세의 어린이들을 모집했으며,[19] 다른 그룹들은 더 어렸다. 모집되면 보코하람, 콜롬비아의 혁명적 무장세력, 스리랑카 타밀 타이거스, 주의 저항군, 알카에다 및 탈레반과 같은 테러 조직들이 어린이들을 사용하여 공격을 수행하는 수많은 사례가 있다.[17,19]

전술적으로, 아이들은 폭탄을 운반하거나 설치하는 등 다양한 방법으로 사용될 수 있다. 2003년에는 예를 들어 콜롬비아의 혁명적 무장세력(FARC)이 10세의 소년을 사용하여 군사 검문소에 폭탄을 성공적으로 전달했다. 그는 그 후의 폭발에서 사망했다.[16] 대부분의 경우, 아이들은 그들이 덜 의심스럽기 때문에 폭탄 테러를 수행하도록 사용된다. 예를 들어, 보코하람은 나이지리아에서 특히 소녀들을 사용하여 자살 폭탄 테러를 수행한다.[16] Pearson에 따르면,[20] 나이지리아에서 아동 폭탄 테러범의 정확한 연령이 알려지지 않은 경우, 136건의 폭탄 테러에서 폭탄 테러범은 "10대"로 드러났으며, 29건에서는 "어린 여자"로 밝혀졌다. 인터뷰에서 많은 소녀들은 그들이 납치되어 자살 임무를 수행하도록 지정되었다고 밝혔다.[21] 나이지리아에서 드문 경우에는, 검문소에서 의심을 피하기 위해 여성들이 그들의 등에 아기를 묶어 자살 폭탄 테러를 수행했다.[22]

소아과 의사와 관련된 아동 건강 조직들은 이러한 사건에 연루된 아동들에게 피해를 예방하고 완화하는 정책과 실천을 옹호하고 실행하는 데 중요한 역할을 해야 한다.[6]

테러 및 테러 이벤트와 관련된 의도적이고 인공적인 사건의 건강 관리 영향을 다루는 대테러의학(CTM)이 있다.[23] 전 세계에서 소아 피해자들과 관련된 대량 피해 사건에서 얻은 교훈에도 불구하고, 재난과 인위적인 사건을 위한 소아 준비는 여전히 부족하다.[24]

의료 응답자들은 오랜 시간 동안 의도적인 공격에 대한 더 나은 교육과 준비의 필요성을 확인했지만, 소아 특정 지침과 교육은 널리 다양하다.[25] 아이들은 성인과 다른 취약한 인구 집단과 마찬가지로 다양한 테러 관련 부상에 노출되지만, 그들의 생리학적 차이는 오늘날 논쟁의 대상인 독특한 소아 삼단 알고리즘과 같은 특별한 고려 사항이 필요하다.[25-27] 응급 의학 교육을 받은 의사들의 더 나은 교육과 배경이 있으면, 어떤 수준의 재난에 직면했을 때 응급실, 병원 및 지역 사회의 성공 가능성이 높아진다.[28] 현재 소아 인구를 치료하는 건강 관리 제공자들을 교육하는 가장 효과적인 교육 방법의 식별이 필요한 주요 격차가 있다. 이 떠오르는 부전공 분야에서 더 많은 연구가 필요하지만, 소아과 의사들이 CTM의 지속적인 발전에 참여할 필요성이 명확하다.

TRIAGE: 소아 다수사상사고 트리아지 알고리듬의 리뷰[28]

세계 인구의 거의 25%가 15세 미만이며, 불행히도 2016년까지 미국에서 소아 인구에서 사망 원인의 선두는 총격 사건이었으며, 이는 자동차 충돌을 능가했다고 언급한다. 이는 대규모 사상자 사건(MCI)에서 환자의 25%가 소아일 수 있다는 것을 의미한다. 전 세계적으로 다양한 시스템이 사용되어 초기 환자 평가와 사용 가능한 자원을 고려하여 자원을 할당함으로써 전반적인 인구 결과를 개선하는 데 도움이 된다.

'어린이는 작은 어른이 아니다'라는 잘 알려진 표현은 어린이와 성인 사이의 중요한 해부학적, 생리학적, 임상적 차이를 강조한다. 머리와 목, 흉복부 및 근골격계 부상 패턴, 그리고 부상에 대한 어린이의 생리적 반응에서 중요한 차이가 있다. 현재 알고리즘은 나이에 관계없이 유사하게 구성되어 있지만, 이러한 차이점을 고려해야 한다.

다양한 트리아지의 용어를 소개한다. 현재 소아를 위한 트리아지들은 아래와 같다.

- Simple Triage And Rapid Treatment (START)
- START의 소아 버전인 JumpSTART (JS)
- CareFlight (CF)
- Pediatric Triage Tape (PTT)
- Sort, Assess, Lifesaving interventions, Treatment/ Transport (SALT)
- Sacco Triage Method (STM)
- Sieve Triage
- Smart tape (Smart)
- New York Fire Department (NYFD)
- Glasgow Coma Scale (GCS)

- No Algorithm (NA)
- Triage-Revised Trauma Score (T-RTS)
- Physiological and Anatomical Triage (PAT)
- Pediatric Physiological and Anatomical Triage Score (PPATS)

정확도의 정의와 '최고'의 트리아지 평가 시스템을 찾는 것은 또 다른 중요하고 논란의 여지가 있는 점이다. 일부 연구는 다양한 알고리즘을 사전 정의된 점수와 비교하여 가장 정확한 트리아지 평가 알고리즘을 찾는다. 또한, 다른 연구들은 제공자의 관점과 사용의 용이성을 조사한다. 미국에서 가장 일반적으로 사용되는 시스템은 점프 스타트(Jump START, JS)이며, 이는 성인 시스템인 START에서 파생되었다. JS는 8세 이하 어린이에게 사용되도록 설계되었지만, 최근에는 모든 사춘기 전 환자에게 일반적으로 적용된다. 그러나 JS는 NISS (새로운 손상 중증도 점수)와 ISS (손상 중증도 점수)에 비해 낮은 민감도를 가질 수 있으며, 이는 높은 위험도의 환자를 놓칠 수 있는 높은 비율의 언더 트리아지(under triage; 중환을 경환으로 분류)를 의미한다.

SALT는 미국에서 사용되는 더 자세한 알고리즘으로, CDC에 의해 2008년에 개발되었다. 이 리뷰는 소아 인구에서 높은 오버 트리아지(over triage; 경환을 중환으로 분류) 비율을 보여주며, 이는 이전 START 프로토콜의 중요한 제한 사항이다. 또한, 많은 사상자가 있는 경우 SALT는 소아 인구에서 불충분한 Under Triage 비율을 가질 수 있다.

호주에서 개발되었지만 현재 영국에서 Sieve와 PTT로 대체된 CF는 소아 인구에 대한 최고의 알고리즘 중 하나이다. 그러나 대부분의 트리아지 측정 도구와 마찬가지로 CF는 소아 인구에 특별히 적용되지 않았다. 한 리뷰 연구에서 긍정적인 결과를 받은 CF는 소아 알고리즘 개발의 기초로 사용될 수 있다고 제안되기도 하였다.

영국에서 가장 자주 사용되는 알고리즘은 Sieve와 그 소아 적응 버전인 PTT이다. PTT는 Broselow® 테이프와 같이 환자 옆에 놓인 시각적 테이프이다. 그러나 한 리뷰 연구에서는 PTT가 높은 under triage 비율을 가질 수 있음을 보여주었다.

대부분의 시스템은 알고리즘의 첫 단계에서 공통적인 약점을 공유한다. 환자의 걷는 능력에 기반한 환자 상태의 평가는 유아와 걷지 못하는 발달 장애가 있는 어린이를 평가할 때 명확한 한계가 있다. 이러한 알고리즘은 주로 외상 중심이지만, 소아 환자는 MCI에서 다르게 나타날 수 있으며, 심각하게 손상되었지만 여전히 걸을 수 있는 경우가 있을 수 있다.

한 리뷰 연구에서는 평가된 2차 트리아지 측정 방법인 PPATS가 사망률을 예측하고 ICU가 필요한 환자를 예측하는 데 있어 전통적인 알고리즘보다 우수하다는 것을 보여주었다. 그러나 이 알고리즘은 실제 MCI에서 전향적으로 검증되어야 할 필요가 있다.

현대에는 테러리즘은 불행하게도 일상의 사실이 되었다.[28] 아이들은 특히 취약한 대상으로 지목되었다.[28] 또한, 전투 상해에 노출될 경우 아이들의 사망률이 증가한다.[28] 이러한 사건들의 빈도가 증가함에도 불구하고, 의료 교육 중에 이에 대한 노출은 제한적이다.[28] 그러한 이유로 이하에 자세한 소아를 위한 특수 테러 상황의 대비를 위한 의료 교육을 제시하였다.

Treatment: 소아를 고려한 재난 대비로 주요 폭발 부상, 화학 및 생물학적 테러에 대한 접근[29]

표 13-3. 테러 공격에 대한 소아의 특별한 취약점들

취약성	폭발 손상	생물학적 에이전트	화학 에이전트
• 지면에 가까운 위치 • 에이전트가 지면에 정착 • 낮은 지역에 에이전트가 모이는 경향 • 분당 환기량 증가 • 흡입 에이전트에 대한 노출 증가 • 소아 약물 투여에 대한 제공자의 미숙함 • 항생제 투여량의 차이 • 소아용 항독제의 사전 포장된 저장소 부재 • 위험으로부터 도망칠 수 없거나 지식 부족 • 소아용 항독제 및 백신의 비축 부족 • 소아에게 적합하지 않은 백신 및 항독제의 사전 포장된 비축 • 소아에서 항독제 투여량에 대한 지침 부재 • 적은 혈액량/생리적 여유 • 생명을 위협하는 혈액 손실이 더 빨리 발생 • 질병으로 인한 탈수 취약성 • 낮은 기능적 잔여 용량 • 신경 가스, 수포제, 폐 에이전트로 인한 호흡 곤란/실패에 더 취약 • 얇은 피부 • 에이전트의 빠른 흡수 • 증가된 체표면적 대 질량 비율 • 발달상의 미성숙 • 몸에 비해 큰 머리 크기	• 폭발로부터 도망칠 수 없거나 인지하지 못하는 상황 • 폭발물에 대한 호기심 • 생명을 위협하는 혈액 손실이 더 빨리 발생 • 분류, 대피 및 치료 중 저체온증에 취약 • 제염 중 저체온증에 취약 • 발달상의 미성숙 • 정신 상태 검사를 따르지 못하거나 다른 부상을 조기에 전달하지 못함 • 성인에 비해 높은 머리 AIS	• 에이전트가 지면에 정착 • 낮은 지역에 에이전트가 모이는 경향 • 분당 환기량 증가 • 흡입 에이전트에 대한 노출 증가 • 소아 약물 투여에 대한 제공자의 미숙함 • 항생제 투여량의 차이 • 생물학적 에이전트의 징후/증상을 인식하지 못할 가능성 • 소아에게 적합하지 않은 백신 및 항독제의 사전 포장된 비축 • 소아에서 항독제 투여량에 대한 지침 부재 • 적은 혈액량/생리적 여유 • 생명을 위협하는 혈액 손실이 더 빨리 발생 • 질병으로 인한 탈수 취약성 • 낮은 기능적 잔여 용량 • 생물학적 에이전트의 진행 과정에서 늦게 나타남	• 낮은 지역에 에이전트가 모이는 경향 • 분당 환기량 증가 • 흡입 에이전트에 대한 노출 증가 • 소아 약물 투여에 대한 제공자의 미숙함 • 항생제 투여량의 차이 • 소아용 항독제의 사전 포장된 저장소 부재 • 위험으로부터 도망칠 수 없거나 지식 부족 • 폭발로부터 도망칠 수 없거나 인지하지 못하는 상황 • 폭발물에 대한 호기심 • 생물학적 에이전트의 징후/증상을 인식하지 못할 가능성 • 이상한 냄새로부터 도망치거나 증상에 대한 의료 도움을 구하지 못함 • 소아에서 항독제 투여량에 대한 지침 부재 • 신경 가스, 수포제, 폐 에이전트로 인한 호흡 곤란/실패에 더 취약 • 얇은 피부 • 에이전트의 빠른 흡수 • 증가된 체표면적 대 질량 비율 • 분류, 대피 및 치료 중 저체온증에 취약 • 제염 중 저체온증에 취약 • 발달상의 미성숙 • 정신 상태 검사를 따르지 못하거나 다른 부상을 조기에 전달하지 못함 • 생물학적 에이전트의 진행 과정에서 늦게 나타남 • 증상을 신속하게 전달하지 못함

가. 1차 폭발 손상

폭발물은 크게 두 가지 유형으로 나눌 수 있다: 고에너지 폭발물(HE)과 저에너지 폭발물이다. HE는 초음속 과압파를 일으키는 반면, 저에너지 폭발물은 더 낮은 에너지를 가지며 과압파를 일으키지 않는다. HE의 예로는 C-4, TNT, 그리고 오클라호마 시티의 머러 연방 빌딩 폭탄 테러에 사용된 질산암모늄이 있다.

폭발에 의한 부상은 네 가지 범주로 나눌 수 있다: 1차, 2차, 3차, 그리고 4차 부상이다. 1차 폭발 부상(PBI)은 폭발파 자체가 조직을 통과하면서 발생하는 과압의 직접적인 효과로 인해 발생한다. 저에너지 폭발물은 과압파가 없기 때문에 일반적으로 PBI를 일으키지 않는다. 2차 폭발 부상은 폭발에 의해 추진된 파편에 의해 발생한다. 이러한 관통 부상은 더 쉽게 식별할 수 있으며 대부분의 의사에게 더 익숙하다. 3차 부상은 피해자의 몸이 이동하면서 발생하는 부상으로, 골절, 외상성 뇌 손상(TBI), 또는 찰과상과 같은 표면에 충격을 받을 때 발생한다. 4차 부상은 폭발 자체에 의해 발생하는 화상과 흡입으로 인한 부상이다.

이 네 가지 유형의 부상을 구분하지만, 폭발에서의 부상은 다중 메커니즘을 가지고 있어 개별적으로 파악하기 어려울 수 있다. 여기서는 2차, 3차, 4차 폭발 부상과 관련된 관통, 둔상, 열적 외상이 중환자 의사에게 더 익숙하기 때문에 PBI에 초점을 맞출 것이다. 소아의 폭발 부상에서의 특정 취약성에 대해서는 **표 13-3**을 참조하라.

PBI를 일으키는 과압파는 스트레스와 전단 두 가지 메커니즘을 통해 작용한다. 이들은 파동이 조직에서 공기가 찬 기관으로 이동하면서 운동 에너지를 전달함으로써 부상을 일으킨다. 스트레스 파동은 종방향이며 "스폴링(spalling, 박락현상이라고도 하며 내화벽돌 등이 사용 중 내부에 생성되는 응력 때문에 균열이 생기거나 표면이 떨어지는 현상)"을 일으켜 상당한 미세혈관 및 조직 손상을 일으킬 수 있다. 전단 파동은 횡방향이며 조직 부착의 분리를 일으킨다. 폐쇄된 환경에서 폭발이 발생할 경우, 고체 벽에서 폭발파가 반사되어 사망률이 더 높아진다. 2004년 마드리드 지하철 폭탄 테러에서, 중환자실에 입원한 환자의 63%가 폭발 폐 손상을 입었다고 기록되었다. 1996년 이스라엘에서 테러 사건의 폭발물 폭발 분석에 따르면, 밀폐된 공간에서 발생한 폭발과 야외에서의 폭발은 사망률(49.0% 대 7.8%)과 1차 폭발 부상 발생률(77.5% 대 33.4%)이 더 높았다.

㉮ 폭발 폐 손상

폭발 폐 손상(primary blast lung injury, PBLI)은 폭발 생존자의 3%에서 14%에서 발생하며, 초기 폭발 부상 생존자들 중 가장 흔한 치명적 합병증이다. 과압파가 조직에서 공기가 찬 폐포로 이동하면서 모세혈관-폐포 인터페이스의 파괴를 일으켜 폐출혈, 폐부종, 기흉, 폐 지방색전증 또는 동정맥루에서의 공기색전증을 유발한다. 이로 인한 임상 증상은 빠른 호흡, 호흡 곤란, 청색증, 그리고 객혈이다. 흉부 방사선 사진에서는 양측 중앙

폐 침윤이 나타날 수 있으나 입원 시에는 항상 초기에 나타나지 않는다. 이스라엘에서의 후향적 검토에 따르면, 모든 PBLI 환자들은 폐 침윤과 저산소증을 가졌다. 따라서 다른 관통 또는 둔상 흉부 부상의 증거가 없는 경우 위의 증상이 있는 모든 환자에서 PBLI가 강하게 의심되어야 한다.

PBLI의 치료는 기도의 개방성 유지, 산소 공급, 과도한 수액 투여 피하기(어린이들이 이에 더 취약함), 그리고 환기 지원을 포함해야 한다. 역사적으로 양압 환기는 피해야 한다고 가르쳐졌지만, 우수한 결과를 보인 한 연구에서는 76%의 환자들이 기관삽관과 기계환기가 필요했다. 또한 이러한 환자들은 기흉의 높은 위험에 처해 있으며, 기관삽관이나 이송 전 예방적인 흉부관 삽입을 고려해야 한다. 폐출혈은 응고 최적화로 치료되어야 하지만, 산소화를 유지할 수 없는 경우에는 양압 환기와 비 관련 폐의 선택적 환기가 권장된다. 급성 호흡곤란 증후군에서 사용되는 허용적 고탄산혈증은 PBLI 환자들에게 환기 전략으로 권장된다.

PBLI에서 공기색전증의 식별은 심초음파, 컴퓨터 단층 촬영(CT), 또는 기관지경 검사를 통해 중요하다, 이는 자주 치명적일 수 있다. 비외상성 공기색전증의 권장 치료법은 영향을 받은 쪽의 흉부 절개술이지만, PBLI에서는 다수의 부상 부위가 있을 수 있기 때문에 효과적이지 않을 수 있다. 따라서 더 보수적인 접근법은 환자를 변형된 측면 누운 자세로 또는 엎드린 자세로 두는 것이다.

㉯ 심혈관계 폭발 부상

심혈관계 폭발 부상은 폭발의 희생자들에게 복잡한 심혈관 효과를 일으킬 수 있다. 2차 또는 3차 부상은 심장 타박상이나 심낭 적출을 일으킬 수 있다. 폭발 상황에서의 스트레스는 기존 심장 질환이 있는 성인에서 심근경색을 유발할 수 있다. 폭발 부상에 특유한 현상은 폭발 직후 느린 심박수, 호흡 정지, 그리고 저혈압이 관찰된다. 쥐 연구는 폭발 후 체계적 혈관 저항(SVR)의 감소와 유사한 반응을 보여주었다. 같은 저자들은 폭발에 노출된 쥐에게 외과적 부교감신경 전제술을 시행하고 아트로핀을 투여했을 때 이러한 효과가 감소했다는 것을 발견했는데, 이는 폭발 자체에 대한 부교감신경 반응을 시사한다. 일부 데이터는 혈역학적으로 불안정한 폭발 환자들에게 아트로핀이 유용한 보조제가 될 수 있다고 나타낸다.

유아들은 그들의 교감신경계의 미성숙으로 인해 이 부교감신경 매개 느린 심박수, 호흡 정지, 그리고 SVR의 보상적 증가 부족에 더 큰 위험이 있을 수 있다. 또한, 소아의 흉곽이 상대적으로 유연하기 때문에 심장 타박상의 위험이 더 높다.

㉰ 위장관 폭발 부상

위장관 폭발 부상의 병리생리학은 폐 폭발 부상(PBLI)과 유사하다. 이는 조직에서 가스가 찬 공간으로 과압파가 전달될 때 발생하며, 이로 인해 미세혈관 손상과 조직 평면을 가로지르는 찢어짐이 발생한다. 초기 생존자 중 3.0-6.7%의 발생률을 보이며, 가장 영향을 받는 부위는 말단 회장과 맹장이다. 고형 장기가 파열될 수 있지만 이는 덜 자주 발생한다. 증상은 복부 출혈과 천공으로 인한 전형적인 증상을 포함하며, 복통, 메스꺼움, 구토, 토혈, 흑변, 저혈압 또는 복막 자극의 징후가 있을 수 있으며, 부상 후 몇 시간에서 며칠 후에 나타날 수 있다. 진단은 주로 임상적으로 이루어지며, 연속적인 검사를 통해 이루어진다. 이는 소아 환자에서 더 어려울 수 있다. 보조 진단 검사로는 일반 복부 방사선 촬영이 진단에 도움이 될 수 있다. 복부 CT 스캔은 고형 장기 손상을 효과적으로 보여주지만, 장 손상에 대해서는 민감하지 않을 수 있다. 진단적 복막 세척은 다른 검사나 임상 검사가 결정적이지 않을 경우 보조적으로 사용될 수 있다.

위장관 폭발 부상의 치료는 둔상이나 관통 복부 부상의 치료와 유사하며, 외과적 개입에 대한 지시사항도 유사하다. 위장관 폭발 부상은 일반적으로 몇 시간에서 며칠에 걸쳐 발달하며, 생명을 위협하는 다른 부상들이 안정화된 후에 위장관 부상을 치료해야 한다는 점을 유의해야 한다.

㉣ 폭발성 외상성 뇌손상

폭발성 외상성 뇌손상(bTBI)은 폭발 사고에서 흔하게 발생하지만, 3차 폭발 부상으로 인한 폐쇄성 외상성 뇌손상(TBI)의 발생률도 높아 두 가지를 구분하기 어려운 경우가 많다. bTBI의 임상 소견은 중환자 의료 실습에서 흔히 보는 부상과 유사한 스펙트럼을 가지며, 부종, 타박상, 확산성 축삭 손상, 혈종, 출혈 등을 포함한다. Ling 등의 연구에 따르면, 이라크와 아프가니스탄의 분쟁을 바탕으로 한 bTBI의 병리생리학은 증가된 혈관경련과 가성동맥류, 그리고 다른 TBI보다 훨씬 일찍 발생하는 뇌부종의 시작과 같은 차이점이 있을 수 있다. 또한 이 연구는 이러한 환자들에서 조기에 실시한 두개골 감압술이 사망률을 줄일 수 있음을 보여주었다. 조기 두개골 감압술을 제외하고, bTBI의 현재 치료 전략은 더 흔한 심각한 폐쇄성 두부 손상과 다르지 않다. 소아에 대한 특별한 고려사항으로는 연령에 맞는 장비, 평가 도구(예: 소아 글래스고 혼수 척도), 그리고 소아가 bTBI에 특히 취약한 점을 인식하는 것이 포함된다.

㉤ 안과 및 청각 폭발 부상

안과 및 청각 폭발 부상은 폭발 피해자의 최대 10%에서 중대한 안과 손상이 발생할 수 있으며, 이는 과압파로 인한 안구 천공, 이물질, 공기 색전증, 골절 또는 안구 파열을 포함할 수 있다. 청각 손상도 폭발 부상에서 흔하게 발생하며, 피해자의 9-47%에서 발생한다. 안과 및 청각 손상은 흔하고 추적 관찰이 필요할 수 있지만(예: 12시간 내에 안구 파열), 생명을 위협하는 부상을 처리한 후에 다루어져야 한다.

나. 화학제제

50여 가지 이상의 화학 무기로 사용될 수 있는 화학 물질들이 있으며, 이들 중 많은 물질들이 높은 부상 가능성을 가지고 있다. 화학 물질 공격 시 소아들은 본질적인 취약성으로 인해 종종 첫 번째 사례가 될 수 있다. 화학 물질에 노출되는 주요 경로는 호흡기 시스템이나 피부를 통한 것으로, 이 두 경로 모두에서 직접적이고 전신적인 독성이 발생할 수 있다. 의심되는 피해자의 피부 제염은 환자의 추가 흡수를 제한하고 의료 종사자의 노출을 방지하기 때문에 필수적이다. 제염은 0.5% 과염소산염 용액이나 비누와 물을 대량 사용하여 모든 옷과 장신구를 제거한 후에 하는 것이 가장 좋다. 제염은 적절한 개인 보호 장비를 착용한 인원이 수행해야 한다. 이후 환자는 피부에 찰과상을 일으킬 수 있는 문지르기보다는 물기를 닦아내는 방식으로 건조시켜야 한다. 철저한 제염 후에는 격리가 필요하지 않다.

㉮ 신경작용제 [타분(GA), 사린(GB), 소만(GD), VX]

표 13-4. 화학 제제의 관리

제제	소아 용량	주의
신경제	Atropine 0.05 mg/kg iv or im q 2-5 min (max 5 mg)	증상 지속 시 반복투여해야 한다.
(Nerve Agent)	Pralidoxime 25 mg/kg iv or im q 1 h (max 1 g iv or 2 g im)	
	Benzodiazepines: Midazolam im 0.2 mg/kg (max 10 mg) (1st choice)	
	Lorazepam iv/im 0.1 mg/kg (max 4 mg)	
	Diazepam iv 0.3 mg/kg (max 10 mg)	
시안	Hydroxocobalamin 70 mg/kg (max 5 g) or	Hydroxocobalamin은 필요시 1회 반복투여 할 수 있다.
(Cyanide)	Sodium nitrate; 0.33 mL/kg iv (max 10 mL) followed by	
	Sodium thiosultate (25%) 1.65 mL/kg iv (max 50 mL)	

신경작용제는 흡수, 섭취, 흡입(에어로졸 형태일 경우)을 통해 몸에 들어갈 수 있다. 이들은 실온에서 무색 액체이며 대체로 무취이고 무미하다. VX가 가장 강력하긴 하지만, 모든 신경작용제는 유기인 화합물 유사체이며 아세틸콜린에스테라제 효소이 억제제로, 니코틴성 및 무스카린성 수용체에 과도한 아세틸콜린 자극을 일으킨다. 증상은 작용제의 형태, 농도, 환경 변수에 따라 다르다. 에어로졸화된 작용제는 몇 분 내에 증상을 유발하지만, 피부 노출 증상은 몇 시간 동안 나타나지 않을 수 있다. 초기 증상은 SLUDGE(침 흘림, 눈물, 배뇨, 배변, 위장 장애, 구토)로 기억하기 쉽다. 더 심각한 증상은 호흡기(기침, 천

명음과 기관지 분비물 증가, 호흡 곤란, 호흡 억제 및 청색증), 심혈관(서맥, 저혈압, 심방실 차단), 중추 신경계(근육 떨림, 발작, 운동실조, 의식 변화 포함 혼수)에 관련된다. 어린이는 성인과 달리 동공 수축을 똑같이 나타내지 않을 수 있지만, 근력 약화/저혈압의 높은 발병률을 보인다는 점을 주목해야 한다. 소아 환자는 성인보다 심각한 독성 위험이 더 높다. 신경작용제 노출 진단은 일반적으로 증상과 해독제에 대한 반응을 통해 이루어진다. 적혈구 또는 혈장 아세틸콜린에스테라제 수준을 측정할 수 있지만, 이 검사는 신속하게 널리 이용할 수 있는 것은 아니다. 또한, 신경작용제 탐지 장치는 일부 환경(주로 군사 및 국토 방위)에서 사용할 수 있지만 일반 민간 의료 환경에서는 일반적으로 찾아볼 수 없다. 제염(위에서 설명한 바와 같이)은 치료와 의료 제공자의 오염 방지에 있어 핵심이다. 적절한 치료 없이 치명적인 용량에 노출되면 5-10분 내에 호흡부전으로 사망할 수 있다. 치료는 무스카린성(해독제: 아트로핀, Atropine) 및 니코틴성(해독제: 프랄리독심, Pralidoxime)에 대한 해독제로 구성되며, 소아용 복용량은 **표 13-4**에 제공된다. 아트로핀은 신경작용제 중독 증상이 있는 모든 환자에게 투여되어야 한다. 증상이 지속되면 2-5분마다 아트로핀을 반복 투여해야 한다. 소아용 근육 내 아트로핀(0.25, 0.5, 1 mg 복용량)과 성인용(2 mg) 자동 주사기가 있으며, 일부 환경에서는 소아용이 덜 이용 가능할 수 있다. 심각한 증상/증후를 보이는 환자는 프랄리독심 클로라이드(2-PAM)와 벤조디아제핀(Benzodiazepines)을 함께 투여해야 한다. 2-PAM은 신경작용제에 결합하여 아세틸콜린에스테라제를 "재활성화"함으로써, 효소 "노화(aging)" 또는 비활성화가 발생하지 않은 경우 과도한 아세틸콜린을 분해할 수 있도록 니코틴 수용체 차단을 치료하는 데 사용된다. 현재 성인용 자동 주사기(2-PAM 600 mg)가 있으며, 필요한 경우 소아 환자에게 2 mg 아트로핀 성인용 자동 주사기(Mark-I 키트)와 함께 사용할 수 있다.

표 13-5. 소아 환자에서 Mark I 키트의 사용을 위한 가이드라인

소아환자 나이	Mark I 키트
3-7세 (대략 13-25 kg)	One Mark I kit 최대용량으로
8-14세 (대략 26-50 kg)	Two Mark I kits 최대용량으로
> 14세 (대략 > 51 kg)	Three Mark I kits 최대용량으로

Mark I kit: 2 mg atropine (아트로핀) and 600 mg 2-PAM; PAM: Pralidoxime (프랄리독심).

컬럼비아 대학교 국가 재난 준비 프로그램의 소아 전문가 자문 패널은 소아 환자에서 Mark I 키트 사용에 대한 지침을 발표했다(**표 13-5**). 두 약제를 한 주사기에 결합하여 투여하기 쉽게 만든 새로운 유형의 키트도 있다. 벤조디아제핀(선호되는 치료제로 미다졸람)은 발작을 예방하고 치료하기 위해 2-PAM과 동시에 투여된다.

㉯ 수포제

수포제인 유황겨자(Sulfur Mustard)는 피부 접촉 시 수포를 형성하는 물질로, 제1차 세계대전 이후 이라크의 쿠르드인에 대한 공격을 포함해 간헐적으로 사용되었다. 루이사이트(Lewisite)와 같은 다른 수포제도 존재하지만, 무기화에 대한 위험성은 덜하다고 여겨진다. 수포제는 빠르게 증식하는 세포에 손상을 주는 알킬화제이다. 신경작용제보다는 적은 이환율을 보이지만, 피부, 호흡기, 눈, 그리고 골수 억제에 심각한 장기적 이환을 일으킬 수 있다. 사망 원인은 주로 호흡부전이다. 소아 환자는 빠른 피부 흡수와 지면 근처에 정착하는 물질에 더 가까이 있기 때문에 이러한 물질에 더 취약하다. 섭취될 경우, 수포제는 장 점막에 심각한 손상을 일으킬 수 있다. 노출 후 몇 시간이 지나야 임상 증상이 나타날 수 있지만, 적절한 해독이 이루어지지 않으면 몇 분 내에 피부 손상이 발생할 수 있다. 일반적인 치료는 지지적이며(전통적인 화상 치료와 유사하지만 전통적인 화상과 달리 고용량 수액 투여가 필요하지 않음), 루이사이트의 경우에는 영국 항루이사이트(3 mg/kg 근육 내 주사, 4-6시간마다)를 사용할 수 있다.

㉰ 호흡기 작용제

호흡기 작용제로는 염소와 포스겐이 대표적이지만, 메틸 이소시아네이트와 같이 심각한 손상을 일으킬 수 있는 다른 호흡기 작용제도 있다. 예를 들어, 1984년 인도 보팔에서 발생한 사고로 3,000명 이상이 사망했다. 호흡기 작용제는 새로 잘린 풀이나 건초 냄새가 나며, 증상은 눈과 피부 자극으로 시작된다. 중요한 호흡기 증상은 최대 24시간까지 지연될 수 있다. 증상에는 기도 자극(기침, 천명)과 이어지는 폐부종 및 호흡부전이 포함된다. 손상은 1형 및 2형 폐포세포와 폐포 대식세포에 발생하며, 나중에 프로스타글란딘과 브라디키닌이 방출되어 혈관 확장과 모세혈관 투과성 증가를 유발한다. 소아 특유의 취약성에 대해서는 **표 13-3**을 참조하라. 제독(신선한 공기로 이동하고 산소 공급)은 이러한 환자들의 관리에 있어 핵심이다. 호흡부전에 대한 치료는 다른 원인의 호흡부전과 유사하다. 사용되었지만 확실한 권장 사항이 없는 보조 치료에는 스테로이드와 포스겐의 경우 N-아세틸콜린이 포함된다.

㉱ 시안화물

시안화물은 세포 대사를 방해하고 산화 인산화를 중단시키는 강력한 독소이다. 시안화물 중독은 증기, 고체, 액체 형태의 흡입, 섭취 또는 피부 흡수를 통해 발생할 수 있다. 시안화물은 매우 휘발성이고 화학적으로 불안정하여 화학 무기로 만들기 어렵다. 시안화물 중독의 전형적인 증상은 청색증 없이 저산소증이다. 경미한 증상으로는 빠른 호흡, 어지러움, 메스꺼움, 구토, 두통 등이 있다. 심각한 노출은 수분 내에 발작, 혼수, 호흡 정지, 심장 정지를 일으킬 수 있다. 시안화물 중독은 갑작스러운 의식 상태 변화와 심각한 대사성 산증이 있는 환자에서 의심해야 한다. 특징적으로 환자는 쓴 아몬드 냄새가 나고 피부가 체리처럼 빨갛게 보인다. 실험실 검사에서는 혈청 젖산 수치가 높고 동맥-정맥 산소 포화도 차이가 좁으며 혈중 시안화물 수치가 높게 나타난다. 피부 노출 시 비누와 물로 제염을 해야 한다. 경미한 전신 증상은 신선한 공기로 일반적으로 해결된다. 심각한 증상(혼수, 호흡 곤란 등)은 해독제 투여와 필요한 중환자 치료를 함께 시행해야 한다. 하이드록소코발라민(Hydroxocobalamin)은 전통적인 시안화물 해독제 키트에 비해 안전성이 향상되어 현재 1차 치료로 권장된다. 하이드록소코발라민의 작용 기전은 시안화물과 결합하여 신장을 통해 배설되는 시아노코발라민을 형성하는 것이다. 전통적인 시안화물 항독제 키트는 아질산나트륨과 티오황산나트륨으로 구성되어 있다. 세 번째 구성 요소인 아밀 아질산은 효능에 대한 의문으로 더 이상 권장되지 않는다. 아질산염 투여는 특히 어린이에서 산소 운반 능력을 저하시킬 수 있는 메트헤모글로빈의 과다 생성과 아질산염 주입/투여 시 나타날 수 있는 저혈압에 대한 우려로 인해 2차 치료로 사용된다.

㉤ 폭동 진압제

폭동 진압제는 눈물 가스, 페퍼 스프레이로도 알려져 있으며, 가장 일반적으로 사용되는 폭동 진압제는 CS와 CN이다. 이러한 제제들은 주로 눈에 자극 증상을 일으키지만, 2002년 러시아에서 발생한 테러 공격에서 100명 이상이 사망한 사례에서 보듯이 치명적일 수 있다. 이들 제제는 알킬화제이지만, 수포제와 같은 조직 손상을 일으키지는 않는다. 일반적으로 통증, 결막 자극, 눈꺼풀 경련, 눈물 흘림 등을 유발한다. 일부 경우에는 호흡기 증상(후두경련, 기관지 경련)이 발생하여 사망 원인이 될 수 있다. 치료는 눈과 피부 세척 및 필요한 경우 기관지 확장제를 포함한 지지적 호흡 치료로 구성된다.

다. 생물학 제제

생물학적 무기 사용은 우리 인구에게 큰 위협이었으며 계속해서 위협이 되고 있다. 공격이 발생했음을 인식하고 이를 자연 발생 질병과 구별하는 것은 증상이 공격 후 며칠에서 몇 주까지 지연될 수 있기 때문에 어려울 수 있다. 의사들은 생물테러 공격의 초기 징후를 나타낼 수 있는 패턴을 인식하는 것이 중요하다. 평소와 다른 질병의 갑작스러운 발병이나 희귀 질병의 진단은 첫 번째 징후가 될 가능성이 높다. 역학 감시 시스템은 예방 조치의 조기 시행을 목표로 조기 탐지를 위해 설치되었다. 이러한 조치에는 백신 접종, 격리, 예방 치료 및 기타 치료 방법이 포함된다. 어린이들은 이전 섹션과 마찬가지로 생물학적 공격에 특히 취약하다. 소련, 미국, 일본은 20세기에 생물학적 무기 프로그램을 개발했다. 일본이 제2차 세계대전 중 중국에 페스트를 옮기는 벼룩을 투하했다는 의심이 있다. 1972년에는 세균 및 독소 무기 개발, 생산 및 비축 금지에 관한 협약이 체결되었으며 140개국 이상이 서명했다. 그러나 이 문서에 서명에도 불구하고 테러

단체의 증가로 생물학적 전쟁의 위협은 계속되고 있다. 미국 우편 시스템을 통한 탄저균 포자의 방출과 2011년 9월 11일 테러 공격 이후 인구에 대한 탄저균의 방출은 이러한 위협이 계속되고 있음을 보여준다. 미국은 감시 및 보호를 위한 적극적인 조치를 계속 개발하고 있다. 질병 통제 예방 센터(CDC)는 생물학적 무기로 사용될 경우 발생하는 질병 및 사망률에 따라 병원체를 세 가지 범주로 분류했다. A 범주 병원체는 쉽게 전파되고, 높은 사망률을 가지며, 공중 보건 준비를 위한 특별 조치가 필요하다. B 범주 병원체는 적당히 쉽게 전파되고, 높은 질병률과 낮은 사망률을 가지며, CDC의 감시 강화가 필요하다. C 범주 병원체는 미래에 대량 전파를 위해 개발된 신흥 병원체를 포함한다. A 범주 병원체에 대해 논의할 것이다.

표 13-6. 생물학 제제의 관리

제제	소아 용량	주의
흡입 탄저 (Inhalational anthrax)	Ciprofloxacin 10-15 mg/kg iv q 12 h (max 400 mg) or	환자가 개선의 징후를 보일 때 경구 치료로 전환한다.
	Doxycycline 2.2 mg/kg iv q 12 h (max 100 mg) plus	적어도 하나의 약물은 중추신경계(CNS) 침투력이 좋아야 한다.
	Clindamycin 10-15 mg/kg q 8 plus	예방 치료는 60일 과정이다.
	Penicillin G 400-600 k U/kg per day iv divided q 4 h	아목시실린 또는 레보플록사신은 2차 치료제이다.
	Prophylaxis for exposed contacts	
	Ciprofloxacin 15 mg/kg po q 12 h or	
	Doxycycline 2.2 mg/kg po q 12 h	
흑사병 (Plague)	Gentamycin 2.5 mg/kg iv q 8 h or	클로람페니콜 또는 레보플록사신도 사용할 수 있다.
	Streptomycin 15 mg/kg im q 12 h (max 2 mg/d) or	예방 치료는 5-7일 동안 계속되어야 한다.
	Doxycycline 2.2 mg/kg iv q 12 h (max 200 mg/d) or	
	Ciprofloxacin 15 mg/kg iv q 12 h	
	Prophylaxis for exposed contacts	
	Trimethoprim/sulfa 4 mg/kg po q 12 h	
야토병 (Tularemia)	흑사병 치료와 동일	
보튤리즘 (Botulism)	Infants < 1 yr human-derived botulinum immunoglobulin	미국 내에서는 1-800-222-1222 또는 770-488-7100으로 전화한다.
	Children > 1 yr equine serum botulism antitoxin	미국 외 지역에서는 현지 보건 기관에 연락한다.

CNS: Central nervous system (중추신경계)

㉮ 탄저

탄저균은 그람 음성, 포자 형성 박테리아인 Bacillus anthracis (B anthracis)에 의해 발생한다. 이는 자연적으로 동물에서 발생하며, 동물이 토양에서 포자를 섭취할 때 발생한다. 인간에서 탄저균은 세 가지 다른 형태로 나타난다: 위장관(GI), 피부, 흡입성 탄저균. 피부와 GI 탄저균은 자연적으로 발생하며 각각 피부의 상처를 통해 또는 감염된 고기를 섭취함으로써 전염된다. 흡입성 탄저균은 자연적으로 거의 발생하지 않으며, 미국에서는 1978년 이후 보고된 사례가 없다. 흡입성 탄저균은 가장 많은 질병률과 사망률을 초래할 것으로 예상되어 가장 큰 위협으로 여겨진다. 탄저균은 두 가지 외독소, 부종 독소와 치명적 독소를 분비한다. 이들은 대량의 부종과 사이토카인 폭풍을 일으킨다. 피부 탄저균에서는 노출 후 1-7일 이내에 구진이 형성되며, 이 구진은 수포로 변한 후 궤양을 형성하고 검은 딱지가 생긴다. 흡입성 탄저균의 증상은 일반적으로 노출 후 1-7일에 발생하지만, 노출 후 최대 60일까지 발생할 수 있다. 초기 증상은 비특이적인 상부 호흡기 감염과 유사하며, 나중에는 아이가 고열, 쇼크, 사망에 이를 수 있다. 흡입성 탄저균 환자의 부검 연구는 폐렴의 징후가 거의 없는 출혈성 흉부 림프절염과 종격동염을 보여준다. 환자의 최대 50%는 또한 뇌수막염을 발달시킬 수 있다. 효소 연결 면역흡착 분석법과 중합효소 연쇄반응과 같은 진단 검사는 국가 참조 실험실에서만 가능하기 때문에, 발병의 진단이 지연될 수 있다. 실험실이 B anthracis가 가능한 원인일 수 있다는 것을 알리지 않으면, 일반 혈액 배양에서 진단이 누락될 수 있다. 항생제 치료는 **표 13-6**에 자세히 나와 있다. 현재 널리 사용되는 백신 배포는 없으며, 사람 간 전염은 보고되지 않았다.

㈏ 흑사병 (또는 페스트)

페스트는 그람 음성 간균인 Yersinia pestis에 의해 발생하는 질병이다. 이는 패혈증, 흑사병, 폐페스트 형태로 자연 발생한다. 폐페스트는 생물학적 테러에서 가장 가능성이 높은 형태로, 에어로졸 형태로 쉽게 퍼질 수 있다. 폐페스트는 다엽성, 출혈성, 괴사성 기관지폐렴을 일으킨다. 자연 발생하는 페스트와 달리, 생물학적 공격 후에는 흑종의 발달 없이 호흡기 증상이 나타난다. 환자들은 노출 후 6일 이내에 발열과 기침을 경험하고 심각한 기관지폐렴으로 빠르게 진행될 가능성이 높다. 치료되지 않은 폐페스트는 거의 100%의 사망률을 보인다. 의도적인 전파의 추가적인 단서는 동물 감염이 알려지지 않은 지역에서 발생하는 경우일 수 있다. 이전에 건강했던 환자들이 심각한 폐렴, 객혈, 패혈증으로 대거 발병하는 것이 페스트로 인한 생물학적 공격의 첫 징후일 것이다. Y pestis를 감지하는 빠른 검사는 없다. 혈액이나 객담의 그람 염색은 접종 후 24-48시간에 그람 음성 간균을 드러낼 수 있다. **표 13-6**은 사용 가능한 다양한 치료 방법을 제공한다.

㈐ 두창

두창(천연두)은 Variola major로 알려진 질병으로, 발견되는 모든 천연두 사례는 테러 행위로 간주된다. 천연두는 퇴치되었으며, 1971년 이후로 어린이들은 천연두에 대해 정기적으로 예방접종을 받지 않았다. 천연두는 매우 전염성이 강하며, 소량의 바이러스 분자만으로도 질병을 유발할 수 있다. 이 바이러스의 유일한 남은 샘플은 CDC와 러시아에서 안전하게 보관되고 있다고 믿어지지만, 다른 나라들이 샘플을 보유하고 있을 수도 있다고 믿는 사람들도 있다. 천연두의 잠복기는 노출 후 7-19일이다. 초기 증상은 발열, 무기력, 구토, 두통, 요통 등 비특이적이다. 2-3일 후 환자는 발진이 진행되어 구진과 농포로 변하고, 원심성으로 퍼진다. 질병의 두 번째 주에 다기관 실패로 인한 압도적인 바이러스혈증으로 사망한다. 천연두의 진단은 임상적으로 이루어지며, 널리 사용되는 검사법은 없다. 초기 의심은 즉시 보건부에 보고되어야 한다. 노출된 환자들은 병원에서 공기 및 접촉 예방 조치를 취하거나 집에서 격리되어 최소 17일 동안 모니터링되어야 한다. 그들은 PCR 검사가 가능한 국립 실험실에서 제외되거나 농포가 딱지를 잃을 때까지 격리되어야 한다. 지난 3년 동안 얻은 백신은 완전한 면역력을 제공하는 것으로 생각된다. 치료는 지지적 치료이다. FDA에서 승인한 항바이러스제는 없지만, 시도포비르가 동물 모델에서 유용하다는 것이 밝혀졌다. 노출 후 72-96시간 이내에 예방접종을 하면 질병 발병에 대한 좋은 보호를 제공하며, 심각성도 감소시킨다. 모든 밀접 접촉자는 예방접종과 격리가 필요하다.

㉣ 야토병

야토병(튤라레미아)은 Francisella tularensis, 매우 강한 병원성을 가진 작고 호기성인 그람 음성 구균에 의해 발생한다. 이는 북미와 유럽 전역의 환경에서 자연적으로 발생한다. 인간은 곤충 물림, 감염된 동물 고기를 다루거나 오염된 물이나 음식을 섭취함으로써 감염된다. 생물학적 테러로 인한 튤라레미아는 에어로졸 형태로, 단일 방출로 많은 사람들이 아프게 될 가능성이 높다. 에어로졸 형태의 튤라레미아 공격이 발생하면, 노출 후 3-5일에 독감과 같은 증상과 기관지염을 호소하는 환자들이 갑자기 발병할 것이다. 감염된 많은 사람들이 괴사성 출혈성 폐렴으로 심각한 증상을 보일 것이며, 이는 혈액감염증이 있든 없든 발생할 수 있다. 일반적인 배양 기술로 튤라레미아를 식별하는 것은 어려울 것이다. 빠른 검사는 주로 연구 및 참조 실험실에서만 수행된다. 혈청 항체 역가는 진단적일 수 있지만 양성이 되기까지 10일이 걸린다. 튤라레미아는 사람 간에 전파되지 않으므로 표준 예방 조치만 필요하다. 환자들은 적절한 항생제(표 13-6)의 조기 시작으로 상당히 개선된 성과를 보이며, 공격에 노출된 다른 사람들에게 예방 조치가 제공되어야 한다.

㉤ 보툴리즘

보툴리누스균증 보툴리누스 독소는 혐기성 박테리아인 Clostridium botulinum에 의해 생성되며, 알려진 가장 치명적인 독소이다. 보툴리누스균증은 자연적으로 세 가지 메커니즘을 통해 전파될 수 있다: 영아 보툴리누스균증, 상처 보툴리누스균증, 그리고 장내 보툴리누스균증. 보툴리누스 독소는 신경-골격근 접합부에서 아세틸콜린의 방출을 억제하여 마비를 유발한다. 환자들은 주로 호흡부전으로 사망한다. 지지적 치료를 받더라도 회복에는 몇 주에서 몇 달이 걸릴 수 있으며, 각 뉴런에 새로운 축삭이 자라야 한다. 생물학적 테러 공격이 발생할 경우, 입자들이 방출되어 흡입될 가능성이 높다. 증상은 노출 후 12-24시간 이내에 나타날 수 있으며, 두개신경 마비가 먼저 나타나고, 이어서 하행 마비가 진행되어 호흡부전에 이른다. 임상 증상은 변비, 장폐색, 구강 건조 및 동공 확대이다. 진단의 "황금 표준(Gold Standard)"은 생물학적 분석이지만, 이러한 결과를 기다리는 동안 치료를 지연시켜서는 안 된다. 지지적 치료와 인공호흡기 지원이 치료의 가장 중요한 측면이다. 항독소는 두 가지 형태로 제공되며, 이는 이중가치 인간 항혈청과 말에서 유래한 7가치 항독소이며, 증상이 처음 나타날 때 투여되어야 한다. 이는 대규모 공격 중에 대량으로 사용할 수 없을 것이며, 질병 경과를 단축시키는 데에만 도움이 될 것이다. 예방적 예방접종은 주로 실험실 근로자와 같은 위험에 처한 개인에게 예약된다.

표 13-7. 바이러스성 출혈열, 바이러스와 질환

계통	바이러스	질환
아레나바이러스	라싸 바이러스	라싸 열
	주닌	아르헨티나 출혈열
	마추포	볼리비아 출혈열
분야바이러스	CCHF	크리미안-콩고 출혈열
	RVF	Rift Valley fever
	한타 바이러스	콩팥 증후군을 동반한 출혈열
필로바이러스	에볼라 바이러스	에볼라 출혈열
	마버그 바이러스	마버그 출혈열
플라비바이러스	황열 바이러스	황열병
	KFD 바이러스	KFD
	OHF 바이러스	옴스크 출혈열
	DENV 1-4 바이러스	뎅기 출혈열
랍도바이러스	바스-콩고 바이러스	바스-콩고 출혈열

CCHF: Crimean congo hemorrhagic fever; RVF: Rift valley fever; KFD: Kyasanur forest disease; OHF: Omsk hemorrhagic fever; DENV: Dengue hemorrhagic fever virus.

㉥ 바이러스성 출혈열

바이러스성 출혈열은 다섯 가지 바이러스 가족 중 하나에서 기원하는 다양한 바이러스에 의해 발생한다(표 13-7). 이들은 발열, 쇼크, 출혈을 유발하는 능력에 따라 그룹화된다. 이들은 모두 에어로졸 입자에 의해 전파되며, 뎅기열을 제외하고는 혈액 매개이다. 이들은 모두 높은 발병률과 사망률을 가진 질병을 유발한다. 모든 바이러스성 출혈열은 비특이적인 열성 질환으로 시작하여 두통, 근육통, 무기력증을 포함한다. 진행됨에 따라 환자는 쇼크와 출혈을 경험한다. 출혈의 원인은 원인균에 따라 다를 수 있다. 대부분은 다요인적인 성격을 가진다. 진단은 가능한 엔데믹 지역으로의 여행력과 동물 또는 동물 배설물에 대한 노출에 대한 주의 깊은 병력 조사로 시작해야 한다. 환자들은 대부분의 바이러스에 대해 신속한 효소 면역 분석을 통해 검출 가능한 바이러스혈증을 가지고 있다. 출혈열에 대한 주요 치료는 지지적 치료이다. 강력한 수액 회복과 혈소판, 적혈구, 응고 인자를 사용한 출혈 조절은 종종 집중 치료를 필요로 한다. 리바비린은 라사열에만 표시되지만, 몇몇 다른 바이러스에 대해 실험적으로 사용되었다.

Transport: 재난 및 대규모 사고 사건에서 소아외상센터[30]

재난 및 대규모 사고 사건(MCEs)에서 소아 인구가 상당히 대표되고 있다. 소아외상센터(PTC)의 적절한 역할은 재난의 규모, 유형 및 위치에 따라 달라져야 한다. 상대적으로 적은 생존자를 낳는 작고 지역적인 사건에 대한 대응은 재난에 가까운 단일 PTC에서 확실히 수행될 수 있지만, PTC의 역할은 초기에는 시설 자체로 어린 생존자들의 단기 및 중기 이송을 조정하는 것일 수 있다(그림 13-4). 반면에 지리적으로 넓고 많은 재난 생존자를 낳는 대규모 사건에 대한 대응은 적절한 소아 치료 및 치료를 위한 다수의 잠재적으로 먼 PTC 간의 조정뿐만 아니라 재난 현장 근처의 성인 또는 일반 외상 센터의 자원 동원을 필요로 할 것이다. 소아 치료를 위한 준비 상태를 유지해야 한다. 소아 재난 후 소아 외상 자원의 실제 사용을 조사하는 데이터가 부족하고 현재 예시는 소아 재난 계획 및 분류 개선의 여지가 충분함을 시사하지만, 사용 가능한 외상 데이터는 소아 외상 피해자가 전용 PTC에서 치료받을 때 성인 외상 센터에 비해 더 잘 견디는 경향이 있음을 시사한다. 소아 재난에 대한 제한된 데이터로부터 양질의 개선을 위한 핵심은 소아 및 일반 외상 센터 모두의 더 자세한 재난 계획이라고 추론한다. 또한 상당한 비율의 소아 환자가 영향을 받는 MCE에서 PTC의 가용성이 이 인구의 전체 사망률을 개선할 가능성이 가장 높다고 결론지었다. 이 예측은 이론적 작업에 의해 지원되지만, 이 질문에 대한 확실한 답을 얻기 위해서는 더 많은 후향적 데이터와 다기관 전향적(비임의적) 시험이 필요하다.

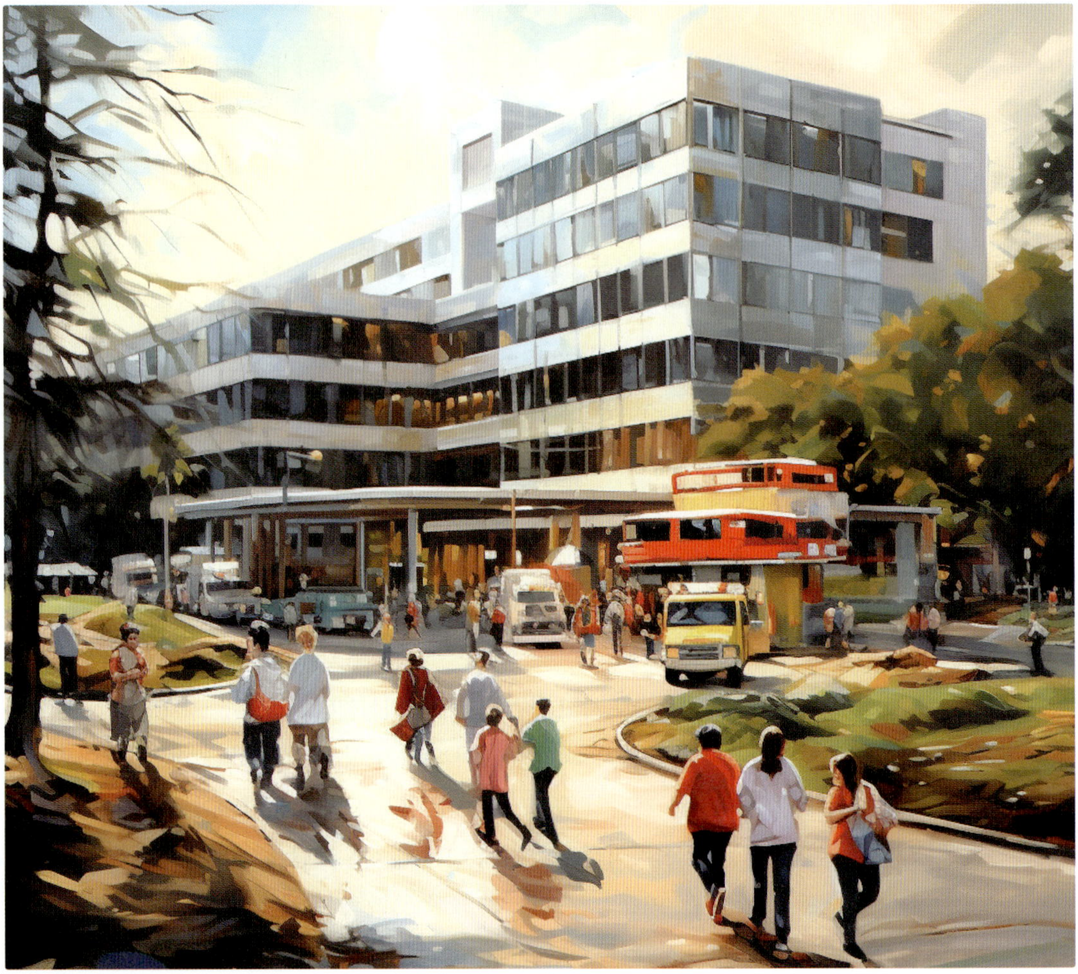

그림 13-4. 소아 외상 센터.

일반적으로 외상 부상에 대한 데이터를 수집하고 분석할 수 있도록 만드는 국립 외상 데이터 은행과 같은 외상 등록부의 역사적 성공을 고려할 때, 이 특정 환자 그룹을 위한 재난 계획을 개선하는 데 귀중한 것으로 특정 소아 재난 등록부의 개발이 필요하다. 또한 제안된 등록부를 전 세계적으로 확장하는 것이 유익할 것으로 보이며, 이는 한 번에 훨씬 더 큰 데이터 세트를 제공하고 산업화된 국가뿐만 아니라 자원이 부족한 지역을 포함한 다양한 지역에 적절한 적용 및 외삽을 허용할 것이다. 이를 통해 소아외과 의사들이 소아 또는 성인 외상 센터와 관련이 있든 관계없이 재난 인구의 소아 코호트에 대한 대응을 더 효과적으로 계획하고 기여할 수 있다. 마지막으로 소아외과의사들은 이러한 예측할 수 없고 비극적인 사건에 대한 준비 상태를 높이기 위해 최고 수준급 외상 센터의 외상 및 중환자 의료 외과의사와 함께 재난 대응을 효과적으로 계획하고 실행하며 조정하는 데 더 광범위한 교육을 찾아야 한다.

4) 제한점

GTD는 전 세계 테러 사건의 종합적인 기록이다. 그것은 테러와 대응에 대한 국가 연합 연구소에 의해 유지되며, 글로벌 테러 지수(GTI)와 같은 다른 테러 관련 조치의 기초이다. GTD에만 의존하는 것은 다른 일반적인 출처와 다른 온라인 검색을 통한 확인으로 부분적으로 완화되지만, GTD에 보고되지 않은 사건이 있으면 그 결과의 진실성을 제한할 수 있다. 게다가, 테러라는 용어에 대한 보편적으로 합의된 정의의 부재는 이러한 사건의 라벨링에서 데이터베이스 간의 불일치를 만들 수 있으며, 게다가, GTD에는 국가 테러 행위가 포함되지 않다. 보고의 제한, 독립적인 확인의 부족, 그리고 정부 출처 내의 투명성의 부족으로 인해 테러 사건의 명확하고 자세한 문서화는 더욱 방해받는다. GTD와 같은 기존의 데이터베이스를 데이터 소스로 사용하는 것은 잘못된 코딩 또는 데이터 입력 오류와 같은 잠재적인 도전을 본질적으로 도입하며, 오픈 소스 정보의 정확성에 의존한다.

연구자들은 또한 모든 공격과 관련된 소아 인구의 참여를 시도하기 위해 GTD가 제공하는 요약 및 회색 문헌 출처에 의존했다.[10] "아이"에 대한 연령 상한은 GTD가 아닌 개별 회색 문헌 출처에 의해 결정된다.[10] 게다가, 회색 문헌 출처의 신뢰성은 널리 다양할 수 있으며, 특정 요약은 부상, 사망 또는 납치된 아동의 수를 정량화하지 않았다.[10]

5) 결론

테러 사건에서의 소아 피해자들은 전체 피해자의 작은 부분을 차지하지만, 이 취약한 집단에서의 피해자는 장기적인 물리적, 심리사회적, 그리고 지역 사회의 영향을 가져올 수 있다. 테러 사건은 계속 발생하고 있으며, 중환자 치료 제공자는 잠재적 테러 방식에 의해 발생하는 부상 및 질병의 징후, 증상 및 기본 치료에 익숙해야 한다. 이러한 사건들은 다행히 드물지만, 가능한 화학 또는 생물학적 공격의 신속한 인식은 적절한 제염, 치료 및 예방 조치를 시행함으로써 이러한 공격으로 인한 피해를 제한하는 데 중요하다. 폭발에 특유한 부상에 익숙해지면 제공자는 이러한 환자를 치료할 때 적절하게 예측하고 개입할 준비가 될 것이다. 소아 재난 계획과 대응에 있어서, 소아외상센터(PTC)의 역할과 자원 활용에 대한 데이터가 부족함에도 불구하고, 전문 PTC에서 치료받는 소아 외상 피해자들이 더 나은 결과를 보이는 경향이 있으며, 이에 대한 더 자세한 재난 계획과 국제적인 소아 재난 등록부의 개발이 필요하다. 재난 의학, CTM 및 소아 전문가들 사이에서 아동에 대한 테러 사건의 건강 영향과 완화 전략에 대한 보다 협력적인 연구와 토론이 필요하다.

| REFERENCE |

1. Tin D, Kallenborn Z, Hart A, et al. Rise of the unmanned aerial vehicles: an imminent public health threat mandating counter-terrorism medicine preparedness for potential mass-casualty attacks. Prehosp Disaster Med. 2021;36(5):636-8.
2. Tin D, Margus C, Ciottone GR. Half-a-century of terrorist attacks: weapons selection, casualty outcomes, and implications for Counter-Terrorism Medicine. Prehosp Disaster Med. 2021;36(5):526-30.
3. Hamele M. Disaster preparedness, pediatric considerations in primary blast injury, chemical, and biological terrorism. World J Crit Care Med. 2014;3(1):15.
4. Aharonson-Daniel L, Waisman Y, Dannon YL, et al. Epidemiology of terrorrelated versus non-terror-related traumatic injury in children. Pediatrics. 2003; 112(4):280-4.
5. Milwood Hargrave J, Pearce P, Mayhew ER, et al. Blast injuries in children: a mixed-methods narrative review. BMJ Paediatr Open. 2019;3(1):e000452.
6. Adamkiewicz T, Goldhagen J. Mitigating armed conflict casualties in children. Pediatrics. 2020;146(6):1-4.
7. Spinella PC, Borgman MA, Azarow KS. Pediatric trauma in an austere combat environment. Crit Care Med. 2008;36(7 Suppl):S293-6.
8. Jaffe DH, Peleg K. Terror explosive injuries: a comparison of children, adolescents, and adults. Ann Surg. 2010;251(1):138-43.
9. Ohana Sarna Cahan L, Tin D, Markovic V, et al. Pediatric Casualties in Terrorist Attacks: A Semi-Quantitative Analysis of Global Events. Prehosp Disaster Med. 2022;1-6. doi: 10.1017/S1049023X22002291. Epub ahead of print. PMID: 36503695.
10. Waisman Y, Aharonson-Daniel L, Mor M, et al. The impact of terrorism on children: a two-year experience. Prehosp Disaster Med. 2003;18(3):242-8.
11. McGuigan R, Spinella PC, Beekley A, et al. Pediatric trauma: experience of a combat support hospital in Iraq. J Pediatr Surg. 2007;42(1):207-10.
12. Morrison WE, Arbelaez JJ, Fackler JC, et al. Gender and age effects on outcome after pediatric traumatic brain injury. Pediatr Crit Care Med. 2004;5(2):145-51.
13. Demetriades D, Murray J, Martin M, et al. Pedestrians injured by automobiles: relationship of age to injury type and severity. J Am Coll Surg. 2004;199(3):382-7.
14. Stuber J, Fairbrother G, Galea S, et al. Determinants of counseling for children in Manhattan after the September 11 attacks. Psychiatr Serv. 2002;53(7):815-22.
15. Shechory-Bitton M. The impact of repetitive and chronic exposure to terror attacks on Israeli mothers' and children's functioning. Isr J Psychiatry Relat Sci. 2014;50(3):157-64.
16. Human rights watch [Internet]. Child Soldier Use 2003: Open Debate on Children and Armed Conflict. [cited 2022 July]. Available from: https://www. hrw.org/sites/default/files/reports/childsoldiers.pdf
17. Markovic V. Suicide squad: Boko Haram's use of the female suicide bomber. Women Crim Justice. 2019;29(4-5):283-302.
18. Somasundaram D. Child soldiers: understanding the context. Br Med J. 2002;324(7348):1268-71.
19. Singer PW. Children at War. New York USA: Pantheon Books; 2005.

20. Pearson E. Wilayat Shahidat: Boko Haram, the Islamic State, and the question of the female suicide bomber. Boko Haram Beyond Headl Anal Africa's Endur Insur. [cited 2022 July]. Available from: https://ctc.usma.edu/app/uploads/2018/05/Boko-Haram-Beyond-the-Headlines_Chapter-2.pdf

21. New York Times [Internet]. Boko Haram strapped suicide bombs to them. Somehow these teenaged girls survived. [cited 2022 July]. Available from: https://nytimes.com/interactive/2017/10/25/world/africa/nigeriaboko-haram-suicide-bomb.html

22. Forbes Mag [Internet]. Infants: The New Terrorist Weapon? [cited 2022 July]. Available from: https://www.forbes.com/sites/realspin/2017/04/10/infants-the-new-terrorist-weapon/?sh=2df2ad65551d

23. Ciottone GR, Tin D, Court M. Counter-Terrorism Medicine: the time is now. Cris Resp J. 2006;70(3):6.

24. Gilchrist N, Simpson JN. Pediatric disaster preparedness: identifying challenges and opportunities for emergency department planning. Curr Opin Pediatr. 2019;31(3):306-11.

25. Bobko J, Lai TT, Smith ER, et al. Tactical emergency casualty care? Pediatric appendix: novel guidelines for the care of the pediatric casualty in the high-threat, prehospital environment. J Spec Oper Med. 2013;13(4):94-107.

26. Mora MC, Veras L, Burke R V, et al. Pediatric trauma triage: a Pediatric Trauma Society Research Committee systematic review. J Trauma Acute Care Surg. 2020;89(4):623-30.

27. Chung S, Baum CR, Nyquist AC, et al. Chemical-biological terrorism and its impact on children. Pediatrics. 2020;145(2).

28. Smith J, Levy MJ, Hsu EB, et al Disaster curricula in medical education: pilot survey. Prehosp Disaster Med. 2012;27(5):492-4.

29. Hamele M, Poss WB, Sweney J. Disaster preparedness, pediatric considerations in primary blast injury, chemical, and biological terrorism. World J Crit Care Med. 2014;3(1):15-23. doi: 10.5492/wjccm.v3.i1.15. PMID: 24834398; PMCID: PMC4021150.

30. Barthel ER, Pierce JR, Goodhue CJ, et al. Can a pediatric trauma center improve the response to a mass casualty incident? J Trauma Acute Care Surg. 2012;73(4):885-9. doi: 10.1097/TA.0b013e318251efdb. PMID: 22835994.

CHAPTER

14

사이버 테러리즘

14

사이버 테러리즘

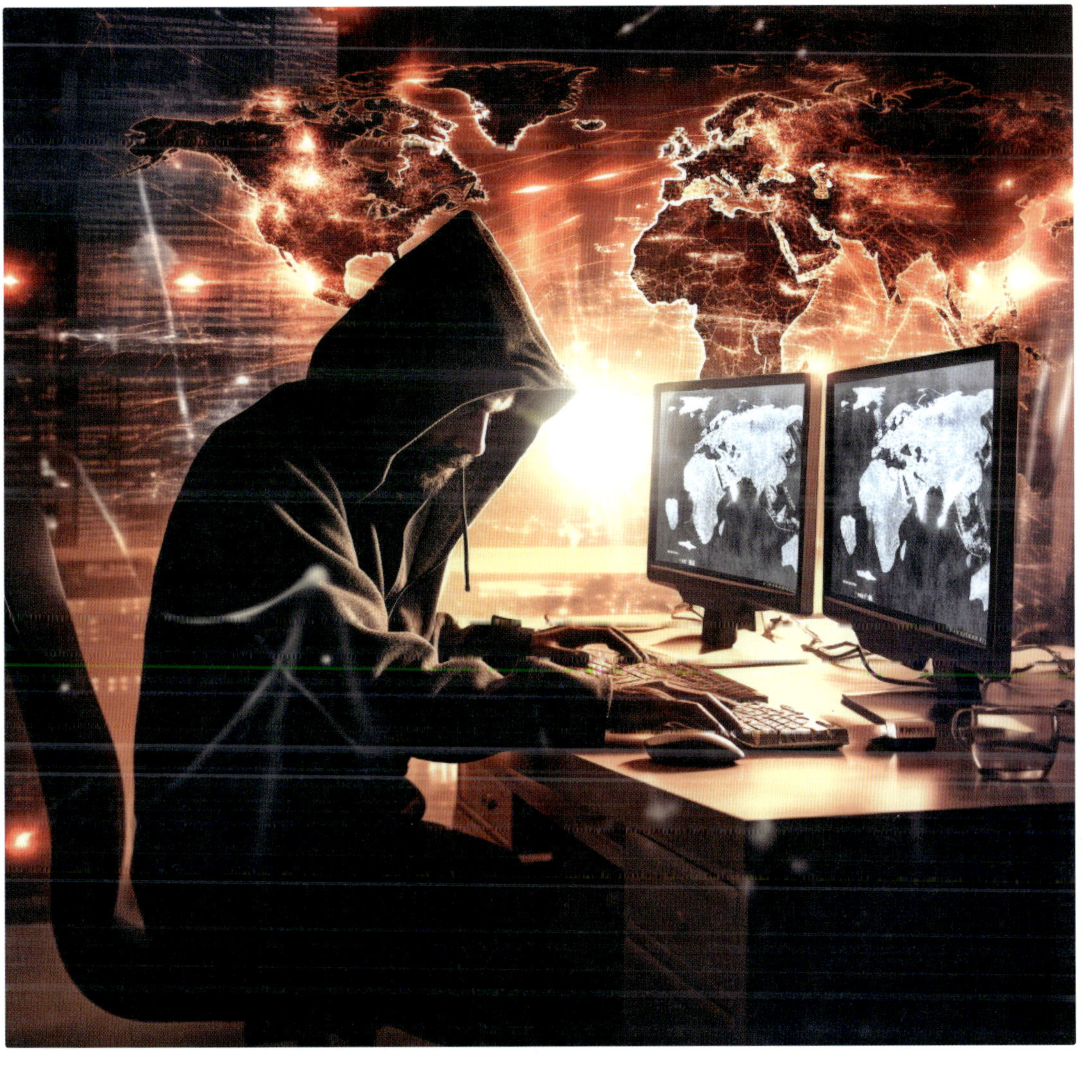

그림 14-1. 사이버 해커 테러리스트.

1) 의료 분야의 사이버 보안: 위협 및 대응[1]

최근 의료 산업은 사이버 공격자들과 이단 국가들의 주요 대상이 되고 있다. 이들은 임상 연구 지적 재산(IP), 개인 식별 정보(PII), 개인 건강 정보(PHI) 등을 탈취하고 있다(그림 14-1). 특히 미국은 지난 10년 동안 다른 산업에 비해 두 배 많은 사이버 공격을 경험했다. 1996년 제정된 건강보험 이동성 및 책임법(HIPAA)은 PHI의 보호를 목적으로 하며, 위반 시 최대 150만 달러의 벌금이 부과될 수 있다. 또한, 경제적 및 임상적 건강을 위한 보건 정보 기술(HITECH) 법안은 HIPAA의 암호화 준수 요건을 확장하며, 의료 제공자와 관련 기관들이 암호화되지 않은 개인 건강 기록의 데이터 유출을 공개하도록 요구한다. 한 연구 보고서는 미국 내 500명 이상에게 영향을 미친 PHI 및 의료 관련 사이버 침해 사례를 분석하였다. 2011년 1월 1일부터 2021년 12월 31일까지 미국에서 총 4,026건의 침해로 303,284,800명의 사람들에게 영향을 미쳤다. 가장 많이 보고된 침해는 건강 관리 제공자로부터 2,981건(74%)이었으며, 이어 건강 계획(518건[13%]), 비즈니스 협력사(513건[13%]) 및 건강 관리 청구소(10건[0.2%])가 있었다. 4건(0.1%)의 침해는 알려지지 않은 출처에서 발생했다. 이 보고서는 건강 관리 제공자가 문제의 범위를 이해하고 관련 위험을 완화하는 데 도움이 될 수 있으며, 급증하는 사이버 위협 시대에 환자 데이터를 보호하는 데 있어 건강 산업이 직면한 도전을 강조하였다. 또한 이를 통해 의료 제공자들은 문제의 심각성을 이해하고 위험을 완화할 수 있다고도 하였다.

사이버 보안 위협의 현황

2011년부터 2021년까지 미국에서는 총 4,026건의 PHI 침해 사건이 발생했으며, 약 3억 명이 영향을 받았다. 의료 제공자를 대상으로 한 침해가 가장 많았고, 건강 계획, 비즈니스 파트너, 건강 관련 대리점 순으로 이어졌다. 침해 유형은 해킹/IT 사고, 무단 접근/공개, 도난, 손실, 부적절한 처분, 기타, 알 수 없음 등으로 다양했다. 2020년에는 침해 건수가 가장 많았으며, 캘리포니아주가 가장 많은 침해를 기록했다. 반면, 아이다호주는 침해 건수가 가장 적었다. 또한, 침해 유형별로 취약점이 다양하며, 많은 의료 기관들이 디지털 전환으로 인해 증가된 공격 표면을 가지고 있다.

공격 표면 및 취약점

최근 의료 기기와 시스템의 디지털화가 증가하면서, 네트워크 서버와 이메일 등이 주요 공격 대상이 되었다. 또한, "사물 인터넷" 기기의 확장으로 인해 공격 표면이 더욱 넓어졌다.

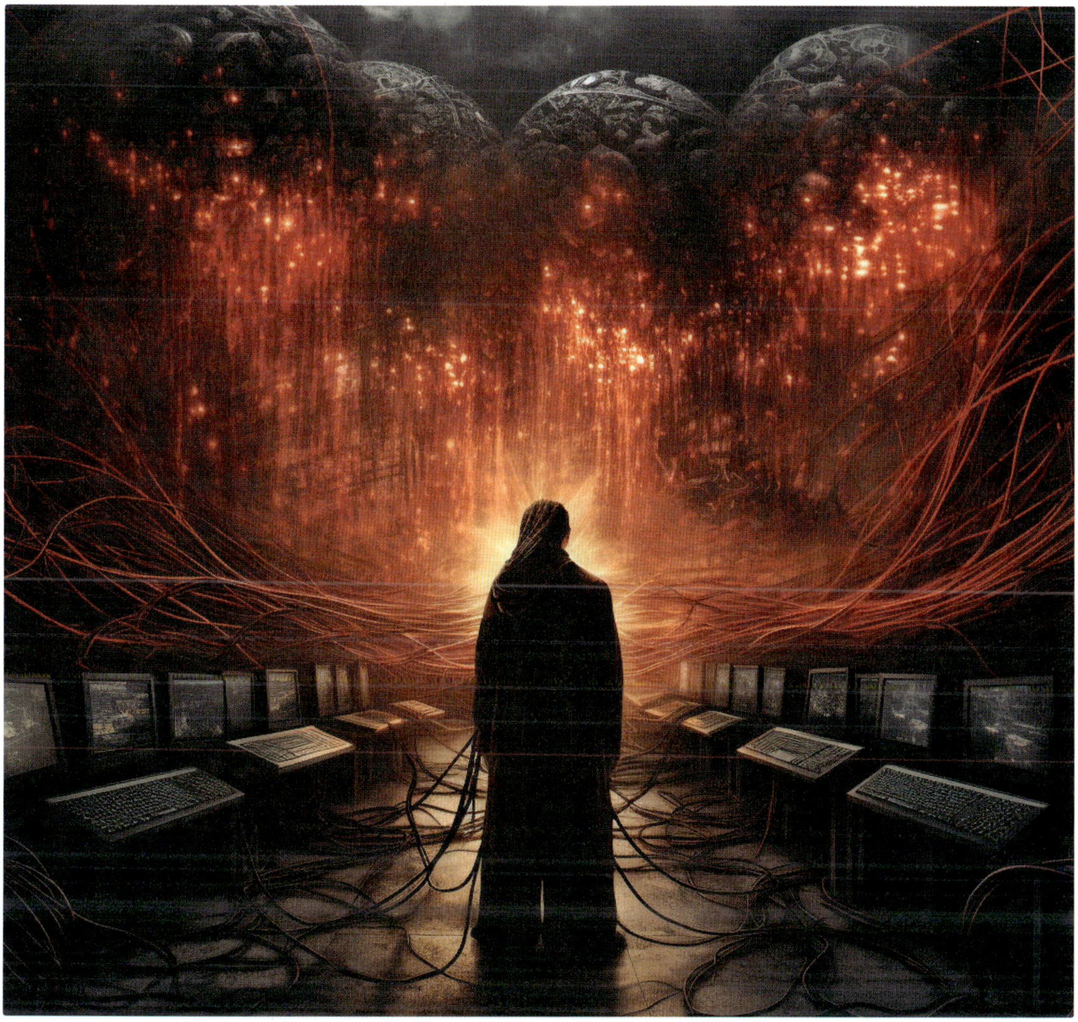

그림 14-2. DDos 공격.

침해된 정보의 위치

침해된 정보의 위치는 네트워크 서버, 이메일, 종이/필름, 기타, 노트북, 데스크탑 컴퓨터, 전자 의료 기록 등 7개 카테고리로 나뉘었다. 네트워크 서버가 가장 많은 침해를 기록했으며, 이메일과 종이/필름이 뒤를 이었다.

불균형 및 대응 전략

사이버 공격자들은 종종 상당한 자원을 보유하고 있으며, 의료 보안 팀은 모든 시스템과 데이터를 지속적으로 보호해야 한다. 미국에서는 2022년 첫 6개월 동안 337건의 의료 침해가 보고되었으며, 2023에 최소 500만 건의 기록에 대한 침해 가능성이 75.6% 이다. 의료 보안 팀은 모든 시스템, 모든 데이터 바이트, 모든 네트워크 마일을 매시간

마다 보호해야 한다. 반면 DDos 공격과 같이 가해자들은 단 하나의 작은 약점을 찾거나 단일 취약점을 활용하여 기반을 확보하기만 하면 되는 입장이다(그림 14-2). 수비수에게 불리한 확률과 마찬가지로 자원 불균형도 있다. 사이버 범죄자들은 종종 상당한 자원을 갖고 있으며 국가 후원자일 수도 있다. 또한, 사이버 범죄 조직은 범죄가 발생하는 국가의 관할권 바깥에 거주할 수 있기 때문에 인도 요청이 최선의 경우에도 복잡하고 거의 불가능할 수도 있다. 이러한 불균형으로 인해 정부와 법 집행 기관은 의료 시스템의 사이버 네트워크를 보호하고 범죄자를 처벌하기 위해 그들의 소유하에 있는 모든 도구를 사용해야만 한다.

이러한 침해의 심각성과 다양성은 의료 분야에서 사이버 보안의 중요성을 강조한다. 응급실은 사이버 보안 침해의 직접적인 영향을 받을 수 있으며, 응급 의료 전문가들은 효과적인 대응 노력을 주도해야 한다.

응급실 직원들에게 사이버 위협에 대한 더 나은 이해와 더 나은 준비 및 완화 전략, 취약점(IT 시스템, 네트워크, 장치)을 식별하기 위한 정기적인 위험 평가, 사이버 사건 대응 전략의 개발 및 시뮬레이션, 그리고 스피어 피싱 이메일 및 맬웨어 감염과 같은 위협을 더 잘 식별하기 위한 정기적인 교육과 같은 전략을 세우고 공통의 목표로 공유해야 한다.

사이버 침해가 발생한 경우, 응급 의료 전문가들은 다운타임 절차와 프로토콜을 효과적으로 사용하여 부서와 환자에 미치는 영향을 최소화하기 위해 대응 노력을 주도해야 한다. 사이버 공격 후 회복 단계에서는 응급 의료 전문가들이 지속적인 치료를 유지하기 위한 개선 영역을 식별하고 새로운 전략을 구현하는 데 중요한 역할을 해야 한다. 또한, 병원 관리자, IT 전문가, 법 집행 관계자와 협력하여 추가 공격을 예방해야 한다.

2) 21세기의 사이버 공격과 사이버 테러리즘의 위협 증가[2]

사이버 공격은 개인 해커에서 조직화된 국가 지원 집단에 이르기까지 규모와 정교성이 증가하고 있다. 최근 5년 사이에 정부, 국가, 금융 기관을 상대로 한 사이버 공격과 사이버 테러리즘이 2배 이상 급증하였다. 해킹, DDoS 공격, 데이터 도난, 시스템 마비 등 다양한 사이버 공격 유형들이 사용되고 있으며, 이는 국가를 마비시킬 수 있는 수준이다(그림 14-2). 인터넷과 IT 시스템 의존도 상승으로 인한 취약성 문제와 사이버 공간의 익명성이 사이버 테러리즘 유인요인이 되고 있다. 2007년 에스토니아 사태처럼 국가 기간망을 대상으로 한 대규모 사이버 공격이 발생한 바 있으며, 이는 심각한 국가 안보 위협이다. 이는 주요 인프라 운영을 파괴할 수 있다. 사이버 공간은 물리적 경계를 초월하여 엄청난 속도로 공격할 수 있게 한다. 소규모 집단도 큰 영향을 미칠 수 있는 공격을 가할 수 있다. 사이버 무기는 이제 총보다 더 효과적인 것으로 여겨진다. 동기에는 중요 인프라, 금융 시스템, 국방 기관을 파괴하여 해를 끼치고 이데올로기 달성 등이 포함된다. 사이버 테러리즘은 물리적 테러리즘과 유사하게 정보기술을 사용하여 공포와 피해를 유발한다. 인터넷의 보편화로 취약성이 증가하고 있다. 테러집단들은 선동, 급진주의화, 모집, 공격 계획을 위해 사이버 공간을 악용한다. 이들에게 사이버 공간은 매력적이다. 경험적 자료에 따르면 정부, 금융 기관에 대한 사이버 공격이 빈번하게 일어나고 있다. 분산 서비스 거부(DDoS) 공격의 추정된 리스크가 가장 높은 반면 Stuxnet과 같은 복잡한 공격의 리스크는 난이도로 인해 낮다(그림 14-2). 하지만 고도로 숙련된 공격이 예상된다. 이에 각 사이버 공격 유형별 위험 정도를 분석할 수 있는 모델을 통해 선제적이고 효과적인 사이버 안보 대책을 수립할 필요가 있다.

3) 사이버보안 분야에서 악의적인 인간 행동을 측정하고 평가할 수 있는 지표[3]

사이버 보안과 관련하여 인간 요소는 매우 중요성 하며, 악의적인 행위에 대한 다양한 동기와 행동 양상을 분석할 필요가 있다. 적극적인 사이버 보안을 위하여 사이버 공격자의 행동과 의도를 이해하고 분류하는 데 중점을 두며, 인간의 악의적인 의도와 행동의 복잡한 상호작용을 탐구할 필요가 있다.

일부 연구는 사이버 공격자들을 크라우드소싱 플랫폼의 '빠른 속임수 치는 자', '규칙 위반자', '똑똑한 속임수 치는 자', 'Gold Standard 먹이' 등으로 분류하고 있다. 또한, '가장자'와 '반역자'라는 내부 공격자 유형도 식별 분류한다. 많은 연구가 인간 요소를 배제하고 맬웨어에만 초점을 맞추고 있는데, 이는 사이버 위협을 정량화하는 데 있어서 중요한 인간 요소를 간과하는 것이다. 악의적 의도는 피해를 입히려는 욕구와 행위를 결정하는 것을 포함하며, 악의적 동기는 재정적 이득, 정치적 이득, 개인적 이득 등 다양한 원인에서 비롯된다. 개인 수준에서는 성격 특성이 악의적 행동으로 이어질 수 있으며, 이를 분류하기 위해 'Big Five' 성격 특성과 'Dark Triad' 특성이 사용된다.

'Big Five' 성격 특성과 'Dark Triad' 특성은 인간의 성격을 분석하는 데 널리 사용되는 두 가지 주요 이론적 프레임워크이다. 이들은 개인의 행동, 태도, 그리고 상호작용을 이해하는 데 중요한 역할을 한다.

Big Five 성격 특성

'Big Five' 성격 특성 모델은 인간 성격을 다음과 같은 다섯 가지 주요 차원으로 분류한다.

① 외향성(extraversion): 사회성, 활기, 어울림을 좋아함, 적극적인 태도 등을 포함한다. 외향적인 사람들은 일반적으로 사교적이고 활동적이다.
② 친화성(agreeableness): 친절함, 협조성, 공감 능력, 따뜻함 등을 포함한다. 높은 친화성을 가진 사람들은 타인에 대해 이해심이 깊고 협력적인 경향이 있다.
③ 성실성(conscientiousness): 조직화, 철저함, 신중함, 자기 통제력 등을 포함한다. 성실한 사람들은 일을 체계적으로 처리하고 책임감을 가지고 행동한다.
④ 신경성(neuroticism): 감정적 불안정성, 스트레스에 대한 민감성, 우울한 경향 등을 포함한다. 높은 신경성을 가진 사람들은 스트레스 상황에서 감정 조절에 어려움을 겪을 수 있다.
⑤ 개방성(openness to experience): 창의성, 호기심, 예술에 대한 감수성, 다양한 경험에 대한 개방성 등을 포함한다. 개방적인 사람들은 새로운 아이디어와 경험에 대해 수용적이다.

Dark Triad 특성

'Dark Triad'은 다음과 같은 세 가지 부정적이고 비사회적인 성격 특성을 나타낸다.

① 나르시시즘(narcissism): 과대망상, 자기애, 자기 중심성, 자기 존중감의 과도한 고양 등을 포함한다. 나르시시즘을 가진 사람들은 종종 자신에 대해 비현실적으로 긍정적인 이미지를 가지고 있으며 타인의 존경과 인정을 갈망한다.
② 마키아벨리즘(machiavellianism): 조작적이고, 사회적 상호작용에서 이기적이며, 도덕적 유연성이 있고, 다른 사람들을 이용하는 경향을 포함한다. 마키아벨리즘을 가진 사람들은 자신의 이익을 위해 타인을 조작하는 데 주저하지 않는다.
③ 사이코패시(psychopathy): 무감정, 반사회적 행동, 충동성, 죄책감의 부족 등을 포함한다. 사이코패스는 타인에 대한 공감 능력이 결여되어 있으며, 비도덕적이고 충동적인 행동을 할 수 있다.

이러한 특성들은 사이버 보안 연구에서 악의적인 행위자들의 성격 및 행동 경향을 이해하는 데 중요한 역할을 한다. Big Five 모델은 개인의 일반적인 성격 경향을 파악하는 반면, Dark Triad 특성은 특히 부정적이고 비사회적인 성격 측면을 강조한다. 이러한 이해는 사이버 공격자의 행동을 예측하고 방어 전략을 수립하는 데 유용할 수 있다.

이외에도 문화는 개인이 자신의 행동을 안내하는 데 사용하는 특정한 규범, 가치 및 신념을 제공한다. 이는 개인의 행동 결정에 중요한 영향을 미친다. 개인은 주변 환경과의 상호작용을 통해 갈등을 경험하며, 이는 사이버 범죄와 같은 행위로 이어질 수 있다. 특히 감정은 사람이 행동하기 전에 느끼는 상태를 나타내며, 감정의 강도는 그 사람이 행동을 취할지 여부에 영향을 미칠 수 있다. 자아 개념과 태도 역시 영향을 주는데 개인은 자신과 타인이 자신을 어떻게 인식하는지에 대한 이미지를 만들어 내며, 이는 행동 방식에 영향을 준다. 사이버 괴롭힘, 온라인 성적 유인, 차별 등 다양한 형태의 인터넷 기반 악의적 행위가 있으며, 이는 다양한 인간의 심리적, 사회적 요인에 의해 촉발될 수 있다. 사회적, 문화적 맥락에서 그룹 내에서의 동질성과 개인의 소속감이 중요한 역할을 하며, 이는 사이버 공격과 같은 행위로 이어질 수 있다. 사이버 테러리즘은 정치적, 사회적, 경제적 또는 종교적 동기로 행해지며, 집단 간 공격은 자원, 가치 또는 보상을 위한 경쟁으로 인해 발생할 수 있다.

그러므로 사이버 보안 분야에서 인간 요소의 중요성을 강조하며, 사이버 위협을 이해하고 대응하는 데 있어서 인간의 심리적, 사회적, 문화적 요인을 고려해야 한다.

4) 사이버 테러리즘의 심리적 영향[4]

치명적이고 비치명적인 형태의 사이버 테러리즘 모두 개인에게 상당한 스트레스와 불안을 증가시킨다. 이러한 심리적 영향은 전통적인 테러리즘에 의한 영향과 비슷하다. 공격을 사이버 테러리즘으로 인식하는 것은 공격자의 정체성과 공격의 성격에 따라 달라진다. 예를 들어, 하마스와 같은 정치적 동기를 가진 그룹의 공격은 어나니머스 같은 그룹의 공격보다 더 위협적으로 인식된다. 사이버 테러리즘에 노출되면 더 공격적인 정치적 태도로 이어진다. 사람들은 특히 공격자를 큰 위협으로 인식할 때 정부의 감시 및 군사적 보복을 지지하는 경향이 있다. 인간 안보의 개념을 논의하며 심리적 안녕과 활발한 시민 사회의 중요성을 강조한다. 신체적 안전이 중요하긴 하지만, 공포와 공격성과 같은 심리적 영향은 인간 안보를 해칠 수 있다. 사이버 테러리즘에 대한 대중의 여론은 정책 결정에 영향을 미칠 수 있다. 사람들이 보안을 위해 사생활을 포기하는 의지와 강한 군사적 대응을 지지하는 것은 정부의 사이버 위협에 대한 전략을 형성할 수 있다. 공격의 실행자에 따라 반응에 차이가 있다. 예를 들어, 하마스에 의한 공격은 어나니머스에 의한 공격보다 감시와 군사 행동에 대한 강한 요구를 불러일으켰다. 대중에게 사이버 테러리즘에 대한 효과적인 위험 커뮤니케이션은 매우 중요하다. 사이버 공격의 성격과 위협에 대한 오해는 과도한 공포와 공격성을 초래할 수 있다. 사이버 테러리즘과 그로 인한 대중의 공포가 민주적 과정과 민간 자유에 부정적인 영향을 미칠 수 있다. 사이버 위협에 대한 대응으로 감시와 군사 행동을 지지하는 경향은 자유롭고 열린 사회의 가치와 충돌할 수 있다. 다양한 사이버 테러리즘 시나리오를 시뮬레이션하고 응답자의 스트레스, 불안, 정치적 태도 및 정부 정책에 대한 지지도를 측정하기 위해 현장 실험, 설문 조사, 영화 상영을 결합하여 사용해야 한다. 국가별 민족 정서별 대중의 사이버 테러리즘에 대한 반응에 차이가 있을 수 있다.

그러므로, 사이버 테러리즘으로 인한 심리적 영향을 최소화하기 위해서는 사이버 테러리즘으로 인해 개인과 사회에 미치는 영향을 세밀하게 이해하며, 신체적 및 심리적 안보를 모두 다루는 균형 잡힌 접근법을 개발하고 사용할 필요성가 있다.

5) 사이버 보안 사고에 대처하는 데 필요한 포괄적인 지침[5]

사이버 보안 사건과 사고

사이버 보안 사건은 보안 정책 위반, 보호 장치 실패 또는 보안과 관련된 새로운 상황을 나타내는 시스템 또는 네트워크 상태이다. 사이버 보안 사고는 원치 않거나 예상치 못한 사이버 보안 사건 또는 이러한 사건의 연속으로, 비즈니스 운영을 위협하거나 그러한 위협의 상당한 가능성이 있다.

사이버 탄력성

사이버 보안 사고로 인한 중단에 적응하고 연속적인 비즈니스 운영을 유지하는 능력이다. 이는 사이버 보안 사고를 탐지, 관리, 복구하는 능력을 포함한다.

사이버 보안 사고 탐지

사이버 보안 사고 탐지와 조사의 핵심 요소는 적절한 데이터 소스(예: 이벤트 로그)의 사용이다. 이를 통해 조직은 사이버 보안 사고를 탐지하고 조사하는 데 도움을 받을 수 있다.

사이버 보안 사고 관리 정책

사이버 보안 사고에 대한 계획, 탐지, 대응에 대한 책임과 자원 배정을 포함한 지침을 마련하는 것이 중요하다.

사이버 보안 사고 등록

사이버 보안 사고의 유형, 빈도, 복구 비용 등을 기록하는 사이버 보안 사고 등록을 개발하고 유지하는 것은 미래의 위험 평가 활동에 중요한 정보를 제공한다.

신뢰할 수 있는 내부자 프로그램

내부 위협을 탐지하고 대응하는 데 도움이 되는 프로그램을 구축하고 유지하는 것이다. 이는 파일 복사 또는 수정, 이동식 미디어의 무단 또는 과도한 사용, 데이터 저장이 가능한 기기의 연결 등의 사용자 활동을 로깅하고 분석하는 것을 포함한다.

사이버 보안 사고 보고

사이버 보안 사고를 최고 정보 보안 책임자 또는 그 대리인에게 가능한 한 빨리 보고하는 것은 중요하다. 이는 조직이 사이버 보안 사고의 영향을 평가하고 대응 활동을 감독하는 데 도움이 된다.

사이버 보안 사고 대응

사이버 보안 사고가 발견되면 조직의 사이버 보안 사고 대응 계획을 실행해야 한다. 이는 데이터 유출, 악성 코드 감염, 침입 등의 사고에 대응하는 방법을 포함한다.

증거의 무결성 유지

사이버 보안 사고 후 증거를 수집할 때 적절한 방법으로 수집하고 그 무결성을 유지하는 것이 중요하다.

REFERENCE

1. Tin D, Hata R, Granholm F, et al. Cyberthreats: A primer for healthcare professionals. Am J Emerg Med. 2023;68:179-85. doi: 10.1016/j.ajem.2023.04.001. Epub 2023 Apr 5. PMID: 37061434.
2. Albahar M. Cyber Attacks and Terrorism: A Twenty-First Century Conundrum. Sci Eng Ethics. 2019;25(4):993-1006. doi: 10.1007/s11948-016-9864-0. Epub 2017 Jan 5. PMID: 28058619.
3. King ZM, Henshel DS, Flora L, et al. Characterizing and Measuring Maliciousness for Cybersecurity Risk Assessment. Front Psychol. 2018 Feb 5;9:39. doi: 10.3389/fpsyg.2018.00039. PMID: 29459838; PMCID: PMC5807417.
4. Gross ML, Canetti D, Vashdi DR. The psychological effects of cyber terrorism. Bull At Sci. 2016;72(5):284-91. doi: 10.1080/00963402.2016.1216502. Epub 2016 Aug 4. PMID: 28366962; PMCID: PMC5370589.
5. Australian Government [Internet]. Guidelines for Cyber Security Incidents. [cited 2022 November 17]. Available from: https://www.cyber.gov.au/sites/default/files/2023-09/04.%20ISM%20-%20Guidelines%20for%20Cyber%20Security%20Incidents%20%28September%202023%29.pdf

CHAPTER

15

난민과 망명자에 대한 테러리즘

15

난민과 망명자에 대한 테러리즘

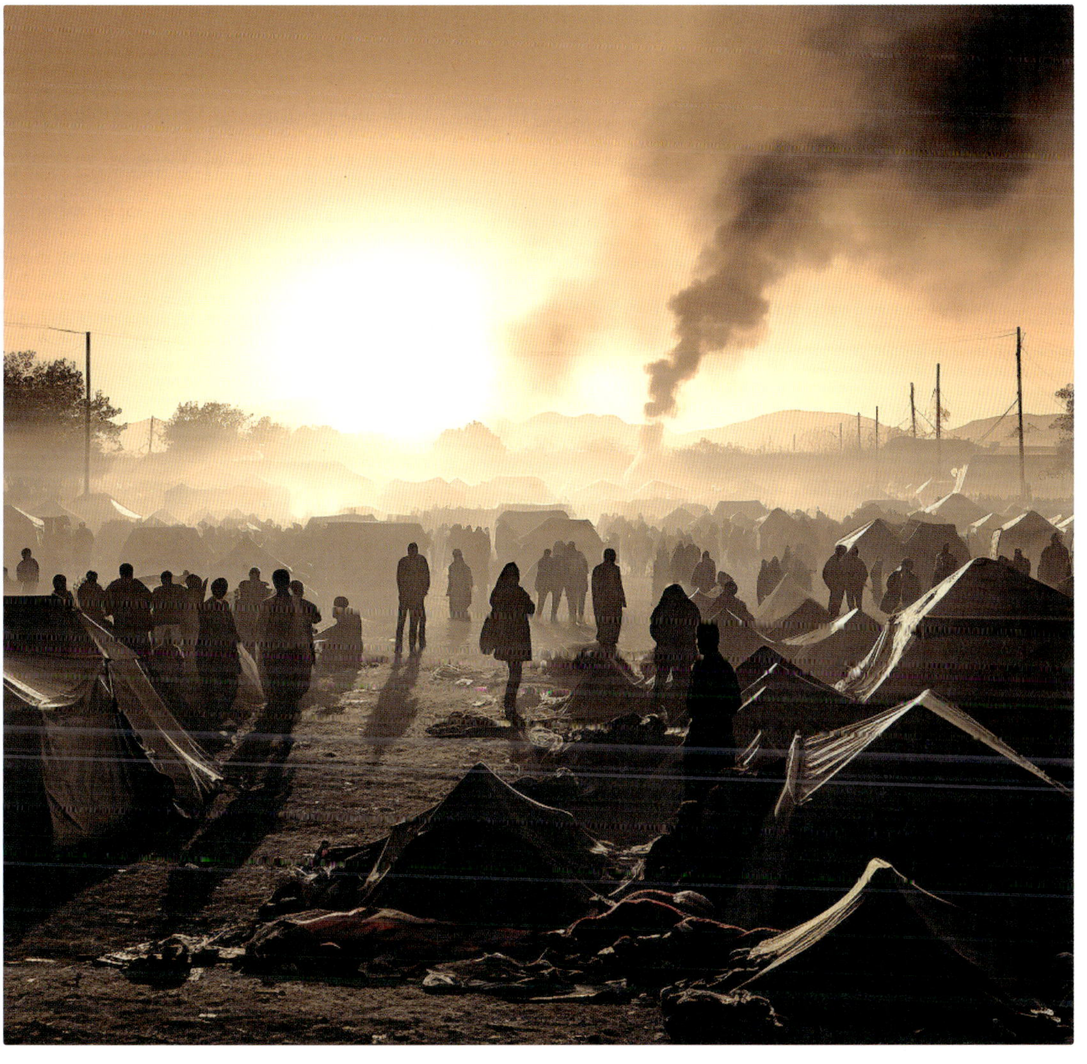

그림 15-1. 난민 캠프에 발생한 테러 공격.

1) 서론

유엔 난민 고등 판무관(UNHCR)은 2022년 5월 현재 1억 명 이상의 사람들이 피난을 당했다고 추정하고 있다.[1] 이로 인해 많은 사람들이 적절한 건강 관리를 받지 못하게 되었으며 지역 의료 시스템에 부담을 주었다.[1] 많은 사람들이 몰려 들어오면서 발생할 수 있는 폭력에 대해 우려가 있지만, 이런 피난민들을 대상으로 한 공격에 집중하고 있는 사람은 거의 없다(그림 15-1).[1] 이 챕터는 난민, 난민 캠프, 내부 피난민 및 망명자에 대한 테러 공격에 대한 준 정량적 분석을 소개하고 난민들이 겪고 있는 실제적인 문제들과 대테러의학 견지의 다양한 차원에서의 해결책을 살펴보고자 한다.

2) GTD 빈도 및 세부 통계 분석 (1970-2020)

1970년부터 2020년까지 난민, 난민 캠프, 내부 피난민(IDPs) 및 망명자를 대상으로 한 모든 테러 관련 사건에 대한 global terrorism database (GTD)를 회고적으로 검색했던 한 연구에 따르면 1970년부터 2020년까지 총 683번의 공격이 있었으며 이로 인해 총 3,148명이 사망하고 4,374명이 부상당했다.[1] 이러한 사건은 56개 국가에서 발생했으며, 수단에서는 113건의 공격이 가장 많았고, 이어 독일(71), 이라크(61), 나이지리아(51), 스웨덴(43) 순이었다.[1] 가장 많이 사용된 무기는 폭발물(213)이었으며, 이어 총기(210), 화재(140), 알 수 없음(74), 근접 무기(45), 화학 물질(1) 순이었다.[1]

3) 난민, 망명 신청자, 이주민 및 국내 실향민의 인종차별과 인권 보고서 (Human Rights Watch)[2]

상황

전 세계적으로, 난민, 망명 신청자, 이주민 및 국내 실향민은 인종 차별, 인종주의적 공격, 외국인 혐오 및 민족적 불관용의 희생자가 되고 있다. 인종 차별은 강제 실향의 원인이자 결과이며, 그 해결의 장애물이기도 하다. 2000년에는 약 1억 5천만 명의 이주민이 출생 국가를 벗어나 살고 있었다. 이 중 약 5천만 명은 박해, 분쟁 및 인권 침해로 인해 강제로 실향당했다.

산업화된 국가들은 지난 십 년 동안 망명 신청자, 난민 및 이주민을 겨냥한 제한적인 정책과 관행을 도입했다. 많은 서방 국가의 정치인들과 공무원들의 선동적이고 외국인 혐오적인 수사, 그리고 매체의 난민, 망명 신청자, 이주민에 대한 부정적이고 부정확한 묘사는 이들 집단에 대한 적대적인 분위기에 기여했다. 많은 산업화된 국가에서 망명 신청자, 난민 및 이주민에 대한 인종주의적이고 외국인 혐오적인 폭력이 놀랍게도 증가했다.

심지어 전통적으로 관대한 개발도상국 호스트 국가들도 자국의 사회적, 경제적 문제로 인해 대규모 난민 인구를 수용하는 데 점점 꺼려하게 되었다. 이웃 나라에서 박해를 피해 도망친 대규모 난민들을 맞닥뜨린 정부들은 국경을 닫거나 난민들을 국경 너머로 밀어내려고 했다. 일부 경우에는 정치 지도자들의 명백한 외국인 혐오적이고 선동적인 발언이 난민 인구에 대한 공격, 대규모 체포, 구금, 심지어 난민 여성들에 대한 집단 강간을 야기했다.

인종 차별이 강제 실향의 근본 원인

부룬디, 버마, 부탄, 인도네시아, 스리랑카, 터키 및 전 유고슬라비아와 같은 국가에서 수백만 명의 사람들이 민족 폭력, 인종 차별, 불관용으로 인해 집을 떠나야 했다. 경우에 따라 사람들은 국경을 넘어 난민으로 도망치고, 다른 경우에는 자국 내에서 국내 실향민이 된다.

호스트 국가의 인종 차별

가. 국경 폐쇄

민족적 불관용과 폭력에서 도망친 많은 난민들이 이웃 국가에서 안전한 피난처를 찾지 못하고 있다. 파키스탄, 타지키스탄, 기니, 태국과 같은 많은 국가들이 대규모 난민 유입에 국경을 닫고, 사람들을 밀어내며, 안전한 피난처를 제공하지 못하고 있다. 예를 들어, 1999년 4월 코소보 난민 위기가 시작될 때, 마케도니아는 코소보 알바니아 난민의 대규모 유입이 국가의 민족적 균형을 심각하게 불안정하게 할 수 있다는 주장으로 국경을 닫았다. 난민들은 코소보와 마케도니아 사이의 국경에서 끔찍한 조건에서 며칠간 고립되었으니, 일부 서방 국가들이 난민을 해외로 공수하기로 동의한 후 마케도니아 정부가 국경을 다시 열었다.

나. 유럽 요새

서유럽, 미국, 호주와 같은 산업화된 국가에 도착하는 난민의 수가 적지만, 이들도 마찬가지로 적대적인 환영을 받는다. 지난 십 년 동안 EU 망명 정책의 조화와 유럽 요새 접근 방식의 출현으로 특정 국적 및 민족 그룹이 서유럽 국가에 도달하기가 점점 더 어려워졌다.

다. 입국 장벽

중국, 버마, 수단, 콩고 민주공화국, 시에라리온, 투르크메니스탄, 르완다와 같은 일반적인 난민 발생 국가 국민에 대한 엄격한 비자 요구 사항은 이러한 국가에서 도망치는 난민이 합법적으로 유럽 연합에 여행할 수 없게 만든다. 이러한 국가의 난민들은 출발 전에 목적지 국가의 대사관에서 비자를 얻을 가능성이 거의 없으며, 따라서 유효하지 않거나 위조된 문서를 사용하거나 아예 문서 없이 도망치게 된다.

항공사와 다른 운송 업체에 대한 높은 벌금 부과, 이 벌금을 피하기 위한 항공사 직원의 엄격한 출발 전 이민 검사, 터키, 스리랑카, 케냐, 가나, 세네갈, 인도, 아프가니스탄과 같은 일반적인 난민 발생 국가에서의 출발 전 이민 검사를 돕기 위해 이민국 관리들을 파견하는 것 모두가 특정 국가의 개인이 자유롭게 자국을 떠나 망명을 신청할 기본적인 권리를 행사하는 데 추가적인 장애물을 제공한다.

라. 진입 장벽

유럽 연합으로 합법적으로 여행하기 거의 불가능하게 만드는 일부 흔한 난민 발생 국가 국민에 대한 엄격한 비자 요구 사항의 부과는 중국, 버마, 수단, 콩고 민주 공화국, 시에라리온, 투르크메니스탄, 르완다 등 인권 문제가 잘 문서화된 많은 국가들을 포함한다. 이러한 국가들에서 도망치는 난민들은 출발 전에 목적지 국가 대사관에서 비자를 받을 가능성이 거의 없으며, 따라서 무효 또는 위조된 문서를 사용하거나 전혀 문서 없이 도망칠 수밖에 없다.

합법적인 서류 없이 망명 신청자와 이민자를 운송하는 항공사와 다른 운송업체에 대한 무거운 벌금 부과, 이러한 벌금을 피하기 위한 항공사 관계자의 엄격한 출발 전 이민 검사, 그리고 터키, 스리랑카, 케냐, 가나, 세네갈, 인도, 아프가니스탄과 같은 흔한 난민 발생 국가에서 출발 전 이민 검사를 돕기 위해 망명 국가의 이민 관리들을 파견하는 것은 특정 국가의 개인들이 자국을 자유롭게 떠나 외국에서 망명을 추구하는 근본적인 권리를 행사하는 데 더 많은 장애물을 만든다.

망명 신청자와 이민자의 구금

출발 전 국경 통제를 피해 도착한 망명 신청자와 이민자는 도착 시 처벌적 조치에 직면한다. 예를 들어 미국과 호주와 같은 국가에서는 유효한 문서 없이 도착한 망명 신청자와 이민자는 즉각적이고 의무적인 구금에 처해지며, 이는 종종 수개월 또는 수년에 걸쳐 이루어진다. 미국에서는 망명 신청자와 이민자가 종종 혐의를 받거나 유죄 판결을 받은 범죄자들과 함께 형무소에 구금되어 비정부기구와 법률 조언이나 지원에 대한 접근이 제한된다. 그리스의 망명 신청자와 이민자는 추방을 기다리는 무서류 이민자, 망명 신청을 제출한 일부 사람들을 포함하여, 구금 시설에서 끔찍한 조건에서 구금당하고 있으며, 이로 인해 그들은 심각한 과밀을 경험하고 신선한 공기나 운동, 적절한 수면 시설, 적절한 음식 또는 적절한 의료 접근이 부족한 실정이다.

인신 매매 및 밀수

EU 및 기타 서방 국가로의 합법적 입국에 대한 장벽이 커지면서 망명 신청자와 이민자들은 점점 더 기회주의적이고 부패하며 위험한 인신 매매 및 밀수 조직의 서비스를 이용하게 되었으며, 이들은 종종 생명, 사유, 자유에 큰 위험을 감수하면서 일상적인 이민 통제를 우회할 수 있다.

공공 영역에서의 혐오증과 인종 차별

난민, 망명 신청자 및 이민자에 대한 적대적이고 혐오증적인 태도로 구현되는 제한적인 이민 정책이 이루어지고 있다. 정치인들과 언론은 단기적인 정치적 지지를 얻기 위해 뻔뻔하게 혐오적이고 인종 차별적인 두려움을 조작했다. 정치인들, 언론, 일반 대중은 서방 국가로의 "불법"한 진입 방식 때문에 망명 신청자를 가짜이고 범죄자로 묘사했다. 난민과 이민자들은 일반적으로 사회와 경제적 문제, 증가하는 범죄 및 실업을 비롯한 사회의 문제들에 대해 비난을 받았다. 이러한 추세는 모두 유럽 전역에서 특히 경찰 요원의 공모적 개입 또는 묵인적 승인과 함께 난민, 망명 신청자 및 이민자에 대한 인종 차별적 폭력과 혐오증이 경악스럽게 증가하는 데 기여했으며, 가해자에 대한 효과적인 제재가 거의 이루어지지 않았다.

난민 위기 해결에 대한 인종 차별 장애

인종 차별과 민족적 관용 부족은 난민들이 자국이나 원래의 장소로 돌아갈 권리를 행사하는 것을 계속해서 방해한다. 부탄의 약 10만 명의 난민, 전 유고슬라비아의 100만 명 이상의 난민과 피난민, 추정되는 600만 명의 팔레스타인 난민, 약 3만 명의 흑인 모리타니 난민은 모두 인종, 종교, 민족, 국적을 이유로 자국이나 출발했던 원래 장소로 돌아가는 것이 방해받고 있다.

국제 대응의 격차

국제적으로 난민 위기에 대한 대응은 지역 간 극심한 격차를 보인다. 코소보 난민 위기는 제2차 세계 대전 이후 유럽에서 가장 크고 주목받는 난민 위기 중 하나로, 국제적 지원과 도움의 풍부한 흐름을 이끌어 냈다. 이러한 지원은 아프리카, 아시아 및 중동과 같은 다른 지역의 난민 상황에서는 볼 수 없었다. 파키스탄, 약 200만 명의 아프가니 난민을 수용하는 국가, 이란, 150만 명의 아프가니 난민을 수용하는 국가, 기니, 40만 명의 시에라리온과 리베리아 난민을 수용하는 국가, 그리고 탄자니아, 대장균 지역에서 오는

50만 명 이상의 난민을 수용하는 국가 등에서의 크고 장기간에 걸친 난민 인구는 국제 사회로부터 소홀히 다뤄졌다. 이러한 난민 상황에 대한 국제적 지원 부족으로 인해 보호가 감소하고, 생활 조건이 나빠지며, 수용국이 새로운 난민 유입을 받아들이는 뜻이 줄어들고 있다.

최근 동향

가. 1951년 난민 협약

2001년 7월, 국제 공동체는 1951년 난민 지위에 관한 협약과 그 1967년 프로토콜의 50주년을 기념했다. 국가들은 협약에 대한 자신들의 약속을 재확인하기 위해 2001년 12월에 처음으로 스위스에서 모였다. 마찬가지로, 1999년 10월에 유럽 연합(EU) 국가들은 핀란드 탐페레에서 자유, 안전 및 정의에 관한 유럽 이사회의 특별 회의에서 1951년 협약과 1967년 프로토콜의 중요성에 대한 약속을 재확인했다. 이러한 긍정적인 발전에도 불구하고 영국과 오스트리아를 포함한 몇몇 국가들은 현대의 이민 움직임을 다루기 위해 1951년 협약의 지속적인 관련성과 효과에 대한 도전을 내세웠다.

나. 1990년 이민자 권리 보호 협약

2001년 8월까지 1990년 국제 이민자 권리 보호 협약은 16개의 비준 국가와 10개의 서명 국가를 가졌다. 이 협약은 비준 국가의 20번째 기구로부터 효력을 발휘하게 될 것이다. 우루과이는 2001년 2월에 이 협약을 비준한 마지막 국가였다.

다. 영국에서의 동향

2001년 8월, 터키 출신의 쿠르드 난민이 인종적 공격으로 사망하였고, 그 후 글래스고, 스코틀랜드의 가난한 도시 지역에서 이란 난민이 칼에 의한 공격으로 중상을 입은 사건이 발생했다. 스코틀랜드 난민 협회는 2001년 1월부터 2001년 8월까지 글래스고에서 70건의 인종적 동기에 따른 공격을 보고했다. 난민 옹호자들은 영국 정부의 논란이 많은 분산 계획을 비난하고, 난민과 맞춰지지 않은 지역에서의 이주로 인한 인종적 폭력 증가를 비난했다. 그들은 또한 많은 난민이 가짜라는 시각을 강화시킨 언론과 정치인들을 비난했다.

영국에서는 유럽 인권 및 편견 대응 위원회의 보고서에 따르면, 난민을 부정적으로 묘사하는 공식 발언이 난민, 피난민 및 이주민에 대한 편견적 분위기를 조장하고 피난민에 대한 인종적 공격과 괴롭힘 사건을 증가시킨 것으로 나타났다.

라. 호주에서의 동향

2000년 7월, 유엔 인권위원회는 호주의 의무적 억류 정책과 억류자에게 법률 자문을 얻을 권리를 알리거나 허용하지 않는 점에 대해 호주를 비판했다. 피난민들은 주요 도시에서 멀리 떨어진 원격 억류소에 갇혔다.

호주에서는 1999년 11월부터 2001년 8월까지 이민 및 난민 문제에 대한 불안정적이고 외화적인 발언들이 있었다. 이민 및 다문화 문제 장관 필립 러독은 이민자들로부터 들어온 전염병으로부터 호주 공중을 보호한다고 주장했으며, 억류자에게 화학 주사가 더 포괄적으로 시행되어야 한다고 말했다. 또한 이라크와 이웃 국가 출신의 여러 마을이 호주로의 불법 이주를 위해 물건을 싸기 시작했다고 주장했다.

마. 기니에서의 동향

기니에서는 2000년 9월과 10월에 란사나 콘테 대통령이 난민들을 외국으로부터의 자국 침공의 원인으로 규정하였다. 그는 이를 무차별적으로 비난하고 기니인들에게 외국 침공에 대항하도록 호소하는 일련의 도발적인 공개 연설을 하였다. 콘테의 연설은 수천 명의 난민들에 대한 경찰, 군인 및 시민 민병대에 의한 대규모 공격을 일으키며, 수천 명의 난민의 임의 구속, 억류 및 폭행, 여성들을 포함한 수십 명의 여성의 강간을 초래했다.

바. 러시아 연방에서의 동향

1999년 9월 모스크바 폭탄 테러 이후, 도시 및 지역 관리자들은 카우카스 지역 출신의 의심되는 이민자들을 대대적으로 탄압했다. 신규 이민자들은 재등록을 명령받았으며, 대부분의 비러시아인들은 거부되었으며, 그중 많은 사람들은 체첸 출신이었다. 모스크바 경찰은 보안 문제를 근거로 비러시아인들을 2만 명 이상 체포하고 도시에서 쫓아냈다. 이어서 주거 지역 습격, 거리에서의 임의 신분 확인, 억류 및 폭력이 뒤따랐다.

사. 방글라데시에서의 동향

1999년 2월, 방글라데시 당국은 주민들이 그들의 직업을 빼앗아 간다는 주장에 따라 250 로힝야 가족을 추방했다. 인권 단체인 휴먼 라이츠 워치는 콕스 바자 수변의 빈민가에 있는 공동체 지도자들이 각자의 지역 사회에서 그 로힝야 가족과 집을 식별하도록 지시하고 그들의 이름 목록을 당국에 제출하도록 지시받았다고 전해 들었다.

주요 권장 사항

국가들은 난민, 망명 신청자, 이민자 및 국내 실향민에 대한 차별은 현대적인 형태의 인종 차별임을 인식해야 한다. 정부와 지역 단체는 난민, 망명 신청자 및 이민자에 대한 차별적인 정책과 관행을 철회하고, 기존의 국제 난민 보호 체계를 강화하며 필요한 경우 새로운 보호 기준을 도입해야 한다. 모든 국가는 1951년 난민 지위에 관한 협약과

1967년 프로토콜을 비차별적으로 모든 망명자와 난민에게 적용하도록 비준하고 완전히 시행해야 한다. 1967년 프로토콜의 비차별적 의도와 어긋나는 지리적 제한을 유지한 국가들은 이를 철회해야 한다.

이러한 국제 협약에 포함된 비추방과 비차별성의 기본 원칙은 철저하게 준수되어야 한다. 특히 정부는 망명 신청자들을 "안전한 제3국"으로 소위 반환해서는 안 되며, 직접적이거나 간접적인 추방 또는 기타 심각한 인권 침해 위험이 있는 곳으로 되돌릴 우려가 있는 곳으로 반환해서는 안 된다. 국가들은 망명 신청자들을 그들의 출신 국가에 대한 심각한 고려 없이 배제하는 차별적 실천을 즉시 중단해야 한다. 이러한 실천은 난민들을 박해, 고문 및 심지어 사망 위험이 있는 국가로 되돌릴 수 있다. 국가들은 1990년 국제 이민자 및 그들 가족의 권리 보호에 관한 협약을 비준해야 한다. 국가들은 지리적 근접성이나 정치적 이익과 관계없이 대규모 이동과 인도주의적 위기 상황에 비차별적으로, 즉각적으로, 효과적으로 대응해야 한다. 국가들은 전 세계적으로 2.5-3천만 국내 실향민의 필요를 해결하기 위한 즉각적인 조치를 취해야 한다. 특히 국가들은 비차별성과 관련된 조항에 특히 중점을 둔 내부 이동 지침을 적용해야 한다.

국가들은 인종, 국적 및 민족성을 기준으로 하는 망명 및 이민 정책과 지침을 즉각 철회해야 한다. 특히 난민 생산 국가의 국적자에게 비자 요구, 운송 업체 제재, 출생 국가의 이민 관리자 파견, 출국 전 이민 검사 및 의무적 구금 정책과 같은 정책들은 인종, 국적 또는 민족성을 기준으로 차별적인지 여부를 철저히 평가해야 한다.

국가들은 이민자, 망명 신청자 및 난민에 대한 인종 및 관련 폭력 사건에 대해 효과적으로 대응하고 완전히 조사하며 피해자에게 보상과 교정을 제공하고 가해자를 체포하고 기소하는 적극적인 조치를 취해야 한다.

정부와 공무원들은 난민, 망명 신청자 및 이민자에 대한 인종 차별, 외국인 공포 및 관련된 편견을 부추길 수 있는 언어의 직접적 또는 간접적 사용을 피해야 하며, 미디어에서 난민, 망명 신청자 및 이민자에 대한 부정확한 인종적 및 외국인적 스테레오 타입을 해소하고 망명 및 이민 문제에 대한 정보화된 공개 논의를 촉진해야 한다.

4) 전쟁 트라우마와 난민 정신 건강: 불확실한 상태에서의 삶[3]

전쟁 트라우마에 대한 많은 신체적 및 심리적 반응들이 있으며, 이는 극단적이고 누적된 스트레스에 대한 일반적인 인간의 반응들이다. 그럼에도 불구하고 이러한 반응들은 매우 불쾌하며, 그것을 경험하는 사람과 그들의 가족에게 우려의 원인이 되곤 한다. 이러한 반응들이 심각한 위협을 경험한 자연스러운 반응이라는 것을 아는 것이 도움이 될 수 있다. 전쟁의 트라우마와 관련된 스트레스 요인들은 사람들이 전쟁 상황을 벗어나더라도 계속되며, 새로운 수용국과 집을 찾는 스트레스가 이러한 걱정들을 악화시킬 수 있다.

전쟁 지역의 민간인들은 심리적 반응이나 건강 문제의 원인이 될 수 있는 다양한 트라우마와 역경을 경험한다. 이에는 폭격 중 발생한 부정적이고 트라우마적인 사건들, 전쟁이나 갈등 중 위협적인 탈출, 신체적 및 성적 폭력 관련 경험, 인권 침해, 치열한 전투 중 위험한 상황 등이 포함된다. 우크라이나 전쟁 피해자들과의 최근 상호작용에서, 우리는 그들이 망명한 장소에서 높은 수준의 심리사회적 스트레스를 경고받았다. 이는 그들이 자국 내 실향민 대피소나 외국의 난민으로 있을 때 모두 해당된다.

사람들은 전쟁과 같은 트라우마적 상황에 다르게 반응한다. 그들은 얼어붙거나, 움직이거나 행동할 수 없거나, 상황과 싸우거나, 도망간다. 이러한 반응들은 상황에 따라 생존을 위한 본능적인 반응들이다. 전쟁과 같은 위험의 여파로 사람들은 개인적 특성과 스트레스가 많은 사건에 따라 다르게 반응한다. 전쟁의 트라우마 후에 더 강하거나 더 오래 지속되는 심리적 또는 심리사회적 어려움의 위험을 증가시킬 수 있는 개인적 요인에는 여성이거나, 어린이이거나, 노령, 빈곤 및 사회경제적 어려움, 이전 또는 현재의 심리적 문제, 가족 기능 장애, 이전의 트라우마 노출, 스트레스와 우울증에 대한 유전적 소질 등이 포함된다.

전쟁 중 경험한 스트레스가 많은 사건의 특성은 더 강하고 더 오래 지속되는 어려움과 관련되어 있다. 예를 들어, 우연한 것보다 의도적인 폭력 행위, 생명 위협, 전투 및 전쟁 중 부상에 대한 노출 정도, 죽음 목격, 전쟁 중 사랑하는 사람의 상실, 폭격 중 생명을 위협하는 상황, 불확실성과 예측 불가능성으로 인한 통제 부족, 전쟁 중 트라우마적 사건의 장기 지속 또는 더 큰 빈도가 그러한 예들이다. 전쟁으로 인한 트라우마는 이러한 역경들이 누적될수록 사람들에게 정신 건강 및 심리사회적 문제를 유발할 가능성이 더 높아지게 한다. 이미 정신 건강 장애가 있는 경우, 전쟁 트라우마와 역경에 노출되면 상황을 더 악화시킬 수 있다.

임상 연구자들은 난민 인구에서 정신 건강 문제의 높은 유병률을 확인했다. 예를 들어, Steel 등(2009)은 난민 성인의 30%가 외상 후 스트레스 장애를 겪고 30% 이상이 주요 우울증을 경험한다고 보고했다.[4] 재정착 전과 후의 스트레스 요인들이 난민 인구의 정신 건강 결과에서 중요한 요인으로 올바르게 간주되는 것 외에도, 난민이 되는 과정, 망명 신청 과정, 트라우마에서 정착으로의 전환 기간에 특유한 다른 요인들도 주요 영향 요인이다.[5]

망명 및 난민 지위 신청 과정은 '불확실한 상태에서의 삶'으로 분류되며, 이는 정신 건강에 자체적인 부담을 가져다준다. 생명을 위협하는 전쟁 상황에서 시간을 보내고 기다리는 대규모 난민 인구로 인해, 불확실한 상태가 정신 건강에 미치는 영향을 강조하는 것이 필수적이다. 이전 연구에 따르면, 갈등 지역에서 온 새로운 난민 물결이 역사적으로 수용국과 수용국의 반대와 저항을 불러일으켰다.[6] 가족과 자신의 문화로부터의 분리와 같은 강제 이주와 관련된 스트레스 요인들은 수용국의 새로운 조건들과 다른 문화에 의해 악화된다. 또한, 개인적이고 개별적인 경험들은 상황의 복잡성과 난민 및 망명 신청자 인구의 전반적인 정신 건강 결과를 더한다.

난민과 망명 신청자들은 전쟁을 경험하며 이동 또는 호스트 국가에서 망명 절차를 밟는 동안 제한된 선택 사이에서 살아가고 있다. 이러한 상황은 불확실성과 기다림으로 이어졌다. 전쟁 피해자와 난민의 정신 상태는 불안정한 상황 속에서 삶을 이어가며, 때때로 호스트 국가에서의 공식 이민 지위조차 확실하지 않은 상태에서 지위를 추구하는 것이었다. 위험한 전쟁 환경에서 살아가거나 알고 있는 모든 것을 뒤로하고 떠나는 위험을 감수해야 하는 상황을 '불안정한 상태'라고 정의한다. 다른 경우에는 망명 신청이 제출되어 아직 처리 중이거나 거부된 상황도 '불안정한 조건'으로 볼 수 있다. 이러한 상황에서 개인은 호스트 국가에서 공식적으로 난민으로 인정받지 못하는 상태였다. 이 두 경우 모두 전쟁의 불확실한 상태 속에서 삶을 이어가는 상황을 만들었다.

먼저, 전쟁과 분쟁 지역을 탈출하는 사람들 중 망명 신청자와 난민의 지위를 구분하는 것이 중요하다. 망명 신청자는 아직 그들의 신청이 결정되지 않은 개인으로, 국제 보호를 추구하는 사람이다. 반면, 난민은 무장 충돌이나 박해를 피해 국경을 넘어 다른 나라에서 안전을 찾는 사람들로, 법적 과정을 통해 난민으로 인정받고 호스트 국가 및 구호 단체로부터 도움을 받게 된다.

망명 신청자가 처한 전환 상태는 림보 상태(불안정한 조건)로 묘사되며, 이 단계에서는 그들이 난민 신청이 확정될 때까지 공식적인 지위가 없다. 이 상태는 가족과의 분리, 가족의 필요를 돌볼 수 없음, 어린이들의 미래가 불투명해짐으로 인한 후회와 죄책감, 그리고 상황에 대한 통제 부족으로 인해 정신적 건강에 큰 부담을 준다. 이러한 과정은 일시적인 상태로 의도되었지만, 장기적으로 개인에게 트라우마를 일으킬 수 있으며, 심지어 망명이 허가된 후에도 영향을 미칠 수 있다.

전쟁과 다른 대규모 충돌, 또는 개인적으로 저지른 폭력에서 공포와 고통은 타인의 행위와 결정에 의해 직접적이거나 간접적으로 발생한다. 이러한 행위는 대개 의도적이며 고의적이다. 의도적인 폭력의 예로는 무장 공격, 고문, 강간 및 기타 성폭력, 가정 폭력, 아동 학대 등이 있다. 이러한 림보 상태는 신체적, 개인적, 사회적, 제도적 요인을 포함한 다양한 요인들의 영향을 받으며, 난민들의 정신 건강 문제에 부정적인 영향을 미친다.

전쟁 환경에서의 신체적 스트레스는 극심한 스트레스와 트라우마를 유발하며, 이는 수면 장애, 악몽, 신체적 긴장감, 과민 반응 등 다양한 신체적 반응을 일으킨다. 이러한 스트레스는 신체 질환을 유발할 수도 있다. 난민과 내부 실향민의 경험은 물리적 스트레스 요인으로 인해 특히 트라우마가 심할 수 있으며, 이로 인해 스트레스, 우울증, 외상 후 스트레스 장애(PTSD) 및 기타 신체적 및 정신적 문제가 높은 비율로 나타난다.

더 나아가, 홀로코스트 생존자를 대상으로 한 연구에서는 전쟁과 홀로코스트의 극심한 스트레스가 평생 동안 뇌에 미치는 신경생물학적 영향을 보여준다. 이러한 스트레스는 뇌의 회백질 구성에 영구적이고 불가역적인 영향을 미치며, 이는 평생 동안의 심리적 및 신경생물학적 변화를 의미한다. 전쟁과 생존과 관련된 극심한 스트레스는 전쟁 생존자의 뇌 회백질 구성에 평생 동안 영향을 미치는 것으로 나타났다. 참고로 대뇌 피질(大腦皮質, cerebral cortex) 또는 대뇌 겉질은 대뇌의 표면에 위치하는 신경세포들의 집합이다. 두께는 위치에 따라 다르지만 1.5-4밀리미터 정도이다. 같은 포유류라도 종에 따라 대뇌피질의 두께는 다양하다. 대뇌피질은 부위에 따라 기능이 다르며 각각 기억, 집중, 사고, 언어, 각성 및 의식 등의 중요기능을 담당한다.[7] 대뇌 피질은 대뇌의 안쪽 부분과 비교해 어두운 색을 띠고 있어 회백질(gray matter)이라고 부르고, 반대로 안쪽은 백질(white matter)이라 한다. 회백질은 신경세포체와 모세혈관으로 이루어져 있고, 백질은 축삭을 둘러싼 미엘린 때문에 백색으로 보인다.

전쟁 이후 민간인들과 망명 신청자들은 자신들의 고통을 신체적 문제로 표현하는 경우가 많으며, 이러한 문제들은 종종 스트레스와 연관되어 신체적으로 진단하기 어려운 경우가 많다. 이러한 상황에서는 일반 의사가 정신 건강 전문가의 조언을 받아 심리적 문제가 신체적 문제와 깊이 연결되어 있음을 이해해야 한다. 망명 신청자와 난민들이 겪는 심리적 영향에 대해 의료 종사자들은 엄격한 수용 정책이 미치는 영향을 경고하며 정책 입안자들에게 이를 보고해야 한다.

파괴된 가정, 무너진 인프라, 그리고 이로 인한 실향은 전쟁과 관련된 재난을 경험한 사람들 사이에서 장소에 대한 감각 상실과 정체성 혼란을 초래할 수 있다. 많은 전쟁 피해자, 망명 신청자, 난민들은 전쟁과 관련된 신체적 요인으로 인해 인지적 결과를 경험한다. 이러한 결과에는 집중력 문제, 일상생활에서의 기억 문제, 새로운 것을 배우는 문제, 창의성 상실 또는 이전에 즐거웠던 활동에 대한 관심 상실 등이 포함된다. 일부는 자신이 버림받았다고 느끼거나 하나님에게 실망하고 신앙을 잃을 수도 있다. 반면 다른 이들은 신앙을 통해 힘을 얻을 수도 있다.

트라우마에 대한 반응은 감정적, 신체적 또는 인지적으로 나타날 수 있다. 이들을 구별하는 것은 종종 어렵다. 우리는 하나의 유기체이며, 우리에게 일어나는 일은 우리의 전체 몸과 마음, 감정, 사고, 집중 및 학습 능력, 영적 자아, 그리고 타인과의 관계에 영향을 미친다. 감정적 반응에는 충격, 믿기 어려움, 슬픔, 분노, 짜증, 불안, 공포, 단절감, 불안정성 등이 포함된다.

개인적 요인으로는 전쟁과 실향 과정에서 개인 차이와 독특한 상황으로 인해 법적 지위를 받지 못한 난민 개인들에게 다양한 개인적 위험 요인과 보호 요인이 있다. 이러한 요인들은 전환 상태가 어떻게 경험되는지에 영향을 미친다.

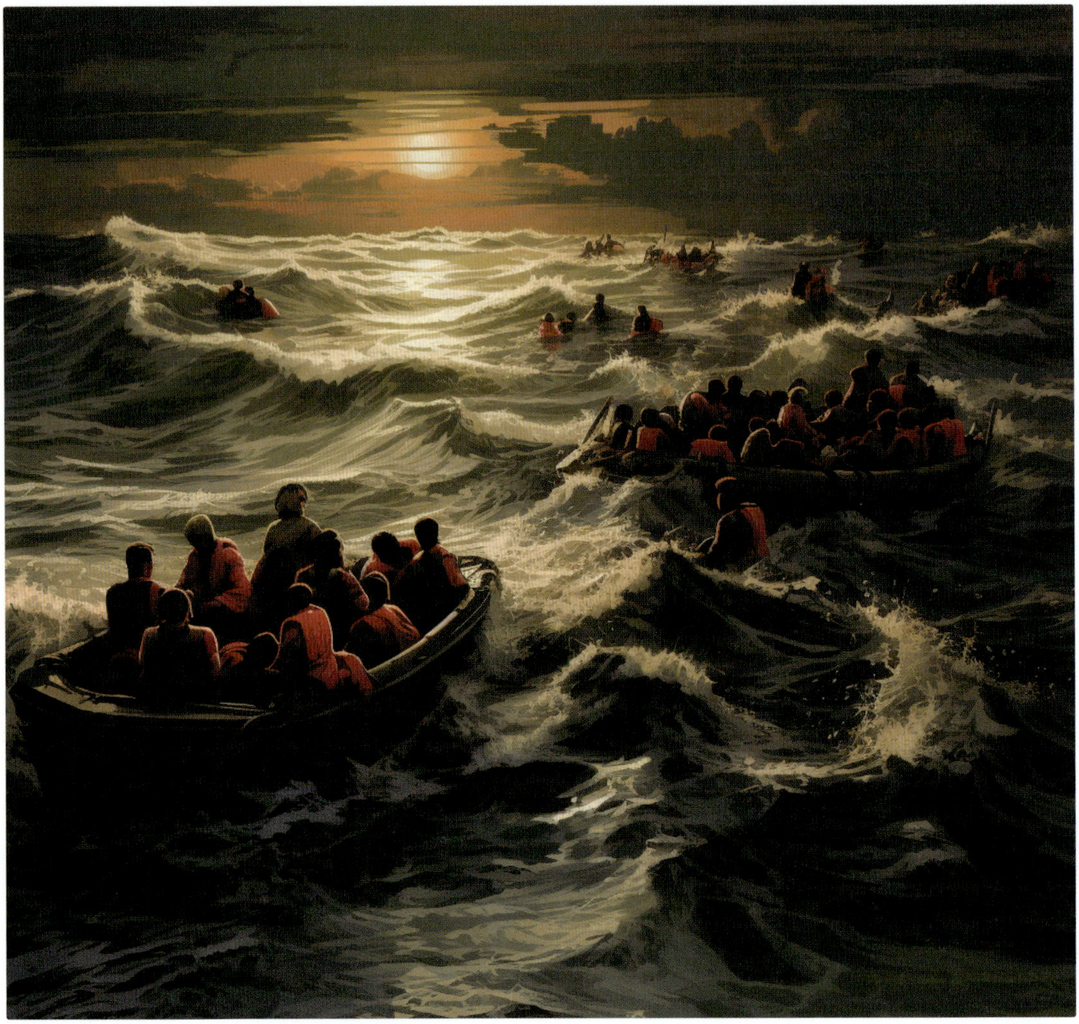

그림 15-2. 그리스 코스섬으로 향하는 난민들.

개인적 위험 요인은 해결되지 않은 법적 지위로 인한 불확실성과 불안정감과 관련이 있다. 결과적으로 망명 신청자들은 두려움, 고립, 빈곤 속에서 수년간의 수감을 겪으며 가족들과 분리된다. 또한, 그들은 자신의 상황에 대한 무력감과 통제력 부족을 느끼며 미래에 대한 결정을 기다린다.

심리적 악화에 기여하는 다른 주요 요인으로는 절차적 지식 부족, 문화적 차이, 지적 자극 부족, 성장 기회 부족 등이 있다. 이는 교육 및 고용 접근의 부족으로 인한 것이다. 부모들은 자녀들이 교육을 받지 못하는 것에 대해 죄책감을 느끼며 가족 의무를 이행할 수 없게 되어 무능하다고 느낀다. 고용에 대한 접근 부족은 경제적 결과뿐만 아니라 심리적 결과도 가져오며, 이는 일상적인 루틴, 안정감, 연결성, 사회적 네트워크를 제공하여 안전하고 안정적으로 느끼게 하는 요소이다. 따라서 기다리는 과정은 망명 신청자들의 심리적 악화를 가중시키며, 불확실성, 불안정성, 고립, 절망감의 상태를 만들어 개인의 삶을 멈춰 세운다.

망명 신청자들의 정신 건강을 돕는 보호 요인도 있다. 예를 들어, 망명 신청자들은 불확실성과 절망감에 맞서는 회복력을 높이기 위해 신앙, 영성, 종교적 관행에 의지한다. 이는 일상적인 느낌을 제공하며 사회적 연결 기회를 제공한다. 또한, 망명 신청자들은 신체 활동, 취미 활동, 영화 감상 등 현재 상태에서 벗어나기 위한 행동 전략을 채택한다. 그들은 또한 상황의 심각성을 정상화하고 최소화하기 위해 수용, 긍정적 사고, 고통에서 의미 찾기와 같은 인지 전략을 채택한다. 따라서 긴 망명 과정을 겪는 동안 난민 신청자들은 자신들의 정신 건강을 돕는 전략과 관행을 적극적으로 활용할 필요가 있다.

주요 사회적 위험 요인 중 하나는 편견, 호스트 국가의 언어 능력 부족, 차별 등의 장벽으로 인한 고립과 호스트 커뮤니티와의 연결 부족이다. 또한, 난민 인구 증가로 인해 호스트 커뮤니티가 환영하지 않는 태도를 보일 수 있으며, 이는 난민 인구의 추가적인 배제와 소외를 초래할 수 있다. 특히 언어 능력 부족으로 기인한 문제에 관한 보고서가 있다.[8] 그리스 코스 섬에서 난민 대규모 집합 행사 중에, 벨기에 브뤼셀에 본부를 둔 국경없는의사(borders Médecins Sans Frontieres, MSF) 팀은 응급 의료 서비스를 제공했다(그림 15-2).[8] 통역사들이 환자 분류와 응급 대응 과정에서 겪은 어려움에 중점을 둔 사례 보고서가 작성되었다.[8] 총 상담 횟수는 주로 시리아 출신의 25세 평균 연령의 환자 49명이었다. 환자 분류 중에 20명의 환자가 경미한 부상만 있는 초록색으로 표시되었고, 11명의 환자가 열사병 증상 때문에 노란색(응급)으로 표시되었다.[8] 노란색(응급) 환자 중에는 열사병 외에 고혈압 위기, 당뇨병 환자, 복통이 있는 임신부 여성 및 위궤양 악화 사례도 있었다. 나머지 18명의 빨강 (긴급)환자는 태그가 달린 상태로 열사병 이외에도 간질 발작 환자와 급성 흉통 환자가 있었다.[8] 통역사는 행사 중 의료진과 함께 돌아다니며 각 의사와 간호사를 동반할 충분한 수가 아니었다. 또한 난민들과 의료 팀 동료로부터 그들의 서비스를 요구하는 끊임없는 방해를 받았다.[8] 통역사들은 어디로 가야 하고 누구를 위해 해석해야 하는지 환자 분류에 대한 우선순위를 정해야 했다. 이처럼 통역은 적절한 난민 수용 체계의 필수적인 구성 요소이다.[8] 난민 대규모 집합이 예상되는 곳에서는 자원의 효과적인 조달과 타 기관과의 협조를 위해 국가 당국 고위층에 의한 승인된 계획이 포함되어야 한다. 응급 상황에서 의료 팀과 더 잘 협조하기 위해 통역가들에게 대규모 집합 및 유사한 응급 의료 환경에서 유용한 기술을 개발하기 위한 적절한 교육이 필요할 수 있다.[8]

사회적 역할과 기대를 충족시키지 못하는 것도 망명 신청 과정에서 심리적 안녕감이 악화되는 위험 요인이다. 망명 신청 아동들은 부모의 지위로 인해 괴롭힘을 당하거나 배제되고 소외된다고 보고한다. 따라서 망명 신청 과정과 리보 상태의 불확실성은 호스트 커뮤니티에서의 사회적 통합을 방해한다.

전쟁의 트라우마는 감정적, 심리적 반응의 폭넓은 범위를 초래할 수 있다. 특히, 우크라이나 전쟁으로 인해 여성과 어린이를 둔 여성들 사이에서 무력감, 절망감, 불안, 공포가 증가하고 있다. 또한, 여성들은 성폭력, 착취, 차별과 같은 추가적인 도전에 직면할 수 있다.

우크라이나 전쟁은 우크라이나 내 여성들의 정신 건강과 안녕에 큰 영향을 미쳤다. PTSD 및 기타 정신 건강 문제의 위험이 높아졌다. 또한, 우크라이나 내에서 이주 여성들은 폭력적인 배우자와 심리적 학대를 경험하는 비율이 높았다.

이러한 사회적 위험 요인 외에도 망명 신청자들이 법적 지위 부족으로 인한 불확실성에 대처하는 데 도움이 되는 보호 요인들이 있다. 비슷한 민족 배경을 가진 또래와 성인들과의 우정, 긍정적인 호스트 관계는 난민 신청자들의 정신 건강에 도움이 된다. 사회적 연결과 활동 참여는 경험을 공유하고 정서적 및 실질적 지원을 제공하는 측면에서 도움이 된다. 또한, 사회적 네트워크의 재건은 난민 아동들의 학교 경험을 개선시키는 데에도 도움이 된다. 호스트 커뮤니티의 지원과 포용은 불확실하고 절망적인 시기 동안 난민들의 심리적 결과를 개선한다.

트라우마를 겪은 후, 어떤 이들은 더 의존적이고 집착적이 되거나 쉽게 짜증나거나 화를 내거나, 어려운 경험과 감정을 자신의 문제로 간주하여 가족에게 부담을 주지 않으려고 노력하며, 트라우마의 기억이나 사회적 단점을 피하기 위해 자신을 고립시키는 경우도 있다. 또한, 심각한 경험을 겪은 후에는 신체적 친밀감을 견디기 힘들어하는 사람도 있고, 반대로 친밀감을 통해 안도감을 찾는 사람도 있다. 가족 구성원들은 트라우마 경험 후 서로 더 가까워지거나 멀어질 수도 있다.

기관적 수준의 많은 요인들이 난민 인구가 겪는 림보 상태를 악화시켜 스트레스와 전쟁 트라우마를 가중시킨다. 망명 절차와 관련된 정책과 절차와 같은 기관적 요인들은 난민들을 매우 어려운 상황에 놓이게 한다. 예를 들어, 이동성이 제한된 난민 캠프에 배치되는 경우가 있다. 망명 신청자들은 특히 사회적 위협으로 인식되며 많은 강제적인 기관적 관행에 의해 공개적으로 다뤄진다. 다른 기관 정책에는 건강 관리, 고용, 교육 및 보조 아동 보육과 같은 사회 서비스에 대한 망명 신청자들의 접근 제한이 포함된다. 이러한 호스트 국가의 기관적 제한은 난민들의 신체적 및 정신적 건강에 더 큰 부담을 주는 저렴하고 안정적인 주거에 대한 장벽을 만든다. 또한, 이 과정은 수년이 걸리고 투명성이 부족하여 정신 건강에 더욱 영향을 미친다. 따라서 망명 신청 과정은 통합과 관련된 스트레스 요인을 가중시키는 추가적인 스트레스 요인을 만든다.

정책과 개입은 망명 신청자와 난민 인구의 정신 건강을 향상시키는 기관적 보호 요인을 활용할 수 있다. 이러한 보호 요인에는 빠르고 투명한 망명 절차, 권한 부여, 대행, 사회적 네트워크의 재건을 촉진하는 관행, 법적 지원이 포함된다. 난민 인구는 어디로 이동하고 살 것인지, 무엇을 사고 먹을 것인지와 관련된 결정에 더 많은 자율성을 갖는 것에서도 혜택을 받는다. 또 다른 중요한 기관석 수준의 보호 요인은 고용, 훈련, 교육 및 정치 옹호에 대한 접근이다. 보호적인 기관적 요인을 활용하면 망명 신청자와 난민의 삶이 림보의 불확실성에 갇히는 것을 방지하고 전쟁 관련 트라우마의 부정적인 영향을 최소화하며 그들의 안녕을 보호할 수 있는 잠재력이 있다.

난민 정신 건강 지원을 위한 실용적인 접근법

① 신체적 지원과 위안 제공: 편안한 좌석, 음료, 담요 등 작은 행동이지만, 문화적으로 낯선 환경에서 불안정함과 불신을 느끼는 이들에게 중요합니다. 자신을 소개하고, 도우미로서의 역할과 대상자의 상황에 대한 이해를 밝히며, 목소리 톤, 주의, 표정, 몸짓을 통해 대상자와 조율합니다.

② 사회적 지원과 안전감 조성: 위기나 전쟁 상황에서 많은 사람들이 안전감을 완전히 상실합니다. 급성 상황(전쟁 전선, 트라우마 장면 등)에서 대상자를 멀리 옮기는 것이 도움이 될 수 있습니다. 생존자들이 뉴스를 보거나 읽는 것을 자제하도록 격려하고, 트라우마에 대해 이야기하면서 불안해하거나 우울해하는 사람들에게 그것에 대해 이야기하도록 압박하지 마십시오.

③ 대상자를 진정시키는 방법: 호흡 조절은 개인이 심호흡을 하여 과호흡이나 해리를 피하는 간단한 기술입니다. 스트레스를 느끼는 사람들에게 반응이 정상임을 안심시키고, 새로운 기술을 배우는 활동에 참여함으로써 자기 효능감을 높일 수 있습니다.

④ 연결감 느끼기: 다른 사람들과의 연결은 정상적인 상호 작용과 안녕을 회복하는 데 중요합니다. 가족, 친구, 사랑하는 사람들과 연결하고 연결 빈도와 질을 높이도록 돕습니다. 커뮤니티 멤버들과의 파트너십, 특히 러시아어나 우크라이나어를 구사하는 이중 언어 또는 이중 문화 커뮤니티 멤버들과의 협력은 개입에 참여하면서 연결성과 신뢰를 증진시킬 수 있습니다.

⑤ 희망 제공 및 자원 지원: 희망을 제공함으로써 자기 효능감과 안녕을 높일 수 있습니다. 희망을 가진 사람들은 어려운 상황이 나아질 것이라고 믿으며, 이는 구체적인 기술을 가지고 그 상황을 변화시킬 수 있다는 강한 자기 효능감과 연결됩니다. 주거, 학교, 법적 지원, 고용, 보험 청구 지원 등을 통해 희망과 효능감을 구축할 수 있는 서비스를 제공하는 것이 도움이 될 수 있습니다.

⑥ 일상 생활 유지 장려: 트라우마로 인해 동기 부족이나 일상 활동에 소극적인 경우, 이를 해결하는 것이 중요합니다. 작은 단계로 구성된 행동 계획을 통해 점차 일상으로 돌아가는 데 도움을 줄 수 있습니다.

⑦ 자원 및 개입에 대한 지원: 난민을 돕는 과정에서는 자신의 편견을 제거하고 그들의 입장을 이해하려고 노력하는 것이 중요합니다. 문화적 차이를 고려하여 적절

한 면담과 개입을 계획하는 것이 도움이 됩니다.

⑧ 전문적이고 장기적인 도움 필요성에 대한 조기 경고 신호 주의: 심각한 수면 장애, 공황 발작, 무기력, 식사 거부, 사회적 고립, 자살 생각, 폭력적 행동, 혼란, 무의미하고 분주한 행동, 망상과 환각과 같은 심리적 증상은 전문적 평가와 치료가 필요한 경고 신호일 수 있습니다.

⑨ 일반적 반응이 장기적으로 심각한 상태로 발전하는 경우 주의: 심각한 트라우마 노출이 반드시 PTSD를 유발하지는 않습니다. 스트레스에 대한 반응은 다양하며, PTSD 외에도 우울증, 불안, CPTSD, 신체 증상, 통증 문제, 약물 남용, 인격 변화, 해리 장애, 정신증 등이 발생할 수 있습니다. 종종 여러 영역에서 문제가 발생하며, 예를 들어 PTSD, 우울증, 신체적 문제가 공존할 수 있습니다.

⑩ 경청과 공감적 반응: 환자가 말하는 것에 친절하게 경청하고 공감적 반응을 공유하며, 울음과 다른 강한 반응을 받아들이고, 진정시키고 안심시켜야 합니다.

⑪ 현재의 우려사항에 집중: 신체적 스트레스 요인, 통증, 불면증, 악몽 등에 주의를 기울이고, 필요한 경우 의료 검진을 받도록 합니다. 또한, 우울증, 불안, 외상 후 스트레스 증상 등 심리사회적 문제에 대한 평가와 관리가 필요합니다.

⑫ 다양한 치료법 사용: EMDR, TF-CBT, TST-R, 문제 관리 플러스 개입, 내러티브 노출 치료 등 환자에게 적합한 방법을 사용하여 트라우마에 대해 치료합니다.

⑬ 일상생활에서의 인식 및 해석 문제 지원: 트라우마로 인해 일상 생활에서의 사건 인식과 해석이 방해받을 수 있으므로, 현실 테스트와 다른 사람들, 사건, 사회와의 관계에 대한 이해를 지원합니다.

⑭ 개인의 강점과 기술을 이용한 희망 주입: 개인의 강점과 기술을 파악하여 희망을 주입하는 것이 도움이 될 수 있습니다.

⑮ 문제 관리 플러스 개입: PM+는 어려움에 처한 커뮤니티에서 스트레스와 트라우마로 고통받는 성인을 위한 개인 심리적 도움을 제공하는 개입입니다. 스트레스 관리, 문제 관리, 활동 유지 등 여섯 가지 모듈을 포함합니다.

⑯ 안정된 상황에서의 심리치료 제공: 환자가 안정된 상황에서 치료를 받고 있지 않다면, 특정 치료법(예: 외상 중심의 단일 세션 개입)은 더 해로울 수 있으므로 심리치료를 시작하기 전에 후속 세션이 가능한지 확인해야 합니다.

⑰ 탄력성 이해 및 구축: 탄력성은 개인이 자신과 환경 내의 자원을 활용하여 고통을 극복하는 능력을 의미합니다. 친절한 사람 하나가 큰 차이를 만들 수 있으며, 탄력성은 부정적인 생각과 감정을 긍정적인 전망으로 변화시키는 데 도움이 될 수 있습니다.

⑱ 탄력성 구축을 위한 여섯 가지 주요 요소: 문제에 직면하고 해결하려는 노력, 정기적인 신체 운동, 낙관주의, 도덕적 나침반 따르기, 사회적 지원 증진, 문제에 대한

사고 방식의 유연성 유지 등이 포함됩니다.

⑲ 강점 기반 접근법 채택: 난민을 지원할 때 그들의 강점에 초점을 맞추는 것이 탄력성을 증진시키는 데 도움이 됩니다. 문화적 겸손, 지원적 관계 구축, 지역사회 참여 확대 등이 포함됩니다.

⑳ 데이터 수집 및 최적의 자원과 치료 제공: 난민의 정신 건강 문제에 대한 데이터를 수집하고 적절한 개입을 개발하는 것이 유용할 수 있습니다.

㉑ 자기 관리의 중요성: 치료사로서 고객의 문제에 너무 관여하거나 감정을 자신의 것으로 만들지 않는 것이 중요합니다. 동료 및 감독자와 정기적으로 대화하고, 적절한 휴식을 취하는 것이 중요합니다.

㉒ 인도주의적 지원의 복잡성 인식: 외국 원조가 정치적이지 않다는 구분은 더 이상 유효하지 않으며, 인도주의적 작업에서 정치적 목표를 분리하고 원조 수령인의 경험을 통합하는 것이 중요합니다.

5) 아프가니스탄 난민 소년이 겪은 외상 후 스트레스 장애(PTSD) 및 해리성 부재에 대한 정신치료 사례 보고[10]

폭력으로 인한 부모 상실은 아동의 사회-감정적 발달에 특히 해로울 수 있다. PTSD는 아동의 학습과 사회화에 방해가 될 수 있으며, 이러한 증상은 가족 구성원 모두가 폭력 관련 PTSD를 겪을 때 더욱 심해질 수 있다. 이 사례에서는 Mustafa라는 가명을 사용한 10세 아프가니스탄 난민 소년이 학교에서 집중력 부족 및 행동 문제로 치료학교에 배정되었다. 치료 중, 그는 일상적인 소음에 대한 공포와 공격성을 보였으며, 이는 그가 해리성 PTSD를 겪고 있음을 시사했다. Mustafa의 치료는 그가 겪은 폭력적 손실과 이민 경험을 상징적 놀이를 통해 탐색하는 것이 중심이었다. 초기에는 놀이가 해리적이었고, 그의 어머니는 치료에 참여하는 것을 꺼려했다. 그러나 치료가 진행됨에 따라 Mustafa는 놀이에서 자신의 아버지를 상징하는 캐릭터를 도입하고, 그의 어머니는 치료에 더 개방적으로 참여하기 시작했다. 치료 과정에서 치료자는 Mustafa와 그의 가족이 외상을 재구성하고 그들의 공동 경험에 대해 이야기할 수 있도록 지원했다. 치료자는 가족 구성원 간의 상호 주관적 관계를 복원하는 데 도움을 주었다. 이 사례 보고는 외상 후 스트레스 장애와 해리 증상을 가진 아동을 위한 정신역동적 및 외상 정보에 입각한 치료의 중요성을 강조한다. 이러한 치료는 아동이 외상을 재구성하고 가족과의 관계를 개선하는 데 도움이 될 수 있다.

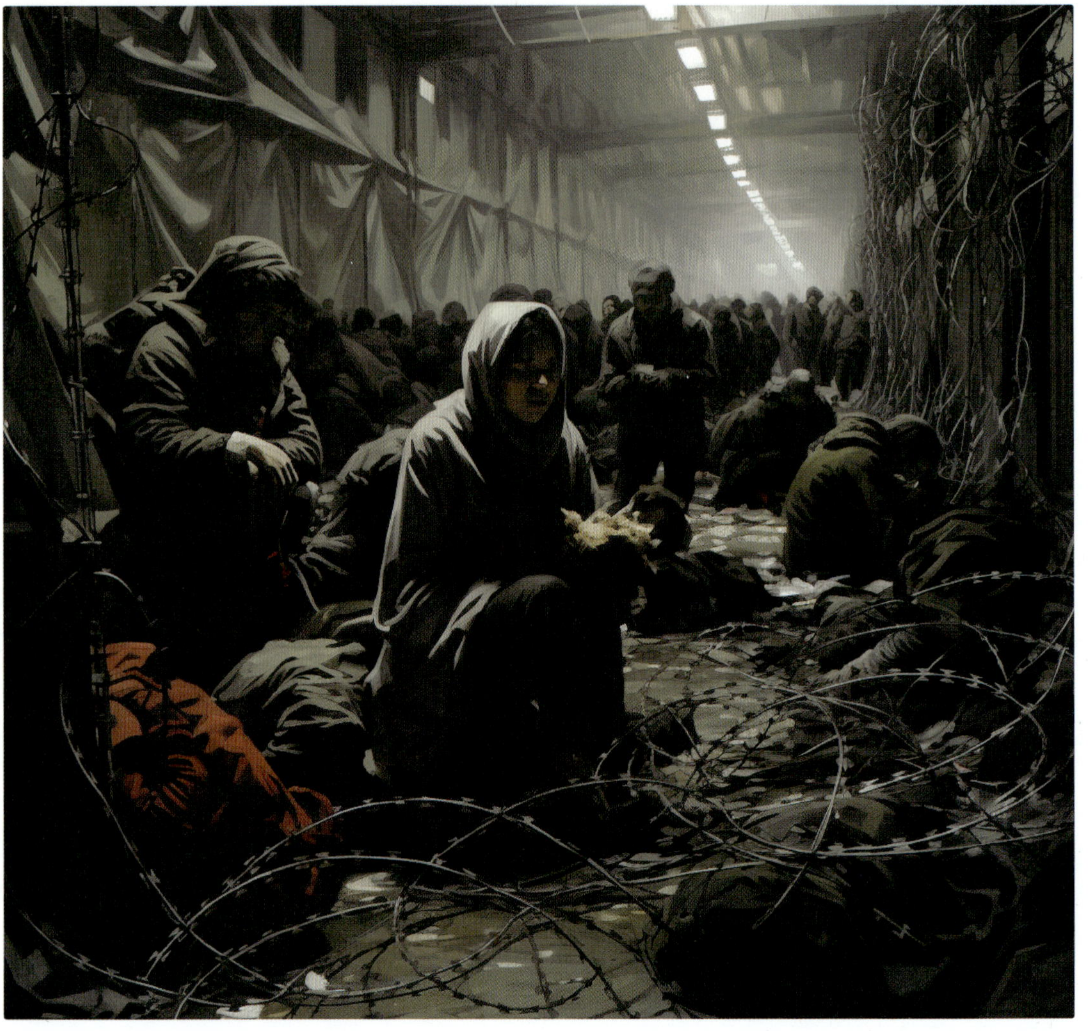

그림 15-3. 자국 테러 심화 소식에 근심하며 슬퍼하는 난민들.

6) 자국의 테러리즘과 난민들의 정신 건강의 역학관계[11]

난민들은 그들의 존재에 대한 위협을 피하기 위해 자국을 탈출한다. 그러나, 자국의 직접적인 신체적 위험을 벗어났음에도 불구하고, 난민들은 그 나라와의 연결로 인해 현대 폭력의 부정적인 심리적 결과를 계속 경험할 수 있다(그림 15-3). 덴마크의 종단 인구 데이터에 따르면 자국이 테러리즘으로 인해 더 심각하게 고통받을 때 난민들이 우울증 치료제, 불안 완화제 및 수면제를 사용할 가능성이 훨씬 더 높다는 것을 보여주었다. 자국에서의 현대 테러리즘과 난민의 정신 건강 사이에 부정적인 연관성이 있다는 발견은 이러한 집단의 잠재적 취약성을 강조하며, 테러리즘의 전 세계적인 결과를 파악하고 대응할 필요성을 지적한다.

7) 문제 분석 및 구체적 정책 해법을 제시한 난민 연구[12]

나이지리아 IDP(국내 실향민) 캠프 내 여성의 생식 건강 관리: 구조적 격차 분석

이 연구는 나이지리아의 국내 실향민(IDP) 캠프 내 여성들의 생식 건강 관리에 있어 구조적 격차를 분석하였다. 나이지리아 북동부 지역에서 테러리즘으로 인한 난민 여성들의 건강 및 보건 서비스 접근성 문제가 발생하였다. 이 지역의 정부 및 인도주의적 노력은 식량, 보안, 주거, 물 및 위생에 중점을 두고 있으며, 특히 생식 건강 접근에 대한 필요성은 간과되고 있었다. 나이지리아의 IDP 캠프 내에서 거주하는 여성 29명과 서비스 제공자, 정책 입안자 등 10명의 이해관계자를 대상으로 심층 인터뷰가 수행되었다. 연구의 목적은 여성의 생식 건강 접근에 영향을 미치는 구조적 요인을 파악하는 것이었다. 연구 결과는 나이지리아의 1차 보건 관리 부문의 불량한 거버넌스와 연방 정부 및 시행 기관 간의 불충분한 조정을 강조했다. 특히, 지역 정부의 약물 회전 자금 관리 체계의 약점, 시민 서비스 제공자들의 신뢰성 결여, 인적 자원 부족 및 1차 보건 센터의 빈약한 상태가 지적되었다. 나이지리아 전역의 공공보건케어(PHC) 부문 개발에 대한 도전이 강조되었다. 특히, 보건 관리 관계자들에 의한 정부 주도 건강 보험 계획의 독섬 및 선상 부문 관리자들 사이의 부적절한 계약 관계에 대한 문제가 제기되었다. PHC 및 IDP 캠프 내 보건 센터의 건강 직원은 주로 자원봉사자로 구성되어 있으며, 대체적으로 불충분한 보상을 받고 있었다. 이들은 커뮤니티에서 중요한 역할을 하고 있지만, 보건 시스템 내에서 정식으로 인정받지 못하고 있었다. 이 연구는 나이지리아 연방 정부가 IDP를 대표하는 모든 기관에 대한 강력한 리더십과 조정을 확보하고 1차 보건 부문의 정책 및 관리 구조 개편을 위한 전략을 수립할 필요성을 강조했다. 특히, 생식 건강 용품 조달을 위한 추가 자금 배분이 중요하며, 이는 현재의 기본 보건 관리 기금에서 조달될 수 있다고 지적하였다.

8) 결론

난민/IDP/망명자에 대한 테러 공격은 683건의 공격에서 3,148명의 사망과 4,374명의 부상을 초래하였다. 수단에서는 테러 공격이 가장 많았으며, 가장 많이 사용된 무기는 폭발물이었다. 난민을 대상으로 한 공격은 의료 접근 제한과 이러한 인구의 일시적 특성으로 인해 정부, NGO 및 기타 이해 관계자들에게 독특한 도전을 제기한다. 이런 취약한 인구에 대한 테러 관련 공격의 범위와 영향을 이해하고, 대테러의학 계획을 도입하여 의료 접근성과 정책적 해법을 포함한 결과를 개선할 수 있다.

REFERENCE

1. Hata R, Hart A, Tin D, et al. Terrorist Attacks on Refugees, Internally Displaced Peoples, and Asylum Seekers. Prehospital and Disaster Medicine. 2023;38(S1):s7. doi:10.1017/S1049023X23000663
2. Human Rights Watch [Internet]. Racial Discrimination and Human Rights of Refugees, Asylum Seekers, Migrants, and Internally Displaced Persons. [cited 2022 November 20]. Available from: https://www.hrw.org/legacy/campaigns/race/refugeepresskit.html
3. King ZM, Henshel DS, Flora L, et al. Characterizing and Measuring Maliciousness for Cybersecurity Risk Assessment. Front Psychol. 2018;9:39. doi: 10.3389/fpsyg.2018.00039. PMID: 29459838; PMCID: PMC5807417.
4. Steel Z, Chey T, Silove D, et al. Association of torture and other potentially traumatic events with mental health outcomes among populations exposed to mass conflict and displacement: a systematic review and meta-analysis. JAMA. 2009;302(5):537-49. doi: 10.1001/jama.2009.1132. PMID: 19654388.
5. Khawaja NG, White KM, Schweitzer R, et al. Difficulties and coping strategies of Sudanese refugees: a qualitative approach. Transcult. 2008;Psychiatry 45:489-512. doi: 10.1177/1363461508094678
6. Arakelyan S, Ager A. Annual research review: a multilevel bio-ecological analysis of factors influencing the mental health and psychosocial well-being of refugee children. J. Child Psychol. 2020;Psychiatry 62:484-509. doi: 10.1111/jcpp.13355
7. Saladin, Kenneth. Human anatomy. 3rd ed. McGraw-Hill; 2011. pp. 416-22.
8. Alexakis LC, Papachristou A, Baruzzi C, et al. The Use of Interpreters in Medical Triage during a Refugee Mass-Gathering Incident in Europe. Prehosp Disaster Med. 2017;32(6):684-7. doi: 10.1017/S1049023X17006781. Epub 2017 Jul 28. PMID: 28750691.
9. Pfefferbaum B, Jacobs AK, Jones RT, et al. A Skill Set for Supporting Displaced Children in Psychological Recovery After Disasters. Curr Psychiatry Rep. 2017;19(9):60. doi: 10.1007/s11920-017-0814-6. PMID: 28736806.
10. Junod N, Sidiropoulou O, Schechter DS. Case Report: Psychotherapy of a 10-year-old Afghani refugee with post-traumatic stress disorder and dissociative absences. Front Psychiatry. 2022;13:940862. doi: 10.3389/fpsyt.2022.940862. Erratum in: Front Psychiatry. 2023 Mar 16;14:1182111. PMID: 35935407; PMCID: PMC9354926.
11. Sønderskov KM, Dinesen PT, Hansen BT, et al. Terrorism in the country of origin is linked to deterioration in the mental health of refugees. Nat Hum Behav. 2021;5(11):1555-61. doi: 10.1038/s41562-021-01123-7. Epub 2021 May 20. PMID: 34017095.
12. Amodu OC, Salami BO, Richter S, et al. Reproductive healthcare for women in IDP camps in Nigeria: An analysis of structural gaps. Glob Public Health. 2021;16(4):563-77. doi: 10.1080/17441692.2020.1810296. Epub 2020 Sep 22. PMID: 32960742.

CHAPTER

16

경찰 테러리즘

CHAPTER | COUNTER-TERRORISM MEDICINE

16

경찰 테러리즘

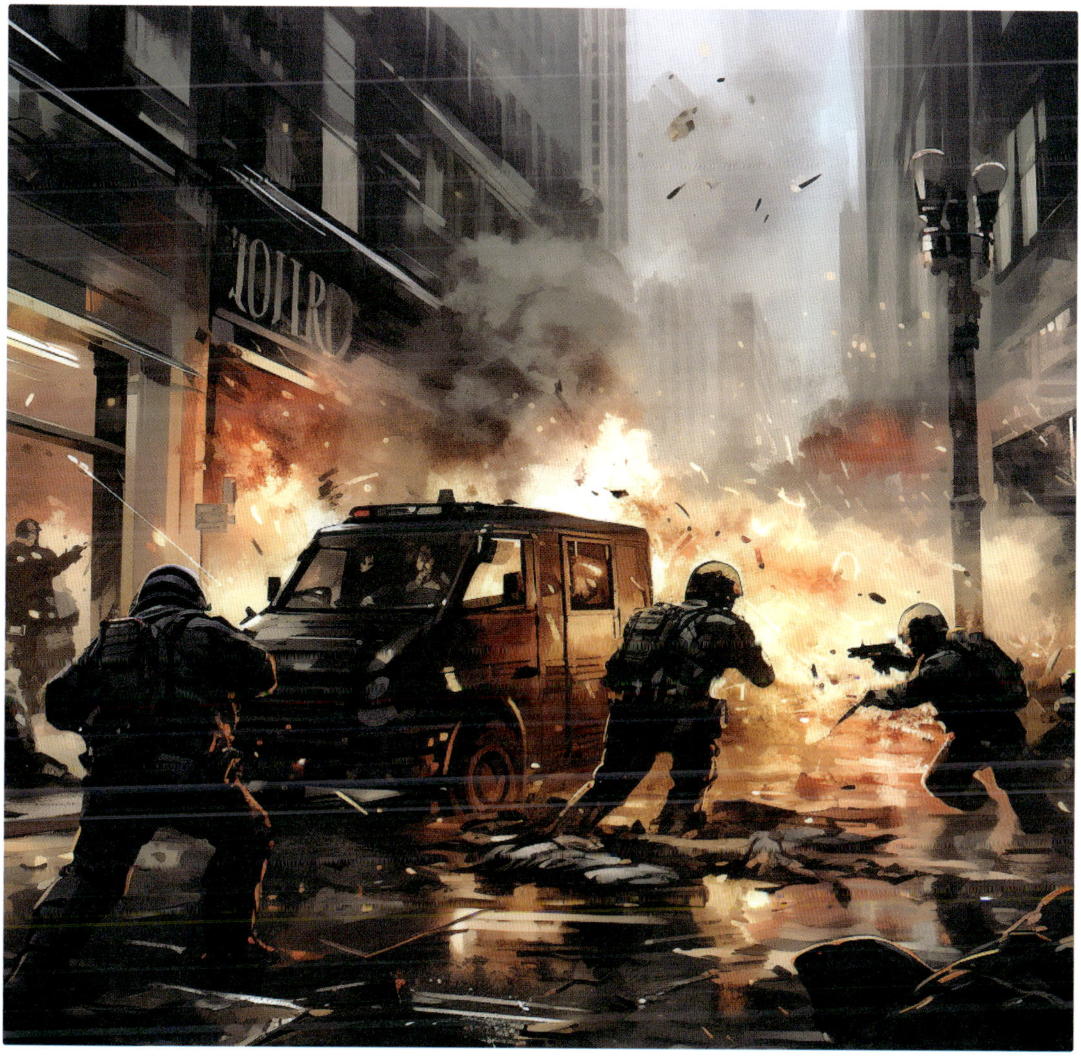

그림 16-1. 테러 공격을 받고 있는 경찰.

1) 서론

글로벌 테러 전쟁은 기본적으로 9·11 테러 공격 후 미국 정부에 의해 시작된 국제 군사 캠페인이다. 이 용어는 원래 Al-Qaida와 연계된 국가들을 위해 사용되었다.[1] 테러와의 전쟁에서 파키스탄의 모든 극단주의 조직은 금지되었고, Waziristan, swat 지역과 같은 연방 관리 부족 지역에서 캠페인이 시작되었다. 이 지역의 Al-Qaida와 탈레반 세력 및 기타 소규모 테러 조직을 제거하기 위해 80,000명의 병력이 파견되었다. 파키스탄은 글로벌 테러 전쟁에서 최전방 국가로서 세계의 어느 나라보다 훨씬 더 많은 인간적, 그리고 기타 비용을 지불했다.[1,2] 모든 보안 기관들은 반란을 제거하기 위해 적극적인 역할을 해 왔다.[3] 파키스탄의 보안 기관들은 거의 20년 동안 계속된 스트레스와 전투 환경에 직면해 있다. 전투 트라우마로 인한 스트레스와 트라우마 후 스트레스는 전쟁 중 참사에 노출된 반응의 결과가 될 수 있으며, PTSD와 불안 장애와 같은 정신 건강 문제의 발병 위험을 높일 수 있다.[4]

특수 부대의 경찰관들은 스트레스, 고도의 긴장감 및 생명의 위협과 같은 매우 까다로운 상황에 직면하고 있다. 그들의 임무는 무장 용의자 체포와 대테러 개입과 같이 특히 고위험 작전을 포함한다.[5]

최근의 대규모 총기 난사 사건, 테러 공격, 그리고 최근의 갈등에서 얻은 경험은 경찰 전술에 변화를 가져왔으며, 이제는 조기 전술 의료 지원을 제공하는 것뿐만 아니라 위협을 즉시 중화하기 위해 공격적인 접근을 따르게 되었다.[6]

본 챕터는 1970년부터 2020년까지 GTD를 바탕으로 경찰관과 관련된 테러리즘에 대해 분석하고 분석결과를 바탕으로 CTM 견지에서의 다양한 고찰을 제공하고자 한다.

2) GTD 빈도 및 세부 통계 분석(1970-2020)

아프가니스탄, 이라크 순으로 테러 공격 빈도가 가장 높았고 그 다음은 인도였다(그림 16-2).

테러 공격에 따른 사상자(부상자와 사망자의 합) 수도 아프가니스탄, 이라크 순으로 빈도가 가장 높았고 그 다음은 인도였다(그림 16-3).

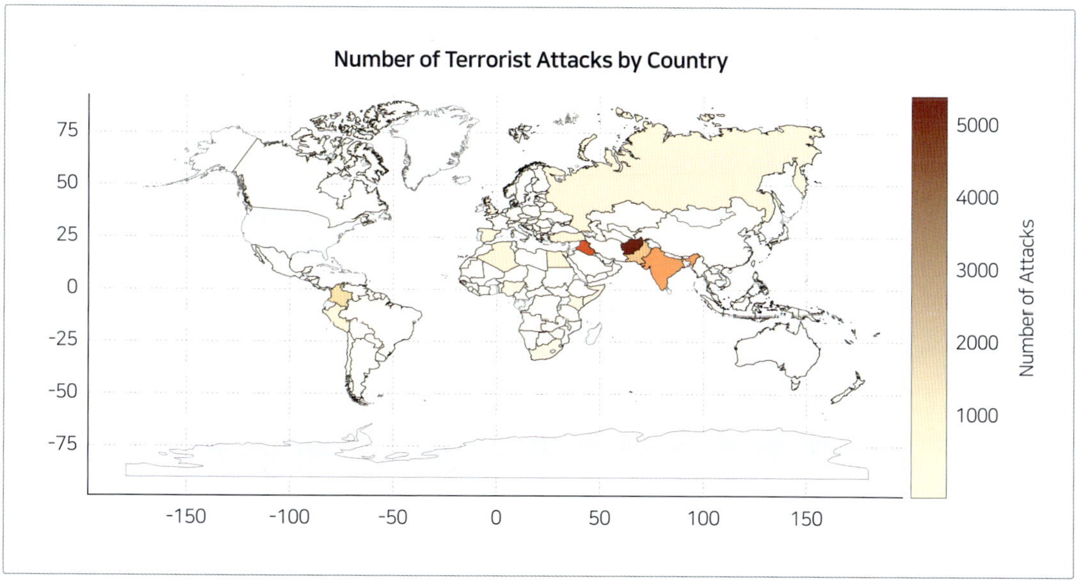

그림 16-2. 경찰 테러 공격 빈도에 따른 국가별 지도(1970-2020).

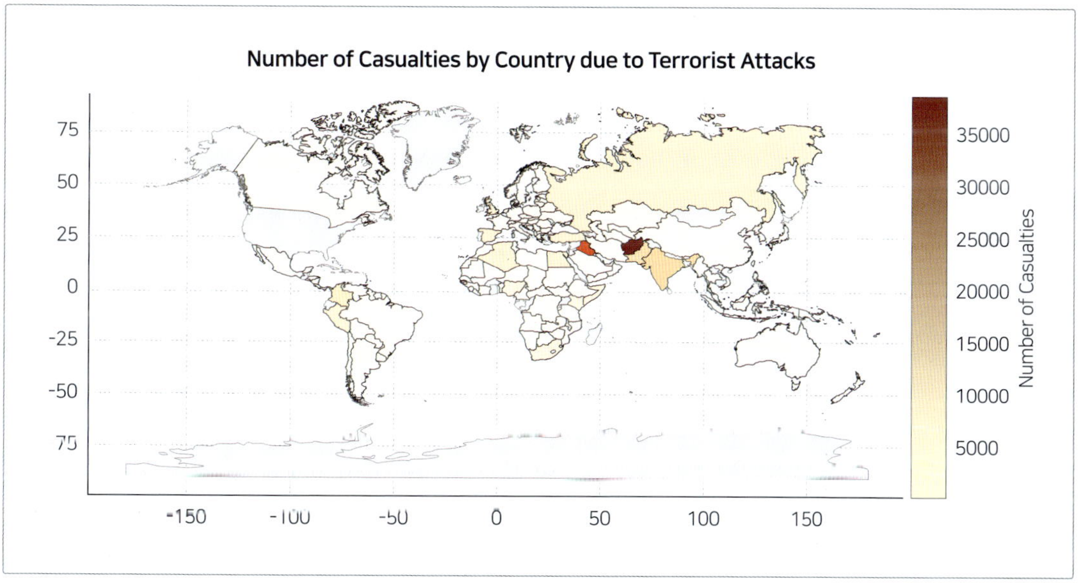

그림 16-3. 경찰 테러 공격으로 인한 사상자 수에 따른 국가별 지도(1970-2020).

표 16-1. 세계 상위 20위 국가의 경찰 사상자 빈도(1970-2020)

나라	총 사망자 수	총 부상자 수	사건당 평균 사망자 수	사건당 평균 부상자 수
아프가니스탄	21,853	18,510	4.07	3.45
이라크	11,273	17,450	2.86	4.42
인도	4,400	5,281	1.59	1.91
파키스탄	3,244	5,372	1.56	2.58
콜롬비아	2,296	3,139	1.87	2.55
페루	2,007	981	2.63	1.29
스리랑카	1,751	1,567	3.77	3.38
나이지리아	1,360	397	3.53	1.03
터키	1,273	2,053	1.8	2.9
이집트	1,208	1,835	1.36	2.07
알제리	1,149	1,580	2.1	2.88
필리핀	1,041	1,167	1.39	1.56
러시아	829	1,214	1.51	2.21
예멘	703	698	2.42	2.4
시리아	668	786	7.86	9.25
엘살바도르	564	332	2.36	1.39
소말리아	538	634	1.74	2.05
스페인	492	1,111	0.69	1.55
영국	434	916	0.52	1.11
태국	420	1,049	0.75	1.87

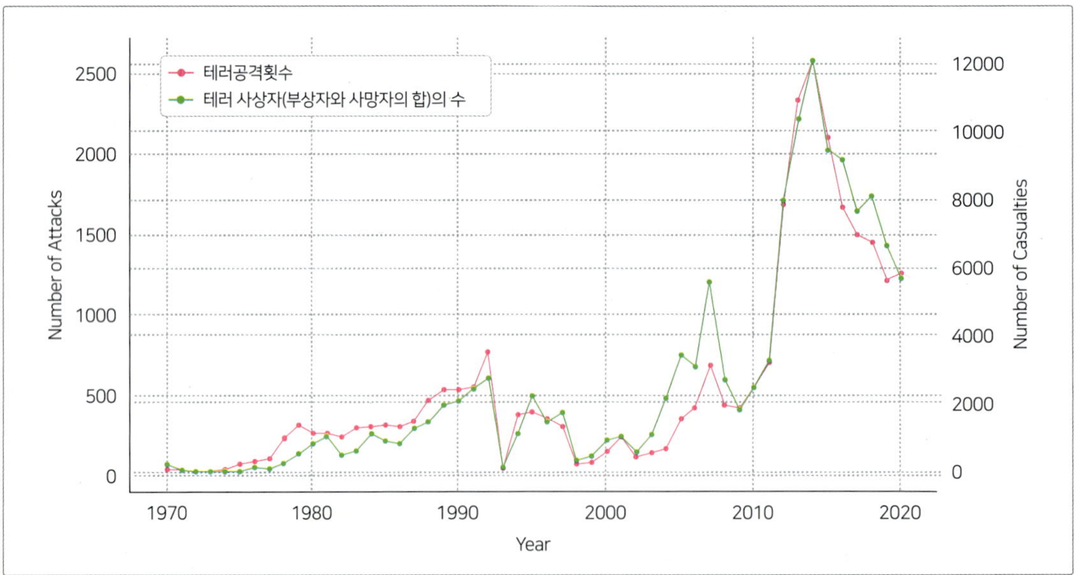

그림 16-4. 연도별 경찰 테러 공격 및 사상자 수 추세(1970-2020).

1970년부터 2002년까지와 2009년부터 2015년까지는 연도별 경찰 테러 공격 및 사상자 수가 큰 차이를 보이지 않았던 반면에 2002년부터 2009년까지와 2015년부터 2020년까지의 기간은 테러공격 횟수보다 사상자가 더 많은 추세를 보였다(그림 16-4, 표 16-1). 사건당 평균 경찰 사망자 수가 가장 높은 나라는 시리아로 7.86명이었고 사건당 평균 경찰 부상자 수가 가장 높은 나라는 역시 시리아로 9.25명이었다(표 16-1).

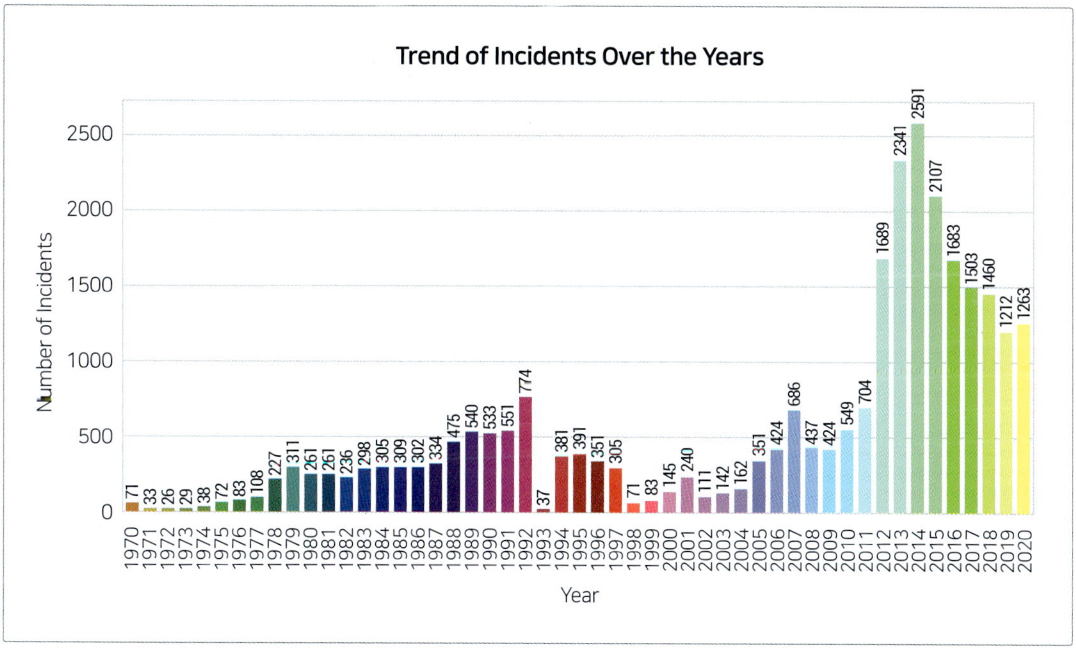

그림 16-5. 연도별 경찰 테러 사건 추이 그래프(1970-2020).

1970년대 초반부터 사건 발생이 기록되었으며, 2000년대 중반 이후로 사건 발생 빈도가 크게 증가하였다(그림 16-5). 1990년대까지는 1992년의 774건이 가장 많은 peak였으나 특히 2010년대 중반부터 2020년까지의 기간 동안에는 2014년에 2,592건이 peak로 사건 발생 빈도가 1990년대에 비해 2000년대 이후 3배 이상 확연히 높아진 추세를 확인할 수 있었다(그림 16-5).

경찰 테러 사건이 발생한 상위 10개 국가는 사건 발생 빈도가 높은 순에서 낮은 순서로 아프가니스탄, 이라크, 인도, 파키스탄, 콜롬비아, 이집트, 영국, 페루, 필리핀 및 스페인이었다(그림 16-6). 특히 아프가니스탄에서는 5,367건의 경찰 테러 사건이 발생하였다(그림 16-6).

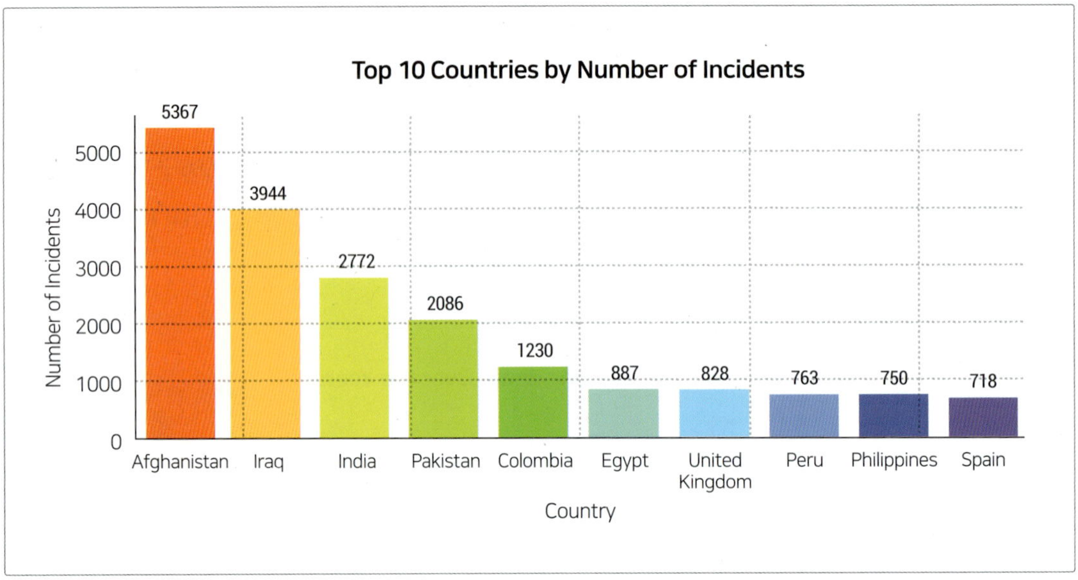

그림 16-6. 가장 많은 경찰 테러 사건이 발생한 상위 10개 국가(1970-2020).

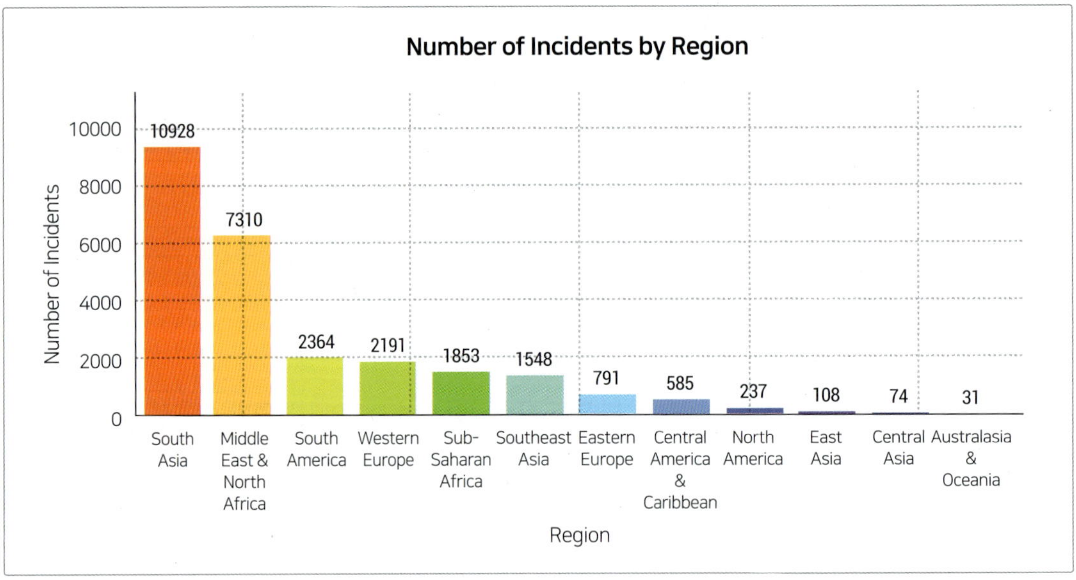

그림 16-7. 지역별 경찰 테러 사건 발생 빈도(1970-2020).

남아시아 지역에서 사건 발생 빈도가 10,928건으로 가장 높았다**(그림 16-7)**.

뒤이어 중동 북아프리카와 남아메리카에서도 7,310건과 2,364건으로 경찰테러 발생 빈도가 높았다**(그림 16-7)**.

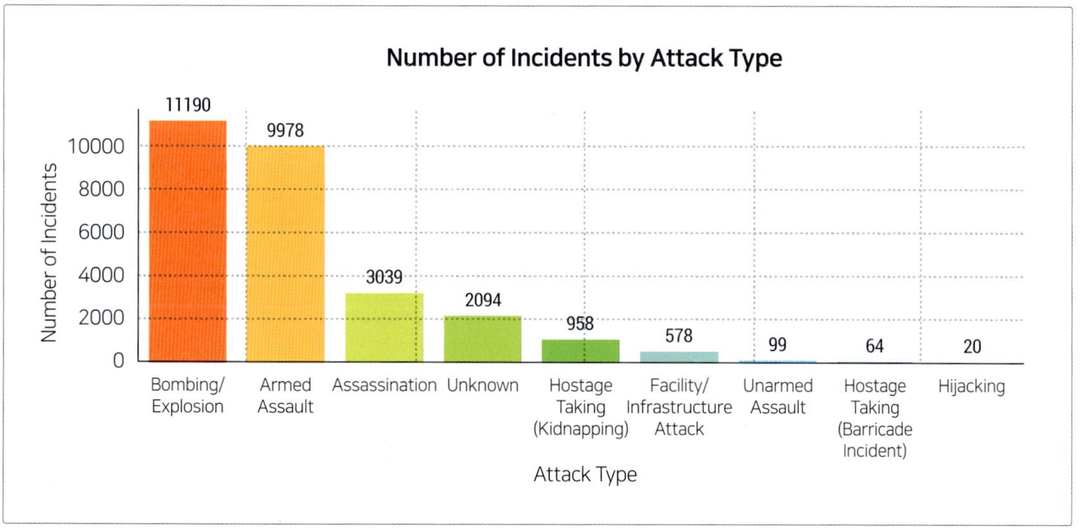

그림 16-8. 공격 유형별 사건 발생 빈도(1970-2020)

경찰을 향한 테러 공격의 가장 흔한 유형은 폭탄/폭발로 11,190건이었고 그 다음이 무장 공격으로 9,078건이었다**(그림 16-8)**.

표 16-2. 경찰 중에서 테러리스트의 세부 공격 대상 분석(1970-2020)

공격 대상	빈도	백분율 (%)
경찰 보안군/관	12,234	43.88
경찰 건물 (본부, 지소, 학교)	7,070	25.36
경찰 순찰 (차량 및 동행 포함)	5,794	20.78
경찰 검문소	2,377	8.53
감옥/교도소	394	1.41
의심되는 정보 제공자	9	0.03
총계	27,878	100

테러리스트의 공격을 가장 많이 받은 경찰 세부 대상은 경찰 보안군/관으로 12,234건(43.88%)을 차지하였다**(표 16-2)**.

표 16-3. 상위 10위의 경찰 가해자 그룹과 사건 횟수(1970-2020)

가해자 그룹	사건 횟수
미상	11,250
탈레반	3,976
이라크와 레반트의 이슬람 국가(ISIL)	888
빛나는 길(SL)	616
바스크 지역과 자유(ETA)	547
마오주의자	546
아일랜드 공화군(IRA)	541
신 인민군(NPA)	497
쿠르디스탄 노동자당(PKK)	424
인도 공산당-마오주의(CPI-Maoist)	411

1970년부터 2020년까지 상위 10위의 경찰 가해자 그룹과 사건 횟수에서는 미상이 11,250건으로 가장 많았고 탈레반이 3,976건으로 2위를 차지하였다(표 16-3). 그리고 이라크와 레반트의 이슬람 국가(ISIL)가 3위를 차지하였다(표 16-3).

3) 토의

전 세계적으로 경찰을 대상으로 한 테러리즘은 아프가니스탄, 이라크 순으로 테러 공격 빈도 및 사상자가 가장 높았고 그다음은 인도였다. 사건당 평균 경찰 사망자 수가 가장 높은 나라는 시리아로 7.86명이었고 사건당 평균 경찰 부상자 수가 가장 높은 나라는 역시 시리아로 9.25명이었다. 남아시아, 중동 및 북아프리카, 그리고 남아메리카 지역순으로 경찰 테러의 빈도가 높았다. 경찰을 향한 테러 공격의 가장 흔한 유형은 폭탄/폭발이었고 그다음이 무장 공격이었다. 테러리스트의 공격을 가장 많이 받은 경찰 세부 대상은 경찰 보안군/관이었다. 경찰 가해자 그룹과 사건 횟수에서는 미상이 가장 많았고 탈레반이 2위를 차지하였다.

테러에 노출된 경찰의 정신건강

2018년 스트라스부르크 크리스마스 마켓 테러 공격 이후 475명의 경찰 인력을 대상으로 정신 건강에 관한 주제로 시행된 설문조사 연구는 테러 공격에 노출된 경찰과 노출되지 않은 경찰 간의 외상 후 스트레스 장애(PTSD)와 우울증 유병률을 비교하고 이와 관련된 위험 요인을 분석했다(그림 16-9).[7]

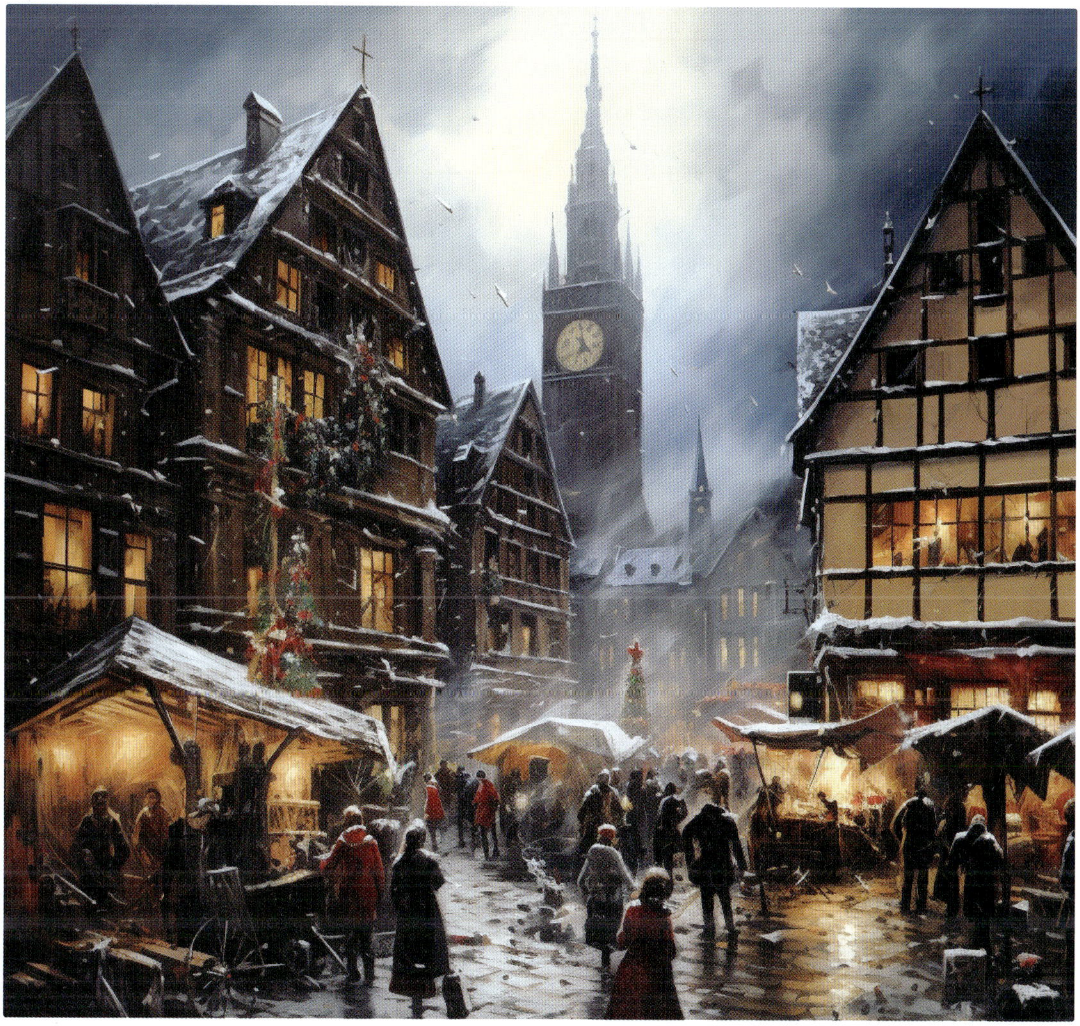

그림 16-9. 2018년 스트라스부르크 크리스마스 마켓 테러 공격.

이들 중 263명은 테러 공격에 직접적(182명) 또는 간접적(81명)으로 노출되었으며, 나머지 212명은 노출되지 않았다.[7] 연구 결과, 직접적으로 노출된 경찰 인력은 외상 후 스트레스 장애(PTSD)의 위험이 높았지만, 우울증의 위험은 노출 여부와 관련이 없었다.[7]

2011년 7월 22일 노르웨이에서 발생한 두 번의 테러 공격 이후 건강 관리 종사자, 경찰, 소방관, 그리고 관련 및 비관련 자원봉사자들을 포함한 1,790명의 참가자들을 대상으로 한 설문조사 연구는 구조 작업자들의 외상 후 스트레스 반응을 조사하였다.[8] 결과에 따르면, 전문 구조 작업자들은 대체로 외상 후 스트레스 반응으로부터 보호되는 것으로 나타났으며, 비관련 자원봉사자들은 더 높은 위험에 처해 있는 것으로 밝혀졌다.[8] 특히, 비관련 자원봉사자들 사이에서는 상당한 수준의 외상 후 스트레스 증상이 보고되었다.[8]

테러리즘의 정신 건강 결과에 대한 영향과 직접 및 간접적으로 노출된 피해자들의 정신병리 발달을 분석한 연구에 따르면 2001년 미국 9·11 테러 사건 이후, 많은 경찰 대응자들이 외상 후 스트레스 장애(PTSD)를 겪었으며, 우울증 및/또는 불안을 겪을 가능성이 높았다.[9] 또한, 아마도 PTSD를 가진 경찰의 거의 절반이 우울증과 불안을 동반하고 있었다.[9] 테러 공격으로부터 생존했거나/또는 사건을 목격한 환자들은 공격 후 지역에서 구조자나 청소 직원으로 일한 개인들에 비해 외상 증상이 적고 자살 사고(suicidal idea) 비율이 낮았다.[9] 증상의 수는 스트레스 요인과의 접촉 시간이 증가함에 따라 증가했으며 지배적인 증상은 침입, 회피, 과도한 각성의 삼중주였다.[9]

2022년에는 파키스탄 이슬라마바드의 카이드에아잠 대학에서 테러와의 전쟁에 적극적으로 참여하고 현재 평화로운 지역에 배치된 200명의 경찰 관계자들을 대상으로 외상 후 스트레스, 희망, 인지된 사회적 지원, 외상 후 성장 간의 관계를 연구하고, 이러한 요인들과 결혼 상태 및 가족 체계와 같은 인구학적 변수들이 외상 후 성장 촉진에 미치는 역할의 관계를 알아보려는 연구가 수행되었다.[10] 참가자들의 연령 범위는 21세에서 54세 사이였다(평균 33.6, 표준편차 = 6.3). 외상적 사건에 대한 노출 정도가 높을수록 성장과 긍정적인 관련이 있었다.[10] 희망과 사회적 지원과 같은 연구 변수들은 외상 후 성장과 긍정적인 관계를 보였다.[10] 기혼자와 미혼자는 인지된 사회적 지원($t = 9.31$, $p = .001$), 외상 후 성장($t = 8.75$, $p = .001$), 외상 후 스트레스($t = 2.04$, $p = 0.03$[c1][HS2])에서 차이를 보였다.[10] 이러한 연구 결과는 PTSD가 전투 외상의 불가피한 결과는 아니며 때때로 외상은 외상 후 성장으로 이어질 수 있음을 나타내었다.[10]

이러한 연구 결과들은 테러 공격과 같은 극단적 사건에 대한 노출이 경찰 인력의 정신 건강에 미치는 영향에 대한 중요한 인사이트를 제공한다. 특히, 이러한 결과는 테러 공격 후 경찰 인력의 정신 건강 관리와 예방 노력에 중요한 시사점을 제공한다. 이는 경찰 인력의 정신 건강을 보호하고 강화하는 데 필수적인 정보를 제공하며, 테러 공격과 같은 극단적 사건에 대응하는 데 필요한 정책과 전략 개발에 중요한 근거를 마련한다.

경찰의 테러리즘 대응을 돕는 혁신 기술

경찰관들의 감정 조절 능력을 향상시키는 것은 그들이 침착하고 집중력을 유지하는 데 도움을 줄 수 있는 중요한 투자일 수 있다. 유망한 접근 방식 중 하나는 실시간 기능성 자기공명영상(rt-fMRI) 신경 피드백을 사용하여 감정 조절을 훈련하는 것이다.[11] 특히, 위협적인 자극이 있는 상황에서 전두엽-변연 감정 조절 네트워크의 핵심 영역 활동을 감소시키는 것이다.[11] 네덜란드 특수 부대 경찰의 신입생 13명이 6주간 주간별 rt-fMRI 세션을 받았으며, 각자의 감정 조절 네트워크에서 개별화된 영역으로부터 신경 피드백을 받았다.[11] 그들의 임무는 위협적인 이미지의 크기를 줄이는 것이었는데, 이미지 크기는 그들의 뇌 활동을 나타냈다.[11] 이미지 크기 감소는 성공적인 활동 감소를 의미했다.[11]

참가자들은 선호하는 조절 전략을 자유롭게 사용할 수 있었다.[11] 신경 피드백을 받지 않은 15명의 신입생으로 구성된 대조군이 있었다.[11] 두 그룹 모두 신경 피드백 훈련 전후에 행동 테스트(이미지 평가의 유발된 가치와 각성, 설문지)를 완료했다. 신경 피드백 훈련은 이미지 크기의 유의미한 감소[$t(12) = 2.82$, $p = .015$]와 대상 영역의 활성 감소 추세[$t(10) = 1.82$, $p = .099$]로 이어졌다.[11] 특히, 대상자들은 마지막 두 세션에서 기준선 전 수준 이하로 활동을 감소시켰다.[11] 행동 과제에서 두 그룹 간의 유의미한 차이는 발견되지 않았다.11 rt-fMRI 신경 피드백 훈련을 통해 참가자들은 자신들이 선호하는 전략을 사용하여 감정 조절 네트워크의 개별화된 영역의 활동을 감소시키는 법을 배웠다.[11] 행동 간 그룹 차이가 없는 것은 바닥 효과로 설명될 수 있다.[11] 실제 상황과 가까운 과제가 이 감정 조절 훈련의 행동상의 상관관계를 밝히는 데 필요할 수 있다.

Spyropoulos, A. Z. 등의 연구에 따르면, 법 집행 기관들은 테러 조직의 구성원들의 역할을 식별하고 테러 행위의 임박한 초기 신호를 포착하기 위해 엔트로피와 네트워크 이론의 도구를 사용하고 있다.[12] 이들은 서로 다른 국가의 실제 테러 네트워크 데이터에 이 도구들을 적용하여, 구성원들의 역할과 테러 행위의 임박한 초기 신호를 선택된 중심성의 엔트로피 값들의 진화 패턴을 확인함으로써 효과적으로 파악할 수 있었다.[12] 이 결과들은 모든 네 개의 테러 네트워크에서 확인되었다. 이러한 방법은 테러 공격이 임박했을 때를 예측하는 데에도 유용하게 사용될 수 있다.[12]

스트레스는 신체적, 정신적 장애를 유발할 수 있으며, 코티솔 수치 측정은 스트레스 정도를 객관적으로 평가하는 데 중요하다.[13] 최근에는 혈청 대신 LC-MS/MS를 이용하여 침에서 코티솔을 측정함으로써 비침습적이고 연속적인 스트레스 모니터링이 가능해졌다.[13] LC-MS/MS를 이용한 침 코티솔 측정은 경찰, 구조 및 구급과 같은 일차 대응자들의 스트레스 반응을 효과적으로 평가하고 모니터링 하는 데 사용될 수 있다.[13]

폭력적 극단주의는 우리 시대의 주요 도전 중 하나이다. 부르키나파소 사헬 지역의 132개 마을에서 이루어진 집단 랜덤화된 대조시험(치료 대 조건부 대조군)은 라디오 드라마 형식의 서사적 개입이 폭력적 극단주의 맥락에서 행동 의도, 신념, 태도를 변화시킬 수 있는지 여부를 검토했다(참가자 N = 2,904명).[14] 개입 마을의 개인들은 12주 동안 매주 라디오 드라마(6개월 분량의 콘텐츠)를 청취하는 세션에 참여했다.[14] 대조 조건과 비교하여, 서사적 개입은 폭력의 정당화를 줄이고, 경찰과의 협력에 대한 행동 의도를 증가시키며, 폭력적 극단주의 해결에 대한 우선순위를 높였다.[14] 이 개입은 경찰에 대한 신념이나 태도(예: 신뢰, 공정성) 또는 경찰-커뮤니티 협력에 대한 신념에는 영향을 미치지 않았다.[14] 서사적 개입의 내용 분석과 참가자들의 개입 수용 및 토론은 개입의 영향을 주도하는 과정에 대한 통찰력을 제공한다.

의도적인 대량 사상 사건에 대한 전원치료 관리는 응급 의료 서비스에 독특한 도전이다. 전술 전투 상해 치료(TCCC)와 사지 출혈에 대한 지혈대 사용은 이미 전장에서 사

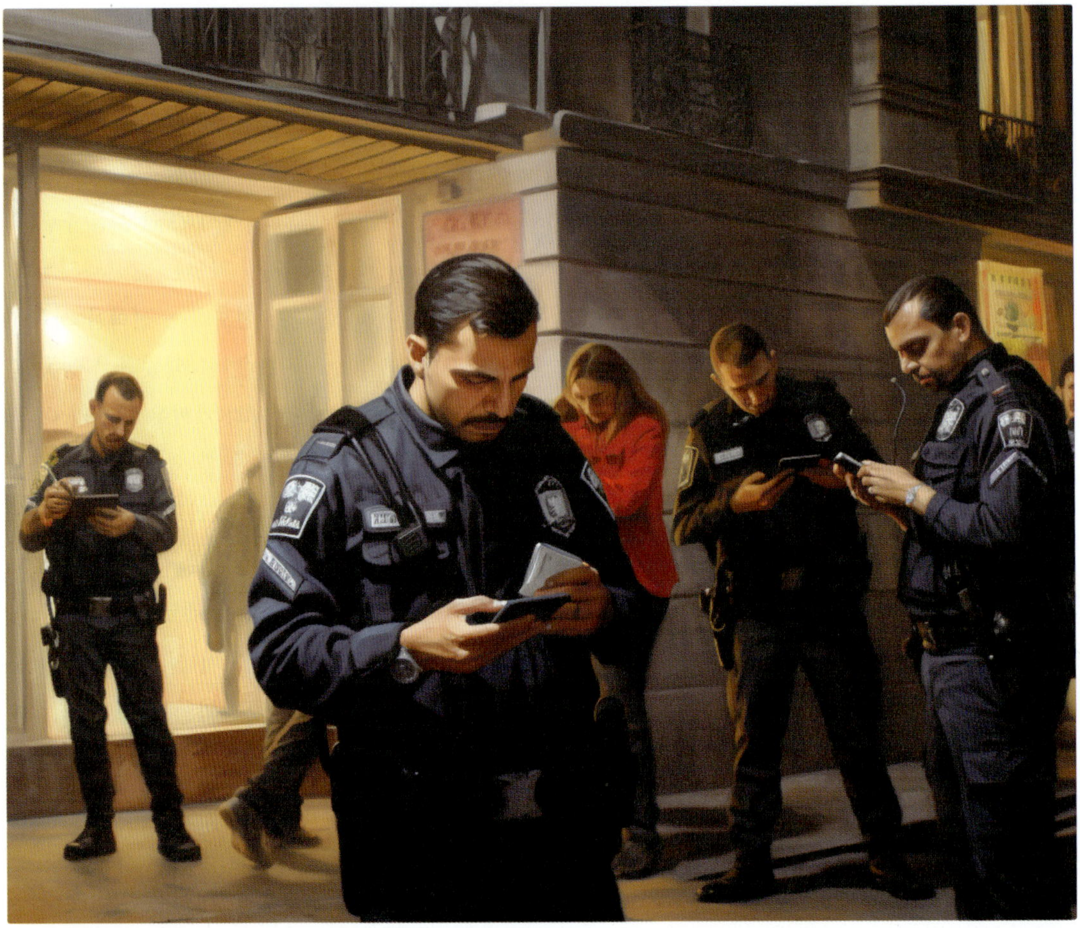

그림 16-10. 스페인 범죄자 탐지 및 추적을 위한 사물인터넷(IoT) 기반 모바일 협업 시스템.

망률을 감소시킨 것으로 입증되었다.[15] 이러한 군사 개념이 민간 고위험 전원치료 환경에서의 위치를 결정하고자 2000년부터 2019년까지 기간 동안의 문헌 검토를 한 연구에 따르면 지혈대는 합병증이 적고 민간 사지 외상에서 주요 출혈을 조절하는 데 효과적일 수 있는 안전한 도구로 보인다.[15] 예를 들어 다수 사상자 사건에서 그 사용은 정당화될 수 있다.[15] 구급차 및 경찰 서비스를 대량 출혈 처리에 대비하도록 교육하고 장비를 갖추는 것은 민간 고위험 전원치료 환경에서 상호 운용성과 피해자 생존을 향상시킬 수 있다.[15]

범죄와 관련된 불법 활동은 예측하기 어렵고 일단 식별되면 처리하기 어려운 문제이다.[16] 최근 유럽에서 테러 및 범죄 사건이 증가하고 있는데, 이는 특정 공공 행사나 장소에서 인력 증가와 같은 대책이 범죄를 예측하거나 적절히 대응하는 데 어려움을 겪고 있기 때문이다.[16] 스페인에서는 이에 대한 대응으로, 범죄자 탐지 및 추적을 위한 사물인터넷(IoT) 기반 모바일 협업 시스템이 시민과 법 집행 기관(LEAs) 간의 의사소통을 강화하기 위해 제안되었다(그림 16-10).[16] 이 시스템은 스마트폰을 중심으로 하며, 시간과 위치와 같은 주요 기능을 활용하여 실시간으로 범죄 장소와 관련된 범죄 보고서를 생성하고, 범죄 관련 사건의 진화를 추적하고 범죄자의 잠재적인 방향을 예측한다.[16] 이 시스템은 발렌시아 지방 경찰(스페인)과 협력하여 개발되었으며, 범죄자의 움직임을 미리 알아내어 특정 대책을 조직하고 구현하는 데 도움을 줄 수 있으며, 실시간 정보 서비스를 통해 시민의 안전을 향상시킬 수 있다.[16]

다기관 프로그램: 폭력을 통한 극단화 감소를 위한 파트너인 경찰의 역할[17]

폭력적인 극단화는 복잡한 문제로, 명확한 테러리스트 프로필의 부재와 개인 및 그룹 간의 폭력적 극단주의를 예측하는 위험 요인의 변동성으로 복잡해진다. 동일한 극단화에 대한 이해 모델은 다양하지만, 극단적인 견해를 채택하고 폭력적 행동을 취하는 과정으로 넓게 정의된다. 극단화는 무고한 시민들에 대한 테러 공격과 공식 극단 집단에 합류하여 폭력적 전투에 참여하는 것과 연관되어 있다. 결과적으로, 극단화는 대테러 및 폭력 예방 개입의 주요 초점이 되었다. 급진화의 복잡성은 단일 기관만으로 문제를 해결하는 것이 불가능함을 시사한다. 경찰이 참여하는 다기관 파트너십은 조정된 방식으로 다양한 위험 요소에 대응함으로써 급진화에서 폭력으로의 경로를 방해할 수 있다.

개인들의 폭력적 극단화로의 진행의 복잡하고 다양한 특성은 적절한 개입 및 정책 응답을 설계하고 평가하는 데 도전이 된다. 이러한 복잡성은 국가의 대테러 정책 의제를 다부문 및 다기관 대응을 채택하도록 이끌었다. 이러한 다기관 대응은 정부 기관, 민간 기업, 지역 단체 및 서비스 제공자와 같은 다양한 기관과 엔터티 간의 파트너십과 협력을 종종 포함한다. 다기관 개입은 공통 문제를 해결하기 위해 자원을 풀어 모으고 공유하는 틀을 제공할 수 있다. 그러나 그들은 실행하기 어렵고, 그 효과성은 기관 간의 협력의 질과 특성에 영향을 받을 수 있다. 다기관 개입은 연속체에서 최소한의 협력에서 기관 및 조직의 완전한 통합에 이르는 활동의 범위로 개념화될 수 있다. 결과적으로, 다기관 개입의 결과는 개입이 인식되는 이 협력 연속체에서 어디에 떨어지는지에 따라 다를 수 있다. 극단화를 감소시키기 위한 다기관 접근법에는 다양한 기관 및 전문가들이 참여할 수 있다. 그럼에도 불구하고, 극단주의로 극단화된 개인들과 처음으로 접촉하는 기관은 종종 경찰이다. 극단화의 위험에 처한 알려진 동료, 친구 또는 가족 구성원에 대해 우려하거나 보고하는 사람들에게도 경찰은 첫 연락처이다. 따라서, 경찰은 극단화를 식별하고, 감소시키고, 극단화에 대한 저항력을 높이는 중요한 파트너가 된다. 폭력적 극단화 감소 및 다기관 협력 향상을 위한 경찰 참여 다기관 개입의 효과성에 대한 평가가 필요하다. 그러나 현재 폭력적 급진화를 줄이기 위한 경찰 참여의 다기관 접근법의 프로세스와 영향을 평가하는 데 대한 증거는 제한적이며 혼재되어 있다. 그럼에도 불구

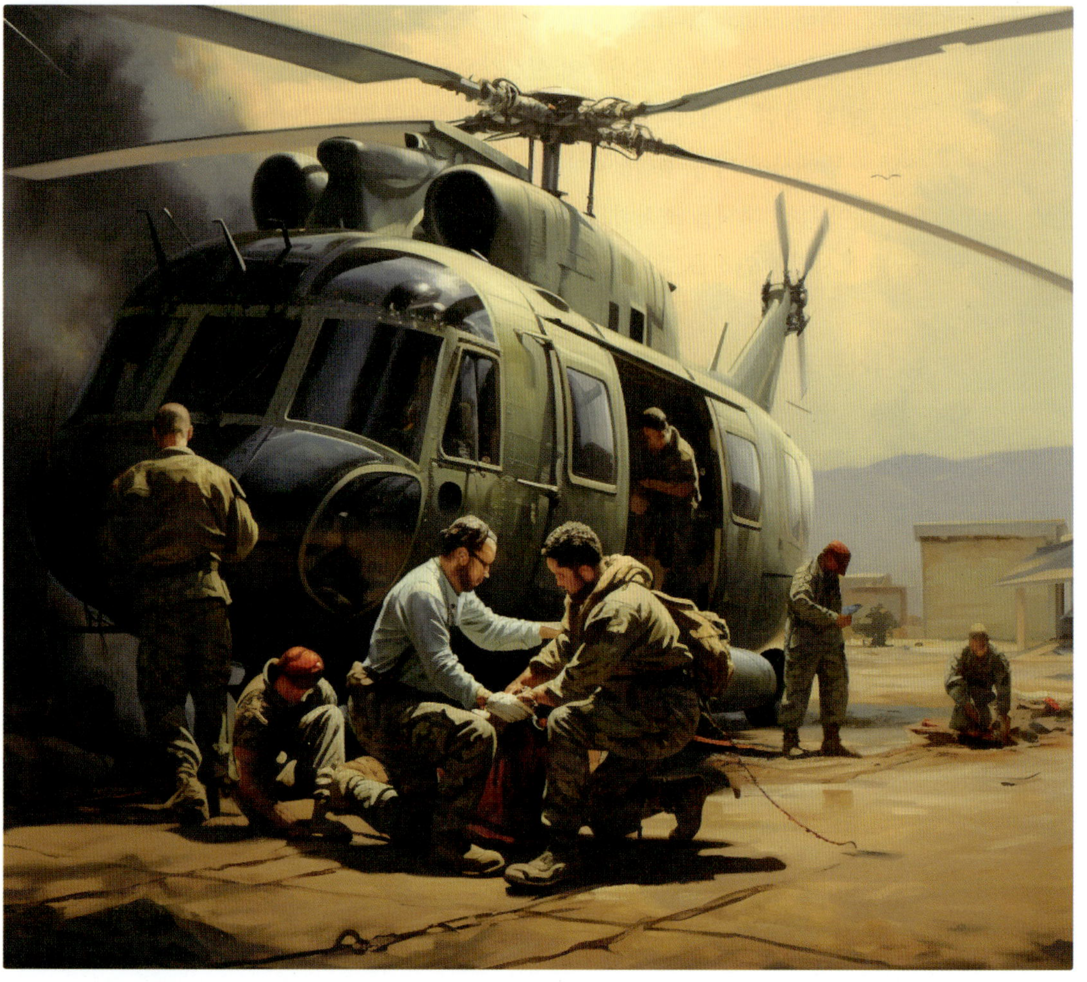

그림 16-11. 전술응급의료지원 훈련.

하고 신뢰 구축과 임무 및 목표에 대한 공통의 이해가 다기관 협력의 핵심이며 정보 공유가 다기관 협력의 가장 중요한 측면일 가능성이 제시되어 왔다. 미래의 연구는 다기관 파트너십의 영향과 결과를 철저히 평가해야 한다.

전술응급의료지원(tactical emergency medical support, TEMS)[18]

가. 전술 응급의료 지원(TEMS)과 전술 의학의 발전

- 역사적 배경: 전쟁과 분쟁은 세기를 거쳐 외상 치료 발전의 주요 동력이었다. 특히 최근 수십 년간, 이라크와 아프가니스탄에서의 분쟁은 민간 외상 치료 수준을 뛰어넘는 생존율을 보였다. 이러한 경험은 나중에 법 집행 특수 임무에 적용되어 TEMS 개발의 기초가 되었다.
- TEMS의 구조와 기능: 1980년대 초 SWAT 부대의 기본 의료 지원 형태로 시작된

TEMS는 임무 성공 증진, 질병/사망률 최소화, 불안정한 환경에서 고품질 치료 제공에 중점을 두고 있다. 이는 예방 의학, 임무 계획, 응급 치료, 의사 결정 지원 등으로 확장되었다.

나. 전술 의학의 다양한 접근 방식

- 국제적 적용: TEMS는 세계 여러 나라에서 활발한 총격 사건, 테러 공격, 인질 상황 등 고위험 상황에 대한 중요한 의료 대응 구성 요소로 인정받고 있다. 미국의 국가 전술 경찰관 협회(NTOA)는 법 집행 특수 작전에 대한 표준 치료로 TEMS를 여긴다.
- 모델의 다양성: TEMS 조직에는 다양한 모델이 있으며, 일부는 경찰관을, 다른 일부는 비경찰 의료 인력을 활용한다. 또한 일부 TEMS는 무기를 소지하지만, 다른 일부는 그렇지 않는 등 각각 고유한 장단점을 가진다.

다. 전술 의학의 현대적 적용과 도전

- 변화하는 위협에 대한 적응: 9월 11일 이후의 테러 부상과 대도시의 다중 모드 공격은 TEMS가 지속적으로 변화하는 위협에 적응하도록 요구한다. 이는 TEMS 팀의 구성, 능력, 교육 과정에서 여전히 큰 차이가 존재함을 의미한다.

라. 전술 의학의 국제적 접근과 표준화

- 국제적인 배경: 전 세계적으로 TEMS의 적용은 다양하며, 핀란드, 덴마크, 영국, 프랑스 등 여러 국가에서 각기 다른 모델과 접근 방식을 취하고 있다.
- 의료 표준화: TEMS의 의료 표준화는 주로 전술 전투 부상자 치료(TCCC) 및 전술 응급 부상자 치료(TECC) 지침의 구현을 통해 이루어졌다. 이 지침들은 전장에서의 경험을 바탕으로 하며, 예방 가능한 전장 사망의 주요 원인 치료에 초점을 맞추고 있다.

마. 전술 의학의 미래와 연구 방향

- 다양성과 전문 분야의 발전: 전술 의학의 다양성은 증가하고 있으며, 각 전술 환경에 대한 적응과 TEMS의 하위 전문 분야 발전의 가능성을 제시한다.
- 연구의 필요성: 향후 연구는 전술 의학의 의학적 측면뿐만 아니라 TEMS 팀 구성, 능력, 교육 과정 등의 중요한 문제에도 초점을 맞춰야 한다.

바. TEMS에서의 의료 인력의 역할

- 의사의 역할: TEMS에서 의사의 참여가 증가함에 따라, 그들의 역할은 의료 감독, 치료 프로토콜, 의료 교육 제공에서 현장에서의 적극적인 참여에 이르기까지 다양하다.

- 교육과 훈련: TEMS에 참여하는 의료 인력은 법 집행 및 전술 환경에 대한 탄탄한 이해와 함께, 정기적인 훈련을 받아야 한다. 이는 팀, 전술, 환경과의 장기적인 접촉을 통해 이루어져야 한다.

사. TEMS의 의료 절차 및 지침

- TECC의 세 단계: TECC는 위협 수준에 기반하여 직접 위협 치료/핫 존 치료, 간접 위협 치료/웜 존 치료, 대피/콜드 존 치료의 세 단계로 나뉜다. 각 단계는 자체적인 특성을 가지며, 상황 인식을 유지하는 것이 필수적이다.
- 의료 절차: 각 단계에서의 치료는 MARCH 알고리즘을 따르며, 대량 출혈, 기도, 호흡, 순환, 두부 부상/저체온증에 초점을 맞춘다. 이는 상황에 따라 다양한 개입이 수행될 수 있다는 것을 의미한다.

㉮ 직접 위협 치료/Hot Zone 치료 단계

적대적인 화재와 같은 폭력으로부터 생명에 대한 지속적인 위협이 있으며 치료는 제한적이다. 권장 사항은 위협을 완화하고, 사상자와 응답자가 추가 부상을 입는 것을 방지하며, 지혈을 위해 지혈대 사용을 고려하고, 기도 보호를 위해 사상자를 회복 자세에 두는 것을 고려하는 것이다. 추출 우선순위는 전술 상황과 사용 가능한 자원에 기반한다. 사상자가 안전하게 이동할 수 있다면 그렇게 하도록 지시받고, 가능하다면 자체 구호를 적용해야 한다. 사용 가능한 의료 장비는 의료진이 운반하거나 사상자가 운반하는 개인 응급 처치 키트(IFAK)로 제한된다.

㉯ 간접 위협 치료/Warm Zone 치료 단계

사상자와 의료진이 보다 높은 보안 지역에 있고 직접적인 적대적 화재로부터 멀리 떨어진 상태에서 제공되는 치료로 구성된다. 이는 건물 모퉁이 또는 화재로부터의 단단한 커버 뒤와 같은 지역일 수 있다. 평가와 치료는 MARCH 알고리즘(대량 출혈, 기도, 호흡, 순환, 두부 부상/저체온증)을 따르며, 즉시 처리하지 않으면 사망률이 증가하는 영역들을 포함한다. 수행되는 개입은 전술 상황, 의료진의 기술 세트, 그리고 사용 가능한 자원에 따라 다를 수 있다. 사용 가능한 의료 장비는 여전히 임무 인원이 현장에 운반하는 것으로 제한된다.

- Mass bleeding: 대량 출혈-목표는 지혈대 적용, 직접 압력, 압력 붕대, 상처 포장 및 지혈제 사용을 통해 대량 출혈을 멈추는 것이다.
- Airway: 기도-목표는 상황에 적합한 가능한 가장 기본적인 기술을 사용하여 개방된 기도를 확립하는 것이다. 이는 수동 조작, 비인두 기도, 또는 후두상 기도 보조 장치를 사용하여 달성할 수 있다. 외과적 기관절개술과 같은 고급 기도 중재는 민간 전

술 의학에서 드문 사건이지만 가능성이 있다.

- Respiration: 호흡-목표는 기능적인 호흡을 확립하는 것이다. 가슴 상처는 가슴 실링이나 기타 밀폐 드레싱으로 덮어야 한다. 긴장성 기흉이 의심되는 경우 즉시 바늘 탈압술을 수행해야 한다. 필요한 경우 환기/산소 공급을 지원한다.
- Circulation: 순환-목표는 출혈을 다시 처리하는 것이다. 정맥/골내(IV/IO) 접근을 확립하고, 필요한 경우 권장되는 액체, 혈액, 또는 혈장을 사용하여 쇼크를 치료한다.
- Head injury/Hypothermia: 두부 손상/저체온증-외상성 뇌 손상의 악화를 방지하기 위해 저혈압과 저산소증을 예방하고 치료한다. 모든 외상 상황에서 저체온증의 예방과 치료는 매우 중요하다. 저체온증은 환자의 응고 체계에 빠르게 영향을 미치기 때문이다. 간접 위협 치료 중에는 비마약성 진통제(예: 아세트아미노펜)와 강력한 마약성 진통제(예: 펜타닐 구연산염, 케타민)를 투여할 수 있다. 마약성 진통제가 투여되는 경우 저혈압이나 호흡 억제와 같은 부작용을 주의 깊게 모니터링해야 한다. 충분한 용량의 날록손이 즉시 사용 가능해야 한다. 열린 상처와 관통성 안구 손상이 있는 경우, 특히 최종 치료 지연이 예상되는 경우 광범위 항생제의 조기 투여를 강력히 고려해야 한다

㉰ 대피/Cold Zone 치료 단계

이것은 치료의 세 번째 단계로, 위협 범위 밖에서 전통적인 응급 치료를 안전하게 수행할 수 있는 지역에서의 치료를 설명한다. 목표는 필요한 개입이 지침에 따라 수행된 후 가능한 한 빨리 환자를 수용 병원으로 안전하게 이송하는 것이다. 모든 단계와 마찬가지로, 대피 단계에서는 환자를 정기적으로 재평가하여 즉각적인 개입이 필요할 수 있는 생명 기능의 악화를 찾아야 한다. 손상 제어 소생술 개념은 계속되어야 한다. 추가적인 의료 인력과 장비는 이 단계를 위해 미리 준비되거나 계획되어야 한다. 자원과 지리적 제한으로 인해 이 단계에서의 치료가 전체 민간 기준에 미치지 못할 수도 있지만, 이것이 목표이다.

- 국제적인 배경에서 전술 의학의 전달 모델에 대해, 법 집행 작전을 지원하기 위한 전술 의학의 사용은 현재 국제적으로 널리 퍼져 있으며, 지원을 위한 구성과 실천 범위가 상당히 다양하다. 핀란드와 덴마크와 같은 국가들은 미국의 전통과 경험을 바탕으로 한 TEMS 팀을 주로 구성하고 있는 반면, 영국과 같은 다른 국가들은 그들이 엘리트 부대 내에 고도의 의학 역량을 갖춘 경찰관들을 보유하고 있다. 영국은 또한 그들의 경찰관들에게 응급 의료와 다양한 사전 병원 외상 치료의 측면을 가르치는 국가 표준 교육과정을 오랫동안 가지고 있다. 프랑스에서는 2017년 바타클란 공격과 같은 복잡한 공격에서 성공적으로 입증된 대테러 부대의 일부로 완전히 통합된 전술 의사 시스템을 가지고 있다.

아. 요약

지난 20년 동안, 전술 응급의료 지원(TEMS)과 전술 의학은 확산되고 진화해 왔다. 전장에서 얻은 교훈의 기초는 여전히 유효하며, TEMS 팀은 적대적 환경에서 적절한 기본 외상 치료를 제공하는 전문가여야 한다. 전술 의학의 다양성이 증가하고 있으며, 각 전술 환경은 적응해야 할 고유한 도전을 가지고 있다. TEMS가 지속적으로 변화하는 위협과 대규모 사상자 사건에 대한 참여에 적응해야 한다는 점을 인식해야 한다. 향후 연구는 전술 의학의 의학적 측면뿐만 아니라 TEMS 팀 구성, 능력, 교육 과정에 대한 중요한 문제에도 초점을 맞춰야 한다.

테러에 노출된 경찰의 신체 건강 영향

"세계무역센터(WTC) 먼지 노출 후 건강 효과에 대한 업데이트" 연구는 WTC 먼지 노출이 일으킬 수 있는 폐, 심혈관계 및 중추신경계에 미치는 영향을 조사하였다.[19] 생존한 구조 및 복구 작업자들이 WTC 먼지 노출로 인해 가속화되거나 악화될 수 있는 연령 관련 질병에 점점 더 취약해지고 있다고 지적했다.[19] 이 먼지는 고농도의 위험한 물질을 포함하고 있으며, 초기에 구조 및 복구 작업자들에게 큰 영향을 미쳤다.[19] 또한, 이 먼지는 폐 기능 저하, 천식, 만성 폐쇄성 폐질환(COPD), 폐 섬유증 등 다양한 폐 질환과 관련이 있다.[19] 또한 WTC 먼지 노출은 심혈관 질환의 위험을 증가시키는 것과 관련이 있었다. 먼지 노출은 혈압 상승, 심장 질환, 심근경색 및 뇌졸중의 위험 증가와 관련이 있다.[19] 중추신경계에 미치는 영향으로는 우울증, 인지 장애, 신경 퇴행 및 치매 발달 위험 증가가 포함된다.[19] WTC 먼지에는 뇌 건강에 해로운 다양한 신경 독소가 포함되어 있으며, 이는 신경계 기능 장애로 이어질 수 있다.[19]

캐펠레티와 동료들은 소이탄을 사용한 테러 공격에 대한 후향적 분석을 통해 폭발 현장에서 시신까지의 거리와 일산화탄소 노출 독성의 지표인 카복시헤모글로빈 수준 사이에 직접적인 연결이 없다는 결론을 내렸다.[20] 결과적으로, 외상은 폭발 현장에서 더 멀리 떨어진 대부분의 피해자들에게 치명적이지 않았으며, 특히 불과 일산화탄소가 사망의 주요 원인으로 작용한 경우였다.[19] 이 연구는 사건의 역학을 재구성하는 데 있어 법의학과 경찰 작업에서 잠재적인 오류를 줄이는 데 중요한 시사점을 제공한다.[20]

세계의 경찰 테러대응 도중 구조 전략

테러 공격 도중 구조 임무는 모든 구조 부대(경찰 및 비경찰 부대 포함)에게 매우 도전적이다.[21] 활동 중인 살인 사건 동안 구조 임무의 질과 안전을 개선하기 위해서는 공통의 구조 임무 목표와 전략을 적응하는 것이 필수적이다.[21] 독일 연방 공화국은 모든 구조 부대의 안전과 가능한 많은 부상자의 생존을 우선 목표로 한다.[21] 또한, 사회-정치적 무결성의 보존 및 재수립은 활동 중인 살인 사건 관리의 상위 목표이다.[21] 전략적 사건 우선순위는 살인을 멈추고 가능한 한 많은 생명을 구하는 것이다.[21] 생명을 위협하는 통제 불가능한 출혈을 가진 부상자의 조기 식별 및 우선순위에 따른 운송은 주요 임무이며, 안전 문제와 관련하여 현장에서의 가능한 가장 짧은 시간의 체류가 중요한 요구 사항이다.[21]

영국 경찰력은 현재 영국이 직면한 신흥 테러 위협에 대한 전술적 접근을 적응해야 했다.[22] 이것은 인가된 무기 소지 경찰관의 다른 긴급 서비스 인원과의 협업 훈련, 교육 및 행동에서 진화를 가져왔으며, 부상당한 부상자들에게 즉각적인 생명 구조 서비스 제공 능력을 증가시켰다.[22]

미국 피츠버그에서는 1981년부터 응급의학 전공의 프로그램의 일환으로 "24/7/365" 의사 대응 시스템을 포함하고 있으며, 피츠버그 대학교의 응급의학 전공의 프로그램의 교수진들이 응급의료체계(EMS) 교육 및 인증을 받은 응급의학 전공의들과 함께 피츠버그 공공안전국(Police Fire and EMS)의 구성원들과 긴밀히 협력하여 현장 의학 지휘를 제공하고 병원 전단계에서 치료 경험을 쌓고 있다.[23] 특수 무기 및 전술(SWAT) 팀에는 훈련된 전술적 응급의료 제공자를 포함시키는 것이 권장되었으며, 2011년에 피츠버그 EMS 부서는 16명의 구급대원을 SWAT 과정에 등록하여 전술 EMS (TEMS) 팀에 통합시켰다.[23] TEMS 팀원들은 의료 위협 평가, 사전 배치 팀의 예방적 건강 관리 및 부상자의 현장 의료 관리를 지원한다.[23]

미국 피츠버그 생명의 나무 유대교 회당 총격 사건 케이스 스터디[23]

2018년 10월 27일 토요일, 반유대주의 동기를 가진 한 남성이 펜실베니아 주 피츠버그의 스쿼럴 힐에 위치한 생명의 나무 회당에 들어가 AR-15 반자동 소총과 세 개의 권총을 가지고 예배자들에게 총격을 가했다. 이 사건으로 최종적으로 11명의 민간인이 현장에서 사망하고 8명이 비치명적 부상을 입었으며, 이 중 5명은 경찰관이었다(표 16-4). 부상당한 생존자 모두는 현장에서 세 개의 지역 1급 외상 센터 중 한 곳에서 치료를 받

표 16-4. 부상 설명 및 현장 의료 개입

환사	기술	현장처치
1	상/하지 부상을 입은 경찰관	지혈대, 압축 드레싱
2	피상적인 얼굴 찰과상을 입은 경찰관	간단한 붕대
3	하복부 총상을 입은 민간인	없음
4	사지 부상을 입은 민간인	지혈대 및 압축 드레싱
5	머리, 목, 다수의 사지 부상을 입은 SWAT 요원	지혈대, 상처 치료
6	사지 부상을 입은 SWAT 요원	지혈대, 지혈제, 압력 붕대
7	사지 부상을 입은 총격범	지혈대, 지혈제, 압력 붕대
8	청력 상실을 겪은 SWAT 요원	EMS에 의해 이송되지 않음

표 16-5. 피츠버그 SWAT 경찰관들이 소지하는 개인 응급 처치 키트(IFAK) 내용물

1개의 래칭 의료용 지혈대(RMT) 1.5인치-전술용
1개의 지혈 거즈 붕대
1개의 압축 붕대
1개의 비강기도 28 Fr 윤활제 포함
1개의 FASTBreathe 흉부 밀봉(FTS)-통기 가능
1개의 FAST 전투 상처 밀봉(CWS) 6인치
1개의 압축된 멸균 거즈 4인치 * 4야드
2개의 Tefla 비접착 패드 3인치 * 6인치
1개의 비상용 마일라 담요
1개의 밴드-에이드 팩
1개의 외과용 천 테이프 1인치 * 10야드
1쌍의 HD 니트릴 장갑 (사이즈: 엑스트라 라지)
1개의 활동성 외상 가위 5인치
1개의 부상자/치료 카드
1개의 활동성 외상 파우치 (ATP) 차량 시스템

았다. 부상자들은 종종 전쟁 현장에서 볼 수 있는 상처를 입었으며, 이는 고속 무기의 특징이었다.

피츠버그에서는 1981년부터 응급의학 전공의 프로그램의 일환으로 "24/7/365" 의사 대응 시스템을 포함하고 있으며, 피츠버그 대학교의 응급의학 전공의 프로그램의 교수진들이 응급의료체계(EMS) 교육 및 인증을 받은 응급의학 전공의들과 함께 피츠버그 공공안전국(Police Fire and EMS)의 구성원들과 긴밀히 협력하여 현장 의학 지휘를 제공하고 병원 전단계에서 치료 경험을 쌓고 있다. 특수 무기 및 전술(SWAT) 팀에는 SWAT 경찰관들이 소지하는 개인 응급 처치 키트(IFAK)와 훈련된 전술적 응급의료 제공자를 포함시키는 것이 권장되며, 2011년에 피츠버그 EMS 부서는 16명의 구급대원을 SWAT 과정에 등록하여 전술 EMS (TEMS) 팀에 통합시켰다(**표 16-5**). TEMS 팀원들은 의료 위협 평가, 사전 배치 팀의 예방적 건강 관리 및 부상자의 현장 의료 관리를 지원했다.

이 사건 이전에 사건이 발생한 지역에서 피츠버그 대학 의료센터(UPMC)와 피츠버그시는 공공안전 기관을 위한 합동 활동 사수 훈련 시리즈를 시작했다. 이 훈련에서 그들은 SWAT 및 TEMS 부대의 전술 작전과 병행하여 활동하는 선호되는 대응 모델을 개발하고 연습하는 것을 목표로 했다. 이 합동 모델은 일차 대응자들이 환자에게 신속하게 접근하여 즉각적인 생명 구조 조치를 제공하고 법 집행 요원의 보호 아래 외상 시설로 신속하게 후송할 수 있는 결합된 대응 팀을 사용한다.

병원 내 준비는 피츠버그 의료 센터 프레스비테리안 대학병원에서 이루어졌으며, 이 병원은 이 사건으로 인한 대부분의 환자를 수용했다. 병원은 여러 해에 걸친 연습을 통해 정제된 대량 사상 사건(MCI) 계획을 가지고 있었으며, 이는 이스라엘에서 얻은 교훈에 기반을 두고 있었다. 이 접근법은 가능한 한 간단하게 치료를 유지하는 기본 원칙을 사용했다. 이스라엘 모델을 기반으로, "직무-행동 카드"가 있으며 (예: 응급실 담당의사, 간호 책임자, 분류 간호사, 주도 외상 담당의 등) 대규모 사상 사건(MCI) 계획 활성화 시에 배포되었다. 각 카드는 단계별 체크리스트가 포함된 단일 적층 페이지루 구성된다. 제공자 지침은 단순하며 업무와 역할의 단순성에 중점을 두었다. 계획을 암기할 필요는 없으며, 필요할 때 어디에서 찾을 수 있는지 알고 나서 체크리스트를 따라야 했다.

계획에 따라 주로 응급실 담당의와 외상 외과의사를 치료 팀으로 나누었다. 응급실의 마취 연락관은 수술실과 협력하여 선택적 수술을 취소했다. 중환자실 연락관은 근무 중 관리자(AOD)와 협력하여 중환자실 수용력을 만들었다. 내과 연락관은 추가 입원 직원을 호출하고 수용력을 만들 준비를 했다.

병원 중앙 공급 부서는 추가 외상 및 호흡기 용품이 포함된 세 개의 큰 미리 준비된 재난 카트를 보냈다. 이 카트들은 중앙에 보관되며 MCI 계획 활성화 시 응급실로 보내진다. 마찬가지로, 병원 약국은 통증 및 신속한 시퀀스 유도를 위한 응급 약물 보관함을 유지하며, 이것들도 자동적으로 응급실로 보내진다. 혈액은행은 응급 혈액 제품의 미리 준비된 보관함을 보냈다.

이 사건은 미리 계획된 다기관 협력 대응을 사용했다. 미리 계획된 대응 연습, 의료 제공자와 안전 관리자의 긴밀한 통합, 현장 안전, 초기 평가 영역, 그리고 지혈대 사용은 이 사건에서 생명을 구하는 데 도움이 되었으며, 미래의 준비와 대응을 개선하기 위한 귀중한 교훈을 얻었다. 교훈의 구체적인 내용은 아래와 같다.

가. 준비 및 계획

- 폭력 행위는 어디에서나 발생할 수 있다.
- 준비된 의료 장비의 위치가 중요하다.
- 병원 전체 경보의 용이한 활성화에 대한 훈련은 필수적이며, 자주 강화되어야 한다.
- 대량 사상 사건 계획은 다학제적이어야 하며, 의료 제공자와 보조 서비스 모두를 포함해야 한다.
- 자주 실시하는 연습이 중요하다.
- 법 집행관의 신원을 확인하고 의료 현장으로의 이동을 관리할 계획을 세워야 한다.

나. 사건 대응

- SWAT 운영자는 다른 장비와 마찬가지로 IFAK (개인 응급 처치 키트) 검사가 필요하다.

- 민간인 공공 대규모 총격 사건에서도 부상은 현대 전투 현장의 상처를 반영할 수 있다.
- 단일 지혈대로는 충분한 출혈 정지를 달성하지 못할 수 있다.
- 안전한 범위 내에서 가능한 한 전방에 배치된 TEMS 요소는 생명을 구할 수 있다.
- 대규모 사상 사건 발생 시, 많은 의료 제공자들이 호출되지 않아도 병원에 자발적으로 나타날 수 있다.
- MCI (대규모 사상 사건) 또는 활동 중인 총격 사건 초기에는 사상자 데이터가 불확실할 수 있다. 초기 대응 시 필요성을 과대 평가하는 것이 좋다.

4) 제한점

GTD는 글로벌 테러 사건의 종합적 기록이다. 이것은 테러리즘 및 대테러리즘 연구 국립 컨소시엄에 의해 유지되며, 글로벌 테러리즘 지수(GTI)와 같은 다른 테러 관련 조치의 기반이 된다. GTD에만 전적으로 의존하는 것은 다른 일반적인 출처와 온라인 검색을 통한 확인으로 부분적으로 완화되지만, GTD에 보고되지 않은 사건이 있으면 발견의 진실성을 제한할 수 있다. GTD와 같은 기존 데이터베이스를 데이터 소스로 사용하는 것은 잠재적으로 잘못된 코딩 오류나 데이터 입력 오류와 같은 도전을 내재하게 한다. 또한 테러리즘이라는 용어에 대한 일관된 정의의 부재는 이러한 사건의 라벨링에서 데이터베이스 간의 불일치를 생성할 수 있다. 테러 사건의 명확하고 자세한 문서화는 보고의 제한, 독립적인 확인의 부재 및 정부 출처 내의 투명성 부재로 인해 더욱 방해받는다.

5) 결론

전 세계적으로 경찰을 대상으로 한 테러리즘은 아프가니스탄, 이라크 순으로 테러 공격 빈도 및 사상자가 가장 높았고 그 다음은 인도였다. 사건당 평균 경찰 사망자 및 부상자 수가 가장 높은 나라는 시리아였다. 경찰을 향한 테러 공격의 가장 흔한 유형은 폭탄/폭발이었고 그 다음이 무장 공격이었다. 테러리스트의 공격을 가장 많이 받은 경찰 세부 대상은 경찰 보안군/관이었다. 테러에 노출된 경찰은 정신건강 외상 후 스트레스 장애(PTSD)의 위험이 높았다. 전술 전투 상해 치료(TCCC)와 사지 출혈에 대한 지혈대 사용의 필요성과 범죄자 탐지 및 추적을 위한 사물인터넷(IoT) 기반 모바일 협업 시스템과 같은 경찰의 테러리즘 대응을 돕는 혁신 기술들이 도입되기도 하였다.

폭력을 통한 극단화 감소를 위한 파트너인 경찰의 역할을 강조하는 다기관 프로그램이 강조되어 왔고 프로그램의 성공의 핵심 열쇠로 기관 간 신뢰 구축과 임무 및 목표에 대한 공통의 이해, 그리고 정보 공유가 강조되어 왔다. 전술응급의료지원은 현대 경찰의 테러대응 및 피해자 구조 작전을 위한 필수 전략이 되었다. 경찰 테러를 완화, 준비, 대응 및 복구하기 위해서는 이와 같은 다기관 다면적인 요소들을 조정하는 데 필수적인 지식과 훈련을 갖춘 대테러의학 전문가들의 개입이 필수적이다.

REFERENCE

1. Khan R. National security imperatives of Pakistan peace in FATA and Afghanistan. J Pak Army G Book. 2016;97-103.
2. Soherwordi H. Pakistan's baneful courtship: No more frontline ally of US. J Pak Army G Book. 2016;12-22.
3. Cheema N. Pakistan's Global Image: Perception and Causes. Asian Affairs J Weblog. 2016.
4. Angel M. Resilience, posttraumatic stress and posttraumatic growth: Veterans and active military duty members coping trajectories following traumatic event exposure. J Nurs Edu Today. 2016;4(1):1-13. doi: 10.1016/j.nedt.2016.04.001
5. Bressler RA, Raible S, Lührs M, et al. No threat: Emotion regulation neurofeedback for police special forces recruits. Neuropsychologia. 2023;190:108699. doi: 10.1016/j.neuropsychologia.2023.108699. Epub 2023 Oct 9. PMID: 37816480.
6. de Valence T, Suppan L. Physicians in police tactical teams-ethical considerations. Scand J Trauma Resusc Emerg Med. 2023;31(1):42. doi: 10.1186/s13049-023-01110-z. PMID: 37644598; PMCID: PMC10466767.
7. Nourry N, Alsayed Obeid S, Rolling J, et al. Posttraumatic stress disorder and depression after the 2018 Strasbourg Christmas Market terrorist attack: a comparison of exposed and non-exposed police personnel. Eur J Psychotraumatol. 2023;14(2):2214872. doi: 10.1080/20008066.2023.2214872. PMID: 37305952; PMCID: PMC10262818.
8. Skogstad L, Heir T, Hauff E, et al. Post-traumatic stress among rescue workers after terror attacks in Norway. Occup Med (Lond). 2016;66(7):528-35. doi: 10.1093/occmed/kqw063. Epub 2016 Jun 20. PMID: 27325417.
9. Mazurkiewicz DW, Strzelecka J, Piechocka DI. Terrorism's Impact on Mental Health Outcomes among Directly and Indirectly Exposed Victims and the Development of Psychopathology. J Clin Med. 2022;11(9):2630. doi: 10.3390/jcm11092630. PMID: 35566764; PMCID: PMC9104983.
10. Azeem A, Kiran N. Post traumatic growth among police officials who participated in Global war on Terror in FATA (Federally Ministered Areas) Pakistan. Pak J Med Sci. 2022;38(3Part-I):450-5. doi: 10.12669/pjms.38.3.5324. PMID: 35480514; PMCID: PMC9002422.
11. Bressler RA, Raible S, Lührs M, et al. No threat: Emotion regulation neurofeedback for police special forces recruits. Neuropsychologia. 2023;190:108699. doi: 10.1016/j.neuropsychologia.2023.108699. Epub 2023 Oct 9. PMID: 37816480.
12. Spyropoulos AZ, Bratsas C, Makris GC, et al. Entropy and Network Centralities as Intelligent Tools

for the Investigation of Terrorist Organizations. Entropy (Basel). 2021;23(10):1334. doi: 10.3390/e23101334. PMID: 34682058; PMCID: PMC8534437.

13. Smeets MM, Vandenbossche P, Duijst WL, et al. Validation of a new method for saliva cortisol testing to assess stress in first responders. Emerg Med J. 2021;38(4):297-302. doi: 10.1136/emermed-2019-209205. Epub 2021 Feb 11. PMID: 33574024.

14. Bilali R. Fighting Violent Extremism With Narrative Intervention: Evidence From a Field Experiment in West Africa. Psychol Sci. 2022;33(2):184-95. doi: 10.1177/09567976211031895. Epub 2022 Jan 6. PMID: 34990306.

15. Borgers F, Van Boxstael S, Sabbe M. Is tactical combat casualty care in terrorist attacks suitable for civilian first responders? J Trauma Acute Care Surg. 2021;91(4):e86-e92. doi: 10.1097/TA.0000000000003337. PMID: 34238863.

16. Tundis A, Kaleem H, Mühlhäuser M. Detecting and Tracking Criminals in the Real World through an IoT-Based System. Sensors (Basel). 2020;20(13):3795. doi: 10.3390/s20133795. PMID: 32645873; PMCID: PMC7374392.

17. Mazerolle L, Cherney A, Eggins E, et al. Multiagency programs with police as a partner for reducing radicalisation to violence. Campbell Syst Rev. 2021;17(2):e1162. doi: 10.1002/cl2.1162. Update in: Campbell Syst Rev. 2020 Aug 05;16(3):e1110. PMID: 37131922; PMCID: PMC8356331.

18. Gregory R Ciottone. Ciottone's Disaster Medicine e-Book. 3rd ed. ELSEVIER; Ch 89. Tactical Emergency Medical Support. pp. 564-7.

19. Mears MJ, Aslaner DM, Barson CT, et al. Health effects following exposure to dust from the World Trade Center disaster: An update. Life Sci. 2022;289:120147. doi: 10.1016/j.lfs.2021.120147. Epub 2021 Nov 14. PMID: 34785191; PMCID: PMC8791014.

20. Cappelletti S, Piacentino D, Ronchi FU, et al. Are carboxyhaemoglobin levels and distance of the corpse from the site of explosion linked? Results from the retrospective analysis of a terroristic attack. Med Leg J. 2021;89(4):247-9. doi: 10.1177/00258172211052348. Epub 2021 Nov 10. PMID: 34758646.

21. Wurmb T, Franke A, Schorscher N, et al. Emergency response to terrorist attacks: results of the federal-conducted evaluation process in Germany. Eur J Trauma Emerg Surg. 2020;46(4):725-730. doi: 10.1007/s00068-020-01347-8. Epub 2020 Mar 23. PMID: 32206880; PMCID: PMC7429537.

22. Wheatley S, Hollingsworth AC, Greaves I. Responding to the marauding terror attack: the police perspective. BMJ Mil Health. 2020;166(2):80-3. doi: 10.1136/jramc-2018-000960. Epub 2018 Jul 16. PMID: 30012666.

CHAPTER

17

군대 테러리즘

CHAPTER | COUNTER-TERRORISM MEDICINE

17

군대 테러리즘

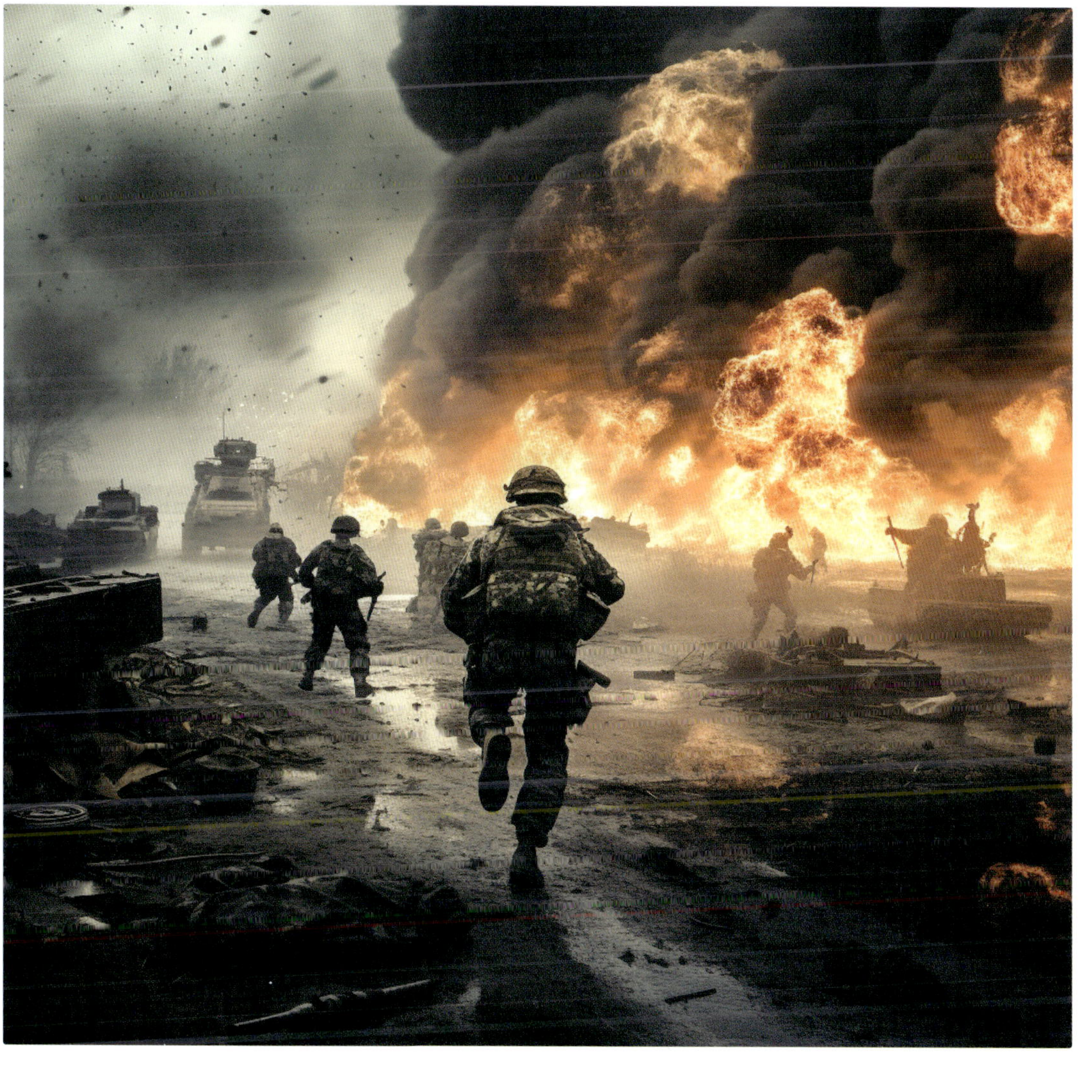

그림 17-1. 폭탄 테러 공격을 받고 있는 군부대.

이라크와 아프가니스탄 전쟁에서의 경험은 군사 외상 치료 발전에 큰 영향을 미쳤다.[1] 충돌로 얻은 교훈은 출혈 통제, 소생 전략 및 개선된 대피 방법에 중점을 둔 군사 외상 치료의 개선으로 이어졌다.[2] 군사 외상 치료는 민간 외상 시스템과 많은 핵심 개념을 공유하지만, 전장의 열악한 환경으로 인한 독특한 도전과제도 제시한다.[3] 처음부터 끝까지의 일관된 의료 계획의 구현이 효과적인 군사 외상 치료 제공을 위해 필수적임이 강조되어 왔다.[4] 외상 등록 레지스트리는 군사 및 민간 외상 치료에서 부상 데이터의 체계적 관리를 위해 기본적이다. 국제 연구 및 의료 지원 조직의 후속 개선을 위한 호환 가능한 데이터 수집 방법에 대한 합의가 중요하다.[5] 또한, 잘 정립되고 신뢰할 수 있는 외상 등록 레지스트리는 효과적인 (군사) 외상 연구에 필수적이다.[6] 최근 군사 작전에서의 성공적인 활용에 이어 전체 혈액 수혈 사용이 군사 외상 치료에서 다시 부상했다. 이 접근법은 또한 전체 혈액과 성분 요법 비교 시험이 진행 중인 일부 민간 외상 치료 설정에도 통합되었다.[7] Jud Janak 등에 의한 연구는 미국 국방부(DoD)가 현재 예방 가능한 사망 메트릭스나 군사 외상 치료 시스템 개선 기회에 대한 표준 방법론과 보고 절차를 가지고 있지 않다는 것을 밝혀냈다.[8] 이로 인해 예방 가능한 사망률이 3%에서 51%까지 광범위하게 나타나고 있다.[8] 또한, 군사 외상 치료 시스템을 개선할 기회를 식별하는 것도 다양한 방법론을 사용한 연구들로 인해 방해를 받고 있다. 이러한 문제들을 해결하기 위해, 국방 보건국(DHA)은 공동 외상 시스템(JTS)과 무장군 의학 검시 시스템(AFMES)에 명확한 지침과 표준 운영 절차를 수립하여 군사 예방 가능한 사망 검토를 수행하도록 지시했다.[8]

2023년 10월 7일 팔레스타인 무장정파이자 테러리스트 집단인 하마스는 가자지구 경계를 통해 육해공의 모든 루트로 안식일을 지내고 있던 이스라엘을 침공했다.[9] “알아크사 홍수”라는 작전명을 내세워 하마스는 한 번에 이스라엘로 5,000발이 넘는 미사일을 발사하여 이스라엘의 대공망인 아이언돔이 다 요격하지 못하게 하였고 그 결과 민간과 군에 심각한 피해를 야기하였다.[9]

이번 챕터에서는 GTD를 통해 전 세계의 군부대 타겟의 테러리즘에 대하여 분석하고 그 결과와 함께 CTM견지에서의 다양한 논의와 권장안을 제공하고자 한다.

1) GTD 빈도 및 세부 통계 분석(1970-2020)

군테러의 빈도는 2010년 이후 급증하는 추세를 보였으며 2015년에는 사망자와 부상자가 3,000명 이상으로 최고점을 기록하였다. 이는 2014년의 우크라이나 러시아의 돈바스 전쟁이 큰 영향을 주었을 것으로 추측된다.

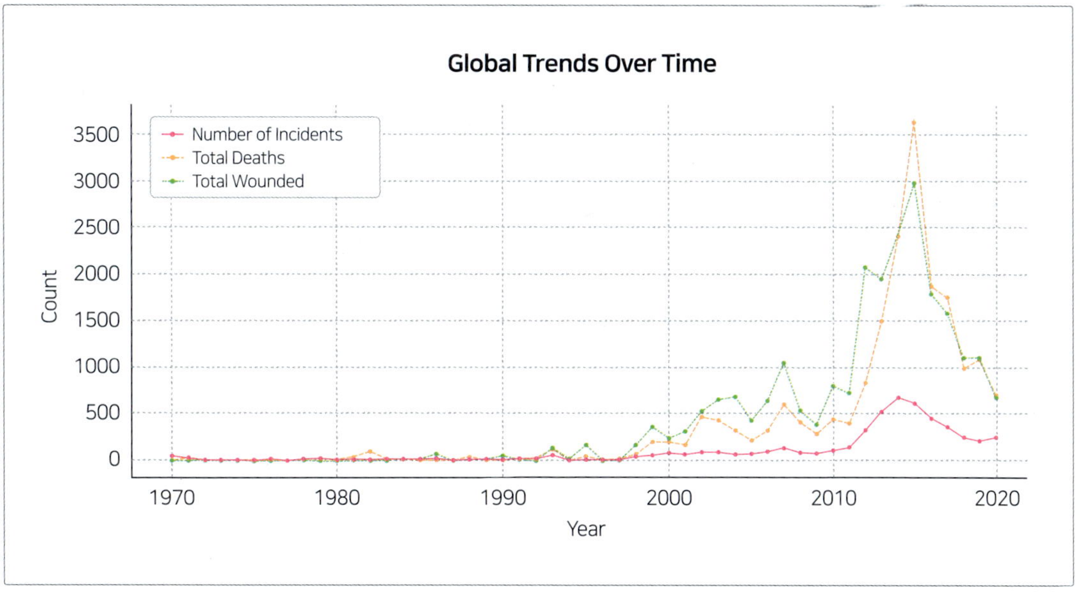

그림 17-2. 시간에 따른 군대 테러의 전 세계적인 사건 및 사상자 추세(1970-2020).
테러 공격 횟수 (빨간선); 총 사망자 수 (노란선); 총 부상자 수 (녹색선)

표 17-1. 세계 지역별 군대 테러로 빈도(1970-2020)

지역	총 사건 발생 빈도	총 사건 발생 비율 (%)
중동 & 북아프리카	1,920	34.49514912
남아시아	1,536	27.5961193
아프리카 사하라 이남	809	14.53467481
동남아시아	526	9.450233561
남아메리카	215	3.862738052
서유럽	202	3.629177147
북아메리카	143	2.56916996
동유럽	143	2.56916996
중앙아메리카 & 카리브해	45	0.808480057
중앙아시아	17	0.305425799
동아시아	10	0.179662235
Grand Total	5,566	100

지역별 군테러의 빈도는 중동 & 북아프리카 지역에서 1,920건(대략 34.5%)으로 가장 많았고 남아시아가 1,536건(대략 27.6%)으로 2위를 기록하였다(**표 17-1**). 총 사건 발생 빈도는 5,566건이었다(**표 17-1**).

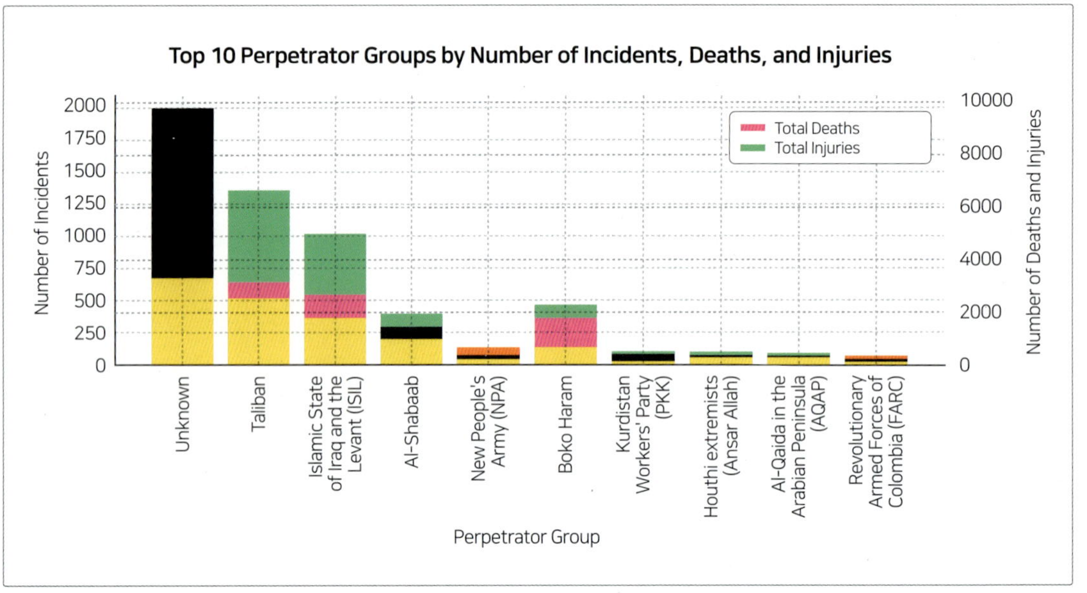

그림 17-3. 군 테러 공격, 사망 및 부상자를 많이 유발시킨 상위 10위의 테러 집단(1970-2020).

군 테러 공격, 사망 및 부상자를 많이 유발시킨 상위 10위의 테러 집단의 1위는 미상이었고 2위는 탈레반, 3위는 ISIL이었다(그림 17-3).

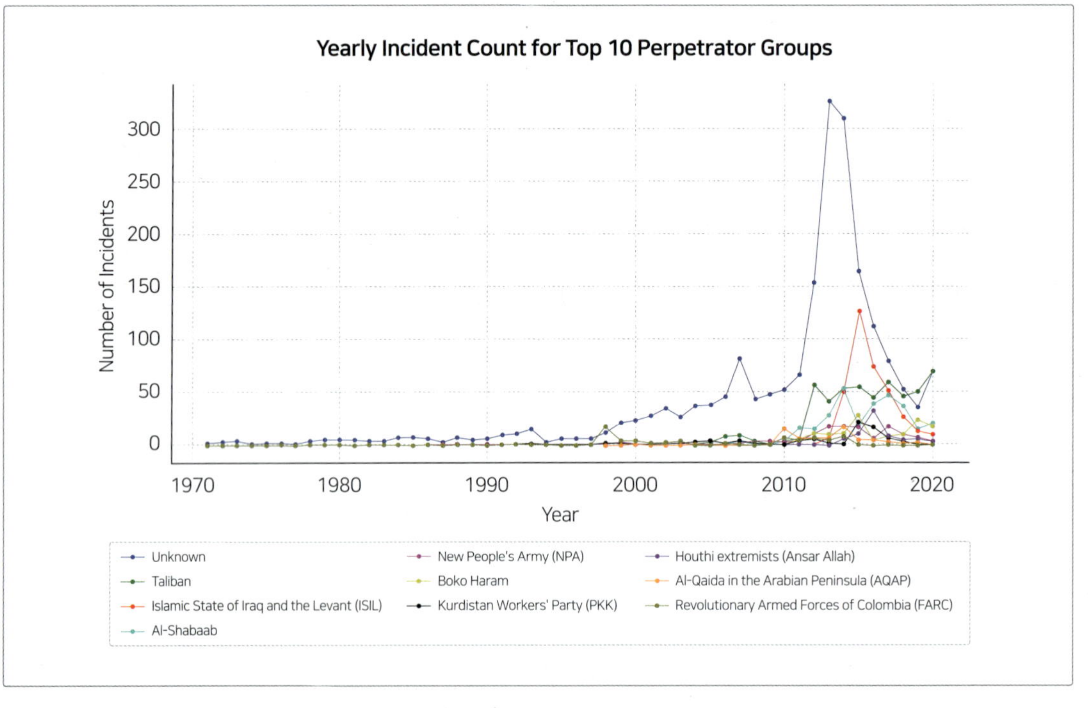

그림 17-4. 가장 많은 사건을 일으킨 상위 10개 테러리스트 그룹의 연도별 사건 수 추세(1970-2020).

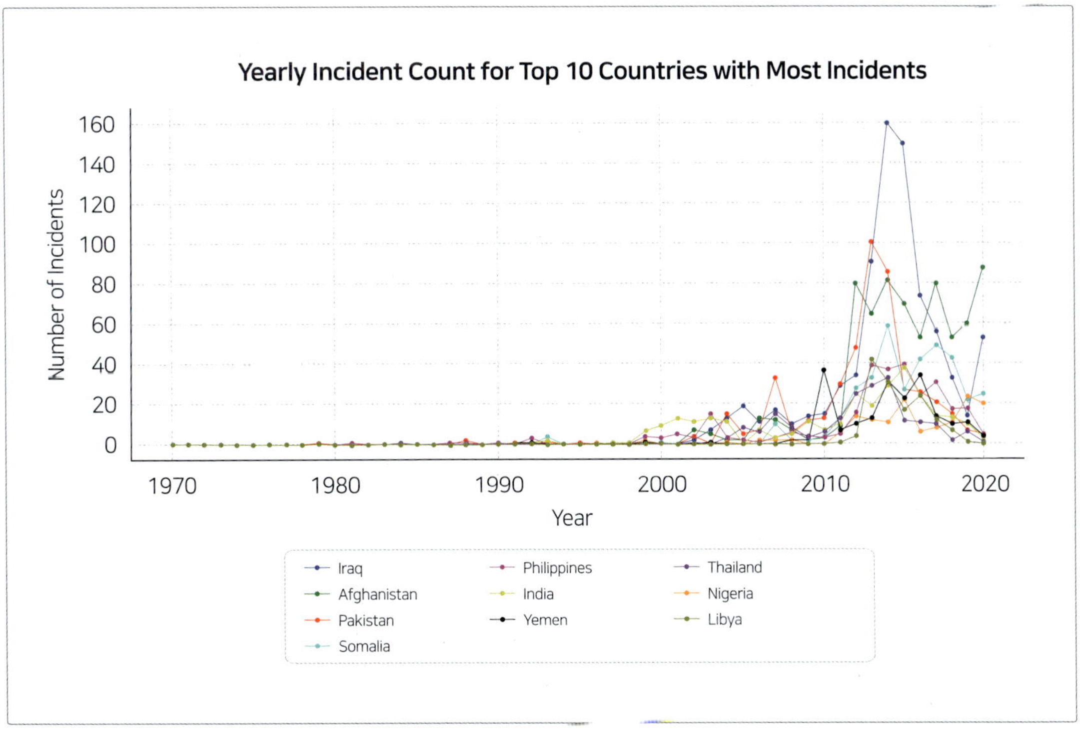

그림 17-5. 가장 많은 사건이 발생한 상위 10개 국가의 연도별 사건 수 추세 분석(1970-2020).

가장 많은 사건을 일으킨 상위 10개 테러리스트 그룹의 연도별 사건 수 추세에서 2013년에 미상 그룹이 300건 이상으로 가장 많았고 알려진 그룹에서는 ISIL이 2015년 100-150건 사이로 가장 많았다**(그림 17-4)**.

가장 많은 군 테러 사건이 발생한 나라 중에서도 1위는 2014년에 160건을 기록한 이라크였다**(그림 17-5)**. 그 뒤로는 2013년 파키스탄에서 100건으로 2위를 기록하였다**(그림 17-5)**. 그리고 3위는 2020년에 아프가니스탄에서 80-90건 사이를 기록하였다**(그림 17-5)**.

1970년부터 2020년까지 군대 테러로 인한 사상자 빈도 중 세계 상위 20위 국가에서 총 사망자 기준으로 1위는 이라크(3,989명), 2위는 아프가니스탄(3,738명), 그리고 3위는 시리아(1,707명)였다. 사건당 평균 사망자 수가 가장 높은 나라는 니세르(39.7명)였고 사건당 평균 부상자 수가 가장 높은 나라도 니제르(14.5명)였다**(표 17-2)**.

표 17-2. 세계 상위 20위 국가의 군대 테러로 인한 사상자 빈도(1970-2020)

나라	총 사망자 수	총 부상자 수	총 사건 수	사건당 평균 사망자 수	사건당 평균 부상자 수
이라크	3,989	5,132	802	4.97	6.4
아프가니스탄	3,738	4,470	693	5.39	6.45
시리아	1,707	1,709	135	12.64	12.66
나이지리아	1,240	372	144	8.61	2.58
소말리아	1,060	1,154	365	2.9	3.16
파키스탄	1,010	1,829	467	2.16	3.92
예멘	726	640	199	3.65	3.22
리비아	437	332	139	3.14	2.39
필리핀	436	659	291	1.5	2.26
인도	420	1,156	288	1.46	4.01
니제르	397	145	10	39.7	14.5
콩고 민주주의 공화국	376	77	74	5.08	1.04
러시아	347	498	70	4.96	7.11
알제리	305	478	92	3.32	5.2
스리랑카	303	682	75	4.04	9.09
카메룬	303	110	24	12.62	4.58
이집트	294	317	134	2.19	2.37
말리	227	111	42	5.4	2.64
수단	216	69	22	9.82	3.14
터키	202	497	115	1.76	4.32

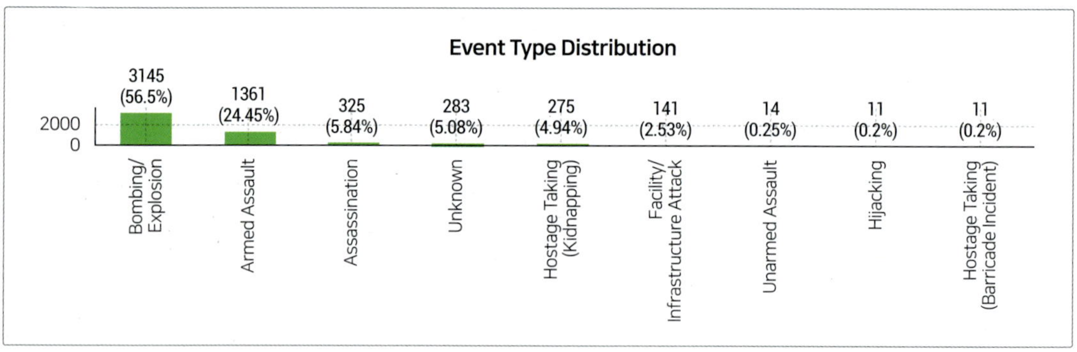

그림 17-6. 공격 유형에 따른 사건 분류(1970-2020).

공격 타입에 따른 사건 유형 분포는 가장 흔한 사건 유형은 폭발/폭탄 공격(n = 3,145, 56.5%)이며, 이를 따르는 사건 유형은 무장 공격(n = 1,361, 24.45%)이었다.

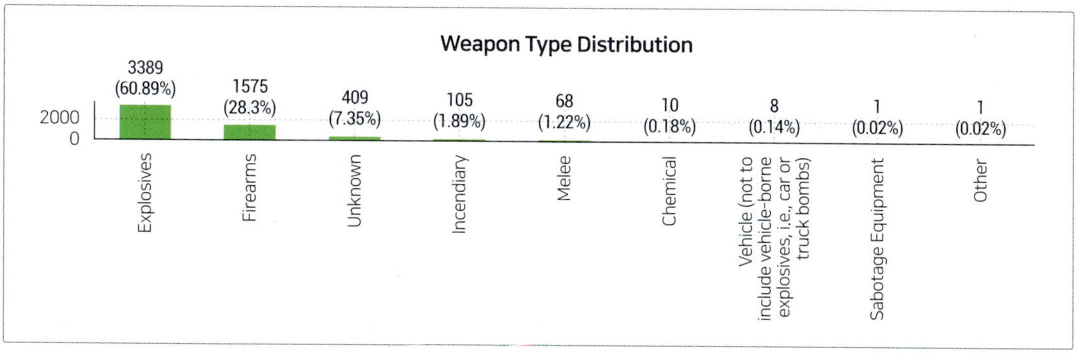

그림 17-7. 무기 유형에 따른 사건 분류(1970-2020).

무기 유형에 따른 사건 분류에서는 폭발물(n = 3,389, 60.89%) 및 총기류(n = 1,575, 28.3%)가 가장 흔히 사용되었다(그림 17-7).

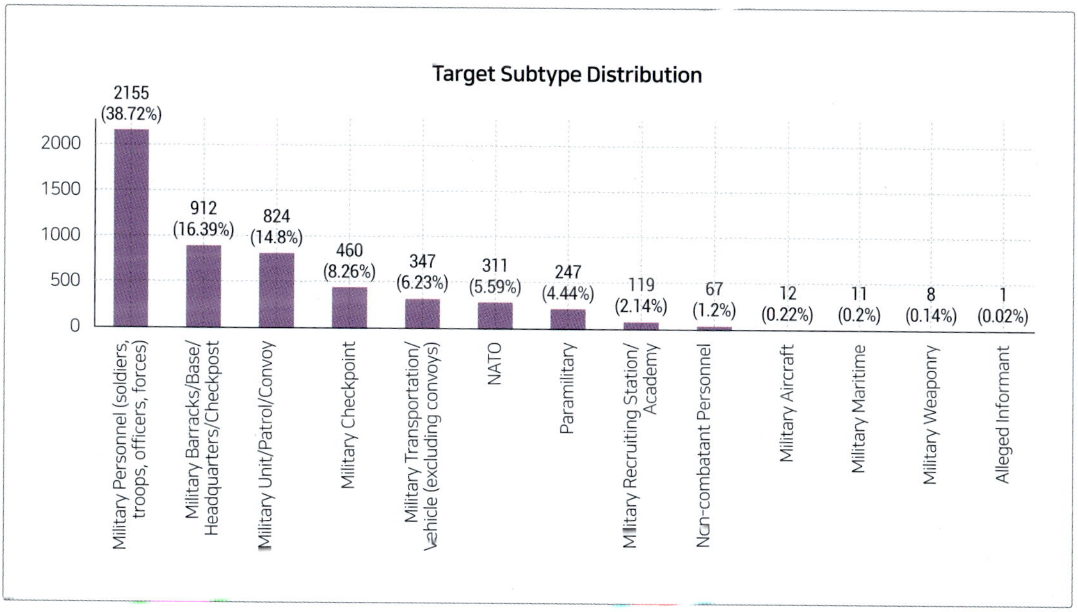

그림 17-8. 타겟 세부 유형에 따른 사건 분류(1970-2020).

타겟 세부 유형에 따른 사건 분류에서는 군인(n = 2,155, 38.72%) 및 군기지(n = 912, 16.39%)가 가장 흔한 타겟 유형이었다(그림 17-8).

2) 토론

1970년부터 2020년까지 51년 동안 전 세계에서 군을 향한 테러는 총 5,566건 발생하였다. 지역별 군테러의 빈도는 중동 & 북아프리카 지역이 가장 많았고 그 다음이 남아시아였다. 군테러의 빈도는 2010년 이후 급증하는 추세를 보였으며 2015년에는 사망자와 부상자가 최고점을 기록하였다. 군 테러 공격, 사망 및 부상자를 많이 유발시킨 상위 10위의 테러 집단의 1위는 미상이었고 2위는 탈레반, 3위는 ISIL이었다. 1970년부터 2020년까지 군대 테러로 인한 사상자 빈도 중 세계 상위 20위 국가에서 총 사망자 기준으로 1위는 이라크, 2위는 아프가니스탄, 그리고 3위는 시리아였다. 사건당 평균 사망자 및 부상자 수가 가장 높은 나라는 니제르였다. 공격 타입에 따른 사건 유형 분포로 가장 흔한 사건 유형은 폭발/폭탄 공격이었으며 무기 유형에 따른 사건 분류에서는 폭발물이 가장 흔히 사용되었다. 타겟 세부 유형에 따른 사건 분류에서는 군인이 가장 흔한 타겟 유형이었고 군기지가 그다음 빈도였다.

분석에서 알려 주듯이 폭발물은 군대 테러에 가장 흔히 사용되는 무기유형이었다. 폭발로 인한 손상은 단순하지 않고 복합적 손상을 유발하는 경향이 있어 의료대응체계에 심각한 부담을 야기한다. 이러한 역학적 특성과 관련하여 2021년 미국 군인이 20년간의 분쟁을 뒤로하고 남아시아 지역 국가인 아프가니스탄에서 철수할 때 실제로 발생했던 자살폭탄 테러와 그로 인한 사상자 처치를 위한 효과적인 의료대응의 경험을 담은 보고서의 내용을 이하에 소개한다.[10]

아프가니스탄 탈출 중 미국 및 연합군 군사 팀의 의료 대응 보고서[10]

20년간의 분쟁 끝에, 미국은 2021년 8월 아프가니스탄에서 철수함으로써 가장 긴 군사 작전을 공식적으로 종료했다. 이 인수 과정의 마지막 단계는 탈레반의 급격한 증가로 복잡해졌으며, 이는 전 세계적인 대유행의 배경하에 대규모 난민 위기를 초래했다. 취약한 국제 인력과 아프간인들을 대피시키기 위해 '동맹국 피난처 작전'이 시작되었으며, 이는 수천 명의 미국 군인들이 신속히 배치되어 카불의 인도주의적 상황에 대응한 노력이었다. 미국 철수의 마지막 날들은 탈레반에 의한 카불 함락 이후 하미드카르자이 국제공항(HKIA)에서의 대규모 공중 구조 작전으로 절정에 달했다. 2021년 8월 26일, 카불을 탈출하려는 수천 명의 절박한 아프간인들이 HKIA로 들어가기 위해 문을 몰려들었다. 주요 검문소는 미 해병대가 맡고 있던 애비 게이트였다. 현지 시간으로 오후 5시 40분경, 자살 폭탄범이 폭발물을 터뜨려 최소 170명의 아프간인과 13명의 미군 병사가 사망하고 수백 명이 부상을 입었다. 이 대규모 사상자(MASCAL) 사건은 미국과 북대서양 조약기구(NATO) 의료 및 외과 팀이 HKIA에 배치되어 관리했다. 15시간 이상의 임상 치료 후, 이 참사로 인한 사상자들은 역사상 가장 큰 인도주의적 공중 수송과 동시에 중환자

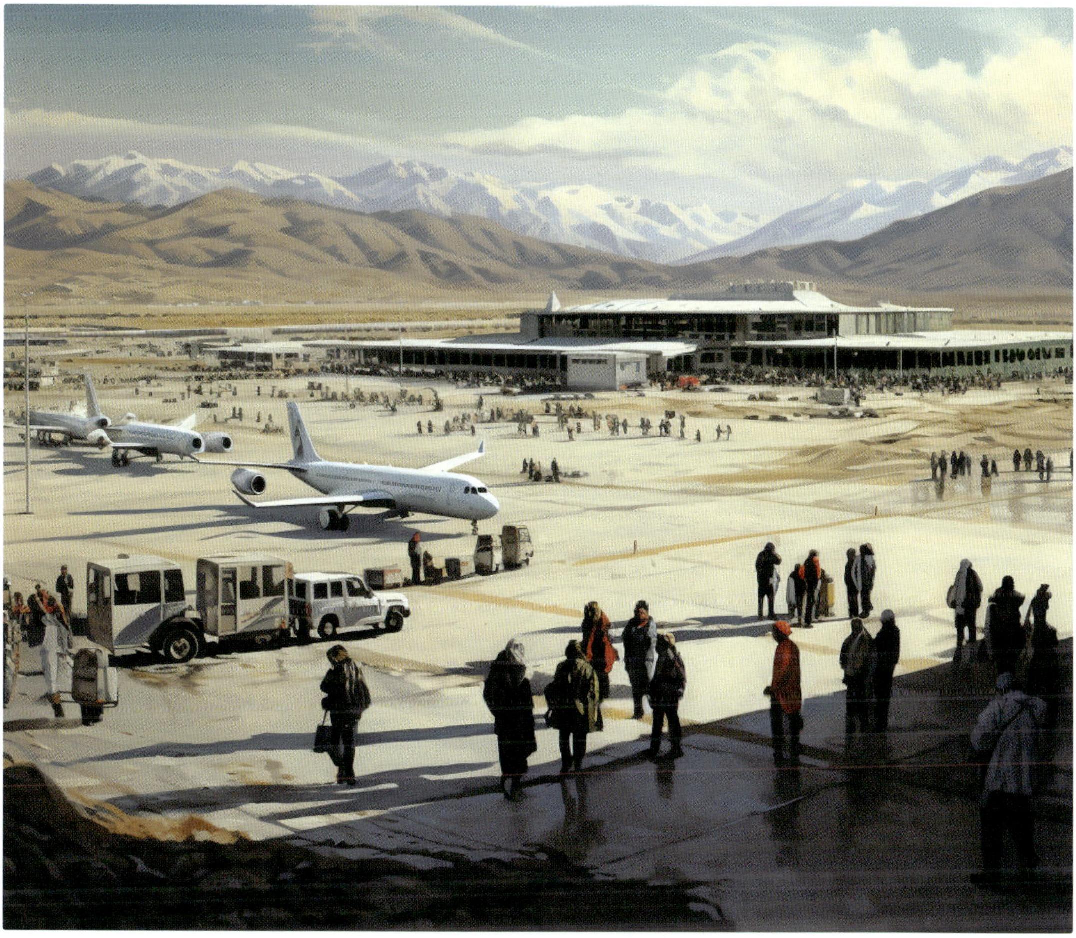

그림 17-9. 아프가니스탄 카불 하미드 카르자이 국제공항(HKIA).
HKIA, Hamid Karzai International Airport

치료팀에 의해 독일로 이송되었다.

가. 장소

카불, 아프가니스탄-HKIA 하미드 카르자이 국제공항은 카불 수도 도시 중심부에 위치한 큰 민간 공항이다. 비행 라인의 한쪽은 프랑스가 2012년에 현대 기준으로 지은 작지만 질 갖춰신 NATO 군사 치료 시설(MTF)이 있는 안전한 NATO 군사 기지였다. 이 병원은 처음에 아프간 민간인과 어린이들을 돌보다가 HKIA 내에서 NATO 전시 임상 임무를 맡게 되었다(그림 17-9).

나. NATO 군사 치료 시설(MTF)

이 NATO MTF에는 두 개의 수술실, 10개의 중환자실 침대, 다섯 개의 외상 베이, 그리고 총 여덟 개의 외상 베이로 확장할 수 있는 세 개의 추가 응급실 침대가 있었다. 미국 철수 마감일 전에 예상되는 적대 행위에 대비하여, 이 NATO MTF에는 다섯 개의 미국 및 NATO 외과 팀이 배치되었으며, 대피 마감일에 이르기까지 추가 이동 군사 외과 팀이 도착하여 병원의 수용력과 능력을 강화했다. MTF는 외과의, 마취과 의사, 응급의학 전문의를 비롯한 세부 전문 의사들과 마취 간호사, 중환자실 간호사, 호흡 치료사 및 수많은 지원 인력으로 구성되었으며, 100개 이상의 혈액 제품과 컴퓨터 단층 촬영기를 유지했다. 최종 대피 전 한 달 동안, 임상 활동이 기지 주변의 활동 증가로 인해 늘어났으며, 병원은 45건의 외상 활성화를 관리하고 190명 이상의 외상 및 비외상 환자를 돌보았다. 이러한 사상자들은 관통성 흉복부 손상, 사지 혈관 손상, 긴 뼈 골절 등의 수술 사례를 지속적으로 만들었으며, 이는 병원 팀이 대규모 사상자 유입에 대비할 수 있는 능력을 높였다. 카불과 주변 지역의 긴장이 고조됨에 따라, 미군은 해병대와 육군 82공수사단의 추가 전투 병력 및 의료 인력을 통해 신속하게 대응 태세를 강화했다. 추가 육군 외과 팀은 NATO MTF에서 멀리 떨어진 HKIA 내의 다른 장소에 배치되었으며, 신속한 전술 대피가 어려울 수 있는 지역에 외과의료역량을 제공했다. 이 팀은 두 명의 일반외과 의사, 두 명의 정형외과 의사, 두 명의 응급의학 전문의, 두 명의 마취 제공자, 간호사, 의무병, 기술자로 구성된 전형적인 육군 전방 소생 외과 팀(현재는 전방 소생 외과 분리대로 알려짐)으로 유지되었다. 그들은 또한 HKIA 비행 라인의 82공수사단과 함께 위치한 소규모 의료 '구조소'를 유지했다. 불행히도, 공중 수송 물류와 카불 공항의 제약으로 인해 외과 팀의 많은 의료 및 외과 장비가 아프가니스탄 밖으로 이탈되었다. 이동 외과 팀은 기지 시설과 화물 컨테이너에서 물품을 취득하여 적응하고, 결국 두 개의 수술실, 두 개의 외상 베이, 두 개의 중환자실 침대, 혈액 제품 수혈, 보행형 혈액 은행, 그리고 장기 환자 치료 능력을 지원하는 데 필요한 장비를 강화했다. 북대서양 조약기구 병원과의 협력을 통해 기본 외과 도구를 획득하고 충분한 의료 물품을 확보하여 이러한 능력을 적절히 지원할 수 있었다. 이 병원과의 협력과 지원 덕분에 이 군 팀은 신속하게 두 번째 외과 능력을 확립할 수 있었다.

이 외과 및 소생 능력의 별도 위치는 최근 분쟁에서 얻은 교훈 중 하나로, 분산된 작전과 부상 지점 근처에서의 외상 치료가 생명을 구한다는 것을 보여주었다.

HKIA에서 두 외과 위치(NATO MTF 및 육군 외과 팀)를 가진 지역 외상 시스템을 구축함으로써 치료 접근성이 향상되었다. 또한, 다른 이동 외과 자산의 지원은 NATO 병원의 능력을 확대하고, 임무가 필요로 할 경우 매우 적응력 있는 외과 보호를 제공했다. 철수의 마지막 며칠 동안 카불에서는 긴장감이 고조되었다. 인도주의적 대피와 대형 항공기 교통은 직접 및 간접적인 공격 위협으로 인해 어둠 속에서 이루어졌다. 공항 주변에서는 모든 시간에 총격이 일상적으로 발생했으며, 적대적 위협과 주변 지역 침입은 기지 보안을 제공하는 군인들의 끊임없는 노력으로 모니터링되고 대응되었다. 두 외과 시설은 검문소 관련 사건, 떠돌이 총격, 또는 의도하지 않은 외상으로부터 군인과 민간인 환자들을 정기적으로 받았다. 민간인 환자들은 스크리닝 과정을 통과하고 항공 의료 수송에 안정적인 상태가 되면 아프가니스탄에서 신속하게 대피되었다.

다. 자살폭탄테러

2021년 8월 26일 오후 17:40, 아비 게이트에서 발생한 HKIA 폭탄 테러는 아프가니스탄 분쟁을 특징짓는 비극적이고 불행한 테러 행위였다. 자살 폭탄범이 붐비는 공항의 아비 게이트 검문소에서 자살 조끼를 터뜨려 미군 13명과 아프간인 170명 이상을 살해하고 최소 200명 이상의 피해자가 부상을 입었다. 미군이 현장을 확보하는 동안, 전술 전투 부상자 치료 지침에 따른 부상 지점 치료가 제공되었다. HKIA의 두 외과 시설은 각각 아비 게이트에서 약 1마일 떨어져 있었으며, 이 MASCAL 사건 동안 60명 이상의 아프간 및 모든 미군 전투 부상자를 신속하게 수용했다. 카불의 병원들도 많은 수의 민간인 사상자를 받았다. 이 사건으로 인해 부상당한 사상자의 수와 중증도는 이미 잠재적인 사상자 발생 사건을 예상하여 증강된 HKIA 외과 시설의 능력과 자원에 상당한 스트레스를 주었다. 작은 규모의 육군 외과 팀은 10명의 부상자를 치료했고, 이 중 3명은 긴급 수술이 필요했다. NATO MTF는 63명의 환자를 받았고, 이 중 12명이 수술을 받았다.

라. 도전적인 상황과 대응

이 사건은 군 외과의사들이 준비하지만 드물게 실행하는 독특한 도전을 제시했다. 예를 들어, HKIA의 두 외과 시설에서 제한된 마취 및 간호 지원으로 인해 각 수술실에서 동시에 두 건의 사례를 수행했다. NATO MTF에서는 수술실 밖에서도 여러 수술이 진행되었다. 군사 외과 팀은 휴대용 혈액 온열기, 초음파, 인공호흡기, 모니터 및 수술 도구 세트를 제공하는 중요한 외과 능력과 지원을 제공했다.

HKIA 외과 팀에 의한 외과 치료는 손상 조절 수술, 신속한 혈액 제품 투여, 그리고 보다 높은 수준의 치료로의 신속한 대피에 중점을 두었다. 아비 게이드 폭발 이후 모든 외과 팀은 계속해서 고도의 경계 상태를 유지하고 지속적으로 의사소통을 했다. 미 공군에 의한 아비 게이트 사건 후 15시간 이내에 모든 항공 의료 대피가 완료되었다. 8월 30일까지 모든 미국 및 NATO 병력이 카불 공항을 탈출했으며, 이동이 빠르고 전문화된 외과 자산은 철수의 취약한 마지막 시간 동안 중단 없는 외과 및 중환자 치료를 제공했다.

마. 대륙간 의료 이송

최근 분쟁에서 미국 공군은 전투지역에서 수천 명의 부상자를 대륙간으로 이송하는 데 도움을 주었다. 특별한 고정익 항공기 플랫폼은 부상당한 군인들을 위한 장기간의 항공 의료 치료를 제공한다. 미국 공군 중환자 치료 항공 수송 팀(CCAT)은 이러한 능력을 향상시켜, 심각하게 부상당한 환자들에게 고급 비행 중 치료를 제공했다. 팀은 일반적으로 중환자 치료 전문의, 중환자 간호사, 호흡 치료사로 구성되었다. 공격 직후 몇 분 내에 CCAT 임무가 활성화되었다. 총 네 팀의 CCAT가 HKIA에 대한 신속한 지원을 위해 대기하고 있었다. 항공 의료 자산은 15시간 이내에 37명의 환자를 대피시켰다. CCAT 팀은 이송 중 12명의 위독한 환자를 지원했다. 적어도 33명의 부상자가 Landstuhl 지역 의료 센터(LRMC)로 이송되었고, 네 명의 비수술 아프간 환자는 처음에 아부다비의 알 다프라 공군 기지로 이송되었다.

독일 란트슈툴-란트슈툴 지역 의료 센터(LRMC)는 미군 병원으로, 이 지역의 군사 공동체에 평시 임무를 수행하며, 이라크와 아프가니스탄에서 부상당한 환자들을 치료하는 전투 극장 밖의 수용 병원이다. LRMC는 미국으로 가는 길에 미국 사상자들을 위한 주요 대피 및 치료 센터이다. 아프가니스탄 철수 동안 LRMC 의사들은 HKIA 의료 시설의 의사들과 정기적이고 안전한 연락을 맺었다. 아비 게이트 폭발 소식을 접한 즉시 환자를 받을 준비를 시작했다. 미국 환자와 외국인 환자의 급격한 유입은 독특한 도전을 제시했다. COVID-19로 인해 긴장된 공급망이 인도주의적 대피로 인해 더욱 압박을 받았으며, 들어오는 부상자들을 지원하기 위해 다시 확장되어야 했다. 독일 병원과의 파트너십은 필요한 특정 물품과 장비를 즉시 확보하기 위해 동원되었다. 국무부 자원은 외국인 신속 식별 및 검증을 위해 사용되었고, 대응 과정을 가속화하고 모든 가능한 자원을 조정하기 위해 비행 라인에 삼각대 팀이 창설되었다. 전략적 공군 이동 팀과의 직접적인 의사 소통은 선제적인 계획을 가능하게 했다. 영국의 미군 기지에서 소아 외과 및 소아 중환자 치료 전문가들이 심각한 부상을 입은 어린이들을 돌보기 위해 동원되었다. 독일의 세부 전문가 외과의사들도 신속히 자격을 갖추어 도움을 주었다. 모든 전문 분야의 경험 많은 제공자들이 노력을 아끼지 않고 병동, 중환자실, 수술실 치료를 제공했다. LRMC가 이전에 꾸준히 그리고 훨씬 더 많은 양의 전투 부상자를 처리했던 이 능력을 재확립하는 데는 모든 수준의 리더십이 필요했다. 아비 게이트 사상자를 받은 후 24시간 이내에 14건의 주요 사례가 수행되었으며, 총 33명의 환자가 사건 후 이틀 동안 외상 부상으로 입원했고 65건의 수술이 수행되었다. 독일 파트너와의 긴밀한 협력 덕분에 뇌 손상이 심한 네 명의 어린이가 현지 소아 신경외과 의사들에 의해 즉각적인 치료를 받았다. 조정된 환자 이동 팀은 LRMC에서 미국으로 환자들을 효율적으로 대피시킬 수 있었다. 부상의 심각성에도 불구하고 한 명의 성인(IVC 부상)과 심한 뇌 손상을 입은 한 명의 어린이만이 사망했다. 프로세스 개선, 의사 소통, 대비 계획 및 준비는 LRMC가 독특한 환자 유입에 신속하게 적응할 수 있도록 도왔다.

바. 메릴랜드 베데스다-월터 리드 국립 군사 의료 센터

메릴랜드 베데스다에 위치한 월터 리드 국립 군사 의료 센터(WRNMMC)는 최근 분쟁에서 귀국한 부상자들과 해외 비전투 외상, 복잡한 의료 및 외과 환자들을 위한 병원으로서의 역할을 해 왔다. 월터 리드 국립 군사 의료 센터는 모든 세부 전문 분야와 확정적 치료를 제공할 수 있는 능력을 가진 미국 본토의 3차 의료 시설로 간주된다. 월터 리드 국립 군사 의료 센터는 아프가니스탄 철수 중 미국으로 이송된 모든 미국 및 아프간 사상자를 받았다. 8월 28일부터 9월 17일까지 아비 게이트 공격에서 부상당한 30명의 환자가 WRNMMC에 도착했다. 이 중에는 10명의 아프간 어린이 환자가 포함되어 있었다. 적어도 35명의 환자가 다양한 외과 수술을 받았으며, 이 중에는 복합적인 대퇴부 접합부 및 흉복부 부상을 입은 환자가 포함되었다. 많은 환자들이 복부 폐쇄 수술, 복잡한 안면외과 손상 관리, 그리고 사지 손상의 결정적 치료를 받았다. 치료하는 외과의사들과 중환자 치료 전문가들 대부분은 광범위한 의료 배치 경험을 가지고 있었으며, 이로 인해 환자들에게 경험 많은 치료를 제공할 수 있었다. 수십 년의 전쟁 수술에서 정제된 임상 실무 지침과 기관 정책이 부상자 치료를 지도하는 데 사용되었다. 이전 공군 통역관이자 유니폼 서비스 건강 과학 대학의 의학생은 아프가니스탄 환자들을 위해 자신의 시간과 기술을 자원봉사로 제공했다. 모든 외상을 입은 대피자들은 월터 리드 국립 군사 의료 센터(WRNMMC)에서 생존하였고 추가적인 사지 절단(수정을 제외하고)은 수행되지 않았다. 이는 지난 20년 동안 구축된 능력 있는 대륙 간 군사 의료 외상 시스템과 경험이 풍부한 현역 외상 전문가들의 집단적 역량을 반영했다. WRNMMC에서 제공된 연속적인 치료는 수십 년간의 부상자 치료 경험에서 정제된 성숙한 학습 의료 시스템의 전형을 보여주었다.

지난 20년간의 전투 외상 치료에서 얻은 교훈들은 수천 명의 생명을 구했다. 이러한 발전은 적대적이고 최적이 아닌 스트레스가 많은 환경에도 불구하고 HKIA 군 의료 대응에 의해 입증되었다. 부상 지점에서의 치료는 대응하는 복무 인원에 의해 수행되었으며, 지혈대 배치, 상처 포장, 출혈 조절 및 기도 관리를 위한 바늘 감압과 같은 중재가 포함되었다. 손상 조절 수술 원칙이 사용되었고, 전혈이 수혈되었으며, 이동형 혈액 은행이 활성화되고, 외과 팀은 사상자와 가까운 곳에 전략적으로 배치되었다. 일시적인 혈관 션트가 사용되었고 사지가 보존되었다. 외과의사들은 사상자 분류에 직접 관여했고, 의료 팀은 자원 제약 환경에서 활동했다. 고도로 이동성이 높고 능력 있는 외과 팀은 신속한 외과적 대응역량 증강을 제공했다. 자원과 스마트폰 응용 프로그램, 예를 들어 Deployed Medicine (allogy interactive, LLC)은 의료 인력이 국방 보건국과 합동 외상 시스템의 지식 뱅크와 지침에 접근할 수 있게 했다. 합동 외상 시스템 임상 실무 지침은 열악한 환경에서의 멸균 절차와 독특한 임상 시나리오에 대한 참고 자료로 많은 외과의사들에게, 특히 처음 배치된 이들에게 유용했다. 항공 의료 수송은 지난 수십 년간 성숙하

여 위독한 환자들의 신속한 대피를 가능하게 했다. 합동 외상 시스템은 민간 및 군사 외상 환자의 이동, 수집, 공유를 용이하게 했다. 모든 수준의 보건 전문가들은 창의적이고 협력적이었다. LRMC와 WRNMMC의 리더십은 수십 년의 전투 경험을 활용하여 관계를 강화하고, 중요한 요구 사항을 예측하고, 잠재적인 결함을 완화했다. 이러한 기관들은 전 세계적인 분쟁을 통해 정제된 치료를 제공하며, 성숙한 학습 군사 보건 시스템을 예시했다. 이벤트 전반에 걸쳐 모든 수준에서 의사소통이 유지되었다.

사. 교훈

최근 전쟁에서 얻은 교훈은 아프가니스탄 캠페인의 절정기에 성공적으로 적용되었다. 아비 게이트 사건에 대한 의료 대응은 전장 외상 시스템의 발전을 예시하며, 수십 년간 축적된 지식이 전투 부상자 치료 개선을 위해 어떻게 전파되고 법제화되었는지 보여주었다. 결국, 의료 인력이 보여준 노력, 팀워크, 적응성은 가장 위험한 상황에서 현대 전투 부상자 치료를 제공하는 복무 인원의 태도와 성격을 예시한다. 의료군 훈련, 자원 및 대비태세는 미국 군이 미래의 글로벌 분쟁에 대비함에 있어 중요하다.

테러 폭발 사건에 의한 상해 패턴의 예측 모델[11]

가. 인간 부상 예측(HIP) 도구 개발

제이 브리즈와 동료들은 2023년에 발간한 “테러리스트 폭발 사건으로부터 국가 인프라 보호를 위한 전략 계획에서의 상해 모델링”이라는 제목의 논문을 BMJ 군사 건강 저널에 발표했다. 이 논문에서는 폭발 장치 형태의 테러 사건이 전 세계 여러 국가의 인구와 인프라에 현재 위협이 되고 있으며, 이로 인한 상해가 폭발파, 에너지화된 파편, 둔탁 외상 및 화상의 조합으로 발생한다고 설명한다. 각 상해 메커니즘의 상대적 우세함은 장치 유형, 목표까지의 거리, 인구 밀도 및 주변 환경(예: 밀폐된 공간) 등에 따라 다르다.

인간 부상 예측 도구(human injury predictor, HIP)는 도시 환경에서 사람들이 많이 모인 곳에서 급조 폭발물(improvised explosive devices, IED)의 폭발로 인한 1차 및 2차 (침투성 파편) 폭발 효과를 시뮬레이션하기 위해 개발된 수치 모델이다. HIP는 테러 공격으로부터의 국가 상해 예방 전략을 정보화하기 위해 폭발 후 상해 패턴을 예측하기 위해 개발된 컴퓨터 모델이다. HIP는 영국 국방 과학 기술 연구소와 국가 인프라 보호 센터가 함께 개발하였다. HIP 코드는 원래 2005년 7월 7일 런던 테러 폭탄 테러에 대한 검시관의 조사를 돕기 위해 개발되었다. 이후 HIP는 2012년 런던 올림픽을 포함한 인프라 프로젝트에 대한 잠재적 위험을 식별하는 데 성공적으로 사용되었다.

나. 현재 HIP가 도시 환경에서 폭발 부상을 모델링하는 방법

HIP 내에서는 폭발 장치, 군중 내의 사람들, 환경 등의 다양한 변수들이 모델링 된다. 이러한 변수들은 관심 있는 시나리오의 범위를 시뮬레이션하기 위해 수정될 수 있다. HIP는 신체를 머리, 목, 가슴, 복부, 다리를 대표하는 다섯 개의 실린더로 단순화하고, 사용자가 정의한 영역과 밀도 내에서 사람들을 무작위로 배치할 수 있다. HIP는 현재 1차 및 2차 (침투성 파편) 폭발의 부상 심각도를 추정하는 데 유용하다. 1차 폭발의 표현 방식은 환경에 따라 다르며, 야외 폭발은 자유장 '프리드랜더' 유형의 시간 변위를 사용하는 반면, 밀폐된 환경에서는 압력과 충격 부하를 결정하기 위해 수치 코드에서 파생된 중첩 방법을 사용한다.

현재 HIP는 1차 및 2차 폭발 효과를 예측하는 알고리즘을 사용하며, 건물의 기하학적 구조를 통합할 수 있다. 이 도구는 런던의 '7/7' 테러 공격과 2017년 맨체스터 아레나 테러 사건으로부터 얻은 임상 데이터를 사용하여 검증되었다. 이 도구는 즉시 사용할 수 있지만, 상해 표현을 개선하고, 상해 점수를 검증하며, 분류 상태 예측을 가능하게 하기 위해 추가 개발이 필요하다.

다. HIP 계산 프로토콜

HIP는 인체를 다섯 개의 실린더로 단순화하며, 각각 머리, 목, 가슴, 복부, 다리 등 한 부위를 대표한다. 사용자가 정의한 영역과 밀도 내에서 사람들을 무작위로 배치할 수 있다. 또한, 정의된 패턴 내에서 파편을 무작위로 분산시키고 다양한 크기의 폭발물을 시뮬레이션 할 수 있다. 건물 구조는 층과 장애물(벽, 방, 계단/그랜드스탠드)을 정의하여 사용자 지정이 가능하다. 모든 장애물은 파편에 대해 불투과성을 가질 수 있으며, 정의된 관통 능력을 가질 수 있다. 현재 닫힌 방만이 폭발파 반사를 시뮬레이션하는 데 사용된다. 계단/그랜드스탠드는 인구가 있는 곳으로 지정될 수 있어 계단이나 경기장을 사용하는 사람들을 시뮬레이션 할 수 있다.

HIP는 장분의 깨진 유리로 인한 관통 상처를 포함하지 않는데, 이는 대부분의 유리 관련 작업이 파편이 어디로 가는지에 따른 위험 수준을 중심으로 하기 때문이다. 파편이 실제로 사람들에게 어떤 영향을 미치는지에 대한 자세한 정보는 현재로서는 알려져 있지 않다. HIP는 현재 1차 및 2차(관통 파편) 폭발의 두 가지 측면으로 인한 부상의 심각도를 추정할 수 있다. HIP가 1차 폭발을 표현하는 방식은 환경에 따라 다르며, 오픈 에어 폭발은 프리-필드 '프리들랜더' 유형의 시간 변위를 사용하는 반면, 밀폐된 환경에서는 압력과 충격 부하를 결정하기 위해 하이드로코드 실행에서 파생된 중첩 방법을 사용한다. 머리, 가슴, 다리에 대한 1차 폭발 부상은 Bowen 곡선의 치사 확률을 기반으로 하며, 이는 AIS 점수에 매핑된다. 다리에 대한 1차 폭발 부상은 외상적 절단 가능성과 관련된 압력-충격 수준 임계값을 기반으로 하며, 외상적 절단이 예측될 경우 AIS 점수는 6이

된다. 2차 폭발로 인한 파편 관통은 20% 젤라틴에 대한 다양한 파편의 관통 깊이를 나타내는 알고리즘을 기반으로 하며, 이는 근육을 정확하게 대표하는 것으로 입증되었다. 각 실린더로의 관통은 AIS 시스템에서 사용된 방법론을 확장하여 해당 신체 부위에 대한 부상 점수를 산출한다. 1차 및 2차 부상에서 얻은 최고 세 개의 점수를 제곱하여 합산하여 전체 심각도 점수를 산출한다(단, AIS 점수가 6인 경우 자동으로 점수는 75가 된다). 이 접근 방식은 새로운 부상 심각도 점수(new injury severity score, NISS)가 계산되는 방식과 유사하게 설계되었다.

라. 제안된 응급 대응

부상 점수의 사용은 폭발물의 크기나 인구 밀도와 같은 다양한 매개변수 간 비교를 할 때 유용하지만, 응급 의료 서비스(EMS)와 같이 의료 계획에 책임이 있는 이들에게는 한정된 유용성을 가진다. 대신, 모델이 분류 상태를 예측하도록 하는 것이 권장된다. 분류 상태는 치료의 긴급성을 전달하고 가장 필요한 사람들에게 우선순위를 부여하는 데 사용된다. 이는 영국의 EMS에서 사용하는 National Ambulance and Resilience Unit Triage Sieve를 기반으로 할 수 있으며, 이는 영국 군의 이전 주요 사건 의료 관리 및 지원(major incident medical management and support, MIMMS) 분류 체계에서 채택된 것이다.

이러한 접근 방식은 테러리스트 폭발 사건 이후 의료 자원을 효과적으로 할당하고 관리하는 데 큰 도움이 될 것이다. 특히 대규모 사건의 경우, 의료 서비스 제공자가 신속하고 정확한 의료 응급 조치를 취할 수 있도록 지원함으로써 사상자의 생존률을 높이고 부상의 심각성을 최소화하는 데 중요하다. HIP와 같은 도구를 통해 생성된 분류 점수는 의료 응급 팀이 현장에서 신속하게 판단하고 효율적으로 대응할 수 있는 중요한 정보를 제공하게 된다. 이는 잠재적인 대규모 사상 사건에 대비한 전략적 계획 및 준비에 핵심적인 역할을 할 것이다.

제안된 군 의료 장교 리더십 모델[12]

Cole, R. 등은 현대 군 의료 장교(military medical officer, MMO)의 전문적 정체성에 대하여 개선된 모델을 제시하였다. 그는 1990년대에 Barry Wolcott (은퇴한 대령)이 개발한 "벡터" 모델을 기반으로 하여 현대 군 의료 장교의 이중 전문적 역할을 묘사했다. 그가 도출한 MMO의 작전 환경에서의 역할은 주요 역할(장교, 의사, 교육자, 외교관)과 능력(혁신, 옹호, 문화적 역량, 리더십)이다. MMO의 장교와 의사로서의 역할은 종종 교차되며, 임무와 환자에 대한 이중적 초점을 가진다. MMO는 또한 의무병과 일선 장교들에게 교육자로서 역할을 한다. 또한 군 내외에서 외교관으로 활동한다. 이러한 주요 역할들 내에서 MMO는 전쟁의 미래 환경을 위해 혁신적으로 준비하고, 개별 전투원과 부대/지휘부를 옹호한다. 마지막으로, MMO는 외부 및 내부의 문화적 차이를 탐색하고 군의 임무를 가능하게 하는 리더십을 보여준다. 결론적으로 MMO의 역할은 복잡하고 다면적이다. 현대 MMO의 독특한 기술 세트를 인식하는 것은 미래 군 의료 리더의 효과적인 교육과 훈련에 필수적이다. 이러한 독특한 기술 세트를 활용하는 가치는 최근 시민-군 사이의 대응에서 입증되었다. 그들의 복잡한 스킬셋은 작전 환경에 특화되어 있기 때문에 MMO의 장기간 유지는 군대 준비태세에 핵심적이다.

테러리즘을 겪은 군인들의 손상과 후유증 고찰

Dalton, M. K. 외 연구진은 2007년부터 2011년 사이에 전투에서 부상을 입은 군인들을 군 의료 시스템 데이터 저장소를 통해 식별하고 테러와의 전쟁 기간 동안 부상을 입어 만성적인 기능 제한과 만성 통증을 겪는 미군 병사들의 처방 진통제 사용 패턴을 조사했다.[13] 그 결과 전투에서 부상당한 거의 모든 군인들이 치료 중 진통제를 처방받았고, 대다수가 여러 차례 처방 진통제 사용을 경험했다.[13] 퇴원 후 6개월까지 지속적인 처방 진통제 사용 기준을 충족한 인구는 4%에 불과했다.[13]

Fisher 등은 2007년부터 2020년까지의 기간 동안 미 국방부 외상 등록부에서 수집된 데이터를 이용한 2차 분석을 통해 대테러 전쟁 기간 동안 군대 보건 시스템에서 중요하지만 종종 잊혀진 부분인 대대급 응급 치료소(battalion aid station, BAS)에서 제공된 치료에 대해 발표하였다.[14] 연구 결과, 원래 데이터셋의 28,950건 중 3.1%인 884건에서 BAS를 방문한 것으로 문서화되었다.[14] BAS 그룹은 비-BAS 그룹보다 나이가 많았고(25세 대 24세, P < .001), 비-BAS 그룹은 소아 환자 비율이 더 높았다(10.7% 대 5.7%, P < .001).[14] BAS 환자들은 비전투 부상의 비율이 더 높았다(40% 대 20.7%, P < .001).[14] 비-BAS 그룹은 부상 심각도 점수가 더 높았다(평균 9 대 5, P < .001).[14] 또한, 비-BAS 그룹에서 심각한 사지 부상 비율이 더 높았으며(25.1% 대 18.4%, P < .001), 복부와 흉부 부상에 대한 심각한 부상 경향이 있었다(P = .051, P = .069).[14] 생존률에서는 차이가 없었다.[14] 결론적으로, BAS는 부상자 대피 및 치료에서 한때 중요한 역할을 했다.[14] 그러나 연구 데이터셋 내에서 BAS 시설을 이용한 사례의 전체 수는 낮았다.[14] 그는 비대칭 전장과 다영역 작전/대규모 전투 작전을 위해서는 혈액 보관, 인공호흡기, 환자 모니터링 및 무기한 보유 능력을 포함하는 더 강화된 모델이 필요하다고 제안하였다.[14]

Gurney 등은 2005년부터 2019년까지의 국방부 외상 레지스트리의 후향적 코호트 분석을 통해 아프가니스탄과 이라크의 전투 작전 중 미국 군사 치료 시설(MTF)에서 제공된 인도주의적 외상 치료를 특성화했다.[15] 연구는 전투 지역에서 치료된 민간인과 북대서양 조약기구(NATO) 이외 연합군 인사(NNCP)의 외상 부상자를 대상으로 했다.[15] 총 29,963명의 부상자가 레지스트리에서 선택되었다.[15] 이 중 16,749명(55.9%)이 민간인이었고 13,214명(44.1%)이 NNCP였다.[15] 대다수의 환자는 13세 이상이었고(26,853명, 89.6%), 남성이었다(28,000명, 93.4%). 대부분의 부상은 전투 관련이었다: 민간인 12,740명(76.1%)

과 NNCP 11,099명(84.0%).[15] 이 연구는 전투 지역에서 제공된 인도주의적 외상 치료의 범위, 역학, 자원 요구 사항, 결과에 대한 심층적인 이해를 제공한다.[15] 이러한 분석은 전투 지역의 병원이 상당한 인간 및 물질적 자원을 할당하여 생존을 최적화할 수 있도록 대규모 민간인 사상자 관리를 준비해야 함을 보여주었다.[15] 인도주의적 외상 치료 제공은 자원 집약적이며, 이 데이터는 현재 또는 미래의 전투 지역에서 인도주의적 치료를 위한 계획 요소에 대한 정보를 제공하는 데 사용될 수 있다.[15]

Guven 등의 연구는 연구는 1996년 1월부터 2016년 1월 사이에 발생한 테러 공격으로 인한 테러 관련 개방성 안구 손상(OGI)이 있는 251명의 환자, 총 372개의 눈을 대상으로 수술과 부상 특성을 평가하고 수술적 재활에 초점을 맞추고 있다.[16] 이 연구는 후속 수술, 시력 결과, 유리체 절제술의 필요성 및 안구적출/제거와 관련된 수술 전 변수들을 후향적으로 조사했다.[16] 연구 결과, 총 372개의 눈에 대해 2회(1-14회)의 수술이 포함된 1,118회의 별도 수술 세션들이 진행되었다. 후속 수술을 예측하는 수술 전 요인들로는 시력(VA) < 20/200, 수정체 손상, 유리체 출혈(VH), 유리체 탈출의 존재가 포함되었다.[16] VA < 20/200, 초기 망막 박리, 파열된 안구 손상은 더 나쁜 시력 결과의 독립적 요인들이었다. 파열된 안구 손상(p:0.000)과 초기 유리체 탈출(p:0.001)은 ER 수술과 유의하게 연관되었다.[16] 유리체 절제술이 필요한 환자들은 비유리체 절제술 그룹에 비해 VH(p:0.000)와 3구역 부상(p:0.000)을 유의하게 더 많이 경험했다.[16] 단일 수술 케이스들은 여러 차례 수술 그룹에 비해 기저 시력(p:0.000)과 최종 시력(p:0.007)이 유의하게 더 좋았으며 추적 기간도 더 짧았다(p:0.000).[16]

이 연구는 테러 관련 OGI가 다른 유형의 OGI에 비해 더 많은 수술적 추적과 다수의 수술 세션을 필요로 하며, 상대적으로 높은 안구적출/제거율을 보임을 나타냈다.[16] 이러한 손상의 치료를 위해서는 여러 수술 유형을 포함하는 포괄적인 수술 접근법이 필요하다.[16]

Howard 등은 2002년 1월 1일부터 2018년 12월 31일까지 9·11 테러 공격 이후 글로벌 테러 전쟁 중 복무한 미국 군 베테랑들의 행정 및 사망 데이터를 분석하여 2001년 9월 11일 테러 공격 이후 복무한 베테랑들 사이에서 외상성 뇌 손상(TBI) 노출이 사망률에 미치는 영향을 조사했다.[17]

연구는 군 병원 시스템에서 3년 이상 치료를 받았거나 군 병원 시스템에서 3년 이상, 그리고 재향군인 보건 관리 시스템에서 2년 이상 치료를 받은 9·11 이후 활동 복무 베테랑을 포함했다.[17] 연구 결과, 9·11 이후 군 베테랑 2,516,189명 중 17.5%가 경미한 TBI를, 3.0%가 중증에서 심각한 TBI를 경험했으며, 총 30,564명이 사망했다.[17] 조정된 연령별 사망률은 9·11 이후 군 베테랑들이 미국 전체 인구에 비해 높았으며, TBI의 중증도가 높아짐에 따라 증가했다.[17] 전체 9·11 이후 군 베테랑들 중 3,858명(95% CI, 1,225-6,490)의 초과 사망이 추정되었다. 이 중 275명(95% CI, -1,435 to 1,985)은 TBI에 노출되지 않았으며, 2,285명(95% CI, 1,637 to 2,933)은 경미한 TBI를, 1,298명(95% CI, 1,023 to 1,572)은 중증에서 심각한 수준의 TBI를 겪었다.[17] 추정된 초과 사망자는 주로 자살(4,218; 95% CI, 3,621 to 4,816)과 사고(2,631; 95% CI, 1,929 to 3,333)로 인한 것이었다.[17] 중증에서 심각한 TBI를 겪은 베테랑들은 전체 초과 사망자의 33.6%를 차지하여, 그렇지 않았을 경우 예상되는 것보다 11배 높았다.[17] 이 연구는 9·11 이후 군 베테랑들이 2001년 9월 11일 오전 1시~2001년 9월 11일 21시까지의 모든 전투 사망자보다 미국 전체 인구와 비교하여 더 많은 초과 사망을 경험했음을 나타냈다.[17] 이 결과는 베테랑들이 가속화된 노화와 증가된 사망 위험에 대한 위험 요인에 초점을 맞추는 것이 타당함을 시사했다.[17]

군대 테러 관리를 위한 혁신적인 해결 방안들의 소개

역사적으로 전장 신경외상의 복잡성이 정점에 달하고 군 신경외과 의사의 만성적인 부족이 겹쳐짐에 따라, 군인들에게 세계적 수준의 신경학적 치료를 제공하기 위한 현대화된 해결책이 필요했다. 증가하는 개량 폭발 장치의 사용으로 인한 복잡한 폭발 부상은 광범위한 전신 염증 반응과 다기관 손상을 초래했다. 이러한 도전에 대응하여 군인들에게 세계적 수준의 신경학적 치료를 제공하기 위한 현대화된 해결책으로 "NeuroTeam"이 제안되었고 실제 전시에 성공적으로 운영되었다.[18] "NeuroTeam"은 민간 및 군 분야에서의 신경외과의 기본 원칙인 경계심, 적응 능력, 극단적인 책임감, 그리고 물론 독특한 기술 세트를 개발하기 위한 내재된 드라이브를 포함한다.[18] "NeuroTeam"은 처음에는 사막 폭풍 작전 중에 배치된 두 명의 신경외과 의사로 구성된 부대였으나, 이라크 자유 작전과 지속적인 자유 작전에서 두 번의 특별 임무를 수행하면서 신경외과 의사와 신경중환자의학 전문가를 짝지어 새롭게 설계되었다.[18] 이 부대는 오늘날의 신경중환자 치료 팀의 하이브리드 버전을 대표하며, 3단계 전투 지원 병원에서 학제간 협력에 중점을 두어 신경외과 치료를 최적화하는 것이 목적이었다.[18] "NeuroTeam"은 전장에서 전례 없는 작업 흐름 기능을 제공했다: 부상 지점에서 60분 이내에 이용 가능한 정식 인증된 신경외과 의사에 의한 현장 신경외과 능력과 신경중환자 치료 훈련을 받은 중환자 전문의와의 협력을 포함한다.[18] 이는 또한 신경외과를 위한 수술 중 원격 의료 인프라를 구축하는 무대를 마련했으며, 환자의 평가, 분류, 안정화를 최적화하여 의료 대피를 준비했다.[18] 이 혁신적인 군사적 파트너십은 궁극적으로 신경외과 의사가 환자의 역동적인 필요와 수술을 위한 기본 원칙에 집중할 수 있도록 했다.[18] 이러한 임무의 성공 이후, "NeuroTeam"은 신경외과 의사, 이비인후과 의사, 안과 의사로 구성된 "머리 및 목 팀"이라는 분리 가능한 부대로 발전했으며, 신경중환자 치료 의사가 포함된 병원 후속 부대의 지원을 받았다.[18] "NeuroTeam"의 창설과 진화는 군 신경외과 의사의 부족과 군사 전술의 위험한 변화에 의해 필요로 했으며, 다학제 협력과 군 의학의 민첩성을 가장 잘 예시했다.[18] 신경중환자 치료가 복잡하고 독특한 전문 분야로 계속 발전함에 따라, "NeuroTeam"에서 얻은 교훈은 민간 및 군 의사 모두에게 중요한 참고 자료로 남았다.[18]

de Bruin-Hoegée 등은 화학무기의 오남용에 대한 지속적인 위협에 대응하여 환경 샘플을 사용해 사건 현장에서 이러한 물질의 방출 증거를 찾는 연구를 진행했고 식물에서 단백질 첨가제를 식별하기 위한 새로운 접근 방식을 개발했다.[19] 이 연구에서는 바질(ocimum basilicum), 월계수 잎(laurus nobilis), 쐐기풀(urtica dioica)을 황겨자 가스, 사린 가스, 염소 가스에 노출시켰다.[19] 증기 및 액체 노출 모두에서 노출 수준이 증가함에 따라 형성된 첨가물의 양이 증가했다.[19] 이 연구는 식물 재료의 분석을 통해 화학전 물질에 대한 노출 조사의 가능성을 시사했다.[19] 이는 갈등 지역에서의 추정 사용에 대한 조사를 포함한 법의학적 재구성에 유용하다.[19]

한 연구는 군인들이 군과 자신들의 부대에 대한 잘못된 정보의 영향을 어떻게 인식하는지, 그리고 이러한 인식이 군인들의 사회 인구학적 특성, 사실 확인 사용 보고, 부대 결속력 및 준비 태세에 대한 인식과 어떤 관련이 있는지에 대하여 군 내에서의 오정보, 잘못된 정보, 그리고 악의적 정보의 영향에 대한 미국 군인들의 인식을 조사했다.[20] 미국 남서부의 두 대형 기지에 근무하는 활동 복무 군인(N = 19,465)이 익명의 온라인 설문 조사에 참여했다.[20] 설문 결과, 군인들의 66%가 잘못된 정보가 군에 부정적인 영향을 미친다고 동의했다.[20] 33%의 군인들은 자신들의 부대에서 잘못된 정보가 문제라고 인식했다. 여성 군인들은 잘못된 정보가 군과 부대에 부정적인 영향을 미친다고 더 동의하는 경향이 있었다.[20] 더 높은 군 계급은 부대 내 잘못된 정보 문제에 동의하는 확률이 낮았다.[20] 대부분의 군인들은 잘못된 정보를 인식하는 데 자신감이 있었으며(62%), 사실 확인 자원을 사용한다고 보고했다(53%).[20] 이러한 요소들은 군과 부대에서의 잘못된 정보 문제에 동의한 군인들에게서 가장 자주 나타났다.[20] 군인들의 부대 결속력 및 준비 태세에 대한 인식은 부대 내 잘못된 정보 문제에 대한 인식과 부정적으로 연관되어 있었다.[20] 결론적으로, 군인들 대다수는 군 전반에 걸쳐 잘못된 정보를 문제로 인식했지만, 자신들의 부대 내에서는 그렇게 인식하는 비율이 적었다.[20] 잘못된 정보를 문제로 인식하는 사람들 사이에서 사실 확인을 보고한 수준이 높았으며, 이는 단순히 잘못된 정보 문제에 대한 인식을 높이는 것만으로도 그 해로운 영향을 완화하는 데 도움이 될 수 있음을 시사한다.[20] 부대 내 잘못된 정보 문제에 대한 인식은 군인들의 부대 결속력 및 준비 태세에 대한 낮은 인식과 연관되어 있었으며, 이는 오정보, 잘못된 정보 및 악의적 정보가 군 준비 태세에 미치는 영향을 강조한다.[20]

3) 제한점

GTD는 가장 포괄적이고 최신의, 공개 접근 가능하며, 테러 사건에 대한 신뢰할 수 있는 데이터베이스다.[21] 그러나 이 데이터베이스, 그리고 따라서 이 연구도, 여러 가지 제한 사항이 있다. 이전 수십 년의 사건 데이터는 완전하지 않으며, 1970-1989년 기간 동안 보고되지 않았다.[22,23] 2000년 이후 공격 수의 증가는 이것으로 부분적으로 설명될 수 있다. 1993년의 데이터 손실은 이 시리즈의 북유럽 국가들에 대한 결과에 중요한 역할을 하지 않는다. 90년내에 독립을 얻기 시작한 발트 국가들에서는 90년대가 활발했기 때문에, 1993년 데이터의 손실은 더 나쁠 수 있다. 왜냐하면 그것은 아마도 많은 사건을 놓친 것일 것이기 때문이다. 발트 국가들의 1991년 이전 데이터의 불가용성은 이미 이전에 논의되었다. GTD에 포함된 모든 정보는 여러 독립적인 공개 접근 소스에서 보도된 것을 반영한다. 따라서 모든 사건이 GTD에 포함될 수는 없다. 고품질의 소스만 사용된다. 이것은 선택 편향을 만들 수 있으며, 데이터베이스 정보의 유효성에 대한 어떤 보장도 없다.[22,24] 또한, GTD의 표준 관행으로 인해 뉴스 기사가 상충하는 정보를 제공할 때 테러 사건의 결과를 과소 평가할 수 있다.[22] 이러한 제한으로 인해 시간 경과에 따른 추세는 주의 깊게 해석되어야 한다.[22] 반대로, GTD는 테러 사건의 글로벌 데이터에 대한 주요 출처이며, 최근 수십 년 동안 테러 공격의 가장 완전한 기록으로 평가된다.[21] 시도했지만 성공하지 못한 공격은 GTD에 포함된다. 그러나 위협, 음모 또는 공격 계획은 포함되지 않는다. 최근 수년 동안 증가한 국가 테러는 GTD에 나열되지 않는다.[25]

4) 결론

1970년부터 2020년까지 51년 동안 전 세계에서 군을 향한 테러는 총 5,566건 발생하였다. 지역별 군테러의 빈도는 중동 & 북아프리카 지역이 가장 많았고 그다음이 남아시아였다. 군테러의 빈도는 2010년 이후 급증하는 추세를 보였으며 2015년에는 사망자와 부상자가 최고점을 기록하였다. 군 테러 공격, 사망 및 부상자를 많이 유발시킨 상위 10위의 테러 집단의 1위는 미상이었고 2위는 탈레반, 3위는 ISIL이었다. 1970년부터 2020년까지 군대 테러로 인한 사상자 빈도 중 세계 상위 20위 국가에서 총 사망자 기준으로 1위는 이라크, 2위는 아프가니스탄, 그리고 3위는 시리아였다. 공격 타입에 따른 사건 유형 분포로 가장 흔한 사건 유형은 폭발/폭탄 공격이었으며 무기 유형에 따른 사건 분류에서는 폭발물이 가장 흔히 사용되었다. 타겟 세부 유형에 따른 사건 분류에서는 군인이 가장 흔한 타겟 유형이었고 군기지가 그다음 빈도였다. 효과적인 군대 테러 관리를 위해서는 의료군 훈련, 자원 및 대비 태세를 갖추는 것이 미래의 글로벌 분쟁에 대비함에 있어 중요하다. 특히 현대 군 의료 장교 인적 리더십 역할은 복잡하고 다면적이므로 미래 군 의료 리더의 효과적인 교육과 훈련에 필수적장기간 유지는 군대 준비태세에 핵심적이다. 또한 테러 공격으로부터의 국가 상해 예방 전략을 정보화하기 위해 폭발 후 상해 패턴을 예측하는 기술을 개발하는 것이 중요하다. 군대 조직 안에서도 효과적이고 성공적인 미래의 대테러 관리를 위하여 이러한 전반의 사항을 논의하고 교육할 수 있는 대테러의학전문가의 양성과 대테러의학의 교육이 필수적이다.

REFERENCE

1. Committee on Military Trauma Care's Learning Health System. A National Trauma Care System: Integrating Military And Civilian Trauma Systems To Achieve Zero Preventable Deaths After Injury. Washington DC: National Academies Press; 2016.
2. Dean W. The Armed Forces Institute Of Regenerative Medicine: A Collaborative Approach To Department Of Defense-Relevant Research. Regen Med; 2011.
3. Roberts MJ. The Development Of Intensive Care In The Military Environment. J Intensive Care Med; 2023.
4. T Woolley, J A Round, M Ingram. Global lessons: developing military trauma care and lessons for civilian practice. BJA: British Journal of Anaesthesia. 2017;119(1):i135-2. doi.org/10.1093/bja/aex382
5. van Dongen TT, de Graaf J, Huizinga EP, et al. Review of military and civilian trauma registries: Does consensus matter? J Trauma Acute Care Surg. 2017;82(3):596-604. doi: 10.1097/TA.0000000000001341. PMID: 28225742.
6. Jackson PC, Foster M, Fries A, et al. Military trauma care in Birmingham: observational study of care requirements and resource utilisation. Injury. 2014;45(1):44-9. doi: 10.1016/j.injury.2012.08.036. Epub 2012 Sep 19. PMID: 22999185.
7. Godbey EA. Whole Blood Transfusion: Past, Present, and Future. Clin Lab Med. 2021;41(4):659-67. doi: 10.1016/j.cll.2021.07.008. Epub 2021 Sep 29. PMID: 34689972.
8. Janak J, Stockinger Z, Mazuchowski E, et al. Military Preventable Death Conceptual Framework: A Systematic Approach for Reducing Battlefield Mortality. Mil Med. 2018;183(suppl_2):15-23. doi: 10.1093/milmed/usy149. PMID: 30189080.
9. WIKIPEDIA [Internet]. 2023 Israel-Hamas war. [cited 2023 November 9]. Available from: https://en.wikipedia.org/wiki/2023_Israel%E2%80%93Hamas_war
10. Bozzay JD, Murphy TP, Baird MD, et al. The last days: The medical response of United States and allied military teams during the Afghanistan Exodus. J Trauma Acute Care Surg. 2023;95(2S Suppl 1):S13-S18. doi: 10.1097/TA.0000000000004062. Epub 2023 May 29. PMID: 37246291; PMCID: PMC10389402.
11. Breeze J, Fryer RN, Nguyen TN, et al. Injury modelling for strategic planning in protecting the national infrastructure from terrorist explosive events. BMJ Mil Health. 2023;169(6):565-9. doi: 10.1136/bmjmilitary-2021-002052. PMID: 35241623.
12. Cole R, Williamson SS, Hughes JR, et al. The Military Medical Officer's Current-Day Professional Identity: An Enhanced Model. Mil Med. 2023;188(11-12):e3667-74. doi: 10.1093/milmed/usad094.

PMID: 37002610.

13. Dalton MK, Manful A, Jarman MP, et al. Long-term prescription opioid use among US military service members injured in combat. J Trauma Acute Care Surg. 2021;91(2S Suppl 2):S213-20. doi: 10.1097/TA.0000000000003133. PMID: 34324474.

14. Fisher AD, April MD, Naylor JF, et al. The Battalion Aid Station-The Forgotten Frontier of the Army Health System During the Global War on Terrorism. Mil Med. 2023;188(5-6):e1240-5. doi: 10.1093/milmed/usab401. PMID: 34651651.

15. Fisher AD, April MD, Naylor JF, et al. The Battalion Aid Station-The Forgotten Frontier of the Army Health System During the Global War on Terrorism. Mil Med. 2023;188(5-6):e1240-5. doi: 10.1093/milmed/usab401. PMID: 34651651.

16. Gurney JM, Graf V, Staudt AM, et al. Characterization of Humanitarian Trauma Care by US Military Facilities During Combat Operations in Afghanistan and Iraq. Ann Surg. 2022;276(4):732-42. doi: 10.1097/SLA.0000000000005592. Epub 2022 Jul 15. PMID: 35837945.

17. Howard JT, Stewart IJ, Amuan M, et al. Association of Traumatic Brain Injury With Mortality Among Military Veterans Serving After September 11, 2001. JAMA Netw Open. 2022;5(2):e2148150. doi: 10.1001/jamanetworkopen.2021.48150. PMID: 35147684; PMCID: PMC8837911.

18. Dang DD, Boulter JH, Meister MR, et al. Operation "NeuroTeam": rendering the absolute best care for the most deserving patients under the most difficult conditions. Neurosurg Focus. 2022;53(3):E17. doi: 10.3171/2022.6.FOCUS22242. PMID: 36052625.

19. Mirjam de Bruin-Hoegée, Alex Fidder, Tomas van Groningen, et al. Verification of exposure to chemical warfare agents through analysis of persistent biomarkers in plants. Anal Methods. 2023;15(2):142-53.

20. Duffy FF, McDonnell GP, Auslander MV, et al. US Soldiers' Individual and Unit-level Factors Associated with Perceptions of Disinformation in the Military Context. Mil Med. 2023;188(Suppl 6):698-708. doi: 10.1093/milmed/usad322. PMID: 37948291.

21. OurWorldInData.org [Internet]. Terrorism. [cited 2022 August 21]. Available from: https://ourworldindata.org/terrorism. Published 2013

22. Global Terrorism Database [Internet]. National Consortium for the Study of Terrorism and Responses to Terrorism (START). Global Terrorism Database Codebook: inclusion criteria and variables. Baltimore, Maryland USA: University of Maryland; 2019. [cited 2022 July 24]. Available from: https://www.start.umd.edu/gtd/using-gtd/

23. de Almeida MM, von Schreeb J. Human stampedes: an updated review of current literature. Prehosp Disaster Med. 2019;34(1):82-8.

24. Global Terrorism Database [Internet]. National Consortium for the Study of Terrorism and Responses to Terrorism (START). Overview of the GTD. [cited 2022 July 24]. Available from: https://www.start.umd.edu/gtd/about/

25. De Cauwer HG, Somville F. Health care organizations: soft target during COVID-19 pandemic. Prehosp Disaster Med. 2021;36(3):344-7.

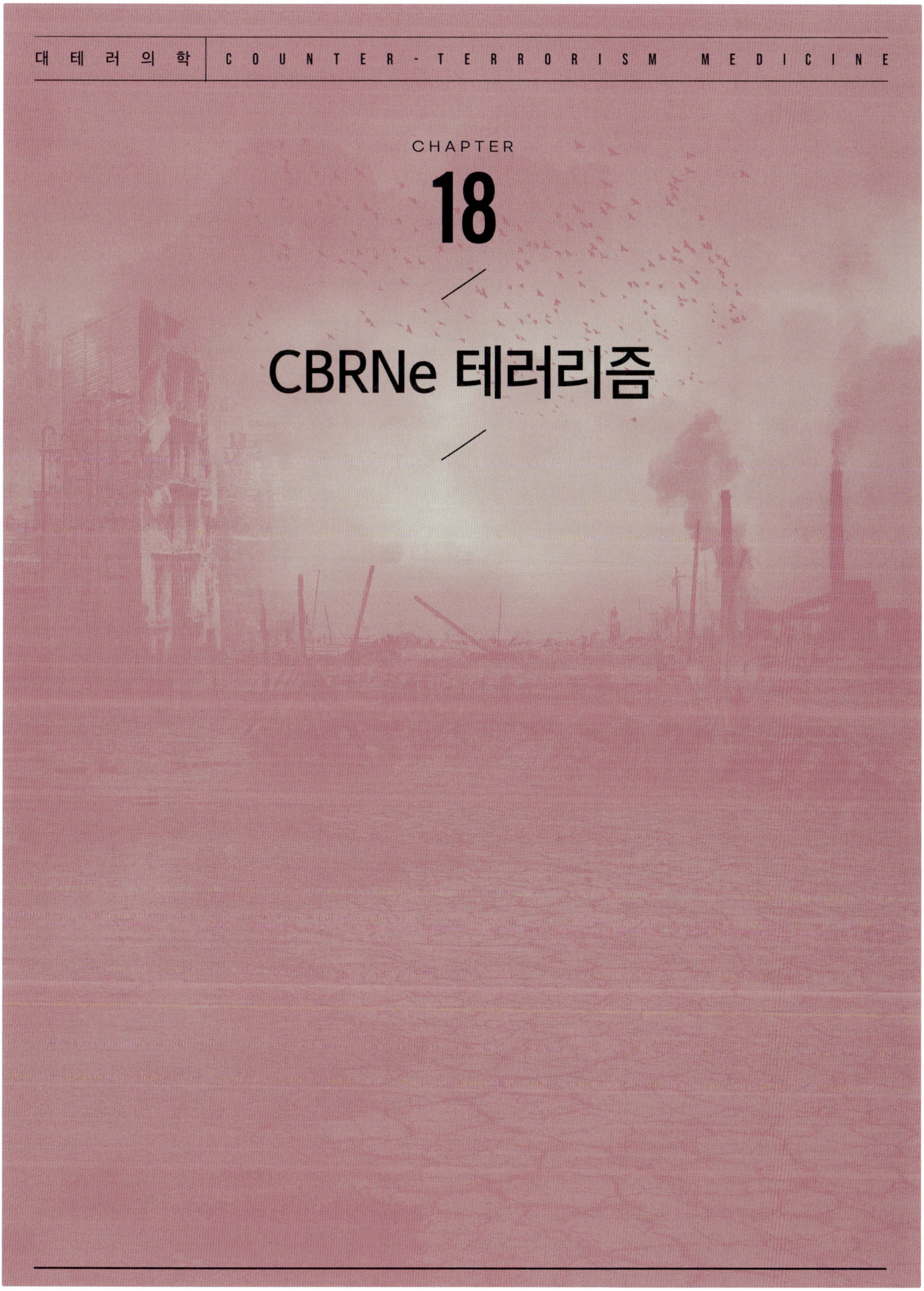

CHAPTER

18

CBRNe 테러리즘

18

CBRNe 테러리즘

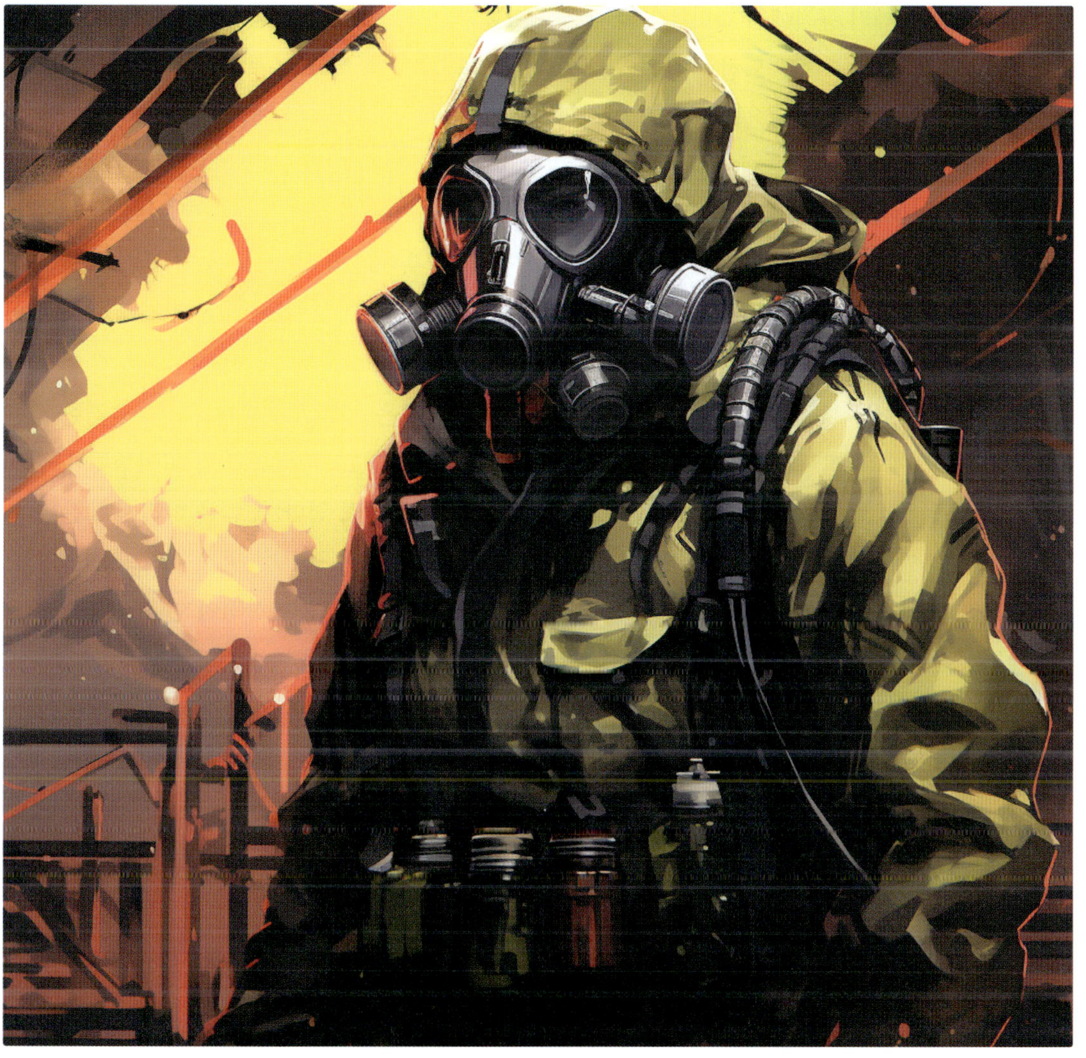

그림 18-1. CBRNe 테러범.

1) 배경

화학, 생물학, 방사선, 핵 및 폭발물(CBRNe) 무기의 사용은 새로운 것이 아니며, 드물긴 하지만 대규모 대량살상 사건을 일으킬 수 있는 능력과 세계 안정성에 대한 잠재적 위협으로 인해 전 세계적으로 우려되는 문제이다. 국가 행위자들에 의한 이러한 무기의 사용을 규제하거나 금지하는 여러 국제적으로 비준된 협약들이 존재함에도 불구하고, 비국가 행위자들이 이러한 무기를 획득하거나 개발할 가능성에 대한 우려는 여전히 남아 있다. 유엔 안전보장이사회(뉴욕, 미국)에 의해 "어떠한 국가의 합법적 권한 아래에서도 행동하지 않는 개인 또는 단체"로 정의된 비국가 행위자들이 CBRN 또는 관련 무기를 획득하고 사용하는 것은 유엔 마약범죄사무소(비엔나, 오스트리아)에 의해 "우리 시대 가장 심각한 우려 사항 중 하나"로 지적되었다.[1-2]

테러 공격에서 화학무기의 사용은 드물지만 대량의 인명피해를 야기할 수 있는 능력 때문에 중대한 도전과 우려의 대상으로 남아 있다.[3] 화학 독성 증후군 인식과 민간 의료 지침에 대한 교육의 격차가 인식되고 있으며, 화학전 요원에 대한 대응에 관한 최근 출판물들은 이 주제에 대한 훈련에 많은 도움을 주었지만, 화학 공격은 재난 의학(DM)과 대테러의학(CTM) 전문가들의 관심사이며 분명히 강화된 준비가 필요한 영역이다.[4-6]

지난 30년 동안 생물학 발병 사건은 꾸준히 증가하며 예방, 예측 및 통제가 더 복잡해졌다.[7] 현재 보건 당국은 생물테러 발병 사건을 식별하는 것에 대한 우려를 가지고 있다.[7] 그러나 자연 발병과 생물학적 공격은 별개로 고려하기에는 너무 밀접하게 얽혀 있어, 공격 증거가 없는 상황에서 이를 구분하는 것은 복잡하고 장기적이며 엄격한 과학적 조사를 요구하는 민감한 작업이다.[7] 또한, COVID-19 발병 사건이 보여주듯이, 발병에 대한 대응의 효과는 대응의 적시성에 밀접하게 달려 있다: 노력은 따라서 모든 단체(민간인, 군인, 정부 및 비정부 조직)의 공동 노력을 조직하는 글로벌 비상 계획의 개발과 같은 조기 탐지 및 준비 조치의 개발에 초점을 맞춰야 한다.[7] 혁신적인 인공 지능 기술은 특히 준비 및 대응 효과성 단계에서 위기를 탐지하고 관리하는 데 빼놓을 수 없게 되었다.[7] 이 기술의 가장 큰 영향은 인간 능력을 보완하고 강화하는 것이지만, 이를 대체할 수는 없다. 새로운 위협을 모니터링하고 이러한 시스템을 사용할 수 있는 인간 전문가들은 계속해서 중심 무대에 있을 것이다.[7]

대도시에서 방사능 혹은 핵 장치가 폭발하게 되면, 인프라 피해, 사망률 및 질병률(신체적, 정신적, 급성 및 만성) 면에서 이전의 테러 및 자연 재해를 가리게 될 것이다. 또한, 노출에 대한 두려움에 의해 증폭된 전례 없는 광범위한 사회적 혼란은 독특한 후유증으로, 재난 대응 및 복구 노력을 복잡하게 만들 수 있다.[8]

대량의 폭발물은 이상의 제제들과 함께 사용되어 테러의 효과를 극대화하는 데 사용될 수 있다. 그 대표적인 예가 방사선 분산 장치(radioactive dispersal device, RDD, 종종 "더러운 폭탄"이라고 불리지만 비폭발 방법도 사용될 수 있음)의 사용이다.

이처럼 CBRNe 요인과 같은 대량 사상 무기의 사용은 여전히 우려되는 문제이다.

이 챕터는 GTD를 이용하여 테러에서 CBRNe 사용을 분석하고 그 결과를 토대로 역사적 역학을 제공하고 사용된 특정 요인을 자세히 설명하는 것을 목표로 한다. 저자는 이번 CBRNe 챕터가 이러한 구성을 통해 의료 대응자들이 직면할 수 있는 독특한 CBRNe 관련 독성증상 및 부상 패턴에 대해 더 잘 알게 해 주고 이러한 데이터가 CTM의 대응자 교육 프로그램 개발에도 유용할 것으로 기대한다.

2) GTD 빈도 및 세부 통계 분석(1970-2020)

방법론

저자는 GTD에서 무기유형의 세부 분류 중에서 공식적으로 GTD 분류에 사용된 폭발물, 소이탄, 화학무기, 생물학무기, 방사능 무기를 키워드로 하여 본 챕터의 CBRNe 분석의 데이터로 사용하였다. 검색 당시 핵무기 키워드는 없었다. 소이탄은 폭발물과 화학물질의 조합이므로 본 챕터에서 복합무기로 명명하고 분석하였다. 소이탄(燒夷彈, incendiary bomb)이란 폭탄·총포탄·로켓탄·수류탄 등의 탄환류 속에 소이제(燒夷劑)를 넣은 것이다. 사용되는 소이제에 따라 황린(黃燐) 소이탄, 터마이트(thermite) 소이탄, 유지(油脂) 소이탄으로 분류된다.[9]

터마이트는 마그네슘·알루미늄에 산화철(酸化鐵)을 혼합한 것으로 3,000°C의 고열을 낸다. 유지 소이탄의 일종인 네이팜탄은 금속비누와 알킬가솔린(alkylgasoline)의 젤리 모양으로 된 화합물에 등유와 중유물을 섞은 것이며, 발화제로 황린을 사용한 것이다. 소이탄의 크기는 여러 가지 있으나, 보통 쓰이는 150~400갈론들이의 것을 투하하면 2,000°C의 고열을 내므로, 한 발로 2,500 m^2를 태울 수 있다.[9]

이상이 내용들을 가지고 1970년부터 2020년까지의 CBRNe 무기 사용 빈도, 사망자 및 부상자를 분석하였다. 소수점이 생기는 경우는 소수점 둘째 자리까지 반올림한 값을 사용하였다.

분석 결과

1970년부터 2020년까지 51년 기간 동안 무기 유형별 사용 빈도, 사망자 및 부상자 분석의 결과를 정리하면 아래와 같다(표 18-1).

가. 폭발물: 사용 횟수 90,003회, 사용 비율 87.61%, 총 사망자 157,357명, 총 부상자 380,576명, 사용당 평균 사망자 1.75명, 사용당 평균 부상자 4.23명

표 18-1. 무기 유형별 사용 빈도, 사망자 및 부상자 분석(1970-2020)

무기 유형	사용빈도	%	사망자수	부상자 수	무기 사용당 사망자 수	무기 사용당 부상자 수
폭발물	90,003	87.61	157,357	380,576	1.75	4.23
복합무기(폭발+화학무기; 소이탄)	12,396	12.07	5,941	5,374	0.48	0.43
화학무기	295	0.29	596	13,275	2.02	45
생물학무기	31	0.03	9	805	0.29	25.97
방사능무기	12	0.01	0	0	0	0
총계	102,737	100	163,903	400,030	1.6	3.89

나. 복합 무기(소이탄): 사용 횟수 12,396회, 사용 비율 12.07%, 총 사망자 5,941명, 총 부상자 5,374명, 사용당 평균 사망자 0.48명, 사용당 평균 부상자 0.43명

다. 화학무기: 사용 횟수 295회, 사용 비율 0.29%, 총 사망자 596명, 총 부상자 13,275명, 사용당 평균 사망자 2.02명, 사용당 평균 부상자 45.00명

라. 생물학무기: 사용 횟수 31회, 사용 비율 0.03%, 총 사망자 9명, 총 부상자 805명, 사용당 평균 사망자 0.29명, 사용당 평균 부상자 25.97명

마. 방사능무기: 사용 횟수 12회, 사용 비율 0.01%, 총 사망자 0명, 총 부상자 0명, 사용당 평균 사망자 0명, 사용당 평균 부상자 0명

연도별 CBRNe 무기 사용 분석 결과에서는 2014년에 폭발물이 7,806건으로 가장 많았다(그림 18-2).

소이탄은 1992년에 가장 많이 사용되었고 521건을 차지하였다(그림 18-3).

화학무기는 2016년에 26건으로 가장 많이 사용되었고 생물학 무기는 2002년에 16건으로 가장 많이 사용되었다(그림 18-4). 방사능 무기는 2000년에 10건으로 가장 많이 사용되었다(그림 18-4).

1970년부터 2020년까지 CBRNe 무기 사용 발생 국가 상위 10위 중 이라크가 18,781건(18.3%)으로 가장 높은 순위를 차지하였다(그림 18-5). 그다음 아프가니스탄과 파키스탄이 2, 3위를 차지하였다(그림 18-5). 반면 상위 10위 국가 중에서 미국은 10위로 2,214건(2.2%)을 차지하였다(그림 18-5).

1970년부터 2020년까지 CBRNe 무기가 사용된 전 세계 상위 5위 지역 중 중동과 북아프리카(MENA) 지역이 32,553건(31.69%)으로 가장 많은 비율을 기록했다(그림 18-6).

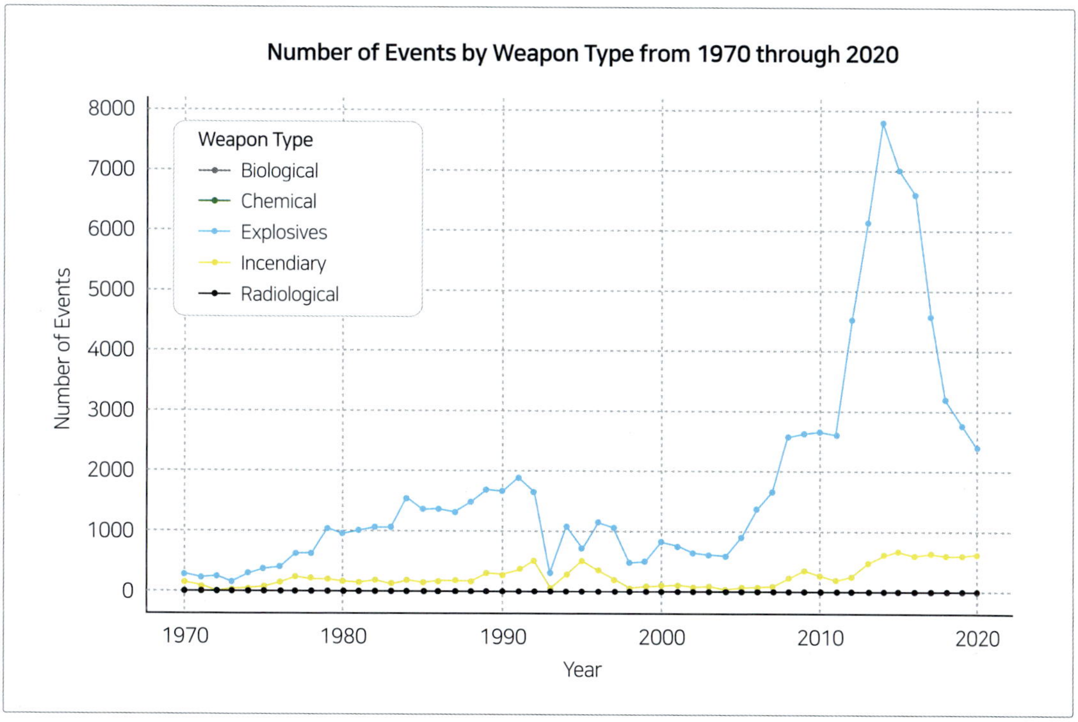

그림 18-2. CBRNe 무기 사용에 따른 연도별 테러 사건 빈도(1970-2020).

Chemical, 화학; Biological, 생물학; Radiological, 방사능; Explosive, 폭발물; Incendiary, 소이탄

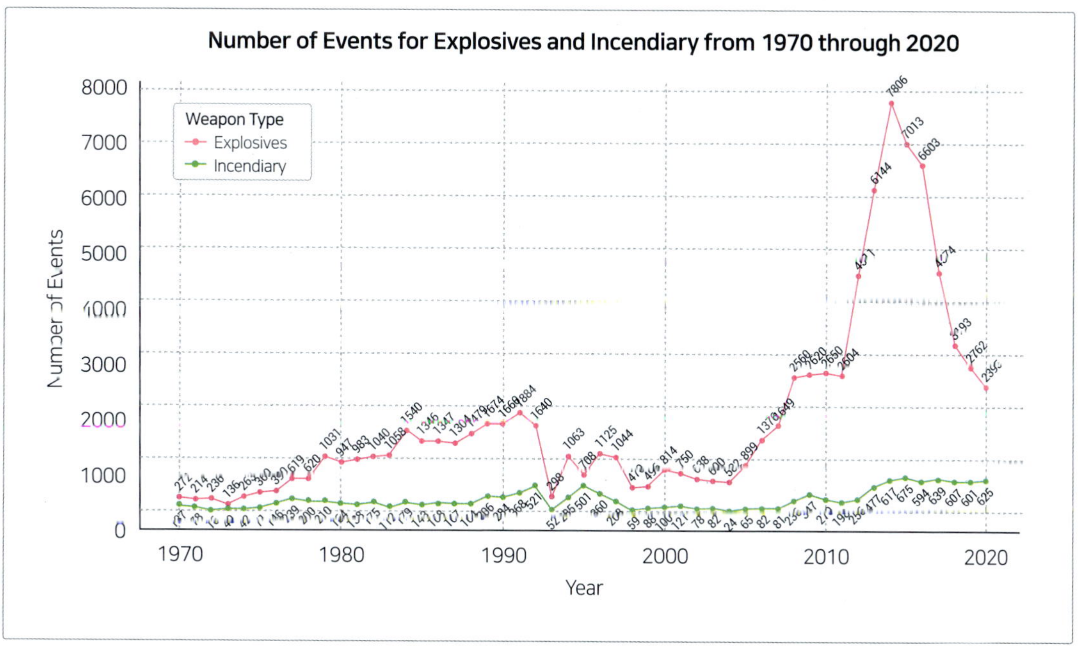

그림 18-3. 폭발물과 소이탄의 연도별 테러 사건 빈도(1970-2020).

Explosive, 폭발물; Incendiary, 소이탄

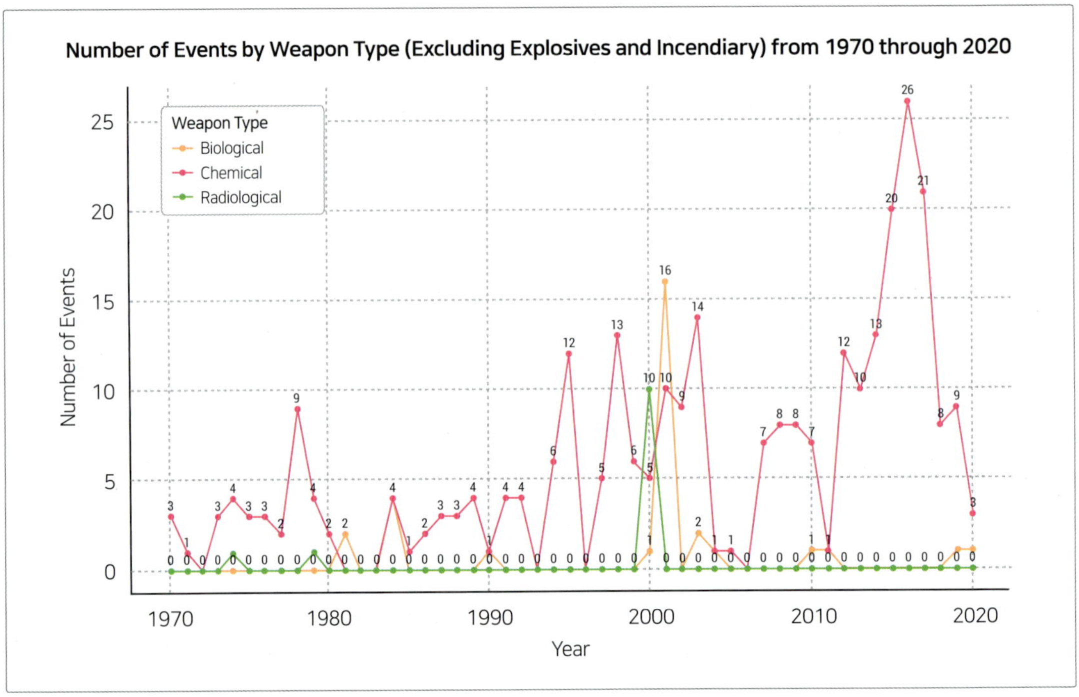

그림 18-4. CBR 무기의 연도별 테러 사건 빈도(1970-2020).

Chemical, 화학; Biological, 생물학; Radiological, 방사능

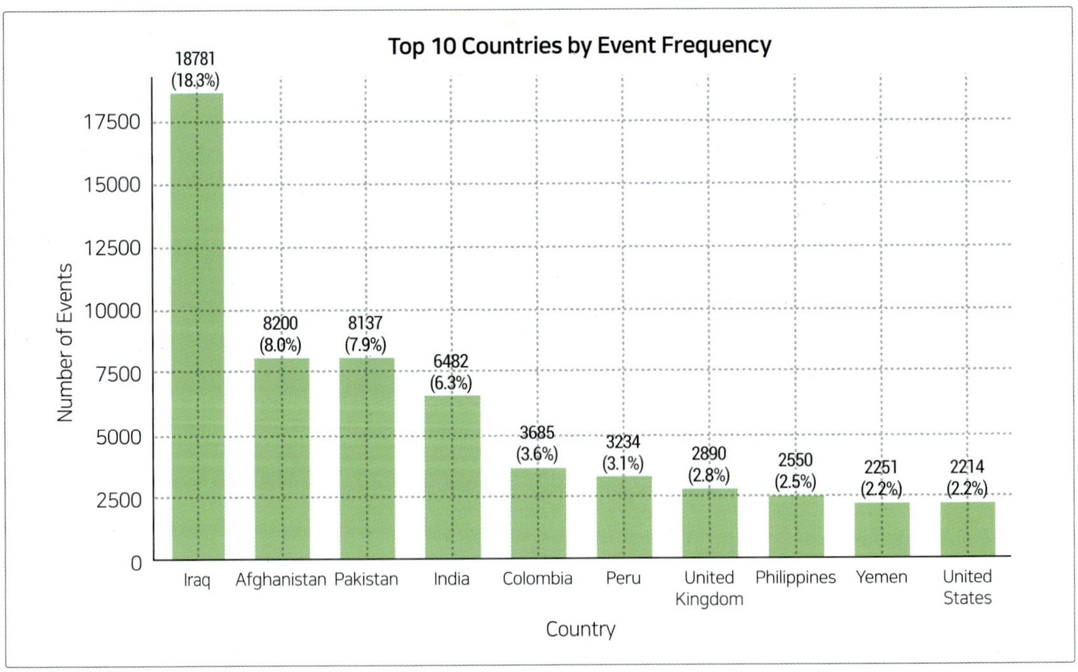

그림 18-5. CBRNe 무기 사용 발생 국가 상위 10위 분석(1970-2020).

Iraq, 이라크; Afghanistan, 아프가니스탄; Pakistan, 파키스탄; India, 인도; Columbia, 콜롬비아; peru, 페루; United Kingdom, 영국; Philippines, 필리핀; Yemen, 예멘; United States, 미국

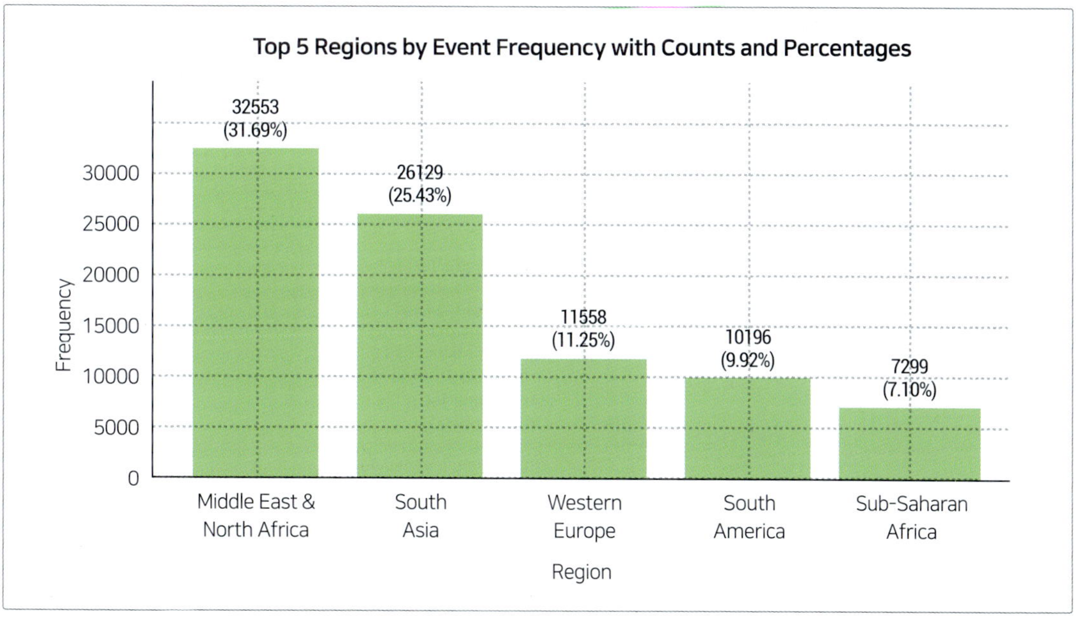

그림 18-6. CBRNe 무기가 사용된 전 세계 상위 5위 지역(1970-2020).

Middle Ease & North Africa (MENA), 중동 및 북아프리카; South Asia, 남아시아; Western Europe, 서유럽; Sub-Saharan Africa, 사하라 이남 아프리카

표 18-2. 총 43건의 생물학 및 방사능 무기 사용 사고 정리

연도	월	일	국가	타겟	테러리스트이름	무기유형	무기세부사항	사망자	부상자	동기
1974	4	17	오스트리아	운송	게릴라 판사	방사선학	요오드 131	0	0	데이터 코딩 기록이 없이 비워져 있음
1979	5	24	프랑스	언론인 및 미디어	생태학과 반핵 혁명당(CRAE)	방사선학	데이터 코딩 기록이 없이 비워져 있음	0	0	데이터 코딩 기록이 없이 비워져 있음
1981	10	10	영국	정부(일반)	어둠의 수확	생물학적	탄저병	0	0	데이터 코딩 기록이 없이 비워져 있음
1981	10	14	영국	정부(일반)	어둠의 수확	생물학적	탄저병	0	0	데이터 코딩 기록이 없이 비워져 있음
1984	7	15	미국	정부(일반)	라지니쉬스	생물학적	살모넬라	0	0	데이터 코딩 기록이 없이 비워져 있음
1984	8	29	미국	정부(일반)	라지니쉬스	생물학적	살모넬라	0	2	데이터 코딩 기록이 없이 비워져 있음
1984	9	9	미국	사업	라지니쉬스	생물학적	살모넬라	0	25	데이터 코딩 기록이 없이 비워져 있음
1984	9	20	미국	사업	라지니쉬스	생물학적	살모넬라	0	751	데이터 코딩 기록이 없이 비워져 있음
1990	4	15	일본	공항 및 항공기	옴신리교	생물학적	보툴리눔 독소	0	0	데이터 코딩 기록이 없이 비워져 있음
2000	5	23	이스라엘	관광객	미상	생물학적	살모넬라 타이피	2	0	미상
2000	6	6	일본	정부(일반)	미상	방사선학	모나자이트	0	0	미상
2000	6	6	일본	정부(일반)	미상	방사선학	모나자이트	0	0	미상
2000	6	6	일본	정부(일반)	미상	방사선학	모나자이트	0	0	미상

연도	월	일	국가	타겟	테러리스트이름	무기유형	무기세부사항	사망자	부상자	동기
2000	6	6	일본	정부(일반)	미상	방사선학	모나자이트	0	0	미상
2000	6	6	일본	정부(일반)	미상	방사선학	모나자이트	0	0	미상
2000	6	7	일본	정부(일반)	미상	방사선학	모나자이트	0	0	미상
2000	6	8	일본	정부(일반)	미상	방사선학	모나자이트	0	0	미상
2000	6	8	일본	정부(일반)	미상	방사선학	모나자이트	0	0	미상
2000	6	8	일본	정부(일반)	미상	방사선학	모나자이트	0	0	미상
2000	6	8	일본	정부(일반)	미상	방사선학	모나자이트	0	0	미상
2001	10	2	미국	언론인 및 미디어	미상	생물학적	탄저균(Bacillus anthracis) 편지가 American Media Inc. 사무실로 발송됨	1	5	미상
2001	10	9	미국	정부(일반)	미상	생물학적	탄저균(Bacillus anthracis)으로 묶인 편지가 Patrick Leahy 상원의원 사무실로 발송됨	2	1	미상
2001	10	11	케냐	개인 시민 및 재산	미상	생물학적	편지에는 천과 하얀 가루가 들어 있었음. 2001년 9월 9일 애틀랜타에서 소인이 찍혀 있었지만 나이로비로 보내기 전에 마이애미를 거쳐야 했음	0	5	구체적인 동기는 알려지지 않았지만 소식통은 이 편지가 2001년 9월 11일 세계 무역 센터 공격과 그에 따른 미국에 대한 탄저병 공격과 관련이 있을 수 있다고 지적했음
2001	10	11	케냐	정부(외교)	미상	생물학적	그 편지는 갈색이고 너덜너덜했으며, 우표가 붙을 자리에 "순결함"이라는 단어가 적혀 있었음. 그 편지에는 파키스탄에서 우송료가 붙어 있었고, 파란색 잉크로 글씨가 적혀 있었음. 하얀 가루 물질이 들어 있었음	0		구체적인 동기는 알려지지 않았지만 소식통은 케냐에서 동시에 두 건의 탄저병 의심 공격이 발생했으며 이는 2001년 9월 11일 미국에 대한 공격과 관련이 있을 가능성이 있다고 지적했음
2001	10	11	케냐	개인 시민 및 재산	미상	생물학적	그 편지는 나이로비에서 보낸 것으로 추정되며, 하얀 가루가 들어 있었음	0		구체적인 동기는 알려지지 않았지만 소식통에 따르면 이 사건은 나이로비에서 보낸 두 건의 탄저병 편지와 2001년 9월 미국의 세계 무역 센터 공격과 관련이 있을 수 있다고 했음
2001	10	12	미국	언론인 및 미디어	미상	생물학적	탄저균	0	6	미상
2001	10	15	미국	정부(일반)	미상	생물학적	탄저균(Bacillus anthracis)이 Tom Daschle 상원의원 사무실로 우편으로 발송됨	2	6	미상
2001	10	15	미국	언론인 및 미디어	미상	생물학적	탄저균(Bacillus anthracis)이 공격에 사용됨	0	1	미상
2001	10	15	미국	사업	미상	생물학적	Microsoft에서 말레이시아로 수표가 포함된 편지가 반송되었음. 그것은 의심스러워 보였고 포르노 이미지와 탄저병 포자가 포함되어 있었음	0	0	공격의 구체적인 동기는 알려지지 않았지만 소식통은 이 공격이 2001년 9월 11일 세계 무역 센터 공격뿐만 아니라 미국 전역에 발송된 다른 탄저병 편지와 관련이 있다고 추측했음

연도	월	일	국가	타겟	테러리스트이름	무기유형	무기세부사항	사망자	부상자	동기
2001	10	17	미국	정부(일반)	미상	생물학적	탄저병의 출처는 불분명했는데, 검사 결과 탄저병의 출처로 생각되는 의심스러운 편지가 밝혀졌기 때문임	0	0	이 공격의 구체적인 동기는 알려지지 않았지만 당국은 이 공격이 이 무렵 미국 전역에서 발생한 다른 탄저병 공격과 관련이 있다고 믿었음. 이러한 탄저병 공격이 2001년 9월 11일 뉴욕시와 워싱턴 DC에서 발생한 공격과 관련이 있는지는 확실하지 않음
2001	10	18	미국	언론인 및 미디어	미상	생물학적	뉴욕 시 CBS Inc.의 Dan 차라리에게 우편으로 발송된 편지에 탄저균(Bacillus anthracis)이 있었음	0	1	미상
2001	10	19	미국	언론인 및 미디어	미상	생물학적	탄저균	0	2	미상
2001	10	23	파키스탄	언론인 및 미디어	미상	생물학적	탄저균이 끈으로 묶인 편지에 있었음	0	0	구체적인 동기는 알려져 있지 않음. 그러나 신문은 일반적으로 미국의 탈레반 전쟁을 확고히 지지하는 페르베즈 무샤라프 대통령을 지지해 왔음
2001	10	26	미국	정부(일반)	미상	생물학적	탄저병(bacillus anthracis)은 미국 대법원에 보낸 편지 안에 들어 있었음	0		미상
2001	10	29	미국	사업	미상	생물학적	피해자는 흡입 형태의 탄저병에 걸림	1	0	미상
2001	11	14	미국	개인 시민 및 재산	미상	생물학적	피해자는 흡입 형태의 탄저병에 걸림	1	0	미상
2003	10	15	미국	정부(일반)	미상	생물학적	리신은 우편으로 소포로 발송됨	0	0	가해자의 불만 중 하나는 정부가 계류 중인 연방 트럭 운송 법안을 통과시킬 수 없다는 것이었음
2003	11	12	미국	정부(일반)	미상	생물학적	리신은 우편으로 소포로 발송됨	0	0	가해자의 불만 중 하나는 정부가 계류 중인 연방 트럭 운송 법안을 통과시킬 수 없다는 것이었음
2004	2	2	미국	정부(일반)	미상	생물학적	리신은 우편으로 소포로 발송됨	0	0	미상
2010	11	16	미국	교육기관	빕무부	생물학적	가해자들이 에이즈에 오염되었다고 주장한 혈액이 담긴 불특정 개수의 면도날이 공격에 사용됨	0	0	이번 공격은 영장류 생체해부에 항의하기 위해 이뤄짐
2011	10	0	파키스탄	정부(일반)	미상	생물학적	탄저병 포자가 들어 있는 작은 패키지가 공격에 사용됨	0	0	공격의 구체적인 동기는 파키스탄 정부를 위협하는 것이었음
2019	2	28	튀니지	정부(일반)	무슬림 극단주의자	생물학적	이번 공격에는 리신이나 탄저병으로 의심되는 독성물질이 사용됨	0	0	데이터 코딩 기록이 없이 비워져 있음
2020	9	19	미국	정부(일반)	반트럼프 극단주의자	생물학적	공격에는 리신이 포함된 편지가 사용됨	0	0	구체적인 동기는 알려져 있지 않음. 그러나 소식통에 따르면 가해자 Pascale Ferrier와 연결된 트위터 계정은 도널드 트럼프 대통령에 대한 폭력을 조장하고 그를 "추악한 폭군 광대"라고 불렀음

전체 CBRNe 무기 사용 빈도 중에서 비교적 적은 비율을 차지하는 총 43건의 생물학 및 방사능 무기 사용 사건을 표로 정리하였다(표 18-2). 이 중 미국에서 가장 많은 부상자를 유발한 물질은 1984년 라지니쉬스 테러리스트 집단이 미국에서 4번의 다른 일자에 살포하여 총 778명의 부상자를 발생시킨 살모넬라균이었다(표 18-2). 그 외에 사망자를 발생시킨 물질은 2000년 이스라엘의 살모넬라균(1명 사망)과 2001년 미국의 탄저균(amerithrax라고도 알려짐, 각기 다른 이벤트에서 도합 7명)이었다(표 18-2).

3) 토의

본 챕터에서 실행한 분석에 따르면 1970년부터 2020년까지 51년 기간 동안 CBRNe 무기 유형별 사용 빈도, 사망자 및 부상자 분석의 결과 폭발물의 사용 횟수가 90,003회, 사용 비율 87.61%로서 가장 많았다. 그 결과 총 사망자 157,357명, 총 부상자 380,576명, 사용당 평균 사망자 1.75명, 사용당 평균 부상자 4.23명을 기록하였다. 복합 무기(소이탄)는 폭발물과 화학무기의 조합으로 사용되었으며 전체 통계에서 두 번째로 높은 사용 횟수 12,396회, 사용 비율 12.07%를 기록하였다. 그 결과 총 사망자 5,941명, 총 부상자 5,374명, 사용당 평균 사망자 0.48명, 사용당 평균 부상자 0.43명를 기록하였다. 화학무기는 사용 횟수 295회, 사용 비율 0.29%로 빈도가 높지는 않았으나 총 사망자 596명, 총 부상자 13,275명, 사용당 평균 사망자 2.02명을 기록하였고 특히 사용당 부상자는 CBRNe 무기 중에서 가장 높은 수치인 45명을 기록하였다. 그 외에 생물학무기는 총 31회를 방사능무기는 총 12회의 사용 횟수를 기록하였다. 연도별 CBRNe 무기 사용 분석 결과에서는 2014년에 폭발물이 7,806건으로 가장 많았다. 소이탄은 1992년에 가장 많이 사용되었고 521건을 차지하였다. 화학무기는 2016년에 26건으로 가장 많이 사용되었고 생물학 무기는 2002년에 16건으로 가장 많이 사용되었다. 방사능 무기는 2000년에 10건으로 가장 많이 사용되었다. 1970년부터 2020년까지 CBRNe 무기 사용 발생국가 상위 10위 중 이라크가 18,781건(18.3%)으로 가장 높은 순위를 차지하였고 중동과 북아프리카 (MENA) 지역이 32,553건(31.69%)으로 가장 많은 비율을 기록했다. 총 43건의 생물학 및 방사능 무기 사용 사건에서 미국에서 가장 많은 부상자를 유발한 물질은 1984년 라지니쉬스 테러리스트 집단이 미국에서 4번의 다른 일자에 살포하여 총 778명의 부상자를 발생시킨 살모넬라균이었다. 그 외에 사망자를 발생시킨 물질은 2000년 이스라엘의 살모넬라균(1명 사망)과 2001년 미국의 탄저균(amerithrax라고도 알려짐, 각기 다른 이벤트에서 도합 7명)이었다.

비국가 무장단체에 의한 CBRNe 테러리즘의 특성과 고려사항

비국가 무장 단체(violent non-state actor, VNSAs)의 정의는 명확하지 않지만, 대부분의 학자들은 VNSA가 목표를 달성하기 위해 불법적인 행위와 공식적으로 승인되지 않은 폭력에 참여할 의사와 능력이 있는 개인, 개인 집단 또는 조직을 종종 가리킨다는 기본 개념에 동의한다.[10] 이러한 VNSA에는 게릴라, 테러 조직, 마약 밀매 카르텔, 초국가적 갱단, 준군사 조직, 그리고 민간 군사 계약자와 같은 기업이 포함될 수 있다. 그들은 인정된 국가를 직접적으로 또는 공식적으로 대표하지 않지만, 국가 행위자들에 의해 지원받을 수 있다.[11] 하이브리드 전쟁은 대테러의학(CTM) 프레임워크에서 많이 논의되는 주제로, 종종 정규전, 비정규전, 테러리즘, 범죄성 및 CBRN 및 사이버 공격과 같은 다양한 형태의 하이브리드 위협의 혼합으로 묘사된다.[12,13] 전통적으로, CBRN 무기의 사용은 VNSAs와 국가 행위자들에게 비이성적인 고위험 행위로 여겨졌다. 그러나 지난 몇십 년 동안, 민간 설정을 목표로 하고 정치 목표를 암살하는 CBRN 무기의 사용은 국제 협약의 명예에서 위험한 침식을 나타냈다.[14,15] 간단한 화학 무기를 획득, 제조 및 배치하는 데 필요한 교육은 다른 CBRN 무기에 비해 상당히 적을 수 있으며, 종종 대학 또는 석사 수준의 화학 지식만으로 충분하다. 이는 1995년 도쿄 지하철 공격을 주도한 유기화학 석사 학위를 가진 쓰치야 마사미에 의해 입증되었다.[16] 또한, VNSAs는 약물을 전혀 제조할 필요가 없을 수도 있다. 펜타닐, 레미펜타닐, 카르펜타닐 또는 할로세인과 같은 강력한 제약제품은 다크 웹에서 쉽게 구할 수 있으며, 일반적으로 사용되는 산업 화학 물질인 염소 가스도 악의적인 목적으로 배치될 수 있다.[17,18] 드론의 테러리스트 그룹에 의한 사용은 잘 알려져 있다. 드론은 시각, 열, 적외선 기술을 사용하여 보안 구역에 대한 정보를 수집함으로써 전통적인 방어를 우회한다. 드론을 개조하여 소량의 페이로드(화학, 생물학적 또는 방사능)와 특수 분산 장치를 운반할 수 있다는 것은 가능하고 타당하다. 2017년 1월, 이슬람 국가(Islamic State of Iraq and Syria, ISIS)는 연합군에 대항하여 정찰 및 목표 정보를 제공하기 위해 상용 드론 사용을 시작했으며, 드론 기반 화학 또는 생물학적 무기 공격에 대한 관심을 보이기 시작했다.[19] 이러한 정교함은 분명히 이러한 요원들이 소형되거나 복잡한 다중 모드 공격에 배치될 가능성에 대한 우려를 불러일으킨다. 화학 무기의 직접 사용을 넘어, 화학 세소 또는 저장 시설에 대한 공격 후 독성 화학 물질의 잠재적 방출은 미국 사이버 보안 및 인프라 보안 기관(Arlington, Virginia USA)에 의해 심각한 위협으로 인식되어 왔으나, 화학 시설 대테러 기준을 통해 해결되고 있다.[20] 직접적인 긴징 영향 외에도 독성 물실이나 발암 물질의 환경적, 경제적, 장기적 건강 영향은 수년간 느낄 수 있다.[21] 새롭게 등장하는 화학 물질의 가능성은 새로운 현실이다. 연구자들은 오픈 액세스 데이터베이스를 사용하는 AI 생성 기술을 보고했으며, 이를 통해 6시간 이내에 기존 화학 전쟁 요원보다 더 유독할 것으로 예측되는 새로운 분자를 생성했다. 따라서 이러한 제제들이 국가 및 국제 목록의 감시 또는 통제 선행 화학 물질을 우회할 가능성이 전적으로 있다.[22] 생물학적 제제들을 고려할 때, 생물학적 전쟁의 목표가 대량의 인명 손실을 일으키기 위해 변형된 생물학적 제제를 의도적으로 사용하는 것과 달리, 생물테러는 주로 생활 방식을 방해하고 인구로 하여금 그들의 취약성을 절실히 인식하게 하는 방법으로 더 잘 정의된다.[23] 2001년 9월 11일 미국에서 발생한 테러 공격 후 흡입성 탄저병의 피해자 일부가 경험한 생명 손실이나 심각한 장기적 질병을 경시하는 것은 아니지만, 이 비밀스러운 생물테러 행위로 인한 경제적, 사회적, 정치적 혼란은 엄청난 규모였다. 9월 11일 공격 후 13년이 지난 2014년에, 생물 방어를 위한 연방 예산은 탄저 공격 당시보다 거의 11배 더 많았다.[24] 전 세계적으로 아시아, 아프리카, 유럽, 러시아, 미국 전역에 운영 중이거나 건설 중인 50개 이상의 고위험 생물안전 레벨(Biosafety Level, BSL)-4 연구소가 있다. 이 연구소들은 전염병 잠재력을 가진 병원체의 가장 위험한 조작을 수행한다. 각 실험은 우발적 노출이나 고의적인 파괴 행위 또는 도난으로 인한 방출과 전파로 이어질 수 있는 기회를 제공한다.[25] 전염병을 유발하는 병원체를 발파로 내던지는 것은 생물학적 전쟁의 가장 초기 사례 중 일부였으며, 전쟁에서 생물학적 제제의 의도적 방출은 지난 백 년 동안 수천 명의 사망자를 기록했다. 예를 들어, 제2차 세계 대전 중 일본군은 콜레라와 장티푸스 발병을 연구하기 위해 중국 마을의 1,000개 이상의 우물에 독을 풀었다.[26] 또한, 드론과 나노로봇 및 생물학적으로 변형된 곤충 벡터와 같은 기술을 통해, 생물학적 제제의 분산이 더 가능해지고, 잠재적으로 더 치명적이며 '무한'할 수 있다.[27] 유전체 기술과 AI, 기계 학습, 자동화, 감정 컴퓨팅, 로봇 공학의 결합은 '오래된 세계 생물학'의 치명성을 증가시키면서 새롭고 더 치명적인 요원을 만들어 낼 것이다.[25]

핵과 방사능에 관한 논의와 연구발표는 지난 수십 년 동안 핵 도난과 테러리즘의 위험에 대해 많이 이루어져 왔다.[28,29] 분실된 핵무기에서 지하실 "핵"에 이르기까지, 고의적인 핵 사건의 위험과 세계적인 여파는 분명하며, 핵 안보는 여전히 세계적인 최우선 과제이다.[28,29] 최근 러시아와 우크라이나 간의 자포리지아 핵 발전소를 둘러싼 대치와 2020년 미국의 핵무기 기관에 대한 사이버 공격은 중요 인프라 보호와 해당 시설의 비의도적 및 고의적 피해 위험에 대한 논의를 다시 촉발시켰으며, 이는 방사능 재난으로 이어질 수 있다.[30-32] "더러운 폭탄"용 블랙마켓 방사성 부품에 대한 보고는 계속되는 우려사항이며 훨씬 더 그럴듯한 시나리오이다. 예를 들어, 벨기에 수사관들은 2016년 유럽 대부분 지역에 의학 동위원소를 생산하는 고농축 우라늄 반응로의 직원을 감시하는 테러리스트를 발견했다.[33] 혈액 조사기(blood Irradiator)와 기타 의료 기기에 사용되는 세슘-137도 분말 형태로 쉽게 퍼질 수 있어 보안 우려로 인해 이러한 고활성 방사선 원천 사용을 폐지해야 한다는 많은 전문가들의 요구가 있다.[34]

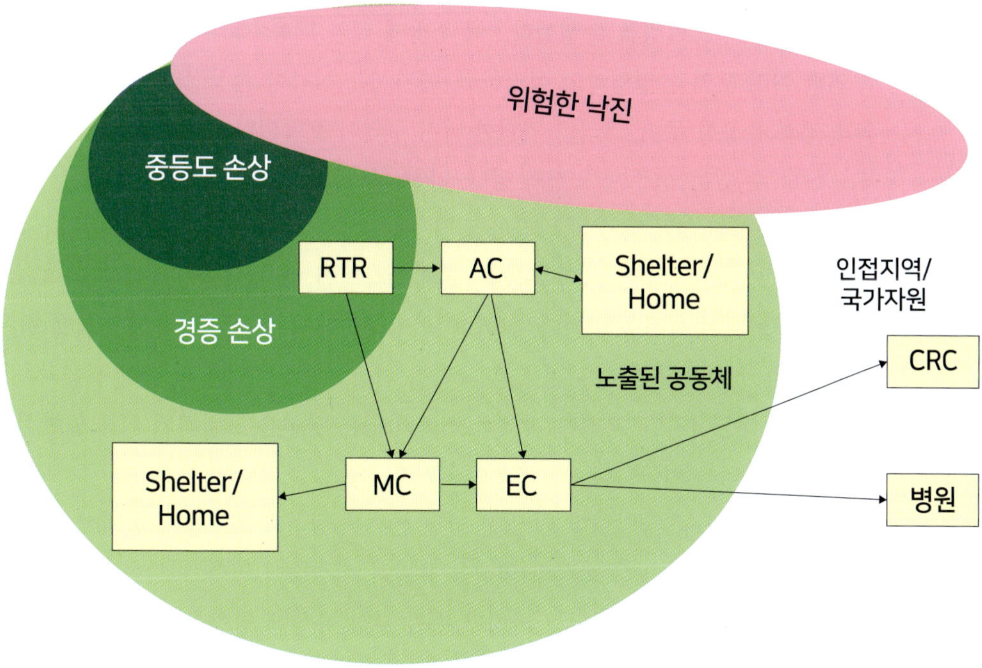

Abbreviations:
RTR, Radiation Triage, Treatment, Transport (initial triage and treatment of traumatic injuries and transport to medical care or assembly center [spontaneous sites]);
MC, medical care facility (eg, hospital, field hospital);
EC, evacuation center (at airport, railhead, bus staging area, etc);
AC, assembly center

그림 18-7. 핵폭발 후 48시간에 이루어진 생존자 케어 운영의 기능적 일러스트레이션.

※노트: 그림 18-7은 실제 크기로 나타낸 것이 아니며, 모든 범위의 활동을 대표하는 것은 아님
※약어: RTR, 방사선 분류, 치료, 이송(외상 부상의 초기 분류 및 치료 및 의료 치료 또는 집합 센터[자발적인 장소]로의 이송); MC, 의료 시설(예: 병원, 현장 병원); EC, 대피 센터(공항, 철도 헤드, 버스 스테이징 지역 등); AC, 집합 센터(자발적이거나 계획된; 이 기능은 다른 장소에서도 발생할 수 있음을 주의하세요); CRC (community reception center), 커뮤니티 수용 센터(자원이 충분할 때 방사능 오염에 대한 공식적인 선별을 수행하는 곳; 자원과 인프라가 개선되면 폭발 지점에 가까운 곳에서 나중에 설립될 수 있음); 쉘터/홈, 피해가 없거나 방사선이 없는 지역의 일반적인 쉘터 또는 주택(최초 24시간 동안 낙진이 있을 때 쉘터-인-플레이스 활동이 아님)은 나중의 평가 및 대피를 대기하는 동안 사용 가능(생존자는 근처에서 CRC가 열리면 나중에 갈 수 있음)

Hick 등 "Proposed "Exposure And Symptom Triage" (EAST) Tool to Assess Radiation Exposure After a Nuclear Detonation." 에서 재구성

핵 폭발 후 방사선 노출 평가를 위한 제안된 '노출 및 증상 분류'(exposure and symptom triage, EAST) 도구[0]

가. 상상 가능한 대규모 핵폭발 시나리오와 그에 따른 고려사항들

핵 장치가 주요 도시에서 폭발하면 인프라 피해, 사망률, 발병률(신체적, 정신적, 급성 및 만성 모두) 측면에서 기존의 테러 및 자연 재해를 능가할 것이다. 또한, 노출에 대한 두려움에 의해 가중되는 전례 없는 광범위한 사회적 혼란은 독특한 후유증으로 재난 대응과 복구 노력을 복잡하게 만들 수 있다.

여러 연방 및 비정부 기관에서 핵 폭발의 다양한 시나리오에 대한 사상자 수와 유형에 대한 컴퓨터 모델링을 수행했다. '핵 폭발에 대한 대응 계획 가이드라인'은 핵 폭발로 인한 여러 구역을 명명하고 설명한다. 여기에는 심각한 손상상 구역, 중등도도 손상 구역, 경증 손상상 구역, 그리고 위험한 낙진 구역이 포함된다(그림 18-7). 심각한 피해 구역은 살릴 수 있는 생존자가 거의 없다. 다른 구역들은 아래에서 설명할 보건 및 의료 구성요소와 함께 그림 18-7에 나타나 있다. 이 구역들은 예상되는 부상의 수와 유형과 관련이 있다. 일부 지역은 초기 폭발을 통해 즉각적인 방사선을 받고 다른 지역은 낙진을 통해 지연된 방사선을 받는다. 위험한 낙진 구역에서 지연된 방사선 노출을 받은 생존자들이 이 "핵 폭발 후 방사선 노출 평가를 위한 제안된 '노출 및 증상 분류'(EAST) 도구"의 주요 대상이지만, 우리는 잠재적 노출의 다른 영역을 포함하기 위해 일반적인 피해 및 낙진 구역을 언급한다.

지상 폭발은 공중 폭발보다 더 많은 낙진 잔해를 생성할 것으로 예상되며, 후자는 더 넓은 지역에 걸쳐 더 많은 화상과 외상을 유발하는 경향이 있다. 다양한 요소들이 모델링된 대도시 지역에서 예상되는 사상자 수와 부상 유형에 영향을 미친다. 이러한 요소들에는 위치, 폭발 수율(킬로톤 또는 kT), 지형, 날씨, 인구 규모, 시간대, 지상 또는 공중 폭발, 용량률, 방사선 품질(중성자, 엑스레이, 베타 방사선) 및 위험에 처한 인프라 요소 등이 포함되지만 이에 국한되지 않는다. 일부 폭발 시나리오는 수십만 또는 수백만의 잠재적 사상자를 낳을 수 있다. 예를 들어, 10-kT 로스앤젤레스, CA 폭발 모델은 폭발 후 2시간 만에 50만 명 이상의 사람들이 위험한 낙진 구역에 있을 것으로 추정했다. 이러한 규모의 적절한 의료 대응을 계획하는 것은 매우 복잡하며, 생존자 수를 극대화하고, 부족한 자원을 효율적으로 사용하며, 피해자 식별, 분류, 치료, 그리고 이송에 대한 조정된 접근을 신속하게 확립하기 위해서는 신중하고 상세한 사전 계획이 필요하다.

현재 미국의 대부분의 주 및 지방 방사선 사고 대응 계획은 핵 발전소 실패, 산업 사고, 방사선 확산 장치(RDDs, 종종 "더러운 폭탄"으로 언급되지만 비폭발 방사 방법도 사용될 수 있음)의 사용과 같은 훨씬 더 작은 사건에 초점을 맞추고 있다. 핵 폭발과 비교하면, 이러한 시나리오는 일반적으로 덜 심각한 영향을 가진 훨씬 적은 수의 사람들을 포함한다. 급성 의료 시스템이 압도될 일은 거의 없으며, 손상되지 않은 커뮤니티 인프라의 지원을 받아 관련된 사람들의 세부적인 선별에 집중된 노력을 적용할 수 있다. 반면에, 핵 사건은 심각하게 손상된 인프라 상황에서 대규모의 사상자와 커뮤니티 수요를 생성한다. 미국의 일부 주들은 RDD 및 심지어 즉석 핵 장치(IND) 훈련을 실시했지만, 골수 세포인자의 수령에 대한 생존자 우선순위를 운영화한 곳은 없는 실정이다.

오염이 주된 결과인 방사선 사건의 여파로, 다양한 잠재적 동위원소를 사용하여 구성될 수 있는 RDD의 사용과 같은 경우에는 질병통제예방센터(CDC)의 커뮤니티 수용 센터(CRC)와 같은 잘 기술된 모델이 외부 또는 내부 방사선 노출의 신중한 평가에 유용하다. CRC는 무증상 보행 인구 선별을 위한 것이며 공중 보건 자산이다. CRC 과정은 철저하며 상당한 자원이 필요하다.

핵 폭발의 여파로 주요 방사선 노출 위험은 고강도 감마 조사이며, 남아 있는 외부 또는 내부 오염으로부터의 상대적 위험은 낮다. 따라서, 우선순위는 남아 있는 오염을 신중하게 문서화하는 것이 아니라 잠재적 노출과 임상 증상에 대한 신속한 평가를 통해 초기 치료와 대피를 우선시하는 것이다. 상당한 급성 방사선 증후군(acute radiation syndrome, ARS)을 가진 많은 생존자들은 그들의 질병의 잠복기에 들어서면서 증상이 거의 없거나 없는 상태로 보행이 가능할 것이다. 그들이 나중에 합병증을 개발하는 시간이 되면, 그들을 쉽게 이동시키는 것은 너무 늦을 것이며, 그들의 생명을 구하는 것도 가능성이 적을 것이다.

나. 핵 폭발 후 처음 96시간 동안 4가지 생명 구조 전략

사망률과 질병률을 최소화하기 위해, 공중 보건 및 의료 대응 리더들은 핵 폭발 후 처음 96시간 동안 4가지 생명 구조 전략을 실행할 것이 예상된다.

㉮ 방사능 낙진 지역의 인구에게 즉시 '대피소에 머물기' 명령을 내려 노출을 최소화한다. 일반적으로 이러한 명령은 최소 24시간 동안 유지되며, 영향을 받는 지역의 수십만 명이 상당한 방사능 노출을 최소화하거나 제거할 수 있다.[2,11]

㉯ 압도적인 수의 급성 부상 환자들에게 외상 치료를 조직하고 제공한다. 의료 시스템과 시설은 처음 며칠 동안 외상 치료와 의뢰에 집중될 것이다.

㉰ 방사능 관련 질병의 위험이 있는 생존자를 선별하여 치료 우선순위를 정하고, 의료 시스템이 완전한 인접 지역이나 국가의 다른 지역으로 대피시킨다. 집합 센터(assembly center, AC)는 이 인구 기반 기능을 제공하기 위해 위험한 낙진 및 피해 지역 인접 지역에 설치되어야 한다. 집합센터 장소는 생존자들이 스스로 모이거나 시진 계획된 센터에서 설립될 수 있다. 선별 기능은 일반 대피소, 대피 지점 또는 필요에 따라 다른 장소에서 수행될 수도 있다.

㉱ 심각하지만 치명적이지 않은 방사능 노출을 받은 생존자를 식별하여, 지지적 치료와 함께 골수 세포인자에 가장 혜택을 받을 가능성이 높은 사람이 주사를 받게 한다.

이러한 생존자들은 가능한 한 빨리 세포인자 주사를 받아야 하며, 공격받지 않은 지역의 손상되지 않은 보건 의료 인프라로 신속하게 대피하여 지속적인 평가와 치료를 받아야 한다.

낮은 위험을 가지거나 매우 심각한 방사능 손상을 입은 사람들은 자원이 허락하는 대로 세포인자와 대피를 받게 될 것이다.

다. EAST 도구의 고찰

방사선에 대한 급성 노출로 전신 용량이 2 Gy를 초과하면 임상적으로 중요한 급성방사선증후군(ARS)의 위험이 증가하는데, 특히 면역 억제, 어린 나이, 노년, 만성 질환, 물리적 외상, 화상과 같은 특별한 취약성을 가진 사람들에게 그렇다. 치료받지 않은 성인의 예상 LD 50/60 (60일 내 인구의 50%에서 치명적인 용량의 추정치)은 급속한 전신 노출 후 약 4 Gy이다. 적절한 치료를 통해 곡선은 오른쪽으로 이동하고 LD 50/60은 더 높아진다. 현재 표준 임상 실습에서 ARS에는 2 Gy 이상의 중요한 전신 노출 후 가능한 한 빨리 골수 세포인자와 지지적 치료를 제공한다. 와셀렌코의 전문가 그룹은 핵 폭발 후 골수 세포인자 치료를 시행할 적절한 수준으로 전신 조사의 3 Gy 임계값을 설정했으며, 소아 및 노인 환자 또는 외상과 방사선 손상이 결합된 환자의 경우 2-Gy 임계값을 설정했다.

용량 추정의 불확실성을 인식하고, 사용하기 쉬운 카테고리가 필요하며, 혜택을 받을 수 있는 국경의 사람들에게 의료 치료를 보수적으로 제공하기 위해, 콜먼 등은 핵 폭발 사건 후 치료를 위한 2개의 우선순위 그룹을 정의했다: 2 Gy에서 6 Gy 사이의 중등도 노출 그룹과 ≥ 6 Gy의 중증 노출 그룹이다. 자원이 부족한 환경에서, 중등도 노출을 받은 피해자들의 치료가 극심한 노출을 받은 사람들보다 우선되며, 후자는 훨씬 많은 자원을 필요로 하고 최대 지원을 받더라도 예후가 훨씬 더 나쁘다. EAST 도구 그룹 역시 2-6 Gy의 중등도 농도 노출 범위 생존자를 우선시하여, 골수 세포인자와 특수한 의료 지원의 혜택을 가장 받을 가능성이 높게 다룬다.

모든 분류 도구와 마찬가지로, 목표는 과대 분류(overtriage; 즉, 적절한 것보다 높은 우선순위를 부여하고 필요하지 않은 치료를 제공하는 것)와 과소 분류(undertriage; 즉, 환자를 적절한 것보다 낮은 우선순위로 분류하고 유익한 치료를 제공하지 못하는 것)를 피하는 것이다.

2 Gy 이상의 노출을 받고 무증상인 생존자들의 과소 분류는 불가피할 수 있다. 자원이 허락하는 한, 모든 생존자들(초기 용량 추정치가 약 1-2 Gy인 사람들조차도)은 반복 평가를 받아야 하므로 그들의 노출과 위험이 보다 명확하게 정의될 수 있다.

과대 분류(환자를 적절한 것보다 높은 우선순위로 분류하는 것)도 잠재적인 문제이다. ARS와 일관된 많은 관찰 가능한 증상들(구토, 두통, 혼란)은 급성 정서적 스트레스뿐만 아니라 핵 폭발 후 예상되는 신체적 외상과도 흔히 관련이 있다. 이로 인해 노출되지 않은 많은 사람들이 즉각적인 치료를 위한 고우선순위 범주로 분류될 수 있으며, 이는 자원을 부담하고 희석시킬 수 있다.

따라서, 자원이 허락하는 경우 절대 림프구 수(absolute lymphocyte count, ALC)에 기반한 재분류가 수행되어야 한다.

라. EAST 도구

EAST 도구는 생존자들을 3개의 그룹으로 분류한다(표 18-3). 색깔은 중증도가 아닌 우선순위를 반영한다- 이 자원이 부족한 환경에서 가장 높은 우선순위는 낮은 자원 투자로 높은 혜택의 가능성이 있는 중등도 영향 그룹에 간다. 가장 아픈 개인은 자원이 허락하는 대로 이차 우선순위이다:

우선순위 1-빨간색/최우선. 골수 세포인자와 우선 대피가 필요하며 중등도 의료 개입을 필요로 하는 것으로 예측된다(예측된 2-6 Gy의 중등도 노출).

우선순위 2-노란색/중간. 세포인자의 혜택이 가능하지만 대피 후 집중 의료 지원이 필요할 가능성이 높다(예측된 > 6 Gy의 중증 노출).

우선순위 3-녹색/최하위 우선순위. 세포인자의 혜택을 받을 가능성이 낮고 의료 개입이 필요하지 않다(예측된 경미한 노출/ARS < 2 Gy).

표 18-3. EAST 도구 알고리듬

핵폭발 생존자 우선순위 도구(A)	도구 전면

핵폭발 생존자 대피 우선순위 / 골수 사이토카인

의류/오염 관리 수행

아니요 ↓

급성 의료/외상 불만사항이 있습니까? (1) — 예 → 진료지역/시설 참조

예 ↓

손상 또는 낙진 지역에 위치했거나 통과 중이었습니까? — 아니요 → 지원 서비스로 보내기

증상/데이터 평가-주요 예측 변수가 먼저 나열됨
(예: 절대 림프구 수, ALC가 가장 좋은 예측 변수이고 피부 변화 가능성이 낮음)
-다수 또는 가장 강한 예측 변수가 있는 열의 기본 사이토카인 및 대피 우선순위(2)

ARS 심각도 예측	심각한 ARS가 예상됨(> 6Gy)	보통 수준의 ARS가 예상됨	약한 ARS 예측(< 2 Gy)
ALC/림프구 단일 값 추정치 (x109) (3)	24시간에 < 0.7 48시간에 < 0.4	24시간에 0.7-1.1 48시간에 0.4-0.9	24시간에 1.1 > 48시간에 0.9
구토 발병 (4)	노출 후 신속(1시간 이내)	중급(1-4시간)	지연됨 > 4시간
구토(1일당) (5)	> 6 또는 시간이 지남에 따라 악화됨	보통 3-6	1-2 또는 해결됨
IMAAC /공식 12-24시간 예상 선량 지도(6)	> 6 Gy(24시간 동안 좋은 보호소인 경우 2-6 Gy로 수정)	2-6 Gy (24시간 동안 좋은 보호소인 경우 < 2 Gy로 수정)	< 2 Gy
손상 또는 낙진 지역의 위치 (IMAAC가 아닌 지도) 처음 12-24시간	피해가 있거나 낙진 지역에 대피소가 없거나 최소화된 지역	보호가 잘 되는 손상/낙진 지역 (예: 콘크리트)	지도에 따르면 피해/낙진 지역에 있지 않음
설사(대변/일)	심각함 (> 6)	약함/보통 (< 6)	없음
두통 (7)	심해 활동에 지장을 줌	경도/중등도	없음/최소

발열(설명할 수 없음)	높음/지속	낮음(< 101F) 또는 해결됨	없음
피부(베타) 화상 (8)	화상/물집 > 3% BSA	화상/물집 < 3% BSA	없음
위 열의 주요 징후/증상을 아래 같은 열의 제안된 선별 카테고리와 연결함			
GCSF/골수성 사이토카인 우선순위(9)	2-가능한 이점	1-가장 큰 이점	3-가능성이 낮은 이점
피난 그룹 (10)	2-두 번째 대피	1-첫 번째 대피	3-세 번째 대피

복잡한 의학적 상태/취약성(참고 10 참조) 환자가 현지 치료를 받을 수 없고 48시간 이내에 악화될 수 있는 상태에 있는 경우 더 높은 색상(예: 노란색에서 빨간색까지)으로 대피 우선순위를 조정한다. 다음으로 제한된다:

- 당뇨병
- 투석/말기 신장 질환
- CHF(울혈성 심부전)
- 임신
- 면역억제(예: AIDS, 스테로이드/이식 약물 복용, 최근 화학요법)
- 중증 호흡기 질환(예: 천식, 장애가 있는 COPD, 산소 필요) 또는 일상적인 증상
- 현재 환경에서 취약/위험(예: 소아, 장애)

↓

우선순위/가용성에 따른 골수성 사이토카인(GCSF/기타) 투여(기록 용량/시간)(11)

↓

지원-대피 및 기본 요구사항 조정을 위한 자원 추천(12)

(B) 이 표 자료는 도구의 뒷면에 말미주로 인쇄되어 빠른 참조를 위해 사용된다.

목표: 방사능 노출자에 대한 초기 긴급 분류(부상 없음/제한적)로, 시스템 내 충분한 자원이 없기 때문에 생존자들에게 우선적으로 대피/골수 세포질 사이토카인 투여를 결정한다.

장소: 핵 폭발 후 자원이 부족한 환경에서의 집결 센터 또는 스크리닝 장소.

과정: ARS(급성방사선증후군)의 정밀 예측 지표에 따라 환자를 최우선부터 최저우선순위로 스크린하고 우선순위를 할당한다. 이 도구는 정확하지 않은 가이드이며, 전문적인 임상 및 방사선학적 의견이 가능할 때 그것을 대체해서는 안 된다. 연속적인 ALC (절대 림프구 수) 값으로 스크리닝하는 것이 이상적이며, 혈구 수를 할 수 있는 대로 빨리 시작해야 한다.

결과: 하나 또는 조합:

- 급성 의료 치료로 분류 (상황/상태의 심각도에 따라 현장 자원 제공 또는 다른 시설/장소로 이송)
- 골수 세포질 사이토카인 투여/기타 의료 지원으로 이송 (현장에 있거나 별도 위치)
- 적절한 의료 자원이 있는 지역으로 대피시 우선순위 부여
- 대피소/기본적인 필요 지원으로 이송

주석:

1. 평가 과정을 완료할 수 없는 의료/외상 증상. 평가 중 및 후에 의료 치료(MC) 추천 없이 구토/설사약 필요시 구강 투여. MC로 이송된 사람들은 치료 후 평가 재개 또는 의료 치료 지역/병원에서 평가될 수 있다.
2. 이 도구는 엄격한 자원 제한 환경에서만 사용된다. 적절한 자원이 있는 지역에서는 표준 평가 도구(BAT 등)를 사용해야 한다. (https://www.remm.nlm.gov/newptinteract.htm#skip 참조)
3. ALC 단일 값으로 예측하는 것은 정확하지 않다. 가능한 한 빨리 연속 값을 얻어야 한다. 정확도는 시간이 정확할 때 가장 좋으므로 심지어 단일 값에 대해서도 공식과 명목도를 사용해야 한다. (링크 참조). 시간은 폭발(예: 낙진)이 시작된 시점이지 폭발 시점이 아니다(https://www.remm.nlm.gov/ars_wbd.htm#ldk_section 참조).
4. 구토는 심리적 또는 외상 효과로 인해 발생할 수 있으며, 발병 시간은 낙진 변수에 따라 다르며 폭발 시간에 따라 다르지 않다. 따라서 발병 시간 해석에 주의가 필요하다.
5. 구토는 위 자극 및 기타 요인으로 인해 상대적으로 낮은 방사선 노출에도 불구하고 계속될 수 있다. 따라서 구토는 다른 징후 및 이미 제공된 의료 치료에 대한 반응과 함께 평가해야 한다.
6. 첫 12-24시간 동안 IMAAC 또는 다른 공식 매핑에 따라 피해 또는 위험한 낙진 지대. 24시간 동안 양호한 품질(콘크리트/강철) 대피소에 있다면 IMAAC 예측 값보다 훨씬 적은 노출 가능성.
7. 두통(HA)은 수면 부족, 스트레스, 외상 및 기타 요인으로 인해 발생할 수 있다. 그러나 다른 증상과 함께 심각한 HA는 방사선 관련일 가능성이 높다.
8. 방사선 관련 화상은 고방사능 낙진 입자와의 직접 접촉 또는 초기 폭발로 인한 섬광 화상으로 발생한다. 피부 변화가 없으면 예측 값이 없지만 열 화상이 아닌 피부 화상, 벗겨짐 또는 물집이 있으면 예후가 나쁘다. 환자의 손바닥 크기를 1% 체표면적으로 추정한다.
9. 골수 세포질 사이토카인(예: GCSF)은 모든 후보자를 치료하기에 충분한 양으로 제공되지 않을 수 있다. 우선순위는 예후에 따른 혜택 정도를 반영한다. 추가 정보는 희소 자원 분류 도구를 참조한다. (http://www.remm.nlm.gov/triagetool_intro.htm 참조).
10. 대피 우선순위는 예후뿐만 아니라 자원 요구 사항에 따라 결정되며, 해당 지역의 의료 치료가 충분하지 않다고 가정한다. 대피 우선순위는 기저 질환이 2일 이상 치료되지 않으면 잠재적으로 생명을 위협할 수 있으므로 상승할 수 있다(예: 황색 환자가 적색 그룹으로 이동). 현재 환경에서 위험에 처한 취약한 성인, 임산부 또는 어린이는 대피에 대한 우선순위를 높일 수 있다. 일부 경우, 경험이 풍부한 제공자는 생존 가능성이 낮다고 판단하여 대피 우선순위를 낮출 수 있으며, 이 경우 완화 치료 및 예정된 재평가 및 재분류가 제공되어야 한다.
11. 골수 세포질 사이토카인 투여는 집결 센터의 다른 기능과 함께 위치할 수도 있고 다른 사이트에서 이루어질 수도 있다. 투여는 피해자와 함께 있는 카드와 보존/공유 가능한 데이터베이스에 모두 추적되어야 한다.
12. 지원 기능에는 재결합/통신 지원, 대피소 및 기본 필요 지원, 대피 지원, 정신 건강 및 의료 서비스 제공/추천이 포함되어야 한다. 이러한 일부는 집결 센터에 위치하거나 다른 사이트에 위치할 수 있다.

※IMMAC, Interagency Modeling and Atmospheric Assessment Center (기관 간 대기 모델링 및 대기 평가를 수행하는 기관)

마. 노출

생존자들이 AC (집결 센터)에 도착할 때, 일반적인 오염 제거 절차를 포함하여 의복 관리나 심각한 방사능 오염에 대한 신속한 스크리닝을 받을 수 있지만, 외부 방사능 오염의 양을 측정하는 것은 EAST 평가에 포함되지 않는다. 잔류 방사선의 존재 여부는 유용한 정보이며, 자원이 가능한 경우 스크리닝 과정에 포함되어야 한다. 그러나 이것은 인력, 교육, 장비 및 시간 문제를 도입하여 초기 분류 기능을 부적절하게 지연시킬 수 있다. 대규모 커뮤니티 인구 모니터링을 위한 공식 커뮤니티 수용 센터(community reception center, CRC; 자원이 충분할 때 방사능 오염에 대한 공식적인 선별을 수행하는 곳; 자원과 인프라가 개선되면 폭발 지점에 가까운 곳에서 나중에 설립될 수 있음) 기능은 적절한 자원이 있는 지역에서 이 목적을 위해 설립되어야 한다. 일반적으로, 화학 사건 후 자가 오염 제거는 효과적이며 전통적인 오염 제거보다 빠르며, 이 설정에서 가장 효율적인 전략일 것이다. 급성 의료 또는 외상 필요가 있는 생존자가 AC에 도착하면, 가능한 한 신속하게 적절한 의료 치료 장소로 이송되어야 한다. 상황에 따라 일부 의료 치료는 현장에 있거나 의료 치료 장소로의 이송이 필요할 수 있다. 일반적인 의료 시설은 엄청난 압박을 받을 것이며, 대체 치료 시스템이 필요할 것이다. AC는 해당 지역의 생존자에게 가능한 옵션 범위를 이해해야 한다. 이 도구는 외상 및 방사선 손상이 결합된 의료 시설에서 사용하기 위한 것이 아니며, 이러한 경우에는 집중적으로 연속적인 ALC (절대 림프구 수)에 초점을 맞춰야 한다. 생존자들에게 먼저 그들의 잠재적 노출에 대해 물어봐야 한다(즉, 폭발 당시의 위치를 기반으로 개인이 즉각적인 방사선 및/또는 낙진 방사선이 있는 지역에 있었거나 근처에 있었을 가능성이 있는지). 이 평가는 당시 사용 가능한 최상의 선량 지도를 기반으로 해야 하며, 이상적으로는 국토안보부의 대기 모델링 및 평가 센터(IMAAC)가 생성한 것이지만 초기 지도는 기상 조건에 따른 대략적인 예측 모델일 수 있다. IMAAC 지도는 일반적으로 지리와 선량을 연결하는 가장 신뢰할 수 있는 정보를 포함하고 있기 때문에 도구에서 첫 번째로 나열된다. 환자에게 주소를 묻거나 지도에서 그들이 있던 위치를 표시하도록 하고, 그 위치를 선량 지도와 비교해야 한다. 현장 모니터링 데이터가 통합되면서 지도는 정교해질 것이다. 이러한 지도에 대한 접근은 스크리닝 성공에 필수적이다. 공중 보건, 비상 관리 및 의료 부문은 이미 지역 의료 연합에 참여해야 하며, 이는 건강 및 의료 커뮤니티의 주요 이해 관계자에게 지도 정보를 전달하는 중요한 연결 고리 역할을 할 수 있다. AC와 의료 치료 장소에 최신 지도를 인쇄하여 배포하는 것은 사전에 사건이 발생하기 전에 관할 구역에서 이해하고 계획해야 할 우선순위이다. 대피소의 유형과 지속 기간을 고려해야 한다. 최적의 대피소는 일반적으로 두꺼운 콘크리트 벽이 있는 건물의 중앙 또는 지하에 위치하는 것으로 정의된다. 목재 프레임 건물 내에서 대피하는 사람들도 대피소가 없는 야외에 있는 사람들에 비해 상당한 보호를 받는다. 위험한 낙진 지역에서 적절하지 않은 대피소에서 몇 시간을 보내는 것은 상당한 방사선 노출의 신뢰할 수 있는 예측자이다. AC에 도착한 사람들 중 즉각적인 방사선이나 낙진으로 인한 노출 위험이 없는 것으로 판단되는 경우에는 해당 사람들은 추가 평가 없이 풀려나야 한다. 위험이 있는 것으로 판단된 사람들은 그들의 분류 범주를 더 잘 알기 위해 증상 스크리닝 과정을 진행해야 한다.

바. 급성 방사선 증후군

ARS에 대한 유효한 평가 도구를 증상과 징후를 사용하여 개발하는 것은 어려움이 많다. 왜냐하면 ARS의 전형적인 증상과 징후들이 방사선 손상에만 특유한 것이 아니며, 증상들은 종종 주관적이고, 시간 경과가 다양하기 때문이다. 그러나, 임상 평가는 핵 폭발 후 초기에 이용 가능한 유일한 도구일 가능성이 높으며, 현장 실험실 용량이 가능성이 낮다. 자원이 허락하는 대로 완전한 혈구 수(CBC)와 연속 ALC를 얻어 환자를 재평가하고 재분류해야 한다. ARS는 시간이 지남에 따라 진행되기 때문이다.

CBC는 병원과 일부 클리닉에서 이용 가능한 일반적인 검사이며, 참조 실험실에서 수행되는 CBC의 국가 용량은 견고하다. 그러나, 표본 채취, 운송 및 검사 결과 통신을 조정하는 데 어려움이 있어 대부분의 현장 기반 샘플링을 방해한다. 단일 값 ALC는 호스트의 변동성, 부분적인 신체 노출, 노출이 시작된 정확한 시간을 정의하는 어려움 등 여러 요인으로 인해 연속 값보다 정확도가 떨어진다. 특히 낙진 노출 중에는 선량률에 대한 불확실성이 추가적으로 문제가 된다. 왜냐하면 노출 강도의 시간에 따른 변동성이 림프구 감소율에 영향을 미칠 수 있기 때문이다. 그럼에도 불구하고, 단일 ALC는 관찰 가능한 증상보다는 선량을 추정하는 데 있어 더 나을 가능성이 높으며, 계획자들이 가능한 한 빨리 혈구 수에 대한 접근을 통합하도록 장려하기 위해 템플릿에 포함되어 있다(예: 유세포 분석기 접근, 임상 샘플의 대규모 관리). 특히 대피 지점과 골수 세포질 사이토카인 투여 지점에서 그렇다.

표준 ARS 분류 및 기타 분류 도구에서 가져온 일반적이고 쉽게 관찰할 수 있는 증상들이 사용되었다(표 18-3). 이러한 일반적인 출처에서 가져온 일부 임계 값들이 결합되어 일반적인 분류 구조(red/yellow/green)와 일치하도록 3개 그룹을 생성하거나, 그렇지 않으면 3개 그룹 중 하나에 생존자들을 적절히 맞추기 위해 수정되었다. 피로, 식욕 부진, 인지 장애 및 복통과 같은 증상들은 도구의 구성 요소임에도 불구하고, 수면 부족 및 심한 심리적 스트레스와 같은 많은 잠재적인 혼란 요인들로 인해 주관적인 변동성이 높기 때문에 포함되지 않았다.

도구에서는 행이 높을수록 증상 매개 변수가 더 특징적이고 결정적이다(표 18-3). 검사자는 생존자에게 표의 각 행에 있는 특정 증상의 존재 및 심각도에 대해 물어봐야 하며, 자가 보고 편향을 피하기 위해 분류 표 자체를 공유해서는 안 된다(표 18-3).

구토는 ARS와 관련된 가장 친숙하고 흔한 증상이며, 일부 분류 도구는 구토 발생까지의 시간을 주요 요인으로 사용한다. 불행히도, 여러 저자들은 방사선 손상의 심각성을 평가하기 위한 임상 매개 변수로서 구토까지의 시간의 타당성에 대해 강력한 경고를 제공한다(표 18-3).

도구의 다른 임상 매개 변수(설사, 두통, 발열, 피부 화상)는 전신 또는 국소 방사선의 잘 알려진 부작용이다. 이러한 증상의 발현은 노출의 세부 사항에 따라 피해자마다 크게 다를 것이지만, 때때로 긴급하게 평가 및 관리가 필요한 유용한 임상 벤치마크이다(표 18-3).

임신, 나이(예: 어린이), 면역 결핍과 같은 기저 질환과 같은 기여 요인은 현재 상황에서 더 높은 위험, 더 높은 혜택 또는 취약성으로 인해 대피에 대한 더 높은 우선순위로 할당될 수 있다.

제공자가 도구의 모든 행을 평가한 후, 가장 예측력 있는 정보 또는 주요 증상이 있는 열이 할당된 응급 카테고리(우선순위 1, 2, 또는 3)를 결정한다. 단일 증상이나 지표가 결정적인 것은 아니며, 답변은 여러 열(심각, 중간, 경미)에 해당될 수 있다. 따라서 심사자는 생존자의 모든 답변을 평가하고, 가장 많이 일치하는 요소가 있는 열에 생존자를 배정해야 하며, 처음 및 행이 일반적으로 더 예측력이 있다는 것을 이해해야 한다. 각 생존자가 착용하거나 소지할 수 있도록 관할 구역에서는 태그, 손목 밴드 또는 카드 시스템을 개발해야 한다. 관할 구역은 생존자의 카테고리와 빨간색/노란색/녹색 색상의 시각적 연관성을 피하기 위해 문자 또는 숫자 시스템을 사용할 수 있다.

4) 제한 사항

GTD는 전 세계 사건의 포괄적인 기록이다. 이는 테러 연구 및 테러 대응 연구를 위한 국립 컨소시엄에 의해 유지되며, 이는 글로벌 테러 지수와 같은 다른 테러 관련 측정의 기초이다. GTD에 완전히 의존하는 것은 다른 일반 소스와의 확인과 다른 온라인 검색을 통해 부분적으로 완화되었지만, GTD에 보고되지 않은 사건이 있으면 이러한 발견의 진실성을 제한할 수 있다. 게다가, 부상과 사망은 공식 병원 또는 검시관 보고서가 아닌 뉴스 기록과 교차 확인되었으므로, 이러한 소스의 완전성과 정확성에 의존한다.

5) 결론

1970년부터 2020년까지 51년 기간 동안 CBRNe 무기 유형별 사용 빈도, 사망자 및 부상자 분석의 결과 폭발물의 사용 횟수가 가장 많았다. 복합 무기(소이탄)는 폭발물과 화학무기의 조합으로 사용되었으며 전체 통계에서 두 번째로 높은 사용 횟수를 기록하였다. 화학무기는 사용 빈도가 높지는 않았으나 사용당 부상자는 CBRNe 무기 중에서 가장 높은 수치인 45명을 기록하였다. 그 외에 생물학무기는 총 31회를 방사능무기는 총 12회의 사용 횟수를 기록하였다. 1970년부터 2020년까지 CBRNe 무기 사용 발생 국가 상위 10위 중 이라크가 가장 높은 순위를 차지하였고 중동과 북아프리카 (MENA) 지역이 가장 많은 비율을 기록했다. 총 43건의 생물학 및 방사능 무기 사용 사건에서 미국에서 가장 많은 부상자를 유발한 물질은 1984년 라지니쉬스 테러리스트 집단이 미국에서 4번의 다른 일자에 살포하여 총 778명의 부상자를 발생시킨 살모넬라균이었다. 그 외에 사망자를 발생시킨 물질은 2000년 이스라엘의 살모넬라균(1명 사망)과 2001년 미국의 탄저균(aerithrax라고도 알려짐, 각기 다른 이벤트에서 도합 7명)이었다.

높은 위험 환경에서 시간에 따라 민감한 부상자를 관리하는 것은 도전적이다. CBRNe 오염 가능성을 추가하면 복잡성이 크게 증가한다. CBRNe 이벤트는 낮은 빈도, 높은 영향 공격 방법론이지만, 테러 이벤트의 상승률과 그것들이 대량 사상 무기로서의 잠재력을 감안할 때 이들은 우려되는 사항이다. 첫 대응자와 의료 종사자들은 지역적 및 세계적으로 CBRNe 무기의 역사적 사용을 알고 있어야 하며, 적절하게 대응하기 위해 대테러의학 전문가들에 의해 교육받고 준비해야 한다.

REFERENCE

1. United Nations Security Council [Internet]. Resolution 1540. [cited 2023 January 14]. Available from: https://undocs.org/S/RES/1540%282004%29
2. United Nations Office of Drugs and Crime [Internet]. Countering chemical, biological, radiological, and nuclear terrorism. [cited 2023 January 3]. Available from: https://www.unodc.org/unodc/en/terrorism/expertise/countering-chemical-biological-radiological-and-nuclear-terrorism.html
3. Tin D, Pepper M, Hart A, et al. Chemical warfare agents in terrorist attacks. J Spec Oper Med. 2021;21(3):51-4.
4. Ciottone GR. Toxidrome recognition in chemical-weapons attacks. N Engl J Med. 2018;378(17):1611-20.
5. Tactical Emergency Casualty Care Guidelines for BLS/ALS Medical Provider Response to Chemical Warfare Agents/Events. Committee for Tactical Emergency Casualty Care. 2021:1-18.
6. Tin D, Hart A, Hertelendy AJ, et al. Opioid attack and the implications for counter-terrorism medicine. Prehosp Disaster Med. 2021;36(6):661-3.
7. Koch L, Lopes AA, Maiguy A, et al. Natural outbreaks and bioterrorism: How to deal with the two sides of the same coin? J Glob Health. 2020;10:020317.
8. Hick JL, Bader JL, Coleman CN, et al. Proposed "Exposure And Symptom Triage" (EAST) Tool to Assess Radiation Exposure After a Nuclear Detonation. Disaster Med Public Health Prep. 2018;12:386-95.

9. Wikipedia [Internet]. Incendiary device. [cited 2023 December 18]. Available from: https://en.wikipedia.org/wiki/Incendiary_device

10. Violent Non-State Actor Chemical, Biological, Radiological, and Nuclear (VNSA CBRN) Event Database, Version 1.0. Unconventional Weapons & Technology Division (UWT), National Consortium for the Study of Terrorism and Responses to Terrorism (START). Asymmetric Threats Analysis Center (ATAC), University of Maryland. College Park, Maryland USA. [cited 2022 December 1]. Available from: https://cbrn.umd.edu

11. Vasseur M, Serena CC, Clarke CP, et al. Understanding and Reducing the Ability ofViolent Nonstate Actors to Adapt to Change. Santa Monica, California USA: RAND Corporation; 2022.

12. Granholm F, Tin D, Ciottone GR. Not war, not terrorism, the impact of hybrid warfare on emergency medicine. Am J Emerg Med. 2022;62:96-100.

13. Hoffman FG. Examining complex forms ofconflict: gray zone and hybrid challenges. PRISM. 2018;7:31-47.

14. Harrison J, Fell T, Leggett R, et al. The polonium-210 poisoning of Mr. Alexander Litvinenko. J Radiol Prot. 2017;37(1): 266-78.

15. Haslam JD, Russell P, Hill S, et al. Chemical, biological, radiological, and nuclear mass casualty medicine: a review of lessons from the Salisbury and Amesbury Novichok nerve agent incidents. Br J Anaesth. 2022;128(2):e200-5.

16. Tu AT. The use of VX as a terrorist agent: action by Aum Shinrikyo of Japan and the death of Kim Jong-Nam in Malaysia: four case studies. Glob Sec Health Sci Pol. 2020;5:48-56.

17. Tin D, Kallenborn Z, Hart A, et al. Opioid attack and the implications for Counter-Terrorism Medicine. Prehosp Disaster Med. 2021;36(6):661-3.

18. Australian Institute of Criminology Reports. Research Report 18: Impact of darknet market seizures on opioid availability. [cited 2023 January 13]. Available from: https://www.aic.gov.au/sites/default/files/202102/rr18_impact_of_darknet_market_seizures_on_opioid_availability.pdf

19. Spotlight [Internet]. The Chemical and Biological Attack Threat ofCommercial Unmanned Aircraft Systems. [cited 2023 January 12]. Available from: https://www.ausa.org/sites/default/files/publications/SL20-5-The-Chemical-and-Biological-Attack-Threat-of-Commercial-UnmannedAircraft-Systems.pdf

20. CISA [Internet]. Chemical Facility Anti-Terrorism Standards (CFATS). [cited 2023 January 13]. Available from: https://www.cisa.gov/ chemical-facility-anti-terrorism-standards

21. DHS [Internet]. News and Terrorism: Communicating in a Crisis A fact sheet from the National Academies and the US Department of Homeland Security. Chemical Attack Warfare Agents, Industrial Chemicals, and Toxins. [cited 2023 January 13]. Available from: https://www.dhs.gov/sites/ default/files/publications/prep_chemical_fact_sheet.pdf

22. Urbina F, Lentzos F, Invernizzi C, et al. Dual use ofartificial-intelligence-powered drug discovery. Nat Mach Intell. 2022;4(3):189-91.

23. Bush LM, Perez MT. The anthrax attacks 10 years later. Ann Intern Med. 2012;156(1):41-4.

24. Sell TK, Watson M. Federal agency biodefense funding, FY2013-FY2014. Biosecur Bioterror. 2013;11(3):196-216.

25. Lentos D, Goodman MS. BNS0025 Written evidence submitted by Dr. Filippa Lentzos and Professor Michael S. Goodman, King's College London King's Coll. [cited 2023 January 12]. Available from:

https://committees.parliament.uk/writtenevidence/12902/pdf/

26. Frischknecht F. The history of biological warfare. Human experimentation, modern nightmares, and lone madmen in the twentieth century. EMBO Rep. 2003;4:Spec No:S47-S52.

27. Kulaga J, Sincavage R, Watts C, et al. Processing Unmanned Aerial System (UAS) Imagery for change detection of geomorphic features in an alpine glacial basin, Northern Patagonian Ice Field (NPIF), Chile. [cited 2023 January 12]. Available from: https://ui. adsabs.harvard.edu/abs/2021AGUFMED15D0551K/abstract

28. BBC [Internet]. The lost nuclear bombs that no one can find. [cited 2023 January 13]. Available from: https://www.bbc.com/future/ article/20220804-the-lost-nuclear-bombs-that-no-one-can-find

29. Bunn M, Roth N, Tobey WH. Revitalizing Nuclear Security in an Era ofUncertainty. Belfer Center for Science and International Affairs, Harvard Kennedy School; 2019. [cited 2023 January 13]. Available from: https://www.belfercenter.org/sites/default/files/2019-03/RevitalizingNuclearSecurity_Mar19.pdf

30. Reuters [Internet]. Exclusive: Russian hackers targetedUS nuclear scientists. [cited 2023 January 13]. Available from: https://www.reuters. com/world/europe/russian-hackers-targeted-us-nuclear-scientists-2023-01-06/

31. Energypost [Internet]. Russia-Ukraine: Critical Infrastructure Protection from sabotage is an unprecedented challenge the EU must face now. [cited 2023 January 13]. Available from: https://energypost.eu/russia-ukraine-criticalinfrastructure-protection-from-sabotage-is-an-unprecedented-challenge-the-eu-mustface-now/

32. World Nuclear Association [Internet]. Ukraine: Russia-Ukraine War and Nuclear Energy. [cited 2023 January 13]. Available from: https://world-nuclear.org/ information-library/country-profiles/countries-t-z/ukraine-russia-war-and-nuclearenergy.aspx

33. The Atlantic [Internet]. Why Moldova May Be the Scariest Country on Earth. [cited 2023 January 13]. Available from: https://www. theatlantic.com/international/archive/2015/10/moldova-nuclear-weapons-isis/409456/

34. Capala J, Goetsch SJ, Orton CG. Point/Counterpoint. Medical use ofall high activity sources should be eliminated for security concerns. MedPhys. 2015;42(12):6773-5.

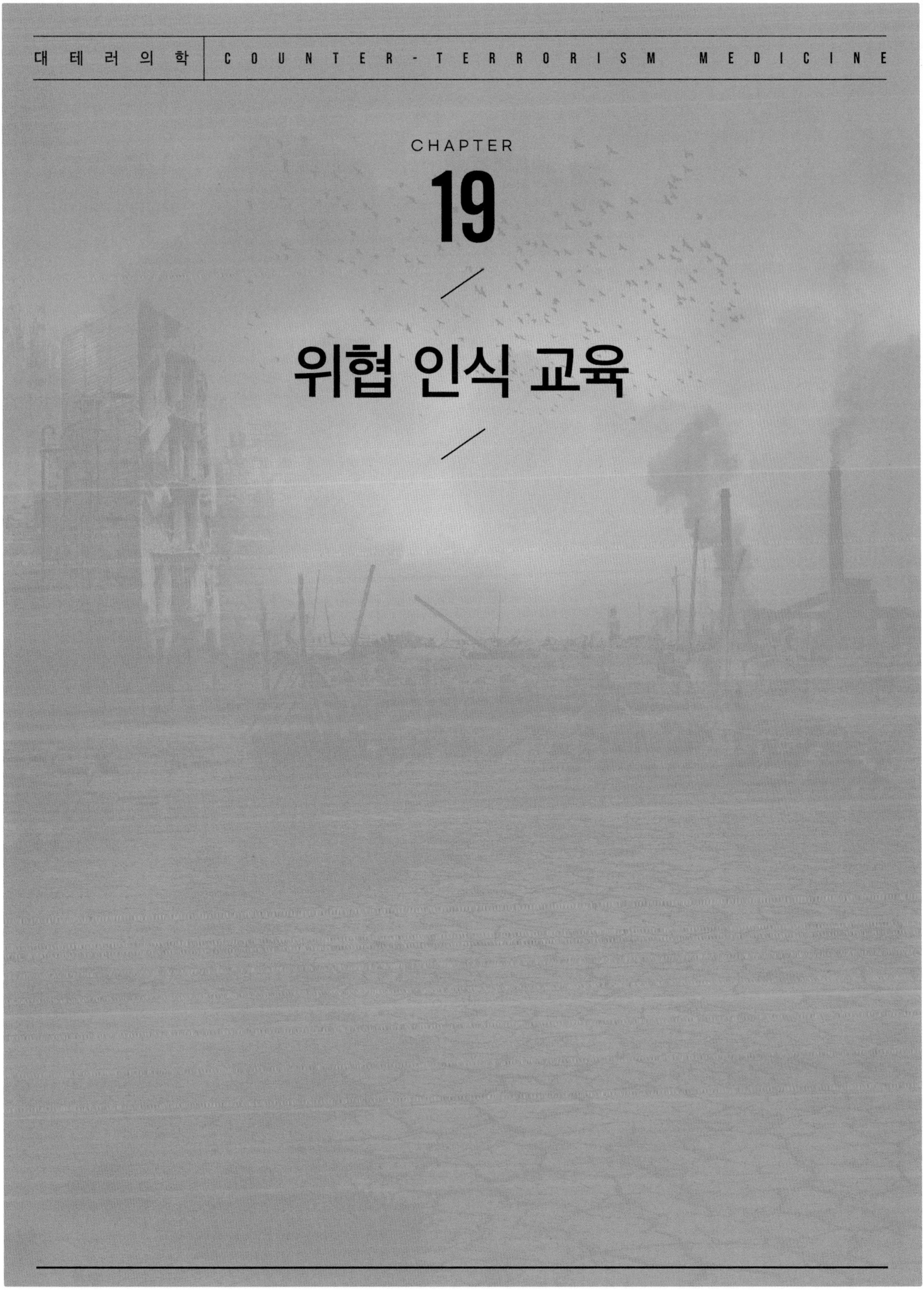

CHAPTER

19 위협 인식 교육

19

위협 인식 교육

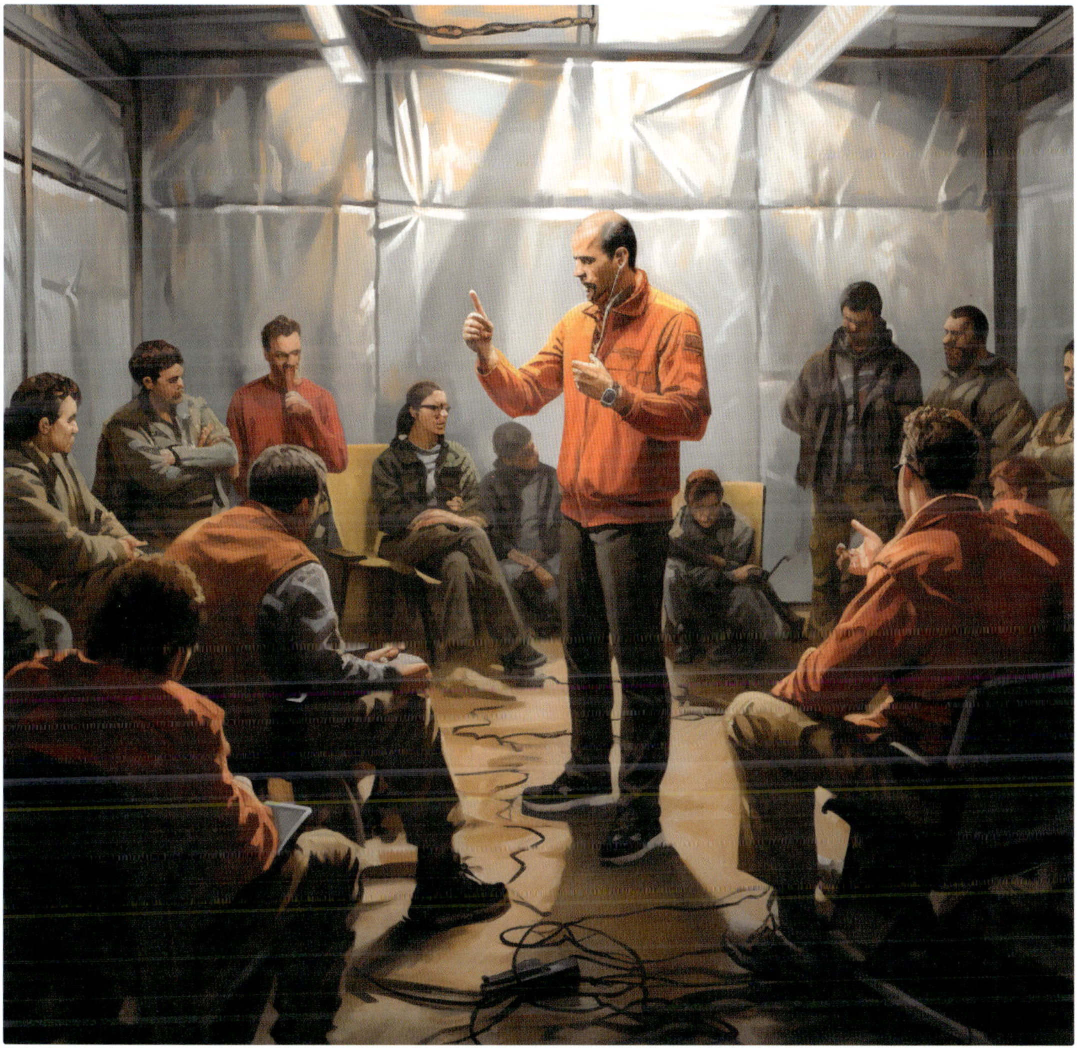

그림 19-1. 인도주의 활동 제공자들의 위협 인식 교육.

1) 비정부기구의 위협 인식 교육: 인도적 지원 인력을 충돌 환경에 투입할 때의 훈련

인도주의적 지원 및 개발은 수십억 달러 규모의 분야로, 전 세계에 수백만의 조직과 수백만의 직원 및 자원 봉사자들이 활동하고 있다.[1] 이 커뮤니티는 본질적으로 위험한 지역으로 끌려가며, 고위험 지역에서 취약한 당사자들을 지원한다.[1] 복잡한 글로벌 건강 위기, 자연 재해 및 저하되는 안보 상황을 대면하여 개인들이 점점 더 불안정하고 적대적인 환경에 배치되거나 그곳에서 일하는 필요성이 증가하고 있다.[1] 동시에, 이 분야의 의무에 대한 기대치가 증가하고 있으며, 직원, 가족, 기부자 및 정부는 조직의 행동에 대해 점점 더 책임을 지게 되고 있다.[1] 조직이 그들이 보호해야 할 사람들에게 실패하거나 실패한 것처럼 인식될 경우, 그 조직은 파멸적인 소송과 평판에 대한 피해를 입을 수 있다.[1] 적대적 환경 인식 교육은 높은 위험에서 극도의 위험 환경에서 일하거나 여행하는 사람들을 위한 의무 전략의 일부이다(그림 19-1).[1] 이 교육은 개인의 안전과 보안 위험을 식별, 제어 및 반응하는 능력을 향상시킴으로써 전술 수준의 위험을 해결한다. 이렇게 함으로써 조직에 대한 기업 수준의 위험도 동시에 감소시킨다.[1]

인도적 지원 인력의 안전과 보안에 대한 이슈는 오랫동안 논의되어 왔으며, 이에 대한 대표적인 예로 2011년에 유엔의 인도적 사안 조정 사무국이 복잡한 보안 환경에서 인도주의자를 위한 좋은 실천 지침을 발표하였다.[2] 그럼에도 불구하고 2021년에는 보고된 지원 인력에 대한 267건의 공격이 있었으며, 이로 인해 203명의 지원 인력이 중상을 입고, 117명이 납치되었으며, 140명이 사망하였다. 이는 2013년 이후 기록된 가장 많은 사망자 수이다.[3]

지원 인력의 건강은 폭력의 위협에 따라 부정적인 영향을 받는 것으로 나타났다. 최근 국제적인 적십자 위원회의 지원 인력 조사에서는 폭력, 사고, 그리고 위험한 행동의 결과로 28% (219/796)의 귀국한 직원들의 건강이 악화되었으며, 직원의 12%가 최소한 한 가지의 안전 또는 보안 사건에 직접 관련되어 있었고, 그중 84%는 무장 위협 또는 공격이었다.[5] 높은 위협 환경에서의 작전은 납치, 몸값 지불, 또는 지원 인력의 폭행 및 사망을 통한 부정적인 명성 또는 재무적 영향으로 조직에 부담을 줄 수도 있다.[6] 또한 적대적 환경에서 활동하는 지원 인력에게 발생하는 심리적 및 육체적 손상은 조직의 효과성을 더욱 악화시킬 수 있으며, 궁극적으로는 그들의 직원 또는 그들의 가족에 의해 조직에 대한 소송이 제기될 수도 있다.[7]

"#notatarget"과 "Don't shoot: I'm a humanitarian worker"와 같은 캠페인은 보안 문제를 해결하고자 하지만, 제네바 협약과 국제 인도법하에서의 지원 인력의 보호는 효과적인 집행 메커니즘의 부족함에서 결함을 보이고 있다.[8-10]

여러 학문 분야의 연구는 인도적 지원 인력이 직면하는 증가하는 보안 도전에 대응

표 19-1. 연락한 NGO들 목록

연락한 NGO들 목록
미국적십자
CARE
카톨릭 구호 서비스
교회 세계 서비스
즉각 구호
에피스코팔 구호 및 개발
국경없는 의사회
HIAS
인터네셔널 메디컬 콥스
국제 구조 위원회
루테른 세계 구호
국제 의료 팀
머시 콥스
미국 직전
희망 프로젝트
사마리아인의 지갑
세이브더칠드런
팀 루비콘
United Methodist Committee on Relief
미국 유니세프
월드 센트럴 키친
월드비전

하기 위한 몰입 학습의 가치를 지지하고 있다.[1] 실제로 적대 환경 인식 훈련(HEAT)과 전술적 응급 상황 치료는 고의적인 위협에 대한 대응자를 더욱 잘 준비시키기 위한 대테러의학의 하위 전문 분야의 기초를 형성하고 있다.[11]

우크라이나에서 지원을 제공하는 상위 22개의 비정부기구 목록은 CharityWatch에서 획득하였다(표 19-1). 이 기부금 기관들은 자신들의 현금 예산의 적어도 75%를 프로그램에 사용하며, 100달러의 현금 기부를 모으기 위해 25달러 이하의 효율적인 모금 활동을 유지하며, CharityWatch의 거버넌스 및 투명성 기준을 충족하기 때문에 CharityWatch에 의해 상위로 평가되었다.[12] 1992년 American Institute of Philanthropy로 창립된 CharityWatch는 미국에서 가장 독립적이며, 공격적인 기부금 감시 기구 중 하나이다. 이러한 조직들은 **표 19-1**에 나열되어 있다.

아이티에서의 17명의 선교사 납치 사건과 같은 최근의 사건들은 국제 원조 활동 중에 NGO들이 직면하는 다양한 위협을 강조하고 있다.[13] 국제 원조의 복잡한 환경으로 인해, 조직의 외부 완화 노력은 종종 제한적이며, 내부 의사결정 과정이 고위험 환경에서의 보안 관리에 있어 핵심적이다. Tactical Emergency Casualty Care와 HEAT와 같은 교육은 특히 외상 부상을 경험할 수 있는 고위험 환경에서의 전방 원조 노동자들에게 현실적인 교육을 제공할 수 있다.[14]

초기 교육 외에도, 지속적인 배치 전후의 심리 지원 및 상담 그리고 이후의 추가 교육은 적대적 환경에 진입하는 원조 노동자들에게 이점을 제공할 수 있다.[15] 조직들은 HEAT 자체가 심리적 외상의 요소를 초래할 수 있음을 인식해야 한다.[16] 국제 NGO와 협력하여 운영되는 지역 원조 노동자들은 종종 위협의 위험을 과도하게 부담하며, 국제 커뮤니티가 그들을 충분히 보호하는지에 대한 많은 역사적 및 현재의 논쟁이 있었다.[17]

비정부기구의 위협 인식 교육을 주제로 한 한 연구에 따르면 조사자들은 직원 및 자원봉사자에게 위협 인식, 보안 또는 전술 교육에 대한 언급이 있는지 확인하기 위해 NGO 웹사이트의 각 페이지를 검토하였다.[18] 베테랑 주도의 NGO와 높은 위협 환경 배치에 중점을 둔 NGO는 연구에서 제외되었다.[18] 그 후 모든 22개 조직은 그들이 제공하는 보안, 전술 또는 위협 인식 교육에 대해 알아보기 위해 공개 이메일 주소나 웹사이트를 통해 연락을 받았다.[18] 이메일의 수신 확인 메시지를 제공하지 않는 기관에게는 14일 후 추가 추적 메시지가 전송되었다. 22개의 NGO 중 13개가 응답하였으며, 1개는 웹페이지를 통한 데이터를 기반으로 정보를 제공하였다.[19] 나머지 8개의 NGO는 응답하지 않았다.[18] 응답한 조직 중 11개는 직원 및 자원봉사자에게 위협 인식, 보안 또는 전술 교육을 제공한다고 답변하였다.[18] 또한 다른 NGO 1개는 직원의 온보딩 과정 중에 내부 보안 교육을 제공하고, 외국에 도착하기 직전 또는 바로 후에 국가별 특화 교육을 추가로 제공한다고 했다. 2개의 NGO는 보안 및 위협 인식 교육을 제공하였으나 구체적인 교육 유형은 명시하지 않았다. HEAT를 제공하는 1개의 NGO는 추가로 선택적인 교육들도 제공했다.[18] 이에는 5일간의 현장 기반 '긴급 대응 교육', 1일간의 엄격한 환경에서의 '외상 의학 인식 교육', 고위험 지역에서 근무하는 직원을 대상으로 한 3일간의 현장 기반 '직원 준비 교육', 안전 및 보안 주요 담당자를 위한 5일간의 교육, 그리고 도로 여행 중에 직면하는 위험에 대한 2일간의 '기본 운전 교육'이 포함되었다.[18] 이 연구에는 여러 가지 제한점이 있다.[19] 대상 조직은 CharityWatch를 통해 선택되었는데, 이는 큰 규모, 잘 자금 지원받는, 그리고 가장 평판이 좋은 NGO만을 나열하기 때문에 고유한 선택 편향이 생긴다. 또한, CharityWatch는 주로 NGO의 재무 상태, 투명성, 그리고 사명에 대해 평가하며, 직원에게 제공되는 교육 프로그램의 질이나 다양성보다는 이러한 요소에 더 중점을 둔다.[18] 작은 표본 크기와 낮은 응답률, 그리고 상대적으로 낮은 충돌 지역 배치 비율로 인해 편향의 가능성이 있다.[18] 웹사이트, 이메일 또는 전화 통화를 통한 정보 수집은 데이터의 신뢰성을 제한한다.[18] 응답자들은 조직이 인력을 배치하기 전에 필요한 교육과 요구 사항의 유형이나 가용성을 알지 못할 수도 있다.[18] 이는 예비 조사 연구이기 때문에 검정력은 계산되지 않았다.[18] 이 연구는 우크라이나 충돌에 참여한 조직만을 다루었다. 많은 조직들은 우크라이나 충돌에 직접 인력이나 재정적 자원을 제공하지 않았으므로, 이러한 조직의 제외는 결과의 일반화 가능성을 제한한다.[18] 또한, 비공식적이거나 비허가된 배치는 보고되지 않을 것이다.[18] 이 연구는 위협 기반 교육 및 국가 또는 지역별 보안 브리핑이 여러 자금이 풍부한 조직의 배치 교육의 일부로 포함되어 있지만, 이는 일관적이지 않거나 표준화되어 있지 않다는 것을 보여주었다.[18]

2) 적대적 환경에서의 응급 의료 서비스

응급구조사(EMT) 교육에서 '현장 안전' 및 '체액 격리'는 항상 고려해야 할 중요한 요소로 교육된다.[19] 그러나 항상 안전한 환경을 보장할 수 있는 상황은 아니다. 모든 의료 제공자들은 특별한 상황에서의 도전에 대비해야 한다.[19] 예를 들어 위험한 위치나 날씨 조건, 또는 구조 작업과 같은 위험한 절차가 필요할 수 있다.[19] 보다 자주, 의료 제공자들은 폭력적인 상황에 노출되며, 이는 환자와 본인 모두에게 위험을 초래한다.[19] 직장 내 폭력은 많은 사람들, 특히 의료 분야에서 커지는 문제다. 미국에서 직장 내 사망의 주요 원인 중 하나이다.[19] 모든 근로자들이 이러한 폭력의 표적이 될 수 있지만, 특히 응급실이나 현장 호출 등의 환경에서 근무하는 사람들이 위험에 노출될 수 있다.[19] 이러한 환경은 중요한 의료적 의미를 갖는다. 뉴스를 통해 언제든지 어디서든 폭력적인 행위가 발생할 수 있음을 알 수 있다.[19] "Run, Hide, Fight" 전략이 권장된다.[19] 위협에 직면했을 때, 가장 먼저 고려해야 할 것은 위험한 지역을 떠나는 것이다.[19] 숨기는 것이 불가능하다면, 최대한 안전한 곳에 숨어야 한다.[19] 마지막으로 반격을 고려해야 할 수도 있다. 응급 상황에서는 환자의 치료보다는 위협의 중립화가 먼저다.[19] 위험한 지역에서 치료가 필요한 경우, 특정 지역으로의 이동 및 통신을 주의 깊게 관리해야 한다.[19]

3) 결론

NGO의 지원 인력이 충돌 지역에 투입될 때의 훈련이 증가하고 있는 것으로 보여진다. 그러나 NGO의 대다수가 그들의 직원 및 자원봉사자에게 훈련을 제공하지 않는다는 사실은 여전히 우려스러운 문제로 남아있다. 이러한 결과를 통해, 위협 인식, 보안 및 전술 교육이 NGO의 사전 배치 훈련 프로그램에 포함될 필요성이 제기되며, 이를 통해 인도적 지원 인력의 안전 및 보안을 높일 수 있을 것으로 예상된다. 또한 응급의료서비스를 대상으로 한 폭력적 상황은 어디에서나 발생할 수 있다. 그러므로 NGO 및 응급의료 서비스 종사자들은 항상 주변 상황을 인식하고, 폭력적 상황에 처하게 될 경우 적절한 대응 방안을 준비해야 한다.

| REFERENCE |

1. Blyth M, Bosch DS, Williams C, et al. Hostile environment awareness training: Building individual awareness while addressing organisational resilience. J Bus Contin Emer Plan. 2021;14(4):310-32. PMID: 33962701.
2. Reliefweb [Internet]. Safety and security for national humanitarian workers. [cited 2022 September 25] Available from: https://reliefweb.int/report/world/safety-and-security-national-humanitarian-workers
3. Humanit Outcomes [Internet]. Figures at a glance. [cited 2022 September 28]. Available from: https://www.humanitarianoutcomes.org/figures_at_a_glance_2022;
4. Hoelscher K, Miklian J, Nygard HM. Understanding attacks on humanitarian aid workers. Confl Trends. 2015;6(December):1-4.
5. Guisolan SC, Ambrogi M, Meeussen A, et al. Health and security risks of humanitarian aid workers during field missions: experience of the International Red Cross. Travel Med Infect Dis. 2022;46:1-2.
6. New Humanit [Internet]. Aid worker kidnappings rise, fuelling debate over ransom. [cited 2022 September 28]. Available from: https://reliefweb.int/report/world/aidworker-kidnappings-rise-fuelling-debate-over-ransom
7. Macpherson RIS, Burkle FM. Humanitarian Aid Workers: The Forgotten First Responders. Prehosp Disaster Med. 2021;36(1):111-114. doi: 10.1017/S1049023X20001326. Epub 2020 Nov 3. PMID: 33138879.
8. International Commitee of the Red Cross [Internet]. Not a Target! Available from: https://www.icrc.org/en/document/not-target;
9. EU Observer [Internet]. Politics and religion problematising aid work. Available from: [cited 2022 September 25]. Available from: https://euobserver.com/eu-political/30648.
10. The Conversation [Internet]. Humanitarian aid workers need security, rights and better pay. [cited 2022 September 25]. Available from: https://theconversation.com/humanitarian-aid-workers-need-security-rights-and-betterpay-179546
11. Harvard Medical Faculty Physicians [Internet]. Counter-Terrorism Medicine | Disaster Medicine Fellowship | BIDMC | [cited 2022 September 25]. Available from: https://www.disasterfellowship.org/counter-terrorism-medicine; 2022.
12. CharityWatch [Internet]. Our charity rating process. [cited 2022 September 28]. Available from: https://www.charitywatch.org/our-charity-rating-process#charityreports
13. Guidero A. Humanitarian (in)security: risk management in complex settings. Disasters. 2022;46(1):162-84.
14. Butler FK, Bennett B, Wedmore CI. Tactical combat casualty care and wilderness medicine: advancing trauma care in austere environments. Emerg Med Clin North Am. 2017;35(2):391-407.

15. Nowlan K. Supporting staff in hostile environments. Strateg HR Rev. 2014;13(6):243-8.

16. Roberts NT. Hostile environment awareness training for humanitarian aid workers: an outcome evaluation. Fuller Theol Semin Sch Psychol ProQuest Diss Publ. 2021.

17. Lowy Institute [Internet]. Is enough being done to protect aid workers? [cited 2022 September 28]. Available from: https://www.lowyinstitute.org/theinterpreter/enough-being-done-protect-aid-workers

18. Tin D, Davis T, Hata R, et al. Threat awareness training for non-governmental organizations deploying humanitarian aid workers into conflict environments. Am J Emerg Med. 2023;66:161-3. doi: 10.1016/j.ajem.2023.01.018. Epub 2023 Jan 13. PMID: 36670019.

19. Koser BW, Siddiqui DI, Kropp AM. EMS Care In A Hostile Environment. 2023 Aug 14. In: StatPearls [Internet]. Treasure Island (FL): StatPearls Publishing; 2024 Jan. PMID: 30725902.

| INDEX |